CHIRURGIE

FÜR STUDIUM UND PRAXIS

Unter Berücksichtigung des Gegenstands-kataloges und der mündlichen Examina in den Ärztlichen Prüfungen

17. Auflage

**Markus Müller
und Mitarbeiter**

Medizinische Verlags- und Informationsdienste • Breisach

Autor:

Dr. med. Markus Müller
Neutorplatz 4
D-79206 Breisach a. Rh.
E-Mail: med.verlag-dr.mueller@t-online.de

17. Auflage

ISSN: 1437-6717
ISBN: 978-3-929851-16-8

Wichtige Hinweise: Medizin als Wissenschaft ist im ständigen Fluss. Hinsichtlich der in diesem Buch angegebenen Anwendungen von Therapien und Dosierungen von Medikamenten wurde die größtmögliche Sorgfalt beachtet. Dennoch ist der Leser aufgefordert, die entsprechenden Empfehlungen der Hersteller zu den verwendeten Präparaten zu prüfen, um in eigener Verantwortung festzustellen, ob die Indikation, Dosierungen und Hinweise auf Kontraindikationen gegenüber den Angaben in diesem Buch abweichen. Dies ist insbesondere wichtig bei selten verwendeten Präparaten oder solchen, die neu auf den Markt gebracht worden sind oder Off-Label-Use eingesetzt werden. Eine Garantie oder Gewähr für die Aktualität, Vollständigkeit und Richtigkeit der Inhalte dieses Buches übernehmen wir ausdrücklich nicht.
Aus der Bezeichnung einer Ware mit dem für sie eingetragenen Warenzeichen kann bei Fehlen des Vermerkes ® od. ™ nicht geschlossen werden, dass es sich um einen freien Warennamen handelt. Angegebene Handelsnamen sind Beispiele für Medikamente mit dem entsprechenden Wirkstoff ohne Anspruch auf Vollständigkeit produzierender Hersteller. Jegliche Haftung, die auf irgendeine Art aus der Benutzung der in diesem Buch enthaltenen Informationen oder Teilen davon entsteht, wird ausgeschlossen.
Für alle angegebenen Internet-Links in diesem Buch gilt, dass wir uns ausdrücklich von allen Inhalten der angegebenen Seiten distanzieren und uns diese Inhalte nicht zu eigen machen. Die Nutzung der Links erfolgt auf eigene Verantwortung und eigenes Risiko.
Personenbezogene Bezeichnungen, die sich zugleich auf Frauen, Männer oder diverses Geschlecht beziehen, werden teilweise nur in der männlichen oder weiblichen Form von personenbezogenen Wörtern geschrieben. Dies impliziert keinesfalls eine Benachteiligung der jeweils anderen Geschlechter, sondern dient dem einfacheren Verständnis und der besseren Lesbarkeit der Texte.
Datenschutzerklärung: Wir behandeln personenbezogene Daten vertraulich und entsprechend den gesetzlichen DSGVO-konformen Datenschutzvorschriften. Falls Sie uns per E-Mail anfragen, werden Ihre Angaben zwecks Bearbeitung der Anfrage und für den Fall von Anschlussfragen gespeichert. Diese Daten werden nicht ohne Ihre Einwilligung weitergegeben.

Bezug über den Buchhandel oder beim Verlag:

Medizinische Verlags- und Informationsdienste
Neutorplatz 4
D-79206 Breisach/Rh.

Bestellungen im Direktversand vom Verlag sind in Deutschland zum Einzelpreis von **38,-- EUR** pro Expl. (inkl. MwSt. und aller Versandkosten) bei nebenstehender Adresse möglich.

Mengenpreise, Antiquariat u. Mängelexemplare auf Anfrage (E-Mail: med.verlag-dr.mueller@t-online.de)

Auslandspreis unverbindlich: 40,-- EUR

Bibliografische Information der Deutschen Bibliothek

Die Deutsche Nationalbibliothek verzeichnet diese Publikation in der Deutschen Nationalbibliografie; detaillierte bibliografische Daten sind im Internet über http://dnb.dnb.de abrufbar.

Danksagung

Bedanken möchte ich mich bei allen meinen Freunden und Kollegen, die mir mit Anregung, Rat, Tat und Korrektur hilfreich zur Seite standen. Ein besonderer Dank geht an

Herrn **Dr. med. Achim Elsen**, Großburgwedel (gesamte Traumatologie)

und den weiteren Mitarbeitern:

- M. Backes, Ingelheim (Mitarbeit am Kapitel Schilddrüse),
- Dr. N. Hanhart, Mayen (Mitarbeit am Kapitel Nieren),
- Dr. Ch. Lörke, Ubstadt-Weiher (Mitarbeit am Kapitel Gefäßchirurgie und Hernien),
- Dr. M. Sander, Horkheim, Dr. H. A. Müller, Ludwigshafen, Dr. J. Zimmermann, Köln und Prof. Dr. M. Maier, Starnberg (Mitarbeit am Kapitel Traumatologie),
- Prof. Dr. D. Schilling, Monsheim (Mitarbeit am Kapitel Ösophagus, Magen u. Darm),
- Dr. R. Volb, Mehlingen (Mitarbeit am Kapitel Herzchirurgie),
- Prof. Dr. S.-B. Wirth, Heidelberg (Anatomie),
- Prof. Dr. R. Wunsch, Villingen-Schwenningen, Dr. Th. Solbach, London und Dr. P. Fuck, Koblenz (Mitarbeit zur Röntgendiagnostik).

Weiterhin gilt unser gemeinsamer Dank den Professoren und Dozenten der Universität Mainz aus den Abteilungen Allgemeinchirurgie, Herz- und Thoraxchirurgie, Kinderchirurgie, Neurochirurgie und Unfallchirurgie sowie den Professoren und Dozenten an den Lehrkrankenhäusern der Universität Mainz in Ludwigshafen und Koblenz für die Anregungen, die wir aus ihren Vorlesungen, Kursen und Unterrichten entnehmen konnten.

Vorwort

Berücksichtigt wurden alle wichtigen **chirurgischen Lehrbücher**, die aktuellen **chirurgischen Fachzeitschriften**, der **Gegenstandskatalog** (ÄAppO 2002/2019, IMPP-Gk 2) sowie die aktuellen **Leitlinien der AWMF** (Arbeitsgemeinschaft der wissenschaftlichen medizinischen Fachgesellschaften, Internet: www.awmf.org). Für alle Tumoren werden neben den gebräuchlichen klinischen Einteilungen stets die aktuelle **TNM-Klassifikation** u. UICC-Stadiengruppierung (in der 8. Auflage v. 2017) angegeben. Die **klinischen Einteilungen** des Buches sind allgemein gebräuchliche (die Autoren sind dabei jeweils angegeben). An den verschiedenen Universitäten werden aber oft zusätzliche oder andere eigene Klassifizierungen benutzt, die der/die Leser/in selbst ergänzen möchte. Die internationale Klassifizierung der Krankheiten **ICD-10-GM** (German Modification, Version 2024) ist jeweils im Textteil und als alphabetische Hitliste in der Appendix zu finden (die ICD-11 der WHO ist 2022 in Kraft getreten, es gibt aber eine 5-jährige Übergangsfrist, die Einführung in Deutschland ist noch nicht bestimmt). Ergänzt wurden die bekannten **Selbsthilfegruppen** sowie eine Sammlung aller wichtigen **Internet-Adressen** rund um die Medizin.

Zur Entstehung dieses Buches:

Am Anfang stand die Idee, den Studenten/innen ein Chirurgiebuch an die Hand zu geben, das es ermöglichen soll, sich den relevanten Stoff der Chirurgie in **realistischer Zeit** anzueignen. Dabei will und kann dieses Buch kein großes Lehrbuch der Chirurgie ersetzen, jedoch soll die **klar strukturierte Gliederung** des Stoffes eine wertvolle Hilfe vor allem in der **Zeit der Prüfungen** geben. Der konsequente didaktische Aufbau soll die Leser und Lernenden dabei besonders unterstützen.

Ein weiteres Anliegen war es, auf allen Gebieten den heutigen aktuellen Wissensstand zusammenzutragen und zusammenzufassen. Es blieb dabei nicht aus, dass einzelne Kapitel weit über das normale Wissen hinaus spezielle Aspekte beinhalten. Das soll dem/r interessierten Leser/in die Möglichkeit zur Vertiefung geben. Nach eigener Erfahrung muss dies kein Nachteil sein, da der/die Student/in zur Zeit der Prüfungen sich die wichtigsten Punkte jeweils erarbeitet und später als Student/in im Praktischen Jahr oder junge/r Assistent/in für weitergehende Hinweise dankbar ist. So möchte dies nicht nur ein Buch für die Zeit der Prüfungen, sondern auch darüber hinaus sein. Die häufigen Neuauflagen sollen der Aktualität und dem ständigen Fluss des medizinischen Wissens, gerade unter den Aspekten der rasanten Entwicklung in der endoskopischen Chirurgie und der evidenzbasierten Medizin Rechnung tragen.

Um künftig das Wissen sowohl aktuell zu halten als auch die Verbindung zum/r Lernenden nicht zu verlieren, hoffen wir nicht nur auf, sondern wünschen uns ausdrücklich Anregungen, Hinweise und Kritik aus dem Leserkreis, gerne per E-Mail (**med.verlag-dr.mueller@t-online.de**).

Markus Müller

ABKÜRZUNGSVERZEICHNIS

A., Aa. = Arteria, Arteriae
a.p. = anterior-posterior
Abb. = Abbildung
Ag = Antigen
AG = Atemgeräusch
Ak = Antikörper
allg. = allgemein
Amp. = Ampullen
Anm: = Anmerkung
AO = Arbeitsgemein. Osteosynthese
art. = arteriell
asc. = ascendens
ASS = Acetylsalicylsäure
Ät: = Ätiologie
aut. = autosomal
AV = arterio-venös
AVK = arterielle Verschlusskrankheit
AZ = Allgemeinzustand
B = BILLROTH
bakt. = bakteriell
BB = Blutbild
Bev. = Bevölkerung
bez. = bezüglich
BGA = Blutgasanalyse
BGH = Bundesgerichtshof
Bsp. = Beispiel
BWK = Brustwirbelkörper
BWS = Brustwirbelsäule
Ca = Karzinom
ca. = circa
Cap. = Capitulum
CCT = craniales CT
Char. = 1 Charrière = 1/3 mm
Chrom. = Chromosom
chron. = chronisch
CRP = C-reaktives Protein
CT = Computertomographie
d. = der, die, das
d.F. = der Fälle
d.h. = das heißt
DC = dynamische Kompression
DD: = Differentialdiagnosen
Def: = Definition
DEGS1 = Dt.Gesundheitsstudie 1.Erhebg.
desc. = descendens
Diag: = Diagnostik
DIC = Verbrauchskoagulopathie
Dig. = Digitus
DIP = distales Interphalangealgelenk
dist. = distal
DMS = Durchbltg. Motorik Sensibilität
dom. = dominant
DSA = Digitale Subtraktionsangiogr.
Duct. = Ductus
E / E. = Einheiten / Escherichia
ECV = Extrazellularvolumen
EK = Erythrozytenkonzentrat
ELISA = Enzyme-linked imm. sorb. assay
EMG = Elektromyographie
ERCP = endoskopische retrograde Choledochopankreatikographie
EUS = Endosonographie
Etlg: = Einteilung
evtl. = eventuell
ext. = externus
Extr. = Extremität
Fakt. = Faktor
fktl. = funktionell
Frakt. = Fraktur
genet. = genetisch
GI = Gastrointestinal
gr./Gr. = groß/Größe
Hb = Hämoglobin
HEP = Hemiendoprothese
histo. = histologisch
Histo: = Histologie
HWK = Halswirbelkörper
HWS = Halswirbelsäule
I.E. = internat. Einheiten
i.m. = intramuskulär
i.d.R. = in der Regel
i.S. = im Serum
i.U. = im Urin
i.v. = intravenös
ICR = Interkostalraum
ICV = Intrazellulärvolumen
IfSG = Infektionsschutzgesetz
Ind: = Indikation
inkl. = inklusive
insb. = insbesondere
int. = internus
ITN = Intubationsnarkose
IVP = intravenöse Pyelographie
J. = Jahre
JÜR = Jahres-Überlebens-Rate
Kap. = Kapitel
KE = Kontrasteinlauf
kg = Kilogramm
KG = Körpergewicht
KG. = Krankengymnastik
KHK = koronare Herzkrankheit
K-Ind: = Kontraindikationen
kl. = klein
Klin: = Klinik, Symptome
KM = Kontrastmittel
KOF = Körperoberfläche
Kompl = Komplikationen
kons. = konservativ
körpl. = körperlich
KS = Klopfschall
l = Liter
LA = Lokalanästhesie
lat. = lateral
li. = links
Lig. = Ligamentum
Lj. = Lebensjahr
Lk = Lymphknoten
Lok: = Lokalisation
Lux. = Luxation
LWK = Lendenwirbelkörper
LWS = Lendenwirbelsäule
m = männlich
M., Mm. = Musculus, Musculi
max. = maximal
MCL = Medioklavikularlinie
MCP = Metacarpophalangealgelenk
MdE = Minderung d. Erwerbsfähigkeit
MDP = Magen-Darm-Passage
ME = Metallentfernung
med. = medial
min. = minimal
Min. = Minute
mind. = mindestens
Mio. = Millionen
mögl. = möglich
Mon. = Monate
MRT = Magnetresonanztomographie
n. = nach
N., Nn. = Nervus, Nervi
Nach: = Nachsorge
neg. = negativ
NLG = Nervenleitgeschwindigkeit
Nll. = Nodi lymphatici
NNH = Nasennebenhöhlen
NSAR = nicht steroidale Antirheumatika
NW: = Nebenwirkungen
o.B. = ohne pathologischen Befund
OA = Oberarm
od. = oder
ÖGD = Ösophago-Gastro-Duodenoskopie
OÖS = oberer Ösophagussphinkter
Op = Operation
OS = Oberschenkel
OSG = oberes Sprunggelenk
p.a. = posterior-anterior
Pat. = Patient
Path: = Pathogenese
PE = Probeentnahme
phys. = physiologisch
PIP = prox. Interphalangealgelenk
postop. = postoperativ
PPI = Protonenpumpeninhibitoren
Prädisp. = Prädisposition
präop. = präoperativ
prim. = primär
Proc. = Processus
prof. = profundus
Prog: = Prognose
Proph: = Prophylaxe
prox. = proximal
QF = Querfinger
re. = rechts
rel. = relativ
rez. = rezessiv
RF: = Risikofaktoren
RG = Rasselgeräusche
RIA = Radio-Immunoassay
Rö = Röntgen
RR = Blutdruck
s. = siehe
s.c. = subkutan
s.o. = siehe oben
s.u. = siehe unten
seitl. = seitlich
sek. = sekundär
Sek. = Sekunden
SHT = Schädel-Hirn-Trauma
sog. = sogenannt
spez. = speziellen
Stad. = Stadium
Stag: = Staging
Std. = Stunde
Str. = Stratum
Supp. = Suppositorium
symp. = sympathisch
Sympt. = Symptome
Syn: = Synonyma
Syst. = System
syst. = systemisch
TBC = Tuberkulose
TEA = Thrombendarteriektomie
TEP = Total-Endoprothese
Tg. = Tage
tgl. = täglich
Ther: = Therapie
TNM = Tumor, Nodi, Metastase
Tr. = Truncus
Trac. = Tractus
Tub. = Tuberculum
Tx = Transplantation
u. = und
UA = Unterarm
UÖS = unterer Ösophagussphinkter
US = Unterschenkel
USG = unteres Sprunggelenk
V. a. = Verdacht auf
v. a. = vor allem
v. = von
V., Vv. = Vena, Venae
ven. = venös
VW = Verbandswechsel
w = weiblich
w.o. = wie oben
Wdh. = Wiederholung
wg. = wegen
WHO = Weltgesundheitsorganisation
Wo. = Wochen
WS = Wirbelsäule
z.B. = zum Beispiel
Z.n. = Zustand nach
z.Zt. = zur Zeit
zus. = zusätzlich
ZVD = zentraler Venendruck
ZVK = zentraler Venenkatheter
zw. = zwischen

Sonstige Zeichen:

®, ™ = eingetragene Warenzeichen
∅ = Durchmesser od. Durchschnitt
°C = Grad Celsius
m = milli
µ = mikro
< = kleiner
> = größer
§ = Paragraph
⇨ = daraus folgt

Abkürzungen für Laborwerte, s. dort

INHALTSVERZEICHNIS

ALLGEMEINE CHIRURGIE

WUNDE, WUNDHEILUNG UND -BEHANDLUNG

WUNDE ICD-10: T14.-

Def: **Defekt des schützenden Deckgewebes** (Haut, innere Oberflächen) und Gewebezerstörung durch äußere Einwirkung
* Einfache Wunde = ohne Organbeteiligung
* Zusammengesetzte/komplizierte Wunde = mit Organbeteiligung
* Geschlossene Wunden: Prellung, Quetschung
* Offene Wunden

Ät: 1.) **Mechanisch:**
- **Schürfwunde** (Erosio u. Excoriatio): nur Epidermis verletzt, keine spezielle Behandlung
- **Schnittwunde:** glatte Wundränder (Sonderform: Operationswunde)
- **Stichwunde:** dünner Kanal in die Tiefe, Verletzung tiefer Strukturen prüfen, Röntgen: Fremdkörper?
  Bei tiefer Wunde Infektionsgefahr ⇨ keine Naht, damit Wundsekret ablaufen kann
- **Risswunde:** zerfetzte Wundränder
- **Bisswunde:** Stich-/Quetschwunde durch Tierzähne (insb. Hund, Katze) ⇨ Wundränder ausschneiden u. je nach Befund offene Wundversorgung od. auch Naht, Infektionsgefahr der Weichteile ist hoch (20 % d.F.) und auch Osteomyelitis mögl., Tollwutverdacht klären!
- **Riss-Quetschwunde** (sog. Platzwunde): über Knochen mit Gewebebrücken
- **Ablederung (Décollement, Avulsion):** Schichtweise Ablösung der Haut, z.B. Skalpierungsverletzung
- **Abtrennungswunde:** inkomplette Amputation eines Körperteils
- **Schusswunde:** Durchschuss (Ein- u. Ausschuss) oder Steckschuss? Immer Röntgen-Diagnostik mit Weichteilen! ⇨ Projektil/Fragmente?, Schussfraktur?
- **Pfählungsverletzung:** im Anorektalbereich, Perineum oder Genitalbereich
  Wichtig: Fremdkörper präklinisch belassen!

2.) **Thermisch:** Wunde durch **Wärme**- oder **Kälteexposition**

3.) **Chemisch:**
- **Säuren** ⇨ Koagulationsnekrosen
- **Laugen** ⇨ Kolliquationsnekrosen (Verflüssigung des Gewebes ⇨ tiefere Schäden)

4.) **Strahlung:** Gewebeschaden durch radioaktive Strahlung ⇨ Hautnekrosen, Strahlenulkus

WUNDHEILUNG

Primäre Wundheilung: (sanatio per primam intentionem) Minimale Bindegewebsbildung, primäre Adaptation der Wundränder; Erosionen und Exkoriationen der Haut heilen ohne Narben ab. Knochen, Mukosa und Bindegewebe bilden wieder organtypisches Gewebe.

Sekundäre Wundheilung: (sanatio per secundam intentionem) Granulationsgewebebildung, sekundäre Wundrandadaptation durch Zusammenziehung der Wunde, Defektheilung mit Narbe

Tertiäre Wundheilung: Kombination aus sekundärer Wundheilung (= Bildung von Granulationsgewebe) u. anschließender Hauttransplantation (mit primärer Wundheilung)

Wundheilungsphasen (physiologischer Wundheilungsprozess, die Phasen überlappen dabei):

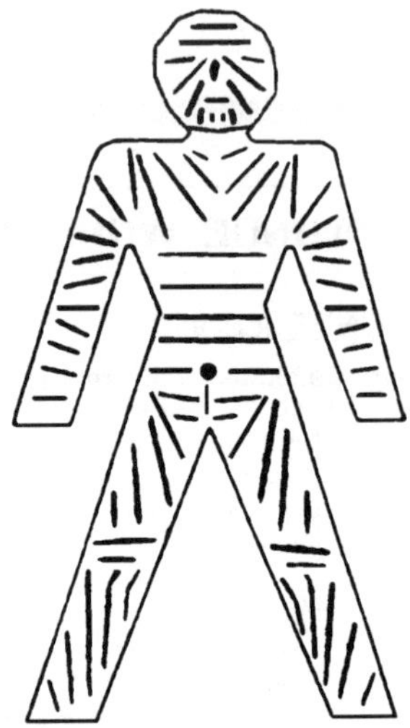

1. Tag: **Exsudative Phase** (Hämostase): Thrombozyteneinwanderung u. -aggregation, Fibrinfreisetzung u. -verklebung, Freisetzung von Zytokinen ⇨ Blutstillung, Schorfbildung

1.-3. Tag: **Inflammatorische Phase** (Entzündungs-, Resorptions-, Reinigungs- od. Latenzphase): katabole Autolyse, Fibrinabbau, Entzündungsreaktion und Entzündungszeichen, Infektabwehr

2.-14. Tag: **Proliferationsphase** (Kollagen- od. Granulationsphase): Fibroblasten- und Kapillareneinsprossung ⇨ Kollagenneusynthese

4.-21. Tag: **Reparationsphase** (Epithelialisierungsphase): Ausbildung der kollagenen Fasern, Wundkontraktion ⇨ zunehmende Reißfestigkeit

ab 2. -3. Wo. bis zu 1 Jahr: und im weiteren die **Differenzierungsphase**: Ausreifung des Kollagens ⇨ **Remodeling** von spezifischem Gewebe (intakte narbenfreie Haut) oder Ausbildung von belastungsstabilem Bindegewebe (Narbe)

Heilungsdauer: Haut: 8-10 Tage, vollständige Belastbarkeit nach ca. 3 Wochen, Entfernung der Hautfäden je nach Region (s.u.)

Wichtig für Operationen:
Durch Schnittführung im Verlauf der **Spaltlinien der Haut** (LANGER-Linien, s. Abb.) klaffen Wunden weniger und führen durch zusätzliche Wundkontraktion zu besserer Heilung mit geringerer Narbenbildung.

WUNDBEHANDLUNG

Angestrebt wird eine **primäre chirurgische Wundversorgung** (nach FRIEDRICH, 1916).
Was bei der Behandlung der Wunde zu beachten ist:

1.) Begleitverletzungen? ⇨ **Durchblutung, Motorik** und **Sensibilität** (DMS) **prüfen!**
⇨ Wichtig: Dokumentieren!

2.) Wie alt ist die Wunde? ⇨ Bis **6 Std.** kann primär genäht werden.

3.) Was für eine Wundart? ⇨ Keine primäre Naht bei Biss-, Stich- und verschmutzten Wunden

4.) Wundrandbeschaffenheit? ⇨ glatt ⇨ Wahrscheinlich wird nur wenig nekrotisches Gewebe entstehen, nur geringe Angriffsfläche für Bakterien, gute Heilungstendenz, geringe Narbenbildung.
⇨ zerfetzt ⇨ Wundinfektionsgefahr

5.) Lokalisation der Wunde? ⇨ Wichtig für die Durchblutung u. Heilung: gut am Kopf, schlechter an den Extremitäten

Chirurgische Wundversorgung (nach FRIEDRICH):

1.) **Reinigung und Desinfektion** der umliegenden Haut (ca. 20 cm, mit alkoholischen Präparaten, z.B. Propanol, Kodan® od. mit nicht-brennenden/nicht-alkoholischen Antiseptika, Octenidin, Octenisept®), bei starker Behaarung Rasur des Op-Gebietes (Haarflaum u. Kurzhaar werden nicht entfernt, keine Rasur bei Wunden im Bereich der Augenbrauen)

2.) **Lokalanästhesie** oder Leitungsanästhesie (Finger, Zehen), dann sterile Abdeckung der Wunde

3.) **Inspektion** der Wunde (Fremdkörper, Blutungen, Verletzung tiefer Strukturen?)

4.) **Exzision des Wundrandes** (zurückhaltend bei Gesicht und Fingern, nicht bei Schürfwunden), evtl. Ausräumung von nekrotischem Gewebe (Débridement)

Wundtoilette: Bei verschmutzten Wunden **Spülung** mit H_2O_2 od. Biguanid-Antiseptikum (Lavasept®) und Nachspülen mit NaCl- od. Ringer-Lösung

5.) **Spannungsfreie Wundadaptation** mit Wundnaht; bei großen od. gekammerten Wunden oder Hohlräumen Einlage einer REDON-Drainage (über separate Inzision) und zusätzliche Subkutannähte

6.) Steriler Verband und Ruhigstellung (soweit möglich)

7.) Prüfung des **TETANUSSCHUTZES!** (im Zweifel [keine Vorimpfungen, kein Impfpass] bei tiefen und unsauberen Wunden immer simultan impfen: Tetanol® (bzw. heute Tdap-Impfstoff empfohlen, Boostrix®) + Tetagam®N, genaueres s. Kap. Spezielle Infektionen in der Chirurgie, Tetanus)

Naht:
- Primärnaht: 6 Std. (bis max. 12 Std.) bei allen unkomplizierten Wunden
- Verzögerte/aufgeschobene Primärnaht: bei großer Weichteilbeteiligung/Polytrauma ⇨ Naht nach Stabilisierung des Zustandes des Pat.
- Sekundärnaht: nach Tagen (ca. 3-8) bei Vorliegen von sauberem Granulationsgewebe im Wundgebiet

Fadenentfernung: Richtwerte differieren je nach Alter, Allgemeinzustand, Wundausdehnung usw.:
Kopf / Hals: 4.-8. postoperativer Tag   Rumpf: 7.-10. postoperativer Tag
Extremitäten: 10.-15. postoperativer Tag

Offene Wundversorgung:
Bei **infizierten**, gekammerten, zerfetzten oder fremdkörperhaltigen Wunden sowie bei Biss- und Schusswunden durchzuführen:
- Mechanische Wundreinigung (Entfernen von Fremdkörpern) und Wundspülung (s.o.), **Débridement** von nekrotischem Gewebe und Exzision des Wundrandes
- Evtl. Einlage einer **Lasche** oder Gazestreifens (damit Wundsekret abfließen kann und sich die Wunde nicht vorzeitig verschließt), feuchter Verband, Ruhigstellung
- Nach Bildung von sauberem Granulationsgewebe (ca. 3-8 Tage) evtl. Sekundärnaht
- Ggf. Antibiose (Breitspektrumantibiose, Doxycyclin bzw. gezielt nach Keimbestimmung und. Antibiogramm auf Sensibilität/Resistenz

Leitlinie: Wundbehandlung bei Kindern, S1 v. 7/2021 (AWMF Registernummer 006-129)

Spezielle Wundbehandlungen

- Stichwunden im Abdomen: Immer eine **diagnostische Laparotomie** durchführen, falls das Peritoneum verletzt wurde. Ausschluss einer abdominellen Verletzung, dann chirurgische Wundversorgung.
- Stichwunden im Thorax: Röntgen: Pneumothorax? ⇨ **Saugdrainage** (z.B. BÜLAU-Drainage, in Höhe 4. ICR) einlegen. Chirurgische Wundversorgung
- Décollement (Ablederung, Avulsionsverletzung): Versuch der Replantation, sonst plastische Deckung, z.B. mit Maschentransplantaten oder Verschiebeplastiken
- Chemische Wunden: Schädigendes Agens entfernen. Ausgiebiges Spülen mit Wasser!
- Bisswunden: Tier- u. Menschenbisse ⇨ Wundausschneidung und je nach Befund offene Wundversorgung oder auch Primärnaht (insb. im Gesicht), ggf. stationäre Beobachtung und Ruhigstellung. Bei Tierbissen an **Tollwut**- und **Tetanus**schutz denken, ggf. zusätzlich Antibiose (z.B. Amoxicillin + Clavulansäure od. Cefuroxim, Elobact®).
  Bei Schlangenbissen an mögl. Antidotbehandlung denken (in Deutschland heimisch sind dies Kreuzotter und Aspisviper).
- Pfählungsverletzungen: Präklinisch Fremdkörper (Syn: Corpus alienum) nicht entfernen. Laparotomie und operative Entfernung des Fremdkörpers (auf Blutung achten!), Kontinenzverlust durch Läsion der Beckenbodenmuskulatur mögl.
- Amputation der Fingerspitze (ohne knöcherne Beteiligung): Débridement, sekundäre Wundheilung (dauert 4-8 Wo.), Prog: gut, meist auch wieder normale Sensibilität

WUNDHEILUNGSSTÖRUNGEN

Faktoren, die die Wundheilung stören:

♦ **Allgemein:**
- Höheres **Alter**
- Eiweißmangel, Mangelernährung, Kachexie (konsumierender Prozess)
- **Anämie**, Leukopenie, Gerinnungsstörungen
- **Immunsuppression**, Glukokortikoide, Zytostatikatherapie, Radiatio, Polytrauma
- Vitamin-C-Mangel (Vit. C ist wichtig für die Kollagenbiosynthese)
- **Begleiterkrankungen** wie Diabetes mellitus, Arteriosklerose, konsumierende Prozesse (Tumoren, Tuberkulose, Sepsis etc.), Adipositas, Hyperurikämie
- Hypothermie während der Operation
- Aktives **Rauchen** (Nikotin, Thiocyanate, Kohlenmonoxid)

♦ Lokal:
- **Wundinfektion**, Wundtaschen, Nekrosen
- Minderdurchblutung, Wundödem, Hämatom, Serom
- Spannung der Wundränder (Defekt od. ungünstige Körperstelle)
- Mangelnde Ruhigstellung ⇨ Dehiszenz
- **Fremdkörper**, Implantate, Piercings
- Traumatisierende Operationstechnik, mangelnde intraoperative Asepsis
- Vorgeschädigtes Gewebe (Bestrahlung, Voroperationen, Vernarbungen)

WUNDINFEKTION

Def: Infektion einer Wunde durch Mikroorganismen oder Parasiten

Formen:
1. Oberflächliche Infektionen: **Erysipel** (Streptokokken), Erysipeloid ("Schweine-Rotlauf", Erysipelothrix rhusiopathia), **Phlegmone**, **Lymphangitis** (Volksmund: "Blutvergiftung")
2. Einschmelzende Infektionen (sind abgegrenzt): Schweißdrüsenabszess, Follikulitis, Furunkel, Karbunkel (meist Staphylokokken)
3. Tiefe Weichteilinfektionen: **Abszess** mit Abszessmembran und Abszesshöhle, Pyodermia fistulans, Gasphlegmone
4. Infektionen in (präformierten) Körperhöhlen: **Empyeme** (z.B. Pleura, Gelenke), subphrenischer Abszess

Ät:
- Primär offene und verschmutzte Wunden, Bisswunden, Fremdkörper, Piercings
- Iatrogen: Zugänge (Venenkatheter, Blasenkatheter), chirurgische Wunden (Infektion im Operationsgebiet innerhalb von 30 Tagen postop., engl. surgical side infection), Implantate

Path:
- ♦ Als Eintrittspforte traumatische oder iatrogene (chirurgische) Wunden ⇨ Infektion
- ♦ Ungenügende äußere Schutzmechanismen des Körpers: Immunsystem (IgA auf Schleimhäuten), Gewebedurchblutung/Anämie, Flimmerepithel (Respirationstrakt), physiologische Bakterienflora, Bakterizide (z.B. Lysozym)
- ♦ Bevorzugte Keime: **Staphylococcus aureus**, **Escherichia coli**, Pseudomonas aeruginosa, Enterokokken, Staphylococcus epidermidis, Proteus mirabilis, Bacteroides, Streptokokken Grp. A
  Bisswunden: haben generell ein hohes Infektionsrisiko, Symptome meist nach 1-5 Tagen, Hunde-/Katzenbisse: Pasteurella canis, multocida od. septica, anaerobe Fusobakterien

Epid:
- ◊ Geschlossene chirurgische Wundversorgung: 1-3%ige Infektionsrate
- ◊ Offene Wundversorgung: 5-10%ige Infektionsrate

Klin: Die 5 Kardinalsymptome der Entzündung: Rötung, Überwärmung, Schmerz, Schwellung und Schonhaltung. Merksatz:

Rubor, Calor, Dolor, Tumor (Ödem) und **Functio laesa**

Ther:
- Grundsatz: **Ubi pus, ibi evacua!** = Eiteransammlungen entfernen
- Fremdkörper entfernen, Wundreinigung, Wundrevision = Öffnen und Spreizen der Wunde, Spülung, Drainage ⇨ **offene Wundbehandlung** (s.o.)
- Ruhigstellung der entzündeten Wunde (insb. bei Lymphangitis)
- Evtl. antiseptische Salben und feuchte Verbände
- Möglichst keine lokalen Antibiotika (wegen Allergisierung, Resistenzentwicklung, Zerstörung der physiologischen Keimflora, Wundheilungsstörungen); wenn Antibiotika notwendig sind (z.B. bei Fieber und Leukozytose), dann **systemische Antibiose!** geben, z.B. Doxycyclin (Doxy®) od. ein Cephalosporin, z.B. Cefuroxim (Elobact®)

Kompl:
- ∗ Chronische Entzündungen ⇨ Narben
- ∗ Bei systemischer Ausbreitung u. verminderter Resistenzlage **septischer Schock** mögl.

* **Nekrotisierende Fasziitis** als Maximalform der Weichteilinfektion (**lebensbedrohlich!**)
  Ät: Typ I Mischinfektion (Staph.aureus, E.coli, Klebsiellen, Anaerobier)
  Typ II Streptococcus pyogenes (Grp. A, Kompl: toxic shock-like syndrome)
  Typ III Vibrio vulnificus (in Asien im Meerwasser vorkommend) od. Gasbrandinfektion (Clostridium perfringens)
  Prädisp.: Immunsuppression, Glukokortikoide, Diabetes mellitus, Drogen, HIV, Varizellen-Infektion, Ther. mit NSAR (da diese die rechtzeitige Diagnose verzögern können)
  Klin: zu Beginn extremer lokaler Druckschmerz („pain out of proportion") bei geringem Hautbefund, dann Schwellung, Hautnekrosen, Ulzerationen, hämorrhagische Blasen, bis zur Gangrän einer Extremität od. des Skrotums/Perianalregion (FOURNIER-Gangrän)
  Ther: sofortiges radikal-chirurgisches **Débridement** (alles nekrotische Gewebe muss entfernt werden, bei Übergriff auf den Stamm ggf. auch Amputation), Breitbandantibiose i.v. (nach Antibiogramm dann gezielt), eine HBO (hyperbare Oxygenation in der Druckkammer) ist umstritten, im weiteren Verlauf ist dann später meist eine plastische Deckung der Defektregion mit Spalthauttransplantation erforderlich.
  Prog: bei rechtzeitiger operativer Ther. u. Intensivmedizin Letalität <20 %
  Kompl: Übergriff auf die Muskulatur (Streptokokkenmyositis), Sepsis, Bewusstseinsstörungen, Nierenversagen, **Multiorganversagen**, bei toxischem Schock hohe Letalität

Proph:
- ♥ Strenge **Asepsis** bei jeglicher chirurgischer Wundbehandlung; postoperativ darf mit einer versorgten Wunde bereits ab dem 2. Tag geduscht werden (ergibt keine erhöhte Infektionsgefahr gegenüber der früheren Empfehlung nicht zu duschen).
- ♥ Bei Magen-/Darmoperationen, Implantat-Chirurgie: perioperative Antibiotikaprophylaxe
- ♥ **Nikotinkarenz**: Das Risiko für Wundheilungsstörungen ist bei Rauchern um ein Vielfaches erhöht! Vor elektiver Op mit hohem Risiko für Wundheilungsstörungen (z.B. Bauchreduktionsplastik) sollte mind. 4 Wo. vor Op mit dem Rauchen aufgehört werden.

WUNDDEHISZENZ / WUNDRUPTUR

Path:
- ♦ Mangelnde Ruhigstellung (Husten, Niesen, Erbrechen)
- ♦ Infektion des Wundgebietes
- ♦ Weitere begünstigende Faktoren: hohes Alter, Adipositas, konsumierende Prozesse, zytostatische Therapie, Malnutrition, Marasmus, Hypalbuminämie, Faktor-XIII-Mangel, Bindegewebeerkrankungen (z.B. Sklerodermie, MARFAN-Syndrom), gestörte Kollagensynthese mit fehlender Narbenbildung, Diabetes mellitus, AVK

Ther: Oberflächliche Wunddehiszenz: Wundrevision, Entfernung von Nekrosen, durchgreifende Nähte, bei Faktor-XIII-Mangel Substitution

Platzbauch

Syn: Bauchwandruptur, Eventeration, Eviszeration, ICD-10: T81.3

Epid: Nach Laparotomie in ca. 1 % der Fälle

Path: Nach Bauch-Op durch Husten, Niesen, Erbrechen ⇨ Bauchpresse = mechanische Belastung der Wunde
forcierter Bauchdeckenverschluss nach Bauch-Op mit intraabdomineller Druckerhöhung (z.B. durch Ödem der Darmwände) ⇨ **abdominelles Kompartmentsyndrom**
Marasmus, krankhafte Adipositas (permagna, BMI >40 kg/m²) ⇨ Wundheilungsstörungen

Formen: Inkomplett (ohne Peritoneum), komplett (alle Schichten)
Inapparent (noch geschlossene Hautnaht, subkutane Dehiszenz ⇨ leicht übersehbar!, Gefahr der Darmeinklemmung)
Apparent (freiliegende Darmschlingen = Eventeration)
Septischer Platzbauch: Infektion ⇨ **Peritonitis** ⇨ Platzbauch

Ther: Sofortige Operation mit durchgreifender Bauchdeckennaht, bei großer Dehiszenz Anlage von Stütznähten, die täglich nachgezogen werden können
Septischer Platzbauch: offene Wundbehandlung!, evtl. kontinuierliche Saug-Spül-

Drainage oder mehrfache Etappenlavage, evtl. Implantation eines Polypropylen-Bauchnetzes (Marlex®) beim endgültigen Verschluss erforderlich

Prog: Hohe Letalität (25-35 %)

Proph: Bei Risiko-Patienten keine mediane Laparotomie, elastischer Leibeswickel (Tricodur®) für die postoperative Zeit, evtl. Fakt.-XIII-Substitution

Kompl: Später Narbenhernien

SEROM

Def: Hohlräume im Wundbereich mit Lymphe und Wundsekret gefüllt

Klin: Schwellung, die nicht druckdolent oder verfärbt ist (DD: Entzündung, Hämatom)

Diag: Sonographie

Ther:
- Abpunktieren und Kompression des Inhalts
- Bei Rezidiv u. zur Proph. bei allen großen Wundhöhlen ⇨ Einlage einer REDON-Drainage

HÄMATOM / NACHBLUTUNG

Def: Einblutung oder Nachblutung in einem Wundbereich

Diag:
1. Sonographie (DD: Abszess, Serom?)
2. Ausschluss systemischer Ursachen (Gerinnung)

Ther:
- Kleine Hämatome resorbieren sich von selbst.
- Große Hämatome ⇨ **Punktion oder Ausräumung** des Hämatoms nur unter strengen **aseptischen** Bedingungen, da Gefahr der bakteriellen Kontamination!
- Große Hämatome: operative Eröffnung u. Ausräumung, große REDON-Drainage (16er)
- Starke Nachblutungen und Hämatombildung: operative Revision, gründliche Blutstillung mit Koagulation, Umstechung od. Ligatur blutender Gefäße

WUNDKELOID

Syn: Keloid, Narbenkeloid, ICD-10: L91.0

Path:
- ♦ Überschießende Bindegewebeproliferation aufgrund **individueller Disposition** und ungünstiger Schnittführung bei Op (nicht in den LANGER-Linien, nicht spannungsfreie Wundverhältnisse), bei Hautverletzungen und insb. nach **Verbrennungen**. Keloid breitet sich über das ursprüngliche Wundgebiet aus (im Gegensatz zur hypertrophen Narbe).
- ♦ Lok: Besonders gefährdete Stellen sind **Sternum**, Schulterregion, Wange u. Ohrläppchen.

Klin:
- ⇒ Frühstadium: gerötete, juckende Wundfläche ⇨ Ther: Kompressionsverband
- ⇒ Spätstadium: 6-12 Monate postoperativ ⇨ bleibender geröteter "Tumor", evtl. auch funktionelle Störungen, keine Rückbildung

Ther:
- Konservativ: Kompressionstherapie mit Druckverband kombiniert mit Silikonkissen od. Silikongels (Dermatix®, verbessert die Elastizität der Narbe) und speziell angefertigter Kompressionskleidung, Kryotherapie, Laserbehandlung.
  Med: lokale Injektion von Glukokortikoiden (Triamcinolon, 3- bis 5-mal alle 14 Tage) od. von 5-Fluorouracil (10-mal, alle 7 Tage)

- Operativ: Exzision der gesamten Narbe (auch subkutan)
  Es kann versucht werden, sofort nach der Op durch Radiatio die erneute Keloidbildung zu verringern. Insg. **sehr zurückhaltende Op-Indikationsstellung** zur Keloidentfernung!

Prog: Zu Narbenkeloid neigende Patienten bilden das Keloid meist auch nach dem Versuch der Keloidentfernung wieder aus **(häufig sogar noch stärker)**. Unbedingt den Patienten darüber aufklären!

Proph:
- ♥ Op-Schnittführung im Verlauf der **Spaltlinien der Haut** (LANGER-Linien beachten)
- ♥ Bei bekannter Disposition: unnötiges Wundtrauma durch Pinzetten, Klemmen od. starken Zug vermeiden, keine transkutanen Nähte

DD: Hypertrophe Narbe: Im Unterschied zum Keloid wird die hypertrophe Narbe nach ca. 1 Jahr blass, zeigt keinen Juckreiz und die Hypertrophie bleibt **auf die Narbe begrenzt**.
Lok: insb. an den Beugeseiten der Gelenken u. an den Fingern
Ther: ähnlich der Keloidtherapie, meist Kompressionstherapie, Narbenmassage, lokal Vit.-A-Salbe, lokale Kortikoidinjektionen
Problem: Es entstehen gerne Narbenkontrakturen (insb. nach größeren Verbrennungswunden) ⇨ operative Korrektur meist notwendig und indiziert (frühestens aber nach ca. 9 Monaten), z.B. Exzision und Z-Plastik zur Deckung oder Verschiebelappen.

NAHTMATERIAL

Arten:

I. Resorbierbares Nahtmaterial:
Synthetisch: Polyglycolsäuren (Vicryl®, Monocryl®, Dexon™), Polydioxanon (PDS)

II. Nicht resorbierbares Nahtmaterial:
Kunststoff (Polypropylen, Polyester, Polyamid): Monofil (Prolene®, Miralene®, Marilon®, Ethilon®, Seralon®) oder gezwirnt (Mersilene®)
Seide, Zwirn (Flachs)
Draht: Monofil oder gezwirnt, Edelstahl

Ind: I. Resorbierbares Nahtmaterial:
- **Vicryl®**, **Monocryl®**, **Marlin®**, **Dexon®**: Für alle Nähte, die nicht entfernt werden müssen bzw. können ⇨ Ligaturen, Umstechungen, Magen-Darm-, Faszien-, Muskel-, Subkutannähte, Intrakutannähte. Resorption in 6 Wochen, NW: selten Gewebereaktionen und Narbenbildung
- **PDS**: für Bandnähte (PDS-Banding in der Unfallchirurgie), Resorption nach ca. 12 Wochen
- Naturfäden/Catgut: wurde zuletzt nur noch für Schleimhäute verwendet, heute durch synthetisches resorbierbares Nahtmaterial ersetzt. Herstellung war aus Tierdärmen, daher wegen der potentiellen BSE-Gefahr seit 2001 nicht mehr im Handel. NW waren auch vermehrt Fremdkörperreaktionen.

II. Nicht resorbierbares Nahtmaterial:
- **Prolene®**, **Miralene®**, **Marilon®**, **Ethilon®**, **Seralon®**, **Mersilene®**: für **Hautnähte**; Vorteil: wenig Angriffsfläche für Bakterien, kaum Fremdkörperreaktionen. Nachteil: Nahtmaterial muss nach der Wundheilung entfernt werden.
- Seide: für Hautnähte, Gore-Tex®-Implantate
- Draht: für Zerklagen, z.B. zum Verschluss einer Sternotomie

Fadenstärken:

Es gibt verschiedene Stärkebezeichnungen für chirurgisches Nahtmaterial. Im Op am gebräuchlichsten ist die amerikanische Pharmakopoe **USP**. Die europäische Pharmakopoe ist nach dem **metrischen System** ausgerichtet, die Angabe entspricht dabei in etwa 1/10 mm Fadenstärke (beide Angaben, USP und metric, sind auf allen Nahtmaterialpackungen zu finden). Die angegebenen USP gelten für alle Nahtmaterialien.

Folgende Fadenstärken sind am gebräuchlichsten:

Hautnaht an Rumpf und Extremitäten: **3-0**
Hautnaht im Gesicht/Finger/Kinder: 5-0
Subkutannaht: 3-0
Gefäßligaturen: 2-0

Muskelnaht: 0 bis 2
Fasziennaht: 1 bis 3
Gefäßnaht: 5-0 bis 7-0
Nervennaht: 8-0 bis 10-0

Umrechnung der Größenangaben:

USP	metric	in mm
12-0	0,01	0,001 - 0,009
11-0	0,1	0,010 - 0,019
10-0	0,2	0,020 - 0,029
9-0	0,3	0,030 - 0,039
8-0	0,4	0,040 - 0,049
7-0	0,5	0,050 - 0,069
6-0	0,7	0,070 - 0,099
5-0	1	0,100 - 0,149
4-0	1,5	0,150 - 0,199
3-0	2	0,200 - 0,249

USP	metric	in mm
(2-0)	2,5	0,250 - 0,299
2-0	3	0,300 - 0,349
0	3,5	0,350 - 0,399
1	4	0,400 - 0,499
2	5	0,500 - 0,599
3	6	0,600 - 0,699
4	7	0,700 - 0,799
5	8	0,800 - 0,899
6	9	0,900 - 0,999

Nadeln:

* Art: **Atraumatisch:** Nahtmaterial im Nadelschaft versenkt (öhrlose Nadel) ⇨ keine Kante am Fadenansatz
  Traumatisch: Nadel mit Nadelöhr, durch das der Faden geführt wird.
* Form (wird mit einem Buchstaben kodiert): Gerade (G) oder **gebogen** mit 1/4 Kreis (V), **3/8 Kreis (D), 1/2 Kreis (H),** 5/8 Kreis (F)
* Profil (wird mit einem Buchstaben kodiert): Rund (R), schneidend (S), trokar (T), Spatel (SP), Lanzette (L)
* Länge: Angabe in mm (bei gebogenen Nadeln wird die gestreckte Länge angegeben)

Andere Wundverschlussarten:

- **Hautklammern** mit Klammergerät (skin stapler), Entfernung der Klammern mit Hautklammerentferner; Vorteil zur Naht: Zeitersparnis, gleiches kosmetisches Ergebnis; Nachteil: teurer
- **Klebestreifen** (Steri Strip®) in verschiedenen Breiten zur zusätzlichen Wundrandadaptation
- **Fibrinkleber** (TISSUCOL®, Beriplast®) od. Cyanoacrylat-Kleber (Dermabond®) für kleine Wunden und spezielle Anwendungen
- **Metallclips** für Ligatur von Gefäßen und spezielle kombinierte Klammernaht- und Schneidegeräte für die endoskopische Chirurgie
- Spezielle Schneide- und Klammernahtgeräte für die Darmchirurgie

Nahttechniken

- Allgemein: Alle 1 bis 1,5 cm legen einer Naht, Ein- und Ausstich erfolgen etwa im Abstand von 0,5-1 cm vom Wundrand unter Mitfassen des oberflächlich angeschnittenen Unterhautfettgewebes.

- Einzelknopfnaht

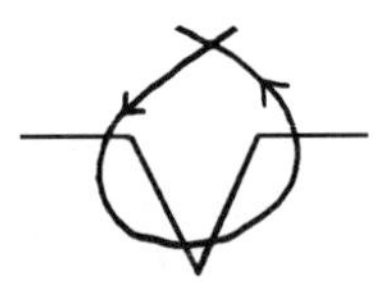

- Rückstichnaht n. DONATI

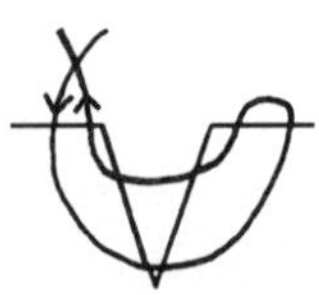

Rückstichnaht n. ALLGÖWER (Modifikation der DONATI-Naht mit einseitig intrakutanem Verlauf)

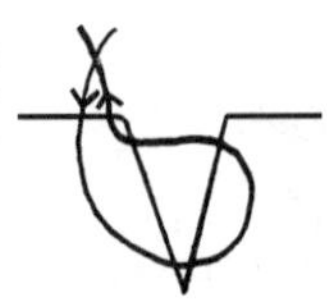

- Fortlaufende Naht: als überwendliche Naht = Kürschnernaht 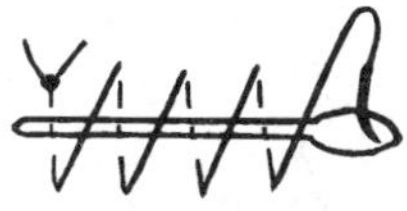

als durchschlungene Naht 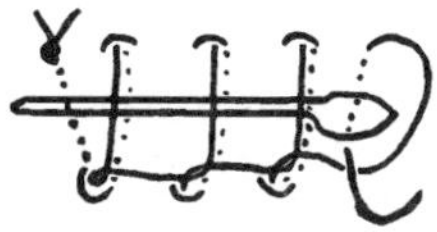 oder als U-Naht = Matratzennaht 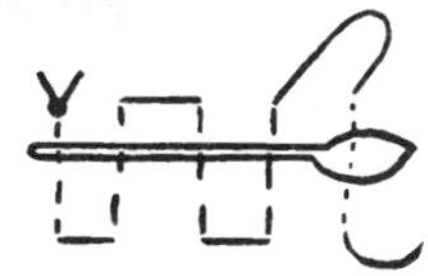

- Intrakutannaht (als fortlaufende intrakutane U-Naht, Ein- und Ausstich nur am Anfang und Ende der Wunde) 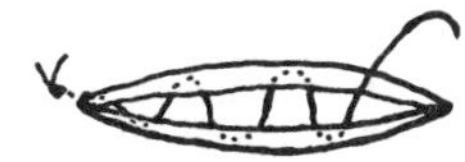

- Tabakbeutelnaht (z.B. bei Appendektomie) 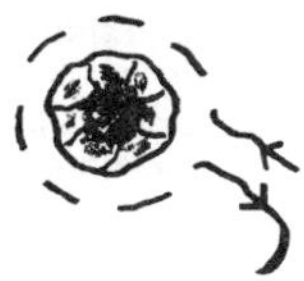

REGIONALANÄSTHESIE

Art: # **Oberflächenanästhesie**: Schleimhautanästhesie mit Sprays oder Gelen, z.B. Lidocain als Xylocain®-Spray für Nasen-Rachenraum, Xylocain®-Gel für Urethra oder Instillagel® für Prokto- u. Rektoskopien, Vereisungsspray (Ethylchlorid) für Stichinzisionen bei Abszessen

Infiltrationsanästhesie: **Lokalanästhesie**, sog. ***Field-Block,*** fächerförmige Injektion um den zu anästhesierenden Operationsbereich mit dünner Nadel, Mepivacain 1%ig 10-20 ml
Tumeszenz-Lokalanästhesie: großflächige Injektion großer Mengen (500-2.000 ml) verdünnter Lidocain-Lösung (0,05%ig mit Adrenalin) od. Prilocain-Lösung, Ind: wird vor allem bei der Liposuktion (Fettabsaugung) eingesetzt.

Periphere Nervenblockade: OBERST-**Leitungsanästhesie** an Fingern und Zehen, perineurale Injektion am Finger-/Zehenursprung (ohne Vasokonstringenzienzusatz), auch einzelne periphere Nerven mögl., z.B. N.tibialis post. für die Fußsohle

Plexusblockade: Infiltration im Bereich des Plexus brachialis mit 30 ml 0,5 % Bupivacain, Applikation unter Ultraschallkontrolle

Intravenöse Regionalanästhesie nach BIER: intravenöse Applikation von Lokalanästhetikum in eine Vene bei proximaler Blutsperre

Periduralanästhesie (Syn: PDA, Epiduralanästhesie): extradurale Ausschaltung der Nervenwurzeln über einen Periduralkatheter ⇨ Vorteil: gute Steuerung durch Nachinjektionen möglich; Präparate: Bupivacain 0,75%ig 20 ml (Carbostesin®), in der Geburtshilfe wird Ropivacain (Naropin®) bevorzugt (geringere motorische Blockade)

Spinalanästhesie: Lokalanästhetikum im Subarachnoidalraum, Mepivacain (Scandicain®) 4%ig hyperbar 2 ml oder Bupivacain (Carbostesin®) 0,5%ig hyperbar 4 ml
Reihenfolge der Ausschaltung: Autonome Nerven, Schmerz und Temperatur, Druck und Berührung und zuletzt Motorik

Präp: • Heute sind wegen geringerer Allergiequote **Aminoamide** gebräuchlich:
- **Bupivacain** (Carbostesin®) 0,25-0,75%ig, 0,5%ig hyperbar, längste Wirkungsdauer mit 5-7 Std.
- **Lidocain** (Xylocain®) 0,5-2%ig, Wirkungsdauer 1-2 Std.
- **Mepivacain** (Scandicain®, Meaverin®) 0,5-2%ig, 4%ig hyperbar, Wirkungsdauer 1-2 Std., für Kinder ab 2. Mon. zugelassen bis max. 5 mg/kgKG
- **Prilocain** (Xylonest®) 0,5-2%ig, neutraler pH-Wert, Wirkungsdauer 1-2 Std.
- **Ropivacain** (Naropin®) 0,2-1%ig, Wirkungsdauer 0,5-6 Std.
- **Procain** (Procain®) 0,5-2%ig, Wirkungsdauer 0,5-1 Std., gehört zu den Ester-Typen

- Zusätze: Vasokonstringenzien = **Adrenalin** 1:200.000 (Epinephrin) zur Wirkungsverlängerung und Verminderung der Blutung, **nicht** für eine Anästhesie an den **Akren** (Fingern, Nase, Ohr oder Penis) verwenden ⇨ führt sonst zu Ischämie und Gangrän!
- **Cave: Vor Applikation von Lokalanästhetika immer nach Überempfindlichkeiten/ Allergien fragen!**

Kompl:
- Lokalanästhesie: Die **höchste Dosis** liegt zwischen 150 u. 300 mg (4 mg/kgKG bei Lidocain, 2,9 mg/kgKG bei Mepivacain, 2 mg/kgKG bei Bupivacain)
  Bei Zusatz von Adrenalin 2- bis 2,5fache Dosis mögl. (da verlängerte Resorptionszeit)
  Richtwerte: ⇨ bei Lidocain 1%ig 20 ml Höchstdosis (ohne Adrenalinzusatz)
  ⇨ bei Mepivacain 1%ig 30 ml Höchstdosis (ohne Adrenalinzusatz)
  ⇨ bei Bupivacain 0,5%ig 30 ml Höchstdosis (ohne Adrenalinzusatz)
- Zeichen der Überdosierung: Taubheitsgefühl der Mundregion, Sehstörungen, metallisches taubes Gefühl auf der Zunge ⇨ Ther: Benzodiazepine, venöser Zugang, O_2-Insufflation
- **Versehentliche intravasale Injektion** oder starke Überdosierung: epileptiforme Krämpfe, Brady-/Arrhythmien, Herz-Kreislauf-Versagen ⇨ Intubation, Beatmung, Reanimation
- **Überempfindlichkeitsreaktionen** bis anaphylaktischer Schock (anamnestisch erfragen und den Pat. über das Risiko aufklären)
- Störungen der Blutgerinnung
- In entzündlichem Gewebe (lokale Azidose) kann die Wirksamkeit der Lokalanästhetika vermindert bis aufgehoben sein.
- Periduralanästhesie: epidurale Blutung
- Spinalanästhesie: Postpunktionelles Syndrom (Kopfschmerzen durch Liquoraustritt aus der Punktionsstelle), Proph: dünne Nadel mit stumpfem Schliff verwenden
  Vorsicht bei Störungen der Blutgerinnung (Gefahr einer Blutung im Bereich des Rückenmarkkanals), daher immer vor einer Spinalanästhesie anamnestisch nach mögl. **Gerinnungsstörungen fragen**!
  Cave: Zeitabstand bei Gabe von Heparin (zur Thromboseprophylaxe) zur Spinalanästhesie/Periduralanästhesie sollte 12 Std. betragen.
- Schwangerschaft: Procain und Bupivacain bevorzugen, in der Stillzeit auch Lidocain, der Zusatz von Vasokonstringenzien ist ebenfalls möglich.

OPERATIONSVORBEREITUNGEN

Diag:
1. **Anamnese**: aktuelle Krankheit, Vorerkrankungen, Voroperationen, Medikamentenanamnese, frühere z.B. perioperative Blutungsereignisse = **Blutungsanamnese** und **klinische Untersuchung** (Ganzkörperstatus) mit Größe, Gewicht, Blutdruck, Puls
2. Routinelabor: Blutbild, BSG, Elektrolyte, Blutgerinnung (Quick/INR, PTT), Leberwerte, Nierenretentionswerte, Gesamteiweiß, Blutzucker, HIV-Test (mit Einwilligung des Patienten), Urin-Status, Blutgruppe und ggf. Kreuzprobe für Konserven je nach Op.
3. Röntgen: Thorax in 2 Ebenen (bei Pat. >30. Lj. oder je nach Klinik)
4. Ruhe-EKG (bei Pat. >30. Lj. oder je nach Klinik)
5. Sonographie-Abdomen empfehlenswert

Indikationseinteilung für operative Eingriffe:

Notfalleingriff = absolute Op-Indikation (dringlicher Eingriff ohne Alternativen)
Elektiveingriff (Wahleingriff) = relative Op-Indikation (Alternativen mögl.)
Palliativeingriff = lebensverlängernde Maßnahme/Beseitigung bestimmter Symptome, ohne Beseitigung des Grundleidens
Kontraindikation = fehlende Op-Fähigkeit, Inoperabilität

Daneben gibt es noch eine diagnostische Indikation (Eingriff zur Diagnostik, z.B. Staging-Laparotomie bei malignen Tumoren), prophylaktische Operationen (z.B. Herdsanierung vor Chemotherapie) und kosmetische Eingriffe (z.B. Schönheitsoperationen).

Allgemeine Maßnahmen vor der Operation:

- **Aufklärung** und Einwilligung des Patienten in den operativen Eingriff (mind. einen Tag vor der geplanten Operation [BGH, 1992], Ausnahme bei einer Notoperation)
- **Nahrungskarenz** ab Vorabend der Operation, kohlenhydratreiche Trinklösungen können bis 2 Std. prä-op. gegeben werden, ebenso können Medikamente noch am Morgen des Operationstages eingenommen werden
- Diabetiker: je nach Stoffwechsellage präop. auf Insulin umstellen (s.u., Kap. Diabetes mellitus).
- Rasur des Operationsfeldes nur bei starker Behaarung (Haarflaum und Kurzhaar werden heute entgegen früherer Empfehlungen belassen), Zeitpunkt: möglichst unmittelbar vor der Op.
- Anlage eines Blasenkatheters bei größeren Eingriffen
- **Thromboseprophylaxe** peri-/postoperativ (außer bei Thoraxeingriffen, dort erst postoperativ) und bei jeder Immobilisation mit **Low-dose-Heparinisierung** mit 3 x 5.000 I.E./Tag Heparin s.c. (oder auch 2 x 7.500 I.E.) oder **1 x tgl. mit niedermolekularen Heparinen** s.c. (3.000-5.000 I.E. Anti-Xa /Tag, je nach Herstelleranweisung), z.B. Enoxaparin (Clexane®), Nadroparin (Fraxiparin®), Certoparin (Mono-Embolex®NM), Dalteparin (Fragmin®), Reviparin (Clivarin®1.750) od. mit dem vollsynthetischen Xa-Hemmstoff Fondaparinux (1 x tgl. 2,5 mg s.c., Arixtra®)
  Für elektive Hüft- und Kniegelenksersatzoperationen sind auch **orale** Antithrombotika zugelassen (1 x 10 mg/Tag Rivaroxaban, Xarelto® od. 2 x 2,5 mg/Tag Apixaban, Eliquis®).
  Antithrombosestrümpfe (ab Tag der Operation)!

  Bei Patienten unter Antikoagulation: Bei Phenprocoumon (Marcumar®) absetzen ca. 7 Tage vor Op, bei Risikopatienten Heparinperfusor und Vollheparinisierung (200-600 I.E./Std. unter tgl. Laborkontrolle, Ziel: 2fache PTT), sonst Low-dose-Heparinisierung beginnen ab Quick >40 % (sog. Bridging, meist ab ca. 4. Tag vor Op notwendig). Bei Notfalleingriffen Anheben des Quick (Prothrombinzeit) mit Frischplasma (FFP) auf mind. 40 %.
  DOAK/NOAKs (direkte/neue orale Antikoagulanzien) vor Op abgesetzen (Rivaroxaban 3 Tage, Apixaban, Edoxaban u. Dabigatran 4 Tage vor Op). Bei Notfalleingriffen Andexanet-α i.v. (Ondexxya®).
  Die Thrombozyten-Aggregationshemmer ($P2Y_{12}$-Rezeptorantagonisten) Ticagrelor u. Clopidogrel 5 Tage vor Op absetzen. Bei Notfalleingriffen bei diesen Pat. od. hochdosierte ASS-/NSAR-Medikation oder v.-WILLEBRAND-JÜRGENS-Syndrom: Antagonisierung der Thrombozytendysfunktion mit Vasopressinanalogon Desmopressin i.v. (Minirin® parenteral, 0,3 µg/kgKG) ½ Std. vor Op oder falls erforderlich Thrombozyten- od. Faktor-VIII-/vWF-Konzentrat-Substitution.
  Niedrig-dosierte ASS-Gabe (100 mg/Tag) kann fortgeführt werden (Ausnahme: Neurochirurgie).
- Hormonelle Kontrazeptiva und operative Eingriffe: 4 Wo. vor elektiven großen Operationen (mit erhöhtem Thromboserisiko) sollten östrogenhaltige Kontrazeptiva abgesetzt werden und erst nach vollständiger Mobilisation wieder verordnet werden.

Spezielle Maßnahmen bei einzelnen Eingriffen vor der Operation:

- Je nach Größe des Eingriffs kreuzen und anfordern von ausreichend **Blutkonserven**, als Anhalt (je nach Symptomatik, Op-Technik und Krankenhaus verschieden) gilt bei folgenden Eingriffen:

Eingriff	Konserven	Eingriff	Konserven
Neck dissection	4 Konserven	Kolon, Sigma, Rektum	4 Konserven
Lunge	4 Konserven	Akutes Abdomen, Ileus	4 Konserven
Pneumothorax	2 Konserven	Gallenblase	2 Konserven
Herz	6 Konserven	Splenektomie	2 Konserven
Aortenaneurysma	10 Konserven	Nephrektomie	4 Konserven
Ösophagus	6 Konserven	Hüfte, TEP	4 Konserven
Magen	4 Konserven	Amputationen	4 Konserven
Hiatushernie	2 Konserven	Kraniotomie	6 Konserven

  Die Anzahl der Erythrozytenkonzentrate ist als **Sicherheitsmaßnahme** zu sehen, meist wird bei den operativen Eingriffen kein Fremdblut benötigt.
  Bei elektiven (= planbaren) Eingriffen mit hohem Blutverlust (z.B. Hüftendoprothese) wird die **Eigenblutspende** bevorzugt (max. 2 Liter = 4 Konserven sind mögl.).
  Vorgehen: 4 Wo., 3 Wo., 2 Wo. und 1 Wo. vor dem geplanten Eingriff jeweils 500 ml Blutspende. Die Konserven sind max. 7 Wo. lagerungsfähig, <5 Tage vor dem Eingriff keine Spende mehr,

damit dem Körper Zeit zur Regeneration bleibt, ab 1. Spende oder besser 1 Woche zuvor sollte Eisen substituiert werden, 300 mg Eisen-(II)-Sulfat/Tag (z.B. 1x1 Tbl./Tag Eryfer®100 od. ferro sanol®duodenal 100), neuerdings wird auch rekombinantes humanes Erythropoetin gegeben.
Über die Möglichkeit der Eigenblutspende muss jeder Pat. aufgeklärt werden!
K-Ind. für eine Eigenblutspende sind: instabile Angina pectoris, koronare Hauptstammstenose, dekompensierte Herzinsuffizienz, kritisches Aortenklappenvitium (Druckgradient >70 mmHg), Anämie, Malnutrition, hochgradige Karotisstenose und kürzlich aufgetretene TIA
Patient Blood Management: vor elektiven Eingriffen auf **Anämie** prüfen und ggf. behandeln.

- Anlage eines **ZVK** bei allen großen Eingriffen im Magen-Darmtrakt ca. 1-3 Tage präoperativ und Vorbereitung mit hochkalorischer Infusion (z.B. 2 l Combiplasmal®/Tag) u. Humanalbumin (je nach Gesamteiweiß, 3 x 50 ml 20%ig/Tag)
- **Lungenfunktionsprüfung** (Vitalkapazität, Tiffeneau-Test) und Blutgasanalyse bei Thoraxeingriffen sowie Atemtraining prä- und postoperativ
- Darmreinigung (bei Kolon-, Sigma-, Rektum-Op.): Retrograd mit Klysma od. Einlauf (1,5-2 Liter) oder orthograd (= dem natürlichen Weg folgend = vom Mund zum Anus) mit 3 Liter hypertoner Golytely-Trinklösung od. mit stark wirksamem Laxans (Prepacol®) und 3 Liter zu trinken. Die früher routinemäßige Darmreinigung bei kolorektalen Eingriffen ist zwischenzeitlich umstritten, da in Studien Komplikationen sogar häufiger mit Darmreinigung gefunden wurden als ohne.
- **Perioperative Antibiotikaprophylaxe**:
  Allgemein: Der ideale Zeitpunkt der (einmaligen) prophylaktischen Antibiotikagabe ist **½-2 Std. präoperativ i.v.** (z.B. bei Einleitung der Narkose). Dauert der Eingriff länger als 3 Std. wird eine 2. Dosis gegeben (oder nach rechnerischen 2 Halbwertszeiten des verwendeten Antibiotikums, z.B. Cefotaxim HWZ 1 Std ⇨ erneute Gabe nach 2 Std.). Je nach Krankenhaus werden unterschiedliche Antibiotika verwendet, einige Beispiele:
  Ind:
  - Alle Darmoperationen, Darmverletzung (z.B. 2,0 g Cefotaxim [Claforan®] od. 2,0 g Ceftriaxon [Rocephin®] + 0,5 g Metronidazol)
  - Ösophagus-, Magen-, Gallen-Op (z.B. 2,0 g Ceftriaxon)
  - Herzoperationen (z.B. 2,0 g Cefotaxim [Claforan®])
  - Lungenoperationen (z.B. 2,0 g Cefotaxim [Claforan®] od. 4,0 g Mezlocillin [Baypen®])
  - Neurochirurgie: alle Kraniotomien (z.B. 2,0 g Cefotaxim [Claforan®])
  - Septische Wunden, offene Frakturen und Implantation von Fremdmaterial, z.B. endoprothetischer Gelenkersatz, prothetische Netze, Gefäßprothesen (z.B. 1,5 g Cefuroxim od. 2,0 g Flucloxacillin [Staphylex®])
- Wärmemanagement: Auskühlen des Pat. ist zu vermeiden ⇨ Ziel: Normothermie während d. Op.

Anästhesiologische Maßnahmen:

- Beurteilung des Risikos nach der ASA-Klassifikation (American Society of Anaesthesiology)

ASA I	Normaler, gesunder Patient
ASA II	Pat. mit leichter Allgemeinerkrankung
ASA III	Pat. mit schwerer Allgemeinerkrankung und Leistungsminderung
ASA IV	Pat. mit inaktivierender Allgemeinerkrankung, ständige Lebensbedrohung
ASA V	Moribunder Pat., kein Überleben ohne Operation
ASA VI	Hirntoter Pat., der für eine Organspende vorgesehen ist

- Prämedikation: Meist am Abend vor dem Eingriff (z.B. Dikaliumclorazepat, Tranxilium® 50 mg) und am Morgen des Eingriffs (z.B. Promethazin, Atosil® 50 mg + Buprenorphin, Temgesic® 0,2 mg od. Piritramid, Dipidolor® i.m. 15-30 mg), durch den Einsatz der Prämedikation lässt sich der Bedarf an Narkotika intraoperativ verringern.

Op. K-Ind:
- Herzinfarkt innerhalb der letzten 6 Monate
- Nicht rekompensierbare Herzinsuffizienz
- Lungenfunktion mit Vitalkapazität VK <2 l, Tiffeneau-Test (FEV_1) <1 l
- Bei Elektiveingriffen: Infektionen des Respirationstraktes
- Relativ: Adipositas permagna bei Elektiveingriffen ⇨ Gewichtsreduktion präop.
- Alter: gem. Definition der WHO ist älter (= >60 J.) oder alt (>75 J.) keine Einschränkung, entscheidend ist das "biologische Alter" = Fitness oder Gebrechlichkeit (engl. Frailty) des Pat. (s.u. Aktivitäts-Index)

AUFKLÄRUNG

Je weniger dringlich der Eingriff (elektive Operation, s.o.), umso gründlicher und ausführlicher muss die ärztliche Aufklärung und deren Dokumentation sein! Bei Notfalleingriffen (vitale Indikation) kann die Aufklärung auf ein Minimum beschränkt werden. Bei bewusstlosen Patienten gilt eine 'Geschäftsführung ohne Auftrag' und eine Einwilligung des Patienten ist anzunehmen. Ein ärztlicher Eingriff ohne Einwilligung des Patienten ist eine strafbare Körperverletzung! Über die Einwilligung sollten schriftliche Unterlagen angefertigt werden (z.B. perimed®-Aufklärungsbögen).

<u>Folgende Punkte muss eine Aufklärung beinhalten:</u>

- **Art des durchzuführenden Eingriffs** und Aufklärung über die **Diagnose** (Art und Bedeutung der Krankheit) des Patienten
- **Alternative Behandlungsmöglichkeiten** (z.B. konservative Therapieverfahren)
- **Eventuelle Erweiterung** des Eingriffs mit dem Patienten besprechen und dokumentieren (z.B. Erweiterung einer Knotenexstirpation auf eine Ablatio mammae bei intraoperativem Mammakarzinomnachweis von großer Größe)
- Hinweise zum normalen **postoperativen Verlauf** (z.B. Anlage von Drainagen, Kathetern, Intensivstation, Infusionstherapie, Nahrungskarenz, postoperative Medikamenteneinnahme), Aufklärung über notwendige postoperative **Verhaltensregeln** (z.B. kein Sport für eine bestimmte Zeit)
- Bei Elektiveingriffen Aufklärung über die Möglichkeit einer **Eigenblutspende** vor dem operativen Eingriff, bzw. Aufklärung über die Risiken der Fremdblutspende (Hepatitis C ⇨ 0,005 % Risiko, HIV ⇨ 0,0001 % Risiko), Urteil des BGH v. 17.12.1991
- Bei Elektiveingriffen muss dem Patienten genügend Zeit zwischen Aufklärung und der geplanten Operation verbleiben, um Nutzen und Risiken des Eingriffes abwägen zu können (mindestens ein Tag vor der geplanten Operation, Urteil des BGH v. 7.4.1992).
- **Allgemeine Operationskomplikationen**
  - Wundinfektion
  - Gefäßverletzungen, Blutung, Nachblutung, Hämatom, Durchblutungsstörungen
  - Narbenbildung, Keloid
  - Sensibilitätsstörungen im Wundgebiet
  - Mögliche Reoperation bei akuten Komplikationen (z.B. Nachblutung)
  - Rezidivrisiko
  - Thrombose, Embolie
- **Typische spezielle Operationskomplikationen**, unabhängig davon ob diese häufig oder sehr selten vorkommen (es müssen nur für den Eingriff <u>typische</u> Komplikationen sein), z.B.:
  - N.laryngeus-recurrens-Verletzung oder Hypoparathyreoidismus bei Strumaresektion
  - Verletzung oder Einengung der Samenstranggebilde bei Leistenhernien-Op
  - Milzverletzung bei allen Oberbaucheingriffen
  - Andere spezielle Komplikationen ⇨ siehe in den jeweiligen einzelnen Kapiteln
- Außerdem muss eine Aufklärung durch den **Anästhesisten** bezüglich der **Narkose** am Vorabend der Operation (bei Elektiveingriffen) erfolgen.

<u>Kinder:</u> Bei unter 14-Jährigen müssen die Eltern einwilligen (bei schwerwiegenden Eingriffen beide Elternteile). Bei Jugendlichen zw. 14-18 J. sollten die Eltern mit aufgeklärt werden und zustimmen.

ALLGEMEINE TUMORKLASSIFIKATION

TNM-Klassifikation maligner Tumoren

Aktuell in der **8. Auflage der UICC** (<u>U</u>nion <u>I</u>nternationale <u>C</u>ontre le <u>C</u>ancer) aus dem Jahr **2017**; alle TNM-Klassifizierungen in diesem Buch entsprechen der aktuellen gültigen Nomenklatur. Diese entsprechen im Wesentlich dem American Joint Committee on Cancer (AJCC) – Cancer Staging Manual 8th ed., 2017.

Einteilung anhand des klinischen Aspekts und klinischer Untersuchung (cTNM):

T = Primärtumor:	T_0 = Kein Anhalt für einen Primärtumor T_x = Primärtumor kann nicht beurteilt werden T_{is} = Carcinoma in situ T_{1-4} = Zunehmende Größe und/oder lokale Ausdehnung des Primärtumors
N = Nodi = regionäre Lymphknotenmetastasen:	N_0 = Keine regionären Lymphknotenmetastasen N_x = Lymphknotenmetastasen nicht beurteilbar N_{1-3} = Zunehmender Befall regionärer Lymphknoten (Anmerkung: Metastasen in nicht-regionären Lymphknoten werden als Fernmetastasen klassifiziert)
M = Fernmetastasen:	M_0 = Keine Fernmetastasen M_1 = Fernmetastasen vorhanden, dazu zählen auch alle ***nicht lokoregionären Lk-Metastasen***

Fakultative Kategorien:

L = Lymphgefäßinvasion: L_0 = keine Lymphgefäßinvasion, L_1 = Lymphgefäßinvasion

V = Veneninvasion: V_0 = keine Veneninvasion, V_1 = mikroskopische Veneninvasion, V_2 = makroskopische Veneninvasion

Pn = Perineurale Invasion: Pn_0 = keine perineurale Invasion, Pn_1 = perineurale Invasion, Pn_x = perineurale Invasion kann nicht beurteilt werden

Fest eingeführt ist auch der Begriff des **Sentinel-Lymphknoten** in der Tumorchirurgie (engl. sentinel = der Wachposten, Syn: Schildwächterlymphknoten) = erster Lymphknoten im Abflussgebiet eines Primärtumors. Dieser wird erkannt durch ^{99m}Tc-Humanalbuminkolloid-Injektion um das Tumorgewebe herum 3-18 Std. vor Op (zusätzlich Lymphabstrom-Szintigraphie präop. mögl.) und ggf. zusätzlich durch eine Farbstoffinjektion [Isosulfanblau, Patentblau V, Lymphazurin] während der Op um das Tumorgewebe herum. Der erste Lk wird dann mit einer Gamma-Handsonde für Radioaktivität aufgesucht (ggf. bestätigt anhand der Blaufärbung durch die Farbstoffmarkierung). Ist dieser Lk dann tumorfrei (= $pN_{0(sn)}$), wird auf die sonst übliche weitere Lk-Entfernung verzichtet. Etabliert ist das Verfahren für das Mammakarzinom und das maligne Melanom, in Erprobung auch für das Magen-, Zervix-, Prostata- u. Peniskarzinom.

Vorteil: wesentlich geringeres Op-Trauma und der einzelne entnommene Lk kann besonders gründlich auf Mikrometastasen untersucht werden.

Anmerkung: Die komplette Lymphadenektomie, die bei den soliden Tumoren seit Jahrzehnten Standard ist, wird hinterfragt. In Berechnungen aus den Krebsregistern wurde teilweise kein Vorteil hinsichtlich des Überlebens gefunden, wenn die Lymphknoten entfernt wurden (so z.B. beim Mammakarzinom od. Kolonkarzinom). Es gibt daher viele Sudien zu diesem Thema. Die früher angenommene Filterfunktion der Lymphknoten als Zwischenstation, von der aus dann eine generelle Metastasierung stattfindet, ist möglicherweise nicht so, sondern das Metastasierungsverhalten des jeweiligen Tumors ist ggf. in seiner Gen-Signatur begründet. Danach würden die regionären Lymphknoten und andere Organe zeitgleich mit Tumorzellen befallen werden. Die Ausbildung von (Makro-)Metastasen hängt möglicherweise von lokalen, systemischen und genetischen Faktoren ab, weniger aber davon, ob zuvor die Lymphknoten befallen waren.

C-Faktor = diagnostische Sicherheit (engl. certainty)

C_1 = Diagnosesicherung durch Standardverfahren (Rö, Endoskopie)
C_2 = Diagnosesicherung durch spezielle Verfahren (MRT, Nuklearmedizin, Biopsie)
C_3 = Diagnosesicherung durch chirurgische Exploration mit Biopsie
C_4 = Diagnosesicherung durch **definitive Chirurgie** und **pathologische Untersuchung**
C_5 = Autopsie

Die **pTNM**-Klassifikation ist gleich wie die o.g. clinische TNM (cTNM), die Angabe wird postoperativ vom **Pathologen** anhand des histologischen Präparates erstellt (entspricht also dem C-Faktor C_4).

y-Symbol: Ein y wird vorangestellt (ypTNM), wenn die Klassifizierung während od. nach initialer multimodaler Therapie erfolgt.

Die **Stadiengruppierung** der UICC (wird bei allen Karzinomen in diesem Buch zusätzlich nach der TNM mit angegeben) wird meist als einfache Klassifizierung zur Vergleichbarkeit der Ergebnisse für wissenschaftliche Untersuchungen aber auch in der Klinik zur Prognoseabschätzung angewendet (es gibt immer ein **Stadium I** bis **IV**).

Histopathologisches Grading
G1: gut differenzierter Tumor
G2: mäßig differenzierter Tumor
G3: schlecht differenzierter Tumor
G4: undifferenzierter = entdifferenzierter = anaplastischer Tumor

(Anm.: bei manchen Einteilungen gibt es nur 3 Grade: **G3** und **G4** werden dann zu **G3** zusammengefasst, bei der WHO-Klassifikation werden **G1** u. **G2** zu „low grade" und **G3** u. **G4** zu „high grade" zusammengefasst)

Residualtumor-(R)-Klassifikation (Chirurgisches Ergebnis, immer zusätzlich verwendet)

R_0	= kein Residualtumor
R_X	= Vorhandensein eines Residualtumors kann nicht beurteilt werden
R_1	= mikroskopischer Residualtumor (Tumor an den Resektionsrändern im histologischen Präparat sichtbar)
R_2	= makroskopischer Residualtumor an d. Resektionsrändern am Operationspräparat sichtbar

Aktivitäts-Index

KARNOFSKY-Index: Dieser wird in der Onkologie zur Beschreibung des Allgemeinzustandes eines Tumorpatienten verwendet (100 % bis 10 %):

100 %	= volle Aktivität ohne Beschwerden
80 %	= gewohnte Lebensweise unter Anstrengung möglich, einige Beschwerden
70 %	= Arbeitsunfähigkeit, Patient kann sich aber noch selbst versorgen
50 %	= Patient benötigt regelmäßig Hilfe und häufige medizinische Betreuung
<40 %	= Pflegefall, meist Hospitalisierung erforderlich
10 %	= moribund (0 % = Tod)

BARTHEL-Index (1965): Beurteilung der allgemeinen Behinderung/Einschränkung. Es werden 10 Items bewertet, Summe der Punktwerte = 0 bis 100. Für den Pat. wird meist ein Punktwert für den aktuellen Stand (z.B. bei Aufnahme) und im Verlauf (z.B. bei Entlassung) ermittelt. 100 = selbständig, 95-85 teilweise Unterstützungsbedarf, 35-80 hilfsbedürftig, 0-30 pflegebedürftig

1. **Nahrungsaufnahme**: selbstständig = 10 Pkt., mit Hilfe = 5 Pkt., nicht/parenteral = 0 Pkt.
2. **Körperpflege**: selbstständig = 5 Pkt., sonst 0 Pkt.
3. **Baden/Duschen**: selbstständig = 5 Pkt., sonst 0 Pkt.
4. **Anziehen**: selbstständig = 10 Pkt., mit Hilfe möglich = 5 Pkt., nicht = 0 Pkt.
5. **Stuhlkontrolle**: vollständig = 10 Pkt., mit Hilfe = 5 Pkt., keine = 0 Pkt.
6. **Harnkontrolle**: vollständig = 10 Pkt., mit Hilfe = 5 Pkt., keine = 0 Pkt.
7. **Toilettenbenutzung**: selbstständig = 10 Pkt., mit Hilfe möglich = 5 Pkt., nicht = 0 Pkt.
8. **Transfer Bett - Stuhl**: selbstständig = 15 Pkt., mit Hilfe möglich = 10 Pkt., nicht = 0 Pkt.
9. **Treppensteigen**: selbstständig = 10 Pkt., mit Hilfe möglich = 5 Pkt., nicht = 0 Pkt.
10. **Gehen in der Ebene**: selbstständig = 15 Pkt., mit Hilfe möglich = 10 Pkt., selbstständig mit dem Rollstuhl = 5 Pkt., nicht/im Rollstuhl nur mit Hilfe = 0 Pkt.

ECOG-Performance Status (Eastern Cooperative Oncology Group, auch ZUBROD-Skala genannt, 1982): wird in der Onkologie meist zusätzlich verwendet, um die voraussichtliche Tolerierbarkeit einer Chemotherapie/Radiotherapie zu bewerten:

0 bis 1	fitter Patient, keine wesentlichen Einschränkungen
2	eingeschränkter Gesundheitszustand, teilweise pflegebedürftig
3	schlechter Gesundheitszustand, Pflegebedürftigkeit, >50 % der Zeit bettlägerig
4	multimorbider Patient, voll pflegebedürftig und bettlägerig **(5 = Tod)**

ALLGEMEINE TUMORNACHSORGE

Nach allen Eingriffen, die einen malignen Prozess in der histopathologischen Untersuchung ergeben, muss ein Staging (Suche nach Metastasen, Zuordnung in die TNM-Klassifikation) durchgeführt werden (falls dies nicht schon präoperativ erfolgt ist) sowie künftig die Tumornachsorge betrieben werden. ICD-10: Z08.-

<u>**Epid:**</u>
- ◊ Jährlich erkranken in Deutschland ca. 490.000 Personen an Krebs (davon 1.800 Kinder). Aufgrund des zunehmenden Durchschnittsalters der Bevölkerung ist mit einer weiteren Zunahme der Inzidenz zu rechnen. Es versterben ca. 220.000 Personen/J. an Krebs (am häufigsten durch **Bronchialkarzinome**, gefolgt von **Mamma**-, **Kolon**- u. **Pankreas**-Ca).
- ◊ Das mittlere Erkrankungsalter aller Krebspatienten beträgt statistisch **66 Jahre**.
- ◊ Die statistische 5-JÜR (<u>J</u>ahres-<u>Ü</u>berleben<u>s</u>rate) aller Krebsarten beträgt heute **55 %**.
- ◊ 26 % aller Todesfälle sind auf Krebs zurückzuführen (damit **Todesursache Nr. 2** nach den Herz-Kreislauf-Erkrankungen in Deutschland).
- ◊ Etwa **5 %** aller Krebserkrankungen sind **erblich bedingt** (meist aut.-dom. erblich und die Keimbahnmutation führt zu einer Erkrankung bereits in jüngeren Jahren) ⇨ bei bekannter Disposition ist eine besondere Vor- und Nachsorge und ggf. prophylaktische Therapie erforderlich (s. z.B. bei FAP, HNPCC – Kap. Kolonkarzinom od. BRCA-Gen-Mutation bei Mammakarzinom). Ebenso sind ggf. Familienangehörige in die Vorsorge und Beratung einzubeziehen (humangenetische Beratungsstellen im Internet: www.bvdh.de).

<u>**Staging:**</u>
- ♦ Röntgen des Thorax bzw. heute meist CT-Thorax
- ♦ Sonographie des Abdomens, ggf. MRT-/CT-Abdomen/Becken
- ♦ Skelettszintigraphie oder ggf. PET-CT
- ♦ Bei verdächtigen Lk ⇨ Biopsie/Exstirpation und histologische Untersuchung
- ♦ Tumormarker (möglichst schon einmal präop. bestimmen, um diese dann als Verlaufsparameter zu haben)

<u>**Ther:**</u>
- <u>Allgemeiner zeitlicher Ablauf der strukturierten Nachsorge:</u> 1. Kontrolle nach 1 Monat, dann für 1-2 Jahre in 3-monatigem Abstand, dann für 2-3 Jahre in 6-monatigem Abstand, danach nur noch jährliche Nachuntersuchung (dies gilt nur für komplikationslose = rezidivfreie Verläufe, bei Auftreten von Rezidiven werden die Zeitintervalle verkürzt)
- **Zwischenanamnese** (Leistungsfähigkeit, Gewichtsabnahme, Fieber, Nachtschweiß, Knochenschmerzen, Stuhl- od. Miktionsbeschwerden, Husten oder Atemnot) und klinische Untersuchung (allg. körperlicher Status, Lokalbefund, Lymphknoten-Status)
- **Routinelabor** (BB, BSG, Leberwerte, Nierenwerte), okkultes Blut im Stuhl, präoperativ tumorspezifische Tumormarker (nur falls diese präoperativ erhöht waren, sind sie als Verlaufs- und Rezidivkontrollparameter geeignet)
- Sonographie: Abdominalorgane (insb. **Leber** wichtig)
- <u>Spezielle Untersuchungen</u> (nicht bei jeder Tumornachsorge notwendig):
  - MRT-/CT-Abdomen bei V.a. intraabdominelle Metastasen
  - Tumoren im oberen GI-Trakt: Ösophagogastroduodenoskopie, im unteren: Koloskopie
  - Mamma-Tumoren: Mammographie, Sonographie (auch MRT), Skelettszintigraphie
  - Lungen-Tumoren: Bronchoskopie, Skelettszintigraphie
  - MRT-/CT-Schädel bei V.a. zerebrale Metastasen

<u>**Proph:**</u> <u>**Allgemeine Empfehlungen für Tumorpatienten:**</u>
- ♥ Stress vermeiden, ausreichend Schlaf und Erholung, ausgewogene Ernährung, ausreichend Spurenelemente und Vitamine (A, E, C)
- ♥ Einen nachgewiesenen <u>positiven Effekt</u> hat **sportliche Aktivität** (insb. gegen Fatigue)
- ♥ **Nicht Rauchen** (Rezidivrate sonst erhöht) und weniger (kein) Alkohol
- ♥ **Schmerztherapie** bei Tumorschmerzen nach einem festen Stufen- und Zeitplan (s.u.), frühzeitig mit Opioiden behandeln (helfen auch zur Symptomlinderung bei Dyspnoe)
- ♥ Einer Immunstimulationstherapie mit Mistelextrakten (Viscum album, z.B. Helixor®, Iscador®) kann versucht werden, eine Wirksamkeit findet sich in Studien jedoch nicht.
- ♥ <u>Selbsthilfegruppen:</u> Deutsche Krebshilfe e.V., Buschstr. 32, 53113 Bonn, Tel.: 0228 72990-0, Fax: -11, Internet: www.krebshilfe.de

Deutsche Krebsgesellschaft e.V., Hanauer Landstr. 194, 60314 Frankfurt, Tel.: 069 630096-0, Fax: -66, Internet: www.krebsgesellschaft.de

Regionale Adressen über NAKOS (Nationale Kontakt- und Informationsstelle zur Unterstützung von Selbsthilfegruppen), Otto-Suhr-Allee 115, 10585 Berlin-Charlottenburg, Tel.: 030 310189-60, Fax: -70, Internet: www.nakos.de, E-Mail: selbsthilfe@nakos.de

Onkologisch tätige Kliniken: eine Liste findet sich bei der Arbeitsgemeinschaft Deutscher Tumorzentren e.V. im Internet: www.tumorzentren.de

Aktuelle Informationen zu allen Tumorarten im Internet: www.cancer.net, zu epidemiologischen Daten für Deutschland: www.krebsdaten.de (Herausgeber RKI)

Deutsches Krebsforschungszentrum - Krebsinformationsdienst (KID) Heidelberg, Im Neuenheimer Feld 280, 69120 Heidelberg, Tel.: 0800 4203040 (gebührenfrei, täglich von 8-20 Uhr), Internet: www.krebsinformationsdienst.de

Prog: Statistisch verliert ein Pat. mit der Diagnose „Krebs" **8 Jahre** seiner ferneren Lebenserwartung. Dies ist von Krebsart zu Krebsart allerding sehr unterschiedlich: Extreme sind z.B. das Hodenkarzinom mit einer sehr guten 5-JÜR von 95-99 % oder sehr schlecht das Pankreaskarzinom von 0-10 %.

SCHMERZTHERAPIE

Ind:
- Schmerzen durch ein akutes **Trauma**
- **Palliative** Schmerztherapie bei **finaler Tumorerkrankung**, Tumorrezidiv, **Knochenmetastasen**, pathologischer Fraktur, Tumornekrose an den Schleimhäuten (Ulzeration), Nervenkompression durch den Tumor, viszerale Tumorinfiltration/Metastasen (⇨ intestinale Obstruktion) oder Weichteilinfiltration
- Leberkapselschmerz, Aszites, Hirnödem, Lymphödem, venöse Ödeme
- Phantomschmerz nach Extremitätenamputation
- SUDECK-Syndrom
- Iatrogen: Postoperative Schmerztherapie, Op-Narben, Nervenläsionen, Postthorakotomiesyndrom, postoperative Kontrakturen, Strahlenfibrose (Plexusfibrose, Osteoradionekrose, Mukositis, Neuropathie), Tumorembolisation, Chemotherapie

Diag:
1. Anamnese (Grunderkrankung, Krankheitsstadium, Begleiterkrankungen), **Schmerztagebuch** führen lassen (Schmerzdauer, Intensität [Schmerzskala von 1-10], Lokalisation und Ausstrahlung, beeinflussende Faktoren, Begleitbeschwerden)
2. Klinische und neurologische Untersuchung: neurologische Ausfälle, DMS
3. Je nach Form und Lokalisation der Schmerzen erforderliche spezifische Diagnostik durchführen (z.B. zur Klärung Tumor, Rezidiv, Metastasierung, kausale Behandlungsmöglichkeit durch Bestrahlung od. Op mögl.?)

Allgemein:
- Mit der Schmerztherapie **frühzeitig** beginnen, chronische Schmerzen führen zur Ausbildung eines sog. „Schmerzgedächtnisses", das dazu führt, dass die Schmerzen dann therapeutisch schwerer zu beeinflussen sind.
- Bei Dauerschmerzen **regelmäßige Medikation** (Einnahmeplan für den Pat. erstellen), keine Einnahmepause oder Verordnung „nur bei Bedarf" (außer für Zusatzmedikation zum Abfangen von extremen Schmerzspitzen)
- Ausreichend **hohe Dosierung** (keine Scheu vor hohen Dosen, Maximaldosis ausschöpfen bevor eine Kombinationstherapie begonnen wird), Behandlung gem. dem Stufenschema (s.u., Tab.), **langwirksame** Präparate (Retardpräparate) und orale, rektale od. transdermale Applikation bevorzugen.
- **Psychoonkologische Betreuung**: Krisenintervention, Gesprächsther., Zuwendung

Stufenschema gem. WHO zur Behandlung von chronischen Tumorschmerzen

Stufe:
1. **Normale Analgetika** (NOPA = Nichtopioidanalgetika): oral od. rektal appliziert
2. Stufe 1 **+ schwache Opioide**: oral od. rektal appliziert
3. **Starke Opioide** ± Stufe 1: oral, rektal od. transdermal appliziert
4. Invasive Schmerztherapie: **intravenös, intramuskulär, subkutan, epidural, intrathekal** appliziert oder regionale Schmerzblockade

Stufe 1	normale Analgetika			
Stufe 2	normale Analgetika	schwache Opioide		
Stufe 3	(±)		starke Opioide	
Stufe 4	(±)	(±)		invasive Schmerztherapie

Präp: # Normale Analgetika (sog. **NSAR** = nichtsteroidale Anti-Phlogistika/-Rheumatika, engl. NSAID = non-steroidal anti-inflammatory drug) i.d.R. oral gegeben (in Klammern Beispiele für Handelsnamen u. übliche Dosierung/Tag für Erwachsene [in eckiger Klammer max. Tagesdosis]): **Paracetamol** (ben-u-ron®, 3 x 500-1.000 mg [4.000 mg]), **Ibuprofen** (Imbun®, 2-3 x 400 mg [2.400 mg]), Dexketoprofen (Sympal®, 2 x 25 mg [150 mg]), **Diclofenac** (Voltaren®, 3 x 25-50 mg [300 mg]), Indometacin (Indomet®, 1-3 x 50 mg [200 mg]), **Naproxen** (Proxen®, 2-3 x 250 mg [1.250 mg]), Piroxicam (2 x 10 mg [40 mg]), Metamizol (Novaminsulfon, Novalgin®, 3 x 625-1.000 mg = 25-40 Trpf. [5.000 mg], Kombination mit anderen NSAR mögl.), Acetylsalicylsäure (ASS, Aspirin®, 3 x 500-1.000 mg [6.000 mg]), selektive **COX-2-Inhibitoren** (z.B. Celecoxib od. Etoricoxib, Ind. bei Arthrose od. Arthritis)

Schwache Opioide: **Tramadol** (Tramal®, 4 x 50-100 mg = 20-40 Trpf. [600 mg]), Nalbuphin (Nalpain®, i.v. od. i.m., 4 x 0,1-0,3 mg/kgKG [2,4 mg/kgKG]), Kombination von **Tilidin + Naloxon** als Trpf. (Valoron®, 4 x 50-100 mg [600 mg]), Meptazinol (Meptid®, i.v. od. i.m., 50-100 mg alle 2-4 Std.), Dihydrocodein (Paracodin®, 2 x 10-30 mg [360 mg])

Starke Opioide (WHO-Stufe 3, unterliegen der BtMVV und erfordern ein **BtM-Rezept**): **Morphin** (MST® Retardtabletten od. Granulat, 2 x 10-200 mg [900 mg oral]), **Buprenorphin** (Temgesic® sublingual Tabletten, 3 x 0,4 mg [1,8 mg], Norspan® Transdermales Pflaster, 5-20 µg/h alle 7 Tage), **Fentanyl** (Durogesic®-Membranpflaster, 50-100 µg/h alle 72 Std. [700 µg/h alle 72 Std., frühestens alle 48 Std. Pflasterwechsel], für kurzfristige Schmerzspitzen Fentanyl-Lutschtabletten 200-1.600 µg, Actiq® od. Nasenspray, PecFent®, Instanyl®), Pethidin (Dolantin® Tropfen od. Supp., 1-3 x 50-100 mg [500 mg]), Kombination von Oxycodon + Naloxon (2 x 10/5 mg oral, [40/20 mg], Targin®, Vorteil: weniger opiatbedingte NW), Tapentadol (Palexia®retard, 2 x 50 mg/Tag, [500 mg])

Zusätzliche Medikamente (Adjuvantien): Bei Übelkeit/Erbrechen **Antiemetika** (Metoclopramid, MCP® od. Dimenhydrinat, Vomex A®). Bei Chemotherapie stark wirksame, wie 5-HT_3-Anatagonisten (Ondansetron [Zofran®] od. Granisetron [Kevatril®]), ggf. + Dexamethason und NK1-Rezeptorantagonisten (Aprepitant [Emend®] od. Fosaprepitant i.v. [Ivemend®]), versucht werden auch das Neuroleptikum Olanzapin und cannabishaltige Med. [Dronabinol od. Nabilon, z.B. Canemes®, auch gegen Schmerz u. Spastik wirksam].

Quellstoffe od. Osmolaxanzien (z.B. vom Macrogol-Typ, Movicol®) od. Laxanzien (Bisacodyl, Dulcolax®) bei Obstipation, bei Opiat-induzierter Obstipation Naldemedin (blockiert periphere Opioid-Rezeptoren, 200 µg/Tag, Rizmoic®), Spasmolytika (Butylscopolamin, Buscopan®, Metamizol wirkt auch spasmolytisch) bei kolikartigen Schmerzen

Glukokortikoide: präoperativ zur Schmerzreduktion (z.B. 8 mg i.v. Dexamethason, vermindert den Schmerzmittelbedarf postop.), Hirnödem, ergänzend bei der Behandlung von Tumorschmerzen

Antidepressiva: insb. **Amitriptylin** (Amitriptylin ® retard Kapseln, mit 25 mg zur Nacht beginnen, steigerbar bis 25-25-50-50 mg, NW: sedierend, Gewichtszunahme ⇨ die NW sind z.B. bei Tumorpatienten aber eher positiv zu sehen), Nortriptylin (Nortrilen®, NW: antriebssteigernd) od. Duloxetin (1 x 60 mg/Tag, Cymbalta®) ⇨ modulieren das Schmerzempfinden und bessern die oft gleichzeitig vorhandene depressive Symptomatik; od. Neuroleptika, z.B. Levomepromazin (einschleichend bis max. 300 mg/Tag).

Antikonvulsiva: Pregabalin (Lyrica®), Gabapentin (Neurontin®) od. Carbamazepin (Tegretal®) bei neuropathischen Schmerzen/Phantomschmerzen

Muskelrelaxanzien: bei Myogelosen Tizanidin (Sirdalud®) od. Methocarbamol (Ortoton®) od. Pridinol (Myditin®, Myopridin®)

Bisphosphonate (Zoledronat, Zometa® od. Clodronat, Ostac®) od. Calcitonin (Karil® s.c., i.m. od. i.v.) bei Knochenmetastasenschmerzen

Protonenpumpeninhibitoren (**PPI**, z.B. Omeprazol) od. H_2-Blocker als Magenschutz

Invasive Schmerztherapie (wird meist vom Anästhesist/**Schmerztherapeut** durchgeführt):

- I.v., i.m. od. s.c. Opiate: Morphin (MSI®-Ampullen, max. 50 mg alle 4 Std.), **Piritramid** (Dipidolor®, max. 22,5 mg alle 6 Std.), Pethidin (Dolantin®, max. 100 mg alle 4 Std.) zur Behandlung von Schmerzspitzen, längere Applikation auch mittels s.c. Katheter und Pumpe (z.B. Pegasus light) mögl.
- Epidurale Opiatanalgesie (Morphin, 1-4 mg verdünnt mit physiologischer Kochsalzlösung, MSI®-Ampullen od. Sufentanil) über subkutan getunnelten Katheter oder subkutan implantierten Port (evtl. auch mit subkutan implantierter Pumpe, z.B. Medtronic):
- Intrathekale Opiatanalgesie mit Morphin (MSI®-Ampullen): 0,5-1 mg verdünnt mit 1-4 ml physiologischer Kochsalzlösung über Katheter mit implantiertem Port od. Pumpe, bei opiatrefraktären Pat. ist auch der neue Wirkstoff Ziconotid (Prialt®) intrathekal mögl.
- Epidurale elektrische Hinterstrangstimulation mit implantierten Elektroden und einem externen od. implantierten Generator (Ind: fehlendes Ansprechen auf andere Verfahren)
- Regionale Schmerzblockaden: Plexus coeliacus und Interkostalblockade als chemische Neurolyse (5%iges Phenol), Intrapleuralblockade mit Bupivacain (Carbostesin® 0,5%ig)
- Spezielle Infiltrationen: Injektion in bzw. an betroffene kleine Wirbelgelenk beim Facettensyndrom, lumbale Spinalnervenanalgesie (sog. Wurzelblockade = periradikuläre Therapie (= PRT) unter CT-Kontrolle mit einem Lokalanästhetikum + Glukokortikoid) bei Wurzelkompressionssyndromen

\# Unterstützende Maßnahmen: Krankengymnastik, physikalische Therapie, Sporttherapie, Lymphdrainage, TENS (transkutane elektrische Nervenstimulation), Akupunktur
Wundrandinfiltrationen mit Lokalanästhetika (langwirksame: Bupivacain, Ropivacain)
Neuraltherapie mit Hautinfiltration eines Lokalanästhetikums („quaddeln" z.B. mit Lidocain, Xyloneural®), z.B. im Bereich von Myogelosen
Salben od. Aufkleben eines großflächigen Hautpflasters mit einem Lokalanästhetikum (z.B. Lidocain [Versatis®Hydrogelpflaster], Lidocain + Prilocain [EMLA®Creme od. Pflaster] od. Capsaicin [Qutenza™]) über dem betroffenen Dermatom, insb. für Kinder

\# Operativ: Ind: finale Erkrankung und Versagen aller anderen analgetischen Methoden
- DREZ-Läsion (dorsal root entry zone): Koagulation od. Chemoneurolyse (mit Phenol-Glyzerin) der afferenten Schmerzbahn im Bereich der Hinterwurzel od. auch operative Durchtrennung der Hinterwurzelnerven (Rhizotomie, FOERSTER-Operation) mögl.
- Chordotomie: offene operative Durchtrennung od. perkutane Thermoläsion/Radiofrequenzablation des Tractus spinothalamicus im Rückenmark in Höhe C1/C2
- Intrathekale Neurolysen, Thermokoagulation des Ganglion trigeminale GASSERI

\# Radiatio: punktuelle Bestrahlung bei Knochenmetastasen

\# Leitlinie: Behandlung akuter perioperativer und posttraumatischer Schmerzen, S3 v. 11/2022 (AWMF Registernummer 001-025)

\# Weitere Informationen für Ärzte und Patienten: Informationsdienst Krebsschmerz beim KID, Im Neuenheimer Feld 280, 69120 Heidelberg, Tel.: 0800 4203040 (gebührenfrei), Internet: www.krebsinformationsdienst.de und www.schmerzliga.de

Kompl:
* NSAR: Magenschmerzen, Gastritis, Ulcus ventriculi (Proph: **PPI**), Ulkusperforation, GI-Blutung, Kopfschmerzen, erhöhtes Risiko für kardiovaskuläre u. thrombotische Kompl.
* Metamizol: sehr selten Agranulozytose, Anaphylaxie, ASS-Wirkung abgeschwächt
* Opioide: Limitierend in der Dosissteigerung ist die **Obstipation** (Ther: Laxanzien od. Naloxegol [Moventig®]), daneben Miktionsstörungen mit Harnverhalt, Übelkeit, Erbrechen, Sedation, Verminderung des Reaktionsvermögens (Aufklärung: kein Autofahren! usw.), Schwindel, Miosis, Atemdepression (Antidot bei Intoxikation: Naloxon).
  Das Abhängigkeitspotential der Opiate spielt bei der Behandlung chronischer Tumorschmerzen keine Rolle (sonst sehr wohl, insb. bei längerfristiger Anwendung!).

ORGANTRANSPLANTATIONEN

Organe die heute routinemäßig transplantiert werden:

Herz, Herzklappen, Lunge, Leber, Niere, Pankreas, Dünndarm (nur an wenigen Zentren), Cornea, Haut, Knorpel, Knochen, Gehörknöchelchen, Knochenmark/Stammzellen.

<u>Im Versuchsstadium:</u> Inselzellen des Pankreas (bei Diabetes mellitus), Dopamin-produzierende Gehirnzellen (bei PARKINSON-Syndrom), Larynx (bei Trauma), Hand, Arm, Gesicht

<u>Epid:</u> ◊ In Deutschland wurden im Jahr 2022 insg. 3.372 Organtransplantationen (Herz, Lunge, Leber, Niere, Pankreas, Dünndarm und kombinierte) durchgeführt, davon waren 576 **Lebendspenden** von Familienangehörigen (meist Niere, seltener auch Teilleber).

Seit 1963 wurden über 150.000 Transplantationen in Deutschland durchgeführt. Durch verschiedene Manipulationen bei der Organvergabe in deutschen Kliniken hat seit 2012 die **Spendenbereitschaft abgenommen** mit einem Tiefststand im Jahr 2017 (die gesamten Organspenden kamen 2022 gerade einmal von 869 Menschen, dies entspricht 10 Spendern/1Mio. Einwohnern. Zum Vergleich: der Spitzenreiter in der EU Spanien hat 46 Spendern/1Mio. Einwohnern).

◊ In Deutschland werden an 46 Kliniken Transplantationen durchgeführt.

◊ Der Jahresbedarf beträgt ca. 7.500 Spenderorgane, ca. 8.500 Pat. stehen in Deutschland auf der **Warteliste** für ein Organ (2/3 davon entfallen auf die Niere).

Bei Eurotransplant stehen 14.000 Bürger auf der Warteliste (Österreich ca. 750 und Schweiz ca. 1.500 Patienten), in der EU gibt es 79 Transplantationszentren.

◊ In Deutschland versterben durch den **Organmangel** auf der Warteliste ca. 750 Pat./Jahr!

<u>Transplantationsarten</u> (Übereinstimmung von Spender und Empfänger)

Autogene (autologe) Transplantation = Empfänger und Spender identisch (z.B. Gefäßtransplantation der V.saphena mag. für einen aorto-koronaren Bypass)
Syngene (isologe) Transplantation = genetisch identische Individuen (Lebendspende zwischen eineiigen Zwillingen)
Allogene (homologe) Transplantation = genetisch differente Individuen derselben Spezies (typische Transplantation von Hirntoten = Kadaver-Transplantation oder Lebendspende, s.u.)
Xenogene (heterologe) Transplantation = Individuen verschiedener Spezies (z.B. Implantation von Schweineherzklappen)

<u>Transplantation (Abkürzung: **Tx**) von Organen hirntoter Patienten</u>

<u>Def:</u> **Hirntod:** Zustand des endgültigen, nicht behebbaren Ausfalls der Gesamtfunktion des Großhirns, des Kleinhirns und des Hirnstamms. Dabei wird durch kontrollierte Beatmung die Herz- und Kreislauffunktion noch künstlich aufrechterhalten (Angaben nach der 4. Fortschreibung des Wissenschaftlichen Beirates der Bundesärztekammer v. 2015).

<u>Voraussetzungen für eine Organentnahme beim "Spender":</u>

- **Hirntod** durch akute, schwere **primäre Hirnverletzung** (meist intrakranielle Blutung, schweres SHT od. Hirninfarkt, selten akuter Okklusionshydrozephalus od. maligne Hirntumoren) oder **sekundäre Hirnverletzung** (Hypoxie, kardial bedingter Kreislaufstillstand, langandauernder Schock)
- **Ausschluss** anderer Ursachen: Intoxikationen, neuromuskuläre Blockade, Unterkühlung, endokrines oder metabolisches Koma, zentral dämpfende Medikamente
- Kein Vorliegen einer absoluten **medizinischen Kontraindikationen** gegen eine Organentnahme, wie Sepsis, Malignome (Ausnahme: primäre Hirntumoren), i.v. Drogenabhängigkeit, HIV-Infektion, immunologisch aktive Systemerkrankung
- Relative Kontraindikationen (individuelle Entscheidung): Beatmung >10 Tage (Lungen-Tx >5 Tage, Knochenmarkspende >2 Tage), Kreislaufschock, Hypoxie, unklare Grundkrankheit
- Altersgrenze: höheres Alter des Spenders (>50 J.) verschlechtert die Transplantatüberlebensrate beim Empfänger. Dennoch gibt es <u>keine</u> generelle Altersbegrenzung mehr. Für Pat. >65. J. werden wegen des allgemeinen Organmangels jetzt auch Spenderorgane von >65 J. alten Spendern genommen (Eurotransplant-Senior-Programm, „old for old“).

<u>Allg:</u> ♦ Die **Irreversibilität des Hirntodes** ist durch klinische Beobachtung während angemessener Beobachtungszeit oder durch ergänzende diagnostische Maßnahmen nachgewiesen.

- Das Vorliegen der klinischen Symptome muss übereinstimmend von **zwei erfahrenen Untersuchern** festgestellt und dokumentiert werden. Bei geplanter Organentnahme müssen diese beiden Untersucher **unabhängig** von dem Transplantationsteam sein.
- Als Todeszeitpunkt wird der Zeitpunkt angenommen, an dem die endgültige Feststellung des Hirntodes von den beiden Ärzten getroffen wird.
- Rechtssituation: Es gilt in Deutschland gem. Transplantationsgesetz [TPG] vom 1.12.1997 (letzte Aktualisierung v. 11.07.2021) die **erweiterte Zustimmungslösung** (= der hirntote Spender hat zu Lebzeiten [z.B. mit Organspenderausweis] seine Bereitschaft erklärt oder seine Angehörigen müssen einer Explantation zustimmen). Als Vorlage für ein Transplantationsgesetz wurden zuvor auch die strenge Zustimmungslösung (der Spender muss zu Lebzeiten zugestimmt haben), die Informationslösung (Angehörige werden informiert; die Explantation ist möglich, wenn die Angehörigen sich nicht dagegen aussprechen) sowie die erweiterte Widerspruchslösung (Explantation immer möglich, wenn kein ausdrücklich bekannter Widerspruch des hirntoten Spenders vorliegt und die Angehörigen keine Einwände haben, gilt so z.B. in Spanien u. Österreich und ist der Wunsch der Ärzteschaft in Deutschland) diskutiert. Letzte Änderung von 3/2022 ist das Gesetzt zur Stärkung der Entscheidungsbereitschaft, mit dem noch mehr Aufklärung (bei Ausweisstellen und Hausärzten) erreicht werden sol. Ein „Organhandel" ist in Deutschland gem. § 17 TPG verboten.

Klinische Symptome des Ausfalls der Hirnfunktion:

⇒ Bewusstlosigkeit (Koma)
⇒ Beide Pupillen lichtstarr und mindestens mittel weit, meistens maximal weit
⇒ Fehlen des okulozephalen Reflexes (Puppenkopfphänomen)
⇒ Fehlen des Kornealreflexes
⇒ Fehlende Reaktionen auf Schmerzreize im Trigeminusbereich
⇒ Fehlen des Pharyngeal-/Tracheal-Reflexes
⇒ Ausfall der Spontanatmung (obligatorischer ***Apnoe-Test*** mit Hypoventilationsphase und Diskonnektion vom Atemgerät ⇨ keine spontane Atemzüge)

Ergänzende diagnostische Maßnahmen:

Voraussetzung für den Einsatz der diagnostischen Maßnahmen ist das Vorliegen **aller** bisher genannten Punkte (insb. Apnoe-Test)!

1. Ein Hirntod ohne weitere Untersuchung kann angenommen werden, wenn alle bisher genannten Punkte während mind. 12 Std. bei primärer Hirnschädigung und mind. 72 Std. bei sekundärer Hirnschädigung erneut übereinstimmend nachgewiesen wurden (bei Säuglingen und Kleinkindern bis 2 Jahren werden bei primärer Hirnschädigung 24 Std., bei Neugeborenen bis 28 Tage grundsätzlich 72 Std. gewartet und eine der drei u.g. Untersuchungen muss zusätzlich durchgeführt werden)

oder alternativ

2. EEG: **Null-Linien-EEG** über mind. 30 Min. (mit Elektrodenlage nach dem 10:20-System und mit mind. 8 EEG-Kanälen von einem entsprechend erfahrenen Arzt) ⇨ der Hirntod ist gesichert

oder alternativ

3. **Evozierte Potentiale:** Beidseitiges Erlöschen der frühen akustisch evozierten Potentiale (FAEP, Welle III-V) od. der somatosensibel evozierten Potentiale (Medianus-SEP, N13, N11/P11) zeigt Irreversibilität des Hirnstammfunktionsausfalles an ⇨ der Hirntod ist gesichert

oder alternativ

4. **Zerebraler Zirkulationsstillstand:** Mit Dopplersonographie (extrakraniell und transkraniell) oder zerebrale Perfusionsszintigraphie (^{99m}Tc-HMPAO) oder zerebraler CT-Angiographie oder konventionelle zerebrale Angiographie Nachweis des zerebralen Zirkulationsstillstandes ⇨ der Hirntod ist gesichert.

Transplantationsort (Übereinstimmung von Explantations- und Transplantationsort):

Isotope Transplantation = örtliche und gewebliche Übereinstimmung
Orthotope Transplantation = örtliche Übereinstimmung (z.B. bei Herztransplantation)
Heterotope Transplantation = keine örtliche Übereinstimmung (z.B. bei Nierentransplantation)

Transplantatfunktion:

Allovitale Transplantation = volle Funktionstüchtigkeit und Vitalität
Allostatische Transplantation = zeitlich begrenzte Funktion des Transplantats

Auxiliäre Transplantation = Unterstützung eines kranken Organs
Substitutive Transplantation = Ersatz eines funktionslosen Organs

<u>**Technik der Organentnahme:**</u> heute in der Regel als **Mehrorganentnahme** (im Schnitt werden 3,2 Organe pro Spender entnommen), das Entnahmekrankenhaus erhält hierfür insg. ca. 20.000 €

Vor Op: Laboruntersuchung auf Blutgruppe, HLA-Typisierung, HIV-, Hepatitis-, CMV-Serologie

Op-Vorgehen: Darstellung der wichtigsten anatomischen Strukturen und Freipräparation der Gefäße, Einbringen der Perfusionskanülen, Heparinisierung, venöse Entlastung ⇨ Perfusion simultan für alle Organe mit 4° C kalter Perfusionslösung (z.B. University-of-Wisconsin-Lösung, CELSIOR Konservierungslösung), Entnahme der Organe (Reihenfolge: Herz/Lunge, Leber/Pankreas, Nieren) und Milz + Lymphknoten zur Typisierung, ggf. zusätzliche Organentnahmen (z.B. Cornea, Gehörknöchelchen). Die Feinpräparation (z.B. Cholezystektomie und Spülung der Gallenwege bei der Leber) erfolgt ex situ vor der Implantation.

Die mögliche **Ischämiezeit** (Zeit zwischen Explantation und Implantation) liegt zwischen 4-6 Std. bei Herz u. den Lungen, 12-16 Std. bei der Leber und 30-40 Std. bei den Nieren. Durch ein Transportsystem (OCS), in dem die Organe durch Sauerstoff- u. Nährstoff-Elektrolyt-Gemisch-Perfusion einen minimalen Stoffwechsel aufrechterhalten können, kann diese Zeit verlängert werden.

<u>**Transplantatverteilung:**</u>

Die Verteilung (= **Allokation**) entnommener Organe erfolgt durch die Stiftung **Eurotransplant** (Niederlande, s.u.). Es gibt hierfür eine Warteliste aller angemeldeten Organempfänger. Dringliche Fälle (sog. HU-Fälle = <u>h</u>igh <u>u</u>rgency) werden bevorzugt. Die Einstufung als HU-Fall erfolgt durch Eurotransplant auf Antrag der behandelnden Ärzte eines Organempfängers.

Immunreaktionen

Host versus graft = Immunreaktion des Empfängers gegen das Transplantat durch Unterschiede der Histokompatibilitätsantigene (HLA-System) vermittelt durch zytotoxische Lymphozyten und Antikörper.

Graft versus host bei Knochenmarktransplantation = Immunreaktion des Transplantats (Knochenmark mit immunkompetenten Zellen) gegen Gewebe des Empfängers

<u>**Abstoßungsreaktionen (= Rejektion)**</u>

* Hyperakute Abstoßungsreaktion = innerhalb v. 48 Std. durch zytotoxische Antikörper
* Akzelerierte Abstoßungsreaktion = zwischen 2. und 5. postop. Tag durch zelluläre Abstoßung
* Akute Abstoßungsreaktion = innerhalb der ersten 3 Monate durch zelluläre Abstoßungsreaktion (T-Lymphozyten [T-Zell-Rezeptor/CD3-Komplex] + Rezeptoren mit akzessorischen Signalen, z.B. CD2, CD25, CD28, IL2R), meist 10-20 Tg. postop.
* Chronische Abstoßungsreaktion = langsame progrediente Funktionseinbuße des Transplantats mit geringer Beeinflussbarkeit ⇨ oft Retransplantation notwendig

<u>**Prinzipien der immunsuppressiven Therapie**</u>

⇨ Ziel ist die Erzeugung einer **Transplantat-spezifischen Immuntoleranz**

⇨ Zur Verhinderung akuter u. chronischer Abstoßungsreaktionen werden heute Standardkombinationen aus Glukokortikoiden, Azathioprin (Imurek®) und Ciclosporin A (Sandimmun®) od. Analoga (z.B. Pilzprodukt Tacrolimus [FK 506], Prograf®) gegeben. In Erprobung sind monoklonale Antikörper, wie OKT3 od. Ak gegen CD25 und Substanzen, die die intrazelluläre Signalübertragung hemmen.

⇨ Vor Transplantation/Immunsuppression sollte eine Impfung gegen Pneumokokken (Konjungatimpfstoff PCV20 = 20-valent, Apexxnar®, 1 x 0,5 ml i.m.) erfolgen.

⇨ Bei neg. CMV-Serostatus des Empfängers sollte ggf. ein CMV-Prophylaxe für 3 Mon. gegeben werden (Ganciclovir, Cymeven®), bei resistenter CMV-Infektion Maribavir (Livtencity®).

⇨ <u>Leitlinie:</u> Virusinfektionen bei Transplantierten, Prävention und Therapie, S2k v. 5/2019 u. 6/2023 (AWMF Registernummer 093-002)

<u>Kompl:</u>
* Allgemeine **Infektanfälligkeit**, Knochenmarkdepression, Sepsis (mit hoher Letalität durch Multiorganversagen)
* Magen-Darm-Ulzera, Nephro-/Hepatotoxizität
* Neuauftreten oder Reaktivierung einer entzündlichen Darmerkrankung

* Arterielle Hypertonie, Hypertrichose, Gingivahyperplasie, Tremor (Ciclosporin A)
* Osteoporose, Diabetes mellitus, aseptische Knochennekrosen, Akne (Glukokortikoide)
* Zunahme der Inzidenz **maligner Tumoren** (insg. 4-fach erhöht), insb. posttransplant-lymphoproliferative Erkrankung (bis zu 100fach höheres Risiko für Lymphome) und erhöhtes Risiko für Hauttumoren u. KAPOSI-Sarkom
* Hauterkrankungen: Infektionen (insb. virale, wie Herpes, Varicella zoster, Zytomegalie, EPSTEIN-BARR, HPV), aktinische Keratose, Plattenepithelkarzinome

Lebendspende von Organen

Aufgrund des Mangels an Spenderorganen (durch sog. Kadaverspende) werden zunehmend auch Lebendspenden durchgeführt. Etabliert für die Nieren- und Teilleberspende.

Epid: Bei der Niere sind dies heute bereits 25 % der Fälle und ca. 5 % bei der Leber.

Formen: Als Verwandtenspende zw. **Eltern und Kind** oder **unter Geschwistern** (ideal sind eineiige Zwillinge). Aufgrund der besseren genetischen Übereinstimmung sind dabei die Transplantationsergebnisse auch besser als bei einer Fremdspende.

Gemäß Transplantationsgesetz ist auch vom Ehegatten od. Verlobten eine Organspende mögl. (dann sind natürlich keine bessere Transplantationsergebnisse zu erwarten, da keine genetische Übereinstimmung).

Eine Cross-over-Lebendspende (dabei spendet ein Partner des einen Paares ein Organ/-teil dem Empfänger eines anderen Paares und umgekehrt) wird in einigen Ländern ebenfalls durchgeführt (ist in Deutschland nicht zulässig). Finanzielle Aspekte müssen auf jeden Fall ausgeschlossen sein!

Eine Sonderform ist noch die sog. Dominospende. Dabei erhält der Spender ein gesundes fremdes Organ, sein "krankes" Organ wird aber noch an eine dritte Person transplantiert. Kommt vor bei der Leberamyloidose (bis auf die Amyloidose ist die Leber funktionsfähig und die Amyloidose-Ablagerungen im Transplantatempfänger brauchen 20-30 Jahre bis sie relevant werden, daher kann das "kranke" Organ an jmd., der dringend eine Leber braucht, noch transplantiert werden).

Organe: z.Zt. bei Knochenmark, Niere, Teil-Leber (split-liver), Lunge, Teil-Dünndarm u. Pankreassegment mögl.

Kompl: Risiko für den **Organspender** bei der Organentnahme, z.B. Blutung, Verletzung von Nachbarstrukturen usw. Auch Möglichkeit eines Organversagens des Restorgans (ein erhöhtes Risiko ist hier insb. bei der Teilleberspende für Erwachsene gegeben).
Letalität: 0,03-0,06 % bei Nierenspende.

Informationen: Stiftung Lebendspende, TU München, Internet: www.stiftung-lebendspende.de

Organisationen und Adressen:

- Auskunft und Transplantationen an fast allen Universitätskliniken in Deutschland mögl., Transplantations-Koordination in Deutschland über die **Deutsche Stiftung Organtransplantation** (DSO), Deutschherrnufer 52, 60594 Frankfurt, Tel.: 069 677328-0, Fax: -9409. Es gibt 7 Organspendenregionen in Deutschland, jeweiliges Tel. (0800-Nummern, gebührenfrei) im Internet: www.dso.de unter der Rubrik Kontakt
- **Eurotransplant** in 2332 KG Leiden, Haagse Schouwweg 6, Niederlande, Tel.: +31 71 5795800, Internet: www.eurotransplant.org mit vielen weitergehenden Informationen
- Daten und Statistiken von der Gesundheitsberichterstattung des Bundes, Internet: www.gbe-bund.de
- Knochenmark: DKMS gGmbH, Deutsche Knochenmarkspenderdatei, Kressbach 1, 72072 Tübingen, Tel.: 07071 943-0, Internet: www.dkms.de
- Bundeszentrale für gesundheitliche Aufklärung (BZgA), Maarweg 149-161, 50825 Köln, Infotelefon Organspende Tel.: 0800 9040400 (gebührenfrei), Internet: www.bzga.de oder www.organspende-info.de (auch Organspenderausweis als .pdf)
- Infomaterial und Organspenderausweise: Deutsche Lebenswacht e.V. (kostenlos gegen Rückumschlag), Postfach 17 02 62, 60076 Frankfurt, Tel.: 069 727645, Internet: www.deutsche-lebenswacht.de
- Selbsthilfegruppen: Bundesverband der Organtransplantierten e.V., Opferstr. 9, 38723 Seesen, Tel.: 05381 49217-35 Fax: -39, Internet: www.bdo-ev.de

  Transplant-Kids e.V., Brandenburger Weg 1, 29553 Bienenbüttel, Internet: www.transplant-kids.de

ALLGEMEINE KOMPLIKATIONEN

POSTOPERATIVES FIEBER

Ät:
- **Wundinfektion**, Wunddehiszenz, Serom, nekrotisierende Wunde, Fremdkörper
- Septischer Herd, Abszess, Empyem, infiziertes Hämatom
- Iatrogen: I.v.-Zugang-Infekt, zentraler Venenkatheter, Wunddrainagen
- **Harnweginfekt**, insb. bei Blasenkatheterismus
- Pulmo: Atelektase in der Lunge, **Pneumonie**, Lungenempyem, Lungenembolie, Infektion durch Intubation und Beatmung, Aspirationspneumonie
- Phlebitis, Phlebothrombose
- Peritonitis, Cholezystitis („Stressgallenblase"), Meningitis, Osteomyelitis
- Resorptionsfieber bedingt durch das Op-Trauma
- Unverträglichkeitsreaktionen: Bluttransfusion, Medikamente
- Hypothalamische Läsion in der Neurochirurgie od. durch SHT ⇨ gestörte Thermoregulation
- Maligne Hyperthermie

Path:
- **Pyrogene** (z.B. bakterielle Endotoxine, Interleukin-1)
- Bevorzugte Keime: **Staphylococcus** aureus u. epidermidis, E.coli, Enterokokken
  Opportunistische und nosokomiale (= im Krankenhaus erworbene) Infektionen: Pseudomonas aeruginosa, Serratia marcescens, Legionellen, Klebsiellen, Clostridien, Candida, Cytomegalie-Viren
- Risikofaktoren: Besonders gefährdet für Infektionen sind Pat. mit septischer Op od. vorausgehender Sepsis, hohem Alter, Mangelernährung, parenteraler Ernährung, Vorbehandlung mit Antibiotika, Immunsuppression, Polytrauma.

Häufige Ursachen anhand des postoperativen Zeitpunktes:

Intra- oder perioperatives Fieber: Septische Op, Atelektase in der Lunge, Bluttransfusion, neurochirurgische Op, maligne Hyperthermie
Fieber innerhalb der ersten 2 Tage postop.: Nekrotisierende Wunde, Atelektase in der Lunge, Bluttransfusion
Fieber am 2. - 4. Tag postop.: I.v.-Zugang-Infekt, Harnweginfekt, Pneumonie, Atelektase in der Lunge, Lungenembolie, Phlebitis
Fieber am 5. - 10. Tag postop.: Wundinfektion, Wunddehiszenz, Serom, Harnweginfekt, i.v.-Zugang-Infekt, Phlebitis Abdomen: Anastomoseninsuffizienz, intraabdomineller Abszess, Peritonitis Pulmo: Pneumonie, Empyem, Lungenembolie Primär verkannte oder übersehene Verletzungen, Fremdkörper

Klin:
⇒ Temperatur >38 °C
⇒ Zeichen einer Wundinfektion (s.o., Kap. Wundinfektion)

Diag:
1. Anamnese (chirurgische Grunderkrankung) und klinische Untersuchung: Rektale Temperaturmessung, Inspektion des Wundgebietes, Druckschmerzhaftigkeit
2. Labor: Blutbild (Leukozytenzahl), BSG, CRP, Harnsediment, **Blutkulturen** (während des Fieberanstiegs und möglichst vor einer Antibiotikagabe abnehmen) ⇨ Suche nach Erreger und Bestimmung der Resistenz (Antibiogramm)

3. Röntgen: Thorax zum Ausschluss v. Pneumonie u. Atelektasen
4. Bronchoskopie bei V.a. Atelektasen
5. Chirurgische (diagnostische) Reoperation als ultima ratio bei unklarem Befund

Ther:
- **Beseitigung der Ursache!**
- Konservativ: Antibiose bei Infektionen (zuerst Breitband-Antibiotika und nach Antibiogramm gezielte Antibiose geben)
  Symptomatisch: Kühlen, Medikamente (NSAR) wie Ibuprofen, Paracetamol od. Metamizol (= Hemmung der Prostaglandinsynthese)
- Operativ: Chirurgische Revision bei unklaren Wundverhältnissen und Fieber
- Leitlinie: Initialther. bei bakt. Erkrankungen, S2k v. 7/2019 (AWMF Registernr. 082-006)

Kompl: * **Multiresistente Keime**, insb. **MRSA** (Methicillin-resistenter Staphylococcus aureus, ICD-10: U80.00!), Problem insb. auf Intensivstationen!
Ther: **Isolierung des Pat.** und stets **Händedesinfektion** nach Kontakt mit dem Pat., operative Infektsanierung bei Wunden. Med: Vancomycin (4 x 500 mg/Tag i.v.), Teicoplanin (1-2 x 800 mg, Targocid®) od. neu Ceftarolinfosamil (2 x 600 mg/Tag, Zinforo™), bei Nachweis im Nasenabstrich zusätzlich Mupirocin-Nasensalbe (Turixin®) 3-mal tgl., MRSA-Infektionen sind **meldepflichtig**!
Varianten der MRSA sind CA-MRSA (= community acquired), die virulenter sind und auch in normaler Umgebung vorkommen und gesunde Menschen infizieren können, sowie LA-MRSA (= livestock associated), die in Tiermastbetrieben (Geflügel, Schweine) vorkommen und bei engem Kontakt auf den Menschen übertragen werden können.
Weitere aktuelle multiresistente Keime: Extended-Spectrum-Beta-Lactamase bildende Escherichia coli u. Klebsiella pneumoniae (**ESBL**), Vancomycin-resistente Enterokokken (**VRE**), Clostridioides-difficile-assoziierte Diarrhoe (CDAD), Penicillin-resistente Pneumokokken, Carbapenem-resistente Pseudomonas aeruginosa, **3-** od. **4-MRGN** = gegen 3 od. 4 Antibiotikagruppen (Penicilline, Cephalosporine, Fluorchinolone, Carbapeneme) resistente gram-neg. Bakterien (z.B. multiresistente Acinetobacter baumannii)
Ther: spezielle intravenöse **Reserveantibiotika** nach Austestung (Erreger u. **Resistenz! bestimmen**), z.B. Tigecyclin (Tygacil®), Ertapenem (INVANZ®), Linezolid (ZYVOXID®), Ceftolozan + Tazobactam (ZERBAXA®), Ceftazidim + Avibactam (ZAVICEFTA™), Daptomycin (Cubicin®) od. Cefiderocol (Fetcroja®) i.v. für 10-14 Tage
Proph: Testung der Pat. bei Aufnahme, Isolierzimmer, konsequente Hygiene

Proph:
- ♥ Operationsvorbereitung: Bei Darmeingriffen orthograde Spülung zur Keimreduktion, aseptisches Vorgehen / Op-Feld-Vorbereitungen (Reinigung, Rasur)
- ♥ Op: strenge Asepsis, atraumatisches Operieren, Vermeidung von Blutverlusten
- ♥ Perioperative Antibiotikaprophylaxe bei kontaminierten Wunden, offenen Frakturen, Dickdarm-, Lungen- od. Herzeingriffen, Kraniotomien od. Einbringung von Implantaten
- ♥ Postoperativ: Zugänge immer nur so lange wie nötig belassen, Händedesinfektion vor Wundbehandlung oder Pflege von Kathetern

POSTAGGRESSIONSSYNDROM

Syn: **Postoperative Krankheit**, ICD-10: R65.-!

Def: Allgemeine Reaktionen des Organismus auf Operationstrauma und Narkose mit transitorischen Funktionsstörungen des Herz-Kreislauf-Systems, des Energie- und Wasserhaushaltes und der Psyche (ähnliche Vorgänge auch bei der **Verletzungskrankheit** bei polytraumatisierten Patienten).

Abhängig von:
- Größe, Schwere und Dauer des Eingriffs
- Lokalisation der Operation (Bauchhöhle, Thorakotomie)
- Alter des Patienten
- Begleiterkrankungen: KHK, Herzinfarkt, Niereninsuffizienz, Leberzirrhose

Path: ♦ Erhöhte arterio-venöse O_2-Differenz durch erhöhten peripheren O_2-Verbrauch bei erhöhtem Grundumsatz (**Postaggressionsstoffwechsel** = Stresshormone erhöht) ⇨ HZV (Herz-Zeit-Volumen) steigt um >30 % an.

- **Entzündungsmediatoren** (auch ohne Infekt und Sepsis) ⇨ Fieber, Müdigkeit, Pulszunahme, international auch SIRS (systemic inflammatory response syndrome) genannt.
- **Glukoseverwertungsstörung** bei gleichzeitigem Protein- und Fett**katabolismus** (= Abbau von Eiweißen und Fetten, negative Stickstoffbilanz, Ketonkörper ↑, Ketoazidose)
- Aldosteron und ADH-Erhöhung ⇨ Wasser- und Na-Retention, Hypokaliämie ⇨ generalisierte Ödeme
- **Gerinnungsaktivierung**, Thrombozytenaggregationen, Blutverlust ⇨ thromboembolische Komplikationen
- **Gestörte Infektabwehr** durch Verminderung von Immunglobulinen und Komplementverbrauch durch Erhöhung von Katecholaminen und Kortikoiden
- Vasokonstriktion, Zentralisierung ⇨ **Schock** bis hin zum Tod

Epid: ◊ Beschwerdefreiheit meist am 1. postoperativen Tag
◊ Beschwerdemaximum meist 2.-4. postoperativer Tag
◊ Dauer: einige Tage bis wenige Wochen

Klin: ⇒ **Fieber** (Resorptionsfieber), Adynamie, Müdigkeit, Puls und Atmung beschleunigt
⇒ Appetitlosigkeit, Durst, Oligurie
⇒ Seelische Verstimmung
⇒ Mögliche Laborveränderungen: BSG u. CRP erhöht, Leukozytose, Anämie, Anstieg harnpflichtiger Substanzen, Na^+ erhöht, K^+ vermindert, Glukose erhöht, Hyperbilirubinämie

Ther: Bei Auftreten von Symptomen: **intensivmedizinische** Überwachung und Behandlung (genaues Bilanzieren, bedarfsorientierte Infusionstherapie)

Proph:
- ♥ **Schonende Anästhesie** und **wenig invasive Op-Technik!**, Vermeidung von Hypothermie während der Op (Warmluftdecken, vorgewärmte Infusionslösungen)
- ♥ Verbesserte postoperative Regeneration (sog. **Fast-Track-Chirurgie** od. engl. **ERAS** = enhanced recovery after surgery): Verzicht od. kein unnötig langes Verweilen von Magensonden (frühe orale Ernährung!), Drainagen od. Urinkatheter, gute post.-op. Analgesie, forcierte Mobilisation (meist bereits am Op-Tag beginnen)
- ♥ Keine ungezielte antibiotische Prophylaxe, keine unnötigen Kortikoid-Applikationen

SCHOCK / SEPSIS

Def: Missverhältnis zwischen Gefäßfüllung und Gefäßkapazität, Missverhältnis zwischen O_2-Angebot und O_2-Bedarf, Verminderung der Mikrozirkulation und daraus folgende metabolische, funktionelle und strukturelle Gewebeveränderungen. ICD-10: R57.9

Ät:
- **Hypovolämischer Schock:** Volumenmangel durch **Blutung** (nach außen oder nach innen durch Trauma, Tumor, Aneurysmaruptur, Operation), Plasmaverlust/Eiweißverlust (**Verbrennungen**), H_2O- und Elektrolytverlust (Ileus, schwere Diarrhoe, Erbrechen)
- **Kardiogener Schock:** ⇨ Manifeste Herzinsuffizienz (Pumpversagen des Herzens) bei großem **Myokardinfarkt** (>20-40 % Myokard infarziert), **Lungenembolie**, Kardiomyopathie, Perikardtamponade (200-400 ml Einblutung in den Herzbeutel), konstriktive Perikarditis, Myokarditis, Arrhythmien, Kammerflimmern, elektromechanische Entkoppelung

  DD zum Volumen-Mangel: Halsvenenstauung, da ZVD erhöht!
- **Anaphylaktischer Schock:** Führt über Vasodilatation zu einem Volumenmangel (Allergene, Toxine, Blutgruppenunverträglichkeitsreaktion, Medikamente, iodhaltige Kontrastmittel)
- **Septischer Schock:** Iatrogen/postoperativ, nosokomial (Hospitalkeime, Problem insb. bei multiresistenten Keimen), v.a. gram-neg. Bakterien, toxic shock syndrome durch Staphylokokken, toxic shock-like syndrome durch Streptococcus pyogenes (Grp. A), Pneumonie
- **Neurogener Schock:** Dysregulation der Gefäßtonisierung durch extremen Schmerz, SHT, Hirnblutung, Intoxikation

Path:
- Circulus vitiosus des Schocks (MOON-Spirale):

  Hypovolämie ⇨ Verminderung des Herzzeitvolumens ⇨ Hypoxie und Gewebsazidose

⇨ Atonie der Gefäße ⇨ erhöhte Kapillarpermeabilität (capillary leak syndrome) ⇨ führt zur weiteren Zunahme der **Hypovolämie** (= Schockspirale)

- Zentralisation: Gehirn- und Herzdurchblutung bleiben zunächst unverändert zu Ungunsten von: Niere, Splanchnicus-Gebiet: Leber, Pankreas, Darm und d. Extremitäten (durch unterschiedliche Verteilung der α- und ß-Rezeptoren = α ⇨ Vasokonstriktion, ß ⇨ Vasodilatation) ⇨ Verminderung der O_2-Versorgung der Organe ⇨ anaerober Stoffwechsel der Zellen ⇨ Anfall von Laktat und Stoffwechselendprodukten ⇨ **Azidose** (Versuch der respiratorischen Kompensation der Azidose durch **Hyperventilation** ⇨ aber: mehr O_2 wird für die verstärkte Atmung verbraucht und damit keine wesentliche Verbesserung der Gewebehypoxie) ⇨ metabolisch bedingte präkapillare Dilatation bei bestehender postkapillarer Konstriktion (präkapillar reagieren die Gefäße empfindlicher auf eine Azidose) ⇨ Blut „versackt" im Kapillarbett ⇨ Plasmaabfluss ins Interstitium ⇨ **Hypovolämie, Hypotonie**, **Sludge-Phänomen** der Erythrozyten, Bildung von **Mikrothromben** (bis hin zur Verbrauchskoagulopathie = DIC)
- Anaphylaxie: Ag-Ak-Reaktion, Mediatorenfreisetzung (z.B. aus Mastzellen): Histaminausschüttung ⇨ Dilatation der Arteriolen, Konstriktion der Venolen ⇨ Blut versackt im Kapillarbett ⇨ Plasmaabfluss ins Interstitium ⇨ **Hypovolämie**
- Sepsis: Bakterien ⇨ Ektotoxine, Endotoxine führen zur Eröffnung der physiologischen AV-Fisteln ⇨ Hyperzirkulation des Blutes (O_2-Gehalt im venösen Blut hoch ⇨ rosige Farbe der Haut), aber Minderversorgung der Organe, zusätzlich wird O_2 in den Zellen nicht richtig verwertet (ursächlicher Mechanismus unklar) ⇨ Azidose und Folgen wie oben
- Schockorgane: Niere: Oligurie, akutes Nierenversagen
  Myokard: Koronare Perfusion sinkt, Herzmuskelinsuffizienz
  Leber: Hypoxidose ⇨ Nekrosen (histologisch: zentral um die Lebervenen beginnend), Leberversagen
  Lunge: ARDS (s.u.), respiratorische Insuffizienz, Infektanfälligkeit

Etlg: # Hypovolämie: bis 1000 ml Blutverlust gute Kompensation,
bei >1.000 ml Blutverlust Schockgefahr! (= ab **20% Volumendefizit**, Index ca.1)

Schockindex:	$\frac{\text{Puls}}{\text{systolischer Blutdruck}}$	= physiologisch ca. 0,5 **Index >1 Schockgefahr!**

Anaphylaktische Reaktion: Schweregrade

I:	Allgemeinsymptome (Schwindel,Kopfschmerz) + Hautreaktion (Juckreiz, Urtikaria)
II:	Zusätzlich: Blutdruckabfall + Tachykardie + Übelkeit, Erbrechen
III:	Zusätzlich: Bronchokonstriktion + Schock
IV:	Kreislaufversagen

Klin: ⇒ Volumen-Mangel-Schock: **Tachykardie, blasses Hautkolorit** (eine Zyanose ist durch Hb-Abfall meist nicht direkt erkennbar), **Blutdruckabfall** (<90 mmHg), Kaltschweißigkeit

⇒ **Tachypnoe** (Volumenmangel- und respiratorische Azidosekompensation) >25/Min.

⇒ Sistieren der Urin-Ausscheidung (<0,5 ml/kgKG/h)

⇒ Anaphylaxie: Akute respiratorische Insuffizienz durch Bronchokonstriktion (Histaminwirkung), Urtikaria (Quaddeln), evtl. Lungenödem, Quincke-Ödem (Augenlider, Glottis + Larynx ⇨ inspiratorischer Stridor)

⇒ Sepsis: Fieber, Tachypnoe, Hypotonie, kalte marmorierte Haut, ggf. Ausschlag

Diag:
1. Anamnese und klinische Untersuchung: Ansprechbarkeit, Atmung (und Pulsoxymetrie), Puls, Blutdruck, Pupillenreaktion, Hautfarbe, Rekapillarisationszeit (Druck auf den Fingernagel, dann loslassen ⇨ nach ca. 1 sec ist der Nagel beim Gesunden wieder rosig), Temperatur, Diurese (⇨ Blasenkatheter, Bilanzierung)
2. **ZVD** (zentraler Venendruck, gemessen in Höhe des rechten Vorhofes, physiologisch sind 3-10 cm H_2O) erniedrigt bei Volumenmangel, erhöht bei kardiogenem Schock (Stau des Blutes vor dem insuffizienten Herzen)
3. Labor: Blutbild mit Hb, Hkt (⇨ Blutverlust), Leukozyten (Leukozytose, bei Sepsis auch Leukozytensturz mögl.), CRP, Laktat, Procalcitonin, BZ-Kontrollen
   Gerinnung! (auf AT-III-, Fibrinogen- od. Thrombozytenabfall, Nachweis von Fibrinspalt-

produkten achten ⇨ Verbrauchskoagulopathie)
Blutgasanalyse: arterieller pO_2, CO_2, pH (Azidose), Base excess
Bei V.a. auf Sepsis **sofortige** Abnahme von Blutkulturen (aerob und anaerob)

4. EKG und EKG-Monitoring: Kardiale Funktionskontrolle, Infarktausschluss
5. Röntgen: Thorax (auf Infiltrate und ARDS achten, s.u.)
6. Rechtsherzkatheter (SWAN-GANZ-Einschwemmkatheter) bei kardiogenem Schock: Pulmonalarteriendruck, indirekte Messung des li. Vorhofdrucks durch pulmonalkapilläre Druckmessung, Bestimmung des Herzminutenvolumens

Ther:

- Allgemeinmaßnahmen: Flachlagerung mit 15° angehobenen Beinen bei Hypovolämie (nicht bei kardiogenem Schock ⇨ sitzende Haltung)
  O_2-Zufuhr über Nasensonde (8-12 l/min.) oder evtl. Intubation und Beatmung (100%ige O_2-Gabe, ggf. mit PEEP) ⇨ Klinikeinweisung, Intensivstation (Überwachung, Heparingabe, ggf. Stressulkusprohylaxe)
  Durchbrechen des Circulus vitiosus: **Volumenersatz** initial mit 1.000 ml isotonischer Kochsalzlösung/Ringerlaktat i.v. (wenn bei Kindern kein i.v.-Zugang zu bekommen ist, auch als intraossäre Infusion über Tibiapunktion, auch bei Erwachsenen mit spezieller Kanüle mögl.). Diskutiert wird auch der Einsatz von hyperosmolarer Kochsalzlösung 7,5%ig 4 ml/kgKG als Bolusinfusion mit 6 % Dextran 70 als sog. small volume resuscitation, die Gabe von Kolloiden (HAES) ist heute obsolet (erhöhtes Risiko für Nierenversagen). Evtl. Acidoseausgleich mit Natriumbicarbonat.
  Bluttransfusion ab 1,5 l Blutverlust oder **Hb ≤7 g/dl** (bei kardialen Vorerkrankungen bei Hb ≤8 g/dl) mit Erythrozytenkonzentrat (EK) oder Frischblut (in der Klinik)
- Behandlung der Ursache:
  - ***Blutung:*** Blutung stoppen!, ggf. akut Tourniquet (abbinden) od. Gefäß abklemmen, Op
  - ***Septischer Schock:*** bei vorhandenem Eiterherd **operative Herdsanierung**, Fremdkörper entfernen, Wunddrainage, sofortige hochdosierte **Breitbandantibiose** i.v. (z.B. Piperacillin + Tazobactam (Tazobac®), nach Erreger-/Resistenzbestimmung dann auf gezielte Antibiose umstellen), auf akutes Nierenversagen, DIC und ARDS achten!
  - ***Kardiogener Schock:*** kausale Behandlung je nach Ursache (Kammerflimmern, Infarkt, Asystolie), Cave: bei Volumenmangel nur vorsichtiger Volumenersatz (wg. Belastung des Herzens), Dobutamin-Perfusor, ggf. intraaortale Ballongegenpulsation bei dekompensierter linksventrikulärer Funktion
  - ***Bei Herz-/Kreislaufstillstand:*** Reanimation, Adrenalin (s.u., Kap. Herz-Kreislauf-Vers.)
  - ***Anaphylaxie:*** 1. Adrenalin (1:10 mit NaCl-0,9%ig verdünnt i.v., Suprarenin®)
    2. Antihistaminika (z.B. Dimetinden i.v., Fenistil®)
    3. Glukokortikoide (1.000 mg Prednisolon, Solu-Decortin®H)
    Bei Bronchokonstriktion zusätzlich Theophyllin (Euphyllin®)
  - ***Neurogener Schock:*** Zur Tonisierung der Gefäße Adrenalin, Dobutamin i.v., Schmerzbekämpfung
  - ***Verbrauchskoagulopathie (DIC):*** FFP (fresh-frozen-plasma = Frischplasma), AT-III-Substitution, in der Frühphase: Heparin, Thrombozytenkonzentrat (bei Thrombozytensturz <10.000/µl), Fibrinogensubstitution
  - ***Nierenversagen:*** Diurese ⇨ Furosemid, Dobutamin-Perfusor, Bilanzierung von Ein- und Ausfuhr, evtl. Hämofiltration oder Hämodialyse
- Leitlinie: Sepsis, S3 v. 12/2018 u. 3/2020 (AWMF Registernummer 079-001)

Prog: Jeder Patient, der das Stadium des manifesten Schocks erreicht, hat eine sehr ernste Prognose mit hoher Letalität (bis 50 % d.F.) ⇨ **Frühdiagnose** ist für das Fortschreiten des Organversagens entscheidend.

Kompl:
* Akutes Nierenversagen
* ARDS (akute respiratorische Insuffizienz, s.u.)
* DIC (Verbrauchskoagulopathie, s.u.)
* Weichgewebenekrosen, Myositis, nekrotisierende Fasziitis, Gangrän
* Multiorganversagen, Kreislaufversagen ⇨ Tod

Proph:
♥ Schonende Op- und Anästhesietechnik
♥ Bei intraoperativen Blutverlusten: rechtzeitige und ausreichende Substitution

ARDS

Syn: ARDS = adult/acute respiratory distress syndrome, **akutes Lungenversagen**, akute respiratorische Insuffizienz, **Schocklunge**, ARF = acute respiratory failure, Atemnotsyndrom des Erwachsenen, ICD-10: J80

Ät:
- **Protrahierter Schock, Thoraxtrauma, Polytrauma**, DIC, sehr belastende Op
- Infektionen, insb. **fulminante Pneumonie** durch Pneumocystis jiroveci, Legionella pneumophila, **COVID-19**, Influenza-Viren, HIV, **Sepsis**, nekrotisierende Pankreatitis
- Inhalation von **Reizgasen** (Rauchgase, NO_2, Ozon), hyperbarer Sauerstoff, Höhenkrankheit, großflächige Verbrennungen, Intoxikationen (Paraquat, Narkotika)
- Inokulation von Flüssigkeiten in die Lunge (z.B. Ertrinken, **Aspiration** von Magensaft, Lampenöle)
- Lungenembolie (Thrombus, Fettembolie), Fruchtwasserembolie
- Transfusionsassoziiertes Lungenversagen (insb. nach Frischplasmatransfusion)
- Idiopathisches ARDS (Syn: akute interstitielle Pneumonie, HAMMAN-RICH-Syndrom)

Path:
- Hypoxie, Azidose (Schock) ⇨ **Permeabilitätsstörungen** ⇨ exsudative Phase ⇨ interstitielles Lungenödem
- Unzureichende Bildung von **Surfactant** durch Untergang der Pneumozyten II ⇨ alveoläres Lungenödem, Atelektasen, hyaline Membranen
- Entzündungsmediatoren, Endotoxine ⇨ Mikroembolien ⇨ **hyaline Membranen** infolge Extravasion von Fibrinmonomeren in die Alveolen

⇨ **Globale respiratorische Insuffizienz**, Fibrosierung der Alveolarwände (irreversibel) durch Endothelproliferation der Alveolarkapillaren = proliferative Phase

Klin:
⇒ Dyspnoe bis Orthopnoe (höchste Atemnot)
⇒ Bewusstseinsstörung ⇨ Koma

Etlg: v. STEPPLING (1987) nach Klinik, Blutgasen und Rö-Befund

Stad. I:	**Latenzphase**, Dyspnoe, geringe Hypoxie (Hyperventilation ⇨ respiratorische Alkalose), Röntgen: beidseitige unscharfe Hiluszeichnung
Stad. II:	Orthopnoe, starke Hypoxie, Zyanose, Tachykardie, Verwirrtheit, Röntgen: interstitielles Lungenödem, Transparenzminderung
Stad. III:	**Terminalphase**, respiratorische Globalinsuffizienz, extreme Hypoxie, Schock, Koma, Röntgen: konfluierende grobfleckige Verdichtungen

Diag:
1. Anamnese (Trauma, Op, Schock) und klinische Untersuchung (Auskultation)
   Das ARDS im Stad. I kann leicht verkannt/übersehen werden.
2. Röntgen-Thorax:
   Stad. I: Perihiläre streifige Verdichtung, beginnendes interstitielles Ödem
   Stad. II: Diffuse, mehr homogene Verdichtungen, evtl. Schmetterlingsfigur
   Stad. III: Verdichtungszunahme durch Bronchuswandödem, pos. Pneumobronchogramm
   Stad. IV: Zunehmend konfluierende grobfleckige Verschattungen
   Stad. V: Großflächige Infiltrationen
3. Labor: Bestimmung des **Oxygenierungsindex PaO_2/FiO_2** (Norm: 300-500 mmHg)
   Etlg. nach der **BERLIN-Definition** des ARDS (2011) bei PEEP-Beatmung:
   Leichtes ARDS 201-300 mmHg, moderates 101-200 mmHg, schweres ≤100 mmHg
4. EKG-Monitoring und Echokardiographie: Störung der kardialen Funktion ausschließen
5. Ggf. Pulmonalarterienkatheter (Swan-Ganz-Einschwemmkatheter): pulmonalkap. Druck?

Ther:
- Kausal: Ursache bekämpfen, Grunderkrankung behandeln
- Bei schwerem ARDS **frühzeitige Beatmung** mit **PEEP** (positive endexpiratory pressure 5-20 cm H_2O ⇨ verhindert das Kollabieren der Alveolen) und inflation hold (IRV = inversed ratio ventilation: inspiratorisches Plateau 1,5x länger als die Exspiration); anfangs für

30 Min. 100 % O_2, dann kontinuierlich reduzieren (in Abhängigkeit von der Blutgasanalyse, Ziel: SaO_2 90-94 %, PaO_2 60-80 mmHg). Tracheotomie bei Beatmung >7 Tage.

- Med: Restriktives Flüssigkeitsmanagement, Bluttransfusionen nur bei Hb <7 g/dl
  Antibiotika (i.v. für 4 Tage) und SDD (= selektive Darmdekontamination mit nicht resorbierbaren Antibiotika) zur Pneumonieprophylaxe, evtl. Katecholamine, Glukokortikoide
  Heparin zur Proph. einer Verbrauchskoagulopathie (unter PTT-Kontrolle, Ziel: 2fach)
  Plasmaersatzmittel (niedermolekulare Dextrane), Albumin-Infusion (Ziel: Gesamteiweiß >60 g/l), bei pulmonaler Hypertonie ggf. inhalatives Stickstoffmonoxid (NO) od. Iloprost
- Wechselnde Rücken-/**Bauchlagerung** (8/16 Std., z.B. mit Rotationsbett, Pat. liegt darin als "Sandwich"), Frühmobilisation sobald als mögl.
- Bei Versagen der konventionellen Beatmung: künstlicher Oxygenator (**ECMO** = extracorporaler Membranoxygenator, veno-venös angeschlossen über die V.femoralis und V.jugularis, bei kardialer Insuffizienz auch veno-arteriell über V./A.femoralis), wenn trotz FiO_2-100%-Beatmung der Oxygenierungsindex PaO_2/FiO_2 nicht über 80 mmHg ansteigt.
  Eine partielle Flüssigkeitsbeatmung ist auch mögl. (die Lungen werden dabei mit Perfluorkarbonen [diese sind schwerer als Wasser und erweitern dadurch die Alveolen] befüllt und darüber normal maschinell beatmet), allerdings nach Studien keine Empfehlung.
- Leitlinie: Beatmung bei ARDS, S3 v. 11/2017 (AWMF Registernummer 001-021)

Prog: **Sehr schlecht**, Letalität bei schwerem ARDS ca. **45 %!**

Kompl:
* Manifester Schock, Nierenversagen, Verbrauchskoagulopathie, **Multiorganversagen**
* Längere Beatmung mit FiO_2 (= inspiratorische O_2-Konzentration, 50-100 % ist zusätzlich lungentoxisch), ventilations-assoziierte Pneumonie (Risiko: 2-3 % pro Tag), schwierige Entwöhnung (sog. Weaning) von der Beatmung (Weaning-Protokolle helfen)
* Delir, kognitive Dysfunktionen, PTBS (posttraumatische Belastungsstörung)

DD:
- Lungenödem kardialer Genese, Fluid Lung (durch Niereninsuffizienz mit Hypervolämie)
- Pneumonie, insb. interstitielle Pneumonie

VERBRAUCHSKOAGULOPATHIE

Syn: **DIC** = disseminated intravascular coagulation, disseminierte intravasale Gerinnung, Defibrinationssyndrom, ICD-10: D65.-

Ät: Kein eigenständiges Krankheitsbild sondern Kompl. (Freisetzung von gerinnungsaktivierenden Faktoren / Toxinen / Trauma) diverser Krankheitsbilder:
- Jeder **Schock** jeglicher Genese kann zur DIC führen.
- Operationen an thrombokinasereichen Organen: **Pulmo, Prostata, Pankreas, Plazenta**
- Sepsis: insb. **gram-neg. Bakterien**, Meningokokken (WATERHOUSE-FRIEDRICHSEN-Syndrom), Staphylokokken (toxic shock syndrome [TSS], insb. durch Enterotoxin F u. Exotoxin C von Staph. aureus, sog. Tamponkrankheit), septischer Abort, (SANARELLI-SCHWARTZMAN-Syndrom, experimentell beschrieben mit Bakterientoxininjektionen)
- Akute Pankreatitis
- **Polytrauma**, großflächige Gewebezerstörung (⇨ Aktivierung von Gewebsthromboplastin)
- Para-/postinfektiös: Purpura fulminans meist mit Entwicklung eines Schocks und Ausbildung schwerer ausgedehnter Weichteilnekrosen
- Hämolysen (Blutgruppenunverträglichkeit, Seifenlaugenabort, Schlangengifte)
- Geburtshilfliche Komplikationen: Fruchtwasserembolie, vorzeitige Plazentalösung, HELLP-Syndrom, Dead-fetus-Syndrom bei Missed abortion = verhaltener Abort über mehrere Wochen, septischer Abort, Puerperalsepsis im Wochenbett
- Herz-Lungen-Maschine = extrakorporaler Kreislauf (= Kontaktaktivierung des Gerinnungssystems)
- Crush-Syndrom durch Rhabdomyolyse, zirkulierende Immunkomplexe, zerfallende Tumoren
- Kortikoide, Leberinsuffizienz ⇨ Beeinträchtigung des RES/RHS
- Gefäßmissbildungen (Riesenhämangiome bei KASABACH-MERRITT-Syndrom)

Path: ♦ Schock, Hämostase, Hypoxie, Azidose, Endotoxine ⇨ intravasale Aktivierung des Gerinnungssystems (Prothrombin-Aktivierung) = Hyperkoagulabilität ⇨ **multiple Mikrothromben** ⇨ **Verbrauch von Thrombozyten und plasmatischen Gerinnungsfaktoren** (insb. Fibrinogen, AT III, Fakt. V + VIII) ⇨ **hämorrhagische Diathese** = Hypokoagulabilität mit multiplen Blutungen und **sekundärer Hyperfibrinolyse** (verstärkt zusätzlich den Faktorenverbrauch) ⇨ Schock (Circulus vitiosus)

♦ Das **RES / RHS** (retikulo endotheliales/histiozytäres System) hat eine Abbaufunktion für gerinnungsaktivierende Substanzen. Im Schock, bei Tumorkrankheit oder unter Immunsuppression (Kortikoide) ist diese Funktion nicht mehr ausreichend gewährleistet ⇨ Mikrothrombosierung begünstigt!

Etlg: Verlauf der DIC

I:	**Aktivierungsphase:** Gerinnungsaktivierung, beginnender Thrombozytenabfall
II:	**Frühe Verbrauchsphase:** Abfall v. Thrombozyten u. plasmatischen Gerinnungsfaktoren
III:	**Späte Verbrauchsphase + Hyperfibrinolyse:** manifeste hämorrhagische Diathese

Klin: ⇒ Die DIC wird oft erst im Stadium der Blutungen erkannt.

⇒ Multiple Schleimhautblutungen (Nase, Rachen, Vagina, Anus), gastrointestinale Blutungen, petechiale oder großflächige Hautblutungen

Diag: 1. Anamnese (Op, Schock, Sepsis?) und klinische Untersuchung (Haut-/Schleimhautblutungen)

2. Labor: empfindlicher Parameter: **Thrombozytenzahl** (<30.000/µl ⇨ Blutungen) **Fibrinogen, AT III**, Quick, evtl. einzelne Gerinnungsfaktorenbestimmung (keine Routine), Fibrinspaltprodukte (FSP, **D-Dimere** >0,5 µg/ml ⇨ zeigen Hyperfibrinolyse an)

Ther:
- **Grundkrankheit behandeln**, Ursache beseitigen!
- In der Aktivierungsphase (Stad. I) und Übergang in II: **Heparin i.v.** 5.000-10.000 I.E./Tag (Ziel: PTT 2fach der Norm), Anmerkung: nicht bei geburtshilflichen Komplikationen Substitution von **AT III** (ab AT III <70 %) 3.000-5.000 I.E./Tag, Substitution von Gerinnungsfaktoren mit **FFP** (fresh-frozen-plasma) u. Thrombozytenkonzentraten nach Bedarf Im Stadium III: zusätzlich AT III, FFP, Frischblut, Thrombozytenkonzentrate
- Merke: Die Hyperfibrinolyse darf **nicht** gestoppt werden, um über diesen Weg die Mikrothromben wieder aufzulösen und die Mikrozirkulation sicherzustellen (lebenswichtig für die Funktionsfähigkeit der Organe, insb. Niere, Gehirn, Lunge, Leber) ⇨ **Antifibrinolytika** sind **kontraindiziert!**
- Bei Nierenversagen: Hämodialyse

Prog: Wird das Stadium II akut überschritten, ist die Prognose sehr ernst.

Kompl:
* Jede DIC kann zum manifesten **Schock** führen! ⇨ **Multiorganversagen**
* Nebennierenrindennekrosen, akutes Nierenversagen, Anurie
* Akute respiratorische Insuffizienz, Lungenödem, ARDS (s.o.)
* Bleibende neurologische Defizite

Proph: ♥ Low-dose-Heparinisierung (3 x 5.000 I.E./Tag) bei allen Operationen und Erkrankungen mit dem Risiko einer DIC-Entwicklung (insb. Lungen-, Prostata- u. Pankreasoperationen)

DD:
- Eine chronische DIC ist bei Malignomen mögl. (Thrombosen od. Blutungen mögl.)
- Blutungen bei Thrombozytopenien: idiopathisch (Morbus WERLHOF), bei Tumoren, Knochenmarkprozessen, Hypersplenismus, thrombotisch-thrombozytopenische Purpura (Morbus MOSCHCOWITZ), hämolytisch-urämisches Syndrom (GASSER-Syndrom), medikamentös (Heparin-induzierte Thrombozytopenie)
- Hämophilie A, B, v.-WILLEBRAND-JÜRGENS-Syndrom
- Vasopathien: Purpura SCHOENLEIN-HENOCH (postinfektiöse/allergische Vaskulitis)

HERZ-KREISLAUF-VERSAGEN

Syn: Herz-Kreislauf-Stillstand, Kreislaufstillstand, Herzstillstand, ADAMS-STOKES-Syndrom, ICD-10: I46.-

Def: Bedingt durch Kammerflimmern/Kammerflattern oder Asystolie

Ät: 1. Kardial (>90 % d.F.)
- **Herzinfarkt**, Perikardtamponade, Contusio cordis
- **Kammerflimmern**, Asystolie, Hyposystolie (weak action = Herzaktion im EKG, aber geringe Pumpleistung des Herzens), Kardiomyopathie, Sick-Sinus-Syndrom, höhergradiger AV-Block

2. Extrakardial
- Zirkulatorisch: Massen**blutung**, **Schock**, massive **Lungenembolie**
- Respiratorisch: Verlegung der Atemwege (Fremdkörper, Zurückfallen der Zunge bei Bewusstlosigkeit), Thoraxeinklemmung, Spannungspneumothorax, Aspiration, zentrale Atemlähmung, Ertrinken
- Reflektorisch: vasovagale Synkope, Herzmanipulation, Omentummanipulation, Elektrounfall, starke Unterkühlung, Karotissinusreflex
- Toxisch: Vergiftungen, Drogen, Medikamente (Digitalis, Narkotika, Atropin), starke Elektrolytverschiebungen (insb. K^+ und Ca^{++})

Path:
- ♦ Bewusstlosigkeit bei Kreislaufstillstand nach ca. 5-10 Sek.
- ♦ Atemstillstand tritt nach ca. 1 Min. ein
- ♦ Weite Pupillen nach ca. 2 Min., (Cave: bei Vergiftungen evtl. auch enge Pupillen)
- ♦ **Irreversible zerebrale Schädigung** nach ca. **5 Min.** (bei Kleinkindern, unter Hypothermie oder bei Schlafmittelintoxikation kann sich diese Zeit um ein Vielfaches verlängern)

Klin:
- ⇒ **Bewusstlosigkeit**, fehlende Reaktion auf Ansprache und Schütteln, keine Atmung mehr hörbar/sichtbar/fühlbar (fehlende Thoraxexkursionen, evtl. Schnappatmung durch Zwerchfellkontraktionen nach ca. ½ Min.), grau-blasse zyanotische Hautfarbe, Puls fehlt
- ⇒ **Weite Pupillen** nach ca. 2 Min., völlig **reaktionslose** Pupillen nach ca. 5 Min.

Diag:
1. Fremdanamnese u. klinische Untersuchung (Atmung, Karotispuls, sichtbare große Verletzungen od. Blutungen, graulivide Hautfarbe?) ⇨ **KEIN ZEITVERLUST!** durch andere, unnötige Untersuchungen (z.B. Blutdruckmessung...), **sofort mit Reanimation beginnen!**
2. Nach der Reanimation muss in der Klinik ein kompletter Organstatus erhoben werden: Rö-Thorax, EKG, Ultraschall-Abdomen, Notfall-Labor, Echokardiographie, BGA

Ther:
- Sofortmaßnahmen: **Kardiopulmonale Reanimation** nach der "**ABC-Regel**"
  Nach den geänderten Leitlinien steht heute die **Circulation** eindeutig im Vordergrund!, kein Zeitverlust, sofort mit Reanimation beginnen und sofort Notarzt anfordern.
  - Atemwege freimachen: Mund-/Rachenraum manuell **ausräumen** (ggf. absaugen und ggf. Oropharyngealtubus zum Freihalten einlegen, sog. Guedel-Tubus)
  - Beatmen: **Kopf überstrecken**, **Mund-zu-Mund-Beatmung** od. Mund-zu-Nase- od. Maskenbeatmung (Ambu®-Beutel, mit Anschluss eines Reservoirs für O_2-Gabe, 10-15 l/min), später Intubation zur Sicherung der Atemwege sobald wie mögl. Begonnen wird heute aber immer zuerst mit der Herzdruckmassage, dann erst beatmen ⇨
  - Circulation (= **Herzdruckmassage**, in der Mitte des Sternums): bei korrekter Durchführung (Pat. auf eine harte Unterlage/Boden legen) mit einer Drucktiefe von 5-6 cm sind 60-80 mmHg erreichbar ⇨ Femoralispuls dann tastbar

    1- od. 2-Helfer: Herzdruck/Beatmung immer im **Verhältnis 30 : 2**
    (Ausnahme: bei Kindern, dort 15:2 und mit 5 Beatmungen beginnen)
    Zielfrequenz: 100-120 Herzdruckmassagen/Minute

  Dauer einer Reanimation: Mind. 30 Min. (Kinder, Schlafmittelintoxikation mind. 45 Min., bei Unterkühlung bis zur vollständigen Erwärmung), dies sind aber nur Anhaltswerte.
  Für die Laienreanimation ist akzeptiert auf die Beatmung zu verzichten u. nur eine Druckmassage durchzuführen (ist viel besser als nichts, Internet: www.einlebenretten.de).

- Notarzt: **EKG-Monitoring** (über die Paddels des Defibrillators), **laufende kardiopulmonale Reanimation** dann mit Beatmung ⇨ und weitere Maßnahmen (sog. erweiterte Maßnahmen der Reanimation):
  - Bei Kammerflimmern, -flattern, pulsloser ventrikulärer Tachykardie ⇨ frühzeitige **Defibrillation** (einmal biphasisch mit 200 Joule), **Adrenalin** (wenn mögl. **i.v.** 1 mg auf 10 ml verdünnt, sonst auch 3 mg auf 10 ml NaCl-Lösung verdünnt als endobronchiale Applikation über den Tubus, Epinephrin, Suprarenin®). Nach erster Defibrillation sofort weitere kardiopulmonale Reanimation für 2 Min. (keine unnötigen Kontrollen!), dann weitere Defibrillation alle 2 Min. mit 360 Joule, spätestens jetzt i.v.-Zugang legen (od. intraossäre Gabe) u. falls erforderlich Intubation, Adrenalin weiter alle 3-5 Min. i.v., bei weiterem Flimmern einmalige Bolusinjektion von **Amiodaron** i.v. (300 mg, Cordarex®)
  - Bei Asystolie ⇨ Intubation, **Adrenalin** (i.v. 1 mg auf 10 ml verdünnt), frühzeitiger Einsatz eines externen Schrittmachers, Adrenalin weiter alle 3-5 Min. i.v., ggf. auch Atropin 1 mg i.v. (max. 3 mal). Intrakardiale Injektionen sind obsolet!
  - Weitere Med: Magnesium 2 g in 50%iger Lösung über 2 Minuten, Natriumbicarbonat ($NaHCO_3$ initial 0,5 mmol/kgKG i.v.) erst dann einsetzen, wenn die anderen Maßnahmen über 20 Min. erfolglos waren (eine leichte Azidose ist für die Reanimation eher günstig).
  - Eine **milde Hypothermie** (32-36 °C) ist günstig (wird nach erfolgreicher Reanimation für 24 Std. empfohlen). BZ-Kontrolle nach erfolgreicher Reanimation (Hyperglykämie verschlechtert die Prog.).
  - Erfolgskontrolle: Pupillenreaktion (Miosis), tastbarer Puls, Wiedereinsetzen der Spontanatmung, Sinusrhythmus im EKG
- **Therapie der Ursache:** z.B. Revaskularisation bei Herzinfarkt, Entlastung bei Spannungspneumothorax, Druckverband bei äußerer Blutung, Erwärmung bei Unterkühlung
- Leitlinie: Kardiogener Schock, S3 v. 2/2019 (AWMF Registernummer 019-013)
- **Giftnotruf:** Information bei akuter Vergiftung über die **bundeseinheitliche Rufnummer**: **19240**, als Tel.-Vorwahl die Stadt mit der nächsten zuständigen Zentrale (derzeit 7 in Deutschland): Berlin [030], Bonn [0228], Erfurt [0361], Freiburg [0761], Göttingen [0551], Mainz [06131], München [089] u. als App des BfR (Bundesinstitut für Risikobewertung, Berlin): „BfR-Vergiftungsunfälle bei Kindern"
  Informationen im Internet: www.gizbonn.de (z.B. mit Bildern zu Pilzen, Schlangen usw.)
  Österreich: Vergiftungsinformationszentrale, Wien, Tel.: +43 1 4064343
  Schweiz: Toxikologisches Informationszentrum, Zürich, Tel.: 145 od. +41 44 2515151

Prog: Irreversible Gehirnschädigungen sind ab 3 Min. Kreislaufstillstand zu erwarten (eine längere Ischämietoleranz wird bei unterkühlten Pat. und Kleinkindern beobachtet). Jeder längere Kreislaufstillstand erhöht die Gefahr eines Komas mit der Entwicklung eines Apallischen-/Dekortikations-Syndroms nach dann evtl. "erfolgreicher" Reanimation.
Die Überlebenschance bei Kammerflimmern reduziert sich mit jeder Minute um 10 %!

Kompl:
- Reanimation: Rippen-/Sternumfraktur, Herzverletzung, Aortenruptur, Perikarderguss, Pneumothorax, Verletzung/Perforation von Magen (Fehlbeatmung), Leber oder Milz
- Lungenembolie: Entwicklung eines Schocks, Rechtsherzversagen durch Gefügedilatation, Atelektase, hämorrhagischer Lungeninfarkt, ARDS, irreversible respiratorische Insuffizienz, irreversible Schockniere

LUNGENEMBOLIE

Syn: Anatomisch korrekt: Lungenarterienembolie, "Akutes Cor pulmonale", ICD-10: I26.-

Ät:
- Verschleppung von **venösen Thromben = Embolie**, zu 90 % aus der **unteren Extremität** mit den allgemeinen Ursachen der **Phlebothrombose** (s.u., insb. Immobilisation u. Gerinnungsstörungen), der Rest aus dem rechten Herz od. Zustromgebiet der V.cava sup.
- Fettembolie (**Frakturen** langer Röhrenknochen mit Abschwemmung des fettreichen Knochenmarkes, Fettaggregation der Blutlipide im Schock)
- Luftembolie (Verletzungen, versehentliche Injektion, Thorax- od. Herz-Op) ⇨ ca. **70 ml** Luft intravasal führen zur Kontraktion aller Pulmonalarterienäste

- Iatrogen: Fremdkörper (z.B. abgebrochene Katheterspitze, Tumorbestandteile), **größere operative Eingriffe** (insb. Hüft- od. Kniegelenksersatz, Immobilisation)

Prädisp:
- **Immobilität**, Adipositas, Varikosis, Schwangerschaft, hormonale Kontrazeptiva
- Langes Sitzen (Abknicken der V.poplitea, z.B. bei Langstreckenflügen, sog. "economy class syndrome")
- Exsikkose (z.B. forcierte Diurese), Malignome, Thrombozytose, Polyglobulie
- **Gerinnungsstörungen**: AT-III-, Protein-S-, Protein-C-, Heparin-Kofaktor-II-Mangel (dies sind alles Gerinnungsinhibitoren), Antiphospholipid-Syndrom
- Plötzliche Anstrengung, Defäkation (Pressen), manifeste Herzinsuffizienz

Path:
- Verlegung einer Pulmonalarterie ⇨ **Rechtsherzbelastung** (akutes Cor pulmonale) ZVD: steigt durch den Rückstau in das Venensystem an
- Pulmonale Blutpassage wird vermehrt über AV-Shunts geführt ⇨ **Hypoxämie**
- HZV sinkt, da weniger Blut das linke Herz erreichen kann ⇨ **Kreislaufschock**
- Ein Lungeninfarkt bildet sich nicht immer aus, da die Vasa privata (Aa.bronchiales) der Lunge nicht betroffen sind und eine Nekrose des Gewebes verhindern. Bei vorbestehender Linksherzinsuffizienz kann sich ein hämorrhagischer Lungeninfarkt ausbilden (Hämoptoe als Symptom mögl.).

Etlg: modifiziert nach der Europäischen Gesellschaft für Kardiologie (ESC) in zwei Kategorien (2019)

Nicht-Hochrisiko-Lungenembolie: hämodynamisch stabiler Pat. - niedriges Risiko: keine rechtsventrikuläre Dysfunktion, keine Myokardschädigung - mittleres Risiko: rechtsventrikuläre Dysfunktion und/oder Myokardschädigung
Hochrisiko-Lungenembolie: hämodynamisch instabiler Pat., kardiogener Schock, persistierender arterieller Hypotonus (syst. <90 mmHg, >15 Min.)

Epid:
- ◊ Inzidenz: 40-140/100.000/Jahr (klinisch relevante Lungenembolie), mit dem Alter steigend
- ◊ Op: Größtes Lungenembolierisiko besteht um den **7. postop.** Tag! (5.-12. postop.-Tag), besonders gefährdet sind Pat. mit Operationen von Frakturen, Verletzungen an der unteren Extremität, Hüftgelenkchirurgie und Gefäß-Operationen

Klin:
- ⇒ Kleine Embolien sind klinisch stumm od. oligosymptomatisch und werden häufig verkannt
- ⇒ Plötzliche akute **Dyspnoe** und Tachypnoe, Husten, evtl. **Hämoptoe** = Bluthusten, Schmerz im Thorax, Tachykardie, subfebrile Temperaturen
- ⇒ **Beklemmungsgefühl** und Angst, Schweißausbruch, Übelkeit, Brechreiz
- ⇒ Rezidivierende kleine Embolien: Belastungsdyspnoe, Neigung zu Synkopen unter Belastung, Tachykardien
- ⇒ Jede Pneumonie bei Bettlägerigen sollte auch an eine Lungenembolie denken lassen.

Diag:
1. Anamnese (Prädispositionsfaktoren?, Phlebothrombose?) und klinische Untersuchung
2. Labor: **D-Dimere** (Abbauprodukt des Fibrins) erhöht (Cut-off-Wert: >500 ng/ml)
   Blutgasanalyse: Abnahme des CO_2 (Hypokapnie) wegen der Tachypnoe, Abnahme des O_2, normale Blutgase schließen eine Lungenembolie jedoch nicht aus.
3. Bildgebung: **CT-Pulmonalisangiographie** ist Methode der Wahl (auch MRT-Angiographie od. DSA mögl.): Nachweis od. Ausschluss zuverlässig mögl.
   Echokardiographie bei instabilem Pat. (Dilatation des rechten Herzens?) + Lungensono + Sonographie der Beinvenen (Thrombose?), sog. Triple-POCUS-Untersuchung
   Ventilations-Perfusionsszintigraphie (auch Inhalationsszintigraphie genannt) der Lunge (sog. Kombilunge) zeigt beweisend die Verteilungsstörung.
   Nur noch selten zur Diag.: Pulmonalisangiographie mit Rechtsherzkatheter ⇨ angiographischer Nachweis einer Embolie und Messung des Pulmonalarterienmitteldruckes mögl. (physiol. 10-20 mmHg), kritisch: PA-Druck >30 mmHg (Katheter über die Armvene einführen!, da über V.femoralis zusätzliche Thromben verschleppt werden könnten.)
   Röntgen-Thorax: Zeichen sind "Gefäßlücken" bis zur "Hilusamputation" u. Transparenzzunahme, betroffen meist die Unterlappen (re > li), einseitiger Zwerchfellhochstand u. verminderte Exkursionen, evtl. kleine Plattenatelektasen, dilatiertes re. Herz
   Aber oft auch nur Normalbefund!
4. EKG: McGinn-White-Syndrom = SI-QIII-Typ (tiefe S-Zacke in Einthoven I und Q-Zacke

in III), Tachykardie, Rechtsschenkelblock, ST-Hebung in III u. terminal neg. T in III, P-dextrocardiale (überhöhtes P >3 mm)

Ther:
- Notfallmaßnahmen: Sedierung und Schmerzbekämpfung (z.B. Dolantin, Diazepam i.v.), O_2-Nasensonde, halbsitzende Lagerung, 5.000 I.E. **Heparin** i.v. als Bolus, Schockbehandlung (falls erforderlich Intubation, Beatmung)
- Konservativ: Nicht-Hochrisiko-Lungenembolie: niedermolekulares Heparin, z.B. 1 x tgl. 175 I.E./kgKG Tinzaparin (Innohep®) s.c. od. Fondaparinux 1 x tgl. 7,5 mg/Tag (Arixtra®) für 1 Wo. u. bereits am 2. Tag überlappender Beginn mit der Antikoagulation.

  Hochrisiko-Lungenembolie: systemische **Lysetherapie** mit Strepto-, Urokinase od. rt-PA (Actilyse®) als Kurzzeitlyse für 2 Stunden und intensivmedizinische Überwachung, **Heparin-Perfusor** mit 30.000-50.000 I.E./24h i.v. für 2-3 Tage (PTT soll das 2fache der Norm betragen), dann überlappender Beginn mit der Antikoagulation.

  Antikoagulation zur Primärther. u. Sekundärprophylaxe heute primär mit (DOAK/NOAK) direkten/neuen **oralen Faktor-Xa-Hemmern** Rivaroxaban (1 x 20 mg/Tag, Xarelto®) od. Apixaban (2 x 5 mg/Tag, Eliquis®), Vorteil: einfacher anzuwenden, keine INR-Kontrollen nötig, geringeres Blutungsrisiko als bei den bisher verwendeten Cumarinen (= Vitamin-K-Antagonisten, nach Quick/INR dosiert, Ziel: INR 2,0-3,0, Phenprocoumon, Marcumar® od. Warfarin, Coumadin®, diese sind noch indiziert beim Antiphospholipid-Syndrom). Dauer: für 3-6 Mon., bei Risiken (Gerinnungsstörung, Tumorerkrankung) ggf. unbefristet
- Operativ: Ind: Hochrisiko Lungenembolie, wenn mit konservativer Therapie nicht innerhalb der ersten Stunde beherrschbar
  - Interventionell: Versuch der Embolusfragmentation und Embolektomie mit Pulmonalarterien-Saugkatheter von der V.femoralis aus
  - Mit Einsatz der Herz-Lungen-Maschine: Op n. SCHARF u. COOLEY, extrakorporaler Kreislauf zuerst über A.+V.femoralis oder V.jugularis, Sternotomie, extrakorporaler Kreislauf jetzt über V.cava inf. und A.femoralis, **Embolektomie** mittels Saugkatheter, Fogarty-Katheter oder Fasszange, ggf. auch Ballonangioplastie
  - Embolektomie nach Trendelenburg: wenn Einsatz einer Herz-Lungen-Maschine nicht möglich: kurzzeitiges Abklemmen des Tr.pulmonalis, Eröffnung der Arterie und Absaugung/Entfernung des Embolus
  - Bei rezidivierenden Embolien trotz Antikoagulation: Einsatz eines **Schirmchens** in die V.cava inf. (Schirm nach GÜNTHER, Spinne nach GREENFIELD ⇨ Einsetzen über einen spez. Katheter) oder V.cava Doppelkammklemme von außen (ADAMS-DEWEESE-Klipp) unterhalb der Nierenvenen ⇨ verhindert Durchstrom von Thromben aus der unteren Körperhälfte und den unteren Extremitäten (Blut kann aufgrund der Kammform noch durch die V.cava strömen)
  - Postoperative Nachbehandlung wie oben (Heparin, Antikoagulation)
- Leitlinie: Venenthrombose u. Lungenembolie, S2k v. 2/2023 (AWMF Registernr. 065-003)

Prog: Hochrisiko-Lungenembolien haben eine ernste Prognose. Gelingt die konservative Therapie nicht, ist auch bei operativer Therapie mit einer Letalität von 50-70 % zu rechnen.
Wichtig ist die **Rezidivprophylaxe** (Rezidive sonst in 30-70 % d.F.), mit einem V.cava-Schirmchen Rezidiv nur noch in 3 % d.F.

Kompl:
* Entwicklung eines Schocks, Rechtsherzversagen durch Gefügedilatation ⇨ Tod ARDS, irreversible respiratorische Insuffizienz, irreversible Schockniere
* Atelektase, hämorrhagischer Lungeninfarkt mit Hämoptoe
* Entwicklung einer chronischen thromboembolischen pulmonalen Hypertonie

Proph:
♥ Jede Immobilisation erfordert konsequent eine **Thromboseprophylaxe**, z.B. mit 1 x tgl. niedermolekularem Heparin s.c. (gewichtsadaptiert, je nach Herstelleranweisung), z.B. Enoxaparin [Clexane®] od. Nadroparin [Fraxiparin®] sowie Antithrombosestrümpfe für die Beine und: **Immobilisation immer nur solange wie nötig!**

♥ Nach einer Lungenembolie: Rezidivprophylaxe durch Antikoagulation (s.o.) und Kontrollen in Spezialabteilungen erforderlich (Risiko-/Nutzenabwägung der Fortführung einer Antikoagulation)

DD:
- Akuter Myokardinfarkt, Angina pectoris, akute Aortendissektion, Perikarditis
- Pneumothorax, Lungenödem, Asthmaanfall, Pleuropneumonie

- Hämoptoe anderer Genese (Bronchialkarzinom, Tuberkulose, hämorrhagische Bronchitis, Lungenabszess, Goodpasture-Syndrom)
- Geburtshilfe: Fruchtwasserembolie = Übergang von Fruchtwasser in die Blutbahn der Mutter während od. kurz nach der Geburt über eröffnete uterine Venen im Bereich der Plazentahaftstelle ⇨ Aktivierung intravasaler Gerinnung, Vasokonstriktion, anaphylaktische Reaktion, Verlegung der Lungenmikrostrombahn
- Psychogene Hyperventilation

DIABETES MELLITUS IN DER CHIRURGIE

Syn: „Zuckerkrankheit", ICD-10: Typ I = E10.-, Typ II = E11.-

Ät: Einteilung nach WHO u. American Diabetes Association (1997)

1. **Diabetes mellitus Typ I** (früher juveniler D.m. od. IDDM = insulin-dependent diabetes mellitus genannt), 10 % d.F., **autoimmunologische** Destruktion der B-Zellen der LANGERHANS-Inseln (Trigger: Infektion mit Enteroviren?), Sonderformen: LADA (latent autoimmune diabetes in adults), Brittle-Diabetes (schwer einstellbarer, instabiler Typ I)
2. **Diabetes mellitus Typ II** (früher NIDDM = non-insulin-dependent diabetes mellitus genannt), meist **mit Adipositas** (häufigste Form, mit zusätzlichem Risiko durch die Adipositas, „Wohlstandskrankheit", metabolisches Syndrom), 90 % d.F.; auch ohne Adipositas mögl. = normalgewichtiger Pat. (dies sind oft aber auch LADA-Formen = später Typ I)
3. Andere spezifische Formen:
   - **Genetische Defekte**/immunologisch: auf Chrom. 7, 12, 20 (alle früher MODY = maturity onset diabetes of the young bezeichnet), der mitochondrialen DNA der B-Zellen, Insulinresistenz Typ A, Anti-Insulin-Rezeptor-Antikörper, sekundäre Folge bei DOWN- (Trisomie 21), TURNER- (45 X0), KLINEFELTER- (47 XXY), PRADER-WILLI-Syndrom (Chrom. 15), FRIEDREICH-Ataxie (Chrom. 9), dystrophische Myotonie (Chrom. 19), Stiff-man-Syndrom
   - **Endokrinopathien** (Ausschüttung kontrainsulinärer Hormone): CUSHING-Syndrom (Glukokortikoide), Phäochromozytom (Katecholamine), Akromegalie (STH), Hyperthyreose, Glukagonom, Somatostatinom, Aldosteronom, autoimmun-polyglanduläres Syndrom
   - Krankheiten des exokrinen Pankreas mit **Untergang von Pankreasgewebe** (chronische Pankreatitis, zystische Fibrose, Karzinom), Hämochromatose, operative Pankreatektomie
   - **Infektiös**: Pankreatitis, konnatale Röteln, Zytomegalie, Parotitis epidemica (Mumps)
   - **Medikamentös**: Glukokortikoide, Katecholamine/β-Sympathomimetika, Thiazid-Diuretika, Schilddrüsenhormone, Diazoxid, Phenytoin, Pentamidin, α-Interferon
4. **Schwangerschaftsdiabetes** (Syn: Gestationsdiabetes): 3 % aller Schwangeren betroffen, dieser sistiert jedoch i.d.R. nach der Schwangerschaft wieder

Tabelle: Übersicht über Diabetes mellitus Typ I und II

	Typ-I-Diabetiker	**Typ-II-Diabetiker**
Verteilung	10 % der Fälle	90 % der Fälle
Insulinmangel	absolut	relativ / Insulinresistenz
Manifestationsalter	15.-25. Lebensjahr	>40. Lebensjahr
Beginn	oft rasch	schleichend
Ätiologie	Autoimmunerkrankung, Ak gegen Inselzellen, Insulin usw., genetische Faktoren	Insulinrezeptordefekt, Insulinresistenz, Überernährung mit Adipositas
B-Zellen	auf <10 % vermindert	kaum vermindert
Körperbau	asthenisch	meist adipös / pyknisch
Plasmainsulin	niedrig bis fehlend	normal bis erhöht
Stoffwechsellage	labil	meist stabil
Ketoseneigung	hoch	gering, eher hyperosmolare Dehydratation
Komplikationen	autonome Neuropathie	Hypovolämie
Insulintherapie	insulinpflichtig	nur bei Erschöpfung der Insulinreserve und perioperativ

Epid: Lebenszeitprävalenz: 7,2 % der Bevölkerung in Deutschland haben einen bekannten Diabetes mellitus (Daten der DEGS1 v. 2013), in Deutschland sind etwa 6 Millionen betroffen.

Übersicht zum Risikopotential des Diabetes mellitus

DIABETES MELLITUS

MAKROANGIOPATHIE

Arteriosklerose
Arterielle Hypertonie
Myokardinfarkt
Zerebrale Durchblutungsstörungen
Periphere arterielle Durchblutungsstörungen
Plazentaminderperfusion
Gangrän („diabetischer Fuß“)

MIKROANGIOPATHIE

Allgemeine Gewebsischämie, Gangrän
Nephropathie
Glomerulosklerose KIMMELSTIEL-WILSON
Albuminurie, Hypoalbuminämie
Retinopathie

ELEKTROLYT- UND VOLUMENVERSCHIEBUNGEN

Hypokaliämie, Phosphatverlust
Polydipsie, Adynamie
Osmotische Diurese
Hypovolämie, Exsikkose
Hyperviskosität
Mikrozirkulationsstörungen

INTRAOPERATIVE HYPOGLYKÄMIE

HYPERGLYKÄMIE

Proteinglykosilierung
Gesteigerte Blutviskosität
Erhöhte Gerinnbarkeit
HbA1c erhöht die Sauerstoffaffinität ⇨ Gewebehypoxie

INFEKTIONEN

Verminderte Aktivität der Infektabwehr
Harnweginfektion, Pyelonephritiden
Wundheilungsstörungen

KETOAZIDOTISCHE STÖRUNGEN

Metabolische Azidose, Ketonkörper
Hyperlipazidämie, Fettleber
Erhöhung der Blutviskosität
Polyurie, Hypovolämie, Oligurie
Abdominelle Beschwerden ('Pseudoperitonitis')
Bewusstseinsstörungen bis hin zum ketoazidotischen **Koma**

DIABETISCHE POLYNEUROPATHIE

Autonomes Nervensystem
- **Hypotonie**, orthostatische Dysregulation
- **Kardioneuropathie** mit Frequenzstarre, Ruhetachykardie
- Kardiorespiratorische Insuffizienz
- Ösophagusmotilitätsstörung
- Gastroparese
- Obstipation oder Diarrhoe
- **Blasenentleerungsstörungen**
  - Blasenatonie, Überlaufblase
- Potenzstörungen
- Dyshidrosis, **trophische Störungen**

Sensomotorische Neuropathie
- Hypästhesie u. Parästhesien (strumpfförmig)
- Trophische Störungen des Integuments
- Malum perforans pedis

HYPEROSMOLARE STÖRUNGEN

Exzessive Hyperglykämie
Osmotische Diurese
Polyurie, Exsikkose
Bewusstseinsstörungen
Zerebrale Krampfanfälle

DIABETISCHE LAKTAZIDOSE

Auffällige Unruhe
Gastrointestinale Beschwerden
Gefahr bei der Ther. mit Biguaniden oder bei verminderter Gewebeperfusion

Path: Die Gefährdung des Patienten ist im wesentlichen von der Ausbildung und Ausprägung sekundärer **vaskulärer** u. **neuropathischer Störungen** und ihren Komplikationen (s.o.,

Übersicht zum Risikopotential) und somit von der Güte der Diabeteseinstellung in der vergangenen Zeit abhängig. Weiterhin müssen **akute Entgleisungen** des Glukosestoffwechsels sowie des Wasser- u. Elektrolythaushaltes sicher ausgeschlossen sein.

Klin:
- ⇒ Ein (unbehandelter) Diabetes mellitus kann Polyurie (Glukosurie), vermehrter Durst (Polydipsie), Dehydratation, Gewichtsabnahme und Leistungsminderung verursachen
- ⇒ Ein behandelter (= gut eingestellter) Diabetes mellitus verursacht keine Symptome
- ⇒ Cave: **Hypoglykämie** (Blutglukose <50 mg/dl) bei zu hoher Insulindosierung ⇨ Symptome können Zittern, Hungergefühl, Kaltschweißigkeit, Blässe der Haut, Tachykardie, Koordinationsstörungen, Doppelbilder und Bewusstseinsstörungen bis zum hypoglykämischen Koma sein.

Diag:
1. Anamnese: Diabetesdauer, Diabeteseinstellung, Diätführung, kardiale und andere Vorerkrankungen, **diabetische Komplikationen**, orthostatische Probleme, nächtliche Diarrhoen, Potenzstörungen, Ruhetachykardien, Hyp- oder Parästhesien (z.B. 'burning feet'), Medikamentenanamnese (Kortikosteroide, Diuretika, Schilddrüsenhormone, Östrogene)?
2. Klinische Untersuchung: **Gefäßstatus**, trophische und Heilungsstörungen, Herzauskultation (physiologische respiratorische Arrhythmie vorhanden? nein ⇨ vegetat. Nervensystem beeinträchtigt), distaler Vibrations- u. Lagesinn gestört (Polyneuropathie)
3. Labor: **Blutglukosewert** (Norm: nüchtern <125 mg/dl) und Uringlukose (qualitativ), **HbA1c** (zeigt die Einstellung über die letzten Wochen an, Ziel: <6,5 %), Hämoglobin und Hämatokrit (Dehydratation?), Kreatinin, Harnstoff sowie Elektrolyte, Thrombozyten, PTT, Quick, Lipidstatus, Harnstatus (Glukose, Albumin, Ketonkörper, Bakterien, Leukozyten)
4. Bei Verdacht auf Stoffwechselentgleisung zusätzlich: Blutglukose (>300 mg/dl oder <50 mg/dl?), pH-Wert des Blutes (<7,25-7,36?), Ketonkörper (>7 mmol/l?), Osmolarität (>350 mosml/l?), Laktat (>8 mmol/l?)
5. EKG: Hypoxische Schäden, früherer Infarkt?, evtl. mit Rhythmusstreifen in tiefer In- und Exspiration (physiologischerweise vorhandene respiratorische Arrhythmie? ⇨ fehlt bei autonomer Neuropathie)
6. Röntgen-Thorax, Sonographie des Abdomens (insb. Leber, Pankreas u. Nieren)
7. Ophthalmoskopische Untersuchung (Fundoskopie) zur Beurteilung des Gefäßsystems

Ther:
- Ziel: Prophylaxe schwerer Entgleisungen des Glukosestoffwechsels (präoperativ, intraoperativ und in der Postaggressionsphase), **Stabilisierung des Blutzuckers etwas oberhalb des Normbereiches (Ziel: 150-250 mg/dl, Kinder 90-180 mg/dl)**
- Präoperativ: Stationäre Aufnahme bei Elektiveingriffen 48 Stunden vor Op.
  - Orale Diabetesmedikation wird am Operationstag ausgelassen.
  - Insulintherapie notwendig bei bisher insulinunabhängigem Pat.?

    ⇨ Notwendig bei schlechter Voreinstellung = Nüchternglukosewerte >200 mg/dl, multiplen Verletzungen, Verbrennungs- oder Schockpatient, septischen Infektionen, besonders schwerem od. langdauerndem, geplantem operativen Eingriff, wenn keine baldige postoperative Umstellung auf normale orale Ernährung möglich sein wird.
  - Patienten mit insulinpflichtigem Diabetes mellitus und stabiler Stoffwechsellage und geplantem kleinem Eingriff: 5%ige Glukoseinfusion mit Zusatz von 20 mval/l KCl (125 ml/Std./70kgKG) am Morgen des Op-Tages + ½ übliche morgendliche Insulindosis als Altinsulin i.m., ¼ unmittelbar postop. und ¼ am Abend des Op-Tages.
  - Patienten mit insulinpflichtigem Diabetes mellitus und labiler Stoffwechsellage oder geplantem, sehr lang andauerndem, schwerem Eingriff: 5%ige Glukoseinfusion mit Zusatz von 20 mval/l KCl (125 ml/Std./70kgKG) + Altinsulin kontinuierlich per infusionem i.v. 0,5-2 E/Std. (je nach Bedarf, bei besonders schweren Fällen bis zu 2-6 E/Std. erforderlich), möglichst schon einen Tag vor der Op beginnen.
- Intraoperativ:
  - Stündliche Blutzuckermessung intraoperativ
  - Strenges intra- u. postop. kardiales Monitoring (insb. bei autonomer Neuropathie)
  - Therapieregime: siehe präoperativ
- Postoperativ: 6-stündliche Blutzuckerkontrollen (in den ersten 24 Std. post operationem), auf mögl. Miktionsstörungen, Blasenatonie, EKG-Veränderungen, Verschlechterung bestehender arterieller Verschlusskrankheit und auf Wundheilungsstörungen achten.

Med: Behandlungsregime wie prä-/intraoperativ durchführen, bis der Patient wieder normal essen und trinken kann.

- Allgemein: Blutzuckerspitzen (>250-300 mg/dl) können mit 4-8 E Altinsulin i.m. abgefangen werden, Indikation zur Low-dose-Heparinisierung großzügig stellen.
- In der perioperativen Phase sind **hypoglykämische Zustände** besonders gefährlich ⇨ möglichst **keine Werte <100 mg/dl**, wegen Gefahr der schnellen Entgleisung. Bei Hypoglykämie sofortige Glukosegabe i.v. bzw. Glukoseinfusion erhöhen.
- K-Ind. für Operationen: schwere Ketoazidose, hyperosmolare Störung, Laktazidose od. diabetisches Koma (Op für mind. 3-6 Stunden hinausschieben und Stabilisierung des Pat. durch Rehydrierung, Insulinsubstitution, Kaliumsubstitution und Azidoseausgleich)
- Leitlinie: Diabetes mellitus, Kap. 17, S3 v. 11/2023 (AWMF Registernummer 057-016)

Kompl: Bei und nach Operationen ist immer auf vermehrte Komplikationen zu achten durch:
- * **Wundheilungsstörungen**, Wundinfektion, Druckläsionen, diabetisches Fußsyndrom
- * **Harnweginfekte**, Blasenatonie, Überlaufblase, Niereninsuffizienz
- * Kardiorespiratorische Insuffizienz, Gastroparese
- * Mikrozirkulationsstörungen, **thromboembolische Komplikationen**, TIA – Apoplexie, Myokardinfarkt
- * Dekompensierten Stoffwechselentgleisungen (diabetische Ketoazidose, hyperosmolares Syndrom, Laktazidose)
- * Ein verminderter Insulinbedarf (Cave: Hypoglykämien) besteht nach Extremitätenamputation, Entfernung septischer Organe, Adrenalektomie, Hypophysektomie, Sectio caesarea (= Kaiserschnittentbindung)

WASSER- UND ELEKTROLYTHAUSHALTSTÖRUNGEN

Störungen im Wasserhaushalt:

Klin: ⇒ Dehydratation: verminderter Gewebeturgor, trockene Haut, ausgetrocknete Schleimhäute, Abnahme des Körpergewichtes, erniedrigter ZVD, Blutdruckabfall, Tachykardie, Hämokonzentration.

⇒ Hyperhydratation: gesteigerter Gewebeturgor (Ödeme), ZVD erhöht, Blutdruckerhöhung, als Komplikation: alveoläres Lungenödem, Steigerung des Hirndruckes.

Tabelle: Übersicht über Ursachen und Therapie zu Störungen des Wasserhaushaltes

Dehydratation:

	Isotone Dehydratation	Hypertone Dehydratation	Hypotone Dehydratation
Auslösende Ursachen	Erbrechen, Durchfälle Magen-Darm-Drainagen Darmfisteln, Stomata Blutverlust Osmotische Diurese Nephropathie mit Salzverlust Saluretika Verbrennungen	Fehlendes Durstgefühl (mangelnde Wasserzufuhr) Fieber, Diabetes insipidus Diabetes mellitus (osmotische Diurese) Hyperkalzämie Polyurie bei Niereninsuffizienz	Gestörte Osmoregulation Natriumverluste bei Nebennierenrindeninsuff. Diuretika Unzureichende Na-Zufuhr
Natrium	normal Bestand vermindert	erhöht Bestand normal od. vermindert	erniedrigt Bestand vermindert
Osmolalität	normal	gesteigert	vermindert
ECV	vermindert	vermindert	vermindert
ICV	normal	vermindert	erhöht
Therapie	Ausgleich mit 0,9%iger NaCl- od. Vollelektrolytlösung	5%ige Glukoselösung od. Halbelektrolyt-Laevulose-lösung	Hypertone Elektrolytlösung

Hyperhydratation:

	Isotone Hyperhydratation	Hypertone Hyperhydratation	Hypot. Hyperhydratation
Auslösende Ursachen	Überinfusion physiologischer Kochsalzlösung Niereninsuffizienz Hyperaldosteronismus Herzinsuffizienz Hepatopathie Hypoproteinämie	Exzessive Na-Zufuhr CONN-Syndrom CUSHING-Syndrom Chron. Steroidgabe	Überinfusion (z.B. Glukose-Lösung) Inadäquate ADH-Sekretion Nephropathie mit Oligurie Nephrotisches Syndrom Herz- od. Leberinsuffizienz mit Verdünnungssyndrom Hypothyreose NNR-Insuffizienz
Natrium	normal Bestand erhöht	erhöht Bestand gesteigert	erniedrigt Best. normal od. gesteigert
Osmolalität	normal	gesteigert	vermindert
ECV	erhöht	gesteigert	erhöht
ICV	normal	vermindert	erhöht
Therapie	Wasserzufuhr vermindern Diuretika, Herzglykoside ggf. Hämodialyse	Reduzierung der Na-Zufuhr Natriumfreie Lösungen + Saluretika ggf. Hämodialyse	Reduzierung der Zufuhr von freiem Wasser Diuretika, Herzglykoside ggf. Hämodialyse

Störungen im Elektrolythaushalt:

Etlg: # **Natrium-Haushalt** korreliert eng mit dem Wasserhaushalt (s.o.)

Kalium-Haushalt

Hyperkaliämie bei Niereninsuffizienz, ausgedehnten Weichteiltraumen, langer Ischämie von Extremitäten, Transfusion überlagerter Blutkonserven, Spironolacton-Medikation, kataboler Stoffwechsellage, Azidose, Insulin-Mangel

Klin: Herzrhythmusstörungen jeglicher Art, Kammerflimmern, Herzstillstand

Ther: Indiziert bei Werten >6 mmol/l ⇨ Kaliumrestriktion, langsame Infusion v. 500 ml einer 10%igen Glukoselösung + 10 E Normalinsulin (verschiebt Kalium in die Zellen), Ionenaustauschharze per os, als ultima ratio bei schweren Fällen Hämodialyse

Hypokaliämie bei perioperativen Verlusten gastrointestinaler Sekrete, Alkalose, postoperativem Hyperaldosteronismus, in der polyurischen Phase eines Nierenversagens, unzureichender Substitution im Rahmen einer Infusionstherapie

Klin: Adynamie, Hypomotilität des Gastrointestinaltraktes, Lähmungen der Blasen- und Darmmuskulatur, Herzrhythmusstörungen

Ther: 100-200 mmol Kaliumchlorid über 24 Stunden für 1 mmol Serumkaliumausgleich notwendig (Cave: Maximaldosis 20 mmol/Std!)

Kalzium-Haushalt

Hyperkalzämie bei Hyperparathyreoidismus, malignen Tumoren, Immobilisation

Klin. u. Kompl: Organkalzinose, hyperkalzämische Krisen mit Polyurie, Erbrechen, Exsikkose, psychotischen Erscheinungen, Niereninsuffizienz, Herzrhythmusstörungen, Somnolenz bis hin zum Koma

Ther: Forcierte Diurese mit Furosemid und bis 5 l/Tag 0,9%ige NaCl-Lösung, dazu Bisphosphonate

Bei Therapieresistenz: Calcitonin 4- bis 6x pro Tag 100 I.E., evtl. auch Zytostatikum Mithramycin

Cave beim Einsatz von Herzglykosiden und Thiaziddiuretika!

Bei Niereninsuffizienz Dialyse mit verstärkter Phosphateliminierung.

Hypokalzämie bei akuter Pankreatitis, Malabsorptionssyndrom, Hypoparathyreoidismus

Klin: Tetanie, psychische Störungen, Hautveränderungen

Ther: Kalzium und Vitamin D für einige Tage, schwere Fälle 1-2 g Kalziumglukonat i.v. entsprechend dem Bedarf und unter Laborkontrolle

Magnesium-Haushalt

Hypomagnesiämie bei postoperativem Malabsorptionssyndrom, polyurischen Störungen, parenteraler Ernährung
Klin: Muskelkrämpfe, Darmspasmen, Herzrhythmusstörungen
Ther: Magnesiumsubstitution

Hypermagnesiämie (selten) bei Niereninsuffizienz, Diabetes mellitus
Klin: Muskelschwäche, Atemstörungen, Erregungsleitungsstörungen des Herzens
Ther: wie bei Hyperkaliämie

DEKUBITUS

Syn: Druckgeschwür, Dekubitalulkus, ICD-10: L89.9-

Ät:
- **Schwere Grundkrankheit** (Paresen, Schock, Koma, Polytrauma)
- **Bettlägerige**, gelähmte (apoplektischer Insult, Querschnittlähmung) **immobile Patienten**
- Alte multimorbide Pat. (**Demenzerkrankung**), psychiatrische Erkrankungen
- Mazeration der Haut durch **Feuchtigkeit** (Stuhl- u. Harninkontinenz)
- Langdauernde chirurgische Eingriffe, Intensivstation
- Prädisp.: vorbestehende **Durchblutungsstörung**, **Diabetes mellitus**, **Polyneuropathie**, Exsikkose, **Kachexie**, Anämie, Eiweißverlust, Immundefekte

Path:
- ♦ Allgemein: verminderte Schmerzempfindung und/oder verminderte Spontanbeweglichkeit
- ♦ Aufgrund einer längeren **Druckbelastung** (>2 Stunden) kommt es über knöchernen Vorsprüngen zur **ischämischen Nekrose** der Haut und/oder des darunterliegenden Gewebes ⇨ Grundlage jeglicher Therapie ist die **Druckentlastung** zur Wiedereröffnung der Arteriolen und Kapillaren (der art. Kapillardruck beträgt ca. 30 mmHg, die Druckbelastung darf nicht höher sein als dieser Wert, idealerweise sollte der Auflagedruck noch unter dem venösen Druck liegen = <12 mmHg).
- ♦ Flächenhafte Rötung, dann Ulzerationen mit schlechter Granulations- u. Heilungstendenz
- ♦ Heilung: verläuft über 3 Stadien: Reinigung, Granulation, Epithelialisierung
- ♦ Lok: insb. über Knochenvorsprüngen: **Os sacrum** u. Steißbein, Sitzbein, **Fersen**, **Trochanter major** (insb. bei 90° Seitenlagerung), Schulterblätter, Dornfortsätze der Wirbelsäule, Malleolen, Epikondylen der Knie- und Ellenbogengelenke, Ellenbogen, Hinterkopf

Epid:
- ◊ 7 % aller hospitalisierten Patienten (z.B. in Pflegeheimen) entwickeln einen Dekubitus (je nach Patientengut und abhängig von der Grunderkrankung 1-11 %).
- ◊ Prädisp.alter: sehr hohes Alter (insb. >80. Lj.)

Klin:
- ⇒ Geröteter Hautbezirk (**nicht wegdrückbar**) als Alarmsignal, schmerzhaft
- ⇒ Ulzerationen, fötider Geruch

Etlg: gem. EPUAP (European Pressure Ulcer Advisory Panel, 2009)

Stadium I:	Umschriebene **Hautrötung** bei intakter Haut
Stadium II:	Hautdefekt mit Blase od. flachem Ulcus
Stadium III:	Defekt umfasst **alle Weichteilschichten** (Cutis, Subcutis, subkutanes Fett- und Bindegewebe)
Stadium IV:	Defekt umfasst auch Muskeln u. Sehnen mit freiliegendem Knochen

Diag:
1. Anamnese (Grunderkrankungen) und typisches klinisches Bild, Fotodokumentation
2. Bildgebung: vor operativer plastischer Deckung Beckenübersicht zum Ausschluss einer Osteitis und Beurteilung von Skelettdeformitäten, periartikuläre Verkalkungen, ggf. MRT

3. Ultraschall-Doppler mit Verschlussdruckmessung der Knöchelarterien (bei systolischem Druck <50 mmHg nur geringe Heilungschance bei Fersendekubitus ⇨ ggf. gefäßchirurgischer Eingriff erforderlich)

Ther:
- Konservativ:
  - **DRUCKENTLASTUNG!** (häufiges Umlagern **alle 2 Std.**, Polsterungen, zuschneidbare Schaumstoffe, Fersenringe/-kappen, Watteverband, Gelkissen, Spezialmatratzen, pneumatische Matratzen, Clinitron®-Mikroglaskugelbett), Bewegungsförderung soweit mögl.
    Patienten mit Sakralulzera sollten in **30° Schräglage** (nach SEILER) mit Schaumgummielementen gelagert werden (nicht komplett auf der Seite [= 90°], um die Trochanterregion nicht zu gefährden)
  - Thromboseprophylaxe bei immobilen Patienten
  - Tupfungen mit Povidon-Iod (Betaisodona®, Mercuchrom®) und trockene Verbände bei oberflächlichen Läsionen (Stadium II)
- Lokaltherapie: Entfernung von Nekrosen
  - Eitrige und fibrinöse Beläge können mit proteolytischen Enzymen (Varidase®, Iruxol®N) entfernt werden.
  - **Hydrokolloidplatten** (z.B. Varihesive®, Comfeel® ⇨ bilden eine feuchte Kammer) und keimreduzierende Maßnahmen durch Spülungen mit Ringer-Lösung oder mit Biguanid-Antiseptikum (Lavasept®) od. Polyvidon-Iod (z.B. Betaisodona®) ⇨ Wunddesinfizienzen beeinträchtigen aber die Wundheilung u. sollten daher nur begrenzt eingesetzt werden.
  - Granulationsförderung: z.B. mit Perubalsam (Decubitan®) od. auch mit **Vakuumversiegelung** des Wundgebietes mit einem Schwamm-Foliensystem mögl. (z.B. PICO®) od. Bestrahlung mit Wassergefiltertem-Infrarot-A od. mit Kaltplasma.
  - Kohlensäurebäder als physikalische Lokaltherapie mögl.
  - Bei infizierten nicht heilenden Problemwunden auch sog. „Biochirurgie“ durch Einbringen von sterilen Maden [Lucilia sericata] für jeweils 3 Tage mögl., diese verflüssigen die Nekrosen durch ihre Verdauungssekrete und stimulieren die Wundheilung.
- Operativ: Ind: Dekubitalulzera des Stadiums III und IV
  Nekrosektomie, evtl. in mehreren Sitzungen und Ausbildung von intaktem Granulationsgewebe, Umschneidung und **plastische Defektdeckung** (Lappenplastik mit muskulokutanem Lappen, z.B. glutealer Rotationslappen), postop. Druckentlastung d. Op-Gebietes
  Perioperative Antibiotikaprophylaxe i.v. mit einem Cephalosporin (z.B. i.v. 2,0 g Cefotaxim, Claforan® + Metronidazol 0,5 g) od. gem. präop. Antibiogramm
- Leitlinie: Dekubitus bei Querschnitt, S1 v. 7/2017 (AWMF Registernummer 179-008)

Prog: Abhängig von der Sorgfalt der Pflege (viel Geduld)

Kompl:
* Fortschreiten des Krankheitsprozesses bei mangelnder Pflege
* Im Stadium III und IV drohen septische Komplikationen.
* Stadium IV: Entstehung einer Osteomyelitis, nach Op Rezidivdekubitus
* Spätkomplikation: Entwicklung eines Narbenkarzinoms

Proph:
- ♥ Regelmäßiger **Lagerungswechsel** bei bettlägerigen Patienten (alle 2-4 Std.), sorgfältige Polsterung gefährdeter Stellen und Vermeidung von Falten der Unterlage usw., regelmäßige Kontrolle gefährdeter Hautstellen (auf nicht wegdrückbare Rötung achten)
- ♥ Regelmäßige Pflege der Haut mit spez. Hautpflegemitteln (z.B. PC 30 V®), insb. im Stadium I des Dekubitus wichtig
- ♥ Keine dauernde Nässe ⇨ sorgfältige Hygiene bei Miktion, Kathetern und Defäkation
- ♥ Bei Risikopatienten (z.B. Querschnittsgelähmten) frühzeitig Spezialbetten: Stryker-Bett (Sandwich-Bett), Clinitron®-Bett oder Luftkissenbett (Wechseldrucksysteme)

DD:
- Ulcus cruris (arteriosum) aufgrund einer **chronischen AVK** am Fuß/Ferse
- Ulcus cruris (venosum) durch **chronisch venöse Insuffizienz**
- Ulcus bei **Diabetes mellitus**, sog. „Diabetischer Fuß“
- Malum perforans (Ulcus trophoneuroticum) bei **Polyneuropathie** (insb. bei Diabetes)

SPEZIELLE INFEKTIONEN IN DER CHIRURGIE

TETANUS

Syn: **Wundstarrkrampf**, ICD-10: A35

Ät: **Clostridium tetani**, sehr **widerstandsfähiger Anaerobier** (grampositives, sporenbildendes Stäbchen) mit ubiquitärem Vorkommen, bevorzugt in faulem Holz, feuchter Erde, Tierkot (auch im Darm des Menschen) od. an Pflanzen. Die Sporen können monatelang überleben.

Path:
- Der Erreger Clostridium tetani produziert **Neurotoxine** (Tetanospasmin, Tetanolysin), die von der primären Wunde über die Axone/Nervenscheide retrograd zu den **Motoneuronen** im Rückenmark und Medulla/Hirnnervenkerne (auch über Blut- und Lymphweg möglich) gelangen u. dort zur Aufhebung der RENSHAW-Hemmung führen ⇨ **erhöhte motorische Aktivitätsbereitschaft**, Tetanie der Muskulatur schon bei kleinsten Reizen (z.B. Geräusche, Berührung)
- Übertragungsmodus: **Jede Wunde kann Eintrittspforte sein**, besonders gefährdet sind tiefe Wunden mit Fremdkörpereintritt, Kammer- und Taschenbildung, Gewebetrümmern und Nekrosen sowie Verbrennungen. Auch jahrelang inkorporierte Fremdkörper können Sporen beinhalten, die bei einer Fremdkörperentfernung dann freigesetzt werden können.
- Sonderformen: Nabelschnurtetanus (Tetanus neonatorum), Tetanus post abortum
  Iatrogen: Tetanus post operationem

Epid:
- ◊ Inzidenz: 15/1.000.000 Verletzte, durch die Schutzimpfung in **Deutschland extrem selten** (nur noch ca. 10 Erkrankungsfälle/Jahr), weltweit jedoch noch besonders häufig, z.B. in den tropischen Entwicklungsländern (ca. 20.000 Fälle/Jahr)
- ◊ Inkubationszeit: 4-14 Tage, im Durchschnitt 1 Wo. (je später der Krankheitsbeginn, desto besser die Prognose), auch Spättetanus mit einer Inkubationszeit von Monaten bis ein Jahr mögl.

Etlg: Klinische Stadien nach ABLETT (1967)

Grad I:	leichter Trismus, leichte Schluckbeschwerden, keine Spasmen
Grad II:	Deutliche **Muskelrigidität**, Trismus, kurze Spasmen, Tachypnoe >30/Min.
Grad III:	Generalisierte Muskelrigidität, schwerer Trismus, prolongierte Spasmen, Tachypnoe >40/Min., Tachykardie >120/Min., Apnoe-Anfälle
Grad IV:	Grad-III-Symptome + autonome Dysregulation (Kreislauflabilität, Herzrhythmusstörungen bis Asystolie)

Klin:
- ⇒ Prodromi: Kopfschmerzen, Schwitzen, motorische Unruhe, Müdigkeit, Parästhesien im Wundbereich
- ⇒ Schmerzhafte klonische Muskelkrämpfe: **Risus sardonicus** (unwillkürlich verkrampft grinsendes Gesicht), **Trismus** (Kieferklemme), **Opisthotonus** (Reklination des Kopfes und Überstreckung des Rumpfes, seltener auch Pleurothotonus = seitl., Emprosthotonus = nach vorne, Orthotonus = gerade gestreckter Rumpf mögl.), allgemein erfolgt die Krampfausbreitung in kranio-kaudaler Richtung, typische **Verstärkung durch äußere Reize** (sensible oder sensorische)
- ⇒ Krämpfe der Zwerchfellmuskulatur mit Singultus, Dyspnoe, Hypoxie, Azidose, Atemlähmung
- ⇒ Schwindel, Schlaflosigkeit, Myalgien und Myopathie, Hyperthermie bis 42 °C
- ⇒ Herzrhythmusstörungen, arterielle Hypertonie
- ⇒ Das Bewusstsein der Kranken bleibt bis zum Schluss klar

Diag: 1. Anamnese (Verletzung, offene Wunden, Fremdkörper?) und klinische Untersuchung: als Frühsymptom sind schnelle Wechselbewegungen mit dem Kiefer erschwert, es folgt später der Trismus
2. Labor: Tetanus-Antitoxin-Nachweis im Serum (Impfschutz besteht bei >0,1 I.E./ml)
3. Evtl. Erregernachweis im Wundabstrich (gelingt meist nicht), Speziallabor beim RKI
4. EMG: ständige Aktivitätspotentiale (keine silent periods)

Ther:
- Bei Wundstarrkrampf (manifeste Erkrankung):
  - Suche der Eintrittspforte, korrekte Wundbehandlung mit **großzügiger Wundexzision** der Primärwunde (Débridement zur Keimreduktion, Entfernung von Fremdkörpern)
  - **Offene Wundbehandlung**
  - Immunbehandlung: Initial 0,5 ml **Tetanustoxoid** (Tetanol®) **und** 3.000 I.E. **Tetanus-Immunglobulin** (TIG, Tetagam®N) i.m. an kontralateralen Körperstellen und zusätzlich TIG 500 I.E. zirkulär in die Wundränder verteilen, weitere TIG-Gaben in Abhängigkeit vom Krankheitsbild, ggf. zusätzlich TIG und Baclofen intrathekal bei Spasmen
  - Antibiose: Metronidazol 500 mg i.v. alle 6 Std. für 7-10 Tage
  - Muskelkrampfbehandlung: **Sedierung** mit Phenobarbital (Luminal®) + Diazepam (Valium®), i.v.-Gabe von Magnesium, bei schwerer Form Relaxation mit Succinylcholin und kontrollierte Beatmung, bei vegetativen Symptomen (Sympathikushyperaktivität) Dexmedetomidin i.v.
- Allgemeine Maßnahmen: **Intensivüberwachung**, Isolierung in abgedunkeltem und ruhigem Raum, Thromboseprophylaxe, allgemeine Infektionsprophylaxe mit Breitbandantibiose, Ausgleich der Azidose, Ein- u. Ausfuhrkontrolle, ggf. hochkalorische parenterale Ernährung, Intubation, Relaxation und kontrollierte Beatmung oder assistierte Beatmung, bei längerer Beatmung Tracheotomie, Hypothermie
- Leitlinie: Tetanus, S1 v. 8/2017 (AWMF Registernummer 030-104)

Prog: Bei Krankheitsausbruch **schlecht**, Letalität auch mit Intensivtherapie 20-50 % ⇨ immer an die Impfprophylaxe bei jeder noch so kleinen Verletzung denken!

Je kürzer die Inkubationszeit, desto schlechter die Prog. Letalitätsgipfel 1-5 Tage nach Krankheitsausbruch.

Die Erholung dauert bei Überleben Monate (die Beatmung ist meist nach 4-8 Wochen nicht mehr erforderlich). Auch nach Erkrankung keine zuverlässige Immunität.

Kompl:
* Bei Krämpfen Wirbelkörperfrakturen od. Frakturen der langen Röhrenknochen mögl.
* Aspirationspneumonie, Tod durch Dyspnoe, Kammerflimmern, Asystolie mögl.
* Impfung: Urtikaria, allergische Reaktionen, Übelkeit, Fieber, lokale Reaktionen (Rötung, Schwellung), Mono-, Polyneuropathien ⇨ insb. auch bei zu häufigem Impfen, der Abstand von 10 Jahren nach Grundimmunisierung (sofern keine schwere Verletzung zwischenzeitlich vorliegt) sollte nicht unterschritten werden.

  Cave: Versehentliche intravenöse Injektion von Impfstoff ⇨ allergische Reaktionen bis hin zum Schock mögl.!

Proph: ♥ **Tetanus-Schutzimpfung:** Aktive **Grundimmunisierung** (⇨ Vollschutz für 10 Jahre) durch 3-malige Injektion (intramuskulär in M.deltoideus, bei Antikoagulanzientherapie od. hämorrhagischer Diathese auch s.c.) von 0,5 ml Tetanustoxoid = Tetanusimpfstoff (hochgereinigtes, formaldehydbehandeltes Tetanustoxin an Aluminiumhydroxid adsorbiert, Tetanol®). Applikationszeiten: 1. Tag, dann nach 4-8 Wochen und nach 6-12 Monaten (bei längeren Abständen: **jede Impfung zählt!**, es braucht keine neue Grundimmunisierung von vorne begonnen zu werden).

Bei Säuglingen ab 3. Monat, insg. 4 Impfungen: 1. + 2. + 3. im Abstand von 4 Wo. und 4. Impfung im Alter von 11-14 Monaten mit **DT-Impfstoff** = Diphtherie- + Tetanus-Toxoid, bzw. heute zusätzlich + Pertussis + Poliomyelitis + Haemophilus influenzae Typ b + Hepatitis B als 6fach Impfstoff, z.B. Infanrix hexa®) i.m. in den M.vastus lat.

Auffrischimpfung: Lebenslang in Abständen von 10 Jahren nach Grundimmunisierung mit 1 x 0,5 ml Tetanustoxoid, bzw. heute mit **Tdap-Impfstoff** (Tetanus- u. weniger Diphtherietoxoid = d und weniger Pertussiskomponente = ap, dieser wird ab einem Alter von 5-6 J. benutzt, z.B. Boostrix®) empfohlen. Tetanus-Antikörper-Bestimmungen werden nicht empfohlen, im Zweifel immer Impfung durchführen.

Anmerkung: **Alle Impfungen immer in den Internationalen Impfausweis eintragen!**

♥ **Bei jeder Verletzung immer Impfstatus prüfen** (Impfpass) und entsprechend impfen (s. im Folgenden u. Übersicht)! **Jede Wunde sorgfältig reinigen** (Keimreduktion)!

♥ Impfung bei Verletzungen von Personen **ohne Impfschutz** oder mit **unbekanntem Impfstatus** gegen Tetanus (s.u. Übersicht):
- Bei sauberen kleinen Wunden Gabe einer normalen Tetanol®-Dosis, bzw. Tdap-Impfung (dann normale Grundimmunisierung mit o.g. Abständen 4 Wo. u. 6 -12 Mon. anschließen)
- Bei verschmutzten großen Wunden od. Eindringen von Fremdkörpern **Simultanprophylaxe** (⇨ gleichzeitige Gabe von **Tetanustoxoid** [0,5 ml Tetanol®, bzw. Tdap-Impfung] und **TIG** [= Tetanusimmunglobulin vom Menschen, 250 I.E. Tetagam®N] i.m. an kontralateralen Körperstellen (bei chirurgisch nicht einwandfrei versorgbaren oder vernachlässigten Wunden oder schweren Verbrennungen 500 I.E., bei ausgedehnten Verbrennungen nach 36 Std. noch einmal 250 I.E.), danach normale Grundimmunisierung mit o.g. Abständen anschließen.

Verletzungen bei Personen mit **unvollständigem Impfschutz** gegen Tetanus:

Nach 1 Tetanusimpfung:
- Bei sauberen kleinen Wunden 0,5 ml Tetanol®, bzw. Tdap-Impfstoff (dann nach 6-12 Mon. normale Grundimmunisierung abschließen)
- Bei verschmutzten großen Wunden Simultanprophylaxe (dann nach 6- 12 Mon. normale Grundimmunisierung abschließen)

Nach 2 Tetanusimpfungen:
- Bei sauberen kleinen Wunden Gabe einer normalen Tetanol®-Impfung, bzw. Tdap-Impfstoff (= somit normale Grundimmunisierung abgeschlossen)
- Bei verschmutzten großen Wunden und wenn die Verletzung >24 Std. zurückliegt ⇨ Simultanprophylaxe

♥ Verletzungen bei Personen mit **vollständigem Impfschutz** gegen Tetanus:
- Bei sauberen kleinen Wunden und letzte Impfung <10 Jahre: keine sofortige Impfung erforderlich, wenn >10 Jahre: Tetanol®, bzw. Tdap-Impfstoff (= Auffrischimpfung)
- Bei verschmutzten große Wunden und letzte Impfung >5 Jahre: 0,5 ml i.m. Tetanol®, bzw. Tdap-Impfstoff (z.B. Boostrix®)

♥ Verletzungen bei Personen mit bekannten Immundefekten/immunsuppressiver Therapie neben der entsprechenden Tetanol®-Impfung (je nach Impfstatus) immer + Tetagam®N

Bisherige Anzahl an Impfungen	**saubere, geringfügige Wunden**		**tiefe, verschmutzte Wunden**	
	Tdap (<6 J. DTaP)	**TIG + Tdap**	**Tdap** (<6 J. DTaP)	**TIG + Tdap**
∅ od. unbekannt	**ja**	**ja**	**ja**	**ja (250-500 I.E.)**
1	**ja**	nein	**ja**	**ja (250-500 I.E.)**
2	**ja**	nein	**ja**	**ja (250-500 I.E.)**
3 od. mehr	nein (**ja**, bei >10 J. nach letzter Impfung)	nein	nein (**ja**, bei >5 J. nach letzter Impfung)	nein

DD:
- Zerebrale Krämpfe
- Tetanie (Hyperventilation), Hypokalzämie, hysterische Krämpfe
- Lyssa-Virus (Rabies, Tollwut)
- Strychninvergiftung (der Strychnintetanus bevorzugt die Extremitäten)
- Trismus: Reflektorisch bei Entzündungen im Bereich des Kiefergelenkes, Mundbodenphlegmone, Überempfindlichkeit gegen Depot-Neuroleptika
- Opisthotonus: Meningitis, zerebrale Blutung, Hirnstammeinklemmung, Dezerebration

GASBRAND

Syn: Gasödemerkrankung, Gasödem, malignes Ödem, ICD-10: A48.0

Path:
- ♦ Erreger: **Clostridium perfringens** (grampositiver, sporenbildender Anaerobier), selten auch: Clostridium septicum, histolyticum, novyi, gigas
  Ubiquitär vorkommende Keime und Sporen (auch im Darm gesunder Menschen)
- ♦ Krankheitssymptome durch Ektotoxin (enzymatisch, lytisch wirkend) ⇨ Verflüssigung und Zerfall von Gewebe mit Gasbildung
- ♦ Besonders gefährdet sind tiefe, erdverschmutzte Weichteilwunden mit Taschen, Kammern, schlechter Durchblutung und Nekrosen, oft Mischinfektionen
- ♦ Sonderformen: Darmbrand, traumatisches Uterus-Gasödem
- ♦ Bei oraler Aufnahme kontaminierter Nahrung ist auch das klinische Bild einer Gastroenteritis mit Bauchkrämpfen und Diarrhoe (meist nur für einen Tag) durch ein gebildetes Enterotoxin mögl.

Epid:
- ◊ Inzidenz: 0,1/100.000/Jahr in Deutschland (sehr selten, ca. 100 Fälle/J. in Deutschland)
- ◊ Inkubationszeit: wenige Stunden bis 5 Tage

Klin:
- ⇒ Plötzlich sich **verstärkender Wundschmerz**
- ⇒ Ausgedehnt ödematös geschwollene Wunde
- ⇒ **Knistern der Wunde**, süßlich **faul riechend**, auf Druck entweichen Gasblasen (= Hautemphysem), kein bis wenig Eiter = relativ trockene Wunde, fleischwasserfarbenes Wundsekret
- ⇒ Allgemeinsymptome im fortgeschrittenen Stadium: **Rascher Verfall** des Kranken mit schwerem Krankheitsbild mit **Tachykardie**, Hypotonie, Zyanose, vertiefter Atmung, Unruhe oder Benommenheit, Anämie, Ikterus
- ⇒ Im Verlauf: anurisches Nierenversagen, Sepsis, toxisches Herz-Kreislauf-Versagen mögl.

Diag:
1. Anamnese und klinische Untersuchung: Wenig eiternde Wunde, schwarze Verfärbung der Wunde, Knistern der Wunde, auf Druck entweichen Gasblasen, Muskulatur sieht wie gekochter Schinken aus, trotz schwerem Krankheitsbild kaum Temperaturerhöhung
2. Röntgen: charakteristisches Zeichen ist die **gefiederte Muskulatur**
3. Erregernachweis aus der Wunde mögl. (anaerober Transport!), dauert aber einige Tage
   ⇨ **Therapie schon bei Verdacht** ohne Erregernachweis indiziert!

Ther:
- Operativ: Ind: Schon bei Verdacht Therapie einleiten!
  - Großzügige Revision der Wundverhältnisse, **Ausräumung aller Nekrosen**, Spaltung der Muskelfaszien, Spülung mit H_2O_2, offene Wundversorgung (⇨ **aerobe Wundverhältnisse** schaffen)
  - Hyperbare Oxygenation (3 bar) sofort postoperativ (Clostridium ist Anaerobier!)
- Antibiose: hochdosiert i.v. Penicillin G + Metronidazol (Clont®)
- Intensivmedizinische Überwachung, Schockbehandlung, Hämodialyse bei Nierenversagen
- Ultima ratio: Extremitätenamputation
- Gabe von polyvalentem Gasbrand-Antitoxin ist umstritten und weitgehend verlassen.

Prog: Bei Nichtbehandlung innerhalb von Tagen letal. Letalität hängt vom **frühzeitigen! Behandlungsbeginn** ab. Gesamtletalität bis 30 %.

Kompl:
- * Gangrän der benachbarten Muskulatur (Clostridien**myonekrose**)
- * Toxisches Herz-Kreislauf-Versagen, Schock

Proph: ♥ Tiefe, zerfetzte, stark verschmutzte Wunden sollten neben der chirurgischen Wundversorgung auch eine antibiotische Abdeckung erhalten.

DD:
- Hautemphysem (z.B. bei Lungen-, Mediastinal-Eingriffe, Pneumothorax)
- Abszesse mit Gasbildung bei Mischinfektionen (⇨ eher viel Eiter), nekrotisierende Fasziitis durch Streptococcus pyogenes (Grp. A)
- Verletzungen mit Presslufteinwirkung

TOLLWUT

Syn: **Rabies, Lyssa**, Hundswut, Hydrophobie, ICD-10: A82.-

Ät: Virale Zoonose durch das **Rabies-Virus** (RNA-Virus der Gattung Lyssa-Virus, gehört zur Familie der Rhabdoviren) mit weltweiter Verbreitung

Path:
- Übertragung: über den **Speichel**, z.B. durch **Biss** von Haustieren, wie **Hund**, Katze, Rind, Schaf (urbane Tollwut), Ziege, Pferd od. von Wildtieren, wie **Fuchs**, Wolf, Dachs, Marder, Reh, Waschbär, Skunk, Schakal, **Fledermaus**, Ratte, Maus (sylvatische Tollwut) ⇨ Ausbreitung aus der primären Wunde auf (vermutlich sensiblen) Nervenbahnen ⇨ Zielorgan: Befall der Perikaryen des ZNS (**graue Substanz**) im Rückenmark und/oder Gehirn
- Allg: Infektiosität gering, nur ca. 20 % der Infizierten erkranken, größtes Risiko bei Bissverletzungen am Hals, Gesicht und Kopf
- Lok: enzephalitische Herde im Hippocampus, Limbischen System, Kleinhirn und Stammhirnbereich

Epid:
- ◊ Inkubationszeit: 10 Tage bis mehrere Monate (im Durchschnitt **3-8 Wochen**, selten sogar mehrere Jahre)
- ◊ **Deutschland ist frei** von Tollwut (der letzte infizierte Fuchs wurde 2006 festgestellt, ein geringes Risiko wird noch bei Fledermäusen und durch illegalen Import von Haustieren gesehen), Risikogebiete sind Asien (insb. Indien, Nepal) und Osteuropa.
  ⇨ 90 % aller Tollwutexpositionen gehen von **Hunden** aus!
  Weltweit ca. 60.000 Erkrankungen pro Jahr, in Deutschland zuletzt 0/Jahr (letzter Fall 2007 bei einem Mann, der bei einer Reise in Marokko von einem streunenden Hund gebissen worden war)
- ◊ **Meldepflichtig** gem. IfSG (schon bei **Krankheitsverdacht** und bei Erkrankung sowie Tod), auch die Berührung eines tollwutverdächtigen Tiers ist meldepflichtig!

Klin:
- ⇒ Keine Warnsymptome. treten die ersten Krankheitssymptome auf, ist die Tollwut bereits manifest ⇨ **Therapie bei Verdacht** (abnormes Verhalten des beißenden Tieres)
- ⇒ Lokal: Rötung der Bissnarbe, **„Verspäteter" Wundschmerz** und Parästhesien an der Bissstelle
- ⇒ Prodromalphase: Kopfschmerz, Übelkeit, Erbrechen, Appetitlosigkeit, Lethargie, Reizbarkeit, Erregung, Depressionen, Angstzustände
- ⇒ Akute neurologische Symptome (Exzitationsstadium, „rasende Wut"): Überempfindlichkeit gegen Sinnesreize mit tonisch-klonischen Krämpfen, vermehrter Speichelfluss, Dysphagie und Schlundkrämpfe (pharyngealer Spasmus), Krämpfe der Kehlkopf- und Atemmuskulatur mit Erstickungsgefühl, **Hydrophobie** (Wasserscheu = qualvoller Durst, ohne aber schlucken zu können ⇨ Angst vor dem Trinken), Wesensänderung, Wutanfälle, Aggressivität
- ⇒ Endstadium („stille Wut"): Hirnnerven-Lähmungen und Paresen von Extremitäten- und Stammmuskulatur, aufsteigende Lähmungen bis zur Ateminsuffizienz mit Koma
- ⇒ Atemstillstand, Herzlähmung und Tod bei bis zuletzt klarem Bewusstsein

Diag:
1. Anamnese (Umstände des Tierbisses und auffälliges Verhalten des Tieres) und klinische, neurologische Untersuchung
2. Labor: Serologischer Nachweis nur nach Krankheitsausbruch mögl. ⇨ kein direkter Nachweis/Ausschluss in der Inkubationszeit mögl. (nur über das Tier)
3. Liquorpunktion: leichte Pleozytose mit Lymphozyten
4. Abschuss und Sektion des verdächtigen Tieres: Histologie des Gehirnes zeigt mikroskopisch die typischen **Negri-Körperchen** (intrazytoplasmatische Einschlusskörperchen, insb. im Ammonshorn zu finden), Nachweis mit RT-PCR mögl.

Ther:
- Bei Verdacht auf Tollwutinfektion ⇨ Impfung! (s. Übersicht)
  - Lokalbehandlung: **großzügige Wundausschneidung**, Auswaschen der Wunde mit viruziden Detergentien (Seifenlösung, Äthanol 70%ig od. Iodpräparat), **offene Wundversorgung** (= keine Primärnaht)

- Bei oberflächlichen Kratzern oder Belecken des Tieres von nicht intakter Haut: sofortige (postexpositionelle) **Schutzimpfung mit HDC-Vakzine** (= human diploid cell strain, Rabipur®) 1 ml i.m. = 2,5 I.E., weitere Impfung nach 3 Tagen, 1, 2, 4 Wochen (der Impfschutz wird innerhalb von 1 Wo. erreicht, also noch vor Ablauf der Inkubationszeit) Lok: M.deltoideus i.m. (auch tief s.c. mögl.)
- Bei tiefen blutenden Kratzern oder jeglicher Bissverletzung (und natürlich bei Krankheitsmanifestation): **Simultanbehandlung** mit HDC-Vakzine + exakt 20 I.E./kgKG Rabiesimmunglobulin (Berirab®, keine Überdosierung wegen Blockade der aktiven Immunisierung), davon die Hälfte lokal um die Bisswunde herum und den Rest i.m. kontralateral gluteal od. am Oberarm, anschließend weiter mit der postexpositionellen HDC-Vakzination (nach obigem Schema).
- Außerdem immer auch an die **Tetanusprophylaxe** denken und durchführen (s.o.)!
- Intensivtherapie bei Krankheitsausbruch und Progredienz

Grad/Art der Exposition	durch tollwutverdächtiges oder tollwütiges Wild- oder Haustier	durch einen Tollwut-Impfstoffköder	**postexpositionelle Immunprophylaxe**
I	Berühren/Füttern von Tieren, Belecken der intakten Haut	Berühren von Impfstoffködern bei intakter Haut	keine
II	oberflächliche, nicht blutende Kratzer od. Hautabschürfungen durch ein Tier, Lecken od. Knabbern an der nicht intakten Haut	Kontakt mit der Impfflüssigkeit eines beschädigten Impfköders bei nicht intakter Haut	HDC-Vakzine
III	jegliche Bisswunde oder Kratzwunde, Kontamination von Schleimhäuten od. Wunden durch Speichel der Tiere (z.B. durch Lecken od. Spritzer) od. Fledermausverletzung	Kontamination von Schleimhäuten od. frischen Hautverletzungen mit der Impfflüssigkeit eines beschädigten Impfköders	Simultanprophylaxe

Prog: Sehr ernst, unbehandelt Tod meist innerhalb von wenigen Tagen nach Krankheitsausbruch.

Kompl:
* Ateminsuffizienz, Aspirationspneumonie
* Kardiale Arrhythmien, Herzlähmung

Proph:
- ♥ Schutzimpfung = präexpositionelle Grundimmunisierung bei Risikogruppen (**Tierärzte**, Forstpersonal, Jäger, Tierpfleger, Metzger, Landwirtschaft, Reisende in Risikogebiete): 3 Impfungen mit HDC-Vakzine je 1 ml = 2,5 I.E. i.m. im Abstand von jeweils 4 Wo. und eine Auffrischimpfung nach 1 Jahr (dann Auffrischimpfung alle 3-5 Jahre, nach Titerkontrolle ⇨ Auffrischung bei Titer <0,5 IE/ml Serum)
  Bei Exposition und Grundimmunisierung <5 Jahren ⇨ Impfung am Tag 0 und 3, liegt der Impfschutz >5 Jahren zurück, oder Verletzung am Kopf ⇨ vollständiger Impfzyklus wie bei ungeimpften Personen
- ♥ Impfung von Hunden (alle 3 J.) und Füchsen (mit Impfflüssigkeit enthaltenden Ködern, für Füchse wird dies in Deutschland seit 2008 nicht mehr durchgeführt)
- ♥ Auf auffällige Tiere achten, Abstand zu fremden Hunden, insb. im Ausland!

DD:
- Virusenzephalitis
- Intoxikationen, Tetanus

HIV / AIDS IN DER CHIRURGIE

Syn: **AIDS = acquired immune deficiency syndrome**, erworbenes Immundefektsyndrom, ICD-10: B20 - B24, asymptomatische HIV-Infektion Z21

Ät: **HIV** = human immunodeficiency virus Typ 1 u. Typ 2 (selten) sind RNA-haltige **Retroviren**, direkt **lymphozytotrop** und auch **neurotrop.**

Path:
- ♦ Für eine Infektion werden ca. 500-1.000 Viren benötigt (= humaninfektiöse Dosis).
- ♦ HIV befällt die **T_4-Helfer-Lymphozyten**, Makrophagen, LANGERHANS-Haut-Zellen (als Eintrittspforte dient der CD_4-Rezeptor) und auch Fettzellen (über den CCR5-Rezeptor)

- **Serokonversion** = Auftreten von HIV-Antikörpern im Blut mit den heutigen Tests spätestens nach 8 Wo. nachweisbar. Einzelne Fälle zeigen spätere oder selten auch keine Serokonversion (Menschen mit homozygoter = doppelter Mutation des CCR5-Rezeptor-Gens sind weitgehend immun gegen HIV. Ebenfalls verminderte Anfälligkeit haben Menschen mit dem Blutgruppenmerkmal Pk)
- Durch die heutige Ther. lässt sich die Anzahl der Viren meist unter die Nachweisgrenze (<50 Kopien/ml) vermindern. Die Viren verbleiben jedoch lebenslang in den Memory-Cells (funktionell ruhende, immunkompetente B- u. T-Lymphozyten) und vermehren sich z.B. bei einem Therapieabbruch sofort wieder (⇨ AIDS ist bisher nicht heilbar).

Epid:
◊ **M** >> w, z.Zt. **4 : 1** bei den HIV-Infizierten und 5 : 1 bei den AIDS-Erkrankten in **Deutschland** (auf der Welt hingegen mittlerweile ausgeglichenes Verhältnis! m = w)

◊ Infektionsmodus: **ungeschützter Sexualkontakt**, **i.v. Drogenmissbrauch**, in der 3. Welt rituelle Beschneidung der Frauen, (rituelle) Tätowierungen, Piercing, Schwangerschaft ⇨ **Neugeborene** infizierter Mütter (sog. *vertikale Infektion*), Blut- bzw. Blutprodukteübertragung (Risiko heute extrem gering), Organtransplantation
Medizinisches Personal: **Nadelstichverletzung** und Blutkontakt

◊ Schwangerschaft: in Deutschland 1 HIV-Infizierte auf 3.000 Schwangere, die Gesamtzahl der HIV-infizierten Kinder in Deutschland liegt derzeit bei etwa 200

◊ **Meldepflichtig** gem. IfSG (nichtnamentliche Meldung durch das Labor)

◊ Neueste Infos zur Epidemiologie: Robert Koch-Institut, Nordufer 20, 13353 Berlin, im Internet: www.rki.de (Halbjahresberichte abrufbar) u. www.unaids.org (weltweite Daten)

Diag:
1. Anamnese (Infektion ist meist schon länger bekannt od. Risikogruppe, Infektionsmodus) oder **HIV-Ak-Nachweis** als Screening (mit ELISA), wenn positiv Immunoblot als Bestätigungstest unbedingt erforderlich wegen der geringen Spezifität des Screening-HIV-Tests + Bestätigung mit einer 2. Blutprobe, um auch Verwechslungen auszuschließen.

   Seit 2018 gibt es auch frei verkäufliche Selbsttests (z.B. Autotest VIH®, Exacto® für 20-25 EUR), dies senkt die Hemmschwelle der Pat. für eine Untersuchung.

   Zur endgültigen Bestätigung bei pos. Screening dann **PCR** (polymerase-chain-reaction = Amplifikation von Genfragmenten) ⇨ HIV-Gennachweis mögl. (jedoch ganz selten auch falsch positive Befunde mögl.).

   Infizierte: ab Stad. 2 (bekannte Infektion) ⇨ **½-jährige Kontrolluntersuchungen** mit klinischer Untersuchung, Laborkontrolle von $CD4^+$-Zellzahl u. **Viruslast** (= Virusäquivalente/ml Plasma ⇨ somit Aktivität der Infektion u. Wirksamkeitskontrolle der Therapie mögl.)

   Anmerkung: beim ELISA bleibt ein diagnostisches Fenster von einigen Wochen, bis sich Ak im Blut des Pat. gebildet haben (Serokonversion). Diese scheinbar neg. Pat. haben aber in dieser Zeit eine besonders hohe Viruslast (⇨ 20fach höhere Infektiosität bei sexuellen Kontakten in dieser Zeit! und hier auch Risiko für infektiöse Blutkonserven, wenn die Pat. in dieser Zeit Blut spenden und Risiko bei Operationen).
2. Sonstiges Labor: **verminderte T_4-Lymphozytenzahl** (CD_4-Zellzahl <500/µl), **T_4/T_8-Verhältnis vermindert** (<1,2), Anstieg der Zahl aktivierter T_8-Lymphozyten (CD 8/38-Antigen), Vermehrung von IgG, Thrombozytopenie, Anämie

Proph:
♥ Klinik: **Vorsicht beim Umgang mit Blut!** – es gelten die gleichen Schutzempfehlungen wie beim Umgang von Sekreten und sonstigen Körperflüssigkeiten von Hepatitis-B-Erkrankten (jedoch reichen normale Vinylhandschuhe nicht aus, **Latex-Handschuhe** benutzen!). Eine berufsbedingte HIV-Infektion ist eine Berufskrankheit (daher nach fraglichem Kontakt/Verletzungen immer Kontrollen durchführen und dokumentieren!).

Operationen: Vor jedem elektiven Eingriff sollte obligat ein HIV-Test beim Pat. durchgeführt werden, bei Notfalleingriffen sollte er anschließend nachgeholt werden.

Wichtig: Der Patient muss über die Durchführung des Tests **aufgeklärt** werden! Bei Op von HIV-positiven Patienten doppelte Handschuhe tragen.

♥ Patienten: sollten Ihren Arzt od. Zahnarzt über das Vorliegen einer Infektion informieren

♥ Blutbanken: **HIV-Screening** von Blutkonserven und Blutprodukten obligat (mit Dual-target-NAT). Trotzdem bleibt ein rechnerisches Restrisiko von 1:3.000.000 eine infizierte Blutkonserven zu bekommen (darüber und über die Möglichkeit einer Eigenblutspende muss aufgeklärt werden! Wesentlich höher ist in diesem Zusammenhang das Risiko einer Posttransfusionshepatitis mit einem Risiko von 1:360.000)

- **Bei Verdacht auf Kontamination** = Verletzungen mit **hohem** Risiko (z.B. Hohlnadelstichverletzung oder Stich-/Schnittverletzung im Op) ⇨ **Postexpositionsprophylaxe (PEP)** gem. Robert-Koch-Institut u. den Deutsch-Österreichischen Empfehlungen zur HIV-PEP (Stand: 2022):

  Wunde intensiv ausbluten lassen (Blutung anregen), großzügige Desinfektion (Alkoholpräparat 2-4 Min. anwenden [z.B. Betaseptic®], sollte schmerzen, z.B. durch spreizen des Stichkanals ⇨ nur dann effektiv).

  Erste Medikation dann möglichst unmittelbar (**innerhalb von 2 Std.**, spätestens nach 24 (max. 72) Std.) einnehmen, empfohlen wird die Kombination:

  245 mg Tenofovir + 200 mg Emtricitabin 1 x tgl. (Truvada®) + 2 x tgl. 400 mg Raltegravir (Isentress®) oder 245 mg Tenofovir + 200 mg Emtricitabin 1 x tgl. (Truvada®) + 1 x tgl. 50 mg Dolutegravir (Tivicay®).

  Eigener HIV-Test u. beim Indexpatienten (+ Hep-B- + -C-Serologie) durchführen, D-Arzt-Bericht anfertigen. Die Medikation **für 4 Wochen** fortführen, wenn Patient tatsächlich HIV-positiv (und die Viruslast >50 HIV-Kopien/ml beträgt) ist. Eigene HIV-Test-Kontrolle 6 Wo. nach Ende der PEP zur Dokumentation.

  An gleichzeitig mögl. **Hepatitis-B**- und -**C-Infektion** denken und im Labor überprüfen (Kontagiosität ist **25fach höher** als die des HI-Virus!) und Hepatitis-B-Impfschutz überprüfen, ggf. simultane aktive + passive Hep.-B-Impfung durchführen.

- Allgemein: **Aufklärung der Bevölkerung, Kondome, Meidung von Promiskuität, Safer Sex** für Hetero- und insb. Homosexuelle

  Fixer: Einmalbestecke (kein "needle sharing"), Förderung von Beratungsstellen

  Eine Präexpositionsprophylaxe (**PrEP**) mit Tenofovir + Emtricitabin (1 x tgl., Truvada®) ist für Menschen mit hohem Infektionsrisiko (z.B. HIV-neg. Partner/in eines/r HIV-Infizierten) seit 2019 zugelassen und auch eine Kassenleistung in Deutschland. Die Effektivität des Schutzes ist sehr gut.

- Impfung: Weltweit sind verschiedene Impfstoffe und andere Prophylaktika (z.B. ein Vaginalgel für Frauen mit Tenofovir od. ein Vaginalring mit Dapivirin) in Erprobung. Gut wirksam scheint der Mosaikimpfstoff Ad26.Mos.HIV mit gp140-Booster (4-malige Impfung) zu sein.

- Leitlinie: Prävention blutübertragbarer Virusinfektionen, S1 v. 11/2017 (AWMF Registernummer 029-026) und medikamentöse PEP nach HIV-Exposition, S2k v. 12/2021 (AWMF Registernummer 055-004)

- Selbsthilfegruppen: gibt es in jeder größeren Stadt, Adressen über die Deutsche AIDS-Hilfe e.V., Wilhelmstr. 138, 10963 Berlin, Tel.: 030 690087-0, Internet: www.aidshilfe.de.

  DAIG – Deutsche AIDS-Gesellschaft e.V., Grindelallee 35, 20146 Hamburg, Tel.: 0160 90289285, Fax: 040 284073-73, Internet: www.daignet.de

  Kostenloses Informationsmaterial über Bundeszentrale für gesundheitliche Aufklärung, Internet: www.bzga.de und weitere Informationen bei www.unaids.org

DD:
- Idiopathisches CD_4-T-Lymphozytopenie-Syndrom
- CVID (common variable immunodeficiency): fehlende Ausreifung von B-Lymphozyten zu Plasmazellen unklarer Genese ⇨ primäres Antikörpermangelsyndrom
- X-chrom. vererbte Hypogammaglobulinämie (BRUTON-Syndrom)
- Immunschwäche anderer Genese (Tumorerkrankung, konsumierende Prozesse, medikamentöse Immunsuppression, z.B. bei Organtransplantationen, Proteinmangel)

KLEINE CHIRURGIE

PANARITIUM

Syn: Fingereiterung, Nagelkrankheit, Nagelgeschwür, ICD-10: L03.0-

Ät:
- Kleine Hautverletzungen als Eintrittspforte (insb. im Nagelgebiet)
- Stichverletzungen, **Bisswunden** (Tier- od. Menschenbisse)
- Offene Phalangenfraktur

Path:
- ♦ Volarseitige Fingerinfektion mit Gewebeeinschmelzung, streckseitige Abszedierungen (Handrücken) sind seltener
- ♦ Keime: meist Staphylokokken, A-Streptokokken oder Mischinfektion
  Menschenbisse: Eikenella corrodens, Staphylokokken
  Hunde- od. Katzenbisse: Pasteurella canis, multocida od. septica, Staphylokokken

Etlg:
- # **Oberflächliche Panaritien der Finger**
  Panaritium cutaneum, Panaritium subcutaneum, Kragenknopfpanaritium (= kutaner Befall mit kleiner Verbindung zur subkutanen Schicht, die ausgedehnt befallen ist), Panaritium periunguale und subunguale (= Nagelpanaritium)
- # **Tiefe Panaritien der Finger** (als Komplikation der oberflächlichen Panaritien)
  Panaritium periostale, Panaritium ossale (meist Endphalangen), Panaritium articulare, Panaritium tendinosum (= Sehnenscheidenphlegmone)
- # Panaritium der Hand: **Hohlhandphlegmone** (im Bereich der Palmaraponeurose oder der Beugesehnenfächer oder noch darunter), Interdigitalphlegmone (Zwischenfingerraum), Thenarphlegmone (Daumenballen) oder **V-Phlegmone** (Daumen- + Kleinfingerpanaritium in den Sehnenscheiden, Verbindung über den Karpaltunnel)
  Cave: Ausbreitung auf Handwurzelgelenk und Unterarm mögl.

Klin:
- ⇒ Rötung, Überwärmung, Schwellung, Ödem, **pulsierender Schmerz**, Schonhaltung
- ⇒ Panaritium tendinosum: Druckempfindlichkeit der Sehnenscheide, **Schonhaltung** des betroffenen Fingers (Beugestellung), Bewegungsschmerz
- ⇒ Bei fortgeschrittenem Krankheitsbild (z.B. Hohlhandphlegmone): Fieber, Schüttelfrost, Leukozytose

Diag:
1. Anamnese und klinische Untersuchung: Auf Druck- und Klopfschmerzhaftigkeit der Beugesehnen achten (Entwicklung einer Phlegmone), DMS prüfen.
2. Röntgen: Hand, bei ossärer Beteiligung des Panaritiums subperiostale Einschmelzungen und Knochensequestrierung, bei Gelenkbeteiligung verbreiterter Gelenkspalt
3. Intraoperativer Abstrich: Keim- und Resistenzbestimmung

Ther:
- Operativ: Ind: immer gegeben, um eine Ausbreitung zu verhindern
  - ***Panaritium cutaneum:*** Inzision der oberflächlichen Eiterblase (Inspektion, ob ein Fistelgang nach subkutan besteht = Kragenknopfpanaritium?). Offene Wundbehandlung mit Abszesssalbe (z.B. Furacin®) und Verband mit Ethacridin (Rivanol®)
  - ***Panaritium subcutaneum:*** Seitliche Inzision (Schonung der Fingerbeere), Ausräumung, evtl. Gummilasche, Drainage, Ruhigstellung (Böhler-Schiene)
  - ***Panaritium subunguale:*** Nagelinzision
  - ***Interdigitalphlegmone:*** Palmare Inzision im Interdigitalraum (prox. der Interdigitalfalte ohne diese zu durchtrennen) und dorsale Gegeninzision, Drainage
  - ***Panaritium tendinosum:*** **sofortige/frühzeitige Operation!** Prox. u. distale Darstellung der Sehnenscheide und Spülung, Spüldrainage über kleine Katheter in den Sehnenfächern

- ***V-Phlegmone:*** **sofortige/frühzeitige Operation!** Spaltung d. Karpaltunnels zur Druckentlastung und weiteres Vorgehen wie bei Panaritium tendinosum
- ***Hohlhandphlegmone:*** **sofortige/frühzeitige Operation!** Inzision, evtl. Resektion der Palmaraponeurose, Spülung, Drainage
- ***Panaritium ossale:*** Curettage des Knochens, bei Knochennekrosen (Knochensequester) Entfernung des nekrotischen Teils, Drainage
- ***Panaritium articulare:*** Inzision und Spülung der Gelenkhöhle, Drainage, bei Therapieresistenz als ultima ratio Arthrodese (= Gelenkversteifung)

- Liegen schon Nekrosen vor, muss ein sorgfältiges Débridement vorgenommen werden.
- Möglichst bei allen Panaritien einen Abstrich zur Keim- und Resistenzbestimmung (Antibiogramm) durchführen
- Bei allen tieferen Panaritien zusätzlich zur operativen Sanierung **systemische Antibiose** (z.B. mit einem Cephalosporin, bzw. gezielt nach Resistenzbestimmung) und konsequente Ruhigstellung der Hand für einige Tage

Kompl:
* **Ausbreitung** und Entwicklung einer Hohlhandphlegmone, Unterarmphlegmone aus jedem Panaritium möglich!, Erysipel
* Panaritium tendinosum: Ischämische Sehnennekrose durch Ödem (⇨ Druck auf die versorgenden Gefäße), Spätfolgen durch die Entzündung können Verklebungen der Sehne mit der Sehnenscheide und damit Funktionsbeeinträchtigung sein.
* V-Phlegmone: Kompression des N.medianus im Karpaltunnel
* Lymphangitis (Volksmund: "Blutvergiftung")

DD:
- **Paronychie** (= Nagelumlauf, Nagelfalzentzündung, Panaritium periunguale), häufigste Infektion an der Hand:
  Akute Paronychie durch Staphylokokken ⇨ Ther: Inzision, Salbenverband, EMMERT-Plastik bei Unguis incarnatus
  Chronische Paronychie durch Candidabefall ⇨ Ther: Phenol, Antimykotika
- Gangränöse Veränderungen bei arterieller Durchblutungsstörung
- Schädigung des Halsmarks (z.B. Syringomyelie) ⇨ schmerzlose Fingereiterungen (Panaritium analgicum) = MORVAN-Syndrom

UNGUIS INCARNATUS

Syn: Eingewachsener Nagel, ICD-10: L60.0

Path:
- Nagelbett zu breit oder Nagel stark verformt ⇨ Nagel wächst in den Nagelfalz ein.
- Seitlicher Druck auf den Nagel durch zu enges Schuhwerk
- **Chronische Entzündung** an dem durch den Nagelrand gedrückten Nagelfalz (= Paronychie) ⇨ **Granulationsgewebe, Taschenbildung**
- Lok: meist **Großzehe** (medialer Teil des Dig. I)

Klin:
⇒ Schwellung durch Entzündungsherd, Druckschmerz
⇒ Pochender Schmerz bei akuter Entzündung, Eiterbildung
⇒ Chronisch: Bildung von überschießendem Gewebe, Taschenbildung

Ther:
- Konservativ: Fußpflege kann nur die Komplikationen (Entzündung) verhindern, versucht werden auch Nagelkorrekturspangen (diese müssen jedoch mehrere Monate getragen werden)
  Akute Entzündung: Kamille- oder Polyvidon-Iod-Fußbäder (Betaisodona®), offenes Schuhwerk ⇨ im Intervall (nach Abklingen der akuten Entzündung) dann Op.
- Operativ: Verschiedene Verfahren stehen zur Verfügung (in aufsteigender Radikalität).
  - OBERST-Leitungsanästhesie (ohne Adrenalinzusatz!, z.B. mit Mepivacain 1%ig, Scandicain®) u. Blutsperre am Zehengrundgelenk (z.B. mit abgeschnittenem Fingerling)

- **Phenol-Verödung** des Nagelbetts für 3 Min. nach Nagelteilresektion
- Segmentale Matrixexzision: Inzision des Nagelwalls und sparsame Teilresektion der Nagelmatrix, Naht des Nagelwalls
- **EMMERT-Nagelplastik** (= Nagelkeilexzision, s. Abb.): partielle Nagelresektion und Keilexzision des Nagelfalzes und des dazugehörigen Nagelbettes (1/3 oder 1/4 des Nagels werden reseziert) mit der dazugehörigen Nagelwurzel. Ind: schwere Nagelwallinfektion, Rezidive
  Postoperativ: **offene Wundversorgung** (keine Naht, die ehemalige Nagelmatrix soll epithelialisieren), Branolind®-Salbenkompressen und elastischen Binden, offenen Schuhen und Gehhilfen (Entlastung der Zehe) für einige Tage

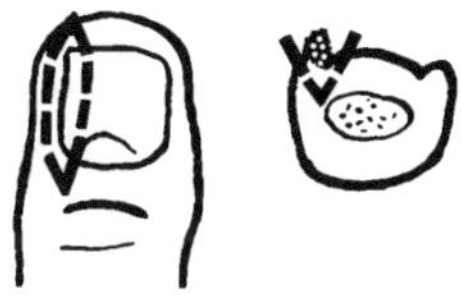

Kompl: * Akute Paronychie (= Nagelumlauf, Nagelfalzentzündung)
Op: * Wundheilungsstörungen, sekundäre Infektion
* Rezidiv durch neue Granulombildung (keine geschlossenen Schuhe postop.)

Proph: ♥ **Gerader Nagelschnitt an den Zehen, Überragenlassen der Nagelecken**

DD: – **Onychogryphosis** (= Verdickung, Verhärtung, Krümmung des Nagels), sog. Krallennagel
Vorkommen: insb. bei älteren Menschen
Ther: Nagelentfernung in Oberst-Leitungsanästhesie
– **Nagel-** und **Fußmykose** (sollte vor operativer Korrektur therapiert werden)

SUBUNGUALES HÄMATOM/FREMDKÖRPER

Syn: Nagelhämatom

Ät: – **Quetschverletzungen** durch Hammerschlag, Autotür
– Einspießung von Fremdkörpern (in das Nagelbett, meist durch das Hyponychium, s. Abb.)

Path: ♦ Quetschung des Fingers ⇨ subunguale Blutungen aus d. Nagelbett durch Gefäßeinrisse
♦ Schmerz durch Druckanstieg im subungualen Raum (Selbsttamponade der Blutung im begrenzten subungualen Raum)

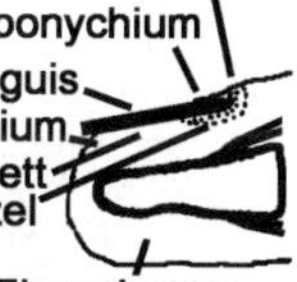

Klin: ⇒ Starke Schmerzhaftigkeit
⇒ Blaufärbung von Nagelbett und Nagelmatrix
⇒ Fremdkörper: Rötung, Schwellung, Schmerzen

Diag: 1. Anamnese (Trauma?) und klinische Untersuchung
2. Röntgen: Finger/Hand, um Fraktur durch die Quetschverletzung auszuschließen, Fremdkörper sichtbar?

Ther: • Operativ:
- Nagelhämatom: **Nageltrepanation** mit einer glühenden Büronadel od. einer 1er-Kanüle od. einem dünnen Bohrer ⇨ Perforation des Nagels und somit Entlastung des Hämatoms (der Nagel wird belassen!)
- Fremdkörper: Oberflächliche Fremdkörper können direkt gezogen werden.
- Tiefe Fremdkörper: OBERST-Leitungsanästhesie und Fremdkörperentfernung durch Nagelkeilexzision, offene Wundversorgung

• Tetanusprophylaxe!

Kompl: * Fraktur der Endphalanx bei der Quetschverletzung oder Fremdkörpereinspießung
* Fremdkörper: Wundinfektion, Tetanus

DD: – Subungualer Naevuszellnaevus, Cave: subunguales malignes Melanom!

- Glomustumor (Syn: MASSON-Tumoren, Glomangiome, Angiomyoneurome = arterio-venöse Anastomose)
- Chronische Onychomykose (Nagelpilz) mit Verfärbung des Nagels

GANGLION

Syn: "Überbein", ICD-10: M67.4-

Path:
- ♦ Zystische Veränderungen in Sehnengleitlager od. Gelenkkapsel durch **mukoide/myxoide Degeneration** (schleimiger Umbau) des umgebenden Bindegewebes
- ♦ Bei vorangegangenem Trauma ist der Inhalt des Ganglions auch manchmal blutig.
- ♦ Lok: Handrücken, Streck- und Beugeseite der radialen Handwurzel, Fußrücken, Sprunggelenk, Kniekehle, lateraler Meniskus, selten auch intraossär (Femurkopf, Malleolus, Handwurzelknochen)

Epid: Vorwiegend bindegewebsschwache, junge Frauen

Klin:
- ⇒ **Prallelastischer**, gut abgrenzbarer, runder, glatter, nicht verschieblicher Tumor
- ⇒ Langsames Wachstum
- ⇒ Hervortreten meist nur bei bestimmten Gelenksstellungen / Bewegungsprovokation
- ⇒ Schmerzen, Bewegungseinschränkung ⇨ Ind. zur Op.

Diag:
1. Anamnese und klinische Untersuchung: typischer Inspektionsbefund (Provokation)
2. Sonographie: zystische Veränderung

Ther:
- Konservativ: Zertrümmerungs-/Verödungsbehandlungen führen meist zu Rezidiven ⇨ Op
- Operativ: Ind: Nur gegeben bei Beschwerden, z.B. Schmerzen, Bewegungseinschränkung (Anmerkung: Das Auffinden kann manchmal schwierig sein, wenn das Ganglion nicht immer sichtbar ist.)
  - Plexusanästhesie, Blutsperre
  - **Vollständige** Exstirpation
  - Postoperativ: Ruhigstellung mit Gipsschiene für 10 Tage

Kompl: Op: Bei nicht vollständiger Exstirpation ⇨ Rezidive häufig! (bis 25 %)

DD:
- Tumoren im Bereich des Sehnengleitgewebes: Lipome, Atherome, Fibroblastom, Fibrosarkom, Hämangiom, Synovialom, Xanthom, Riesenzelltumoren, Granulome
- Sehnenscheidenhygrom: Sackartige Erweiterung der **Sehnenscheide** bei chron. Entzündung (Rheuma, TBC), Lok: Fingerbeuger, Sehne des M.fibularis (Peroneusgruppe)
  Klin: verdickte Sehnenscheide mit tastbaren Fibringranula ("Reiskörner")
  Ther: Exstirpation des Hygroms / der Sehnenscheide

PARATENONITIS CREPITANS

Syn: Peritenonitis crepitans, Paratendinitis, ICD-10: M70.- (oft fälschlich Sehnenscheidenentzündung genannt)

Ät:
- Krankheiten des rheumatischen Formenkreises
- Überlastung
- Stumpfe Traumen, Kontusionen

Path:
- ♦ Entzündliche Veränderung (aseptisch) des Sehnengleitgewebes von sehnenscheiden**losen** Sehnen ⇨ Reizerguss, Fibrinausscheidung und anschließende Organisation

- Lok: Streckseite der Hand, Achillessehne, Mm.peronaei- und Mm.tibiales-Sehnen

Klin: ⇒ Bewegungsschmerzen, Druckschmerzhaftigkeit
⇒ Tastbares Bewegungsknirschen ("Schneeballknirschen", "Seidenpapierknirschen")
⇒ Schwellung, Überwärmung

Ther:
- Konservativ: **Ruhigstellung** im Gipsverband, Schonung der betroffenen Extremität, nichtsteroidale Antiphlogistika
- Lokale Injektion von Lokalanästhetika und/oder Kortikoiden (Cave: Sehnennekrose)

Kompl: Wiederholte Kortikoideinspritzungen können zu Sehnenrupturen und verstärkter Kalkeinlagerung führen.

DD: Tendovaginitis crepitans: Entzündung d. Sehnengleitlagers bei Sehnen mit Sehnengleitlager

ATHEROM- / LIPOM-ENTFERNUNG

Syn: Atherom, umgangssprachlich "Grützbeutel", ICD-10: L72.1; Lipoma (Fettgewebsgeschwulst), ICD-10: D17.-

Path:
- **Echtes Atherom: Epidermoidzyste** aus embryonal verstreuten und abgekapselten Epidermis- oder Drüsenzellen (echte Atherome zeigen daher auch keine Öffnung)
  Falsches Atherom: Talgretentionszysten = Stauung von Drüsensekreten der Haartalgdrüsen (meist eine Öffnung sichtbar/Follikelgang), Neigung zur Abszessbildung
  Lok: echte Atherome: **Capillitium** (= behaarte Kopfhaut, oft multipel), Stirn, periokulär
  falsche Atherome: Gesicht, Brust, Rücken, Skrotum
- **Lipome: gutartige** Fettgewebsgeschwulst
  Lok: meist im Unterhautfettgewebe an OA, UA, OS, Bauch, Flanke
  Formen: L.fibrosum = Lipom mit zus. Fibrose
  L.pendulum = gestieltes Lipom
  L.arborescens = Lipom der Gelenkkapsel (insb. Kniegelenk, HOFFA-Krankh.)
  Lipomatose = zahlreiche Lipome, oft symmetrisch (z.B. Lipomatosis colli, Syn: MADELUNG-Fetthals)

Klin: ⇒ Atherom: gut verschiebliche, prallelastische, **relativ harte**, halbkugelige, tastbare Zyste
⇒ Lipom: langsames Wachstum, **weicher**, diffus tastbarer Knoten

Diag:
1. Anamnese und klinische Untersuchung (insb. bei Lipomen kann die von außen tastbare Größe täuschen und diese können sich intraoperativ tiefer und ausgedehnter darstellen)
2. Sonographie: Ausdehnung der Raumforderung
3. Röntgen: Schädelübersicht bei Lok. am Kopf zum Ausschluss von Schädel-Osteomen
4. Operativ gewonnenes Material **immer zur histologischen Untersuchung** geben (Malignität muss ausgeschlossen werden)!

Ther:
- Operativ:
  - Lokalanästhesie als **Field-Block** (z.B. mit Mepivacain, Scandicain® 1%ig)
  - Atherome: **Enukleation** (mit der gesamten Kapsel, möglichst ohne diese zu eröffnen) ⇨ kleine Atherome können digital ausgelöst werden, größere müssen stumpf/scharf präpariert werden
  - Bei infizierten Atheromen Mitentfernung des umliegenden Gewebes
  - Lipome: **Exzision** des Lipoms **mit seiner Kapsel** durch stumpfe/scharfe Präparation
  - Hautnaht als Einzelknopf- oder intrakutane Naht, steriler Verband
  - Bei sehr großen Exzidaten zusätzlich Subkutannaht und evtl. Einlage einer REDON-Drainage

Kompl: Op: Blutungen, Infektionen, Wundheilungsstörungen, Hautnarbe

DD:
- Andere benigne Weichteiltumoren: Fibrom, Epitheliom, Zylindrom (Syn: SPIEGLER-Tumor, Turbantumor), Desmoid, Hämangiom, Lymphangiom / Lymphozele / Lymphadenopathie, Myome (Rhabdomyom = quergestreifte Muskulatur; Leiomyom = glatte Muskulatur), Schwannom, Neurofibromatose (v.RECKLINGHAUSEN), Mesenchymom
- Ganglion, Sehnenscheidenhygrom
- Abszess, Furunkel, Phlegmone
- Fremdkörperzysten, Epithelzysten (traumatische Verschleppung von Epidermiszellen in die Subkutis, insb. an den Fingern), Hämatomzysten, parasitäre Zysten
- Maligne Weichteiltumoren: sind sehr selten (Verhältnis: 1 maligner Tumor auf 200 benigne, trotzdem immer Histologie vom Op-Präparat durchführen, auch wenn dieses benigne erscheint): Liposarkom, pleomorphes Sarkom, Fibrosarkom, Rhabdomyosarkom, Leiomyosarkom, Synovialsarkom, malignes Schwannom

MYOSITIS OSSIFICANS

Syn: Muskelverkalkungen, ICD-10: M61.-

Ät:
- **Posttraumatisch**, rezidivierende/chronische mechanische Läsion (z.B. sog. "Reiterknochen" in der Adduktorengruppe [M.sartorius] am OS), Muskelprellung, Muskelfaserrisse (insb. am OS und bei Rezidivrissen)
- Generalisiert mögl. bei polytraumatisierten Patienten, Paraplegie, Querschnittlähmungen od. apallischem Syndrom (Paraosteoarthropathie = nach einer Schädigung des ZNS auftretende Muskelverkalkungen im Bereich der gelähmten Körperregion)
- Selten angeboren / spontan entstehend
- Iatrogen: zu frühe Mobilisation nach Traumen od. Muskelfaserrissen durch passive Bewegungsübungen, posttraumatische Massagen, Wärmebehandlung

Path:
- Entstehung durch **Metaplasie** ⇨ Umwandlung von Muskelsepten zu Knochengewebe durch pathologische Einlagerung von Kalk
- Lok: M.brachialis, Adduktorengruppe (insb. bei Reitern), M.quadriceps femoris
  Allgemein: eher im Muskelbauch als im Sehnenansatzbereich

Klin: Harte Stellen in der Muskulatur tastbar, druckempfindlich

Diag:
1. Anamnese (Trauma, mechanische Belastungen?) und klinische Untersuchung
2. Röntgen: kalkdichte Verschattungen in der Muskulatur

Ther:
- Konservativ: Kortikoid- und Hyaluronidaseeinspritzungen bei beginnendem Umbau
- Operativ: Exstirpation der verkalkten Areale (abgeschlossener Umbau)

Prog: Postop. häufig rezidivierend, daher Op-Indikation zurückhaltend stellen

DD:
- Para-/periartikuläre Ossifikationen (gelenknahe Verkalkungen, z.B. nach Luxationen, Luxationsfrakturen, Arthrose, TEP)
- THIBIÈRGE-WEISSENBACH-Syndrom (= subkutane Verkalkungen bei progressiver systemischer Sklerodermie)
- Fibrodysplasia/Myositis ossificans multiplex progressiva (MÜNCHMEYER-Syndrom, aut.-dom. erblich, Chrom. 4): seltene Erkrankung, meist mit zusätzlichen Fehlbildungen, insb. Mikrodaktylie von Dig. I an Hand und Fuß ⇨ Körperversteifung durch zunehmende Verknöcherung der quergestreiften Muskulatur, an der HWS u. Schulter/Rumpf beginnend
- Maligner Weichteiltumor mit Verkalkungen

GEFÄßCHIRURGIE - ARTERIEN

ARTERIENVERLETZUNGEN

Ät: - **Direkte Arterienverletzung** (95 % d.F.): **scharfe**, meist offene, penetrierende Verletzung, z.B. Messerstich, Schuss, scharfe Frakturkanten, **iatrogene** Manipulationen (z.B. Katheterisierung der A.femoralis, Tumoroperationen, orthopädische/unfallchirurgische Eingriffe)
Stumpfe, meist geschlossene Unfallverletzungen: Anpralltrauma, Kontusion, Quetschung, Kompression

- **Indirekte Arterienverletzung:** Bei Überdehnung (sog. Distensionsverletzung) der Arterien (z.B. Gelenkluxationen, Biegungsfraktur, Repositionsmanöver) oder starken Beschleunigungs- oder Scherkräften (z.B. Auffahrunfall ⇨ Dezelerationstrauma der thorakalen Aorta bis hin zur kompletten Ruptur, insb. im Aortenisthmusbereich)

Path:
- Scharfe Gefäßverletzung: Führt zur **Diskontinuität** des Gefäßes mit starker arterieller **Blutung** nach außen.
- Stumpfe Gefäßverletzung: Führt durch Media- und/oder Intimaschädigung zur **Verlegung der Strombahn**, keine äußere Blutung. Gefahr der Arterienruptur und der Ausbildung eines Aneurysma dissecans
- Indirekte Gefäßverletzung: **Überdehnung** oder **Dezelerationstrauma** führt zum Intima- und Mediaeinriss ⇨ intramurales Hämatom und Lappenbildung / Einrollung ⇨ Gefäßverlegung (oder komplette Ruptur möglich).

Etlg: Zusammengefasste Einteilung nach VOLLMAR (1975) der direkten Arterienverletzung durch scharfe oder stumpfe Gewalt (anatomisches Substrat und Klinik):

Schweregrad I:	Strombahn nicht verlegt, keine Blutung, **keine periphere Ischämie**
Schweregrad II:	Eröffnung des Lumens oder Intima- + Medialäsion, Blutung oder Thrombose, evtl. periphere Ischämie
Schweregrad III:	Durchtrennung oder Zerquetschung der Arterie, schwere Blutung oder kompletter Verschluss, **periphere Ischämie obligat**

Klin:
⇒ Sichtbare Wunde mit äußerer (spritzender, hellroter) Blutung, periphere Ischämie (**Pulslosigkeit, Blässe, Kälte**)
⇒ Großes Weichteilhämatom, Cave: **Blutverlust** in den Oberschenkel kann bis zu 3 Liter betragen ⇨ Schockgefahr! Ebenso ist eine innere Blutung durch Verletzung intraabdomineller Gefäße lebensgefährlich.
⇒ Aorta thoracica bei Dezelerationstrauma: periphere Pulslosigkeit, Schock, Querschnittsymptomatik
⇒ Bei Gliedmaßenfrakturen immer den frakturdistalen Puls prüfen!
DMS-Regel bei Frakturen = immer Durchblutung, Motorik und Sensibilität prüfen!

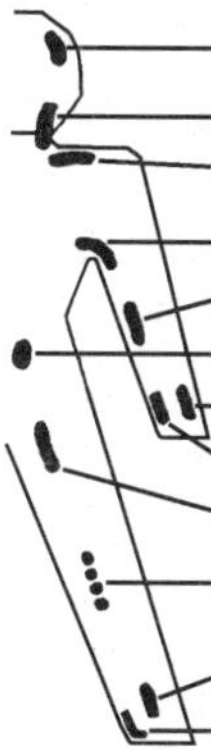

Diag:
1. Anamnese (Unfallhergang) und klinische Untersuchung: **Pulsstatus** der betroffenen Region (s. Abb.), neurologischer Status (Sensibilität, Parästhesien, motorische Ausfälle)
2. Bildgebung: Sonographie: bei Bauchtrauma (**FAST**-Schema wie Polytrauma): freie Flüssigkeit im Abdomen?

Spiral-CT mit KM (wie beim Polytrauma) mit arterieller, venöser und spätvenöser Aufnahme: Wenn eine interventionelle Versorgung absehbar ist, dann **Angiographie** mittels Katheter in SELDINGER-Technik (perkutane Punktion der Arterie mit Nadel + Hülse, meist A.femoralis oder auch A.brachialis, Entfernen der Nadel, Einführen und Vorschieben eines Drahtmandrins durch die Hülse, Entfernen der Hülse, Einführen eines Katheters über den liegenden Führungsdraht), heute meist als DSA (Ind: bei stumpfen, geschlossenen Verletzungen oder wenn nach Frakturreposition keine Pulse mehr tastbar sind ⇨ Darstellung des Gefäßschadens und genaue Lokalisation, dann Ther. mit Stents)

3. **Farbdopplersonographie** zur orientierenden Untersuchung

Ther:

- Akute Erstversorgung: **Kompression** der Blutung durch Kompressionsverband oder Abdrücken. Bei nicht stillbarer Blutung Abbinden (Tourniquet) der Extremität.
  Kein Hoch- oder Tieflagern, keine Wärme oder Kälte!
  Schockbekämpfung und unverzüglicher Transport in ein Traumazentrum
- Konservativ: Gefäßverletzungen Grad I werden konservativ behandelt/beobachtet.
- Interventionell: Gefäßverletzungen Grad II Implantation eines gecoverten Stents
- Operativ: Ind: Starke oder unstillbare arterielle Blutung (Grad III), elektive Indikation bei Verletzungen Schweregrad II, Dezelerationstrauma, progrediente Dissektionsprozesse oder posttraumatisches Aneurysma der Aorta
  - Freilegung des verletzten Gefäßes, Gefäßrekonstruktion durch primäre Gefäßnaht: **End-zu-End-Nähte**, evtl. nach Anschrägen der Gefäßränder (größerer Querschnitt ist besser zu nähen) mit 5-0 atraumatischem monofilem Faden als **evertierte Allschichtnaht** (dadurch legt sich Intima an Intima an ⇨ keine Gefahr der Intimaablederung) in Abständen von ca. 1-2 mm. Anschließend 5 Min. Mullkompression zur Stillung der obligaten Stichkanalblutung
  - Größere Verletzung: Resektion der traumatisierten Gefäßstrecke, **Patchverschluss** oder **Interponat** (periphere Arterien mit autologer Vena saphena magna, zentrale Arterien mit PTFE-Prothese)
  - Thorakale Aorta: Versuch der interventionellen Einlage eines Stents in dem betroffenen Abschnitt, gelingt dies nicht, dann Op mit extrakorporaler Zirkulation (Herz-Lungen-Maschine), Wiederherstellung der Aorta durch Resektion des verletzten Abschnittes und Interposition einer Kunststoffprothese.
  - Offene Frakturen III. (IV.) Grades (inkomplette od. komplette traumatische Amputation einer Gliedmaße): 1. Versorgung der Fraktur (aus Zeitgründen zuerst nur stabilisierende Maßnahmen), 2. Rekonstruktion der Venen, 3. Rekonstruktion der Arterien, 4. Rekonstruktion der Nerven, 5. Weichteilversorgung (Muskeladaptation und Hautnaht)
  - Fehlende Rekonstruktionsmöglichkeiten oder absolute Lebensgefahr: Extremitätenamputation ("life before limb")
  - Postoperativ: REDON-Drainagen, Antibiose, Überwachung, Vollheparinisierung (ca. 20-30.000 I.E. i.v. für 2-4 Tage über Perfusor [PTT soll 2fache der Norm betragen ⇨ individuelle Dosierung und tgl. PTT-Kontrolle]), danach Low-dose-Heparinisierung = 3 x 5.000 I.E. s.c. als Thromboseprophylaxe
  - Leitlinie: Polytrauma / Schwerverletzten-Behandlung, S3 v. 12/2022 (AWMF Registernummer 187-023)

Prog: Patienten mit Aortenruptur bei Dezelerationstrauma haben eine schlechte Prog. (80 % der Patienten versterben noch am Unfallort).
Amputationsrate bei Extremitätengefäßverletzungen heute bei 5-10 %

Kompl:

* Aneurysma spurium (falsum, posttraumatisch, iatrogen: insb. nach Punktion zur Katheterisierung), Nahtaneurysma
* Infektion im Bereich der Gefäßanastomose
* Reverschluss, Verschluss im Bereich der Anastomose
* Ausbildung einer posttraumatischen arterio-venösen Fistel
* Tourniquet-Syndrom (Reperfusionssyndrom) durch die Ischämie
* Kompartmentsyndrom

AKUTE ARTERIENVERSCHLÜSSE

Syn: Akute arterielle Verschlusskrankheit, akutes Ischämiesyndrom, LERICHE-Syndrom (akuter Verschluss in Bereich der Aortenbifurkation)

Ät:
- **Embolien** (= verschlepptes Material): aus dem **linken Vorhof** bei Vorhofflimmern/Vorhofflattern mit absoluter Arrhythmie, Mitralklappenfehler, dilatative Kardiomyopathie, Z.n. Herzinfarkt mit wandständigen Thromben, arterielles Aneurysma als Ursprung, paradoxe Embolie (= venöser Thrombus, der durch ein offenes Foramen ovale vom rechten in das linke Herzen kommt u. somit in den großen Kreislauf embolisieren kann), thromboulzeröse Endokarditis (bakt. Embolie), Vorhofmyxom (selten ⇨ Histologie zum Ausschluss bei jedem entfernten Embolus) ⇨ **insgesamt 90 % kardiale Ursache!**
- **Akute arterielle Thrombose:** bei **Arteriosklerose** (mit ihren Risikofaktoren) ⇨ p**AVK** (periphere arterielle Verschlusskrankheit, s.u.), Endarteriitis obliterans bei peripherem Aneurysma (z.B. A.poplitea-Aneurysma), Gefäßprothese, Polyglobulie, Thrombozytosen, schlechte kardiale Kreislaufsituation mit Stase (Low-output-Syndrom), hormonale Kontrazeptiva, infolge kompletter Venenthrombose (Phlegmasia coerulea dolens): Stase des arteriellen Flusses
- **Traumatische Gefäßwandschäden** (lokale Intimaläsion, z.B. bei Knochenfrakturen)
- Aneurysma dissecans, welches das Lumen verlegt
- Coarctatio der Aorta (angeborene od. entzündliche Stenose)
- Iatrogen: Katheterinterventionen (Dissektion, Embolien), Arteriospasmus durch Kontrastmittelinjektion, Cholesterinkristallembolie (nach Angiographie), Ergotismus (sehr selten)

Path:
- Akute Gefäßverschlüsse ⇨ kaum Kollateralkreislauf (insb. bei akuter Embolie) ⇨ Ischämieausmaß und Beschwerden abhängig von der Ischämietoleranz des betroffenen Gewebes ⇨ ohne schnelle Therapie: irreversible Strukturveränderungen = **Nekrosen**
- Lok: jedes Stromgebiet möglich, häufig betroffen ist die **A.carotis** communis od. interna (60 %), untere Extremität (insg. 28 %) durch Aorta u. Aortenbifurkation (LERICHE-Syndrom), A.iliaca, **A.femoralis** communis und A.poplitea, A.renalis und seltener Mesenterialarterien (6 %) und obere Extremität (6 %, A.brachialis, A.axillaris)

Etlg: Klassifikation der akuten Extremitätenischämie nach TASC (Transatlantic Inter-Society Consensus Working Group, v. 2000)

TASC I:	Extremität nicht vital bedroht, Sensibilität u. Motorik erhalten, peripherer Puls dopplersonographisch nachweisbar
TASC IIa:	**Kompensierte Ischämie:** geringfügige Einschränkung von Sensibilität u. Motorik, peripherer Puls dopplersonographisch meist nachweisbar
TASC IIb:	**Fortgeschrittene Ischämie:** Extremität vital bedroht, Sensibilitätsverlust, Ruheschmerz, peripherer Puls dopplersonographisch meist nicht nachweisbar
TASC III:	Irreversibler Gewebeuntergang od. schwerer peripherer Nervenschaden, schwerwiegende Sensibilitätsstörung, Paralyse der Extremität

Klin:
⇒ A.carotis-Stromgebiet: TIA, PRIND, Apoplexie, s.u.
⇒ LERICHE-Syndrom: plötzlicher Schmerz in beiden Beinen, fehlende beidseitige Leisten- und periphere Pulse an den Beinen, periphere neurologische Ausfälle innerhalb von Stunden
⇒ Mesenterialarterienverschluss: Sofortschmerz bis akutes Abdomen, s.u.
⇒ A.renalis ⇨ Nierenversagen
⇒ Extremitäten: die 6 "P" nach PRATT:

Pain (Schmerz)	**Paleness / Pallor** (Blässe)
Pulselessness (Pulslosigkeit)	**Paresthesia** (Sensibilitätsstörungen)
Paralysis (Bewegungsstörung)	**Prostration** (Erschöpfung, Schock)

⇒ Embolien: Beginnen absolut akut, anamnestisch Herzerkrankungen.
Arterielle Thrombosen: subakut, mäßiger bis starker Schmerz, anamnestische AVK

Diag: 1. Anamnese und klinische Untersuchung sind führend: **Pulsstatus**, **Hauttemperatur**, **Blässe**, Motorik, neurologische Ausfälle
2. Ultraschall-Doppler-Untersuchung, farbkodierte Duplexsonographie an den Extremitäten transösophageale Echokardiographie bei V.a. thorakales Aortensyndrom
3. Bildgebung: **Angiographie** (präoperative u. intraoperative DSA, Spiral-CT-Angio od. Angio-MRT), präop. nicht notwendig bei eindeutiger arterieller Embolie, indiziert bei art. Thrombose, um das gesamte betroffene Gefäßsystem zu beurteilen.
⇨ Embolien: kurzstreckiger Verschluss, kuppelförmiger Abbruch
⇨ Thrombosen: häufig langstreckiger Verschluss

Ther:
- Akut: Heparin 5.000 I.E. i.v. im Bolus, Tieflagerung und Wattepolsterung der Extremität, Schockbekämpfung, sofortige Klinikeinweisung! (kein Zeitverlust), starke Analgetika
- Konservativ: Ind: TASC IIa
Fibrinolyse-Therapie: mit Urokinase (od. Streptokinase) systemisch (für max. 4-5 Tage) oder besser über lokale Katheterlyse direkt in den Thrombus, insb. bei peripheren Embolien. Ggf. auch mit rt-PA (recombinant human tissue-type plasminogen activator = gentechnologischer Plasminogenaktivator, Actilyse®) als Kurzzeitlyse über 6 Std. (bis max. 4 Zyklen), kombiniert mit Heparininfusion.
Zusätzlich kann nach erfolgreicher Lyse eine PTA (perkutane transluminale Angioplastie), evtl. mit **Stent-Implantation** zur Lumenerweiterung durchgeführt werden.
- Operativ: Ind: **Komplettes Ischämiesyndrom** (TASC IIb/III) = Aufhebung der Oberflächensensibilität u. Motorik der betroffenen Extremität, operiert wird an der oberen Extr. bei Verschlüssen von proximal bis zur A.cubitalis, an der unteren Extremität bis zur A.poplitea
ebenfalls bei Verschluss der Abdominalgefäße, A.carotis-Thromboembolie, Aneurysma dissecans Typ III

Chirurgische Zeitgrenze: **6 Std.!** (max. 10 Std.) nach komplettem Ischämiesyndrom

- **Indirekte Fernembolektomie** mittels FOGARTY-**Katheter** (nach FOGARTY, 1963): in Lokalanästhesie Freilegung der Arterie (Femoralisgabel, Kubitalgabel, A.poplitea), Arteriotomie, **Ballonkatheter** wird endovaskulär über den Embolus hinausgeschoben, Ballon gefüllt und dann mit d. Embolus zurückgezogen (s. Abb.), evtl. mehrfach, Verschluss der Arteriotomie durch Naht

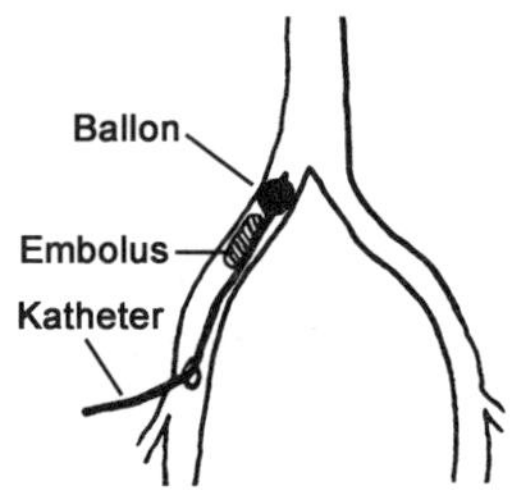

- Direkte Freilegung der Arterie: Arteriotomie und **Thrombendarteriektomie** (TEA) mittels Dissektionsspatel od. Ringdesobliteration / Ringstripper (s. Abb.), evtl. Erweiterung der Arteriotomie/Stenose durch Einnähen eines Venenpatches
- Weitere operative Eingriffe je nach Befund, z.B. Aneurysmaresektion, Gefäßprothese, Bypass, Amputationen (s.u., jeweiliges Kap.)
- Postoperativ: Heparin i.v. (Ziel: PTT 2fach)

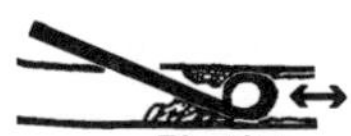
Ringdes-obliteration

- Später: **Ausschalten der Emboliequelle!** zur Rezidivprophylaxe, z.B. Therapie der Rhythmusstörungen, bei Vorhofflimmern Antikoagulation mit den neuen/direkten oralen Antikoagulanzien (**NOAK/DOAK**): z.B. Thrombininhibitor Dabigatran (2 x 150 mg/Tag, Pradaxa®) od. Faktor-Xa-Hemmer Apixaban (2 x 5 mg, Eliquis®) oder Cumarin-Derivaten.

Prog: Gute Prognose bei Embolektomie innerhalb v. 6 Std., schlechtere Prognose hat eine Spätembolektomie, schlechte Prognose haben die Viszeralgefäßverschlüsse (s.u.)

Kompl:
* Viszeralgefäße: paralytischer Ileus, Darmnekrose
* Extremitäten: **Kompartmentsyndrom** durch postischämisches Ödem ⇨ frühzeitige Fasziotomie
* Aneurysmaperforation ⇨ hypovolämischer Schock

* Kreislaufversagen ⇨ Schock
* **Tourniquet-Syndrom** (= Reperfusionssyndrom): tritt nach Revaskularisation insb. bei Verschlüssen >6-10 Std. od. ausgedehntem Verschluss (LERICHE-Syndrom) durch postischämisches Ödem und toxische Metabolite nach Reperfusion auf ⇨ Azidose u. Hyperkaliämie, Rhabdomyolyse, Myoglobinämie, Myoglobinurie, Hämokonzentration ⇨ hypovolämischer Schock, DIC, drohendes Nierenversagen (Crush-Niere), Multiorganversagen, vital bedrohter Patient (Letalität >30 %)

Proph: ♥ Rezidivprophylaxe wichtig ⇨ kardiale Grunderkrankungen therapieren

DD:
- Akute Venenthrombose, Phlegmasia coerulea dolens (gesamter Querschnitt d. Venensystems einer Extremität verschlossen ⇨ Abflussstörung und reflektorische Minderperfusion der Arterien ⇨ ebenfalls fehlender Puls)
- Akutes RAYNAUD-Phänomen an den Akren
- Chronische pAVK der unteren Extremität (s.u.) = periphere arterielle Verschlusskrankheit

ARTERIELLE ANEURYSMEN / AORTENANEURYSMA

Def: **Aussackung** der Gefäßwand, wobei mindestens eine Schicht der Gefäßwand defekt ist, ICD-10: I71.- bis I72.- (DD: Ektasie = Dehnung der Wand ohne Defekt)

Ät:
- **Arteriosklerose** (insb. durch chronische **arterielle Hypertonie**, Rauchen)
- Trauma: nach vorhergegangenen Gefäßverletzungen, Dezeleration (Beschleunigungsverletzung), iatrogen (Punktion)
- Entzündlich: sog. mykotische Aneurysmen (meist bakterielle Infektion), Lues, TAKAYASU-Arteriitis, Riesenzellarteriitis, KAWASAKI-Syndrom
- Funktionell: nach einer arteriellen Stenose ⇨ poststenotische Erweiterung
- Angeboren: **MARFAN-Syndrom** (Missbildungssyndrom des Mesenchyms, aut.-dom. erblich, Chrom. 15 od. 3), häufig in Verbindung mit Aortenklappeninsuffizienz, EHLERS-DANLOS-Syndrom Typ IV (Kollagendysplasie), LOYES-DIETZ-Syndrom (aut.-dom. erbliche Bindegewebserkrankung) Genetische Disposition (familiäre Häufung, Mutationen in verschiedenen Genen bekannt), bikuspide Aortenklappe (5- bis 10-faches Risiko)
- Drogen: Chronischer Abusus von Amphetaminen (Syn. in der Szene: Speed, Crystal, Meth) erhöhen das Risiko für eine Aortendissektion.
- Idiopathisch

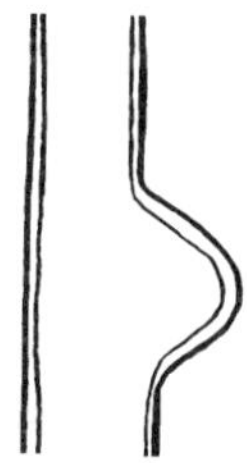

verum

Epid:
◊ Das infrarenale Aortenaneurysma hat den Altersgipfel zw. 65 u. **75 J.**
◊ **Überwiegend Männer** betroffen: **m** >> w (= 6:1)
◊ Inzidenz: 40/100.000/J., Prävalenz in höherem Lebensalter 2-5 %, bei männlichen Pat. mit art. Hypertonie bis 10 % betroffen.

Etlg:
Aneurysma verum (echtes Aneurysma): Sack- oder spindelförmige Erweiterung **aller drei Wandschichten** (Intima, Media u. Adventitia).

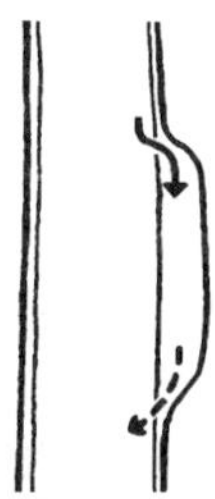

dissecans

Aneurysma dissecans: Durch Intimaeinriss wühlt sich Blut unter die Intima u. spaltet die **Intimaschicht** der Arterie nach distal hin auf (= Dissektion, Wühlblutung) ⇨ **Doppellumen**, das vom Aortenbogen bis hin zur Aortenbifurkation reichen kann. Dabei Überdehnung der äußeren Wand u. **Verschluss der abgehenden Seitenäste** (⇨ absteigendes Ischämiesyndrom). Wiedereintritt des Blutes aus d. Dissekat in das Gefäßlumen durch Intimafenster möglich (= re-entry, vorübergehende Selbstheilung, verhindert aber nicht eine spätere Ruptur)

Einteilung nach DEBAKEY (1965):

Typ I: Entry in der Aorta ascendens (Segment 1, s.u.), Ausdehnung bis zur Femoralisgabel mögl. (Segment 5 und weiter)

Typ II: Entry in der Aorta ascendens, Beschränkt auf das Segment 1

Typ III: Entry in der Aorta descendens (Segment 3), Ausdehnung bis zur Femoralisgabel mögl. (5 % d.F.)

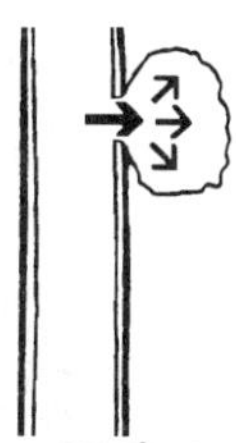

spurium

Einteilung nach STANFORD (1970):

Typ A: Prox. Einriss betrifft die Aorta ascendens oder Aortenbogen ⇨ dringliche Op-Indikation

Typ B: Prox. Einriss betrifft die Aorta descendens distal des Abgangs der linken A.subclavia

\# **Aneurysma spurium** (oder falsum): durch ein Leck in der Arterienwand gelangt Blut nach extravasal, bildet ein **paravasales Hämatom**, wird organisiert und es bildet sich eine **Hämatommembran** (bindegewebige Kapsel = keine Gefäßwand ⇨ falsches Aneurysma). Diese entstehen traumatisch od. iatrogen (bei Gefäßpunktion, nach Gefäß-Op wegen zu weiter Naht oder zweizeitig nach Infektion der Anastomose und folgender Auflösung des abdichtenden Nahtthrombus = Aneurysma mycoticum). **Absolute Op-Indikation, da Penetrations- u. Blutungsgefahr!**

\# Aneurysmaformen beschreibend: sacciforme (sackförmig), fusiforme (spindelförmig), saccifusiforme (gemischt), cuneiforme (kahnförmig), serpentinum (= schlangenförmig aus mehreren Aneurysmen bestehend = Aneurysmosis).

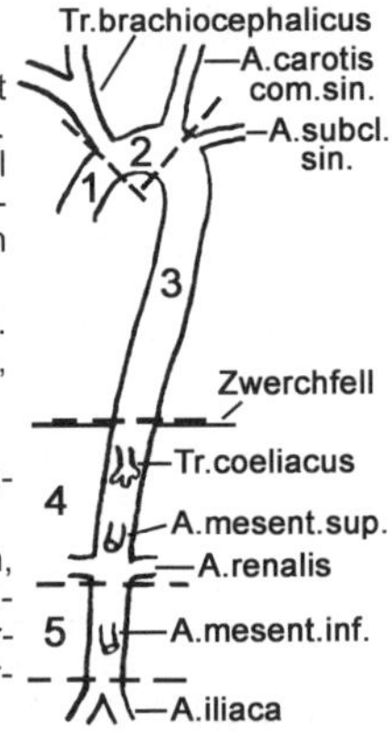

Lok:
- ♦ Aortenaneurysmen: 85 % **infrarenal** (Segment 5 [s. Abb.], meist arteriosklerotisch bedingt), 15 % **thorakal** (evtl. auch luetisch od. mykotisch bedingt, Segment 1 + 2), sehr selten thorakoabdominal oder suprarenal (Segment 3 + 4 ⇨ Rekonstruktion mit schrittweisem Anschluss der Viszeralarterien, zur Vermeidung von Durchblutungsstörungen in den Eingeweiden).
- ♦ Periphere Aneurysmen: Sehr selten als Aneurysma verum, evtl. gefährlich als Embolus-Streuherd ⇨ meist absolute Op Indikation, Lok: A.carotis, A.iliaca, A.poplitea

Klin:
- ⇒ In 30 % d.F. **Zufallsbefund**, z.B. bei der Sonographie, ohne klinische Symptomatik
- ⇒ In 45 % symptomatisch: starke Rücken- oder Flankenschmerzen, Druckgefühl hinter dem Jugulum u. Sternum, Dyspnoe, Dysphagie od. Heiserkeit (thorakale Aneurysmen), Verdrängung von Organen, Nierenkolik od. Lumbago mit Ausstrahlung in den Oberschenkel vortäuschend (abdominale Aneurysmen)
- ⇒ In 25 % **Ruptur** mit Blutverlust ⇨ Volumenmangel**schock**, dann hohe Letalität (bis 90%)!
- ⇒ Thorakale Aneurysmen: evtl. HORNER-Syndrom, Rekurrensparese ⇨ Heiserkeit (Stimmbandlähmung li.), Thoraxschmerzen, bei Ruptur Hämoptoe mögl.
- ⇒ Gastrointestinale, häufig schubweise Blutung bei Perforation in Duodenum od. Jejunum
- ⇒ Arterielle periphere Embolie aus einem Aneurysma ⇨ chronisch rezidivierende AVK-Symptome
- ⇒ Typisch sind schwere Begleiterkrankungen: **KHK** (in 55 % d.F.), arterielle Hypertonie + periphere AVK (40 %), Herzinsuffizienz (30 %), Diabetes mellitus (10 %)

Diag:
1. Anamnese und klinische Untersuchung: Palpation: **pulsierender Tumor im Bauchraum**, Auskultation: systolisches Strömungsgeräusch, Schwirren, arterielle Hypotonie
2. Sonographie und Duplex-Scan/Farbdoppler: Flüssigkeit im Abdomen, Aneurysmadarstellung (max. Querdurchmesser, Längenausdehnung), ggf. TEE (transösophageale Sonographie), Thromben, Normwert: Durchmesser des Lumens der Aorta max. 2,5 cm, ein Lumen >2,5 bis 3 cm nennt man Aortenektasie, **Durchmesser >3 cm** = Aneurysma
3. Bildgebung: Heute wird meist ein CT des Abdomens (typisches Zeichen: 'Spiegelei'), meist als Spiral-CT mit **CT-Angiographie** od. auch Angio-MRT (damit können auch Hämatome, Thromben u. falsche Aneurysmen abgegrenzt werden)

   bzw. ein CT/MRT-Thorax mit Angiographie zur Abgrenzung anderer mediastinaler Raumforderungen (insb. Lymphome, Sarkoidose) durchgeführt.

   Rö-Thorax/Abdomen: evtl. sichelförmige Kalkschale sichtbar, bei Ruptur Pleura- oder Perikarderguss, Mediastinalverlagerung. DSA/Angiographie: zur Diag. nur noch selten, ggf. bei unklaren anatomischen Verhältnissen – beim interventionellen Eingriff ist die Angiographie Bestandteil des Eingriffes.
4. Präoperativ: CT-Angiographie der Kopf-Hals-Gefäße zum Ausschluss einer hämodynamisch wirksamen Stenose, internistisches Konsil mit der Fragestellung der Operabilität: EKG + Echokardiographie (ggf. auch Koronarangiographie zur Beurteilung der Abgänge der Koronargefäße bei Aneurysmen des Segment 1) + Lungenfunktionsprüfung, bei elektivem Eingriff nach Möglichkeit auch Eigenblutspende anstreben.

Ther:

- Konservativ: abwartendes Verhalten mit regelmäßigen Ultraschallkontrollen (jährliche Größenzunahme max. 4 mm), antihypertensive Therapie (ß-Blocker. ACE-Hemmer, AT_1-Rezeptorantagonisten), Ind: sehr kleine Aneurysmen, Aneurysma dissecans Typ III
- **Interventionell** (radiologisch, engl. EVAR = endovascular aneurysm repair): **Transfemorales Einbringen** eines/mehrerer Kunststoff-beschichteten **Stentprothesen** in den Aneurysmabereich mittels Katheter (hierzu werden Schleusen in die Leistengefäße eingebracht). Kompl: fehlende Abdichtung (sog. Endoleak), Stentdislokation, Stents sehr teuer, mehr Kompl. im Langzeitverlauf im Vergleich zur Op. Der große Vorteil des Verfahrens ist aber die Vermeidung der extrem aufwändigen Op. (insb. gut für ältere Risikopatienten), daher wird das Verfahren heute bereits in 50-70 % d.F. eingesetzt.
- Operativ: Ind: **Symptomatisches Aneurysma**: Op innerhalb von Stunden
  Notfall-Op: gedeckte oder freie **Ruptur**, Typ-A-Aortendissektion
  Elektiv-Op (Aneurysmen ohne Symptome):
  <70 Jahre: jedes Aneurysma bei fehlenden Risikofaktoren für Op
  70-80 Jahre: bei ≥5-6 cm u. begrenztes, vertretbares Op-Risiko
  ≥80 Jahre: asymptomatische Aneurysmen werden nicht operiert
  MARFAN-Syndrom: Aortenwurzeldurchmess. >4,3 cm (Dissektionsgefahr)

  Allgemein: Darstellen des Aneurysmas, Heparingabe in d. dist. Aorta vor Abklemmen. Die Versorgung mit Prothesen erfolgt heute in **Inklusionstechnik** (Inlay-Technik) mit lediglich partieller Resektion des Aneurysmas:

  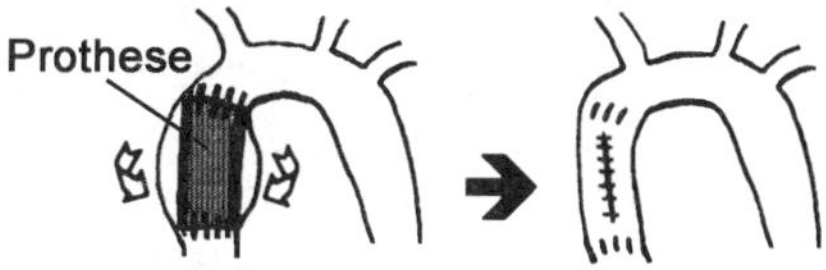

  Die Prothese ersetzt den Gefäßabschnitt oder wird in das Gefäß eingesetzt (und anschließend das vorhandene Gefäß-/Aneurysmaendothel über der Prothese wieder vernäht, s. Abb.). Bei allen Prothesen-Implantationen immer perioperative Antibiotikaprophylaxe (mit einem Cephalosporin, z.B. 2,0 g Cefazolin), postoperativ intensivmedizinische Überwachung.

  - Aorta ascendens und Aortenbogen: Zugang über mediane Sternotomie
    Aorta descendens: Zugang über laterale Thorakotomie (5. ICR li.)
    Die Operation erfordert meist den Einsatz einer **Herz-Lungen-Maschine** mit kardiopulmonalem Bypass (auch atriofemoraler Bypass bei Aneurysmen der Aorta descendens möglich), Hypothermie sowie einen **Cellsaver** zur Einsparung von Fremdblut.
    Sackförmige Aneurysmen ⇨ Abtragung und Vernähung des Defektes
    Kurzstreckige Aneurysmen: evtl. Resektion und End-zu-End-Naht
    Aneurysma dissecans Typ I und II: Kunststoffprothese als Ersatz und je nach Ausdehnung mit Insertion der abgehenden Gefäße in die Prothese
    Typ III: Kurze Segmentprothese (proximaler Teil von Segment 3)
    Typ A: meistens gleichzeitiger Ersatz der Aortenklappe erforderlich
  - Thorakoabdominale Aneurysmen: Zugang über laterale Thorakotomie + mediane Laparotomie (Zweihöhleneingriff, auch zweizeitig mögl.), Prothesenversorgung als Ersatz oder in Inklusionstechnik. Die A.radicularis magna (ADAMKIEWICZ ⇨ sonst Gefahr der Querschnittlähmung) sowie beide Nierenarterien (falls betroffen) müssen in die Prothese wieder integriert werden!
  - Abdominelle Aneurysmen: Zugang über medialen Längsschnitt (ein retroperitonealer Zugang ist auch mögl.), Mobilisation des Dünndarms (bei suprarenalem Aneurysma auch li. Hemikolon, Milz und Pankreasschwanz) und Darstellung der retroperitonealen Aorta, Versorgung mit Prothese in Inklusionstechnik oder Rekonstruktion durch aorto-aortale Protheseninterposition (= **Rohrprothese**), seltener aorto-iliakale od. aorto-femorale Protheseninterposition (= Y-Prothese) erforderlich (ist aufwändiger und mit erhöhter Komplikationsrate verbunden). Die A.mesenterica inferior kann dabei fast immer abgesetzt werden (Ausnahme: fehlende Riolan-Anastomose v. A.mesenterica sup)
    Bei Beteiligung der Nierengefäße ⇨ Reinsertion der Nierenarterie in die Prothese.
    Die Versorgung erfordert in aller Regel keine Herz-Lungen-Maschine oder Linksherz-Bypass (Extremitäten haben bis 6 Std. Ischämietoleranz, Pat. in Hypothermie).
- Leitlinie: Aortenbogenerkrankungen, S2k v. 3/2023 (AWMF Registernummer 011-023)

Prog: Ruptur asymptomatischer Aneurysmen ohne Therapie in 50 % d.F. innerhalb von 10 Jahren, bereits symptomatische Aortenaneurysmen rupturieren unbehandelt zu 90 % in 1-2 J.! Eine Aortenruptur hat eine Letalität von 80 %!, Letalität für die Elektivoperation beträgt 1-5 % (bei Zweihöhleneingriff bis 25 %), interventionelle Eingriffe (EVAR) 0,2-1,7 %.

Kompl:
* **Ruptur:** gedeckt (z.B. Pleura, Retroperitoneum) oder frei (z.B. Bauchhöhle), je größer der Durchmesser des Aneurysmas umso größer das Risiko (>5 cm 10 %, >7 cm 60 %)
* Perforation mit Fistelbildung, z.B. aorto-cavale oder aorto-duodenale Fistel
* Gefahr der **Embolie** aus einem Aneurysma
* Periphere kleine Aneurysmen (A.poplitea) neigen zur **arteriellen Thrombose**
* Kompression von Nachbarorganen durch große Aneurysmen: Harnleiter, N.ischiadicus, Lendenwirbelkörperarrosion
* Typ A: Gefahr der Herzbeuteltamponade, Verlegung supraaortaler Gefäße (⇨ Apoplexie) und der **Koronararterien** (⇨ Myokardinfarkt)
* Verlegung der ADAMKIEWICZ-Arterie (= A.radicularis magna), diese versorgt das Lumbalmark mit Blut, Ursprung: aus der Aorta abdominalis in Höhe Th9 links (Abgang sehr variabel) ⇨ Klin: Paraplegie, Nierenarterienstenose (⇨ Niereninfarkt)

Op:
* Nahtinsuffizienzen an den Anastomosenstellen, Nachblutung
* Ischämische Kolitis bis zur Gangrän des linken Hemikolon (fehlende Revaskularisierung, Verschluss der Riolan-Anastomose zur A.mesenterica inf.) mit hoher Letalität (50 %), Diag: Laktat ↑ bei intestinaler Ischämie nachweisbar, im Zweifel explorative Laparotomie
* Bei Op von Rupturen mit Schock: 2.-5. postop.-Tag sehr kritisch, wegen häufigem Multiorganversagen (Niere, Lunge, Leber)
* Protheseninfektion bis zur aortalen Fistel (z.B aorto-duodenale Fistel), insb. durch Staphylokokken
* Thorakale Aortenaneurysmen: Rekurrensparese li. (meist nur passager), postop. pulmonale Komplikationen (insb. bei COPD, Rauchern)
* Inkompletter Querschnitt/Paraparese/Paraplegie (durch spinale Ischämie, 5 % d.F.), Nierenversagen (⇨ Dialyse), Blasen-, Mastdarmstörungen, Ejakulationsstörungen

Proph:
♥ Vorsorge: Seit 2018 gibt es als Kassenleistung in Dtld. eine einmalige Ultraschalluntersuchung für alle **>65-jährigen Männer** als Bauchaortenaneurysma-Screening.
♥ Bei Nachweis eines (asymptomatischen) Aortenaneurysmas bei älteren Pat. ohne Op.-Ind. 1/2-jährige sonographische Kontrollen (Risiko für Ruptur hoch bei Zunahme des Durchmessers von 0,5 cm innerhalb von 6 Mon.)
♥ MARFAN-Syndrom: genetische Untersuchung der Familienmitglieder, jährliche Echo-Kontrolle der Betroffenen, Betablocker zur Aortenprotektion, Endokarditisprophylaxe, prophylaktische Op der Aorta, bevor es zu einer Notfallsituation kommt (Ind. s.o.). Damit lässt sich die statistische Lebenserwartung von ca. 30 J. (ohne Ther.) verdoppeln.

DD:
– Akute Aortendissektion: Herzinfarkt
– Urologischer, gastroenterologischer, orthopädischer Thorax- od. Bauchschmerz

ZEREBROVASKULÄRE INSUFFIZIENZ

Syn: **Ischämischer Insult**, zerebraler Gefäßinsult, **Schlaganfall**, **Apoplexie**, Apoplex, Apoplexia cerebri, apoplektischer Insult, engl. apoplexy, stroke, cerebrovascular accident, TIA, PRIND, Hirninfarkt, ICD-10: I63.- bis I67.-

Anatomie: Vorderes Stromgebiet = **A.carotis** (Durchfluss: 300-400 ml/Min.), hinteres Stromgebiet = **A.vertebralis** (100 ml/Min.). Verbindung zwischen den Stromgebieten über den **Circulus arteriosus cerebri** WILLISII über paarige A.communicans post. und auch zwischen den beiden Hemisphären (s. Abb.). Sehr viele anatomische **Variationen**!, nur 50 % haben einen vollständigen Circulus.

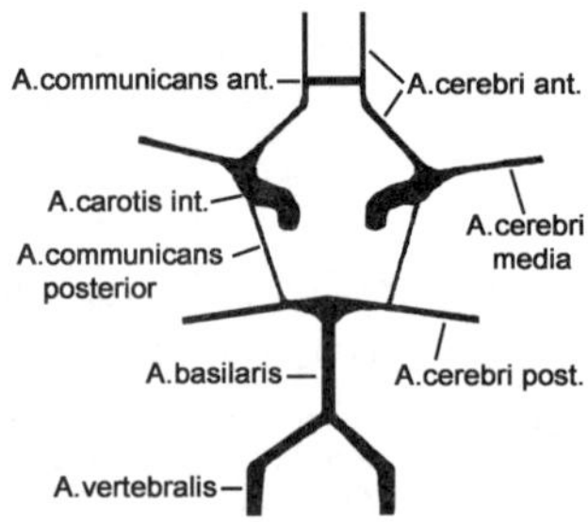

Physiologie: RR-Regulation im zerebralen Stromgebiet über BAYLISS-Effekt, dieser hält den zerebralen Blutdruck durch Dilatation oder Konstriktion der Gefäße konstant (**Autoregulation**) bei systemischen RR-Werten zwischen 70-180 mmHg.

Ät: - Generalisierte Veränderungen der Hirnarterien od. der extrakraniellen zuführenden Hirngefäße (insb. **A.carotis-Stenose**) durch **Arteriosklerose** bei **arterieller Hypertonie** (>140/90 mmHg, wichtigster Risikofaktor, bei 70 % d. Pat., 3- bis 4faches Risiko), **Diabetes mellitus** (2- bis 3faches Risiko), **Nikotinabusus** (2- bis 3,5faches Risiko), Hypercholesterin- und Hyperlipidämie, erhöhtes Lipoprotein(a) (Lp[a] >50 mg/dl), Adipositas (BMI >30 kg/m² 2faches Risiko), Hyperurikämie, Hyperhomocysteinämie (>15 µmol/l), hormonale Kontrazeptiva (insb. auch bei Kombination mit Nikotinabusus) od. Hormonersatztherapie im Klimakterium, hoher Alkoholkonsum, obstruktives Schlafapnoesyndrom, Bewegungsmangel, chronischer Disstress

- **Thromboembolien** (20-30 % d.F.), insb. bei Herzerkrankungen wie **Vorhofflimmern**/absolute Arrhythmie (bis 17faches Risiko), dilatative Kardiomyopathie, Herzinfarkt, Mitralvitien mit Vorhofthrombus, Klappenvegetationen (infektiöse Endokarditis), Vorhofmyxom od. **arterio-arterielle Embolien** (z.B. aus Plaques an der Karotisgabel od. Aortenbogen od. bei Dolichoektasie = Aufweitung und Elongation intrakranieller Arterien, z.B. Megadolichobasilaris)
- Aneurysma dissecans (z.B. spontane Dissektion bei fibromuskulärer Dysplasie, traumatisch nach SHT-Trauma, HWS-Distorsion, chiropraktischer Manipulation)
- Polyglobulie, Polyzythämie, Thrombophilie (**venöse Thrombose** mit paradoxer venös-arterieller Thromboembolie bei **offenem Foramen ovale** od. Vorhofseptumdefekt = rechts-links Shunt, z.B. durch **Gerinnungsstörungen**, wie APC-Resistenz [Faktor-V-LEIDEN-Genmutation], AT-III-Mangel, Protein-S- od. -C-Mangel, Antiphospholipid-Syndrom, Methyltetrahydrofolatreduktase-Mutation, Prothrombin-Gen-Mutation, Hyperfibrinogenämie), Verbrauchskoagulopathie
- Vaskulopathien: Angiitis, Panarteriitis nodosa, systemischer Lupus erythematodes, SNEDDON-Syndrom (subintimale Arterienhyperplasie, Lumeneinengung und generalisierte Livedo racemosa), SUSAC-Syndrom (disseminierte Mikroinfarkte), HERNS-Syndrom (hereditäre Endotheliopathie mit Retinopathie, Nephropathie u. Schlaganfällen)
- Erhöhtes CRP (C-reaktives Protein als unspezifischer Entzündungsparameter, vermutet wird ein entzündlicher Prozess bei der Arteriosklerose) ⇨ 2faches Risiko
- CADASIL (Cerebrale aut.-dom. Arteriopathie mit subkortikalen Infarkten und Leukenzephalopathie, Defekt auf Chrom. 19, Mutation im Notch-3-Gen)
- Frauen im prämenopausalen Alter mit Migräne (3- bis 4faches Risiko und potenziertes Risiko bei Nikotinabusus od. Einnahme hormonaler Kontrazeptiva)
- Schwangerschaft: Gestose
- Moyamoya-Syndrom (rezidivierende zerebrale Ischämien durch Stenosen im Bereich der der A.carotis int. mit Ausbildung von Kollateralen, familiäre Häufung, HLA DR/DQ od. B51-DR4 gehäuft, sehr selten, Kinder u. Erwachsene 30.-50. Lj. betroffen)
- FABRY-Syndrom (vererbte Lipidspeicherkrankheit ⇨ Ablagerung von Ceramid)
- Drogen: erhöhtes Risiko bei Kokain- od. Amphetaminmissbrauch (arterielle Hypertonie, Vasospasmus)
- Kinder (selten): Gefäßdefekte, Herzvitium, Gerinnungsstörungen, Vaskulitis bei Varizelleninfektion, MELAS-Syndrom (= mitochondriale Myopathie, Enzephalopathie, Laktatazidose, Schlaganfälle), Moyamoya-Syndrom, fibromuskuläre Dysplasie der A.carotis int.
- **In bis zu 1/3 d.F. bleibt die Ursache unklar** („kryptogener“ Schlaganfall)

Etlg: Nach der Klinik

I:	Stenosen u. Verschlüsse **ohne Klinik** (gute Kollateralen über Circulus arteriosus WILLISII)
IIa:	**TIA** (transitorische ischämische Attacke) oft brachiofazial betonte, kontralaterale Hemisymptomatik, die innerhalb **von 24 Std. voll reversibel** ist
IIb:	**PRIND** (prolongiertes reversibles ischämisches neurologisches Defizit) Rückbildung innerhalb von 7 Tagen bis 3 Wochen
III:	**Großer ischämischer Schlaganfall**, fortschreitender Insult (progressive stroke / stroke in evolution, Crescendo-TIA), Symptome nur teilweise reversibel
IV:	**Komplette Apoplexie** (completed stroke) ⇨ Defektheilung ⇨ bleibendes (chronisches) neurologisches Defizit

Path: ♦ **85 %** d.F. **ischämisch** bedingt, 15 % sind intrakranielle Blutungen.

- Pathophysiologie:
  1. **Territorialinfarkt** – **embolisch** bedingt (ein gesamtes Stromgebiet betroffen, z.B. A.lenticulostriata- oder A.cerebri-media-Versorgungsgebiet) durch kardiale oder arterio-arterielle Embolie = atheromatöse Ulzerationen/Plaques (**Makroangiopathie**) der Hirngefäße oder im präzerebralen Gefäßbereich, insb. Alteration der Abgänge bzw. Gefäßgabeln (insb. der **Karotisgabel**) oder bei pathoanatomischen Veränderungen: Knickstenosen (meist kurzstreckige Veränderungen), Schlängelung (kinking), Schlingenbildung (coiling), s. Abb.

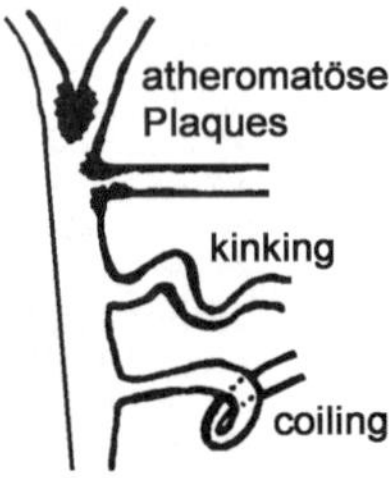

  2. **Endstrom-/Grenzzoneninfarkt** – **hämodynamisch** bedingte Minderversorgung (**Makroangiopathie**) im Endstromgebiet od. hämodynamisches **Perfusionsdefizit** im Grenzgebiet zw. 2 Gefäßversorgungsgebieten („Wasserscheidengebiet", z.B. zwischen A.cerebri ant. und A.cerebri med.), z.B. durch Stenosen der zuführenden Gefäße
  3. Lakunäre (kleine 2-10 mm, multiple) Läsionen - **Mikroangiopathie** (hypertensive Arteriosklerose, BINSWANGER-Krankheit, Status lacunaris, CADASIL)
- Stenosen-Lok: makroangiopathische Stenosen finden sich in **90 % d.F.** im **vorderen Stromgebiet** (= A.carotis): Sinus caroticus (**Karotisgabel**), A.carotis com., Aortenbogensyndrom (= Abgänge der Gefäße vom Aortenbogen, Truncus brachiocephalicus)
  hinteres Stromgebiet in 10 % d.F. betroffen (A.basilaris, A.vertebralis, A.subclavia)
- Bei totaler Ischämie: Nach 2-8 Sek. kein freies O_2 ⇨ 12 Sek. Bewusstlosigkeit, 30-40 Sek. Null-Linien-EEG, 3-4 Min. irreversible Nekrosen, 9 Min. Hirntod
- Histo: Kolliquationsnekrose der ischämischen Hirnareale, Zystenbildung, Fasergliose

Epid:
◊ Inzidenz: 340/100.000/Jahr, in der Altersgruppe 65-74 J. 800/100.000/Jahr, 75-84 J. 1.900/100.000/Jahr, in Deutschland ca. 200.000 Schlaganfälle/Jahr, ca. 70.000 Tote/Jahr
Risiko: Lebenszeitprävalenz für einen Apoplex ca. **3 %** in Deutschland (DEGS1, 2013)
◊ Prävalenz: eine >50%ige Karotisstenose haben 4,2 % der Bevölkerung (m > w = 2:1)
◊ Prädisp.alter: 60.-80. Lj., m = w, und 20.-40. Lj. typisch bei Drogenpatienten
◊ **3.-häufigste Todesursache in Deutschland** (nach Herzerkrankungen und Krebs)

Klin:
⇒ A.cerebri-med.-Gebiet (am häufigsten betroffen sind die *lenticostriären Äste* der A.cerebri media, die u.a. die **Capsula interna** versorgen): **Kontralaterale** brachiofazial betonte Paresen (initial schlaffe dann **spastische** Mono- od. **Hemiparese** u./od. faziale Paresen je nach Ausdehnung des Infarktgebietes), Parästhesien, **Aphasie** (in 85 % d.F. wenn die dominante Hemisphäre [meist li.] betroffen ist), Babinski pos., Schluckstörungen, pathologisches Lachen u. Weinen, Hemianopsie kontralateral, Kopf u. Augen sind der Herdseite zugewandt, **zirkumduzierender Gang** (wenn Gang wieder mögl., sog. WERNICKE-MANN-Prädilektionstyp der Hemiplegie mit angewinkeltem Arm, adduzierter Hand und Fingern, durchgestrecktem Knie u. plantarflektiertem Fuß, s. Abb.)

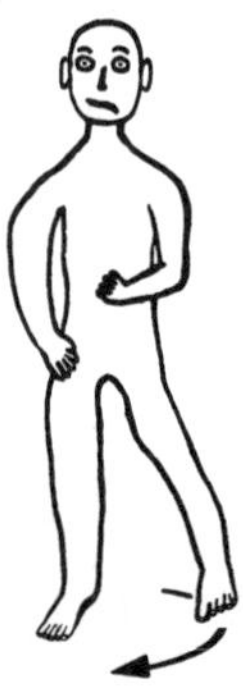

⇒ Amaurosis fugax (ipsilateral, bei rezidiv. Embolien der A.ophthalmica)
⇒ Hemianopsie bei A.cerebri-post.-Infarkt
⇒ A.basilaris / A.vertebralis-Gebiet: **Hirnstammsyndrome** mit Schwindel, Gleichgewichtsstörungen, Tinnitus (Ohrgeräusche), Kopfschmerzen, Doppelbildern, Nystagmus, Dysphagie und zerebellarer Ataxie
Kleinhirninfarkte mit Kopfschmerzen, Schwindel, Übelkeit, Dysarthrie, Dysmetrie, Nystagmus, Rumpf-, Gang- und Extremitätenataxie, Bewusstseinsstörungen
⇒ Psychoorganische Veränderungen bei multiplen lakunären Infarkten = **subkortikale arteriosklerotische Enzephalopathie**, Leukenzephalopathie, CADASIL: Emotionale Verflachung, Aufmerksamkeitsstörung, Antriebsstörung bis hin zur schwerwiegenden Demenz (Multiinfarktdemenz) und organischen Psychosen
⇒ Einseitige Stenosen (evtl. sogar Verschlüsse) können durch die Kompensation über den Circulus arteriosus cerebri WILLISII auch **ohne Symptomatik** sein (umgekehrt können auch sehr früh Symptome auftreten, z.B. bei Fehlen der Aa.communicantes), Symptome meist erst bei Stenosen >50 %

Diag:
1. Anamnese (Beginn, Dauer der Symptome, frühere Ereignisse, sonstige Gefäßerkrankungen, kardiale Vorerkrankungen) u. klinische Untersuchung: Halbseitensymptomatik,

Apraxie, gesteigerte Muskeleigenreflexe, positive Pyramidenbahnzeichen, Fingerperimetrie (Sehen), Sprache (Aphasie), Palpation (**Pulsstatus** komplett, Seitenvergleich) und Auskultation: bei Karotisgabelstenose kann ein Strömungsgeräusch zu hören sein

2. **CCT** (nativ = ohne KM): heute die **Standarddiagnostik akut** zur DD zwischen Ischämie (akut isodens = Normalbefund, nach ca. 24 Std. hypodens) und Hirnblutung (hyperdens), Ausschluss von Hirnerweichungsherden oder sonstigen raumfordernden Prozessen
   MRT: gute Beurteilung des perivaskulären ischämischen Hirnödems (Penumbra) und Infarktabgrenzung im diffusionsgewichteten (DWI) MRT schon 30 Min. nach Beginn der Symptomatik mögl. (großer Vorteil gegenüber dem Nativ-CT) und **MR-Angiographie** (time of flight = TOF-Angio od. mit KM) für die Beurteilung des gesamten Gefäßgebietes
3. **Farbkodierte Duplexsonographie:** morphologische Darstellung einer Karotisstenose/Plaques u. Messung des Flusses (pathologisch: systolische Spitzengeschwindigkeit an der Stenose >200 cm/s), Messung der Intima-Media-Dicke
   Transkranieller Doppler: Flussverhältnisse intrazerebral
4. Internistische Untersuchung: EKG, Langzeit-EKG, Langzeit-RR-Messung, **Echokardiographie**, **TEE** (trans-esophageale Echokardiographie zum Ausschluss einer kardialen Emboliequelle od. eines offenen Foramen ovale/Vorhofseptumdefektes), Labordiagnostik (Gerinnungsanalyse, HbA_{1c}, Fettstoffwechselstörung: LDL, Triglyceride, Lipoprotein(a)?)
5. Angiographie (als selektive intraarterielle DSA): exakte Vermessung der Stenosen, Ausschluss intrazerebraler Stenosen, Beurteilung des Aortenbogens und dessen Gefäßabgänge mögl. – zur Diagnostik nur noch selten eingesetzt ⇨ wird genutzt bei geplanter, selektive intraarterielle Thrombolyse (z.B. im hinteren Stromgebiet bei Verschluss der A.basilaris) od. geplanter interventioneller Ballondilatation/Stenteinlage
6. SPECT (Single-Photon-Emission-Computerized-Tomography): Beurteilung der Perfusion des Gehirnes im Seitenvergleich und PET (Positronen-Emissions-Tomographie): Auskunft über die Stoffwechselsituation des Gehirnes (O_2-Verbrauch), regionale Hirndurchblutung, Ischämien um das Insultgebiet (**Penumbra**), Glukosestoffwechsel od. Rezeptorstatus (keine Routineuntersuchungen, nur in wenigen Zentren mögl.)
7. Präoperative Diagnostik: Neurologisches Konsil (neurologischer Status vor Op), Rö-Thorax, Lungenfunktionsprüfung, Echokardiographie/TEE, internistisches Konsil, EEG

Ther:

- Akut: **sofortige Klinikeinweisung** (möglichst in eine **Stroke unit**, von diesen sind in Deutschland bereits viele etabliert und eine flächendeckende Versorgung ist fast erreicht). Rheologische Maßnahmen zur Hämodilution werden nicht mehr empfohlen, **Blutdruck im oberen Bereich** belassen (nicht senken), systolisch: 150-220 / diastolisch: 90-110 mmHg
- Lysetherapie: Bei kleinem ischämischem Infarkt (wegen Blutungsrisiko bei großem Infarkt kontraindiziert) mit rt-PA (recombinant tissue plasminogen activator, 0,9 mg/kgKG i.v. über 1 Std., Alteplase, Actilyse®), auch als interventionelle intraarterielle Thrombolyse. Wichtig: schneller Therapiebeginn! (innerhalb von **3 Std.** (max. 4,5 Std.), „time is brain"), daher immer **schnelle** Klinikeinweisung.
- Interventionell: Neueste Entwicklung sind sog. Stent-Retriever-Systeme zur Entfernung des Thrombus über den Katheter (dies bringt Vorteile noch bis 8 Std. nach Verschluss). Dies erfolgt in Kombination mit der i.v.-Lyse, die so früh wie möglich begonnen wurde.
  Bei Stenosen: **PTA** (perkutane transluminale Angioplastie) = **Ballondilatation** (statt eines operativen Eingriffs an der A.carotis od. A.vertebralis), meist in Kombination mit einer **Stenteinlage** (kleines Metallgerüst, das mit dem Ballon eingebracht wird und die dilatierte Arterie abstützt). Periinterventionell: ASS + Clopidogrel für mind. 4 Wo. Die Ergebnisse für PTA + Stent sind aber nicht besser als für die Op. (und sogar mehr neurologische Komplikationen als bei Op.!). Ind: bei operativ schlecht erreichbarer Stenose im Bereich der A.carotis od. A.vertebralis, Tandemstenose, Restenose nach vorheriger Op.
- Symptomatisch: optimale Lagerung, **frühzeitige mobilisierende Krankengymnastik**, orthopädische Hilfsmittel, psychosomatische Begleitung
- Operativ: Ind: Stad. II (= symptomatische Stenosen, >50 % Stenose), Stad. I nur bei hochgradigen Stenosen (>60-70 %, n. NASCET-Kriterien) od. bei zusätzlichen kraniellen arteriellen Veränderungen ⇨ **Ziel ist die Schlaganfallprophylaxe** (spontane Häufigkeit im Stad. II sonst: 6-7 %/Jahr)
  Stad. III: bei nicht bewusstlosen Patienten innerhalb der ersten 6 Stunden, bei akutem Verschluss keine Op >6 Std., wegen der Gefahr der sekundären Einblutung in entstandene Erweichungsherde nach Revaskularisation
  Stad. IV: nur bei gleichzeitiger kontralateraler hochgradiger Karotisstenose od. -verschluss ⇨ Prophylaxe eines weiteren Infarktes

- Op: offene **Desobliteration mit Karotis-TEA** (Thrombendarteriektomie), evtl. mit Patch-Plastik aus Dacron oder autologer V.saphena zum Verschluss der Arteriotomie (verbreitert das Lumen ⇨ Stenose-Prophylaxe)
  Bei Kinking oder Coiling (nur wenn mit Symptomatik) ⇨ segmentale Kürzung u. Reinsertion

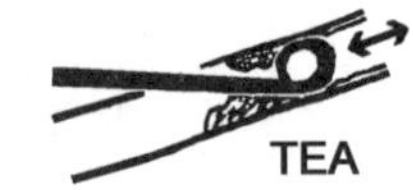

- Alternativ: Bei langstreckigem Verschluss der A.carotis int. (od. Moyamoya-Syndrom): extra-intrakranieller Bypass zwischen A.temporalis superf. und A.cerebri media nach Kraniotomie. Vorher ggf. zusätzlich Desobliteration des A.carotis-externa-Abgangs.
- Intraoperativ evtl. intraluminaler Shunt zur Aufrechterhaltung der Zirkulation. In Kliniken, in denen dies nicht routinemäßig durchgeführt wird, erfolgt während der Abklemmphase zumindest ein SEP- (N.medianus der Gegenseite) od. EEG-Monitoring (Methode der Trendanalyse durch den Neurologen) zur Kontrolle der Hirnfunktion
- Adjuvante anästhesiologische Maßnahmen perioperativ: Hämodilution, Heparinapplikation, konstanter Blutdruck, in der Abklemmphase eher Hypertension
- Bei relevantem persistierendem offenem Foramen ovale (PFO) soll ein interventioneller Verschluss des Foramens erfolgen (s.u., Kap. Vorhofseptumdefekt Typ II).

• Med: Akut ggf. Vollheparinisierung (bei kardialen Embolien u. hochgradigen Stenosen ⇨ 20-30.000 I.E./24 Std. für einige Tage, Ziel: 2fache PTT)
  Bei allen ischämischen Insulten auf Dauer: **Thrombozytenaggregationshemmer** ASS = **Acetylsalicylsäure** (Aspirin®) 100-300 mg/Tag. Bei ASS-Unverträglichkeit oder weiteren Gefäßerkrankungen ADP-Antagonist **Clopidogrel** 75 mg/Tag (Iscover®, Plavix®) od. Ticlopidin 2 x 250 mg/Tag (Tiklyd®) od. Dipyridamol (2 x 200 mg/Tag, Aggrenox®)
  Bei rezidivierenden kardialen Embolien (Vorhofflimmern) **Antikoagulation** mit den neuen/direkten oralen Antikoagulanzien (**NOAK/DOAK**): z.B. Thrombininhibitor Dabigatran (2 x 150 mg/Tag, Pradaxa®) od. Faktor-Xa-Hemmer Apixaban (2 x 5 mg, Eliquis®) auf Dauer ⇨ Vorteil: geringeres Blutungsrisiko gegenüber den sonst verwendeten Vit.-K-Antagonisten (Cumarin-Derivate: Phenprocoumon, Marcumar® od. Warfarin, Coumadin®, Ziel war Quick 25-35 % bzw. INR = international normalized ratio = 2,0-3,0). Behandlung eines Vorhofflimmerns (medikamentös, Kardioversion od. Rhythmuschirurgie oder interventionelle Einlage eines Okkluders in das Vorhofohr (dort entstehen die meisten Gerinnsel, Watchman™-Device) bei K-Ind. gegen eine Antikoagulation).
• Leitlinie: Extracranielle Carotisstenose, S3 v. 2/2020 (AWMF Registernummer 004-028), Schlaganfall, S3 v. 5/2023 (AWMF Registernummer 053-011) und Sekundärprophylaxe, S2k v. 2/2022 (AWMF Registernummer 030-143)
• Selbsthilfegruppen: Stiftung Deutsche Schlaganfall-Hilfe, Carl-Miele-Straße 210, 33311 Gütersloh, Tel.: 01805 093093, Internet: www.schlaganfall-hilfe.de
  weitere Informationen im Internet: www.schlaganfallbegleitung.de

Prog: Symptome nach einer Apoplexie können sich über einen langen Zeitraum (Monate - Jahre) bessern oder ganz zurückbilden. 50 % d. Pat. mit einem Insult bleiben aber **erwerbsunfähig,** von diesen haben die Hälfte eine schwere Behinderung und sind dauerhaft pflegebedürftig. 24 % d. Pat. sterben innerhalb v. 30 Tagen, ca. 30 % im ersten Jahr.
Bei extrakraniellen Stenosen ohne Op: 35 % d. Pat. (im Stadium II) entwickeln einen Schlaganfall innerhalb von 5 J., mit Op nur 5-7 % Schlaganfall innerhalb von 5 Jahren. Bei asymptomatischer Stenose 11 % Schlaganfallrisiko in 5 J., mit Op 5 %.

Proph: ♥ Primärprävention: Ausschaltung der Risikofaktoren (s. Ätiologie), insb. des **arteriellen Hypertonus** u. **Nikotinkarenz**! (nach 5 J. kein erhöhtes Risiko mehr), mindestens 2 x 30 Min. **Ausdauersport**/Woche, Gewichtsreduktion bei Adipositas.
(Eine postmenopausale Östrogengabe bei Frauen hat keinen protektiven Effekt.)
♥ Tertiärprävention (nach einem Schlaganfall): ASS 100 auf Dauer, optimale Einstellung eines Hypertonus (Ziel: 135/85 mmHg), einer Hypercholesterinämie (Ziel: LDL <70 mg/dl) u. ggf. eines Diabetes mellitus (HbA_{1c} <7-8 %), Ther. bei Schlafapnoesyndrom, Lebensstilmodifikation mit **Gewichtsreduktion** bei Adipositas, Salzkonsumrestriktion (<5 g/Tag), **körperliches Ausdauertraining**, **Nikotinkarenz!**, **Alkoholreduktion**

Kompl: * Risiko für **Schlaganfallrezidiv** im 1. Jahr 10-12 %
* Konservativ: Einblutung durch rheologische Maßnahmen und Vollheparinisierung 3 %
* Angioplastie/Stent: intraoperative Apoplexie 3-7 % (spezielle Protektionskatheter mit einem distalen Ballon/Schirm verringern dabei das Risiko für eine Plaqueembolisation)
* Gleichzeitiges Vorliegen einer koronaren Herzkrankheit od. AVK

Op: * Intraoperative Apoplexie 2-3 %, Läsion des N.hypoglossus 4 %, Läsion des N.vagus, Blutung, Op-Letalität: 1-2 % (intraoperativer Herzinfarkt, Schlaganfall), postoperatives zerebrales Hyperperfusionssyndrom 2 % (Cave: Hirnödem, intrazerebrale Blutung)

DD: - **Hirnblutung** (15 % der Schlaganfälle sind intrazerebrale Blutungen ⇨ immer CCT zur DD durchführen)
- Andere neurologische Erkrankungen: Hirntumoren (mit Einblutung), Multiple Sklerose, Hirnabszesse, Enzephalitis, Migräne accompagnée, TODD-Paralyse nach Epilepsie
- Sinusvenenthrombose, Fettembolie, Luftembolie
- Internistisch: Synkopen, Hypoglykämie, Hypotonie

SUBCLAVIAN-STEAL-SYNDROM

Syn: **A.subclavia-Anzapfsyndrom**, Subklavia-Anzapf-Syndrom, A.subclavia-Entzugssyndrom, A.vertebralis-Anzapfsyndrom, ICD-10: G45.8-

Path: Proximaler Verschluss der A.subclavia (vor dem Abgang der A.vertebralis; in 70 % links) od. d. re. Truncus brachiocephalicus). Es kommt v. a. bei **Belastung des Armes** zu einem **Steal-Effekt** aus dem Stromgebiet der A.vertebralis zur A.axillaris hin (Flussumkehr) ⇨ Blutentzug aus dem vertebrobasilären Stromgebiet zugunsten der Armversorgung.

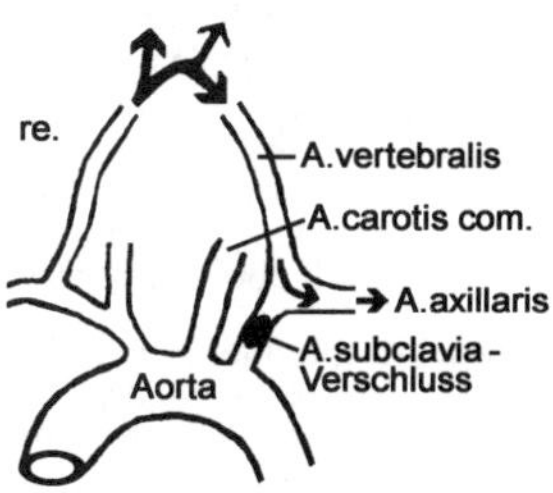

Klin: ⇒ Beschwerden entstehen bei Belastung des Armes durch den Steal-Effekt
⇒ Intermittierende **Hirnstammsymptomatik**: **Schwindel**, Ataxie, Drop Attacks (plötzliches Hinstürzen), zentrale Sehstörungen, Parästhesien, rezidivierende Nackenschmerzen
⇒ Brachialgie, Claudicatio des Armes bei Belastung, seltener in Ruhe, da gute Kollateralen und Steal-Blut den Arm versorgt

Diag: 1. Anamnese und klinische Untersuchung: Radialispuls abgeschwächt od. ausgefallen, **Blutdruckdifferenz** an den Armen (>30 mmHg), Faustschluss-Probe als Provokationstest, evtl. Stenosegeräusch über der A.subclavia auskultierbar
2. Farbkodierte Duplexsonographie: **Strömungsumkehr** in der A.vertebralis nachweisbar
3. Bildgebung: Nachweis der Stenose in der CT-Angio oder konventionellen Angiographie, Überprüfung auf weitere Gefäßanomalien (bei >50 % der Fälle)

Ther: • Interventionell: **Ballondilatation** (**PTA** = perkutane transluminale Angioplastie) der Stenose (ca. 10%ige Rezidivrate), ggf. mit Stenteinlage
• Operativ: Ind: Nur bei ausgeprägter Symptomatik gegeben
  - Extraanatomischer Bypass: Von der homolateralen A.carotis communis zur A.subclavia oder von der kontralateralen A.subclavia zur betroffenen A.subclavia mit Dacron-Prothese oder autologem V.saphena-Transplantat
  - Anatomischer Bypass: Von der Aorta desc. zur A.subclavia

Prog: Operationsletalität: 0,5 %, die interventionelle Technik zeigt gute Ergebnisse, daher heute Therapie der ersten Wahl.

DD: Aortenbogensyndrom (= Stenosen an den Abgängen der Gefäße vom Aortenbogen, s.o.)

THORACIC-OUTLET-SYNDROM

Syn: Thorax-Kompressionssyndrom, Schultergürtel-Kompressionssyndrom, ICD-10: G54.0

Def: Kompression von Plexus brachialis, A.subclavia oder V.subclavia im Schultergürtel-Bereich

Ät:
- **Skalenussyndrom:** Skalenushypertrophie (M.scalenus anterior, Gewichtheber), Skalenusfibrose (nach einem Muskelriss), atypische fibrotische Bänder
- **Halsrippe** (Häufigkeit: 0,1-1 % der Bevölkerung und nur in 10 % d.F. dann symptomatisch)
- Kostoklavikularsyndrom, Steilstand der 1. Rippe (bei asthenischer Konstitution), Exostosen der ersten Rippe, Kallusbildung nach Fraktur der 1. Rippe
- Überschießende Kallusbildung nach medialer Klavikulafraktur
- HWS-Distorsion
- Physiologisches Absinken des Schultergürtels im Alter

Etlg:
Kompression der Skalenuslücke: Halsrippen-, Skalenussyndrom, Syndrom der 1. Rippe
Kompression des Kostoklavikularspaltes: Kostoklavikular-, Hyperabduktionssyndrom
Kompression des Korakopektoralraumes: Korakopektoralsyndrom

Klin:
⇒ Lokal: Schmerzen, mit Ausstrahlung in das Schulterblatt, zervikal oder in die Brust
⇒ Neurologisch: Irritation des Plexus brachialis mit Parästhesien und Taubheitsgefühl (entlang des N.ulnaris-Versorgungsgebietes)
⇒ Vegetativ neurologisch: RAYNAUD-Phänomen (Gefäßspasmen an den Akren)
⇒ Arteriell: insb. bei Provokation (Hyperabduktion oder Retroversion, z.B. bei Überkopfarbeiten) ⇨ leichte Ermüdbarkeit des betreffenden Armes, Absinken der Hauttemperatur, Pulsverlust der Arme (25 % d.F.)
⇒ Venös: Schwellung, Schwere- und Spannungsgefühl, Schmerzen, livide zyanotische Verfärbung des betroffenen Armes, Druckgefühl in der Axilla, evtl. sichtbarer Kollateralkreislauf über V.cephalica, jugularis und laterale Thoraxvenen

Diag:
1. Anamnese und klinische Untersuchung mit Provokation: Hyperabduktion der Arme und Kopf nach hinten und zur Seite drehen (ADSON-Test)
   AER-Test (Abduktion, Elevation, Rotation): Arm 90° abduzieren, im Ellenbogen beugen und Hände pronieren ⇨ Schmerz oder Ischämie oder Blauverfärbung nach 3 Minuten
   Beidseitige Blutdruckmessung in Provokationsstellung
2. Bildgebung: **CT-Thorax** od. Röntgen-Thorax und HWS in 4 Ebenen (= mit Foramina intervertebralia) und ggf. Zielaufnahmen der oberen Thoraxapertur zum Ausschluss einer Halsrippe, Exostosen, abnorme Proc.transversi
   Dynamische Armangiographie (= mit Provokation): Aufnahmen in unterschiedlichen Arm- und Kopfstellungen
   Phlebographie (mit Provokation) bei V.a. venöse Thrombose
3. Evtl. Prüfung der N.ulnaris-Nervenleitungsgeschwindigkeit (NLG)

Ther:
- Konservativ: Physiotherapie mit Massagen/Wärme zur Lockerung, KG zur Kräftigung insuffizienter Schultermuskulatur
- Operativ: Ind: bei ausgeprägten vaskulären u. neurologischen Symptomen
  - Operative Entfernung der Halsrippe bzw. der ersten Rippe oder komprimierender Muskel-/Bandstrukturen über supraklavikulären (laterales Halsdreieck) oder transaxillären Zugang. Durchtrennung des M.scalenus anterior ⇨ dadurch werden die Skalenuslücke u. der Kostoklavikularspalt erweitert
  - Evtl. gefäßchirurgisch: Resektion eines poststenotischen Aneurysmas u. Revaskularisation der A.subclavia
- Postoperativ: Rö-Kontrolle des Thorax ⇨ Pneumothorax?

Prog: In 90 % gute Ergebnisse mit Beschwerdefreiheit nach Op, ungünstiger bei präop. bereits vorhandenen neurologischen Komplikationen

Kompl:
* Mikroembolien aus einem **poststenotischen Aneurysma** der A.subclavia
* Thrombotische Komplikationen bei Kompression der V.subclavia

DD:
- Venös: Thrombose der V.axillaris / V.subclavia (s. Kap. PAGET-v.-SCHROETTER-Syndrom)
- Arteriell: Verschlüsse der A.subclavia / Aortenabgang, TAKAYASU-Arteriitis
- Neurologisch: HWS-Syndrom, zervikales Wurzelsyndrom, Syringomyelie, unspezifische Neuritiden, Armplexuslähmung, neuralgische Schulteramyotrophie, PANCOAST-Tumor mit

Nervenkompression, Brachialgia paraesthetica nocturna/Karpaltunnel-Syndrom (N.medianus), GUYON-Logensyndrom (N.ulnaris)

- RAYNAUD-Syndrom: I. primär ⇨ durch Ischämie (Kältereiz)
  II. sekundär ⇨ bei progressiver systemischer Sklerodermie, Lupus erythematodes, SUDECK-Dystrophie, paraneoplastisch (Plasmozytom), Vibrationstrauma (z.B. Pressluft-hammer)

MESENTERIALE ISCHÄMIE

Syn: **Intestinale Ischämie**, Verschlüsse der Viszeralgefäße, akut: **Mesenterialinfarkt**, ICD-10: K55.0
Chronisch: Angina abdominalis, Angina visceralis, Angina intestinalis, Claudicatio intermittens abdominalis (ORTNER-Syndrom II), ICD-10: K55.1

Anatomie: Die drei Viszeralarterien (**Truncus coeliacus, A.mesenterica sup., A.mesenterica inf.**) stehen durch zahlreiche Kollateralen/Anastomosen in Verbindung, sodass sich Abgangsstenosen od. Verschlüsse oft nur als Zufallsbefund in der Angiographie finden.
Anastomosen: finden sich zu den Rr.oesophagei, BÜHLER-Anastomose (pankreatikoduodenale Arkade), RIOLAN-Anastomose (A.mes.sup.-inf.-Arkade am Colon transversum) und Randarkade, sog. Marginalarterien nach DRUMMOND (ebenfalls A.mes.sup.-inf.) sowie zum Plexus rectalis superior.

Ät:
- **Arterielle Embolie:** Vorhofflimmern, Mitralklappenerkrankung oder Z.n. Herzinfarkt mit Aneurysma ⇨ akuter Mesenterialinfarkt, hochakutes Ereignis
- **Arteriosklerose** (mit den Risikofaktoren arterielle Hypertonie, Diabetes mellitus, Adipositas, Hyperlipidämie u. Nikotinabusus), arterielle Thrombose, Arteriitis, dissezierendes Bauchaortenaneurysma, Viszeralarterienaneurysma
- **Non-occlusive mesenteriale Ischämie** (NOMI): Vasokonstriktion bei Hypovolämie, Hypotonie, Herzinsuffizienz, Aortenisthmusstenose, Steal-Syndrom, Z.n. Herz-Op mit Herz-Lungen-Maschine, Dialysepatienten
- **Viszeralvenenthrombose**: primär (idiopathisch), sekundär bei portalvenöser Abflussstörung (Pfortaderthrombose, portale Hypertonie; Leberzirrhose, Lebertumoren), Gerinnungsstörungen, Polyzythämie, Leukämie, paraneoplastisch, nach Splenektomie, Einnahme hormonaler Kontrazeptiva, septische Thrombose
- Kompression von außen: Tumoren, Morbus ORMOND (= retroperitoneale Fibrose) ⇨ eher chronische intestinale Durchblutungsinsuffizienz
- Funktionell: Neurovaskuläres Kompressionssyndrom des Truncus coeliacus ⇨ verursacht durch Kompression der Zwerchfellpfeiler am Hiatus aorticus
- Iatrogen: bei/nach Bauchaortenanurysma-Operation

Path:
- ♦ Chronische Verschlüsse der Viszeralarterien verursachen wenig Symptome, da gute Kollateralisierung und Querverbindungen (z.B. RIOLAN-Anastomose = A.mesenterica sup.[colica media] - inf.[colica sinistra]-Anastomose od. zum Plexus rectalis) ⇨ der Prozess ist progredient (fortschreitende Arteriosklerose)
- ♦ Durch die Kollateralisierung kommt es bei akuten Verschlüssen zur **hämorrhagischen Infarzierung** (Blut strömt noch in das Kapillargebiet ein, reicht aber zur Perfusion nicht mehr aus und bleibt liegen)

Epid: Inzidenz: 2-4/100.000/Jahr, Prädisp.alter: >70 J.

Etlg:
- # Akuter Mesenterialinfarkt: in über 90 % ist die **A.mesenterica sup.** betroffen, doppelt so häufig durch Embolien (meist 3-10 cm nach Abgang) wie durch Thrombosen verursacht ⇨ manifestiert sich klinisch unter dem Krankheitsbild eines 'Akuten Abdomens'
- # Chronische Verschlussprozesse: meist proximaler Verschluss/Alteration der A.mesenterica sup., seltener des Truncus coeliacus oder Stenosen und Verschlüsse im Stammbereich der A.mesenterica inf.
- # Mesenterialvenenthrombose (relativ selten)

Klin: ⇒ Akuter Verschluss: **akute abdominelle Schmerzen** und Diarrhoe bis Schock (für ca. 6 Std.), danach **freies Intervall** für 6-12 Std. mit relativ blandem Lokalbefund, wenig Schmerzen in **Diskrepanz** zur zunehmenden Verschlechterung des AZ (Stadium der Wandnekrose, "fauler Friede" durch Absterben der intramuralen Schmerzrezeptoren)
Spätphase (>12 Std., Durchwanderungsperitonitis): Meteorismus, paralytischer Dünndarm-Ileus, **akutes Abdomen** (Nekrose), brettharte gespannte Bauchdecke, Erbrechen, blutige Durchfälle durch Einblutung in die nekrotische Darmwand und das Darmlumen

⇒ Chronischer Verschluss:
Stad. I: Keine Beschwerden (Angiozufallsbefund)
Stad. II: Postprandiale Angina abdominalis mit small meal syndrome (= Verringerung od. Verzicht auf Nahrungsaufnahme wegen der Angst vor den Schmerzen)
Stad. III: Abdominelle Dauerschmerzen, Meteorismus, chronische Malassimilation (Maldigestion + Malabsorption)
Stad. IV: Mesenterialinfarkt, Ileus, Durchwanderungsperitonitis, Darmgangrän, akutes Abdomen

⇒ **Bei Pat. mit Herzerkrankung + Bauchbeschwerden: an Mesenterialinfarkt denken!**

Diag: 1. Anamnese und klinische Untersuchung: Verdachtsdiagnose aufgrund klinischer Befunde! Evtl. Stenosegeräusch über dem Abdomen
2. Bildgebung: **Spiral-CT** mit KM (= Angio-CT) oder konventionelle Angiographie (wegen Aufwand im Akutstadium heute zunehmend seltener)
Farbkodierte Duplexsonographie: Fluss in den Mesenterialgefäßstämmen (pathologisch ist ein Abbruch od. Pendelfluss im Arterienstamm), verdickte Darmwand (postischämisches Ödem ⇨ Spätzeichen), freie Flüssigkeit
Bei Rö-Abdomenübersicht: geblähte Dünndarmschlingen, evtl. Spiegel bei Ileus
3. Labor: ansteigende Leukozytose (15-20.000/µl oder auch Leukozytensturz bei Sepsis), Azidose (Laktat erhöht durch die Nekrosen), D-Dimere (Thrombose?)
4. **Probelaparotomie** bei V.a. akuten Mesenterialarterieninfarkt od. Peritonitis ⇨ frühzeitige Diagnostik und Eingriff, um die Möglichkeit einer Revaskularisierung nicht zu verlieren.

Ther:
- Konservativ: keine Therapie bei chron. Verschluss im Stadium I (regelmäßige Kontrolle)
Interventionell im Stadium II u. III: perkutane transluminale Angioplastie, ggf. kombiniert mit einer Stenteinlage
Mesenterialvenenthrombose: Vollheparinisierung od. Fibrinolyse
NOMI: Alprostadil (Prostaglandin E1) i.a. über den Angiographiekatheter in die A.mesenterica sup., Heparingabe, Flüssigkeitstherapie
Mesenterialvenenthrombose: Antikoagulation mit Heparin, dann für 3-6 Mon. mit D/NOAK
- Operativ: Ind: akut immer gegeben, chronisch bei vorhandener Klinik
  - Akuter Mesenterialinfarkt: **frühzeitig** (<6 Std.) Versuch der Revaskularisation durch Thrombendarteriektomie und Patch-Plastik, evtl. Anastomose mit der distal abgesetzten A.lienalis nach Splenektomie oder aortomesenterialer Bypass mit autologer V.saphena, i.v.-Heparinisierung, Antibiose (Cephalosporin + Metronidazol)
  - Bei bereits infarzierter Darm: Resektion der nekrotischen Darmanteile, evtl. Second-look-Op nach 24 Std. erforderlich
  - Neurovaskuläres Kompressionssyndrom: Therapeutische Spaltung d. Zwerchfellzwinge
  - Postoperativ: Thrombozytenaggregationshemmer, bzw. Antikoagulation bei kardialen Rhythmusstörungen
- Eine Revaskularisation der A.mesenterica inf. im Rahmen der Versorgung eines Aortenaneurysmas ist indiziert, wenn die RIOLAN-Anastomose fehlt.

Prog: Akuter Mesenterialinfarkt: **hohe Letalität** mit 50-70 % bei Verlauf >12 Std. bis zur Ther. ⇨ Problem ist, dass die **Diagnose oft zu spät** gestellt wird!
Chronische Verschlüsse: Im Stadium I und II relativ gute Prognose u. geringe Op-Letalität.

Kompl:
* Aufpfropfen einer Mesenterialvenenthrombose auf einen arteriellen Verschluss
* Durchwanderungsperitonitis, Pankreatitis, abdominales Kompartmentsyndrom
* Bei Totalresektion des Dünndarms (weniger als 1 m Restdarmlänge = Kurzdarmsyndrom) ⇨ parenterale Ernährung auf Dauer notwendig, ggf. Dünndarmtransplantation

DD: Akutes Abdomen (s. dort), z.B. Ulkusperforation, Pankreatitis, Ileus, Bauchaortenaneurysma

AVK DER NIERENARTERIEN

Syn: Nierenarterienstenose (**NAS**), engl. renal artery stenosis, ICD-10: I70.1

Ät:
- **Arteriosklerose** (70 % d.F.) und therapierefraktäre arterielle Hypertonie
- **Fibromuskuläre Prozesse** (Dysplasie) an der A.renalis, angeboren/idiopathisch
- Sonstige Veränderungen (Aneurysma der A.renalis, AV-Fisteln, externe Kompression, kongenitale Hypoplasie, Arteriitis, Aortenpathologie)
- Verschluss durch Embolie (Aortenaneurysma, Herzfehler, bakterielle Endokarditis, beim Neugeborenen aus dem Duct.arteriosus BOTALLI)
- Nierenarterienthrombose (Intimaläsion durch Trauma, iatrogen durch vorübergehendes Abklemmen der A.renalis bei Op an der Niere)

Etlg:
Arteriosklerotische Nierenarterienstenose, Lok: proximales Drittel der A.renalis (Abb. 1)
Fibromuskuläre Dysplasie, Lok: eher im mittleren Abschnitt der A.renalis und an den Segmentarterien der Niere (Abb. 2)

Path: Poststenotischer Druckabfall löst im juxtaglomerulären Apparat die Sekretion von Renin aus, das über den Angiotensin-Aldosteron-Mechanismus (RAA-System) eine renovaskuläre Hypertonie erzeugt (**GOLDBLATT-Mechanismus** ⇨ sekundäre Hypertonie, insg. 1-5 % aller Hypertoniker)

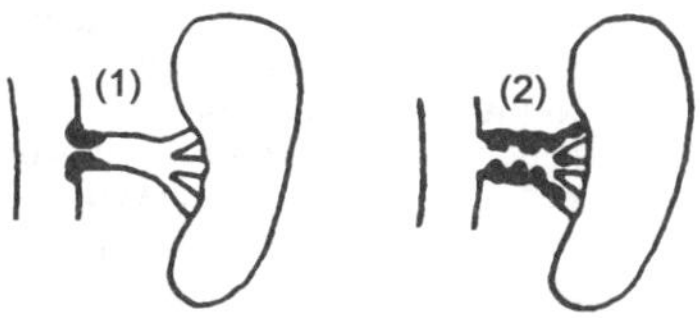

Klin:
⇒ **Arterielle Hypertonie** (nicht gut mit Medikation einstellbar, häufig Kopfschmerzen), insb. diastolische RR-Erhöhung
⇒ Hochdruckkrise: Gefahr des Schlaganfalls, Linksherzüberlastung
⇒ Nierenarterienembolie/Nierenarterienthrombose (Niereninfarkt): plötzlicher Flankenschmerz („Nieren:- Kolik"), Hämaturie, Fieber

Diag:
1. Anamnese und klinische Untersuchung: in 40 % ist ein **Stenosegeräusch** über der A.renalis/paraumbilikal auskultierbar, Spiegelung des Augenhintergrundes: Fundus hypertonicus unterschiedlichen Ausmaßes (verengte Arterien, AV-Kreuzungszeichen, Cotton-wool-Herde, Blutungen, Papillenödem), 24-Std-RR-Messung: keine Nachtabsenkung
2. Bildgebung: **Farbkodierte Duplexsonographie**: Fluss der A.renalis, Spiral-CT- mit KM od. MRT-Angiographie (oder Angiographie bei der Intervention, als DSA): Darstellung der Stenose u. intrarenaler Gefäße u. des übrigen Arterienstatus, insb. auch der Aorta
3. Spezielle Untersuchungen (keine Routine): Nierenszintigraphie mit ^{99m}Tc-DTPA (ggf. mit Captoprilgabe ⇨ führt bei NAS zum Filtrationsabfall auf der betroffenen Seite)

   Urographie mit Frühaufnahme während der ersten 5 Min.: verspätete Nierenbeckenkontrastierung, kleinerer Längsdurchmesser der betroffenen Niere (Drosselniere <8 cm, Größendifferenz >1,5 cm, allerdings in 50 % d.F. auch beide Nieren betroffen)

   Seitengetrennte Reninbestimmung aus den Nierenvenen mittels Katheter: Quotient >1.5 ist beweisend (der Unterschied wird mit Captoprilgabe noch deutlicher)

   Captopril-Test: Gabe eines Angiotensin-Converting-Enzym-Hemmers führt zu deutlichem RR-Abfall und massivem Anstieg der Reninkonzentration im Serum bei NAS

Ther:
- Konservativ: eine asymptomatische NAS <60 % wird nur beobachtet und mit Antihypertensiva (bis dreifach mit ACE-Hemmer, Ca-Antagonist, Diuretikum) behandelt
- Interventionell: **perkutane transluminale Angioplastie** (PTA) = Katheterdilatation mittels Ballon ggf. + **Stenteinlage**. Geringes Risiko, Mittel der ersten Wahl bei symptomat. NAS.
- Bei akuter Nierenarterienembolie/-thrombose Lysetherapie innerhalb v. 6 Std. mögl.
- Operativ: Ind: Versagen der Angioplastie, langstreckige komplexe Stenose, gleichzeitiges Aortenaneurysma
  - Desobliteration durch Thrombendarteriektomie (TEA) und Patch-Plastik zur Erweiterung des Gefäßdurchmessers
  - Interposition der V.saphena magna oder einer Kunststoff-Prothese als aorto-renaler Bypass (insb. bei fibromuskulärer Nierenarterienstenose oder Aortenpathologie)

– Ultima ratio: bei vitaler Schädigung der Niere oder wiederholten vergeblichen Revaskularisationsversuchen einseitige Nephrektomie
- Nachsorge: nach 3, 6, 12 Mon., dann jährlich, klin. und duplexsonographische Kontrolle
- Leitlinie: Nierenarterienerkrankungen, S2k v. 1/2019 (AWMF Registernummer 004-008)

Prog: Funktionelles Langzeitergebnis (5 Jahre) ist bei 70-80 % d.F. mit Normalisierung des Bluthochdrucks gut bis sehr gut.
Op-Letalität 1-5 %, erhöht bei gleichzeitiger Aortenpathologie

Kompl: * Niereninfarkt, Nierennekrose ⇨ Niereninsuffizienz (bei beidseitigem Befall), eine einseitige aseptische Nekrose kann unbemerkt bleiben.
Op: * Restenosierung, Urämie, Wundinfektion, Anastomosenaneurysma ⇨ Blutung

DD: – Nephrosklerose (fibrinoide Vasopathie der afferenten Arteriolen): kann durch art. Hypertonie entstehen oder eine verursachen
– Gefäßanomalien (meist ohne Krankheitswert): akzessorische Arterien, retroaortaler Verlauf der li. V.renalis, „Nussknacker-Phänomen" durch Einengung der V.renalis durch die A.mesenterica sup., intraparenchymatöse AV-Fisteln. Mögl. Kompl. sind Obstruktion eines Ureters od. einer Kelchgruppe, Stenosierung der Nierenvene mit Rückstau in die Niere, Hämaturie, art. Hypertonie
– **Nierenvenenthrombose** ⇨ Klin: „Nierenkolik", durch hämorrhagischen Niereninfarkt Funktionsverlust der betroffenen Niere, bei beidseitigem Prozess Niereninsuffizienz. Ther: frühzeitige Thrombolyse mit Urokinase od. Streptokinase und anschließende Heparinisierung
– Nierenrindennekrose durch Vasospasmus/Thrombose der interlobulären Arterien und Arteriolen (bei Gestose, vorzeitiger Plazentalösung, Pankreatitis od. Sepsis vorkommend) ⇨ sich schnelle entwickelnde Niereninsuffizienz
– DD der arteriellen Hypertonie: primäre **essentielle Hypertonie** (häufigste Form, 90 % d.F.), Glomerulopathie (renoparenchymatöse Hypertonie), Nierentumoren, Zystenniere, chronische Pyelonephritis, postrenale Harnabflussstörung, Nephrosklerose, Phäochromozytom, CUSHING-Syndrom, Hyperaldosteronismus, reninproduzierender Tumor, Hyperparathyroidismus, Hyperthyreose, Akromegalie, Aortenisthmusstenose, hyperkinetisches Herzsyndrom, Gestose (Schwangerschaftshypertonie), Hirndrucksteigerung, Hirntumoren, Medikamente (Ovulationshemmer, Glukokortikoide, NSAR), Nikotin-, Alkohol- od. Drogenkonsum
Maligne arterielle Hypertonie: schlecht einstellbarer Hypertonus mit ständig erhöhten diastolischen RR-Werten (>120 mmHg) ⇨ Proteinurie, rasch progredienten Niereninsuffizienz (innerhalb v. 2 J.), Retinopathie

PERIPHERE AVK DER UNTEREN EXTREMITÄT

Syn: **PAVK** = periphere arterielle Verschlusskrankheit, ICD-10: I70.2

Anatomie: Einteilung in einen Beckentyp (Aorta, A.iliaca), Oberschenkeltyp (A.femoralis u. femoralis prof.) u. einen Unterschenkeltyp (A.poplitea teilt sich in die A.tibialis ant. + post. u. fibularis/peronaea), s. Abb.

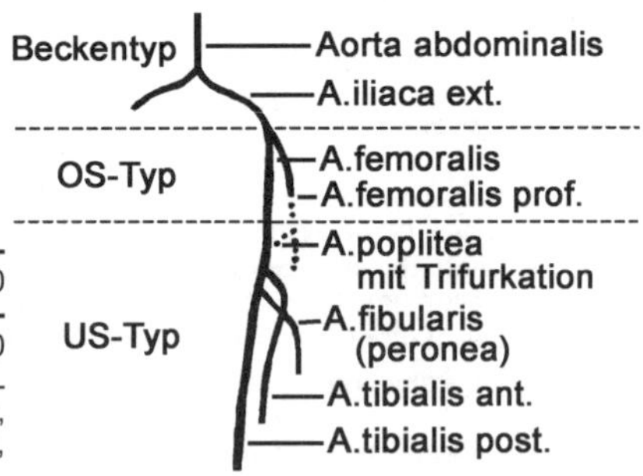

Ät: – „Endogene" Risikofaktoren: **Diabetes mellitus, arterielle Hypertonie, Adipositas** ab 30 % Übergewicht, **Hyperlipid-** und **Hypercholesterinämie** (Hypertriglyceridämie >150 mg/dl, LDL >160 mg/dl, vermindertes HDL <35 mg/dl, erhöhtes Lipoprotein a >30 mg/dl), Hyperurikämie, Kollagenosen, Vaskulitiden, Angioneuropathien (RAYNAUD-Phänomen)
– Exogene Risikofaktoren: **Nikotinabusus**, fettreiche ballaststoffarme Ernährung, mangelnde Bewegung, hormonale Kontrazeptiva

Path: ♦ Die **Arteriosklerose** verläuft in folgenden Stadien:

1. **Gefäßendothelläsion** (Prädilektionsstellen sind die Gefäßgabeln) ⇨ **Intimaödem** (noch reversibler Schaden!)
2. **Einlagerung** von Lipiden, Lipoproteinen und Cholesterin in die Intima und beginnend auch in die Media ⇨ **Atherome** ⇨ Stenosen
3. Durch den Reiz **Proliferation von Fibroblasten** ⇨ führt zur **Sklerose** der Gefäßwand bis hin zur Verkalkung
4. An den in das Lumen vorspringenden **Skleroseplaques** können sich durch Thrombozytenaggregation und Flussminderung **Thromben bilden** ⇨ zunehmende Stenosierung ⇨ Verschluss des Gefäßes oder Emboliequelle

♦ Juvenile Form der Arteriosklerose: zelluläre Proliferation der Intima

♦ Mediaverkalkung vom Typ MÖNCKEBERG: Steinharte Kalkeinlagerungen, oft spangenartig (Gänsegurgelarterien) ohne Intimaverdickung mit offenem Lumen

♦ Entzündlich verursachte Verschlussprozesse: Fibromuskuläre Hyperplasie, Riesenzellarteriitis, Angioneuropathien (RAYNAUD-Phänomen)
Thrombangiitis obliterans (WINIWARTER-BUERGER-Krankheit): Degenerative und entzündliche Veränderungen v.a. an kleinen Gefäßen (distal von Knie und Ellenbogen)

♦ Diabetische Angiopathie: insb. kleine und mittlere, distale Gefäße betroffen (auch die peripheren Vasa nervorum ⇨ Polyneuropathie)

Epid: ◊ Prädisp.alter: >50. Lj., mit zunehmendem Alter steigende Prävalenz (>70 J. ca. 20 %)

◊ Frauen und Männer sind in etwa gleich betroffen

Etlg: # **Typen:** Aorten- (LERICHE-Syndr.), Becken-, Oberschenkel-, Unterschenkeltyp = peripher

Stadieneinteilung der chronischen **AVK** nach FONTAINE

Stadium I:	Stenosen oder Verschlüsse **ohne Beschwerden**
Stadium IIa:	**Claudicatio intermittens** mit einer freien Gehstrecke >200 m*
Stadium IIb:	Claudicatio intermittens mit einer freien Gehstrecke <200 m*
Stadium III:	**Ruheschmerzen** und Nachtschmerzen
Stadium IV:	Ischämie: IVa: mit trophischen Störungen, **Nekrosen** IVb: sekundäre **Infektion** der Nekrosen

* In der Originaleinteilung v. 1967 wird statt 200 m als Gehstrecke 100 m angegeben.

Klin: ⇒ **Bis zu 50 % Stenose meist asymptomatisch!**

⇒ Schaufenstergang = **Claudicatio intermittens** (nach einer gewissen Gehstrecke muss schmerzbedingt eine Gehpause eingelegt werden)
Ruheschmerzen, v.a. in Horizontallage u. in der Nacht, Pat. lässt das betroffene Bein aus dem Bett heraushängen (DD: Venöser Schmerz: Hochlagerung)

⇒ Schmerzlokalisation ⇨ abhängig von der Verschlusslokalisation (allgemein gilt: Schmerzlokation ist distal der Stenose, sog. Etagenkrankheit):
- Gluteal und/oder gesamtes Bein und/oder Potenzstörungen ⇨ Aortentyp (LERICHE-Syndrom, Bifurkationssyndrom)
- Oberschenkel ⇨ Beckentyp
- Waden ⇨ Oberschenkeltyp
- Füße ⇨ Unterschenkeltyp
- Die Schmerzen können auch wechselnd sein ⇨ Mehretagenerkrankung

⇒ Steal-Effekt beim Gehen aus dem arteriellen Stromgebiet des Abdomens bei generalisierter Arteriosklerose ⇨ Bauchschmerzen (aortoiliakales Steal-Syndrom, mesenterisches Steal-Syndrom)

⇒ **Trophische Störungen** der Haut und Weichteile, Blässe der Haut, fehlende Venenfüllung

⇒ Allgemein Neigung zu Weichteilinfektionen und **Wundheilungsstörungen**, feuchte Gangrän = bakterielle Infektion der Nekrose

⇒ Mumifikation des betroffenen Areals (ohne bakt. Besiedlung) = Nekrose, **trockene Gangrän**, Beginn: meist Großzehe

⇒ Bei Diabetes mellitus: Häufig Kombination der Stadien II u. IV (schmerzlose trophische Störungen durch gleichzeitige periphere Polyneuropathie), diabetischer Fuß

Diag: 1. Anamnese und klinische Untersuchung: Höhe d. Schmerzlokalisation ⇨ Verschluss liegt i.d.R. eine Etage über der Schmerzlokalisation. **Inspektion** der Haut, auf Wundheilungsstörungen achten.

Palpation: Pulsstatus aller Gefäßgebiete erheben! (A.femoralis, A.poplitea, A.tibialis post., A.dorsalis pedis, A.brachialis, A.radialis, A.carotis com., A.temporalis), Extremitäten-Hauttemperatur (mit Handrücken) prüfen

Bei Diabetes mellitus kann trotz tastbarem Puls eine pAVK vorliegen (Mikroangiopathie).

Auskultation: über dem Abdomen, A.femoralis und auch A.carotis ⇨ Geräusch ab ca. 40 % Stenose nachweisbar

Bestimmung des **Knöchel-Arm-Index** (Blutdruck/Verschlussdruck dopplersonographisch bestimmt v. Bein/Arm, engl. Ankle-Brachial-Index, ABI-Norm: ≥1 (0,91-1,30), pathologisch bei **<0,9**, kritische Gefährdung der Extremität bei <0,5)

Lagerungsprobe nach RATSCHOW: Beine 2 Min. nach oben halten, dann herunterhängen lassen ⇨ nach 5 Sek. muss Rötung erfolgen.

Gehstreckenmessung (mit einem standardisierten Verfahren, z.B. Laufbandtest)

2. **Farbkodierte Duplexsonographie** und Messung der Verschlussdrücke
3. Angiographie (i.a. DSA) ist zur alleinigen Diagnostik nicht erforderlich (erfolgt natürlich beim interventionellen Eingriff). Können mit der Duplexsonographie nicht alle Befunde geklärt werden, dann ggf. CT- od. MRT-Angiographie.

   Wichtig: **Keine "Bilder" operieren, sondern immer die Klinik des Pat. beachten!**
4. Präop. Klärung der Operabilität: Ausschluss koronarer, renaler, zerebraler Durchblutungsstörungen (Karotisstenose?), Lungenfunktion, Herz-Kreislauf-Zustand (EKG, Rö-Thorax), Karzinomerkrankung?

   Im Stadium IV mit Nekrosen: Osteomyelitis ausschließen (Rö: Vorfuß).

Ther:
- **Konservativ:** Domäne der Inneren Medizin im Stadium I und IIa

  Allg.: **Ausschalten von Risikofaktoren** ⇨ absoluter **Nikotinverzicht!**, Hypertonie mit ACE-Hemmern od. AT_1-Rezeptorantagonisten (z.B. Valsartan, Telmisartan usw.) behandeln, Diabetes optimal einstellen, Lebensstilmodifikation: Adipositas reduzieren, Fette u. Cholesterin vermindern, körperliche Aktivität steigern.

  Vermeidung von Verletzungen oder Infektionen an der betroffenen Extremität (z.B. unsachgemäße Manipulation an Zehennägeln, Hornhautschwielen etc.)

  Arteriosklerose ist nicht heilbar ⇨ wichtig ist die Prophylaxe!

  Gehtraining: mind. 3 x wöchentlich (besser täglich) Training für 30-60 Min., auch spezielle Belastungen wie Zehen- u. Hackengang üben. Immer bis knapp an die Schmerzgrenze gehen (dann Pause machen u. erneut beginnen) ⇨ die erzwungene Azidose führt zur Dilatation u. Reduktion des peripheren Widerstandes u. Ausbildung von Kollateralgefäßen. Ideal ist ein strukturiertes Gehtraining, z.B. in Gefäßsportgruppen.

  Med: Basistherapie mit **Thrombozytenaggregationshemmer** (ASS 100) und einem **Statin** (Cholesterinsenker, z.B. Atorvastatin)

  Für das Stadium II verlängert Cilostazol (ein Phosphodiesterasehemmer, oral 2 x 100 mg/Tag, Cilostatol AL®) die Gehstrecke nachweislich.

  Rheologische Maßnahmen (wie Aderlass od. isovolämische Hämodilution) und Therapien mit vasoaktiven Substanzen (z.B. Prostaglandin E1 i.v. (Prostavasin®), Pentoxifyllin (Trental®), Naftidrofuryl (Dusodril®) od. das Phytotherapeutikum Ginko biloba Blattextrakt) werden wegen mangelnder Wirksamkeit nicht empfohlen.
- **Interventionelle Radiologie:** Hat große Teile der operativen Verfahren heute ersetzt.

  PTA = perkutane transluminale Angioplastie (Ballonkatheterdilatation, sog. GRÜNTZIG-Verfahren) mit anschließender Nachbehandlung mit ASS (+ für 4 Wo. Clopidogrel).

  Ind: kann heute an allen Etagen u. praktisch bei allen Stadien angewendet werden.

  Je nach Befund können über den **intraarteriellen Katheter** zusätzlich ein oder mehrere **Stents** implantiert werden (heute auch spezielle knickresistente Stents für die Poplitealregion und selbstexpandierende Stents für die aorto-iliacale Bifurkation erhältlich). Die Offenheitsrate wird verlängert bei der Anwendung von **DEB/DES** (= drug-eluting ballons/stents), die Paclitaxel beschichtet sind (antiproliferativ wirksam).

  Weitere Verfahren sind die perkutaner Laserangioplastie (Abtragung von Plaques mittels eines im Katheter integrierten Lasers), Rotablation (rotierender Schleifkopf mit Absaugung an der Spitze des Katheters zum Abfräsen von Plaques) sowie PAT (perkutane

Aspirations-Thrombembolektomie) + Lyse bei längerem Verschluss.

- Operativ: Ind: Früher absolute Op-Indikation im Stadium III u. IV, heute werden auch hier interventionell gute Ergebnisse erzielt (bei weniger Risiko als bei Op).
  - Atheromatöses Ulkus der Aorta mit peripherer Mikroembolisation: offene TEA = Thrombendarteriektomie (Ausschälung von Intima mit Teil der Media) mittels Dissektionsspatel oder Ringdesobliteration mit Ringstripper oder einer Gefäßkürette ("Pilz"), evtl. Patcherweiterung

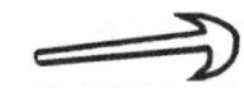

Gefäßkürette mit Pilzkopf

  - Hoher Aortenverschluss: **"Y"-Prothese** als **aorto-bifemoraler** Kunststoff-**Bypass** oder seltener aorto-biiliakaler Bypass, seltenst aorto-biprofundaler Bypass
  - Verschluss einer A.iliaca com.: Iliaco-iliacaler Crossover-Bypass oder Y-Prothese
  - Verschluss der A.femoralis superficialis mit Abgangsstenose der A.profunda femoralis u. offener A.poplitea: Profundaplastik **mit autologer Vene** (V.saphena mag. mit zerstörten Venenklappen oder anterograde Implantation) oder Kunststoff-Gefäßprothese (die autologen Venenbypässe zeigen langfristig aber die besseren Ergebnisse)
  - Langstreckiger Verschluss der A.femoralis superficialis bis distal des Kniegelenkes (evtl. kombiniert mit einer Profundaabgangsstenose): Profundaplastik und Kniegelenk-überschreitender femoropoplitealer Bypass mit autologer V.saphena mag.
  - Verschluss im Bereich der A.poplitea-Trifurkation (A.tibialis ant., A.tibialis post., A.fibularis): femoro-kruraler Bypass mit autologer V.saphena mag. mit peripherem Anschluss an eine oder zwei Unterschenkel-Arterien
  - Bei Risikopatienten und bei Patienten mit Infektionen nach vorausgegangener Gefäßoperation mit Stenosen im aorto-iliakalen Bereich: Extraanatomische Bypässe = (femoro-femoraler Cross-over-Bypass)
  - Im Stad. III und IV kann bei inoperablem Pat. noch Prostaglandin E1 i.v. (Alprostadil, Prostavasin®) versucht werden, ansonsten Ultima ratio **Amputation** (ca. 3 % d.F.)
- Leitlinie: Periphere AVK, S3 v. 5/2020 (AWMF Registernummer 065-003)
- Selbsthilfegruppen: Deutsche Gefäßliga e.V., Postfach 40 38, 69254 Malsch, Tel.: 07253 26228, Internet: www.deutsche-gefaessliga.de
  AVK-Bundesverband e.V., An der Oberhecke 34, 55270 Sörgenloch/Mainz, Tel.: 06131 924050, Internet: www.avk-bundesverband.de

Prog: Nach 5 Jahren liegt die Rate der offenen Gefäßprothesen zwischen 60 u. 85 %, nach 10 Jahren zwischen 40-60 % (Abhängig vom Zustand der Zustrom- und Ausflussbahn).
Op-Letalität 1-2 % für das Stad. II und bis zu 10 % im Stadium IV.

Kompl: * Zweiterkrankung im Gefäßsystem, sog. "Kreuzrisiko": 50-90 % d. Pat. haben zusätzlich eine **koronare Herzkrankheit** (4-7faches Risiko, s.u.) oder/und **zerebrovaskuläre Durchblutungsstörungen** (2- bis 3faches Risiko, s.o.) ⇨ prophylaktische Gabe von Thrombozytenaggregationshemmern (ASS-Medikation 100 mg/Tag) lebenslang
Merke: **Die Arteriosklerose ist eine Systemerkrankung!**

Op: * Verletzung von Venen, Lumbalarterien, Nerven, Ureter, Darm
* Nachblutung u. früher Rezidivverschluss (insb. bei extraanatomischem Bypass)
* Ischämische Kolitis, ischämische Glutealnekrose
* Impotenz bei Op im Bereich der infrarenalen Aorta
* Protheseninfektion: Häufigkeit 1 %
Klinisch: Phlegmone, Wundabszess, Sepsis, falsches Aneurysma, Blutung! ⇨ Letalität: bis zu **40 %**, je zentraler gelegen, desto schlechter die Prognose.
Ther: extraanatomischer Bypass, Amputation

DD: – Als Anhalt: sind beide Fußpulse gut tastbar, liegt keine relevante pAVK vor.
- **Venöse Thrombose:** geschwollene, bläulich gefärbte, leicht zyanotische, warme Beine, gestaute Hautvenen, Ödem, Linderung der Schmerzen bei Hochlagerung
- LWS-Syndrom, Ischialgie, Bandscheibenvorfall, spinale Ischämie, Osteoporose
- Zur Claudicatio intermittens: Polyarthritis hat Morgensteifigkeit, Arthrose hat Anlaufschmerz
- **Polyneuropathie**: häufig vorkommend, insb. bei Diabetes mellitus ⇨ Pat. haben trotz "faulender" Beine kaum Schmerzen
- Funktionelles Entrapment-Syndrom: Kompression der A.poplitea durch hypertrophe Muskulatur (Sportler!) oder atypischem Gefäßverlauf ⇨ operative Dekompression

ARTERIOVENÖSE FISTELN

<u>Syn:</u> AV-Shunt, arteriovenöse Malformation, ICD-10: I77.0

<u>Def:</u> **Pathologische Kurzschlussverbindung** zwischen arteriellem und venösem Gefäßgebiet (extrakardial). Das Shuntvolumen bedingt einen Anstieg der Blutumlaufgeschwindigkeit ⇨ Venenstauung und chronische Volumenbelastung des Herzens.

<u>Ät:</u>
- **Angeborene arteriovenöse Gefäßmissbildung** (kongenitale AV-Fisteln, ICD-10: Q27.3): Gehirn, Lunge, Extremitäten (bis zum Gigantismus der betroffenen Extremität), Ductus arteriosus BOTALLI persistens (zw. Aorta und A.pulmonalis, s.u. Kap. Herzchirurgie), OSLER-Krankheit (aut.-dom., angiomatöse Teleangiektasien v. Haut/Schleimhäuten/GI-Trakt u. Vorkommen von pulmonalen AV-Fisteln)
- Erworben/traumatisch: perforierende Verletzungen, Tumoren, zweizeitiger Einbruch/Perforation eines Aneurysmas in die begleitende Vene, Aktinomykose, Schistosomiasis
- <u>Iatrogen:</u> Hämodialyseshunts (s.u.), nach Probebiopsien, arterio-venöse Massenligaturen

<u>Etlg:</u>
- # <u>Kongenitale Fisteln (nach VOLLMAR):</u>
  - Typ I: kurzstreckige direkte lokalisierte Verbindung, Duct.arteriosus BOTALLI
  - Typ II: Typ-F.P.WEBER-Syndrom: generalisierte Shuntform = ein ganzer Extremitätenabschnitt ist durch hämangiomatöse Bezirke betroffen
  - Typ III: lokalisierte tumoröse Form: kavernöse Hohlraumverbindungen, meist im Bereich des Kopfes und Gehirns (Aneurysma cirsoides/racemosum, Rankenangiom, sehr selten), häufig in Kombination mit anderen Missbildungen (KLIPPEL-TRÉNAUNAY-Syndrom, STURGE-WEBER-Syndrom, F.P.WEBER-Syndrom)
- # <u>Lok:</u> 50 % Extremitäten, 15 % Lungen, 15 % Bauchraum, 10 % Hals u. Kopf
- # Direkte AV-Fisteln: Arterie und Vene liegen direkt nebeneinander
  Indirekte AV-Fisteln: aneurysmatischer Sack dazwischengeschaltet

<u>Klin:</u>
- ⇒ Einseitige ausgeprägte Varikosis, **pulsierende Varizen**, Stauungsödem
- ⇒ **Kardiale Insuffizienz** u. Herzvergrößerung (durch chronisch erhöhtes Blutvolumen), Polyglobulie, arterielle u. venöse Distension
- ⇒ Akute Hypovolämie: "Verblutung" in d. venöse Niederdrucksystem bei akutem Entstehen
- ⇒ Zeichen einer Mangeldurchblutung: Angina abdominalis

<u>Diag:</u>
1. Anamnese und klinische Untersuchung: Palpation ⇨ tastbarer Tumor
   Auskultation ⇨ Schwirren (Maschinengeräusch)
   NICOLADONI-BRANHAM-Test: bei Kompression der zuführenden Arterie oder der Fistel ⇨ Pulsverlangsamung durch abnehmendes Shuntvolumen
2. <u>Bildgebung:</u> Farbkodierte Dopplersonographie: Hyperzirkulation darstellbar, CT-Angiographie oder Angiographie (DSA) bei unklarem Befund
3. Bestimmung des HZV, des Gesamt-Blutvolumens, O_2-Sättigung im venösen Blut
4. Einmaliges MRT-Schädel zum Ausschluss zerebraler Gefäßmalformationen

<u>Ther:</u>
- <u>Konservativ-interventionell:</u> transluminale **Katheterembolisation** in SELDINGER-Technik ⇨ Thrombosierung der Fistel, insb. mit kleinen **Metallspiralen**, die sich im Gefäß zusammenrollen und so zum Verschluss der Fistel führen.
  Falls erforderlich Therapie der Herzinsuffizienz (ACE-Hemmer + Mineralkortikoid-Rezeptorantagonist + ß-Blocker + SGLT-2-Inhibitor, s. Innere-Lehrbücher)
- <u>Operativ:</u> Ind: Versagen der interventionellen Ther., große AV-Fisteln, die zur Herzinsuffizienz führen, Aneurysmaperforation
  - **Separationsmethode:** Isolierung und Trennung der Fistel, Naht der Stümpfe
  - **Kontinuitätsresektion:** Fistelbereich wird reseziert, Arterie und Vene jeweils mittels Naht wieder adaptiert
  - Wenn erhaltende Maßnahme nicht möglich ist: Vierpunkteligatur von Arterie und Vene proximal und distal der Fistel, in der Lunge Segmentresektion/Lobektomie
  - Angeborene Extremitätenfisteln: Skelettierungs-Op der großen Arterien, bei extremer angeborener Malformation ist die Gliedmaßenamputation ultima ratio.

<u>Prog:</u> Im allgemeinen funktionell zufriedenstellend behandelbar.

GEFÄßCHIRURGIE - VENEN

PHLEBOTHROMBOSE

Syn: Tiefe Venenthrombose / Beinvenenthrombose, ICD-10: I80.2

Def: Kompletter oder teilweiser Verschluss des **tiefen Venensystems**

Ät: VIRCHOW-Trias: Veränderung der **Blutzusammensetzung** (Viskosität), der Strömungsgeschwindigkeit (= **Stase**) und **Endothelläsion**

- **Immobilisation!** (Bettlägerigkeit, Polytrauma, Schlaganfall, Frakturbehandlung, langes Verweilen in Zwangshaltung, z.B. im Flugzeug "economy class syndrome" genannt)
- Trauma (Quetschung, Frakturen, Stichverletzungen) ⇨ Gefäßinnenwandschädigung
- Perioperativ: lange Op, **Op am Bein**, insb. **Knie-** od. **Hüftgelenk** (TEP), Wadendruck auf dem Op-Tisch, Flüssigkeitsverlust, postop. Immobilisation (Thrombosegipfel um den 7. Tag)
- **Gerinnungsstörungen**: Thrombophilie durch APC-Resistenz (APC = aktiviertes Protein C ⇨ aut.-dom. erblich, hohes Risiko insb. bei homozygoter Faktor-V-LEIDEN-Genmutation), AT-III-Mangel, Protein-S-/-C-Mangel, Faktor-II-Mutation, Antiphospholipid-Syndrom, Lupusantikoagulans, Polyzythämie, Thrombozytose, Heparin-induzierte Thrombozytopenie (HIT)
- Einnahme von **hormonalen Kontrazeptiva**, **Nikotin** (hormonalen Kontrazeptiva + Rauchen haben ein potenziertes Risiko, Risiko: 6fach!), während oder nach einer **Schwangerschaft**
- **Paraneoplastisches Syndrom** (TROUSSEAU-Syndrom): Viskositätsänderung ⇨ bei **Karzinomerkrankung** von Lunge, Pankreas, Verdauungstrakt, Ovar, Uterus, Leukosen usw.
- Exsikkose, Diabetes mellitus, Adipositas, Kokainabusus
- Lokale Kompression oder Wandinfiltration: bei den Beckenvenen durch linksseitigen Beckenvenensporn (pulsabhängige Einklemmung der V.iliaca com. sinistra zwischen LWK u. A.iliaca com. dextra, die sie überkreuzt, insb. bei jungen schlanken Frauen), maligne Prozesse, Lk-Metastasen, retroperitoneale Fibrose, **Schwangerschaft**, Kompression der V.femoralis durch Femoralhernie, frühere Thrombosen, Status varicosis

Path:
- ♦ **9/10 des venösen Blutes** am Bein fließen über das **tiefe Venensystem** zum rechten Herz zurück. Wichtige Determinanten für den venösen Rückstrom sind die **Muskelpumpe** und Gelenkpumpe in Verbindung mit der Suffizienz der **Venenklappen**.
- ♦ Thrombusbildung:
  1. Bildung eines weißen Gerinnsels (aus Thrombozyten), Emboliegefahr
  2. Einlagerung von Fibrin und Erythrozyten
  3. Stadium der Schrumpfung des Thrombus ⇨ Emboliegefahr (ca. 8.-12. Tag)
  4. Thrombus-Organisation: Thrombus wird entweder gefäßwandständig oder es kommt zur Rekanalisation der Vene (die Venenklappen bleiben dabei aber in der Regel defekt ⇨ **postthrombotisches Syndrom**, das nach Jahren manifest werden kann)
- ♦ Lok: Meist Bein- (tiefe Unterschenkelvenen) oder Becken-/Beinvenenthrombose, auch V.iliaca / V.cava mögl., V.subclavia / V.axillaris (PAGET-v.SCHROETTER-Syndrom), Phlegmasia coerulea dolens (gesamter venöser Querschnitt einer Extremität thrombosiert, s.u.)

Epid:
- ◊ Nach chirurgischen Eingriffen entstehen in ca. 0,5 % d.F. klinisch manifeste Thrombosen (wahrscheinlich insg. in ca. 2-5 % d.F., die aber meist klinisch stumm bleiben).
- ◊ Inzidenz: Phlebothrombose 20-100/100.000/Jahr

Klin:
- ⇒ Thrombosen verlaufen häufig symptomlos ⇨ aber: **Gefahr einer Lungenembolie!**
- ⇒ Erhöhte Konsistenz der Wadenmuskulatur, Druckschmerz der tiefen Venenstämme
- ⇒ Nächtliche Waden- u. Oberschenkelkrämpfe, Zerreißungsschmerz in der Wade beim Gehen, Fußsohlenschmerz beim Gehen oder spontan
- ⇒ Zyanotische Hautfarbe bei Verschluss mehrerer tiefen Venen, sichtbare prätibiale Venen = PRATT-Warnvenen

⇒ Tiefrote bis violette Verfärbung, starke Schwellung, Blasenbildung der Haut
⇒ Evtl. Fieberzacke und Tachykardie
⇒ Phlegmasia alba dolens = weiße Schwellung des Beines bei aufsteigender Beinvenenthrombose in das Becken (reflektorische art. Minderdurchblutung)

Diag: 1. Anamnese und **klinische Untersuchungen**:

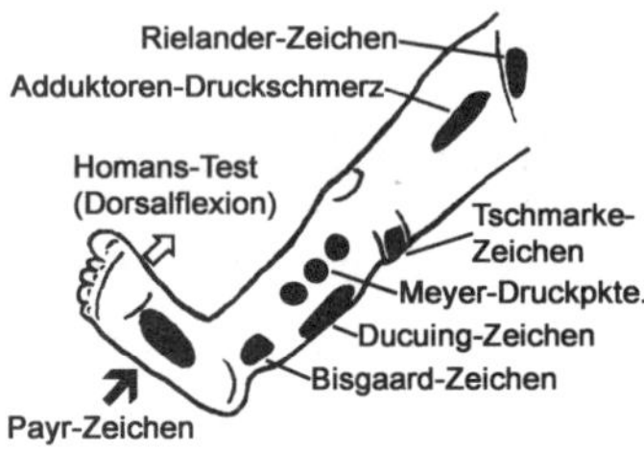

Umfangsmessung: Unterschenkelschwellung mit **Seitendifferenz** >1 cm ist pathologisch

Druckschmerzen in der Leiste (RIELANDER-Zeichen), über dem Adduktorenkanal, Kniekehle (TSCHMARKE-Zeichen) oder am Unterschenkel, beim Husten Schmerzen im Bein (LOUVEL-Zeichen)

LOWENBERG-Test: Manschettendruck zwischen 60 und 120 mmHg auf der betroffenen Seite schmerzhaft (bei Gesunden kommt es zum Schmerz erst bei über 180 mmHg)

DUCUING-Zeichen: Ballottement der Wadenmuskulatur schmerzhaft

MEYER-Druckpunkte: Druckschmerz im Verlauf der V.saphena magna an den Perforansvenen-Austrittsstellen

HOMANS-Test: Wadenschmerz bei Fuß-Dorsalflexion ⇨ Unterschenkelvenenthrombose

PAYR-Zeichen: Druckschmerz der Plantarmuskulatur, auch spontan (DENECKE-Zeichen)

BISGAARD-Zeichen: Kulissendruckschmerz retromalleolär

Bei klinischem Verdacht auf eine Thrombose muss eine Diagnostik durchgeführt werden!

⇨ Farbkodierte Duplexsonographie bei Verdacht indiziert ⇦

2. Labor: Bestimmung der **D-Dimere** (Abbauprodukt des Fibrins) ⇨ erhöht bei Thrombose
   Ausschluss einer Gerinnungsstörung (AT-III-, Protein-S-, Protein-C-Mangel, APC-Resistenz usw.), insb. bei jungen Pat. mit einer Thrombose (<45. Lj.)
3. **Sonographie:** a.) Doppler-Sonographie: Die Aussagekraft ist von der Erfahrung des Untersuchers abhängig, gut geeignet für Becken und Oberschenkel
   b) Bildgebender Ultraschall gut für die Diagnose von intraluminären Strukturen
   c) **Farbkodierte Duplexsonographie**, heute Methode der Wahl ⇨ Kombination aus a.) u. b.) mit Kompression, sehr guter Sensitivität und Spezifität (95 %)
4. Bei Versagen der Sono (z.B. komplette Thrombose ohne Fluss) auch Angio-MRT oder Phlebo-CT zur Beurteilung mögl. Röntgen: Bein-Becken-Phlebographie zur genauen Bestimmung von Lokalisation und Ausdehnung der Thrombose und Kollateralisierung, heute nur noch sehr selten eingesetzt
5. Szintigraphie (keine Routine): mit Radioiod-markiertem Fibrin, Technetium-markiertem Plasmin oder auch radioaktiv markierten Antifibrin-Antikörpern

Ther:

- **Konservativ: Kompression** bei starker Beinschwellung anfangs mit Druckverband, dann mit Kompressionsstrumpf (Kompressionsklasse II) bis Knie oder Leiste (je nach Befund), Dauer: 3-6 Mon., auch länger je nach klinischem Befund
  Bettruhe wird heute bei adäquater Antikoagulation nicht mehr empfohlen ⇨ **direkte Mobilisation**, die Behandlung kann daher auch in 80-90 % d.F. **ambulant** erfolgen.
  Antikoagulation: Heute werden zur Primärther. u. zur Sekundärprophylaxe meist die neuen/direkten oralen Antikoagulanzien (**NOAK/DOAK**) eingesetzt: z.B. Rivaroxaban (für 3 Wo. 2 x 15 mg/Tag, dann 1 x 20 mg/Tag, Xarelto®) od. Apixaban (für 1 Wo. 2 x 10 mg/Tag, dann 2 x 5 mg/Tag, Eliquis®). Vorteil: direkt anzuwenden, keine Laborkontrollen (wie bei den Cumarin-Derivaten), weniger Blutungskomplikationen.
  Alternativ ist die früher durchgeführte Ther. mit gewichtsadaptierter Gabe eines niedermolekularen Heparins s.c. (200 I.E. Anti-Xa/kgKG/Tag) od. vollsynthetischer Xa-Hemmstoff Fondaparinux (Arixtra®). Ab 2. Tag überlappender, einschleichender Beginn der Antikoagulation mit Cumarin-Derivaten (= orale Vit.-K-Antagonisten: Phenprocoumon, Marcumar® od. Warfarin, Coumadin®), Absetzen des Heparins bei Wirksamkeit des Cumarins (dazu Laborkontrolle, dauert meist 3-5 Tage, Ziel: Quick 25-35 %, INR 2,0-3,0).
  Dauer der Behandlung: 3-6 Monate, bei Rezidivthrombose od. Gerinnungsstörungen je nach Schwere >6 Mon. NOAK dann weiter in halber Dosierung, ggf. auch lebenslang.
  Schwangerschaft-assoziierte Thrombose: Antikoagulation mit niedermolekularem Heparins s.c. für 3 Mon. bis 6 Wo. post partum
- Thrombolyse: Ind: nur noch selten durchgeführt, da kaum Langzeiteffekt und zusätzlich Blutungsrisiken, ggf. bei Mehretagenthrombose oder bei der Hochrisiko-Lungenembolie

(s.o.) mit Strepto-, Urokinase od. rt-PA

- Operativ: Ind: nur noch selten durchgeführt, ggf. bei Phlegmasia coerulea dolens oder kombinierter femoro-iliakaler Thrombose
  - Intraoperative Oberkörperhochlagerung (Anti-Trendelenburg-Lagerung), Bauchpresse und Überdruckbeatmung zur Vermeidung einer intraoperativen Lungenembolie, bei Op-Beginn 5.000 I.E. Heparin i.v.
  - Thrombektomie (s. Abb.): Freilegung der beiden Vv.femorales in der Leiste. Von der gesunden Seite Vorschieben eines Ballonkatheters bis in die V.cava und Blockade (um Abstrom von thrombotischem Material zu verhindern), Entfernung der Thromben auf der erkrankten Seite mittels Fernembolektomie entsprechend dem FOGARTY-Katheter-Manöver und Auswickeln der Beine von distal nach proximal

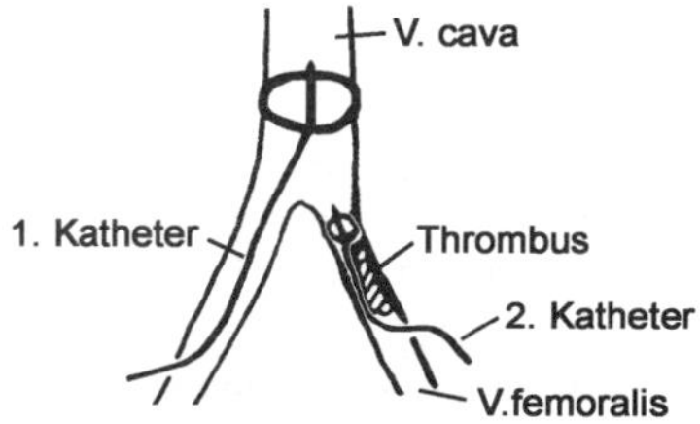

  Zur Rezidivprophylaxe bei weit prox. Verschlüssen: temporäre AV-Fistel für ca. 6 Mon.

  Postoperativ: Druckverband, Heparinisierung u. Frühmobilisation (Aktivierung der Muskelpumpe), anschließend überlappend für mind. 6 Monate NOAK od. Marcumarisierung (ohne Kompl. Absetzen nach spätestens 2 J.) wie oben.
- Leitlinie: Venenthrombose u. Lungenembolie, S2k v. 2/2023 (AWMF Registernr. 065-003)
- Selbsthilfegruppen: Deutsche Gesellschaft Venen e.V., Postfach 18 10, 90007 Nürnberg, Tel.: 0911 5988600, Internet: www.dgvenen.de

Prog: Mit primär konservative Ther. gut, Letalität bei kons. Therapie <0,5 %. Operativ gute Resultate bei frühzeitiger Thrombektomie (innerhalb der ersten 2-3 Tage), aber Operationsletalität ca. 1 %. Unbehandelt entwickelt sich in 80 % d.F. ein postthrombotisches Syndrom.

Kompl: * Akut **Lungenembolie**: Risiko insb. bei flottierenden Thromben in der femoro-iliakalen Region. Insgesamt entwickeln mind. 10 % der Pat. eine Lungenembolie (kleinere bleiben aber meist klinisch stumm), Ther: s.o., Kap. Lungenembolie.

* **Postthrombotisches Syndrom** (in 20-50 % d.F.): Durch bleibende chronische venöse Insuffizienz (Klappenschaden, Ektasie tiefer Venen ⇨ Klappeninsuffizienz) erfolgt der Blutfluss vermehrt über die insuffizienten Perforansvenen in die oberflächlichen Venen ⇨ Varikosis, Stauung, Ödem, Unterschenkeldermatosen, trophische Störungen bis zum Ulcus cruris ⇨ Ther: konsequente Kompressionstherapie, Bewegungstherapie

* Heparinisierung: in 0,1-3 % d.F. (das Risiko ist bei den niedermolekularen Heparinen 10fach geringer) **Heparin-induzierte Thrombozytopenie** (HIT Typ II, „Heparinallergie") = nach ca. 5 Tagen plötzlicher Thrombozytenabfall. Klin: Thrombosen, Lungenembolie, Extremitätenischämie, Myokardinfarkt, Apoplexie, Fieber durch Antikörper-bedingte Bildung von Thrombozytenaggregaten (white-clot syndrome), Letalität 6 bis 20 %.
  Diag: HIPA-Test (Heparin-induzierter Plättchen-Aktivierungstest) od. Nachweis v. Heparin-Plättchenfaktor-4-Komplexen, ELISA-Test auf HIT-Immunglobuline
  Ther: Heparin sofort absetzen, Antikoagulation mit Thrombininhibitor Danaparoid (Orgaran®), bei Thrombose mit einem Hirudin, z.B. Desirudin (Revasc®)
  Proph: bei Heparingabe regelmäßig **Thrombozytenzahl kontrollieren** (Tag 0, 5, 7, 9, 11, 14, dann 1x/Woche), dies ist eine aufklärungspflichtige Komplikation!

Proph: ♥ **Vermeidung jeglicher unnötiger Immobilisation!** Bei jeder Immobilisation (also insb. bei jedem operativen Eingriff!) die Beine mit elastischen Binden **wickeln** od. **Antithrombosestrümpfe** benutzen.

♥ Krankenhaus: Peri-/postoperativ und jede Immobilisation erfordern eine Thromboseprophylaxe mit Low-dose-Heparinisierung mit 3 x 5.000 I.E. tgl. Heparin s.c. (od. auch 2 x 7.500 I.E.) oder 1 x tgl. mit einem **niedermolekularem Heparin** s.c. (gewichtsadaptiert, je nach Herstelleranweisung), z.B. Enoxaparin (Clexane®), Nadroparin (Fraxiparin®), Certoparin (Mono-Embolex®NM), Dalteparin (Fragmin®), Reviparin (Clivarin®1.750)

DD: – Arterieller Verschluss (fehlender Puls, kühle Haut, kein Ödem)
– Trauma mit Muskelfaserriss, Muskelhämatom, rupturierte BAKER-Zyste (Schmerz in der Kniekehle), Leistenhernie
– Bei unerklärlichen rezidivierenden Thrombosen an Karzinome des Pankreas und des Ver-

dauungstraktes denken!
- Ischiassyndrom mit Schmerzausstrahlung
- Schnell wachsendes Sarkom
- Erysipel (Fieber, Erythema migrans)
- Lymphödem (auf die Zehen übergreifend), hereditäres Angioödem, kardiale Ödeme

PHLEGMASIA COERULEA DOLENS

Syn: Pseudoembolische Phlebitis, venöse Gangrän, ICD-10: I80.2

Def: Maximalvariante einer **akuten** tiefen Venenthrombose ⇨ der **gesamte venöse Gefäßquerschnitt einer Extremität** ist verschlossen (zur Ät. s.o. bei Phlebothrombose)

Path:
- ♦ Durch das Sistieren des gesamten venösen Abflusses kommt es zur Aufhebung auch der kapillaren Perfusion und somit zur Störung des arteriellen Zuflusses, evtl. sind zusätzlich auch venös-arterielle Reflexe für die arterielle Minderperfusion zuständig
- ♦ Häufig als Aufpfropfung auf eine bestehende Venenthrombose

Klin:
- ⇒ Trias: **Ödem, Zyanose** und **Schmerz**
- ⇒ Schwellung (venöse Stauung), aber kühle Haut (arterieller Zufluss gemindert)
- ⇒ Venenstauung, Blaufärbung, Hautblutungen
- ⇒ Nekrosen bis zur Gangrän
- ⇒ Hypovolämischer Schock (mehrere Liter Blut können in einer Extremität eingeschlossen werden)

Diag:
1. Anamnese und klinische Untersuchung: Pulsstatus erheben
2. Bildgebung: **Farbkodierte Duplexsonographie**, bei unklarem Befund (fehlender Fluss) Angio-MRT, Phlebo-CT oder Phlebographie

Ther:
- Operativ: Ind: Die Phlegmasia coerulea dolens ist ein **gefäßchirurgischer Notfall**
  - **Venöse Thrombektomie** (Mittel der ersten Wahl): Thrombektomie mit FOGARTY-Katheter-Manöver
  - Als ultima ratio bleibt noch die Grenzzonenamputation bei bereits bestehenden ausgedehnten Nekrosen und Fehlschlagen der Rekanalisierung
  - Postoperativ Antikoagulation (DOAK/NOAK od. Marcumarisierung) für mind. 6 Monate
- Konservativ: bei Versagen der operativen Therapie Versuch d. Fibrinolysetherapie mögl.
- Leitlinie: Venenthrombose u. Lungenembolie, S2k v. 2/2023 (AWMF Registernr. 065-003)

Prog: Ernstes Krankheitsbild mit hoher Mortalität (>50 %)

Kompl:
- ∗ Nekrosen bis zur **Gangrän der Extremität** ⇨ Amputation
- ∗ **Lungenembolie**, Schock mit Verbrauchskoagulopathie
- ∗ **Kompartmentsyndrom**, Myoglobinolyse ⇨ Ther: Rechtzeitige Fasziotomie bei Verdacht auf ein sich entwickelndes Kompartmentsyndrom.
- ∗ Postthrombotisches Syndrom (s.o.)

DD:
- Arterielle Embolie/Thrombose: Keine Schwellung der Extremität
- Cumarinnekrose

PAGET-v.SCHROETTER-SYNDROM

Syn: Schulter-Armvenenthrombose, Achselvenenstau, ICD-10: I80.8

Def: Akute **Thrombose** der **V.axillaris** oder **V.subclavia** meist durch Endothelläsion
Lok: Prädilektionsstelle ist die Enge zwischen Schlüsselbein und erster Rippe

Ät: – **Trauma**, Überanstrengung (Tennis, Schwimmen, Kegeln, Gewichtheben, Holzhacken, sog. Thrombose par l'effort, Effort-Thrombose)
- Kompression des venösen Abflusses: **Thoracic-inlet-Syndrom** (Skalenussyndrom, Halsrippe usw.), Klavikula-Fraktur (Kallusbildung), Aneurysma der A.subclavia, mediastinale Tumoren, Lk-Vergrößerungen, längere ungünstige Zwangshaltung (z.B. im Schlaf, beim Autofahren) od. Partner schläft auf dem Arm des Anderen (sog. Thrombose des jeunes mariées)
- Gerinnungsstörungen: APC-Resistenz, AT-III-Mangel usw. (s.o. Kap. Phlebothrombose)
- Iatrogen: Thrombose entlang eines **ZVK** oder **Portkatheters** oder einer Schrittmachersonde (oft sind diese dann auch infiziert), Med.: Zytostatika, hypertone Lösungen, junge Frauen: hormonale Kontrazeptiva (meist + Nikotinabusus)

Klin: ⇒ **Schwellung**, livide zyanotische Verfärbung des betroffenen Armes
⇒ Schwere-, **Spannungsgefühl** u. Schmerzen im betroffenen Arm, Druckgefühl in der Axilla
⇒ Gefüllte oberflächliche Oberarmvenen, ggf. sichtbarer Kollateralkreislauf über V.cephalica, jugularis und laterale Thoraxvenen

Diag: 1. Anamnese (Trauma, Zwangshaltung?) und klinische Untersuchung
2. Bildgebung: **Farbkodierte Duplexsonographie**
bei unklarem Befund CT-Phlebographie, MRT-Venographie od. auch konventionelle Phlebographie des Armes, evtl. mit Belastungsstellung (Military-Eden-Test)
3. Szintigraphie (keine Routine): mit Radioiod-markiertem Fibrin

Ther: • Konservativ: Hochlagerung, Kompressionsverbände, Heparinisierung oder Fibrinolyse (Streptokinase, Urokinase, rt-PA), anschließend für 3-6 Mon. Antikoagulation mit NOAK od. Cumarin-Derivaten (= orale Vit.-K-Antagonisten)
• Operativ: Ind: Versagen der kons. Therapie, persistierende Kompressionsursache, rezidivierende Thrombose (selten)
- Infizierte (od. nicht mehr benötigte) Katheter sollten entfernt werden.
- Trendelenburg-Lagerung, Darstellung der V.axillaris, Thrombektomie mittels FOGARTY-Katheter und Auswickeln des Armes, Op der Ursache (z.B. Entfernung einer Halsrippe, Skalenotomie, s.o. Kap. Thoracic-outlet-Syndrom)
- Überlappende Heparin-NOAK/Marcumartherapie für mind. 3 Monate (s.o. Kap. Phlebothrombose)
• Leitlinie: Venenthrombose u. Lungenembolie, S2k v. 2/2023 (AWMF Registernr. 065-003)

DD: – Lymphödem des Armes, insb. nach axillärer Lymphonodektomie oder Radiatio bei Mammakarzinom
- MONDOR-Krankheit: Thrombophlebitis der Vv.thoracoepigastricae, insb. nach Mamma-Op.

THROMBOPHLEBITIS

Def: **Oberflächliche** (epifasziale) **Venenentzündung** mit einem verschließenden Thrombus, ICD-10: I80.-

Ät: – Aseptische Form durch Intimareizung (z.B. **Trauma**, Varikosis (Varikophlebitis), tiefe Venenthrombose, Medikamente, Infusionen)
- Infektiöse Form durch Keimverschleppung (selten)

Klin: ⇒ Geröteter, tastbarer, **schmerzhafter** Strang, Periphlebitis
⇒ Nur geringe Schwellung des perivasalen Gewebes (als DD zur tiefen Venenthrombose mit generalisierter Schwellung, da 9/10 des venösen Blutes über das tiefe Venensystem abfließen)

Diag: Anamnese und klinische Untersuchung

Ther: • Konservativ: kühlender Heparin-Salbenverband mit Kompressen und **Kompression** mit elastischen Binden, **Mobilisation** (Pat. laufen lassen), evtl. Enzympräparate (z.B. Wobenzym®, Traumanase®) u. Antiphlogistika/Analgetika (z.B. Ibuprofen)

- Bei oberflächlicher Venenthrombose <5 cm keine Ther., bei >5 cm Antikoagulation mit Fondaparinux 1 x 2,5 mg/Tag s.c. für 45 Tage, alternativ auch niedermolekulares Heparin. Bei <3 cm der Einmündung in das tiefe Venensystem Ther. wie bei Phlebothrombose.

Prog: **Gut**, als DD zur Phlebothrombose ⇨ keine Lungenembolie mögl. (Gefahr sehr gering), kein postthrombotisches Syndrom.

Kompl: * Bei Immobilisation Übergriff auf tiefes Venensystem mögl.!
* Abszedierende Thrombophlebitis: lokale Einschmelzung (z.B. Infektion einer Punktionsstelle, meist Staphylokokken) ⇨ Abszesse durch Inzision spalten, Antibiose
* Varikophlebitis: Varixknoten-Thrombose und Entzündung ⇨ sehr schmerzhaft
Ther: Inzision und Entfernung des Thrombus

DD: – **Erysipel** ⇨ Streptokokkeninfekt, Symptomatik: Fieber (Schüttelfrost bis zu septischen Temperaturen), als Erythema migrans der Haut (wandert innerhalb von Stunden), Eintrittspforte evtl. zu sehen (kleine Verletzung), Prädisp.: Diabetes mellitus, höheres Alter, Abwehrschwäche, paraneoplastisch, Ther: systemische Antibiose (Penicillin od. Cefuroxim)
– **Thrombophlebitis migrans** / saltans: Springende rezidivierende Thrombophlebitiden häufig mit Malignomen, Autoimmunerkrankungen, Appendizitis oder mit anderen Infektionen vergesellschaftet ⇨ Fokussuche und Sanierung des Fokus, evtl. NSAR, Kortikosteroide

VARIKOSIS

Syn: Krampfadern, altdeutsch "Krummadern", Varizen, varix = der Knoten, ICD-10: I83.9

Def: Sack- oder knotenförmige Erweiterung oberflächlicher Venen, v.a. an der unteren Extremität

Anatomie: 3 Venensysteme am Bein:

1. Oberflächlich, subkutan/epifaszial: **V.saphena magna** (am Innenknöchel beginnend bis zum Venenstern = sog. Krosse an der Leiste mit Mündung in die V.femoralis) und die V.saphena parva sowie alle davon ausgehenden Seitenäste
2. Tief, intermuskulär, zwischen Faszien: die tiefen Beinvenen übernehmen 90 % des venösen Rückstroms durch **Muskelpumpe** (Hauptwirkung) und Gelenkpumpe mit Hilfe der **Venenklappen** (Paternoster-Prinzip = Blut wird durch Kompression von Klappe zu Klappe nach oben transportiert), Pulswellen der perivenös gelegenen Arterien, Inspiration des Thorax und Herzvorhofsog (= negativer Druck)
Intramuskulär: Soleussystem dient gleichzeitig als Blutspeicher und mündet in das tiefe Venensystem.
3. Perforansvenen (Venae perforantes): Verbindung zwischen oberflächlichem und tiefem System. Die physiologische Flussrichtung ist dabei von **außen nach innen**, durch Venenklappen gesichert, gerichtet.
a.) DODD-Gruppe: Innenseite des mittleren Oberschenkels
b.) BOYD-Gruppe: Innenseite des Unterschenkels direkt unterhalb des Knies
c.) COCKETT-Gruppe: 3 Perforans-Venen an der Innenseite des Unterschenkels im unteren Drittel ca. 7, 14 und 18 cm von der Fußsohle entfernt.
LINTON-Linie: Bildet eine Gerade vom Innenknöchel zum Knie auf dem die Perforans-Venen-Gruppen b. und c. liegen.

Ät: – Bindegewebsschwäche / idiopathisch / **genetische Disposition** ⇨ primäre Varikosis
– **Klappeninsuffizienz** (erworben, s.u.) / fehlende Venenklappen (angeboren) oder dysplastische Venenklappen (= KLIPPEL-TRÉNAUNAY-Syndrom mit Gliedmaßenriesenwuchs und Naevus flammeus u. evtl. dysplastischem Lymphsystem)
– **Postthrombotisches Syndrom:** Stau/Druckerhöhung bei Insuffizienz der Klappen im tiefen System ⇨ Rückfluss in das oberflächliche Venensystem ⇨ Varikosis (in mehr als 80 % d.F. nach einer nicht behandelten akuten tiefen Beinvenenthrombose mit einer Latenz von 1-2, manchmal 10 bis 30 Jahren auftretend) ⇨ Austritt von Flüssigkeit durch den erhöhten hydrostatischen Druck (STARLING-Hypothese) führt zum Ödem und sekundär zu trophischen Störungen durch Minderperfusion.
– Erhöhter hydrostatischer Druck (häufiges langes Stehen)

- Nicht ausreichende Muskel-/Gelenkpumpe (Bewegungsmangel)
- Prädisponierend: Gravidität (hormonelle Einflüsse und Stase des ven. Abflusses durch intraperitoneale "Raumforderung"), Adipositas, Kompression (z.B. durch Leibbänder), Kompression durch Tumoren im venösen Abstromgebiet
- Embryonale Marginalvene (selten): venöse Malformation am lateralen US/OS

Path:
- ♦ **Primäre Varikosis** (vom oberflächlichen Venensystem ausgehend): primäre Erweiterung der V.saphena magna o. parva mit konsekutiver Klappeninsuffizienz, meist nachweisbare genetische Disposition (angeborene Bindegewebeschwäche) u. unphysiologische Belastung: Berufe mit langem Stehen, wenig Laufen
- ♦ **Sekundäre Varikosis**: folgt anderen Venenerkrankungen (meist vom tiefen Venensystem ausgehend): posttraumatisch, **postthrombotisch**, Insuffizienz der Vv.perforantes, AV-Fisteln, Schwangerschaftsvarikosis, portale Hypertension

Epid:
- ◊ Häufigkeit: Besenreiser-Varizen haben 60 % der Bevölkerung, ca. 10 % aller Berufstätigen haben eine Varikosis mit Krankheitswert, 25 % davon haben bereits Komplikationen.
- ◊ Fast jeder zweite >50 Lj. leidet an Varizen oder deren Folgen, w > m (3:2)

Etlg:
Chronisch venöse Insuffizienz (CVI), Einteilung nach WIDMER:

I: **Kölbchenvenen, Ödemneigung** perimalleolär (BISGAARD-Kulisse)
II: **Trophische Hautveränderungen** mit Hyper- u. Depigmentation
III: Florides oder abgeheiltes **Ulcus cruris**

Erscheinungsformen der Varikosis:
- **Besenreiservarikosis**, Kölbchenvenen (z.B. Corona paraplantaris phlebectatica)
- Retikuläre Varikosis (netzartige Erweiterungen subkutaner Venen)
- **Stammvarikosis** (V.saphena magna oder parva) oder der **Seitenäste**, Etlg. n. HACH:
  Stad. I: Insuffizienz d. Mündungsklappe d. V.saphena mag. am Venenstern
  Stad. II: I + variköse Veränderung bis oberhalb des Kniegelenkspaltes
  Stad. III: I + II + variköse Veränderung bis ca. 5 cm unterhalb d. Knies
  Stad. IV: I - III + fingerdicke variköse Veränderung bis zum Knöchel
- **Perforans-Varikose** = "blow-out"-Varizen bei insuffizienten Vv.perforantes
- Varizenpolster / Rezidivvarizen
- **Ulcus cruris venosum** (in ca. 30 % d.F. bei Stad. IV vorhanden)
- Pudendale Varikosis bei pelviner Veneninsuffizienz (meist nach Schwangerschaft durch Klappeninsuffizienz der V.ovarica ⇨ Ther: Clipping der V.ovarica)

Klin:
- ⇒ Primäre Varizen machen nur selten Beschwerden: evtl. Schwere- u. Spannungsgefühl und Schmerzen bei langem Stehen
- ⇒ Sekundäre Varizen: Ausgeprägtes Schwere- u. Spannungsgefühl, Schmerzen, Schwellung des Beines (DD: keine Schwellung bei arteriellem Verschluss), Juckreiz, Ekzeme, Stauungsdermatitis (Lipodermatosklerose), Hyperpigmentation der Haut, Ulkus cruris venosum (typische Stelle über dem Malleolus medialis), evtl. Atrophie blanche (Arteriolen reflektorisch verengt)
- ⇒ Klinische Einteilung der revidierten CEAP-Klassifikation (2004)

C0 = keine sichtbaren od. tastbaren Zeichen einer venösen Insuffizienz
C1 = kleine Varizen (z.B. Besenreiser od. retikuläre Varizen)
C2 = größere Varizen
C3 = Varizen mit Ödemen (ab C3 = chronisch venöse Insuffizienz)
C4 = mit Hautveränderungen (Hyperpigmentierungen, Ekzeme, Atrophie blanche)
C5 = abgeheiltes Ulcus cruris venosum
C6 = florides Ulcus cruris venosum

Diag:
1. Anamnese (frühere Thrombose?) und Inspektion: Untersuchung am stehenden Patient ⇨ sichtbare **Ausbuchtungen** und Erweiterungen, gestörte Hauttrophik, geschwollene Knöchelregion = BISGAARD-Kulisse, Ulzera cruris etc., Palpation von **Faszienlücken** an den Durchtrittsstellen der insuffizienten Perforansvenen, **"blow-out"**-Phänomen (hervortretende Perforans-Venen)
   TRENDELENBURG-Test: Überprüft Suffizienz der Perforantes und der Klappen. Patient liegt, Beine hochgelagert ⇨ Ausstreichen der Varizen, Kompression der V.saphena mag.

am Oberschenkel durch eine Staubinde. Anschließend Beobachtung der oberflächlichen Venen im Stehen: normal ist sehr langsame od. gar keine Füllung der Venen ⇨ Perforantes suffizient. Nach Abnahme der Stauung keine retrograde Füllung der oberflächlichen Venen ⇨ Venenklappen intakt.

TRENDELENBURG I positiv: Schnelle Venenfüllung bei noch liegender Stauung (<15 Sek.) ⇨ Perforantes insuffizient. TRENDELENBURG II positiv: Retrograde Füllung nach Abnahme der Stauung ⇨ Klappeninsuffizienz (= Stammvarikosis). Dies kann auch apparativ objektiviert werden mit der sog. **Photoplethysmographie**.

PERTHES-Test: Überprüft die Durchgängigkeit der tiefen Venen u. somit die Op-Fähigkeit: eine Staubinde am Oberschenkel im Stehen anlegen, Pat. umhergehen lassen:
normal: Entleerung der Venen am US durch Muskelpumpe ⇨ tiefe Venen o.B.
PERTHES-Test positiv: Varizen werden praller und schmerzen ⇨ Abflussbehinderung der tiefen Beinvenen (sekundäre Varikosis). Dies kann auch apparativ objektiviert werden mit der sog. **Venenverschluss-Plethysmographie** im Liegen.

2. Sonographie: Doppler-Sonographie bzw. **farbkodierte Duplexsonographie** im Stehen: pathologisch: Kaliberzunahme u. retrograder Flow der Vv.saphenae, Strömungsumkehr der Vv.perforantes (blow out) sind genau darstellbar
3. Aszendierende Phlebographie (heute keine Routine mehr) der Bein- u. Beckenvenen (vom Fußrücken aus): gibt Auskunft über die Durchgängigkeit der tiefen Venen, über die Insuffizienz der Perforantes und das Ausmaß einer Varikosis

Ther:
- Konservativ: gut sitzende **Kompressionsstrümpfe + Bewegung** (Muskelpumpe!)
  In der Ödemphase Kompressionsverbände mit Kurzzugbinden, danach Strümpfe (Kompressionsklasse II = Druck 20-30 mmHg, **Hochlagern** der Beine.

  Merksatz für Patienten: S meiden, L tun (S = nicht **s**itzen/**s**tehen ⇨ L = **l**iegen, **l**aufen)

  Med: Phytotherapie sog. "Venentonika" (z.B. Rosskastanienextrakt, roter Weinlaubblätterextrakt) können versucht werden (Effekt ggf. erst nach Wochen)
- Bei **Besenreiservarikosis**: perkutane Verödungsbehandlung = **Sklerosierung** nach SIGG. Injektion eines flüssigen Verödungsmittels in jede Besenreiservarize, z.B. 0,5%iges Polidocanol (Lauromacrogol 400, Aethoxysklerol®), alternativ ist auch eine Laserverödung mit d. Neodym-YAG-Laser mögl. Danach Kompressionsverband/-strumpf für 3 Wo.
- Endovenöse Verödung der V.saphena mit **Laser** oder mit **Radiowellen** (Radiofrequenzobliteration od. bipolare Radiofrequenz-induzierte **Thermoablation**). Durchführung: Punktion der Vene in Wadenmitte, vorschieben des Katheters unter duplexsonographischer Kontrolle bis 1-2 cm vor den Venenstern. Verödung dann beim Zurückziehen. Vorteil: spart die Stripping-Op., allerdings auch häufiger Rezidive

  Schaumsklerosierung bei Nebenästen, kleinen Rest- oder Rezidiv-Varizen: 1%iges Polidocanol (Aethoxysklerol®) 1:4 mit Luft gemischt direkt in die Varize, Cave! Keine Injektion in das tiefe Venensystem/Vv.perforantes!

  Nachbehandlung: bei allen Arten von Eingriffen Kompressionsverband ⇨ lokale Verklebung u. Thrombose führt zum Verschluss der Varizen
- Operativ: Ind: Varikosis mit ausgeprägtem Befund (Korkenzieher-Varikosis, Varizen >15 mm Durchmesser, Stammvarikosis)
  - Wichtig vor Op: **Präoperativ** muss der Varizenstatus am **stehenden Patient** duplexsonographisch-kontrolliert **detailliert angezeichnet** werden (im Liegen auf dem Op-Tisch sind die Venen kollabiert und ggf. nicht mehr sichtbar)
  - Bei umschriebenem Befund: Resektion der einzelnen Varizen (od. Laserverödung)
  - Bei Stammvarikosis **Venen-Stripping** d. **V.saphena magna**, modifizierte **BABCOCK-Op**:
    1. Schnitt in der Leiste und Aufsuchen des Venensternes (auch Krosse genannt = Einmündung der V.saphena magna in die V.femoralis)
    2. Sorgfältige Unterbindung der peripheren Äste am Venenstern, um ein Rezidiv zu vermeiden (= **Crossektomie**)
    3. Absetzen der V.saphena magna, Fasziennaht über der Krosse. Dann von proximal Einbringen der Stripping-Sonde ⇨ Vorschieben bis unterhalb des Knies

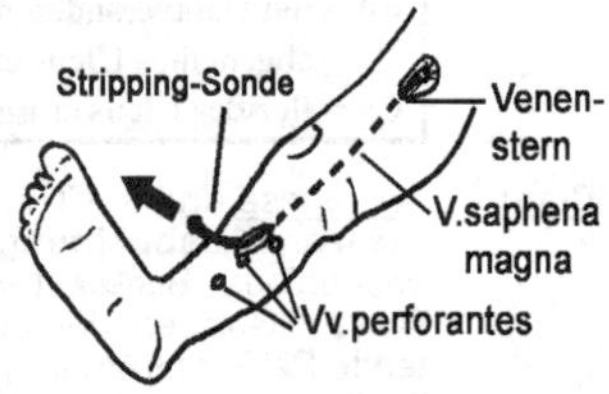

    4. Schnitt am oberen Drittel des Unterschenkels über dem tastbaren Sondenende, Ausleitung der Sonde

5. Befestigung des Strippers an der Vene in der Leiste durch Naht und dann Ziehen der Vene von proximal nach distal (diese invertiert sich beim Ziehen dabei)

+ Insuffiziente **Perforans-Venen** am Bein sind über kleine Miniinzisionen in der LINTON-Linie aufzusuchen und mit großer Sorgfalt zu **ligieren**/umstechen (subfaszial) und unter anschließender Fasziennaht zu versenken
+ **Exhairese** (= Resektion)/Ligatur aller oberflächlichen (vorher eingezeichneten) **Venenkonvolute** über kleine Extrainzisionen

Am Ende der Op wickeln des Beines mit elastischen Binden.

- Postoperativ: Fäden ex nach 8 Tagen, Kompressionsstrümpfe Klasse II bis zum Oberschenkel für 6-8 Wo., ausreichend Bewegung

• Leitlinie: Varikose, S2k v. 3/2019 (AWMF Registernummer 037-018 u. 037-015)
• Selbsthilfegruppen: Deutsche Venen-Liga e.V., Sonnenstr. 6, 56864 Bad Bertrich, Tel.: 0800 4443335 (gebührenfrei), Internet: www.venenliga.de

Prog: Rezidivrate der Sklerosierungstherapie 20-50 % innerhalb von 5 Jahren, bei Op: 3-5 % (insb. durch unversorgte Vv.perforantes), Letalität: 0,02 %

Kompl:
* Thrombophlebitis, Varizenruptur, tiefe Venenthrombosen, Lungenembolie
* Sklerotherapie: paravenöse Injektion ⇨ lokale Reizung, Allergien

Op:
* **Verletzungen** der **V.femoralis** an der Einmündungsstelle der V.saphena magna od. Verletzung der A.femoralis superficialis
* Blutungen, **Hämatome**, Serome, Ödeme (Ther: Kompressionsverband, abschwellende Maßnahmen mit Lymphdrainage, Enzympräparate, z.B. Wobenzym®N)
* Wundheilungsstörungen (insb. wenn eine ekzematöse Hautveränderung bereits präoperativ bestand, daher bei akutem Ekzem besser das Abklingen abwarten)
* Sensibilitätsstörungen über der Hautinzision (15 %, meist reversibel), Lymphfisteln (5 %)

ULCUS CRURIS

Syn: Ulcus cruris venosum, venöses Ulkus, ICD-10: 83.0

Ät: Ulzeröse Form der **chronisch venösen Insuffizienz** / Endstadium (häufigste Komplikation)

Epid: Ca. 30 % der Pat. im Stad. IV der Stammvarikosis haben ein Ulcus venosum.

Klin:
⇒ Tiefrotes Ulkus (häufig am medialen Unterschenkel/Knöchel), umgebende Haut meist hyperpigmentiert und trophische Störungen (dünne Haut, Lipodermatosklerose), Ödem
⇒ Juckreiz, unbestimmtes Schmerzgefühl ("restless legs")

Ther:
• Konservativ: **Kompression!** (ohne Kompression keine Heilung, nur durch die Kompression kann das Ödem zurückgedrängt werden und über die somit verkürzte Diffusionsstrecke werden die Zellen wieder mit O_2 und Nährstoffen versorgt ⇨ Voraussetzung für eine Heilung) mit Kompressionsverbänden oder speziellen zweilagigen Kompressionsstrümpfen (Druck 40-60 mmHg) + **Bewegung**.
Hydrokolloidplatten (Varihesive®, Comfeel®) zur Wundreinigung und Konditionierung des Wundgrundes (diese können mehrere Tage auf der Wunde belassen werden)
• Operativ: Ind: wenn das Ulcus unter konsequenter! (1-2 Mon.) Kompression nicht abheilt
  - Wundtoilette: Säuberung des Ulkusgrundes, Abtragen von Nekrosen, unter Kompressionsverband oder Vakuumversiegelung **Granulationsgewebe** bilden lassen.
    Bei ausreichendem Granulationsgewebe ⇨ Hauttransplantation (Mesh-Graft, Spalthaut ⇨ muss perforiert sein, um Sekretverhaltung zu verhindern) + Kompressionsverband
  - Bei extremer trophischer Störung: Fasziotomie der paratibialen Muskelfaszie (zur Druckentlastung) u. anschließende (ein- od. zweizeitige) plastische Deckung des Ulkus
  - Biochirurgie: Einbringen von sterilen Fliegenlarven (*Lucilia sericata*, diese Maden sind reine Nekrophagen, sie verflüssigen die Nekrosen durch ihre sezernierten Verdauungssekrete) für 3 Tage zum „Abfressen" der Nekrosen und Förderung der reparativen Wundheilung (Ind: schlechter Gesamtzustand d. Pat., z.B. wenn keine Narkose mögl.)
• Leitlinie: Med. Kompressionstherapie, S2k v. 12/2018 (AWMF Registernummer 037-005)

Prog: Die Therapie erfordert **viel Geduld**, bei konsequentem Therapieregime (Kompression!) und Compliance des Patienten können aber gute Ergebnisse erzielt werden.

Kompl:
* Infektion des Wundgebietes
* Spätkomplikation: Entwicklung eines Narbenkarzinoms

DD:
- Arterielles Ulcus (Pulsstatus), meist über der Tibia lokalisiert
- Ulcus bei Diabetes mellitus, meist am lat. Unterschenkel lokalisiert
- Ulcus trophoneuroticum = Malum perforans (bei Polyneuropathie, insb. zusammen mit einem Diabetes mellitus), meist an der Fußsohle über dem II. Strahl lokalisiert
- Dekubitus (Druckgeschwür, bei bettlägerigen immobilen Patienten), meist zuerst über dem Os sacrum, an der Ferse od. über den Malleolen
- Ulkus-Karzinom (Ulcus neoplasticum): daher bei nicht abheilendem Ulcus Biopsien von Rand u. Kraterboden entnehmen und ein Karzinom histologisch ausschließen
- Ulcus allergischer, toxischer oder infektiöser Genese

HÄMODIALYSE-SHUNTS

Def: Sicherer, hämodynamisch ausreichender u. wiederholt gut punktabler, venöser Gefäßzugang (Shunt-Volumen mind. 300 ml/Min.) zwischen einer Extremitätenarterie und einer Vene.

Ind: Patienten, die eine chronische intermittierende Dialyse bei terminaler Niereninsuffizienz benötigen (ca. 70.000 Hämodialysepatienten in Deutschland)

Ther:
- Akut wird eine Hämodialyse mit nur einem, dicklumigem Zugang (sog. SHALDON-Katheter) im "Single-needle-Verfahren" (= Dialyse erfolgt mittels Pumpen über nur einen einzigen, doppellumigen Katheter) über die V.jugularis int. od. V.subclavia (mit Katheterlage bis in den re. Vorhof = entspricht einem **ZVK**) durchgeführt.
- Einfache arteriovenöse (= AV)-Fistel: subkutane (autologe) **BRESCIA-CIMINO-Fistel** (Syn: CIMINO-Shunt) zwischen **A.radialis** u. **V.cephalica** an d. radialen Innenseite d. **distalen Unterarmes**
  Durchführung: in Lokalanästhesie Aufsuchen der Arterie und Vene, Mobilisation der Vene und **End-zu-Seit**-Naht auf die Arterie.
  Weitere Möglichkeiten: A.cubitalis u. V.cephalica in der Ellenbeuge (GRACZ-Shunt), A.brachialis u. V.basilica am Oberarm, A.femoralis/A.poplitea u. V.saphena magna am Bein (extrem selten)

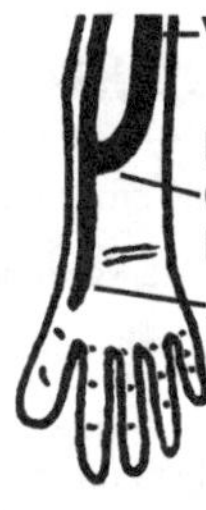

- Alloplastische AV-Fistel: **SCRIBNER-Shunt** aus Kunststoff (PTFE, Ø 6 mm) als Schleifenshunt (Loop) am Unterarm, gestreckter Shunt am Oberarm od. Oberschenkel mit subkutaner Shuntanlage (Nachteil: kürzere Haltbarkeit, häufiger Infektionen u. Shuntthrombosen ⇨ werden erst eingesetzt, wenn keine autologe Shuntanlage mehr möglich ist)
- Selbsthilfegruppen: Bundesverband Niere e.V., Weberstr. 2, 55130 Mainz, Tel.: 06131 85152, Internet: www.bundesverband-niere.de

Prog: Der CIMINO-Shunt kann nach 4 Wochen benutzt werden (Dilatation der Vene), Shunttraining in dieser Zeit (wiederholtes proximales Abbinden zur Dilatation), ein Shunt kann bis zu 10 Jahren halten. Ein-Jahres-Offenheitsrate im Durchschnitt ca. 75 %.

Kompl:
* Steal-Effekt distal des Shunts ⇨ Minderperfusion (kalte Hände, Parästhesien, Nekrosen)
* **Thrombosierung** od. Verschluss ⇨ Auskultation: fehlendes Strömungsgeräusch (bei einem durchgängigen Shunt ist ein auskultatorisches und oft auch ein palpatorisches *"Schwirren"* über dem Shunt vorhanden)
* **Infektion** ⇨ Sepsis, Aneurysmabildung (⇨ Perforations- u. Emboliegefahr), Blutung
* Stenose im Anastomosenbereich
* Karpaltunnelsyndrom (Engpass durch venöse Dilatation)

GEFÄßCHIRURGIE - LYMPHGEFÄßE

Anatomie

Die Lymphe aus der unt. Extremität und dem Abdomen (Tr.intestinalis) trifft sich in der **Cisterna chyli** (liegt am Hiatus aorticus). Von dort wird die Lymphe weitergegeben an den **Duct.thoracicus** ("Milchbrustgang") der im linken Venenwinkel (Angulus venosus sin. zwischen V.subclavia und V.jugularis int.) endet. Der Lymphabfluss des li. Armes und der li. Kopf-/Halshälfte erfolgt ebenfalls in den li. Venenwinkel. Der rechte Arm und die re. Kopf-/Halshälfte endet am re. Venenwinkel. Weitere mögliche lymphatische Einmündungsstellen (Varietäten) gibt es in die V.cava inf. und V.azygos. In der Peripherie gibt es Verbindungen zwischen Lymphgefäßen und benachbarten Venen.

Lymphknoten: Diese sind als Filterstationen in die Lymphbahnen zwischengeschaltet. Größere Stationen finden sich in der Leiste, Axilla, Abdomen, parahilär der Lunge und am Hals.

Funktion: Abwehrfunktion (Lymphozyten), Filterfunktion (Lymphknoten), Transportfunktion (Proteine, Fette) mit Drainage der interstitiellen Flüssigkeit (ca. 2 l/Tag).

LYMPHANGITIS

Syn: Volksmund: ***"Blutvergiftung"***, mit Befall der Lymphknoten = Lymphadenitis, ICD-10: I89.1

Ät: Bakterielle Lymphbahnenentzündung: meist Staphylokokken und Streptokokken mit Abszess, Furunkel, Phlegmone od. Panaritium als Quelle, in den Tropen oft Filariosen

Path:
- ♦ Die Infektion breitet sich über die Lymphbahnen aus (roter Streifen, Volksmund: *„Blutvergiftung“*) und mündet an den großen Lymphknotenstationen (Leiste oder Axilla) und gehen dort mit einer schmerzhaften Schwellung einher.
- ♦ Wird nicht rechtzeitig therapiert, geht die Infektion über die Mündung des Lymphsystems in das venöse Gefäßsystem über ⇨ Sepsis

Klin:
- ⇒ **Roter Streifen,** als druckschmerzhafter Strang, lokale Überwärmung
- ⇒ Schmerzen an der Eintrittspforte (häufig nicht mehr sichtbar)
- ⇒ **Schmerzhafte Schwellung der regionären Lymphknotenstationen**
- ⇒ Evtl. Fieber, Leukozytose, Schüttelfrost ⇨ **Cave: Sepsis!**

Diag:
1. Anamnese und klinische Untersuchung (Eintrittspforte?)
2. Szintigraphie: Speicherfähigkeit der Lk herabgesetzt
3. Röntgen: Lymphangiographie (nur im chron. Stadium erforderlich)

Ther:
- Konservativ: Ruhigstellung der Extremität, Verbände mit Ethacridin-Lösung (Rivanol®), systemische **Antibiose** (Amoxicillin od. Cephalosporin) und an **Tetanusschutz** denken!
- Operativ: Ind: Bei sichtbarem Abszess, Furunkel, Phlegmone, etc.
  - Sanierung der Eintrittspforte (chirurgische Inzision u. offene Wundbehandlung)

Kompl:
- ∗ Nicht rechtzeitiges Einschreiten ⇨ **Gefahr der Sepsis!**
- ∗ Bei rezidivierenden Lymphangitiden ⇨ chronische Lymphangitis mit Lymphödem mögl.

DD:
- Oberflächliche Thrombophlebitis, Phlebitis migrans
- Lymphadenitis bei Systemerkrankungen, Tumoren
- Erysipel (die Rötung ist flächig), kann mit einer Lymphangitis kombiniert sein.

LYMPHÖDEM

Syn: Engl. lymphoedema, ICD-10: I89.09, angeboren Q82.09, nach Mastektomie/Lk-Entf. I97.29

Path: Ein Lymphödem entsteht, wenn die anfallende Lymphe einer Region (lymphatische Last) die Transportkapazität des Lymphgefäßsystems übersteigt. Physiologischerweise besteht eine hohe Reservekapazität des lymphatischen Systems, sodass einfache Verletzungen i.d.R. nicht zu einem Lymphödem führen.

Ät:
- **Primär**/angeboren (hereditäres Lymphödem): Aplasie/Hypoplasie des Lymphgefäßsystems, Dysplasien der Lymphwege mit Lymphangiomen bei KLIPPEL-TRÉNAUNAY-Syndrom od. PRADER-WILLI-Syndrom, aut.-dom. genet. Defekt des FLT4-Gens (NONNE-MILROY-Syndrom, Chrom. 5) und viele weitere Gene (Chrom. 1,3,16,18,20) sind heute identifiziert.
- Iatrogen: **Entfernung regionärer Lymphknoten** (z.B. Armlymphödem nach Ausräumung der tiefen Axilla-Lk beim **Mammakarzinom**, Beinlymphödem nach **gynäkologischen** oder **urologischen Operationen**, Lymphbahnzerstörung bei Op am med. Kniegelenk, Neck-dissection am Hals)
  Bestrahlungstherapie regionärer Lymphknoten ⇨ Fibrose der Lymphbahnen
  mögl. NW bei Paclitaxel-Medikation (Chemotherapeutikum)
- Entzündlich: rezidivierende Lymphangitis od. Erysipel, Lymphangitis durch Wurmbefall der Lymphgefäße: sog. **Filariose** (weltweit häufigste Ursache!, ca. 250 Mio. Pat.) mit Wuchereria bancrofti ⇨ Elephantiasis (= Maximalform eines Lymphödems)
- **Neoplastisch** = Lymphoedema tardum, Leukämien, Lk-Metastasen
- Posttraumatisch, Narben unterschiedlicher Genese
- Adipositas assoziiertes Lymphödem (bei Adipositas permagna >40 kg/m²)

Epid:
◊ Prävalenz: ca. 1,5 ‰ ⇨ ca. 120.000 Pat. in Deutschland geschätzt, **w**>m
◊ Primäre Lymphödeme: <30. Lj. beginnend, bei späterem Beginn muss immer an einen malignen Prozess gedacht werden (sek. Form). In 90 % d.F. **Frauen** betroffen.
◊ Nach Mamma-Ca-Lymphonodektomie der Axilla früher in 20 % d.F., bei zusätzlicher Radiatio in bis zu 50 % d.F.!, heute wesentlich seltener (meist nur Sentinel-Lk Entnahme)

Etlg:
\# Primäres Lymphödem: **angeborene** Insuffizienz des Lymphgefäßsystems (familiär bedingt, selten auch sporadisch)
\# Sekundäres Lymphödem: posttraumatisch, entzündlich, neoplastisch
iatrogen: postoperativ, post radiationem
\# Stadien:

0:	Latentes Lymphödem (Schwellungen nach banalen Traumen, z.B. Mückenstich)
I:	Reversibles Lymphödem, insb. abends auftretend, Haut unverändert
II:	**Irreversibles** Lymphödem: hart, blasses, nicht eindrückbares Ödem, Hauthypertrophie, Hochlagerung beseitigt die Schwellung nicht
III:	Fibrosklerotisches Lymphödem (Elephantiasis), entstellende Deformation

Klin:
⇒ Lymphödem: harte, glatte, nicht eindrückbare Haut, Hauthypertrophie, eher kühle Haut
⇒ Primäres Lymphödem: meist an Zehen, Fußrücken und Knöchel
⇒ Sekundäre Lymphödeme: meist gesamtes Bein/Arm betroffen
⇒ Stadium III: Ödem extremen Ausmaßes, Lymphfisteln, Ulzerationen, Beweglichkeit eingeschränkt

Diag:
1. **Anamnese** (familiäres Vorkommen, Operationen, Verletzungen, Radiatio?) und klinische Untersuchung: STEMMER-Zeichen: trotz Ödem sind die queren Hautfalten an den Zehen sichtbar (durch fibrotische Hautverdickung, insb. Dig. II) ⇨ Haut lässt sich nicht abheben
   Dellentest: Eindrücken der Haut hinterlässt längere Zeit eine sichtbare tiefe Delle
2. **Lymphsequenzszintigraphie**: zeigt Transport- od. Speicherungsdefekte, hierzu werden ^{99m}Tc-markierte Nanokolloide in die Region injiziert (z.B. Zehenzwischenraum Dig. I u. II)
3. Weichteilsonographie zur Verlaufsbeobachtung (und Ausschluss venöser Defekte)

4. Bildgebung: Röntgen-Lymphographie ⇨ Nachweis pathologischer Gefäßveränderungen, in der Erprobung ist auch eine MRT-Lymphangiographie
5. Molekulargenetische Diagnostik bei hereditärem Lymphödem

Ther: • Konservativ: akut komplexe physikalische Entstauungstherapie, bestehend aus **manueller Lymphdrainage** (2 x tgl.), Entstauungsgymnastik, Hochlagerung der betroffenen Extremität und konsequentes Tragen von Kompressionsbandagen (Klasse 4 = >49 mmHg) für ca. 4 Wo., auch mögl. intermittierende pneumatische Kompression

Der Akuttherapie anschließend wiederholte Lymphdrainagen (1-2x/Wo. u. eigenständige Selbstmassagen) + Kompressionsstrümpfe (flachgestrickte, Klasse 2) lebenslang

Med: haben sich wenig bewährt, evtl. schonende Diurese, niedrigdosiert Kortikoide

Wichtig: sofortige **Antibiose** bei bakteriellem Hautinfekt/Erysipel

Ernährung: Ceres®-Diät enthält nur mittelkettige Fette (MCT), diese werden über die Blutgefäße transportiert und entlasten das Lymphgefäßsystem.

• Operativ: Ind: Stad. (III) IV = invalidisierendes Lymphödem

- Nach operativen Eingriffen an der Axilla ist eine mikrochirurgische **Transplantation** von Lymphgefäßen mögl. Hierzu werden Lymphbahnen vom ventro-medialen Bündel des Oberschenkels entnommen und frei End-zu-End zwischen Oberarm und Hals anastomosiert. Auch mögl. ist ein freier mikrovaskulärer Transfer eines Lymphknotenpaktes, z.B. aus der Leiste oder auch eine lymphovenöse Anastomose.

  Nach destruierenden Eingriffen in der Leistenregion können Lymphbahnen vom kontralateralen Oberschenkel gestielt an den gesunden Leistenlymphknoten oberhalb der Symphyse auf die Gegenseite kreuzend mit aufsteigenden Lymphbahnen am ödematösen Bein anastomosiert werden.
- Innere Drainage-Op n. THOMPSON: Keilresektion von Subkutangewebe + Faszie, Einschlagen des epidermisbefreiten Hautstreifens in eine darunterliegende Muskelloge ⇨ Ableitung des oberflächlichen Lymphstroms in die tiefen Lymphbahnen

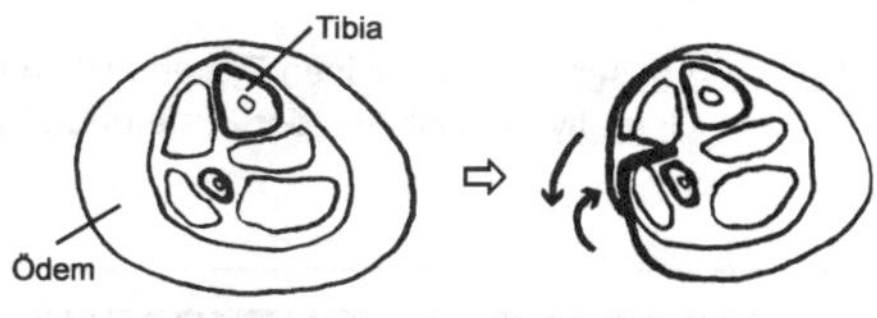

- Op n. CHARLES: Abtragung des gesamten ödematösen Subkutangewebes, auch als Liposuktion mögl.

\# Leitlinie: Lymphödeme, S2k v. 5/2017 (AWMF Registernummer 058-001)

\# Selbsthilfegruppen: Lymphselbsthilfe e.V., Jane-Addams-Str. 7, 91074 Herzogenaurach, Tel.: 09132 745886, Internet: www.lymphselbsthilfe.de

Prog: Nach Lk-Entfernung (Tumorchirurgie) und Bestrahlung gute Ergebnisse mit kons. Ther. mögl., bei Versagen der kons. Therapie über mind. 6 Mon. ist eine Transplantation mögl. (die Lymphgefäße haben eine gut spontane Anastomosierungsfähigkeit und eine gute dauerhafte Offenheitsrate).

Bei den angeborenen Formen lassen sich zumindest in 3/4 d.F. gute bis befriedigende Op-Ergebnisse erzielen.

Kompl: * Rezidivierendes **Erysipel** (⇨ sofortige Antibiose), Thrombophlebitiden

* STEWART-TREVES-Syndrom: angioplastisches Sarkom (selten) auf dem Boden eines chronischen Lymphödems mit einer Latenz von ca. 10 Jahren

Op: * Evtl. Verstärkung des distalen Lymphödems (Fuß)

Proph: ♥ Nach **Mammakarzinom-Lymphonodektomie** und/oder **Radiatio** der Axilla: am betroffenen Arm keine Injektionen od. Blutabnahmen (auch wenn noch kein Ödem vorhanden ist!), keine übermäßige Kälte/Wärme, keine starke Beanspruchung des Armes, keine mechanische Reize (z.B. Blutdruckmessen), vor Insektenstichen schützen, kein Sonnenbrand, BH mit breiten Trägern verwenden.

DD: - Schwellung und Ödem durch **chronisch venöse Insuffizienz**, Mischform: bei Überschreitung der Transportkapazität des Lymphgefäßsystems ist auch ein kombiniertes Ödem bei venöser Insuffizienz möglich (Phlebolymphödem)

- **Lipödem**: Fettverteilungsstörung (= ist kein Ödem, sondern pathologisch vermehrtes Fettgewebe), insb. konzentriert auf Hüfte und Oberschenkel. Die Hände u. Füße sind typi-

scherweise ausgespart. Ät: letztlich unklar, Epid: **w>>m**
Klin: Druckschmerzhaftigkeit, Spontanschmerzen, Spannungsgefühl, Hämatomneigung
Ther: im fortgeschrittenen Stadium ist eine Liposuktion mögl.

- Traumatisch: SUDECK-Dystrophie
- Kardial bedingtes Ödem (**Herzinsuffizienz**) ⇨ ebenfalls eindrückbare Dellen, aber kürzer
- **Renal** bedingtes Ödem (Albuminurie, Hypoproteinämie)
- **Hepatisch** bedingtes Ödem (Leberzirrhose)

LYMPHZYSTEN/FISTELN

Syn: Lymphozelen, variköse Lymphektasien

Ät: Nach Lymphgangdurchtrennung durch Trauma, iatrogen (Operationen, Probeexzisionen) ⇨ Retentionszysten, Fisteln

Klin: ⇒ Evtl. druckschmerzhafte Raumforderungen

Diag: 1. Anamnese (Op, Trauma?) und klinische Untersuchung
2. Röntgen: Lymphographie, Fisteldarstellung

Ther:
- Konservativ: bei kleinen Zysten/Fisteln ⇨ Kompressionsverbände
- Operativ: Ausschälen der Zyste und Unterbindung des Zuflusses

VISZERALE LYMPHZYSTEN/FISTELN

Syn: **Chylaszites** (Chyloperitoneum, Chylaskos), **Chylothorax**

Ät:
- Traumatisch oder iatrogen: Operationen/Punktionen (z.B. thorakale Aortenaneurysmen, Pneumektomie, Pleurapunktion, Subclavia-Katheter)
- Tumoren: Lymphosarkome, Lymphome, Pleuratumoren, HODGKIN-Lymphome
- Angeborene chylöse Zysten

Klin: ⇒ Raumforderung im Thorax ⇨ evtl. Dyspnoe, Chylusrefluxsyndrom in das Abdomen u. Beinperipherie
⇒ Abdomen: Freie Flüssigkeit

Diag: 1. Anamnese (Trauma, Op?) und klinische Untersuchung
2. Bildgebung: CT-Thorax/Abdomen
3. Sonographie: Nachweis von Pleuraerguss oder freier Flüssigkeit im Abdomen
4. Pleura- od. Aszitespunktion zur DD (z.B. Flüssigkeit bei malignem Prozess)

Ther:
- Konservativ: Chylothorax: Drainagebehandlung und parenterale fettfreie Diät für ca. 2 Wochen versuchen (s.u., Kap. Chylothorax)
  Abdomen: Aszitespunktionen ⇨ wenn keine Abnahme des nachlaufenden Chylus ⇨ Op
- Operativ: Ind: Versagen der kons. Therapie
  - Fistelumstechung, Deckung der Leckage, Fibrinklebung
  - Abdomen: lymphogene Anastomose zu einer Vene, evtl. Darmresektion des fistelbetroffenen Darmabschnitts

Kompl: * Ausbildung von Lymphfisteln: Harnwege (⇨ Chylurie), Thorax, Abdomen

LYMPHADENOPATHIE

Syn: Lymphknotenschwellung, Lymphadenitis, ICD-10: I88.-/R59.9

Ät: – **Entzündung/Infektion** im Zuflussgebiet der Lymphknoten (z.B. **Lymphangitis**, meist Staphylokokken od. Streptokokken), virale Infektionen im HNO-Bereich (insb. bei Kindern) aber auch an systemische Infektionen durch **HIV, Tuberkulose,** Toxoplasmose, Brucellose, Yersinien (⇨ mesenterial), Mononukleose (PFEIFFER-Drüsenfieber ⇨ Halslymphknotenschwellung), Röteln (⇨ nuchal/retroaurikulär) denken

- **Maligne Lymphome** (Non-HODGKIN-Lymphome), maligne **Lymphogranulomatose** (HODGKIN-Lymphom), Lymphosarkom
- **Metastase** eines Tumors vom Zuflussgebiet der Lymphknoten (z.B. HNO-Tumoren ⇨ Hals-Lk, Mamma-Ca ⇨ Axilla, Bronchial-Ca ⇨ Mediastinum, usw.), der erste betroffene Lk wird dabei als Sentinel-Lk (engl. sentinel = der Wachposten) bezeichnet.
  Ist der Primärtumor unbekannt (**CUP**-Syndrom = carcinoma of unknown primary, ICD-10: C80.0), ist die Prog. dabei besonders schlecht, da eine Disseminierung bereits vorliegt (manchmal kann der Primärtumor auch gar nicht gefunden werden).
- Immunologische Erkrankungen: Sarkoidose (Morbus BOECK ⇨ Mediastinum/Lunge), rheumatoide Arthritis, systemischer Lupus erythematodes, KAWASAKI-Syndrom, CVID
- Primärer benigner Lymphknotentumor (CASTLEMAN-Tumor)

Anatomie: Lymphknoten-Abwehrgebiete:

I.	Kopfbereich: (Nodi lymphoidei) Nll.occipitales, mastoidei, retro- u. praeauriculares, submandibulares, submentales
II.	Hals und Nacken: Nll.cervicales superficiales et profundi (sup. et inf.)
III.	Obere Rumpfhälfte u. Extremität: Nll.pectorales, axillares, cubitales
IV.	Untere Rumpfhälfte u. Extremität: Nll.inguinales, poplitei

Klin: ⇒ Schmerzhafte oder nicht schmerzhafte Schwellung der Lymphknoten

⇒ Infektiös: Schmerz, Schonhaltung, Fieber, evtl. Schüttelfrost (Cave: Sepsis), lokale Überwärmung und Rötung, Abszess im Zuflussgebiet

Diag:
1. Anamnese (Dauer?, Infektion?, Auslandsreise?) und klinische Untersuchung
2. Sonographie (mit 7,5-MHz-Schallkopf): physiologisch sind länglich ovale, echoarme „Raumforderungen" (Länge : Breite = 2 : 1) mit echoreichem Hilus in der Mitte des Lk (Hilusfettzeichen), max. Länge <1,0 cm (inguinal u. Kieferwinkel <2,0 cm).
   V.a. Malignität bei runden Raumforderungen, fehlendem Hilusfettzeichen und diffuser, baumartiger Vaskularisation in der Farbdopplersonographie
   DD: reaktive Vergrößerung bei Entzündungen im Zuflussgebiet
3. Labor: Differentialblutbild, BSG, CRP, ggf. Virusserologie (EBV, CMV, HIV-Test usw.)
4. Jede länger bestehende Lymphadenopathie muss der **Histologie** zugeführt werden ⇨ Op: **Probebiopsie** oder **Exstirpation** (= gesamter Lk), Histologie, ggf. TBC-Diagnostik
5. Bei V.a. malignes Lymphom ⇨ Knochenmarkpunktion, CT-Thorax- und -Abdomen
6. Bei V.a. Metastasen ⇨ Untersuchung des Zuflussgebiets der Lymphknoten
7. Bei verbreitertem Mediastinum im Röntgen ⇨ bei unklarem Befund Thorax-CT, ggf. Mediastinoskopie und Histologie

Ther:
- Behandlung nach der zugrundeliegenden Ursache
  - Infektionen: Antibiose, Infektsanierung, antivirale Substanzen
  - Malignome: Chemotherapie, Bestrahlung, Operation je nach Tumor od. Metastase
- Leitlinie: Lymphknotenvergrößerung, S1 v. 4/2020 (AWMF Registernummer 025-002)

Kompl: Infektion ⇨ Lymphdrüseneinschmelzung ⇨ Abszess, Sepsis

THORAXCHIRURGIE

Anatomie

Orientierungslinien: von vorne Mitte nach hinten zur Wirbelsäule geordnet
Mediosternallinie - Parasternallinie - Medioklavikularlinie -- vordere Axillarlinie - mittlere Axillarlinie - hintere Axillarlinie -- Skapularlinie - Paravertebrallinie - Mediovertebrallinie.

Pleura: ***Pleura visceralis*** überzieht die Lunge, ***Pleura parietalis*** hat die Teile Pars mediastinalis, costalis und diaphragmatica. Im Pleuraspalt Exsudation und Resorption bis 1 Liter/Tag möglich. Ausgeprägte gute arterielle, venöse und lymphatische Versorgung.
Intrapleuraler Druck: -7 (Inspiration) bis -3 cm H_2O (Exspiration) bis +6 cm H_2O (Pressen)

Mediastinum: Begrenzung vorne durch das Sternum, hinten BWS, seitlich Pleurasäcke, unten Centrum tendineum des Diaphragma, oben Eintritt von Ösophagus, Trachea und der supraaortalen Gefäßen.

Pulmo: **Rechts 10 Lungensegmente:** 3 Ober-, 2 Mittel-, 5 Unterlappen (s. Abb.)
Links 9 oder 10 Lungensegmente: 3 Ober-, 2 Lingula, 4 oder 5 Unterlappen (Oberlappen und Lingula (= Segment 4 und 5) haben gemeinsam einen Bronchus, Segment 7 fehlt).
Röntgenologisch: Lungenoberfeld = Lungenspitze bis Höhe 2. Rippe, Mittelfeld = 2.-4. Rippe, Unterfeld = 4. Rippe bis Zwerchfell.

Tracheobronchialbaum: Trachea - Trachealbifurkation (Carina) - Hauptbronchus - Lappenbronchus - Segmentbronchien, pro Segment je ein Versorgungsgefäß
Lage des Bronchus zu den Gefäßen:
Linke Lunge: Arterie Bronchus Vene (von kranial nach kaudal)
Rechte Lunge: Bronchus Arterie Vene (von kranial nach kaudal)

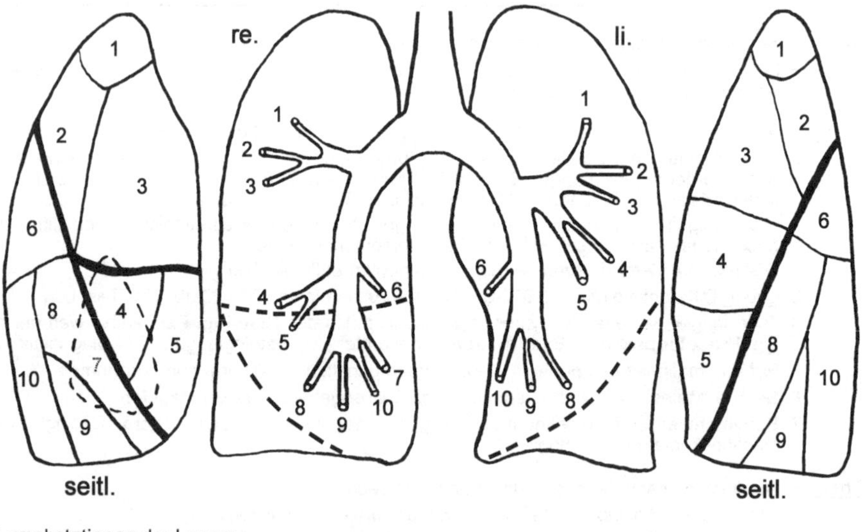

Lymphstationen der Lunge:
Peribronchial:
1. Nodi lymphatici pulmonales = intrapulmonal, an Bronchiengabelungen
2. Nodi lymphatici bronchopulmonales = Hilus-Lymphknoten

Mediastinal:
3. Nodi lymphatici tracheobronchales = direkt sup. und inf. der Tracheabifurkation
4. Nodi lymphatici paratracheales = Lymphknoten entlang der Trachea
Nodi lymphatici paraaortales, paraösophageales oder am Lig. pulmonale
Extrathorakal:
5. Nodi lymphatici supraclaviculares (zählen noch als regionäre Lk im TNM-System)
6. Nodi lymphatici cervicales profundi (zählen als Fernmetastasen im TNM-System)

Fehlbildungen

Knöcherne Deformitäten: Trichterbrust, Kiel-/Hühnerbrust, Sternumspalten, Skoliose, Kyphose
Pleurazysten: Hohlräume mit Epithelauskleidung (meist angeboren)
Lungensequestration: Fehlender bronchialer Anschluss eines Lungenanteils + vaskuläre Missbildg.
Missbildungen des Tracheobronchialsystems: Bronchogene Zysten, lobäres Emphysem, zystische Adenomatose

THORAXTRAUMA

Syn: Engl. chest trauma, ICD-10: S20.- bis S29.-

Ät:
- **Stumpfes Trauma** (Verkehrs- oder Arbeitsunfälle) durch Anprall (häufig), >90 % d.F.
- **Penetrierend** = **offen** (Stich-, Schuss- oder Pfählungsverletzungen, in Dtl. insg. seltener)
- Explosionstrauma (sog. blast lung) bei Arbeitsunfällen, Kriegs-/Terroranschlagstrauma
- Iatrogen: tracheobronchiale Rupturen bei Tracheotomie, Intubation od. Bronchoskopie

Epid:
◊ 25 % aller tödlich Unfallverletzten sterben an den Thoraxverletzungen.
◊ 70 % haben keine alleinige Thoraxverletzung! ⇨ zusätzliche Diagnostik wichtig! Immer an Begleitverletzungen bei **Polytrauma** denken!

Etlg:
Verletzung des Brustkorbes (Thoraxprellungen, Rippen-/-serien-Fraktur, Sternumfraktur)
Verletzung des Mediastinums (Herzkontusion, Herzbeuteltamponade, Aortenruptur)
Verletzung der Lungen: Lungenkontusion, Lungenriss, Bronchusruptur, Trachealruptur/-verletzung, Pneumothorax, Hämatothorax, Luftembolie

Diag:
1. Anamnese (Unfallhergang) und klinische Untersuchung:
   - Inspektion: Prellmarken, seitendifferente Atemexkursionen, Zyanose, Vorwölbungen am Thorax, Instabilität (engl. flail chest, durch Rippenserienfraktur), atemabhängige Schmerzen, Einflussstauung, schlürfendes Geräusch (offener Thorax), blutiges Sputum
   - Palpation: Hautemphysem, Druck- od. Kompressionsschmerz, Krepitation
   - Perkussion: Dämpfung oder hypersonorer KS, Atembeweglichkeit
   - Auskultation: abgeschwächtes AG, seitendifferente AG?
   - Immer gesamten Körper untersuchen (Ausschluss von Begleitverletzungen)
2. **Pulsoxymetrie** bereits präklinisch durch den Notarzt, Labor: Blutgasanalyse, ZVD; EKG
3. Bildgebung: orientierendes **Spiral-CT** mit KM (Polytraumadiagnostik), sonst Sonographie (**FAST**-Schema): Pulmo ⇨ Pneumothorax, Ergüsse, Perikardtamponade?, Abdomen ⇨ Begleitverletzungen? + **Rö-Thorax** in 2 Ebenen (ggf. auch Röntgen knöchernes Skelett)
4. Bei V.a. Bronchusruptur ⇨ Bronchoskopie
5. Bei V.a. Gefäßverletzung (Hinweis im CT) ⇨ Angiographie in Op-Bereitschaft

Ther:
- Notfallmaßnahmen: Sicherstellung der Atmung (Atemwege freihalten), Sauerstoffgabe (6 l/Min.) bei Spontanatmung, bei insuffizienter Spontanatmung frühzeitige Intubation u. druckkontrollierte Beatmung mit 100 % O_2, bei V.a. Spannungspneumothorax sofortige Entlastung, Oberkörperhochlagerung oder Lagerung des Pat. auf der verletzten Thoraxseite, Schockbehandlung
- Konservativ: stumpfes Thoraxtrauma mit Hämatothorax, Pleuraerguss ⇨ **frühzeitige Pleuradrainage** (bei anhaltendem Blutverlust über die Drainage >150 ml/Std. ⇨ Op-Ind.), intensivmedizinische Überwachung! (auf sekundäre Verschlechterung achten)
- Operativ: Ind: stumpfes Thoraxtrauma mit persistierenden Blutungen bei Gefäßverletzungen, Herzbeuteltamponade, tracheobronchiale Rupturen, Ösophagus-

ruptur, Zwerchfellruptur, offenes Thoraxtrauma mit penetrierender Verletzung von Herz, Gefäßen, Tracheobronchialsystem oder Ösophagus
- Zugang: antero-laterale oder postero-laterale Thorakotomie, bei sicherer Herzbeteiligung Sternotomie
- Op der betroffenen Strukturen (siehe jeweiliges Kapitel)
- Leitlinie: Polytrauma, S3 v. 12/2022 (AWMF Registernummer 187-023)

Kompl:
* **Kreislaufinsuffizienz:** durch Volumenmangel, Gefäßverletzungen (V.cava, Aorta, Koronargefäße), myogene Herzinsuffizienz, Herzkontusion mit Herzmuskelödem, Koronarthrombose mit Myokardinfarkt, Verletzung innerer Herzstrukturen (Papillarmuskelriss, Klappenein- od. -abriss) od. Herzbeuteltamponade
* **Respiratorische Insuffizienz:** z.B. durch schmerzbedingte Hypoventilation, Lungenparenchymkompression durch Spannungspneumothorax, Hämatothorax, Lungenkontusion, Schocklunge, Verletzung des Tracheobronchialsystems, instabilen Thorax, Entwicklung eines ARDS od. einer Pneumonie
* **Rippen- / Rippenserienfraktur**, Sternumfraktur als Impressions- oder Stückfraktur ⇨ evtl. schmerzbedingte Hypoventilation, **instabiler Thorax**, paradoxe Atmung, Lungenkontusion, Pneumothorax, Spannungspneumothorax, Schocklunge, Herzkontusion
* **Pneumothorax / Spannungspneumothorax**, Bronchusruptur, Bronchialfistel
* Mediastinal- / Hautemphysem
* **Hämatothorax** (Blutungen in die Pleurahöhle)
* Chylothorax (Verletzung des Duct.thoracicus)
* Bronchopleurale Fisteln, Pleuraempyem, Pleuraschwarte (Spät-Kompl.)
* Ösophagusverletzung (evtl. mit anschließender Mediastinitis)
* **Zwerchfellruptur** (⇨ Herniation abdomineller Organe in den Thoraxraum mit Verdrängung der Lunge oder Mitverletzung von Leber, Milz, Magen, Kolon, Dünndarm)
* **Herzbeuteltamponade**, Hämoperikard ⇨ Kreislaufinsuffizienz (Ther: Punktion)
* Aortenruptur (bei starkem Dezelerationstrauma, thorakale Aorta meist distal d. Isthmus)
* Offene Thoraxverletzung ⇨ offener Pneumothorax, evtl. Pleuritis, Mediastinitis
* **Immer an Mitverletzung anderer Organe denken!** = Polytrauma, Zweihöhlenverletzung

PNEUMOTHORAX

Syn: Umgangssprachlich in der Klinik oft nur "**Pneu**" genannt, ICD-10: J93.-

Ät:
- Spontan/idiopathisch/primär: Ruptur einer od. mehrerer subpleural gelegener **Emphysemblasen** (= Abhebung der Pleura visceralis vom Lungenparenchym durch Lungenstrukturveränderung, meist apikal = Pneumothorax **von innen**, geschlossener Pneu). M >> w (4:1), typisch sind schlanke Männer im Alter v. 15-45 J. (Rauchen erhöht das Risiko 20fach!) Frauen: Schwangerschaft, katamenialer Pneumothorax (= rezidivierend mit der Menstruation, Ursache subpleurale Endometrioseherde?)
- Sekundär (>45 J. u. meist Raucher): Emphysem (COPD), Asthmatiker, TBC-Kavernen, Karzinomerkrankung, abszedierende Pneumonie, zystische Fibrose, Zwerchfelldefekt
- Traumatisch: Durchspießung der Brustwand **von außen** (offener Pneu) durch Schuss- od. Stichverletzung od. Rippenfraktur oder traumatische **Bronchusruptur** ⇨ es entsteht dann oft ein Spannungspneumothorax, meist auch Hämopneumothorax durch Einblutung.
- Iatrogen: Subklavia-Katheter (ZVK), **Überdruckbeatmung**, Pleurapunktion, Lungenbiopsie und **jede Operation am eröffneten Thorax!**

Path:
- ♦ Durch Eröffnung des Pleuraraumes geht der vorhandene **Unterdruck** (-2 bis -8 cmH_2O) verloren ⇨ Luft gelangt in den Pleuraraum und die Lunge kollabiert.
- ♦ Offener Pneumothorax: Die Lunge kollabiert durch die Verbindung nach außen. Bei der In- und Exspiration kommt es zum Hin- und Herpendeln des Mediastinums in Richtung der gesunden Seite; ebenso wandert in den Bronchien Luft hin u. her = sog. **Pendelluft**.
- ♦ Spannungspneumothorax: Durch den **Ventilmechanismus** gelangt bei jeder Inspiration Luft in den Pleuraraum, die aber bei Exspiration nicht mehr entweichen kann ⇨ zunehmende intrapleurale Drucksteigerung ⇨ **Verlagerung des Mediastinums** zur gesunden Seite, Kompression der noch gesunden Lunge, Kompression des Herzens mit Behinde-

rung des venösen Rückstroms (Erhöhung des ZVD). Eine Beatmung des ateminsuffizienten Patienten, insb. mit Überdruck verschlimmert d. Zustand durch weitere Kompression!

Etlg: # Offener Pneumothorax führt zum Mediastinalflattern/-pendeln
Einfacher, geschlossener Pneumothorax = ohne Verlagerung des Mediastinums
- Primärer (idiopathischer) Spontanpneumothorax: durch minimale Veränderungen im Lungengewebe, v.a. Lungenspitze (sog. Blebs = kleine Blasen), meist Männer 20-30 J.
- Sekundärer Spontanpneumothorax: als Folge einer Lungengerüsterkrankung (z.B. Lungenemphysem, Kavernen, Abszesse, Lungenkarzinom), Altersgipfel um 65 J.

Spannungspneumothorax/Ventilpneumothorax führt zur Mediastinalverlagerung
- Äußerer: durch Verletzung der Thoraxwand
- Innerer: durch Verletzung der Lungenoberfläche/Bronchusruptur

Klin: ⇒ Plötzlich eintretende Atemnot (erst relativ spät!, dann v.a. bei Belastung), Schmerzen im Thorax, Husten (trocken)
⇒ Spannungspneu: **zunehmende** Atemnot, Zyanose, Schmerzen, Tachykardie, **Einflussstauung** (deutlich dilatierte Vv.jugulares u. Venen des Zungengrundes), Schockgefahr!
⇒ Evtl. Hautemphysem um die Verletzungsstelle
⇒ Fieber, wenn der Pneumothorax längere Zeit besteht

Diag:
1. Anamnese (Thoraxtrauma, spontan: jüngerer Patient) und klinische Untersuchung: Perkussion ⇨ **hypersonorer Klopfschall**, Seitenvergleich!
   Auskultation: **abgeschwächtes Atemgeräusch** (selten ganz fehlend) auf d. Pneu-Seite
2. Bildgebung: Rö.-**Thorax p.a.** in Inspiration ⇨ Lungenkollaps mit "leerem Thorax" (im Bild reicht die Lungengefäßzeichnung nicht bis zur lat. Thoraxwand), Mediastinalverlagerung, viszerale Pleura ist als Linie abgrenzbar. CT-Thorax bei unklarer Ursache durchführen.
   Sonographie: Zeichen ist keine Atemverschieblichkeit der "Lunge", fehlendes Wdh.echo

Ther:
- **Akute Behandlung**
  - Offener Pneumothorax: Verschluss der Eintrittspforte mit luftdichtem Verband
  - Spannungspneumothorax: **unverzügliche Entlastung** durch **Punktion** des Pleuraraumes, z.B. mit großlumiger Kanüle/Braunüle im 2. ICR medioklavikulär (am Rippenknochen**ober**rand eingehen) oder mit Pleurakanüle nach MATTHYS (mit einem eingebauten Ventil) / TIEGEL-Kanüle (= Kanüle mit eingeschnittenem Fingerling: Luft kann raus, aber nicht mehr rein). Vor jeglicher Beatmung muss beim Spannungspneumothorax eine Saugdrainage angelegt werden!
- **Durchführung des Anlegens einer Pleurasaugdrainage:**
  Hautdesinfektion, Lokalanästhesie, Stichinzision der Haut (diese wird **1-2 ICR tiefer** durchgeführt als die Durchtrittsstelle des Trokars in den Pleuraraum, um eine Abdichtung zu gewährleisten), über einen Trokar den Katheter in den Pleuraraum einführen (Cave: Interkostalgefäße befinden sich an der Unterseite der Costae, daher Trokar immer an der **Oberseite** der Rippen entlangführen)
  Als Durchtrittsstellen sind gebräuchlich:
  - **4. ICR**, vordere od. hintere Axillarlinie (BÜLAU-Saugdrainage) und den Katheter intrapleural bis ca. in die Höhe des 1.-2. ICR hochschieben
  - 2. ICR, Medioklavikularlinie (MONALDI-Lage)

  Exakter Wundverschluss u. Fixation der Drainage, Anschluss des Sogs (ca. -15 cmH_2O), Rö-Thorax zur Kontrolle der Katheterlage und nach 3 Tagen (Therapieerfolg?)
- Spontaner Pneumothorax durch Emphysemblasenruptur: Saugdrainage od. HEIMLICH-Ventil (Luft kann raus, aber nicht hinein) für 2 Tage.
  Sehr kleine spontane Pneumothoraces (sog. Mantelpneu) resorbieren sich von selbst und werden nur kontrolliert (nach 1 Tag u. dann wöchentlich).
- **Operativ:** Ind: große bronchopleurale Fistel (Pneu mit Saugdrainage nicht zu beheben), Bronchusruptur, Rupturen von Aorta od. Ösophagus
  - Bei rezidivierendem Spontanpneumothorax oder fehlender Rückbildung trotz Saugdrainage innerhalb v. 2 Tagen ⇨ videoassistierte thorakoskopische Op (**VATS**, minimal invasive Op) mit **endoskopischer Ausschneidung der Emphysemblasen** an der **Lungenspitze** (mit spez. Klammergeräten = Endo-GIA™) u. partieller (apikaler) Pleuraresektion (Abschaben der parietalen Pleura führt anschließend zum Verkleben der Lungenoberfläche mit der Thoraxwand) oder Pleurodese durch Koagulation der apikalen Pleura mit dem Argon-Laser

- Rupturen der Bronchien: Thorakotomie und Übernähen der Fistel/Ruptur oder Lungensegmentresektion, Versorgung von Mitverletzungen, z.B. einer Ösophagusruptur
- Wenn inoperabel, dann Pleurodese mit Talkum (führt zum Verkleben der Pleurablätter)

• Leitlinie: Spontan-/Pneumothorax, S3 v. 3/2018 (AWMF Registernummer 010-007)

Prog: Rezidivrisiko bei primärem Spontanpneu 20-30 % im 1. Jahr, Letalität 0,03 %.

Kompl: * Respiratorische Insuffizienz, Spannungspneu: zusätzlich kardiale Insuffizienz ⇨ Entwicklung eines Schocks mit ernster Prognose
* Pleurainfiltrat: Seropneumothorax ⇨ Vernarbung, Fibrothorax
* Rezidive bei Emphysemblasen (insb. im 1 J. nach primärer Ther.)

Op: * Interkostal-Nerven/Gefäß-Verletzung durch den Kathetertrokar
* Infektion und Keimverschleppung, Pleuraempyem
* Bronchusanschluss der Drainage (⇨ fehlende Sogwirkung)
* Postoperative persistierende chronische Schmerzen (20-25 % d.F.)

Proph: ♥ Nach Spontanpneumothorax od. bei vorhandenen Bullae kein Flaschentauchen lebenslang! Flugreisen können ca. 4 Wo. nach erfolgreicher Ther. wieder durchgeführt werden.

DD: – Hämatothorax bei Rippenserienfrakturen ⇨ Ther: Pleurapunktion (8.ICR hintere Axillarlinie)
– Instabiler Thorax mit paradoxer Atmung bei Rippenserienfrakturen

PLEURAERGUSS

Def: Flüssigkeit in der Pleurahöhle, ICD-10: J90

Ät: – Mitreaktion bei **Entzündungen:**
Intrathorakale Entzündungen, z.B. **Pneumonie**, Bronchopneumonie, Tuberkulose
Mediastinale Entzündungen, z.B. nach Traumata (Ösophagusperforation, BOERHAAVE-Syn.)
Intraabdominelle Entzündungen, z.B. bei Peritonitis, Cholezystitis, Pankreatitis, Leberabszess, subphrenischem Abszess
– Nicht entzündlich: Mediastinum/Thorax: **Herzinsuffizienz** (dekompensiert), Atelektasen, Pneumothorax, Lungenembolie, Abdomen: **Leberzirrhose**
– **Tumoren**: Bronchialkarzinom, Pleuratumoren (primär, z.B. Mesotheliom oder metastatisch, z.B. Mammakarzinom), Lymphome, Ovarialfibrom (MEIGS-Syndrom), Ovarialkarzinom (Pseudo-MEIGS-Syndrom)
– Systemische/rheumatische Erkrankungen, Kollagenosen unter Einbeziehung der Pleura

Path: ♦ Formen: Serothorax, Hämatothorax, Pyothorax, Chylothorax
♦ **Exsudat** (spez. Gewicht >1,015 g/cm^3, >3 g/dl Eiweiß, LDH >200 U/l): bei Infektion oder Malignomen (Exsudat = bei Erkrankungen von der Pleura ausgehend)
♦ **Transsudat** (spez. Gewicht <1,015 g/cm^3, <3 g/dl Eiweiß, LDH <200 U/l): bei kardiovaskulären Erkrankungen, Hypoproteinämie (Leberzirrhose, nephrotisches Syndrom), Urämie

Klin: Atemnot, Dyspnoe, evtl. Schmerzen

Diag: 1. Anamnese (Trauma, Vorerkrankungen?) und klinische Untersuchung: Perkussion ⇨ **Dämpfung** (erst ab ca. 500 ml Erguss, die obere Begrenzung der Dämpfung steigt dabei typischerweise nach lateral parabelförmigen an, der höchste Punkt ist ca. in der mittleren Axillarlinie = ELLIS-DAMOISEAU-Linie), dann auch Stimmfremitus aufgehoben, Auskultation: abgeschwächtes Atemgeräusch, oberhalb des Ergusses oft verschärftes Bronchialatmen
2. Bildgebung: **Sonographie** (Nachweis schon ab 50 ml mögl.)
Röntgen: Thorax in 2 Ebenen ⇨ Erguss sichtbar ab 200 ml im Stehen (ab 100 ml in Seitenlage), CT-Thorax zur Fokussuche
3. **Klärung der Ursache durch Punktion** mit ROTANDA-Spritze: Punktion im geschlossenen System (3-Wege-Spritze)
Punktion im Sitzen von hinten, Patient sitzt nach vorne gebeugt: Lokalanästhesie, Stichrichtung: Horizontal in Höhe des 7. oder 8. ICR in der hinteren Axillarlinie bis Brustwand durchstochen ist, dann Stichrichtung etwas nach oben.

⇨ Untersuchung des Punktates:
- **Bakteriologisch** (auch auf TBC) und ggf. Antibiogramm
- Pathologie/**Zytologie** (maligner Tumor?)
- Erythrozyten-, Leukozytenzahl
- Spezifisches Gewicht, Eiweißgehalt, LDH, Amylase/Lipase (Pankreatitis?)
- Evtl. pH-Messung (z.B. zur Diagnose eines BOERHAAVE-Syndroms)

Ther:
- Punktion mit ROTANDA-Spritze: Entfernung von ca. 200 ml/Tag ⇨ Verbesserung der respiratorischen Funktion
- Bei rezidivierendem Erguss: **Thoraxdrainage**, ca. 5./6. ICR mittlere Axillarlinie
- **Behandlung des Grundleidens!** (z.B. Antibiose bei Pneumonie)
- Operativ: Ind: gekammertes Empyem (s.u.), Pleuraschwielen, Versagen der konservativen Therapie, rezidivierender maligner Erguss (s.u. Pleuratumoren)

Kompl:
* Ausbildung eines chronischen Pleuraergusses
* Ausbildung v. Pleuraschwarte (Granulationsgewebe) ⇨ Lungenfunktionseinschränkung
* Punktion: Infektion! (steriles Arbeiten)

HÄMATOTHORAX

Syn: Hämothorax, ICD-10: S27.1

Ät:
- Trauma: **Rippenserienfrakturen, Thoraxkompressionstrauma**
- Iatrogen: Postoperative Nachblutungen, nach Punktionen, Lungenbiopsien, Legen eines zentralen Venenkatheter (ZVK)
- Hämorrhagische Ergüsse: Pleuramesotheliom, Lungenkarzinom, Lungenembolie, -infarkt

Path: Lok. der Blutungsquelle: Interkostalarterien, A.mammaria interna, Mediastinalgefäße (Aorta, Lungenhilus), Lungengefäße (Blutungen aus dem Lungenparenchym sind aber selten)

Klin:
⇒ Behinderung der Atmung abhängig von der Größe des Ergusses ⇨ Dyspnoe, Hämoptoe
⇒ Evtl. Schocksymptomatik

Diag:
1. Anamnese (Trauma, Vorerkrankung, iatrogene Eingriffe?) und klinische Untersuchung:
   Perkussion: Dämpfung der unteren Thoraxpartien
   Auskultation: Abgeschwächtes AG
2. Röntgen-Thorax in 2 Ebenen: Verschattung, evtl. Mediastinalverdrängung, ggf. CT
3. Pleurapunktion fördert Blut (Hkt des Punktates ist >50 % des peripheren Blutes)

Ther:
- Konservativ: Entlastung der Pleurahöhle durch Pleurapunktion (bei frischem noch flüssigem Blut), Thoraxsaugdrainage (dick, ca. 28 Ch)
- Operativ: Ind: Blutverlust >500 ml/Std. oder 800 ml/Tag (selten)
  - Thorakotomie, Aufsuchen der Blutungsstelle und Übernähung / Resektion
- Wichtig ist die vollständige Entfernung des Blutes aus dem Pleuraraum.

Kompl: * Lungenkompression, Herzinsuffizienz, Globalinsuffizienz, hämorrhagischer Schock
Op: * Infektion, Spätfolgen: Schwartenbildung

CHYLOTHORAX

Syn: Intrapleurale Ansammlung von Lymphflüssigkeit, ICD-10: J94.0

Anatomie: Der **Ductus thoracicus** entspringt der Cisterna chyli (in Höhe des 2. LWK). Er verläuft durch den Hiatus aorticus hinter dem Ösophagus prävertebral und mündet in den **li. Venenwinkel** (zwischen V.subclavia u. V.jugularis int.). Transport: 2,5-3 l/Tag durch muskuläre Kontraktionen, negativen transdiaphragmaler Druck und Klappen. Häufig sind anatomische Variationen (1/3 d. F., z.B. doppelte Anlage, Kollateralen, rechtsseitige Mündung).

Ät:
- **Iatrogen:** Verletzung bei Op im Thoraxraum/Mediastinum (insb. bei Ösophagusresektion od. Eingriffe an der Aorta, Herz, Lunge, Lymphknotendissektionen), Radiatio des Mediastinum
- **Trauma:** Wirbelkörperfrakturen, Rippenfrakturen, Schuss- oder Stichverletzungen
- Kongenital: Aplasien, Lymphangiome, Lymphangioleiomyomatose
- Symptomatisch: bei **Tumorerkrankungen** (maligne Lymphome oder tumoröse Fisteln mit Abflussbehinderung) od. Entzündungen (Sarkoidose, TBC)
- Idiopathisch (meist mit Chylaskos = Lymphe intraperitoneal)

Path:
- ♦ Einriss des Duct.thoracicus oder der Cisterna chyli
- ♦ Ein längeres Zeitintervall zwischen Trauma und Chylothorax ist möglich.

Klin:
- ⇒ Dyspnoe, Husten
- ⇒ Störung des Lipidstoffwechsels, Hypovolämie, Avitaminose, Elektrolytstörungen
- ⇒ Bei längerer Dauer: Proteinmangel, Immunsuppression

Diag:
1. Pleurapunktion: ergibt **sterile**, milchig trübe Flüssigkeit **mit Lymphozyten**
   Labor: typisch ist ein **hoher Lipidgehalt** des Punktates (Triglyceride >110 mg/dl).
2. Röntgen-Thorax: verbreitertes Mediastinum, einseitiger Erguss
3. Ggf. Szintigraphie mit ^{123}I-Pentadekansäure zur Lokalisation des Defektes od. flüssigkeitssensitives MRT, alternativ auch Lymphographie mit öligem Kontrastmittel (dies kann gleichzeitig therapeutisch zur Verklebung des Lecks führen)

Ther:
- Konservativ: Punktionen, besser BÜLAU-Drainage, Überdruckbeatmung mit PEEP, Versuch der totalen **parenteralen fettfreien Ernährung** bis zu 14 Tage und anschließende fettarme Diät (Ceres®-Diät), Med: Somatostatin zur Verminderung des Chylusflusses
- Operativ: Ind: Konservativ nicht sistierende Lymphsekretion (>2 Wo. od. >1.500 ml/Tag)
  - Interventionell: Lymphographie und dann perkutane/transabdominelle Punktion der Cisterna chyli und Embolisation des Duct.thoracicus über einen Katheter
  - Ligatur des Duct.thoracicus über transthorakalen oder subdiaphragmalen Zugang
  - Verschluss einer Lymphfistel durch Umstechung (prox. u. distal der Leckage)

Kompl: Zusätzlich Chylaskos (= Chylaszites, Chyloperitoneum, subdiaphragmaler Lymphaustritt)

PLEURAEMPYEM

Syn: **Pyothorax**, Empyem (= **Eiter** in präformierter Höhle, hier Pleura), ICD-10: J86.-

Ät:
- Entzündung: Pneumonie (Pneumo- od. Staphylokokken, Infarktpneumonie), Bronchiektasie, Lungenabszess, peripherer Lungentumor, Ösophagusperforation, bronchopleurale Fistel, Mediastinitis, Tuberkulose (Kavernenruptur), ARDS
  Peritonitis, Leberabszess, Pankreatitis od. subphrenischer Abszess (als hämatogen gestreute Infektion oder per continuitatem übergreifend auf den Pleuraraum)
- Trauma: Perforation, Penetration, offener Pneumothorax
- Iatrogen/postoperativ: Lungen-Op., Ösophagus-Op., Thoraxdrainagen

Etlg: # Stadien:

I:	Exsudationsphase mit diffuser Eiterung (2 Tage)
II:	Fibrinöse Phase, beginnende Septierung der Pleurahöhlen (ca. 1 Woche)
III:	Organisationsphase: Abgrenzung durch Granulationsgewebswall, Verschwielung mit Ausbildung einer Pleuraschwarte

Path:
- Erregerspektrum: Staphylococcus aureus, Pneumokokken, Streptokokken, E. coli, Klebsiellen, selten TBC od. Pilze
- Lok: meist basale Eiteransammlungen, seltener Mittel- od. Obergeschoss oder interlobär
- Durchbruch nach außen durch Thoraxwand = Empyema necessitatis (außen imponierend als Abszess) oder Anschluss ans Bronchialsystem ⇨ Abhusten von putridem Sekret

Klin:
⇒ Schwere Infektion: Hohes Fieber (bei TBC meist nur subfebrile Temp.), Kreislaufdepression, eingeschränkte Lungenfunktion, Dyspnoe, Sepsis
⇒ Evtl. Husten mit Eiter
⇒ Thorax- und Schulterschmerz
⇒ Lokale Überwärmung und Rötung, Vorwölbung und Schmerz bei Empyema necessitatis

Diag:
1. Anamnese (Vorerkrankung?) und klinische Untersuchung: perkutorisch dumpfer Klopfschall, auskultatorisch: abgeschwächtes AG
2. Labor: Leukozytose, CRP- und BSG-Erhöhung, Blutkultur abnehmen
3. Bildgebung: Röntgen-Thorax ⇨ Verschattungen, evtl. sichtbare **Spiegelbildung** durch Eiterhöhlen, ggf. CT-Thorax
   Sonographie ebenfalls mögl. (Echogenität, Septierungen?)
4. **Pleurapunktion** ⇨ visueller Aspekt (z.B. trüb), pH <7,2, LDH >1.000 U/l, Bakteriennachweis und Antibiogramm (multiresistente Keime?), Untersuchung auf TBC

Ther:
- Konservativ: Stad. I: großlumige Thoraxsaugdrainage, systemische Antibiose (initial Cephalosporin + Metronidazol, nach Antibiogramm gezielt) für 4-6 Wo., im Stad. II ggf. zusätzlich Fibrinauflösung in den Empyemhöhlen durch Instillation von rTPA zur Mobilisierung der Ergüsse (ist allerdings Off-Label-Use) ⇨ Frage: Ausheilung?, sonst operative Schwartenentfernung (spätestens nach 8 Wo.)
- Operativ: Ind: stark gekammerte Empyeme, Pleuraschwartenbildung
  - Videoassistierte Thorakoskopie (VATS) bei gekammerten Empyemen: Spülung, Vereinigung und Drainage der Empyemhöhlen
  - Bronchopleurale Fisteln müssen zur Parenchymsanierung reseziert/übernäht werden
  - Im Stad. III (Pleuraschwartenbildung) offene Thorakotomie: Entfernung der Schwielen (**Dekortikation**) und Spülung der Pleurahöhle, ggf. auch mit Thorakoplastik (Resektion von Pleura + Rippen)
  - Postoperativ: Thoraxsaugdrainage, weiter systemische Antibiose

Prog: Letalität 3 bis 20 %

Kompl:
- Entwicklung einer Sepsis
- Ausbildung gekammerter Empyeme (insb. nach Punktionen) = Stadium II
- Ausbildung einer bronchopleuralen Fistel
- Durchbruch nach außen durch die Thoraxwand = Empyema necessitatis (außen imponierend als Abszess)
- **Pleuraschwartenbildung** (= Stadium III), Zwerchfellhochstand, Thoraxhälftenschrumpfung, Mediastinalverlagerung, Skoliose, Cor pulmonale, Amyloidose

Op:
- Thorakoplastik: Thoraxdeformierung, Skoliose, Ventilationseinbuße, Cor pulmonale

DD: Pleuratumoren, insb. bei Pleuraverschwartung

LUNGENABSZESS

Syn: Engl. lung abscess, ICD-10: J85.-

Def: Umschriebene Lungengewebeeinschmelzung mit Erweichungshöhlen und eitrigem Inhalt.

Ät:
- **Pneumonie**
- Fremdkörperaspiration, Aspiration von purulentem Sekret aus NNH od. Tonsillen
- Lungeninfarkt, Emphysemblasen, Bronchiektasen ⇨ Superinfektion
- Bronchialkarzinom mit Tumorzerfall oder retrostenotischer Pneumonie

- Trauma: nach penetrierenden Thoraxverletzungen
- Subphrenische Abszesse mit transdiaphragmentaler Ausbreitung
- Hämatogene Streuung septischer Herde (z.B. Osteomyelitis, Prostatitis)
- Lymphogene Streuung bei Oberlippenfurunkel, Mundbodenphlegmonen
- Allg. Infektabwehrschwäche ⇨ konsumierende Prozesse, Kachexie, okkulte Karzinome, Alkoholismus, Drogenkonsum, HIV ausschließen

Path:
- ♦ Eiterung des Lungengewebes mit Parenchymeinschmelzung und Höhlenbildung (nicht tuberkulös)
- ♦ Erregerspektrum: **Staphylokokken, Pneumokokken**, Legionellen
- ♦ Verlauf: innere spontane Drainage in das Bronchialsystem ⇨ eitriges Sputum, Foetor ex ore, Luftspiegel über den Abszessen im Rö-Thorax
  oder Chronifizierung mit Kapselbildung

Klin:
- ⇒ Husten und Auswurf (eitrig, putride riechend, wenn der Abszess Anschluss an das Bronchialsystem hat, zweischichtiges Sputum)
- ⇒ Lokaler Atemschmerz, Thoraxschmerz (pleurale Mitbeteiligung)
- ⇒ Dyspnoe, schweres Krankheitsbild, Fieber

Diag:
1. Anamnese (vorangegangene Pneumonie od. Lungenembolie?) und klinische Untersuchung, Perkussion und Auskultation
2. Bildgebung: Röntgen-Thorax bzw. besser CT-Thorax mit KM zeigen Abszesshöhlen, evtl. Spiegelbildung und Verdichtungsbezirke
3. Labor: BSG stark erhöht, Leukozytose, Anämie
4. Bronchoskopie: Erreger- und Resistenzbestimmung, Abszessdrainage, TBC ausschließen

Ther:
- Konservativ: systemische Antibiose (primär i.v. Cephalosporin + Clindamycin, nach Antibiogramm gezielt und langdauernd), Behandlung der Grunderkrankung
  Vibrationsmassage, wiederholte bronchoskopische Absaugungen
- Operativ: Ind: Versagen der kons. Ther., Resektion bei operativ beseitigbarer Ursache
  - Abszessdrainage
  - Segmentresektion od. Lobektomie bei Bronchiektasen oder Tumoren

Kompl:
- ∗ Durchbruch in den Pleuraraum ⇨ Pleuraempyem
- ∗ Abszedierende **Lungengangrän** bei Fäulniserreger
- ∗ Bronchialfistel

DD:
- Tuberkulose: Tuberkulom, Kavernen, Kavernensystem (destroyed lung), Lymphknotentuberkulose. Ther: primär Tuberkulostatika, bei Therapieresistenz, Komplikationen, Restkavernen oder narbigen Veränderungen (Bronchusstenosen, Tracheakompression) unter tuberkulostatischer Behandlung resezierende Verfahren (Segmentresektion, Lobektomie, Pneumektomie)
- Candida-albicans-Granulome (Kandidose), Aspergillom, Aktinomykose- od. Nocardia-Granulome, Echinokokkose
- Sarkoidose
- Lungentumoren

BRONCHIEKTASEN

Syn: Engl. bronchiectases, ICD-10: erworbene J47, angeborene Q33.4

Ät: - Primär, **angeboren:** Schwäche der Bronchuswand u. Schleimhauthypertrophie, insb. bei **Mukoviszidose** (Syn: zystische Fibrose, Defekt auf Chrom. 7, 1:2.000 Kinder betroffen), KARTAGENER-Syndrom (aut.-rez. Zilienfunktionsstörung), WILLIAMS-CAMPBELL-Syndrom (angeborene Bronchomalazie), Immundefekte (CVID, HIV)

- Sekundär, **erworben:** chronisch-**asthmatische** spastische Bronchitis (**COPD** = chronic obstructive pulmonary disease) ⇨ rezidivierende Infektionen (führen zur Wandzerstörung und folgender Ektasie), postinfektiöse Bronchusstarre (nach Tuberkulose), Fremdkörperaspiration, benigne Tumoren, Keuchhusten

Path: ♦ Erweiterungen (zylindrisch od. sakkulär) der Segment-/Subsegmentbronchien
♦ In Kombination mit einer chronischen, produktiven Infektion der Bronchuswand ⇨ führen zur weiteren Schleimhauthypertrophie
♦ Lok: Basaler Unterlappen, Lingula oder Mittellappen, re. > li.

Klin: ⇒ Morgendlicher **produktiver Husten** (mundvolle Expektorationen), Hämoptysen, sog. **dreigeschichtetes Sputum** (trüber Schleim, klarer Speichel, dichter Eiter)
⇒ Rezidivierende pulmonale Infekte, chronische Bronchitis, rezidivierendes Fieber
⇒ Chronische Hypoxie: Entwicklungsverzögerung u. Minderwuchs bei Kindern, Trommelschlägelfinger mit Uhrglasnägeln (sog. hippokratische Nägel)

Diag: 1. Anamnese und klinische Untersuchung: Auskultation: mittel- bis grobblasige RG
2. Bildgebung: Rö-Thorax bzw. hochauflösendes CT-Thorax: typische streifige Verschattungen in den unteren Segmenten ("Straßenbahnlinien")
3. Bronchoskopie ggf. bei V.a. anatomische Malformationen
4. Lungenventilationsszintigraphie: Messung der mukoziliären Clearance

Ther: • Konservativ: Internistische Therapie der Grunderkrankung, Mukolytika (z.B. Ambroxol, Mucosolvan®, Acetylcystein, ACC®), evtl. i.v. Antibiose, krankengymnastische Therapie (Lagerungsdrainage, Vibrax, Atemgymnastik), Impfungen (Pneumokokken, Influenza, COVID-19), spezielle Ther. der Mukoviszidose s. Pädiatrie-Buch
• Operativ: Ind: erhebliche Beeinträchtigung des Allgemeinzustandes und Versagen der konservativen Therapie (und lokalisierte Veränderungen = resezierbar), als Herdsanierung vor anderen Eingriffen (z.B. vor Transplantationen)
- Segmentresektion oder Lobektomie (auch beidseitig mögl.), Eingriff heute meist als thorakoskopische Op
- Bei respiratorischer Insuffizienz Lungentransplantation als Ultima ratio

Prog: Rezidivneigung in den verbliebenen Lungenabschnitten ist je nach Grunderkrankung hoch.

Kompl: * Rezidivierende Infektionen, Abszessbildung, Pneumonien
* Parenchymschrumpfung
* Lungenemphysem (ICD-10: J43.-), Ther: Lungenvolumenreduktions-Op bei schwerem Emphysem zur Verbesserung der Ventilation der verbleibenden Restlunge
* Amyloidose

TUMOREN DER THORAXWAND

Ät: - Benigne: **Chondrome** (50 %), eosinophiles Granulom, fibröse Dysplasie, Hämangiome, Fibrome, Neurofibrome, Lymphangiome
- Maligne: Chondrosarkome, osteogene Sarkome, EWING-Sarkom, Myelome
- Metastasen oder direkte Infiltration: Mammakarzinom, maligne Pleuratumoren, Bronchialkarzinom (insb. bei Pancoast-Tumor an der Lungenspitze), Nierenzellkarzinom (Hypernephrom), Prostatakarzinom

Klin: ⇒ Lokale Schwellung
⇒ Evtl. schmerzhaft und schmerzbedingte Schonatmung

Diag: 1. Anamnese (Tumorerkrankung bekannt?) und klinische Untersuchung
2. Bildgebung: Röntgen-Thorax p.a. u. seitl. bzw. **CT-Thorax**, ggf. knöcherner Thorax zur Beurteilung von Rippendestruktionen

3. Skelettszintigraphie
4. Biopsie des Lokalbefundes und histologische Untersuchung

Ther:
- Operativ:
  - Lokalexstirpation des Befundes (benigne Tumoren)
  - Thoraxwandresektion (maligne Tumoren)
- Radiatio als Palliativmaßnahme bei schlechtem Allgemeinzustand oder bei nicht möglicher radikaler Tumorentfernung (= keine Entfernung im Gesunden mögl.)

PLEURATUMOREN

Etlg: # Primäre Pleuratumoren:
70 % **benigne** (Lipome, Fibrome, Hämangiome) ⇨ Op.-Indikation gegeben, da Dignitätsänderung von benigne nach maligne möglich
maligne: werden alle **Pleuramesotheliome** genannt (ICD-10: C45.0)

Sekundäre maligne Pleuratumoren (**Pleurakarzinose**) = **Metastasen** (nach der Häufigkeit): ausgehend von Bronchial-, Mamma-, Lymphangiosis carcinomatosa (Lymphome), Ovarial- od. gastrointestinalen Karzinomen

Ät:
- Pleuramesotheliom: **Asbestexposition** (>40faches Risiko, anerkannte Berufskrankheit, BK-Nr. 4105), Erionitexposition (ein in der Türkei vorkommendes vulkanisches Zeolithmineral), Virusinfektion mit SV 40 (Simian Vacuolating Virus, gehört zu den Papovaviren)
- Pleurametastasen: Absiedlungen auf hämatogenem Weg, auch per continuitatem (Bronchial-, selten Mammakarzinom) mögl.

Epid:
◊ Inzidenz: Pleuramesotheliom insg. selten, in Deutschland ca. 1.900 Pleuramesotheliome/Jahr (Tendenz ist noch steigend, die Verwendung von Asbest ist seit 1993 verboten), wesentlich häufiger ist die sekundäre Pleurakarzinose
◊ Prädisp.alter des Pleuramesothelioms: 50.-70. Lj., **lange Latenzzeit** zwischen Asbestexposition und Manifestation des Tumors (bis **50 J.**, ein Erkrankungsgipfel wird daher für die Jahre 2015-2030 erwartet), **m** >> w (4 : 1)

Path:
♦ Formen: Pleuramesotheliom breitbasig, gestielt (Solitärknoten, lokale Form mit günstigerer Prognose) oder flächenhaft (diffus, Prognose schlecht) wachsend
♦ TNM des Pleuramesothelioms (2017):

T1	Tumor befällt nur ipsilaterale parietale od. viszerale Pleura, mit od. ohne Beteiligung der mediastinalen Pleura od. Pleura des Zwerchfells
T2	Tumor befällt ipsilaterale Pleura und Infiltration der ipsilateralen Lunge od. Zwerchfellmuskulatur
T3	Tumor befällt ipsilaterale Pleura und Infiltration der endothorakalen Faszie und/oder mediastinales Fettgewebe und/oder Perikard und/oder Weichgewebe der Thoraxwand
T4	Tumor befällt ipsilaterale Pleura und Infiltration der Thoraxwand/Rippen/Wirbelsäule/Rückenmark und/oder durch das Zwerchfell in das Peritoneum und/oder Befall kontralaterale Pleura und/oder mediastinale Organe (Herz, Ösophagus, Trachea), Perikard
N1	Metastasen in ipsilateralen intrathorakalen Lk
N2	Metastasen in kontralateralen intrathorakalen Lk od. in ipsi-/kontralateralen supraklavikulären Lk
M1	Fernmetastasen

Stadiengruppierung: I: **T**1-3**N**0**M**0 II: **T**1-2**N**1**M**0
III: **T**3**N**1**M**0, **T**1-3**N**2**M**0, **T**4**N**0-2**M**0 IV: alle **M**1

Klin:
⇒ Gutartige Tumoren werden meist asymptomatisch als Zufallsbefund entdeckt
⇒ Thorakale Schmerzen (Interkostalnerven), Dyspnoe, trockener Reizhusten
⇒ Ergussbildung (Tumoren behalten meist die Eigenschaften der Pleurazellen bei), unklarer **Pleuraerguss**, wenn **hämorrhagisch** ⇨ Verdacht auf Pleuramesotheliom
⇒ Im fortgeschrittenen Stadium: Hämoptysen, Dysphagie, Heiserkeit, HORNER-Syndrom (Ptosis, Miosis, Enophthalmus)
⇒ Atemnot, kardiorespiratorische Insuffizienz bei massivem Erguss od. beidseitigem Befall

Diag: 1. Anamnese (Berufsanamnese!) und klinische Untersuchung: **gedämpfter Klopfschall, abgeschwächtes Atemgeräusch**
2. Bildgebung: Röntgen-Thorax in 2 Ebenen: Zeichen sind Pleuraerguss, Rundherd, randständiger knolliger Tumor ⇨ hochauflösendes **CT-Thorax** / MRT durchführen
3. Sonographie: Pleuraerguss, Invasion von Zwerchfell od. Abdomen?
4. Echokardiographie: Infiltration von Perikard/Myokard?
5. Pleurapunktion: Untersuchung des Ergusses (aber: nur bei ca. 50 % der Mesotheliompatienten ist der zytologische Befund für maligne Zellen positiv)
6. **Videothorakoskopische Biopsie** und histologische Untersuchung

Ther:
- Operativ: Ind: lokalisiertes Mesotheliom (max. T3)
  Überprüfung der Operabilität und Op-Vorbereitung wie beim Bronchial-Ca. (s.u.)
  - Pleuramesotheliom: **radikale Operation** durch Entfernung der Pleura und Lunge en bloc (= extrapleurale Pleuropneumektomie), ggf. mit Entfernung des ipsilateralen Herzbeutels, des Zwerchfells (Zwerchfellersatz durch Mersilene-Netz u. Omentum majus) u. ggf. partielle Thoraxwandresektion
    Weniger invasiv kann auch nur eine Pleurektomie-Dekortikation ohne Lungenresektion erfolgen (weniger belastend), ggf. auch intraoperativ hypertherme (42° C) intrathorakale Chemotherapie mit Cisplatin-Instillation in den Pleuraraum für 60 Min.
  - Adjuvante (postoperative) **Chemo-** (Cisplatin + Pemetrexed, ALIMTA®) u. intensitätsmodulierte **Strahlentherapie** (betroffener Hemithorax)
  - Palliativ im Spätstadium des Pleuramesothelioms od. bei Pleurakarzinose: Pleurektomie, bei rez. Erguss auch **Pleurodese** (= Verkleben der Pleurablätter) durch Einbringen von Talkum-Puder od. Bleomycin, Chemotherapie u./od. lokale Bestrahlung
- Leitlinie: Asbestbedingte Berufskrankheit, S2k v. 10/2020 (AWMF Registernr. 002-038)
- Selbsthilfegruppen: Asbestose-Selbsthilfegruppe e.V., Görresring 9, 22609 Hamburg, Internet: www.asbesterkrankungen.de

Prog: Pleuramesotheliom: **sehr schlecht**, 5-Jahres-Überlebensrate nur 5-10 % (durchschnittliche Überlebenszeit nur 1 Jahr nach Diagnosestellung), auch nach radikaler Op kommt es praktisch immer zum Rezidiv.
Pleurakarzinose: **extrem schlecht**, durchschnittliche Überlebenszeit nur 4 Mon.

LUNGENKARZINOM

Syn: Lungenkrebs, **Bronchialkarzinom**, bronchogenes Karzinom, engl. bronchial carcinoma, ICD-10: C34.-

Ät:
- **Nikotinabusus** (85-90 % d.F.) mit einer Expositionszeit und Latenz von ca. 15-30 Jahren (**männliche Raucher** haben ein **28faches Risiko**, Frauen ein 8faches Risiko gegenüber Nichtrauchern/innen), Pfeifen- od. Zigarrenraucher immerhin auch noch 8faches Risiko, **auch Passivrauchen** (mehr als 15 J.) verdoppelt das Risiko gegenüber "Nie-Rauchern"
  Zusätzliche Risikoerhöhung bei Mutation im CYP3A4-Gen (Gen im Cytochrom-P450-System) ⇨ Männer 3,5faches, Frauen 8faches Risiko
  Zusätzliche Risikoerhöhung bei Einnahme von Vitamin A od. ß-Carotin
- **Radonstrahlung** ⇨ α-Strahler (**natürlich** vorkommendes radioaktives Edelgas, ^{222}Rn), der direkt auf das Lungenepithel wirkt. Durch rechnerische Extrapolation entstehen 5-9 % der Lungentumoren durch die (geringe) natürliche Strahlenbelastung (rechnerische lineare Dosis-Wirkungsbeziehung ohne Schwellenwert, im Mittel 50 Bq/m^3Luft in Räumen ≈ 0,85 mSv/Jahr). Vorkommen: in umbauten, schlecht gelüfteten Räumen, z.B. Kellern, insb. bei Rissen in den Fundamenten der Häuser (Radon wird aus dem Boden freigesetzt) u. im Trinkwasser. Natürliche Hotspots im Schwarzwald u. südl. Bayern. Berufliche Radonexposition bei Bergarbeitern in Uranminen ⇨ dann 4fach höheres Bronchialkarzinomrisiko.
- **Umweltgifte**, chemisch-toxisch (5-10 %), industrielle Substanzen (selten) ⇨ **Berufskrankheiten** (BK-Nr. in Klammern): z.B. bei ionisierender Strahlung (2402, z.B. Uran, Radon), Nickel- (4109), Arsen- (1108), Chrom- (1103), halogenierte Alkylaryloxid- (1310, z.B. Bischlormethylether), halogenierte Alkylarylsulfid- (1311, z.B. Senfgas, Lost), Asbestexposition (4104, in Zusammenhang mit Nikotinabusus potenziert sich dabei das Risiko!),

Kokereirohgase (4110), polyzyklische aromatische Kohlenwasserstoffe (4113)
- **Abgase von Dieselmotoren** (von der WHO seit 2012 offiziell als Karzinogen eingestuft), **Feinstäube** (z.B. aus Kohlekraftwerken) mit PM 2.5 = Particulate Matter <2,5 µm
- **Mutationen** im Epidermal-growth-Faktor-Rezeptor (EGFR), KRAS-Genmutation usw.
- Narbenkarzinom (nach Lungennarben), Kavernenkarzinom (nach Tuberkulose)
- HIV-Infektion (begünstigt epidemiologisch die Entstehung von Adenokarzinomen)

Path: ♦ Geht fast immer vom Epithel der Bronchien aus (98 % der Lungentumoren sind Bronchialkarzinome, nur 2-5 % sind alveolären Ursprunges)

♦ Histologie: 95 % lassen sich in die zwei großen Gruppen einteilen

1. Nicht kleinzellige Bronchialkarzinome (**NSCLC** = non small cell lung cancer, 85 %):
   - **Adeno-Karzinom** (60 % d.F., hat in den letzten Jahren **stark zugenommen** und kommt insb. häufig bei Frauen vor): ¾ liegen peripher im Lungenparenchym, insg. langsames Wachstum, aber Gefäßinvasion ⇨ sehr frühe hämatogene Metastasen (selten lymphogen)
   - **Plattenepithel-Karzinom** (25 %): verhornend und nicht verhornend, 2/3 zentral wachsend ⇨ Lumenverschluss durch intraluminales Wachstum ⇨ Atelektase, kann auch peribronchial wachsen (Möglichkeit, dass die Schleimhaut bronchoskopisch o.B. ist) ⇨ führt zur Kompressionsstenose des betreffenden Bronchus
   - **Großzelliges Bronchialkarzinom** (10 %): undifferenziert, sehr rasche hämatogene und lymphogene Metastasierung
   - Sonderformen: Broncho-alveolär in den Alveolen (sehr differenziert, als solitärer Rundherd, peripher oder multilokulär), fetales Adenokarzinom (pulmonales Blastom)
2. Kleinzelliges Bronchialkarzinom (**SCLC** = small cell lung cancer, 15 %): insb. zentral liegend, sehr aggressiv (hochmaligne) und schnell wachsend, frühzeitige lymphogene und hämatogene Metastasen, paraneoplastische Symptome mögl. (neuroendokrines Karzinom = KULCHITZKY-Zell-Karzinom Typ 3 mit Hormonbildung, siehe auch Kapitel APUD/Karzinoid), sehr früher Knochenbefall (meist bei Diagnosestellung schon vorhanden) ⇨ selten operabel!

♦ Lok: rechts häufiger als links, **Oberlappen** > Unterlappen > Mittellappen
Zentral (hilusnah) 80 % > peripher 20 % (Stammbronchus > Lappenbronchien) > diffus
Pancoast-Tumor: Sonderform eines peripheren Bronchialkarzinoms, ausgehend von der oberen Lungenfurche (Sulcus superior) ⇨ Lungenspitze, Pleurakuppe (apikaler Oberlappen) ⇨ Frühzeitige Infiltration/Metastasierung in 1.-3. Rippe, Wirbelkörper, Muskulatur, Weichteile und Armplexusinfiltration mögl. (sog. „Ausbrecherkrebs")

♦ **Ausbreitungswege:**

I. Kontinuierlich:
1. Im Lungenparenchym: Segment- und Lappengrenzen überschreitend
2. Einwachsend in Gewebe außerhalb der Lunge:
   * Pleura (Schmerzen erst, wenn Pleura parietalis erreicht ist)
   * Perikard ⇨ Perikarderguss
   * Ösophagus ⇨ Stenose, Schluckbeschwerden
   * V.cava superior ⇨ obere Einflussstauung
   * N.laryngeus-recurrens-Alteration (insb. linksseitig) ⇨ Heiserkeit
   * N.phrenicus-Alteration ⇨ zunächst keine Symptomatik, evtl. Singultus
   * PANCOAST-Tumor ⇨ Plexus brachialis (insb. N.ulnaris = C8-Gebiet)
   * Ganglion stellatum ⇨ HORNER-Syndrom

II. Lymphogen (um den Lungenhilus herum = „Lymphsammelbecken"):
   * Paraaortal, paratracheal, paraösophageal
   * Kontralaterale lymphogene Metastasierung möglich! (häufiger von links ⇨ rechts, als umgekehrt)

III. Hämatogen:
   * Leber (unabhängig von der Histologie)
   * Skelett (osteolytische Knochenmetastasen, insb. Wirbelsäule)
   * Nebennieren und Nieren
   * ZNS (v.a. beim kleinzelligen Bronchialkarzinom)

♦ Karzinome werden von Bronchialarterien versorgt ⇨ Gefahr der Abszedierung, wenn der Tumor sehr groß wird und die Versorgung nicht mehr ausreicht (führt zur Tumornekrose)

Epid: ◊ Inzidenz: 65/100.000/Jahr, bei Mann und Frau mittlerweile dritthäufigste Krebsart in Deutschland. Weltweit **häufigste Tumor-Mortalität beim Mann** (wegen der insg. schlechten Prog.; am häufigeren Prostatakarzinom versterben nicht so viele Männer), zweithäufigste bei der Frau (nach dem Mammakarzinom), weltweite Inzidenz ca. 1.300.000 Neuerkrankungen/Jahr, in Deutschland ca. 60.000 Neuerkrankungen/Jahr (davon 21.000 Frauen) und 45.000 Sterbefälle/Jahr.

◊ Altersgipfel: **55.-75. Lj.**

◊ **M** > w (= 60 % : 40 %), der Frauenanteil hat sich in den letzten 10 Jahren aber verdoppelt (mehr rauchende Frauen!, die Inzidenz bei den Männern ist hingegen seit Jahren konstant). Statistisch erkrankt jeder **20. Mann** an einem Bronchialkarzinom!

◊ Etwa die ½ aller Bronchialkarzinome sind bei Diagnose inoperabel (= M_1, Stadium IV).

◊ Sterblichkeit (Mortalität): liegt derzeit in Europa für Männer bei 50/100.000/Jahr, für Frauen bei 10/100.000/Jahr, in Deutschland ca. 44.000 Todesfälle/Jahr

◊ Historie: 1. Pneumektomie 1932 in den USA

◊ Epid. zum Rauchen: in Deutschland sind ca. **ein Drittel der Bevölkerung** Tabakraucher (33 % der Männer und 27 % der Frauen im Alter von 18-79 Jahren). In der Altersgruppe der 18- bis 25-Jährigen rauchen 28 % der Männer und 24 % der Frauen, bei den 12- bis 17-Jährigen rauchen 7 % (Die Tendenz ist in den letzten 10 Jahren deutlich **fallend**).

Durchschnittliches Einstiegsalter für das Zigarettenrauchen ist in Deutschland ca. **15 J.**

Wird ab der Jugend durchgehend geraucht, so versterben 50 % im mittleren Lebensalter und büßen damit statistisch ca. **22 Jahre ihrer Lebenserwartung ein** (durch unterschiedliche Folgeerkrankungen, z.B. Myokardinfarkt, Apoplexie, pAVK, Krebs).

Etlg: # **Klinische Einteilung nach** HOLOYE

A: ***"Limited disease"*** =	nur ipsilateraler Befall, keine größeren Obstruktionen, keine Beteiligung der V.cava, keine Rekurrensparese
B: ***"Extensive disease"*** =	beidseitiger Befall, Pleuraerguss, Atelektase, Infiltration der V.cava, Rekurrensparese
C: ***Extrathorakale Ausbreitung*** =	supraklavikulärer Lk-Befall, Fernmetastasen

TNM-Stadien der Lungenkarzinome (2017)

T_X	Positive Zytologie: maligne Zellen im Sputum ohne radiologisch oder bronchoskopisch sichtbarem Tumor
T_1	Tumor **<3 cm**, (T_{1a} <1 cm, T_{1b} 1-2 cm, T_{1c} 2-3 cm) viszerale Pleura und Hauptbronchus tumorfrei
T_2	Tumor **3-5 cm** (T_{2a} 3-4 cm, T_{2b} 4-5 cm) oder Befall des Hauptbronchus (aber >2 cm von der Carina entfernt) oder Tumor infiltriert die viszerale Pleura oder assoziierte partielle Atelektase
T_3	Tumor 5-7 cm od. mit **Infiltration** der Pleura parietalis, Brustwand, N.phrenicus, parietales Perikard od. weiterer Tumor im gleichen Lungenlappen
T_4	Tumor >7 cm od. mit **Infiltration** des Zwerchfell, Mediastinums, Herz, große Gefäße, Trachea, Ösophagus, N.laryngeus recurrens, Wirbelkörper oder Carina oder vom Primärtumor getrennter Tumor in einem anderen Lungenlappen der gleichen Seite
N_1	Metastasen in **ipsilateralen intrapulmonalen** peribronchialen oder hilären Lk
N_2	Metastasen in **ipsilateralen mediastinalen** oder subcarinalen Lk
N_3	Metastasen in **kontralateralen** hilären oder mediastinalen Lk oder in ipsi- od. kontralateralen Skalenus- oder **supraklavikulären Lk**
M_1	**Fernmetastasen** (**M_{1a}** vom Primärtumor getrennter Tumor in der kontralateralen Lunge, maligner Pleura- od. Perikarderguss, **M_{1b}** eine extrathorakale Metastasen, **M_{1c}** multiple Metastasen)

Stadiengruppierung: IA: $T_{1a-c}N_0M_0$ IB: $T_{2a}N_0M_0$ IIA: $T_{2b}N_0M_0$
IIB: $T_3N_0M_0$, $T_{1a-2b}N_1M_0$ IIIA: $T_{1a-2b}N_2M_0$, $T_3N_1M_0$, $T_4N_{0-1}M_0$ IIIB: $T_{1a-2b}N_3M_0$, $T_{3-4}N_2M_0$ IIIC: $T_{3-4}N_3M_0$ IV: alle M_1 (IVA: M_{1a-b}, IVB: M_{1c})

Histologisches Grading: **G**1 gut differenziert **G**2 mäßig differenziert **G**3 schlecht differenziert **G**4 undifferenziert

Klin: ⇒ 95 % haben erst deutliche Symptome, wenn der Tumor bereits fortgeschritten ist, da das **Bronchial-Karzinom lange Zeit bis zur Symptomentwicklung benötigt** ⇨ daher oft schon Metastasen bei Diagnosestellung vorhanden.

5 % sind asymptomatisch (Zufallsdiagnose, z.B. beim Rö-Thorax) ⇨ bessere Prognose, da meist noch kleinerer Tumor

⇒ Allgemeine Symptome: **Husten** 75 %, **Auswurf** 64 % und Hämoptyse (blutiges Sputum)

35 %, Gewichtsverlust 0-65 %, Thoraxschmerzen 49 %, Nachtschweiß, Fieber

⇒ **Chronische Pneumonie**? ⇨ immer an ein Bronchial-Karzinom denken!

⇒ Spezielle Symptome (entstehen abhängig von der Lokalisation und Tumorausbreitung):
Pulmonal = Resultat eines Bronchusverschlusses:
- Husten (**jeder Reizhusten >3 Wo. bei Pat. >40 Jahren muss abgeklärt werden**)
- **Dyspnoe** (erschwerte Atmung, Atemnot)
- Sputum (evtl. blutig oder mit blutigen Fasern)

Symptome aufgrund lokaler Tumorausbreitung:
- **Thoraxschmerzen** beim Atmen (wenn der Tumor in die Pleura parietalis infiltriert)
- Knochendestruktion bei Infiltration von Wirbelkörpern oder Rippen
- N.recurrens-Parese (Heiserkeit)
- Lähmung des Zwerchfells bei Arrosion des N.phrenicus
- HORNER-Syndrom (Ptosis, Miosis, Enophthalmus) bei Infiltration des Ggl.stellatum
- Parästhesien / Dysästhesien im Unterarm bei Plexusinfiltration (insb. im Bereich des N.ulnaris, C8-Th1), Muskelatrophien der kl. Handmuskeln (untere Armplexusparese)
- Obere Einflussstauung (deutl. sichtbare V.jugularis), STOKES-Kragen (verdickter Hals)
- Armschwellung bei Lymph- / Venenstauung

Beschwerden aufgrund von Metastasen:
- Knochen: pathologische Fraktur (ohne Trauma od. mit Bagatelltrauma)
- Leber: Ikterus
- Gehirn: Persönlichkeitsveränderungen, Kopfschmerzen, Krampfanfälle, Lähmungen
- Peritoneum: Aszites

⇒ Symptome durch Hormonproduktion im Rahmen eines paraneoplastischen Syndromes:
- CUSHING-Syndrom I (ACTH erhöht durch den Tumor, aber meist mit reduziertem Allgemeinzustand im Gegensatz zum 'normalen' CUSHING-Patienten)
- ADH erhöht (Syndrom der inadäquaten ADH-Sekretion, Abk. SIADH) ⇨ H_2O-Intoxikation (hypotone Hyperhydratation, Natriurese)
- Karzinoid-Syndrom (Produktion vasoaktiver Amine): Diarrhoen, Flush-Syndrom, Hitzewallungen, Migräne-, Asthmaanfälle, Tachykardien, Tachypnoe, Kardiopathie, Bauchkoliken, Heißhungeranfälle, Teleangiektasien
- Parathormon-Produktion durch d. Tumor (Pseudohyperparathyreoidismus) ⇨ Hyperkalzämie-Syndrom mit folgenden klinischen Zeichen:
  * Durstige Patienten, da Kalzium osmotisch wirkt
  * Obstipation, Osteopathie, Hautveränderungen
  * Kardial: Rhythmusstörungen
  * Vaskuläre Symptome: Rezidivierende Thrombophlebitiden (⇨ DD: auch bei Pankreaskarzinom vorkommend)
- Myopathien, myasthenische Sympt. (LAMBERT-EATON-Syndrom), Neuropathien
- Thromboembolische Komplikationen, Phlebothrombosen
- Gynäkomastie
- Arthritische Beschwerden

Diag:
1. Anamnese (Berufsanamnese, Raucherstatus) und klinische Untersuchung
2. Bildgebung: **Röntgen-Thorax im Stehen** (p.a. und seitlich): in 98 % d.F. ist dann ein pathologischer Befund beim Lungenkarzinom erhebbar

   Je älter der Patient und je größer der Rundherd, desto häufiger ist der Prozess maligne!

   Röntgenzeichen neben dem soliden Rundherd: Atelektasen, Obstruktionsemphysem, Abszedierung, Ergussbildung, poststenotische Pneumonie, Karzinomkaverne (bessere Beurteilung unter Durchleuchtung oder durch Schichtung des suspekten Befundes = konventionelle Tomographie mögl., durch die immer verfügbare CT wird dies heute bei uns aber nicht mehr durchgeführt)

   CT-Thorax mit KM
3. Morphologischer Tumornachweis durch Sputumuntersuchung, v.a. zentral (90 % Treffer), peripher weniger geeignet, insg. mind. 3 x Wiederholung der **Zytologie**
4. **Bronchoskopie** (in Lokalanästhesie) mit beweglichem Bronchoskop und Versuch der Gewebegewinnung zur Histologie (Diagnosesicherung in 70 % d.F. mögl.), heute auch

kombiniert als **EBUS** (= Endobronchialer Ultraschall mit Biopsieentnahme)

5. **Biopsie:** Transthorakale Lungenfeinnadel-Punktion unter Röntgen-Kontrolle oder CT-gesteuert (90 % Treffer), Kompl: Pneumothorax, Zellverschleppung im Stichkanal mögl. ⇨ Stichkanalmetastasierung od. Generalisierung

   Histologie: Tumortyp (NSCLC, SCLC), histologisches Grading, immunhistochemischer Marker (PD-L1), Biomarkerdiagnostik zur molekulargenetischen Testung auf Tumorgenmutationen (in ALK, BRAF, EGFR, HER2, KRAS, MET, NTRK1-3, RET, ROS1)

6. Metastasensuche / Staging (immer präoperativ erforderlich):
   - **CT-Abdomen** (Oberbauch + Becken)
   - **^{18}FDG-PET-CT** zur allgemeinen Ganzkörper-Metastasensuche, falls nicht mögl. dann Sono-Abdomen, MRT + Skelettszintigraphie (osteolytische Metastasen?)
   - **Schädel-MRT** (bei kleinzelligem Bronchial-Karzinom immer durchführen)
   - Tumormarker: können als Verlaufsparameter eingesetzt werden: SCA u. CYFRA 21-1 (bei Plattenepithel-Ca), NSE und neuer Tumormarker NCAM (neuronales Zelladhäsionsmolekül) für den Kleinzeller, CEA (Adenokarzinom u. Großzeller), TPA (allgemein)

   Zusätzlich ggf. erforderlich:
   - HNO-Konsil bei Heiserkeit: N.recurrens-Parese?
   - bei Pleuraerguss ⇨ Punktion und Zytologie
   - Mediastinoskopie und Probeentnahme zur Beurteilung der Lk (heute kaum noch, da CT, MRT u. insb. EBUS gute Aussagen über den Lymphknotenstatus erlauben)
   - Lymphknoten-Biopsie (bei geschwollenen Halslymphknoten)
   - Evtl. Knochenmarkbiopsie (beim kleinzelligen Karzinom)

8. **Inhalations- und Perfusionsszintigraphie** und normale Lungenfunktion (Vitalkapazität, FEV_1): zur Feststellung der Verteilungsverhältnisse der beiden Lungen (wichtig für die Beurteilung der Operabilität und der vermutlichen postoperativen Ventilationssituation)

9. Evtl. diagnostische (+ ggf. therapeutische) Probethorakotomie als thorakoskopische od. offene Lungenbiopsie (bei unklaren Rundherden) und histologische Untersuchung

Ther:
- Überprüfung der Operabilität:
  1. ***Lungenfunktion:*** **Vitalkapazität:** <50 % ⇨ Kontraindikation gegen Thorakotomie
     TIFFENEAU-Test = Sekundenkapazität: FEV_1 >2,0 l ⇨ gut operabel, <1 l ⇨ keine Op. mögl., bei Werten dazwischen muss individuell entschieden werden (altersabhängig sollte eine Diffusionskapazität (TLCO) >60 % des Sollwertes präoperativ vorliegen).

     Eine **präoperative** Vorbereitung mit **Lungenatemtraining** (Atemgymnastik, maschinelles Training, einfache Atemtrainer z.B. Voldyne®) kann die Situation verbessern und ist unerlässlich. Außerdem präoperativ Blutgasanalyse durchführen.
  2. ***Herzfunktion:*** Kontraindikationen sind: Myokardinfarkt in den letzten 6 Wo., pulmonale Hypertonie, dekompensierte Herzinsuffizienz ⇨ keine Thorakotomie möglich.
  3. Kontraindikationen der radikal-chirurgischen Op.: (kurative Intention)
     - Nachgewiesene Fernmetastasen hämatogen od. lymphogen (M_1)
     - Kontralaterale Lymphknotenmetastasen (N_3) (ipsilaterale sind keine K-Ind.)
     - Befall nicht resezierbarer, mediastinaler Strukturen (T_4, V.cava, Oesophagus, Herz)
     - N.phrenicus-Parese (da Perikardbefall wahrscheinlich)
     - N.recurrens-Parese rechts (linker N.recurrens liegt so nahe am Bronchus, dass er schon bei kleinem Tumor gestört sein kann; rechter liegt weiter weg ⇨ größerer Tumor bei Befall)
     - Invasion in die Pleura od. Thoraxwand ist nur eine relative Kontraindikation (erweiterte Lob-/Pneumektomie notwendig)
     - Kleinzelliges Karzinom (außer im gesicherten Stadium N_0M_0)
- Operativ:
  - Anästhesie: **Seitengetrennte Intubation** mit speziellem Tubus ⇨ Ausschaltung der betroffenen Lunge zur Op möglich, Beatmung über die kontralaterale Lunge
  - Zugang: meist **anterolaterale Thorakotomie**
    - **Lobektomie** (= Standardverfahren): Absetzen des Lappenbronchus und der Gefäße mit dem Lungenlappen am Hauptbronchus (auch thorakoskopisch mögl.)
    - **Segmentresektion:** Bei eingeschränkter Lungenfunktion, heute zunehmend verdrängt von der extraanatomischen Lungenteilresektion.

- **Extraanatomische Lungenteilresektion:** atypische Segmentresektion, nicht den Segmentgrenzen folgend = **Keilresektion** peripherer Herde (wedge resection)
  Ind: oberflächliche Lungenherde ($T_1N_0M_0$), heute meist **videoassistierte thorakoskopische Entfernung** (VATS) mit endoskopischen Klammernahtgeräten (Endo-GIA™, Autosuture) zur Lungenparenchymnaht, Zugang s. Abb.

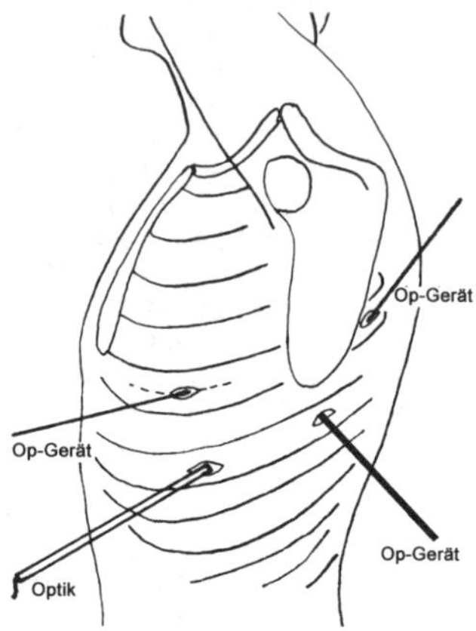

- **Manschettenresektion** (= bronchoplastische/bronchoangioplastische Verfahren, parenchymschonend bei eingeschränkter Lungenfunktion, schwierige Op): bei zentral sitzendem Tumor wird dieser Bereich reseziert und die/der Carina/Hauptbronchus mit dem peripheren Rest des betroffenen Lungenlappens wieder anastomosiert.
- Totale **Pneumektomie:** Entfernung des gesamten Lungengewebes einer Seite direkt am Hauptbronchus. Dies verbessert die Prognose nicht im Vergleich zur Lobektomie, ist aber notwendig, wenn der Tumor sehr zentral sitzt oder mehrere Herde vorhanden sind und die Pneumektomie unter funktionellen Gesichtspunkten auch möglich ist = ausreichende Atemverhältnisse der anderen Lunge muss gegeben sein.
- **Erweiterte** Lob-/**Pneumektomie:** Entfernung des gesamten Lungengewebes + benachbarter Gebilde, wie z.B. Perikard, parietale Pleura, Brustwand, Diaphragma oder komplette partielle Thoraxwandresektion ⇨ dann Defektdeckung mit Gore-Tex®-Material und gute Weichteilabdeckung des Implantates erforderlich.

- Zusätzlich: lokoregionäre (= intrapulmonale u. hiläre) **ipsilaterale Lymphknotendissektion** und **mediastinale** Lk-Entfernung bei kurativer Operation
- Immer: perioperative Antibiotikaprophylaxe (z.B. 4,0 g Mezlocillin i.v., Baypen®), Anlage einer **BÜLAU-Drainage**
- Postoperativ: Intensivmedizinische Überwachung und Infusionstherapie für ca. 2-3 Tage, BÜLAU-Drainage ex am 3.-5. postop. Tag (Entfernung, wenn tgl. <100 ml nachlaufen), dann intensives Atemtraining, Hautklammern ex am 10. Tag

• Postoperativer Heilungsverlauf der Lungen-Op:
Lobektomie: Restlunge erweitert sich ⇨ Defekt bald nicht mehr zu sehen
Pneumektomie: Zunächst Pleuraerguss (Serothorax) ⇨ Fibroblasteneinwanderung (Serofibrothorax) ⇨ Fibrothorax als Endzustand

• Konservativ (= letztlich palliativ, da praktisch keine Heilung in fortgeschrittenen Stadien):
Heute 3 Säulen: Strahlentherapie, Chemotherapie und personalisierte zielgerichtete Therapien (Immun-Checkpoint-Hemmer, Antikörper). Alle Patienten werden hierzu im **interdisziplinären Tumorboard** vorgestellt und die Therapie festgelegt. Kombinationen einzelner Therapie sind im Fluss und Gegenstand vieler Studien (s. Leitlinie).

Radiatio der Lunge (45-70 Gy über 6 Wo.) mit Megavolttechnik bei inoperablem Tumor, postoperativ bei inkompletter Resektion (R_1/R_2) od. N_2, gezielt bei Knochenmetastasen od. stereotaktische Radiotherapie (z.B. bei Hirnmetastasen). Ebenfalls mögl. ist eine transkutane thermische Ablation einzelner Tumoren über Sonden (mit Hitze, Wechselstrom od. Laser)

Polychemotherapie: beim kleinzelligem Bronchialkarzinom mit 4 Zyklen mit Carboplatin + Etoposid, bei M_1 dazu Immuntherapie mit Atezolizumab (Tecentriq®) und Radiatio (ggf. auch in kurativer Absicht, eine zusätzliche Radiatio des Schädels bringt weiteren Vorteil).

Beim nicht kleinzelligen Bronchialkarzinom (**NSCLC**): im Stadium II u. III zytostatische Therapie mit 4 Zyklen Cisplatin + Vinorelbin (Navelbine®) od. Carboplatin + Paclitaxel (Taxol®) und fraktionierte Radiatio postoperativ. Nachbehandlung mit **PD-L1-Inhibitor** Durvalumab (Imfinzi®) für 1 J. im Stadium III (wenn PD-L1-Expression >1%). Im Stadium II auch eine neoadjuvante (= präoperative) Chemotherapie zum Down-Staging mögl. Bei resezierbarem Pancoast-Tumor wird eine neoadjuvante (= präoperative) kombinierte Radio-Chemotherapie durchgeführt.

Im Stadium IV: Chemotherapie palliativ mögl., z.B. Cisplatin + Pemetrexed (ALIMTA®)

und anschließend Pemetrexed (ALIMTA®) als Erhaltungstherapie. Auch ein monoklonaler Antikörper (Necitumumab, Portrazza®) + Chemotherapie wird beim Plattenepithel-Ca versucht. Beim Adeno-Ca Docetaxel + Nintedanib (Vargatef®).

Zielgerichtete Therapien: Bei nachgewiesener EGFR-Mutation (epidermal growth factor receptor, haben ca. 10 % d. Pat.) wird ein Behandlung mit einem Tyrosinkinaseinhibitor (Osimertinib, Tagrisso®) für 3 Jahre und bei ALK-positivem NSCLC (anaplastische Lymphomkinase, 5 % d.F.) mit Crizotinib (Xalkori®), Ceritinib (Zykadia®), Alectinib (bei Hirnmetastasen, Alecensa®) od. Lorlatinib (Lorviqua®), bei BRAF-Mutation (B-rapidly accelerated fibrosarcoma, 3 % d.F.) mit Dabrafenib + Trametinib, bei RET-Mutation mit Pralsetinib od. Selpercatinib, bei ROS1-Mutation mit Crizotinib od. Entrectinib, bei NTRK1-3-Mutation mit Larotrectinib od. Entrectinib, bei MET-Mutation mit Capmatinib, bei KRAS-Mutation mit Sotorasib durchgeführt.

Auch verschiedene **Immuntherapien** werden im Stad. IV eingesetzt. Diese aktivieren die körpereigene Immunantwort, z.B. Nivolumab, Opdivo® od. Pembrolizumab, Keytruda® (Ansprechrate ca. 20 %).

- Palliative Verbesserung der Ventilationsverhältnisse: Laser-, Kryotherapie oder Stents mittels Bronchoskopie zur Wiederherstellung der Atempassage bei Bronchusstenose
- Leitlinie: Lungenkarzinom, S3 v. 7/2023 (AWMF Registernummer 020-007OL)
- Selbsthilfegruppen: Bundesverband Selbsthilfe Lungenkrebs e.V., Rotenkruger Weg 78, 12305 Berlin, Internet: www.bundesverband-selbsthilfe-lungenkrebs.de

Prog: **Sehr schlecht**, nur 30 % sind resezierbar, die Hälfte sind bei Diagnose bereits inoperabel!, 10 % stellen sich intraoperativ als inoperabel heraus (= nur Probethorakotomie).

Op-Risiko: Letalität bei Lobektomie/Manschettenresektion ca. 2,5 %, Pneumektomie 7-15 %

5-Jahres-Überlebensrate aller NSCLC-Bronchialkarzinome: nur **20 %** (Frauen etwas besser als Männer, w:m = 22 % : 17 %), 5-JÜR bei Inoperabilität: 5-10 % (8-18 Mon. mittlere Überlebenszeit)

Stadienabhängig: $T_1N_0M_0$ 5-JÜR 70 %, $T_2N_0M_0$ 50 %, $T_{1-2}N_1M_0$ 40 %, $T_3N_1M_0$ 30 %, $T_3N_2M_0$ 20 %, $T_4N_{1-2}M_0$ 5-JÜR 10-20 %, M_1 5-JÜR 5 %

Kleinzelliges Bronchialkarzinom: 5-JÜR <1 %, mittlere Überlebenszeit 8-12 Mon.

Durch die personalisierten zielgerichteten Therapien in den fortgeschrittenen Stadien konnte die verbleibende Überlebenszeit heute fast verdoppelt werden.

Op-Kompl:
* Postop. akutes Lungenversagen, kardiorespiratorische Insuffizienz, Nachblutungen
* Bronchusstumpfinsuffizienz, Bronchusfistelbildung (insb. bei Manschettenresektionen) ⇨ Versuch eines bronchoskopischen Verschlusses/Stents, sonst Re-Op
* Pneumothorax, Atelektase, Pneumonie
* Schultersteife mit Bewegungseinschränkung
* Spät: Bronchusstenose, Narbenneurinome, Herzrhythmusstörungen
* Bei Radiatio: Pneumonitis, Lungenfibrose

Proph:
- ♥ **Nicht rauchen** (auch nicht passiv) bzw. **aufhören!** (Aufhören verringert das Risiko in jedem Lebensalter!)
- ♥ Eine hohe Zufuhr von Gemüse und Früchten hat einen protektiven Effekt.
- ♥ Präventionsprogramm: Verbesserung der Prog. ist durch eine frühere Diagnose mögl.: Vorsorge mit einem jährlichem **Low-dose-CT-Screening** für Risikopersonen (= Langzeitraucher, Alter: 50-75 J.), für Deutschland gibt es Stand 2023 positives Votum dafür, aber es ist als Kassenleistung noch nicht beschlossen. Die Ergebnisse der I-ELCAP-Studie (2022) haben sehr pos. Ergebnisse ergeben (>80 % der Pat. wurden in einem frühen Stadium entdeckt und diese Pat. hatten eine 20-JÜR von 80 %, Pat. mit einem $T_{1a}N_0M_0$ Tumor sogar 92 %).
- ♥ Nachsorge: erstmalig nach 4-6 Wo., danach in 3-monatigem Abstand bis zum 2. Jahr, dann ½jährlich mit klinischer Untersuchung, Kontrolle der präoperativ erhöhten Tumormarker, Röntgen-Thorax, Sono-Abdomen, evtl. Knochenszintigraphie, Bronchoskopie

DD:
- **Bei chronischer Pneumonie od. chronischem Husten immer an ein Bronchialkarzinom denken und ausschließen!**
- Rundherd in der Lunge als **Metastase**: Nierenzellkarzinom (Hypernephrom), Mamma-, Schilddrüsen-, Prostata-, Magen-, Hodenkarzinom, tiefsitzendes Rektumkarzinom, ossäre

Sarkome (EWING-, Osteosarkom), Weichteilsarkome, malignes Melanom ⇨ liegt eine isolierte und resektable Lungenmetastasierung vor, kann diese operativ entfernt werden.

- Infektiös: **Lungentuberkulose**, Echinokokkuszysten, Coccidioides-Mykose, Abszess
- Gefäßmalformation
- Andere (meist gutartige) Lungentumoren (machen zusammen ca. 2 % aller Lungentumoren aus): **Hamartome, Chondrom**, Neurinome, Fibrom, Histoplasmom, Osteom, Granulom, Angiom, **Bronchialadenom**, Zylindrom, neuroendokrine Tumoren (Karzinoide), Sarkome
  Ther: Operative Entfernung, da ein maligner Prozess ohne Op/Histologie letztlich nicht ausgeschlossen werden kann.
- Tumoren des hinteren/oberen Mediastinum (s.u., Kap. Mediastinaltumoren)
- Thoraxwandtumoren: Rhabdomyosarkom, Hämangioperizytom, Osteosarkom, EWING-Sarkom, ASKIN-Tumor (kleinzelliger, primitiver neuroektodermaler Tumor bei Kindern)

LUNGENMETASTASEN

Ät:
- Typisch bei: Nierenzellkarzinom (Hypernephrom), Mamma-, Schilddrüsen-, Prostata-, Magen-, Hoden-, Ovarial-, Chorionkarzinom, malignes Melanom, tiefsitzendes Rektumkarzinom, EWING- u. Osteosarkom, Weichteilsarkome, Karzinome im HNO-Bereich
- Metastase eines kontralateralen Bronchialkarzinoms

Path: Metastasierung hämatogen oder lymphogen, sehr selten per continuitatem

Klin:
⇒ **Keine Frühsymptome**
⇒ Später: Dyspnoe, Hämoptyse (blutiges Sputum) bis Hämoptoe (>50 ml Blut, z.B. bei Gefäßarrosion)
⇒ Symptomatik des Primärtumors

Diag:
1. Anamnese (Primär-Tumor: bekannt?, kurabel?, Rezidiv?) und klinische Untersuchung
2. Bildgebung: Röntgen-Thorax in 2 Ebenen, **CT-Thorax** bzw. besser mit Spiral-CT und KM
3. Staging: Noch weitere extrathorakale Tumoren vorhanden?
   Szintigramm ⇨ Knochen?, Sonographie ⇨ Abdomen?, CT-Schädel
4. Evtl. Biopsie bei unklarem Befund zur histologischen Klärung
5. Präoperative Lungenfunktion: Vitalkapazität sollte >2.000 ml sein, evtl. Perfusionsszintigramm zur genauen Beurteilung der Verteilung

Ther:
- Voraussetzungen zur Op.:
  - Primär-Tumor muss kurabel oder bereits behandelt sein
  - Risiko muss vertretbar sein (Patientenfaktoren) = keine allgemeinen K-Ind. gegen Op.
  - Fehlen anderer Metastasen (extrathorakal)
  - Keine therapeutischen Alternativen (Chemotherapie, Radiatio, Immuntherapie)
- Operativ:
  - Parenchymschonende Entfernung der Metastasen im Gesunden = **extraanatomische Lungenteilresektion** = periphere Keilresektion (auch wedge resection genannt), heute meist als **videoassistierte thorakoskopische Entfernung** (VATS)
  - Evtl. auch Segmentresektion, Lobektomie oder Pneumektomie
  - Beidseits vorhandene Lungenmetastasen stellen keine Kontraindikation dar, sondern können in zwei Eingriffen oder auch gleichzeitig über eine transsternale Thorakotomie entfernt werden (wenn die jeweils einzelne Metastase resektabel ist).
- Konservativ: Palliative Radiatio, stereotaktische Radiotherapie, transkutane thermische Ablation über Sonden oder Chemotherapie (abhängig vom Primärtumor, z.B. bei Hoden-, Choriontumoren und Osteosarkomen)

Prog: 5-JÜR nach Metastasenresektion ca. 25 %, natürlich auch abhängig vom Primärtumor

DD: Primäre Lungentumoren, Tuberkulose, Lungenabszess

LUNGENTRANSPLANTATION

Ind: – Allgemein: Vorliegen einer fortgeschrittenen, **finalen Lungenerkrankung** ohne therapeutische Alternativen
- **Bronchiektasen**, **Lungenemphysem** (= COPD, chronic obstructive pulmonary disease)
- α_1-Antitrypsin-Mangel (homozygote Form)
- **Mukoviszidose** (zystische Fibrose) im fortgeschrittenen Stadium (FEV1 <40 %)
- **Idiopathische Lungenfibrose**, Silikose, Asbestose, COVID-19-Lungenfibrose
- Primäre **pulmonale Hypertonie** od. Lungengerüsterkrankungen mit sekundärer pulmonaler Hypertonie (chron. Cor pulmonale)

Transplantationszeitpunkt: Alter <55.-65. Lj., Lebenserwartung ohne Transplantation <1-2 Jahre, PO_2 <60 mmHg (meist um 45 mmHg), FEV_1 <30 %

K-Ind:
- Fortgeschrittene Zweiterkrankungen: insb. **nicht ausreichende kardiale Funktion**, nicht kurable Malignome, Systemerkrankungen wie z.B. Amyloidose, schwere Nieren- oder akute gastrointestinale Erkrankung
- **Akute Infekte, HIV-Infektion**
- Nicht kooperativer Pat. (**aktiver Raucher!**), manifeste Drogen- od. Alkoholabhängigkeit
- Systemische Dauer-Glukokortikoidmedikation >10-20 mg/Tag

Epid:
- ◊ Die erste Lungentransplantation (Syn: LTx) erfolgte 1963, seit 1986 Routineverfahren (führend ist Toronto). In Deutschland gibt es 10 Transplantationszentren für Lungen-Tx.
- ◊ Im Jahr 2022 wurden in Deutschland 254 Lungentransplantationen durchgeführt. Auf der Warteliste befinden sich ca. 290 Pat., Wartezeit: 1-2 Jahre, jährlicher Bedarf 340.

Ther:
- Verfahren: **unilaterale Lungentransplantation** (SL = single lung, bei restriktiven Erkrankungen, wie Fibrosen), **bilaterale** Lungentransplantation (DL = double lung, bei obstruktiven Erkrankungen, wie Emphysem od. Mukoviszidose) od. kombinierte **Herz-/Lungentransplantation** (bei pulmonaler Hypertonie mit Herzschädigung)
- Explantation der Lungen (mit od. ohne Herz, ggf. mit Aufteilung des li. Vorhofes) am Spender (Voraussetzungen: allgemeine [s. Kap. Transplantationen] und zusätzliche beim Spender: <50. Lj., Beatmung <10 Tage, Rö-Thorax o.B.), Konservierung in kalter modifizierter Euro-Collins Lösung (max. Ischämiezeit 6 Std.)
- Implantation:
  - Zugang: anterolaterale Thorakotomie
  - Entnahme d. Lunge/Lungen durch Absetzen v. Lungenvenen, -arterie u. Hauptbronchus
  - Orthotope Implantation der Spenderlunge/n durch End-zu-End-Anastomose von Lungenvenen, Hauptbronchus und Lungenarterie
  - Bronchoskopische Kontrolle der Bronchusanastomose noch intraoperativ
- Postop: Beatmung mit PEEP für einige Tage, BÜLAU-Drainage, Antibiose (Cephalosporin + Aminoglykosid) + selektive Darmdekontamination (präop.), ggf. immunsuppressive Induktionstherapie, Valganciclovir (gegen CMV) für 3 Mon., Cotrimoxazol lebenslang
- Nachbehandlung: **Immunsuppression** (Calcineurininhibitor Tacrolimus od. Ciclosporin A + Purinsyntheseantagonist Mycophenolatmofetil + orales Glukokortikoid Prednisolon)
  bei akuter Abstoßung Glukokortikoid-Stoßtherapie + Antilymphozytenglobulin
- Nachkontrollen: Rö-Thorax, Lungenfunktionsprüfung (FEV_1), Bronchoskopie, Kontrolle der T-Lymphozyten-Subpopulationen
  Leitlinie: Nachsorge Lungentransplantation, S3 v. 2024 (AWMF Registernr. 020-033)

Prog: 3-JÜR 57-84 %, 5-JÜR 59 %, postop. verdoppelt sich meist die FEV_1.

Kompl:
- * **Infektionen** (pulmonal od. systemisch), insb. Zytomegalie-Pneumonie
- * Akute **Abstoßung**, Transplantatversagen
- * BOS = Bronchiolitis-obliterans-Syndrom (Auslöser: unklar, viraler Infekt?)

Op:
- * Strikturen der Pulmonalarterie, postoperatives Vorhofflimmern
- * Bronchusanastomoseninsuffizienz (ischämische Störungen, Nahtinsuffizienz)

MEDIASTINUM

Anatomie

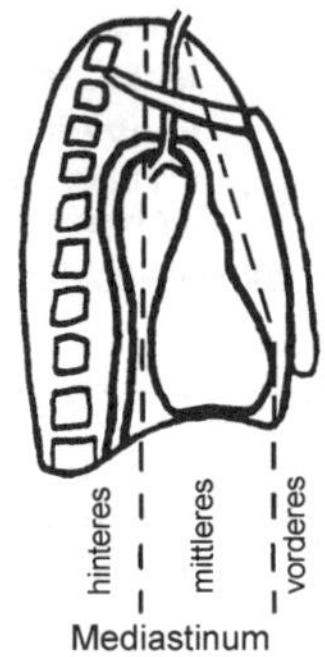

Begrenzungen: Vorne: Sternum, hinten: BWS, seitlich: Pleurasäcke der beiden Lungenflügel, unten: Centrum tendineum des Diaphragma, oben: Eintritt v. Ösophagus, Trachea, N.vagus, N.laryngeus recurrens, N.phrenicus und Austritt der supraaortalen Gefäße.

Inhalt:

Vorderes Mediastinum: Thymus/Restkörper, A.thoracica (mammaria) int.
Mittleres Mediastinum: Herz, Aortenbogen, Aa. und Vv.pulmonales, V.cava sup. und inf., Trachea, Bifurkation und Hauptbronchien
Hinteres Mediastinum: Ösophagus, Aorta, N.vagus, Truncus sympathicus, Nn.splanchnici, Vv.azygos u. hemiazygos, Ductus thoracicus

MEDIASTINALEMPHYSEM

Syn: Pneumomediastinum, engl. mediastinal emphysema, ICD-10: J98.2

Ät:
- Traumatisch: Thoraxtrauma, Bronchusruptur, Ösophagusruptur
- Iatrogen: Perforation bei Tracheotomie, Intubation, Endoskopie, Bougierung, Fremdkörperentfernung
- Spontan: Tumorarrosion von Bronchus oder Ösophagus, alveolar-interstitielles Lungenleck (bei lokalen Atelektasen, bronchialer Obstruktion, Beatmung), Pneumothorax
- Infektiös: Gasbildende Bakterien (Clostridium perfringens) im Bereich des Mediastinums

Klin:
⇒ Tastbares subkutanes **Hautemphysem** an Hals und Gesicht (Froschgesicht)
⇒ Schmerzen, Dyspnoe, Einflussstauung

Diag:
1. Anamnese und klinische Untersuchung: Schneeballknirschen des Hautemphysems
2. Bildgebung: Röntgen-Thorax zeigt Pneumomediastinum, Doppelschatten entlang der linken Herzgrenze, CT-Thorax mit KM
3. Endoskopie: Ösophagoskopie, Bronchoskopie
4. Mediastinoskopie bei unklarer Ursache

Ther:
- Operative Versorgung bei Vorliegen einer Organperforation, Antibiose
- Chirurgische Druckentlastung des Mediastinalemphysems durch Drainage

Kompl: Mediastinitis, Kavakompression, extraperikardiale Herzbeuteltamponade

MEDIASTINITIS

Syn: Entzündung des Bindegewebes im Mediastinum, ICD-10: J98.5

Ät:
- Mediastinalemphysem durch Ruptur von Ösophagus (Karzinomdurchbruch, Fremdkörper, Verätzung, BOERHAAVE-Syndrom) od. Tracheobronchialsystem ⇨ Infektion
- Iatrogen: Bronchusstumpfinsuffizienz nach Lungenresektion, Anastomoseninsuffizienz nach Ösophagus-Op, nach Herz-Op, Mediastinoskopie, Perforation bei Endoskopie, Hals-Op
- Übergriff von Pleuraempyem, Lungenabszessen oder Lymphknotenentzündung
- Fortgeleitete Infektion aus der Halsregion

Lok: Meist im oberen Mediastinum beginnend, dann früh auf gesamtes Mediastinum übergreifend

<u>Klin:</u> ⇒ **Schweres Krankheitsbild** mit septischen Temperaturen, Tachypnoe, Tachykardie, Schüttelfrost, Schock
⇒ Retrosternale Schmerzen, Halsschmerzen, paravertebrale Schmerzen
⇒ Husten, Dysphagie, Singultus
⇒ Evtl. Hautemphysem, Entzündung über dem Jugulum, obere Einflussstauung

<u>Diag:</u>
1. Anamnese und klinische Untersuchung
2. <u>Bildgebung:</u> Röntgen-Thorax zeigt verbreitertes, unscharf begrenztes Mediastinum, parakardiale Doppelkontur, CT-Thorax mit KM
3. Evtl. Endoskopie: Ösophagoskopie, Bronchoskopie

<u>Ther:</u>
- Therapie der Grunderkrankung (große Perforationen müssen operativ beseitigt werden)
- Sofort hochdosierte Breitbandantibiose (nach Erreger-/Resistenzbestimmung gezielt)
- <u>Operativ:</u> Juguläre oder posteriore paravertebrale oder parasternale Mediastinotomie, ggf. Spülung, Drainage des Mediastinums

<u>Prog:</u> 10-40 % Letalität!, je nach Schwere des Prozesses

<u>Kompl:</u>
* Pleuritis, Perikarditis, Thrombose der V.cava
* Sepsis mit Bakteriämie und Aussaat in Knochen, Gehirn, Leber usw.
* Chronische Entzündung ⇨ Mediastinalfibrose

<u>DD:</u> Chronische Mediastinitis nach Radiatio, Infektion mit Histoplasma capsulatum

MEDIASTINALTUMOREN

<u>Ät:</u>
- <u>Benigne:</u> Thymome, Neurinome, Lipome, Xanthome, Hämangiome, Zysten, Fibrome, Teratome, Morbus BOECK (Sarkoidose, Stad. I u. II mit hilärem Lymphknotenbefall)
- <u>Maligne:</u> maligne Lymphome, Ösophagus- od. Bronchialkarzinome, Retothelsarkom, Neurosarkom, HODGKIN-Lymphom (Lymphogranulomatose), Leukämien, Retikulosarkom

<u>Path:</u>
- ♦ Thymome und Teratome: benigne oder maligne mögl.
- ♦ Teratome: Tumoren aus allen 3 Keimblättern, können Epithelzysten, Haare, Zähne, Knochen, Knorpel usw. enthalten

<u>Epid:</u> Prädisp.alter der Thymome: 45. Lj., Teratome: 30.-50. Lj. (und fast nur Männer betroffen)

<u>Klin:</u> ⇒ Mind. 50 % der Tumoren sind **Zufallsbefunde** (= symptomlos) und meist gutartig
⇒ Im fortgeschrittenen Stadium: Thoraxschmerz, obere Einflussstauung, Stridor, Heiserkeit, Reizhusten, Dyspnoe, Dysphagie, Erbrechen, Singultus, Zwerchfellparese, HORNER-Syndrom (Ptosis, Miosis, Enophthalmus), Herzrhythmusstörungen
⇒ Myasthenie-Symptome bei Thymomen (Myasthenia gravis pseudoparalytica)

<u>Diag:</u>
1. Anamnese und klinische Untersuchung: Karotispuls, Halsvenenstauung
   HNO-Spiegelbefund: Stimmbänder? (N.laryngeus recurrens)
   Neurologischer Befund: HORNER-Syndrom, Schweißsekretionsstörungen
2. <u>Bildgebung:</u> Im Röntgen-Thorax **Mediastinalverbreiterung**
   CT mit KM zur Lokalisationsdiagnostik, evtl. CT-gesteuerte parasternale Biopsie
   Evtl. Schilddrüsenszintigraphie bei V.a. retrosternaler Struma, evtl. Ösophagusbreischluck, Tracheazielaufnahme, PET-CT oder Cine-MRT
3. Labor: Differentialblutbild (Lymphom?), Tumormarker (AFP (Teratome, embryonale Karzinome), CEA, NSE, SCA, TPA, HCG (Chorionkarzinome))
4. Sonographie: **Endosonographie** (wie bei der Herzechographie [TEE] über den Ösophagus), heute ist damit auch eine Biopsie transösophageal mögl. (spart Mediastinoskopie)
5. <u>Mediastinoskopie</u> (zervikaler oder parasternaler Zugang) und Biopsie (zur histologischen und bakteriologischen Untersuchung)

6. Diagnostische (und therapeutische) transthorakale Tumorexstirpation (offen oder thorakoskopisch, insb. für hinteres Mediastinum) ⇨ **Histologie!**

EINTEILUNG MEDIASTINALER RAUMFORDERNDER PROZESSE NACH IHRER LOKALISATION:

OBERES VORDERES MEDIASTINUM

Retrosternale Struma
Thymom, Thymuskarzinom
Lymphome
Lipome, Sarkome, Teratome
Embryonale Karzinome
Seminome, Chorionkarzinome

HINTERES MEDIASTINUM

Neurinome
Schwannome
Neurofibrome
Neurosarkome
Ganglioneurome
Paragangliome
Neuroblastome / Sympathoblastome
Meningeome / Zysten
Chondrome
Fibrosarkome
Aortenaneurysmen
Ösophagusdivertikel, Ösophagustumoren
Bronchialzysten
Gastrointestinale Gebilde

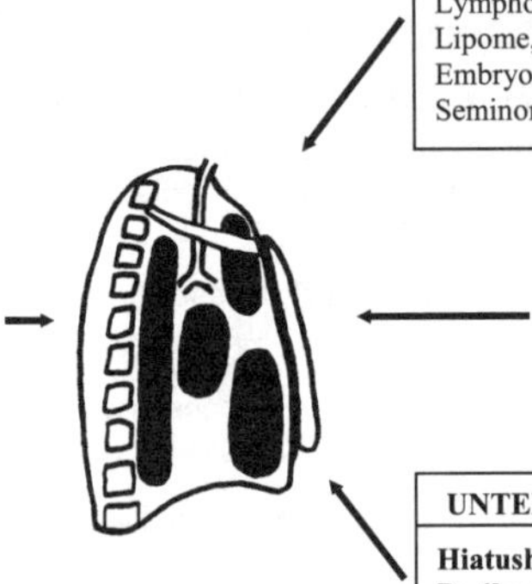

ZENTRALES MEDIASTINUM

Lymphome
Granulome
Teratome, Dermoidzysten
Ösophaguszysten
Bronchialzysten

UNTERES VORDERES MEDIASTINUM

Hiatushernien
Perikardzysten
Lipome

Ther:
- Lymphome: kons. Ther. mit Polychemo-, Radiotherapie u. Stammzelltransplantation
- Operativ: Ind: **Jeder mediastinale Tumor sollte entfernt werden** (aus diagnostischen Gründen und weil die benignen Tumoren maligne entarten können)
  - Thymome: mediane Sternotomie (transsternaler Zugang) od. auch video-thorakoskopische Op ⇨ Tumorexstirpation in toto mit dem umliegenden Fettgewebe
  - Retrosternale Strumen: können meist über den KOCHER-Kragenschnitt mitentfernt werden (s.u., Kap. Struma), sehr selten obere mediane Sternotomie notwendig
  - Bronchogene Zysten und Ösophagusdivertikel: transthorakaler Zugang u. Entfernung
  - Neurogene Tumoren: transthorakaler Zugang u. vollständige Exstirpation
- Maligne Thymome (Thymuskarzinom) werden nachbestrahlt + Chemotherapie

Kompl:
* Bronchogene Zysten und Ösophagusdivertikel werden meist erst symptomatisch bei Entzündung ⇨ Abszedierung, Mediastinitis, Empyem mögl.
* Thymome: zentrale Nekrotisierung oder Einblutung, dorsale Ausbreitung ⇨ Verdrängungssymptomatik, paraneoplastische Symptome
  Gutartige Thymome ⇨ können maligne entarten (Kapseldurchbruch beweisend)
* Teratome: Maligne Entartung, Pleuraaussaat, Fernmetastasen, spontane Perforation
* Lymphome: Bronchuseinbruch
* Neurinome und Neurofibrome ⇨ intraspinale Ausbreitung, Entartung zum Neurosarkom mögl.

Op:
* Pneumothorax
* Verletzung v. N.vagus, N.laryngeus recurrens, N.phrenicus, Duct.thoracicus

Proph: ♥ Tumornachsorge bei malignen Prozessen nach 3, 6 u. 12 Monaten, dann jährlich

DD:
- Endothorakale (retrosternale) Struma, Mediastinalfibrose (meist mit retroperitonealer Fibrose = Morbus ORMOND), Thymushyperplasie, extramedulläre Blutbildungsherde, unspezifisch vergrößerte Lk ohne Krankheitswert, Morbus CASTELMAN (hypertrophierte Lk)
- Infektiöse Lymphome/Granulome: Tuberkulose, Histoplasmose, HIV, Coccidioides-Mykose, Mononukleose
- Pseudotumoren: Aortenaneurysma, Zwerchfellhernie, Meningozele

HERZCHIRURGIE

Anatomie

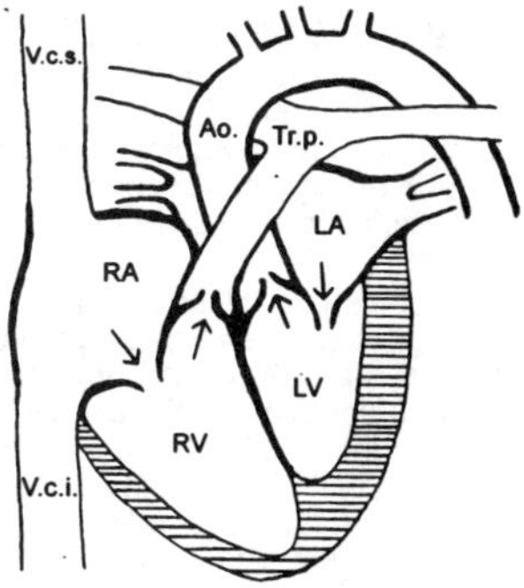

Das Herz ist im vorderen u. mittleren Mediastinum gelegen und vom Herzbeutel umgeben. Es hat die Form eines Kegels, dessen Basis (**Basis cordis**) nach rechts oben u. hinten und dessen Spitze (**Apex cordis**) nach links unten u. vorne weist.

Die Oberfläche ist von einer dünnen serösen Haut, der Lamina visceralis pericardii (**Epikard**) bekleidet. Sie setzt sich auf den Anfangsteil der großen Gefäße (Aorta, Truncus pulmonalis, Vena cava superior) fort u. geht hier in die Lamina parietalis pericardii (**Perikard**) über.

Die großen Gefäße lassen sich in einen arteriellen Pol, Porta arteriosa (Aorta und Truncus pulmonalis) sowie einen venösen Pol, Porta venosa (Vena cava sup. et inf. und Venae pulmonales) unterteilen.

Der Sulcus interventricularis anterior grenzt die rechte Kammer (Ventriculus dexter, engl. RV = right ventricle) gegen die linke (Ventriculus sinister, LV) ab und läuft in die Incisura apicis cordis aus. Die Vorhöfe, Atrium dextrum und Atrium sinistrum, werden durch die Kranzfurche (**Sulcus coronarius**) von den Kammern getrennt. Der linke Vorhof (LA) nimmt die Vv.pulmonales, der rechte Vorhof (RA) die V.cava sup. et inf. auf.

Koronararterien:

1. A.coronaria sinistra = **LCA** (left coronary artery), dieser Hauptstamm teilt sich in:
   - **RCX** (Ramus circumflexus)
   - **RIVA** (Ramus interventricularis anterior, engl. LAD, left anterior descending): ∅ 2,9-4,5 mm, läuft auf der Vorderfläche des Herzens im Sulcus interventricularis anterior zur Herzspitze und versorgt das linke Herz und die vorderen Anteile des Septum interventriculare.
2. A.coronaria dextra = **RCA** (right coronary artery) läuft im Sulcus interventricularis posterior auf der Herzrückfläche mit dem RIVP (Ramus interventricularis posterior) und versorgt das rechte Herz, die Hinterwand des li. Ventrikels und die hinteren Anteile des Septum interventriculare.

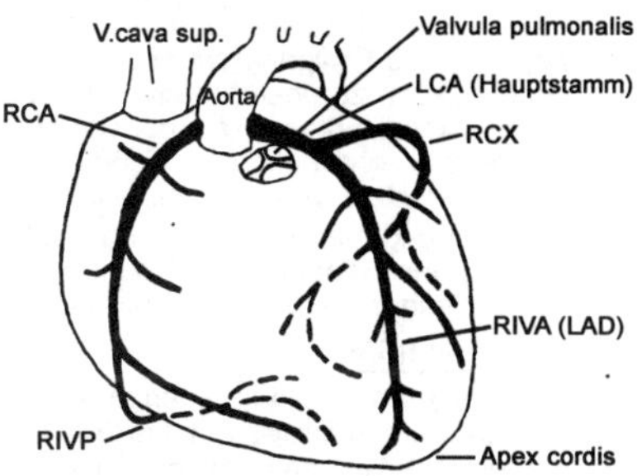

Hämodynamische Parameter:

– Schlagvolumen (SVI)	60 - 70 ml
– Herzminutenvolumen (CO)	5 - 6 l/min
– Herzindex (CI)	2.4 - 4,2 l/min/m^2
– Rechter Vorhof-Druck (= ZVD, CVP)	2 - 8 mmHg (= 3-12 cmH_2O)
– Rechter Ventrikel-Druck (RVP)	15 - 30 mmHg
– Pulmonalarterien-Druck (PAP)	15 - 30 / 4-12 / 9-18 mmHg (syst./diast./Mitteldruck)
– Pulmonalkapillärer-Druck (PCWP)	5 - 12 mmHg
– Linker Vorhof-Druck (LAP)	2 - 12 mmHg
– Linker Ventrikel-Druck (LVP)	100-140 / 3 -12 mmHg (systolisch/enddiastolisch)
– Austreibungsfraktion (ejection = EF)	60 - 75 %
– Aortendruck	100-140 / 60-90 / 70-105 mmHg (syst./diast./Mitteldruck)
– Systemischer Strömungswiderstand (TSR)	700 - 1600 dyn*sec*cm^{-5}
– Pulmonaler Strömungswiderstand (TPR)	100 - 240 dyn*sec*cm^{-5}

Voraussetzungen für die Herzchirurgie:

Die Voraussetzung für eine längere Operation am offenen Herzen ist die Beendigung der rhythmischen Kontraktion und die Möglichkeit der externen Übernahme der Kreislaufarbeit.
Frühere kardiochirurgische Eingriffe wurden am schlagenden Herzen ausgeführt. Die Ära der Kardiochirurgie begann Mitte der 50er Jahre mit der Entwicklung einer zuverlässigen **Herz-Lungen-Maschine** und der Kardioprotektion.

Herz-Lungen-Maschine (HLM):

Die erste Operation mit Hilfe einer funktionierenden HLM wurde von dem amerikanischen Chirurg GIBBON (Verschluss eines Vorhofseptumdefektes bei einem kleinen Mädchen) im Jahr 1953 erfolgreich vorgenommen. In Deutschland werden derzeit jährlich ca. 95.000 Operationen mit einer HLM vorgenommen.

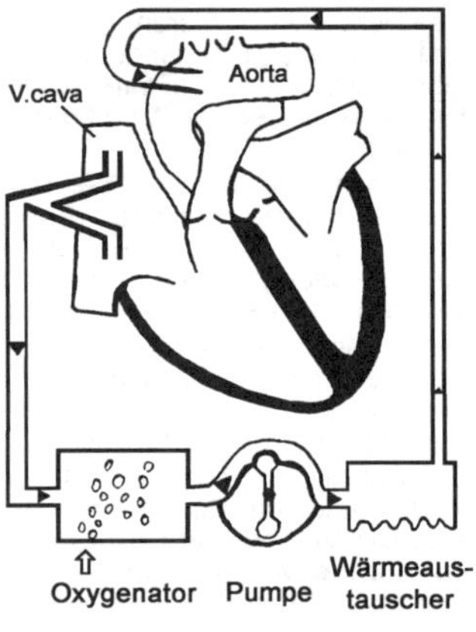

Der Anschluss der HLM an das Kreislaufsystem des Patienten erfolgt über einen Spezialkatheter, der über den **rechten Vorhof in die untere und obere Hohlvene** eingeführt wird. Über ein ableitendes Schlauchsystem, an das die **Pumpeneinheit** (früher Rollerpumpen, heute Zentrifugalpumpe) angeschlossen ist, gelangt das Patientenblut in das Herzstück der Maschine, den **Oxygenator** (übernimmt die Lungenfunktion und reichert das venöse Blut mit Sauerstoff an; früher Bubbleoxygenatoren heute Membranoxygenatoren). Vom Oxygenator gelangt das Blut über einen **Wärmeaustauscher**, der die Bluttemperatur absenkt, über eine Silikonkanüle in die **Aorta ascendens** in den Patientenkreislauf zurück (s. Abb.). Alternativer Zugang mit Port-Access-System über die V. u. A.femoralis mit einem Ballonkatheter bis zur Aorta ascendens.

Wegen der erhebliche Thrombogenität der verwendeten Kunststoffleitungen muss die Gerinnungsfähigkeit des Patientenblutes abgesenkt werden ⇨ Heparin (2-3 mg/kgKG i.v.).

⇒ **Überwachung der Blutgerinnung** während und am Ende der Operation! Eine zu geringe Heparinmenge führt zur Bildung von Mikrothromben mit der Gefahr der Embolisation und der Verstopfung des Oxygenators sowie zur Aktivierung der Gerinnungskaskade. Eine zu hohe Dosis Heparin kann zu postoperativen Blutungskomplikationen durch Beeinträchtigung der Thrombozytenfunktion führen. Die Überwachung der Blutgerinnung erfolgt heute in den meisten Zentren mittels des sogenannten **ACT-Testes** (activated coagulation time, Norm: 80-100 Sek., erwünschter Wert für den kardiopulmonalen Bypass: 400-600 Sek.).

Bei Beendigung der Herz-Op und Entfernen der Kanülen wird die Blutgerinnung durch Neutralisierung des Heparins mit Protamin wieder hergestellt (etwa äquimolare Dosierung: 1-1,33 mg Protamin antagonisieren etwa 1 mg = 100 I.E. Heparin).

Kardioprotektion:

Um am Herzen arbeiten zu können und einen größeren Blutverlust sowie eine Luftembolisation zu vermeiden, wird nach einem **kardioplegischen Herzstillstand** in **Hypothermie** operiert. Nach Abtrennen des Herzens von der Zirkulation (Abklemmen der Aorta oberhalb der Koronarostien) wird 4 °C kalte Kardioplegielösung über die Aortenwurzel in die Koronararterien infundiert und eine Oberflächenspülung des Herzens mit Eiswasser vorgenommen (⇨ **Myokardtemperatur <10 °C**). Hierdurch wird die Ischämietoleranz des Herzens stark verlängert (bis 180 Min.).

Zusammensetzung der Kardioplegie-Lösung:

		NaCl	147 mmol/l
KCl	20 mmol/l	$CaCl_2$	2 mmol/l
$MgCl_2$	16 mmol/l	Procain-Hydrochlorid	1 mmol/l

Durch den Wärmeaustauscher der Herz-Lungen-Maschine wird die Patiententemperatur ebenfalls erniedrigt. Dies senkt den Stoffwechsel und erhöht die Ischämietoleranz der Organe. Es werden verschiedene Hypothermiegrade unterschieden (üblich ist bei Herz-Op. eine **mäßige bis tiefe Hypothermie**, ca. 25 °C):

Leichte Hypothermie	37 - 32 °C	Tiefe Hypothermie	28 - 18 °C
Mäßige Hypothermie	32 - 28 °C	Ausgeprägte Hypothermie	18 - 4 °C

Durch zunehmende Hypothermie des Organismus wird die Viskosität des Blutes erhöht (⇨ Verminderung der Organperfusion und Gefahr der Thrombenbildung). Deshalb ist eine Hämodilution erforderlich (bis 20-25 % Hämatokrit). Für die Hämodilution werden balancierte, annähernd plasmaisotone Elektrolytlösungen verwendet.

Postoperativ sind vorübergehende Rhythmusstörungen (z.B. Vorhofflimmern, Extrasystolen, AV-Block) häufig (>90 % d. Pat.). Ohne hämodynamische Relevanz kann abgewartete werden, meist sistieren diese Rhythmusstörungen dann von alleine.

ANGEBORENE HERZ- UND THORAKALE GEFÄßFEHLER

Ät: Zumeist unbekannt, Wechselwirkungen zwischen Umwelt und Erbgut werden vermutet. Prädisponierende Faktoren für kongenitale Herzfehler sind:
- Angeborene numerische **Chromosomenaberrationen** (Trisomie 21, Trisomie 18, Trisomie 13, ULLRICH-TURNER-Syndrom = 45 X0) od. Genmutationen (NOONAN-Syndrom mit Mutation im PTPN11-Gen, HOLT-ORAM-Syndrom mit Mutation im TBX5-Gen, Mutation im MYH6-Gen, Mikrodeletionssyndrome am Chrom. 22q11)
- Infektionen während der Schwangerschaft: Röteln, Herpes simplex, Zytomegalie, Coxsackie
- Medikamente: Phenytoin, Cumarine, Lithium, Folsäureantagonisten, Thalidomid (Contergan)
- Embryofetopathia diabetica (unbehandelter Diabetes mellitus der Mutter)
- Alkoholabusus in der Schwangerschaft (Alkoholembryopathie)

Epid: ◊ **Angeborene Herzfehler** gehören zu den **häufigsten angeborenen Missbildungen**.

◊ In Deutschland beträgt die Inzidenz kongenitaler Vitien ca. 0,8 % der Geburten ⇨ etwa 6.000 Fälle pro Jahr, etwa die Hälfte davon schwere Anomalien.

Etlg: # **Etwa 85 % aller angeborenen Vitien werden von den 8 häufigsten gebildet:**

- Ventrikelseptumdefekt (VSD)	28 %, ICD-10: Q21.0
- Vorhofseptumdefekt (ASD)	12 %, ICD-10: Q21.1
- Pulmonalstenose (Pst)	10 %, ICD-10: Q22.1
- Persistierender Ductus arteriosus BOTALLI (PDA)	10 %, ICD-10: Q25.0
- FALLOT-Tetralogie (FT)	9 %, ICD-10: Q21.3
- Aortenstenose (Aost)	7 %, ICD-10: Q23.0
- Aortenisthmusstenose (CoA)	5 %, ICD-10: Q25.1
- Transposition der großen Arterien (TGA)	4 %, ICD-10: Q20.3

Eine einheitliche Einteilung der angeborenen Herzfehler existiert nicht. Eine Möglichkeit ist die Einteilung aufgrund des Leitsymptoms **Zyanose** in primär azyanotische und zyanotische Herzfehler. Das klinische Kriterium der **Lungendurchblutung** ermöglicht eine weitere Einteilung in Vitien mit verminderter, normaler oder vermehrter Lungendurchblutung.

Azyanotische Herzfehler

Azyanotische Herzfehler mit normaler Lungendurchblutung
- Pulmonalstenose
- Aortenstenose
- Aortenisthmusstenose (Coarctatio aortae)

Azyanotische Herzfehler mit vermehrter Lungendurchblutung
- Vorhofseptumdefekt Typ II (ASD II)
- LUTEMBACHER-Syndrom (Kombination ASD II mit Mitralstenose)
- Defekte des AV-Kanales (Endokardkissen-Defekte, ASD I)
- Ventrikelseptumdefekt
- Persistierender Ductus arteriosus BOTALLI

Zyanotische Herzfehler

Zyanotische Herzfehler mit verminderter Lungendurchblutung
- FALLOT-Tetralogie
- Trikuspidalklappenatresie, ICD-10: Q22.4
- EBSTEIN-Anomalie, ICD-10: Q22.5
- Truncus arteriosus communis (aus beiden Herzkammern geht nur ein Gefäß ab, die Pulmonalarterie geht vom Truncus ab)

Zyanotische Herzfehler mit vermehrter Lungendurchblutung
- Totale Lungenvenenfehlmündung
- Transposition der großen Arterien

Path:
- ♦ **Azyanotische Herzfehler mit normaler Lungendurchblutung:**
  Lok: Stenosen an den Ausflussbahnen der beiden Ventrikel oder an den großen Gefäßen ⇨ operatives Ziel ist die Beseitigung der Engstelle durch örtliche oder extraanatomische Korrektur, um die Ventrikel vor einer chronischen Druckbelastung zu schützen.
- ♦ **Primär azyanotische Herzfehler mit vermehrter Lungendurchblutung:**
  Shuntvitien mit Kurzschlussverbindung zwischen Nieder- und Hochdrucksystem
  ⇨ **Links-Rechts-Shunt** (arterialisiertes Blut rezirkuliert in die Lungenstrombahn)
  ⇨ Volumenbelastung des Lungenkreislaufes, evtl. mit gleichzeitiger Druckbelastung. Abhängig von der Dauer dieser Belastung kann es zu sekundären Veränderungen in den Pulmonalgefäßen (fibromuskuläre Umwandlung) und zu einer Pulmonalgefäßsklerose mit fixierter pulmonaler Hypertonie und dann verminderter Lungendurchblutung kommen.
  ⇨ **Umwandlung** des Links-Rechts-Shunts **in einen Rechts-Links-Shunt** mögl. (= sog. EISENMENGER-Reaktion) = späte Zyanose (Fixierung des Krankheitsbildes ⇨ wenn der pulmonale Druck 80 % des Systemdrucks erreicht hat, ist eine operative Korrektur nicht mehr sinnvoll! ⇨ Transplantation von Herz und Lunge als Ultima ratio, ab einem Druckverhältnis von 40 % ist das Op-Risiko signifikant erhöht).
  Lok: Vorhofebene (Vorhofseptumdefekt), Ventrikelebene (Ventrikelseptumdefekt) oder Ebene der großen Gefäße (persistierender Ductus arteriosus, aortopulmonales Fenster)
- ♦ **Zyanotische Herzfehler: primärer Rechts-Links-Shunt** oder Rotationsanomalien
  ⇨ Einstrom von venösem Blut in den großen Kreislauf ⇨ zentrale Mischungszyanose (klinisch erkennbar an blaugefärbten Konjunktiven, Lippen, Schleimhäuten und Zunge). Kompensatorisch entwickelt sich meist eine Polyglobulie (liegt eine Anämie vor ist die klinische Symptomatik besonders schwer, jedoch ist die Zyanose durch Fehlen eines Mindestgehaltes von desoxygeniertem Hämoglobin kaschiert).
  Kompl: körperliche Entwicklungsverzögerung, Leistungsminderung der Kinder, synkopale Anfälle durch Ischämie des Gehirnes, septische Komplikationen und Abszessbildung (Hirnabszesse), bei langer Dauer Trommelschlägelfinger u. Uhrglasnägel
  Kinder mit zyanotischen Herzfehlern versuchen, durch die sog. **Hockerstellung** (= engl. squatting, erhöht den peripheren Gefäßwiderstand ⇨ erhöht den enddiastolischen Druck im linken Ventrikel und der Einstrom von rechtsventrikulärem venösem Blut in den Systemkreislauf sinkt) den Grad der Zyanose zu vermindern.

Diag:
1. Anamnese und klinische Untersuchung: Die meisten angeborenen Herzfehler werden bei Kindern in etwa 80 % d.F. bei der ersten Untersuchung direkt nach der Geburt (**U1**) oder in den **Früherkennungsuntersuchungen** (U2 - U8) festgestellt. Heute werden Herzfehler zunehmend auch bereits **pränatal** durch die **Ultraschallfeindiagnostik** (sog. Organultraschall und Echokardiographie in der 20.-22. SSW) erfasst.
2. **Echokardiographie:** transthorakal oder besser transösophageal (TEE) mit Darstellung der Flussverhältnisse (zusätzlich auch mit Ultraschallkontrastmittel mögl.), ggf. auch MRT zur Darstellung der anatomischen Verhältnisse
3. **Herzkatheteruntersuchung:** mit Darstellung der Ventrikel, Vorhöfe, Ausflussbahn und Druckmessungen in den verschiedenen Abschnitten vor, im und nach dem Herzen.

Ther:
- Das primäre Ziel ist die kardiale Korrektur der angeborenen Anomalie bereits in der **Frühphase**. Ist diese primäre Korrektur technisch nicht möglich, so wird eine funktionelle Korrektur oder ein Palliativeingriff durchgeführt, um die Kinder in ein Alter zu bringen, in dem der Defekt korrigiert werden kann (dies ist heute nur noch selten erforderlich). Medikamentös kann die Herzinsuffizienz bis dahin mit Digoxin, Diuretika und Propranolol behandelt werden. Die vollständige Korrektur der angeborenen Herzfehler sollte bis zum Erreichen des Vorschulalters vorgenommen werden. Lediglich Operationen, die ein Einbringen von Klappen- oder Gefäßprothesen erfordern, sollten erst nach dem 6. Lj. erfolgen, da sonst das Wachstum der Kinder zu schnell in Relation zu den Prothesen fortschreitet (und erneute Operationen erforderlich werden).
- Die Operationen am Herzen erfordern meist den Einsatz der Herz-Lungen-Maschine.
- Selbsthilfegruppen: Bundesverband Herzkranke Kinder e.V., Vaalser Str. 108, 52074 Aachen, Tel.: 0241 9123-32, Fax: -33, Internet: www.bvhk.de
  Herzkind e.V., Husarenstr. 70, 38102 Braunschweig, Tel.: 0531 22066-0, Fax: -22, Inter-

net: www.herzkind.de
Bundesvereinigung JEMAH e.V., Am Exer 19a, 38302 Wolfenbüttel, Tel.: 05331 92784-850, Fax: -851, Internet: www.jemah.de
Kinderherzstiftung in Deutsche Herzstiftung e.V., Bockenheimer Landstr. 94-96, 60323 Frankfurt, Tel.: 069 955128-0, Fax: -313, Internet: www.herzstiftung.de

Prog: Allgemein: Nur in wenigen Fällen heilt der angeborene Defekt spontan aus (einige Fälle des PDA und VSD). Das höchste Sterblichkeitsrisiko für die Kinder besteht unmittelbar nach der Geburt und nimmt danach ab (in den ersten 6 Lebensmonaten versterben genauso viele Kinder mit angeborenem Herzfehler wie in den folgenden 6 Jahren). Über 90 % der Kinder erreichen heute das Erwachsenenalter.

Kompl: * Erhöhte Fehl- und Totgeburtenrate bei Feten mit Herzfehlern

Op: * Herzrhythmusstörungen bis zum plötzlichen Herztod, pulmonale Hypertonie, Herzinsuffizienz, Endokarditis, Thromboembolien

* Frauen: Bei einer späteren Schwangerschaft ist das Risiko für Dekompensation u. mütterliche Sterblichkeit erhöht.

Angeborene Pulmonalstenose

Path: In 90 % d.F. **valvuläre Stenose** (Klappen in den Kommissuren verschmolzen und an die Pulmonalarterienwand angelagert) ⇨ chronische **Druckbelastung** des **rechten Ventrikels**, die zu einer konzentrischen Hypertrophie führen kann.
Selten: subvalvuläre (10 % d.F.), supravalvuläre oder periphere Stenosen

Klin: Je nach Ausprägung der Stenose keine Beschwerden bis schwerstkranke Kinder, evtl. rechtsventrikuläre Pulsationen und sog. Herzbuckel

Diag: Auskultation: 4/6-6/6 holosystolisches Pressstrahlgeräusch im 2./3. ICR li mit Fortleitung nach lateral

Ther: **Valvuläre Stenosen:**
Konservativ: Sprengung der Pulmonalklappe (**Pulmonalvalvuloplastie**) durch die transkutane-transluminale Ballondilatation heute Methode der ersten Wahl.
Op.-Ind: Bei einem Ruhedruckgradienten über der Klappe von 50-60 mmHg oder bei Rechtsherzinsuffizienz.

Op: Ablösen und Inzision der an der Pulmonalarterienwand anhaftenden Kommissuren (= operative Valvulotomie)

Subvalvuläre, supravalvuläre oder periphere Stenose:
Resektion des Infundibulumbereichs oder Erweiterungsplastik der Ausflussbahn oder der peripheren Strombahn. Bei noch offenem Foramen ovale (häufig) gleichzeitiger Verschluss.

Prog: Sprengung der Pulmonalklappe sehr gut.
Operationssterblichkeit von 5 % bis zu 50 % (bei manifester Rechtsherzinsuffizienz).

Angeborene Aortenstenose

Lok: Meist (Verschmelzung einer oder mehrerer Kommissuren) bikuspid angelegte Klappe mit Neigung zu vorzeitiger Degeneration und Verkalkung.
Selten: subvalvulärer fibrotischer Ring (Endokardleiste) oder hypertropher muskulärer Kanal

Path: Folge der Obstruktion ⇨ hochgradige Druckbelastung des linken Ventrikels ⇨ konzentrische muskuläre Hypertrophie mögl.

Klin: Pektanginöse Symptomatik und synkopale Anfälle bei hochgradiger Stenose mit vermindertem Ejektionsvolumen

Ther: Op.-Ind: Druckgradienten über der Klappe >60 mmHg in Ruhe, Zeichen der beginnenden Linksherzinsuffizienz, Linksherzschädigungszeichen im EKG, Synkopen oder pektanginöse Anfälle.

Op: Bei valvulärer Obstruktion offene Kommissurotomie, bei Fibrosierung oder Verkalkung der Klappe ⇨ Prothese od. ROSS-Op (dabei wird die eigene Pulmonalklappe in die Aortenposition transplantiert und die Pulmonalklappe durch ein Homograft ersetzt)

Bei subvalvulärer Aortenstenose Resektion des fibrotischen Ringes oder Kardiomyotomie (n. BIGELOW)

Prog: Op-Risiko bei komplikationslosen Fällen zwischen 1 und 10 %. Langzeitprognose gut. Bei Zeichen der Linksherzinsuffizienz ist die Prognose schlechter und die Letalität höher.

Aortenisthmusstenose

Lok: Einengung der Aorta, distal des Abgangs der linken A.subclavia, am Übergang vom Aortenbogen zur Aorta descendens

Etlg: Je nach Lagebeziehung zum Ductus arteriosus BOTALLI **präduktale** (infantile) und **postduktale** (erwachsene) Form der Coarctatio aortae.

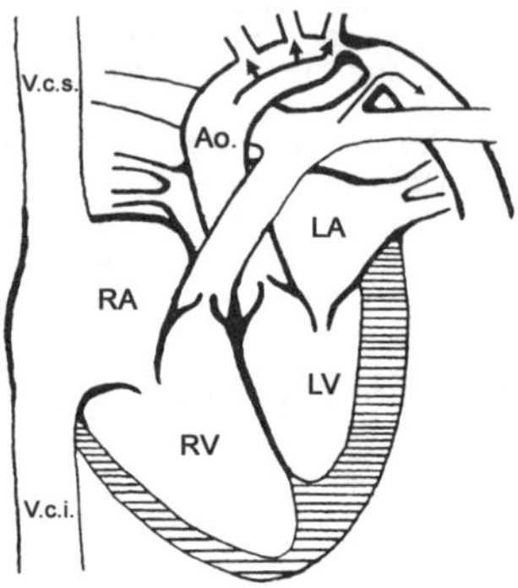

Path: Chronische Druckbelastung des linken Ventrikels.
Umgehungskreisläufe über die A.subclavia und die Interkostalarterien mögl. ⇨ dann keine Mangelversorgung der unteren Körperhälfte.

Klin: **Arterielle Hypertonie der oberen Körperhälfte**, mangelnde Durchblutung der unteren Körperpartien (Femoralispuls meist stark abgeschwächt oder nicht palpabel)
Kinder: Präduktale Form (s. Abb.) mit offenem Ductus BOTALLI ⇨ Blut strömt aus dem re. Herzen (A.pulmonalis) über den Duct. BOTALLI in die Aorta descendens ⇨ minderoxygeniertes Blut gelangt in die untere Körperpartie = Rechts-Links-Shunt mit Zyanose der unteren Körperhälfte
Häufig weitere kardiale (Septumdefekte) und auch andere Fehlbildungen (30 % d.F.)

Diag: Röntgen-Thorax: **Usuren der Rippen** (bei längerem Bestehen durch hypertrophierte Interkostalarterien)

Ther: Op-Ind: präduktale Form: Dekompensation des Leidens häufig schon in den ersten Lebensmonaten ⇨ fast immer (frühe) Op. notwendig
Postduktale Form: häufig lange klinisch stumm, Op od. Intervention indiziert bei Linksherzinsuffizienz oder übermäßiger Hypertonie in der oberen Körperhälfte
Interventionell: Ballondilatation der Engstelle und Einlage eines speziellen Stents
Op: kurzstreckige Stenosen ⇨ Resektion der Engstelle und End-zu-End Anastomose
langstreckige Stenosen ⇨ Einnähen eines Erweiterungspatches aus Dacron (nach VOSSSCHULTE) oder Einsetzen der distal abgesetzten A.subclavia als Erweiterungspatch (Subclavian-Flap-Technik)

Prog: Mittlere Lebenserwartung ohne chirurgische Intervention 35 J.!
Op-Letalität: 2-3 %
Nach Patchplastik (insb. im Erwachsenenalter) Spätaneruysmen nach Jahren mögl.

Vorhofseptumdefekt Typ II

Syn: **ASD II**, Sekundum-Vorhofdefekt, Ostium-secundum-Defekt, Sinus-venosus-Defekt

Lok: **Hochsitzender Ostium-Defekt** = im zentralen Bereich des Vorhofseptums, in 10-20 % Kombination mit Fehlmündung der re. Lungenvenen in den re. Vorhof
Eigentlicher Fossa-ovalis-Defekt (in der Mitte des Septums) = **persistierendes Foramen ovale (PFO)**, dies haben 25 % der Bevölkerung, jedoch nur in 5 % d.F. hämodynamisch relevant (und nur dann ist dies bei entsprechender Klinik eine Ind. für eine Ther.)

Path: Häufigste Form der Vorhofseptumdefekte (80 % d.F.)
Kinder: Größe des Defektes von 2-17 mm
Erwachsene: Durchmesser des Defektes 1-4 cm
Ist der Defekt mehr als 2 x 2 cm groß, so sind beide Vorhöfe funktionell gleichgeschaltet (= "common atrium").
Bei lang bestehendem Defekt >20 J. Entwicklung einer EISENMENGER-Reaktion häufig

Klin: Dyspnoe, gehäufte Bronchitiden, Leistungsinsuffizienz, paradoxe Embolie (venöse Thromben können durch den Septumdefekt vom re. in den li. Vorhof und somit in das arterielle Stromgebiet gelangen ⇨ **Schlaganfall**)

Ther: Ind: Links-Rechts-Shunt **>40 %** des Herzminutenvolumens. Der Eingriff ist meist elektiv und sollte vor dem 5. Lj. stattfinden.

Interventionelles Einbringen eines **doppelten Schirmchens** aus Kunststoff über einen Katheter, dieses spannt sich vor und hinter dem Defekt auf und okkludiert diesen (Amplatzer™ Septal Occluder, s. Abb., spart die aufwändige Op bei guter Erfolgsrate), neu auch mit resorbierbarem Implantat. Ist dies nicht mögl., dann operativer Verschluss des Defektes durch Naht od. Einnähen eines Kunststoffpatches.

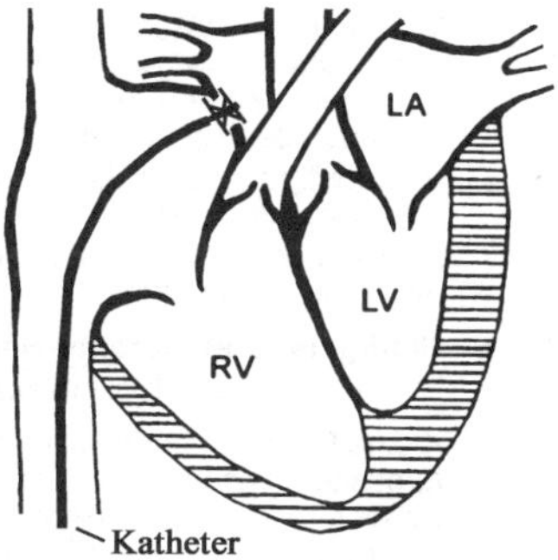

Prog: Gut, ¾ der Pat. können interventionell behandelt werden. Bei Op Sterblichkeit bei unkompliziertem Vorhofseptumdefekt <1 %, bei stärkerer Drucksteigerung im kleinen Kreislauf (EISENMENGER-Reaktion) bis >10 %.

Lutembacher-Syndrom

Path: Kombination eines ASD II mit einer angeborener oder erworbener Mitralstenose ⇨ Obstruktion der linksventrikulären Einflussbahn ⇨ großer Links-Rechts-Shunt mit frühzeitig beginnender pulmonaler Hypertonie und Pulmonalgefäßsklerose

Ther: Offene Kommissurotomie od. prothetischer Ersatz der Mitralklappe + Verschluss des ASD II

Prog: Op-Letalität bei Erwachsenen <5 %, bei Kindern mit angeborener Stenose und pulmonaler Hypertonie sehr hoch

Defekte des AV-Kanales

Syn: **Atrioventrikular**-Kanaldefekte, AV-Septumdefekt, Endokardkissen-Defekte

Lok: Man unterscheidet einen totalen und einen partiellen AV-Kanal (mit einem Vorhofseptumdefekt vom Primum-Typ (ASD I):

ASD I (Ostium-primum-Defekt) und **partieller AV-Kanal** betreffen den **tiefsitzenden** Anteil des Vorhofseptums mit leichter Missbildung der AV-Klappen (**Spalten** ["cleft"] im anterioren Mitral- oder im septalen Trikuspidalsegel). Der AV-Klappenring ist komplett angelegt.

Beim **totalen AV-Kanal** besteht ein tiefsitzender Vorhofseptumdefekt, ein hoher Ventrikelseptumdefekt und durch den Verlust des septalen Klappenansatzes ein AV-Klappendefekt.

Path: Die Defekte des AV-Kanals beruhen auf einer Hemmungsmissbildung der Endokardkissen an der Kontaktstelle von Septum primum, Ventrikelseptum und AV-Klappenanlage.

Pathophysiologisch kommt es zu **Kurzschlussverbindungen** auf Vorhof- und Ventrikelebene sowie zu Insuffizienzen der AV-Klappen

Die Defekte kommen gehäuft bei Trisomie 21 (DOWN-Syndrom) vor.

Klin: Partieller AV-Kanal + ASD I wie bei ASD II (s.o.)

Totaler AV-Kanal ⇨ pulmonale Hypertonie, Pulmonalgefäßsklerose, progrediente Linksherzinsuffizienz, frühzeitige EISENMENGER-Reaktion mögl.

Ther: Op-Ind. bei Diagnosestellung gegeben.

Op-Zeitpunkt: partieller AV-Kanal und ASD I zw. 1. u. 3. Lj., bei totalem AV-Kanal Op oft schon im Säuglingsalter notwendig

Op: ASD I: Patchverschluss des Defektes

Partieller AV-Kanal: Rekonstruktion der AV-Klappen oder Prothesenersatz

Totaler AV-Kanal: Wie bei ASD I und part. AV-Kanal + Verschluss des Ventrikelseptums mit einem weiteren Patch (sog. 2-Patch-Technik)

Beim postoperativen Auftreten eines AV-Blocks III° ist die gleichzeitige Implantation eines Herzschrittmachers notwendig.

Prog: Op-Letalität für ASD I und partiellen AV-Kanal <2 %. Totaler AV-Kanal >20 %

Ventrikelseptumdefekt

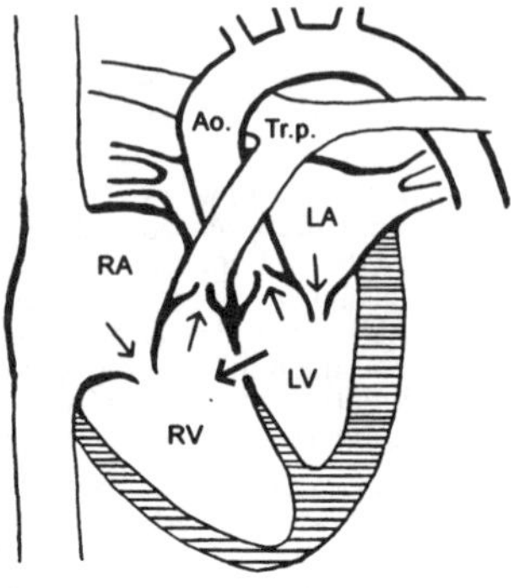

Syn: **VSD**, Kammerseptumdefekt ICD-10: Q21.0

Lok: Membranöser VSD (70 % d.F., s. Abb.): unterhalb der Crista supraventricularis im Bereich des membranösen Septums (sehr hochsitzende Defekte können auch den AV-Kanal mit einbeziehen, Inlet-Typ)
Perimembranöser VSD: reicht tiefer bis in die muskulären Septumanteile
Muskulärer VSD: nur im muskulären Septumanteil, evtl. multiple Defekte

Path: **Häufigster angeborener Herzfehler** (ca. 30 % d.F.), isoliert oder als Teil komplexer Vitien (½ d.F.)

Klin: Kleine Defekte können klinisch stumm sein (Druckunterschied zwischen li. u. re. Herzen bleibt erhalten), außer einem lauten auskultatorischen Systolikum
Große Defekte: Linksherzinsuffizienz, Dyspnoe, Tachypnoe, Trinkschwäche, Gedeihstörung, Schwitzen, Links-Rechts-Shunt ⇨ bei längerer Dauer Pulmonalgefäßsklerose

Diag: Auskultation: Holosystolikum über 3.-4. ICR li. (je größer der Defekt, umso leiser ist das Geräusch), farbkodierte Duplexsonographie: Shunt darstellbar

Ther: Kleine Defekte können sich spontan verschließen ⇨ abwartende Haltung
Op-Ind: bei großen Defekten wegen Gefahr der bakteriellen Endokarditis stets gegeben, Korrektur noch im 1. Lj. (bei Vorliegen einer EISENMENGER-Reaktion durch Pulmonale Hypertonie mit Shuntumkehr ist das Kind inoperabel ⇨ dann Ther. nur noch mit einer Herz-Lungentransplantation mögl.)
Op: Verschluss des Defektes durch direkte Naht oder durch Einnähen eines Dacronpatches, Endokarditisprophylaxe für 6 Monate postop.

Prog: Selbstständiger Verschluss in den ersten Lebensjahren mögl. (insb. bei muskulärem Defekt), Op-Letalität: <5 %, bei erhöhtem Pulmonalgefäßwiderstand bis >20 %

Kompl: Kombination mit anderen Vitien, Gefahr einer bakteriellen Endokarditis
Op: AV-Knoten-Verletzung (AV-Blocks III°) ⇨ Herzschrittmacher erforderlich

Persistierender Duct.arteriosus BOTALLI

Syn: PDA, Ductus arteriosus BOTALLI (persistens, apertus), ICD-10: Q25.0

Lok: Der Ductus arteriosus (BOTALLI) ist im **Fetalkreislauf physiologisch** und dient zur Umgehung der nicht ventilierten Lunge und verbindet den Pulmonalarterienstamm am Ursprung der A.pulmonalis sinistra mit der Aorta descendens distal des Abgangs der A.subclavia sinistra. Er schließt sich im Normalfall 10-15 Std. post partum funktionell und ist nach den ersten 3 Lebensmonaten dann auch strukturell obliteriert zum Lig.arteriosum.

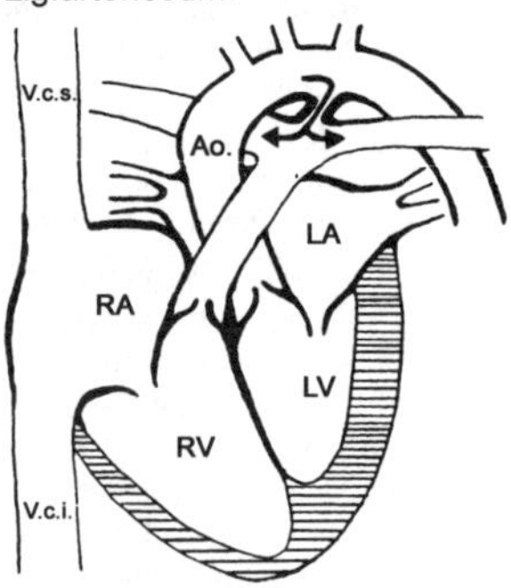

Path: Kurzschlussverbindung zwischen System- und Lungenkreislauf ⇨ **Links-Rechts-Shunt** (s. Abb.)
⇨ Volumenbelastung des Lungenkreislaufes mit den Folgen der Widerstandserhöhung und der Rechtsherzbelastung

Diag: Auskultation: Maschinengeräusch

Ther: Relevanter Ductus (pulmonale Hypertonie, Herzinsuffizienz) **katheterinterventioneller Verschluss** mit Spiralen (COOK®-Coils) od. Maschengeflechten (Amplatzer™ Duct Occluder) für Kinder ab ca. 4 kgKG, postinterventionell Endokarditisprophylaxe für 6 Monate
Ist ein interventioneller Verschluss nicht mögl. (Frühgeborene), dann Op: **thorakoskopischer Verschluss** mit Clips od. offene Op. mit doppelter Ligatur des Ductus

Prog: Gut, interventionelle Verschlussrate 90-100 %, Op-Letalität <2 % (höher bei bereits manifester Drucksteigerung im kleinen Kreislauf)

FALLOT-Tetralogie

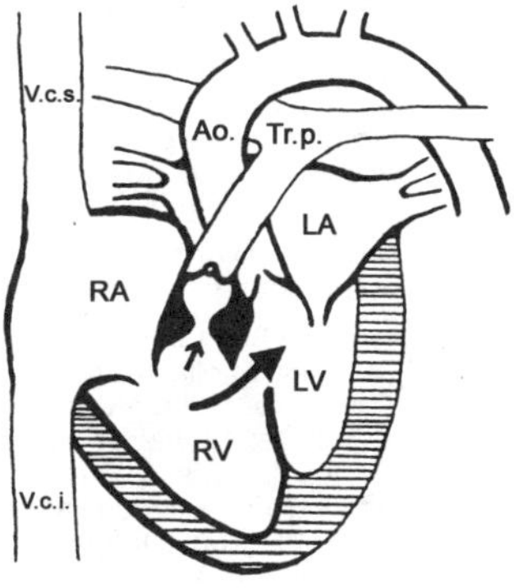

Path: Herzfehlerkombination aus (s. Abb.):

1. **Rechtsventrikulärer Ausflussbahnobstruktion** (= Pulmonalstenose)
2. **Ventrikelseptumdefekt** (VSD) und einer über dem Defekt
3. **Reitenden Aorta** (Aorta ist nach rechts verlagert) u.
4. **rechtsventrikulärer Hypertrophie**

Bei zusätzlichem Vorhofseptumdefekt vom Sekundum-Typ spricht man von der FALLOT-Pentalogie. Die Kombination aus Pulmonalstenose, Vorhofseptumdefekt u. Rechtsherzhypertrophie wird FALLOT-Trilogie genannt.

In etwa 50 % der Fälle kommt es durch die Hypertrophie der Crista supraventricularis zu einer infundibulären Pulmonalstenose, in der myokardiale Anteile enthalten sind. Der Grad der Stenose ist hier von der Kontraktilität des Herzens abhängig und kann durch Betablocker od. Sedativa günstig beeinflusst werden.

In ca. 25-40 % liegt zusätzlich eine valvuläre Pulmonalstenose vor. Die pulmonale Gefäßbahn kann durch den verminderten Blutdurchfluss hypoplastisch angelegt sein.

Durch die starke Obstruktion ist der Widerstand im Pulmonalkreislauf schon primär höher als der Systemwiderstand = **Rechts-Links-Shunt**. Der Ventrikelseptumdefekt hat meistens die Größe des Aortenringes, ist druckausgleichend und liegt unterhalb des rechten Segels der Aortenklappe.

Die Lagebeziehung von Aortenwurzel und VSD wird als Überreiten der Aorta beschrieben. Der Abgang der Aorta kommt hierbei über dem Defekt zu liegen. Der Grad des Reitens kann verschieden sein. Bei starkem Reiten kann der rechte Ventrikel sein Blut direkt durch den VSD in die Aorta auswerfen.

Der Grad der Obstruktion der rechtsventrikulären Ausflussbahn und des Überreitens der Aorta bestimmen wesentlich die hämodynamischen Verhältnisse.

Ther: Op-Ind: stets gegeben, da ohne Op. nur 10 % der Kinder das Erwachsenenalter erreichen.

Ist die Symptomatik im Säuglingsalter rasch progredient oder liegen hypoplastische Pulmonalarterien vor, wurde früher zunächst ein Palliativeingriff vorgenommen: Verbindung zwischen A.subclavia und ipsilateraler A.pulmonalis = BLALOCK-TAUSSIG-Shunt (aortopulmonales Fenster ⇨ Bluteinstrom in das Lungengefäßsystem wird erhöht ⇨ Oxygenierung des Blutes verbessert, das hypoplastische Pulmonalgefäßbett wird erweitert und der minderentwickelte linke Ventrikel trainiert). Bei stark symptomatischem Neugeborenem wird heute interventionell ein Stent in die rechtsventrikuläre Ausflussbahn implantiert werden.

Der erforderliche Korrektureingriff wird dann meist primär und ohne vorherige Shunt-Op vor dem 1. Lj. durchgeführt: Patchverschluss des VSD, Resektion der obstruktiven Infundibulummuskulatur und gegebenenfalls pulmonale Valvulotomie.

Prog: Op-Letalität: 5-10 %. Die Spätergebnisse nach der Korrektur sind in über 80 % der Fälle gut, häufigste Spätfolge/Komplikation: Herzrhythmusstörungen

Ebstein-Anomalie

Path: Fehlgebildete und tiefer verlagerte Trikuspidalklappe ⇨ Atrialisierung von Teilen des rechten Ventrikels und Trikuspidalklappeninsuffizienz. Durch den kleinen rechten Ventrikel und die mangelnde Vorhofkontraktion entsteht über einen ASD oft ein Rechts-Links-Shunt mit zentraler Zyanose. Häufig Herzrhythmusstörungen durch akzessorische Leitungsbahnen.

Ther: Op-Ind: bei starker Zyanose, persistierenden Rhythmusstörungen, zunehmender Trikuspidalklappeninsuffizienz

Op: Patchverschluss des ASD und Rekonstruktion od. Ersatz der Trikuspidalklappe

Prog: Hohe neonatale Letalität bei symptomatischen Neugeborenen (od. bei bereits pränataler Diagnose), Op-Letalität 5-20 %, dann aber mit guten Langzeitergebnissen. Auch asymptomatische Varianten mögl.

Kompl: Häufig weitere Anomalien: ASD oder persistierendes Foramen ovale (90 % d.F.), ¼ d.F. VSD, Fallot-Tetralogie, Aortenisthmusstenose od. Transposition der großen Arterien

Trikuspidalklappenatresie

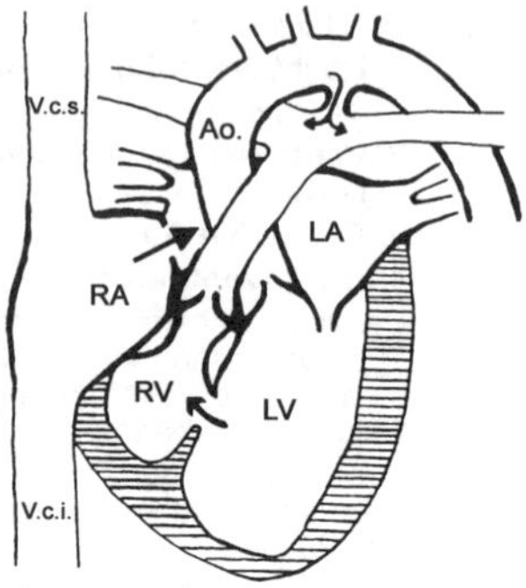

Path: Trikuspidalklappe nicht angelegt oder von Geburt an verschlossen ⇨ rechter Ventrikel nur rudimentär entwickelt, Blutaustausch in den Systemkreislauf durch einen großen ASD. Über einen oder mehrere Ventrikelseptumdefekte oder über einen großen persistierenden Ductus BOTALLI gelangt das Blut wieder in den rechten Ventrikel und in die Pulmonalisstrombahn.

Klin: Zentrale Zyanose, Leistungsminderung, Infektanfälligkeit, Neigung zu synkopalen Anfällen

Ther: Op-Ind: immer gegeben

Op: funktionelle Korrektur (Operation nach FONTAN) ⇨ direkte Verbindung der oberen und der unteren Hohlvene mit der rechten Pulmonalarterie oder dem Truncus pulmonalis. Die Öffnungen im Ventrikelseptum und die Öffnung der Pulmonalarterie im rechten Ventrikel werden durch Kunststoffpatches verschlossen.

Prog: Ohne Op sterben 90 % der Kinder im ersten Lebensjahr. Op-Letalität: 5-20 %

Totale Lungenvenenfehlmündung

Path: Lungenvenen münden nicht in den linken Vorhof, sondern in den rechten Vorhof oder in eine der Hohlvenen. Bei diesem Herzfehler besteht nur Lebensfähigkeit bei vorhandenem Kurzschluss vom rechten zum linken Herzen.

Starke **Rechtsherzbelastung** durch vermehrte Lungendurchblutung und relative pulmonalvenöse Stauung schon in den ersten Lebenswochen.

Ther: Op-Ind: stets gegeben; ggf. Palliativeingriff: Ballonatrioseptostomie nach RASHKIND (s.o.)

Op: funktionelle Verbindung (direkte Anastomose od. mit einem Patch) der Lungenvenen im Bereich ihres Zusammenflusses mit dem linken Vorhof

Prog: Ohne Op versterben 75 % der Kinder im 1. Lj.

Op-Letalität hoch (ca. 30 %!), überlebende Kinder haben eine sehr gute Langzeitprognose

Transposition der großen Arterien

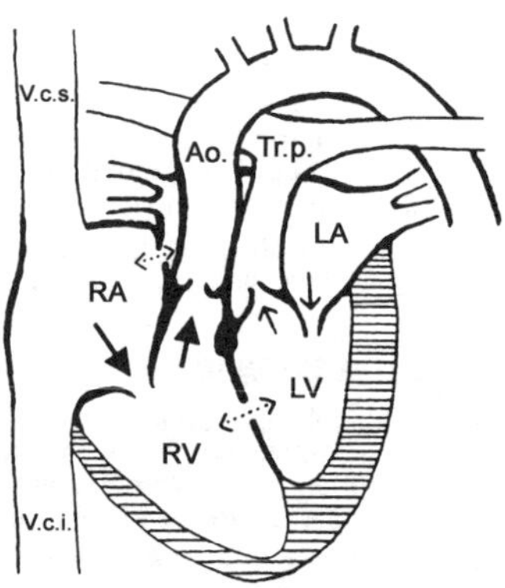

Syn: TGA

Path: Rotationsanomalie der großen Gefäße ⇨ Aorta entspringt dem rechten Ventrikel, die Pulmonalarterie dem linken Ventrikel ⇨ Rezirkulation des arteriellen Blutes in die Lungenstrombahn und des venösen Blutes in den Systemkreislauf ⇨ TGA-Patienten sind nur lebensfähig bei zusätzlichen Kurzschlüssen (z.B. ASD, VSD, PDA)

Klin: Starke zentrale Zyanose mit vermehrter Lungendurchblutung, bei guten Kurzschlussverbindungen kann die Zyanose fehlen.

Ther: Ggf. Palliativeingriff in den ersten Lebenstagen erforderlich:

Ballonatrioseptostomie (nach RASHKIND) während der ersten Herzkatheteruntersuchung oder chirurgische Septostomie (nach BLALOCK-HANLON) des Vorhofseptums.

Op: **Frühzeitige Korrektur** des Herzfehlers in den ersten Lebenswochen; verschiedene Verfahren mögl. (sehr aufwändige und schwierige Op):

- Anatomische Korrektur (**Switch-Operation** n. JATENE)
  Versetzen der großen Gefäße entsprechend der anatomisch korrekten Position und Verlagerung der Koronarostien auf die neue Aortenwand
- Funktionelle Korrektur auf Vorhofebene (nach MUSTARD od. SENNING) ⇨ Kunststoffpatch (MUSTARD) oder eigenes Körpergewebe (SENNING) wird so eingenäht, dass eine Umlei-

tung der Blutströme auf Vorhofebene stattfindet

Prog: Ohne Op sterben 90 % der Kinder im 1. Lj., Op-Letalität 10-20 %, 5-JÜR heute über 90 %

Kompl: Spätkompl. sind Myokardischämie, Herzinsuffizienz, Stenosen, Herzrhythmusstörungen

DD: Double-outlet-Ventrikel: Aorta + Pulmonalarterie entspringen beide dem meist re. Ventrikel
TAUSSIG-BING-Komplex: sehr seltene inkomplette Form der TGA ⇨ Aorta entspringt dem re. Ventrikel, Pulmonalarterie reitet über VSD und nimmt Blut aus re. und li. Ventrikel auf.
Hypoplastisches Linksherzsyndrom (schwerster angeborener Herzfehler)

Hypoplastisches Linksherzsyndrom

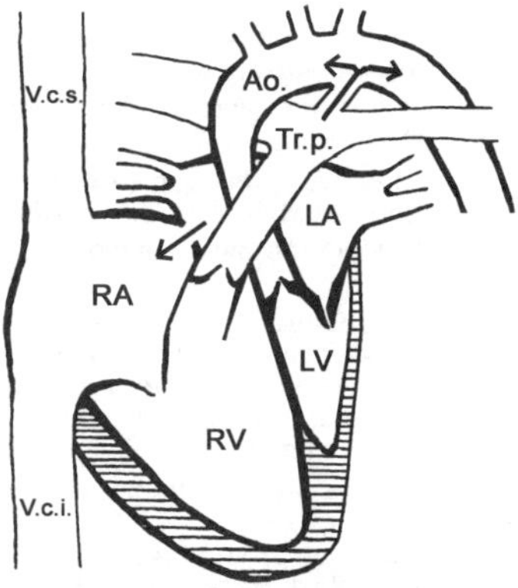

Syn: Linksherzhypoplasie-Syndrom, ICD-10: Q23.4

Path: Fetale Hypoplasie/Stenose/Atresie der Mitralklappe und/od. der Aortenklappe ⇨ Hypoplasie des li. Ventrikels und der Aorta ascendens (oft nur 1/3 des normalen Durchmessers) od. direkt angeborene Hypoplasie. Nur lebensfähig mit gleichzeitigem ASD und offenem Ductus arteriosus (retrograde Perfusion der Koronar- u. Halsarterien), Rechtsherzvergrößerung.

Epid: **Schwerster angeborener Herzfehler**, 1,5 % d.F.

Klin: Postnatale Tachypnoe bis zum kardiogenen Schock: systemische Hypoperfusion, blass-kühle Haut, leicht erniedrigte arterielle Sauerstoffsättigung, progrediente metabolische Azidose, „blue Baby“, Leber- u. Nierenversagen, nekrotisierende Enterokolitis

Diag: Pränatale Sonographie u. Herzechographie: Diagnose meist schon in der 20.-22. SSW beim Organultraschall
Echokardiographie: Aortendurchmesser 2-4 mm (normal: 10-12 mm), Hypoplasiegrad des linken Ventrikels, ASD, weitere assoziierte kardiovaskuläre Fehlbildungen?

Ther: Postnatal Prostaglandin E_1-Infusionen (0,01-0,03 µg/kgKG/Min.) zum Offenhalten des Ductus arteriosus bis zur Op (meist nach 5-7 Tagen Op-Fähigkeit), Intensivtherapie
Op nach NORWOOD (mehrzeitige Op): 1. Aorta wird mit Tr.pulmonalis erweitert (Neo-Aorta) und mit dem re. Ventrikel verbunden, Shuntanlage zwischen Aorta u. A.pulmonalis, Vergrößerung des ASD; 2. Verbindung der re. A.pulmonalis mit der Vena cava sup. (Op nach GLENN), Verschluss des angelegten Shunts; 3. Anschluss auch der V.cava inf. an die A.pulmonalis (Op nach FONTAN) ⇨ damit komplette Kreislauftrennung (V.cava sup. u. inf. sind mit Aa.pulmonales verbunden, li. Vorhof über den re. Vorhof mit dem re. Ventrikel mit der Aorta verbunden, die li. Kammer gibt es dann nicht mehr = **univentrikuläre Korrektur**)
Alternativ: Herztransplantation (s.u.)
Prä- u. postoperative lebenslange Endokarditisprophylaxe
Selbsthilfegruppe: Hypoplastische Herzen Deutschland e.V., Elisenstr. 12, 53859 Niederkassel, Tel.: 02208 770033, Internet: www.hypoplastische-herzen-deutschland.de

Prog: Ohne Therapie verstirbt das Kind innerhalb weniger Tage, sehr komplexe und risikoreiche Op, Op-Letalität 25 %, 10-JÜR nach Op 60-80 %

Kompl: Weitere Fehlbildungen, z.B. präduktale Aortenisthmusstenose, Endokardfibrose mögl.

DD: Double-outlet-right-Ventrikel, TAUSSIG-BING-Komplex od. komplette Transposition der großen Arterien (s.o.), Double-inlet left/right-Ventrikel (beide AV-Klappen münden in einen Ventrikel)

HERZKLAPPENFEHLER

Def: Es wird unterschieden zwischen kongenitalen (= angeborenen) und erworbenen Erkrankungen der Herzklappen. Funktionell wird zwischen Stenose und Insuffizienz einer Klappe sowie kombinierten Vitien unterschieden. Es können eine oder mehrere Klappen betroffen sein.

Ät: – Angeboren = Schädigung des Embryo/Fetus in den ersten 3 Schwangerschaftsmonaten ⇨ Op im frühen Kindesalter

- Erworben: **rheumatische Endokarditis** (infektallergische Mitbeteiligung der Herzklappen nach **Infektion** mit Streptokokken Gruppe A [auch bei C u. G mögl.]), direkte **bakterielle Endokarditis** (Endocarditis septica [Staphylokokken, Streptokokken Gruppe D, Enterokokken od. Pilze: Candida], z.B. bei Abwehrschwäche, Fixer-Endokarditis [i.v. Drogen, hier häufig auch die Trikuspidalklappe des rechten Herzens betroffen])
- Degenerativ: Fibrosierung und Verkalkung (**atherosklerotische Schädigung** = Erkrankung der alten Menschen)
- Nach Myokardinfarkt mit Beteiligung des Papillarmuskels
- LIBMAN-SACKS-Syndrom (Endstadium eines systemischen Lupus erythematodes mit verruköser Endokarditis)
- Endocarditis fibroplastica (Syn: LÖFFLER-Syndrom II, Endokardverdickung ungeklärter Ursache)
- Endomyokardfibrose (autoimmunologisch bedingte Verdickung des Endokards + Fibrosierung des Myokards, v.a. in Afrika u. Indien auftretend)
- Angeborene Bindegewebserkrankungen: MARFAN-Syndrom, EHLERS-DANLOS-Syndrom

Epid: ◊ Inzidenz: häufigster Klappenfehler ist in Deutschland die kalzifizierte Aortenstenose, bei den >75jährigen haben 4 % eine Aortenstenose

◊ In Deutschland werden pro Jahr ca. 38.000 Herzklappenoperationen durchgeführt (steigende Tendenz seit Jahren wegen der älterwerdenden Bevölkerung). Klappenoperationen sind die zweithäufigste Indikation für eine Herz-Op (nach der KHK).

◊ 98 % der Eingriffe betreffen die Aorten- und Mitralklappe.

Etlg: Bez. der Klinik als Zeichen der kardialen Insuffizienz bei Klappenvitien nach der **New York Heart Association** (**NYHA**)

NYHA I:	Keine subjektiven Beschwerden, körpl. Belastung nicht eingeschränkt
NYHA II:	Beschwerden bei schwerer körperlicher Belastung
NYHA III:	Beschwerden bei leichter körperlicher Belastung
NYHA IV:	**Ruhebeschwerden** = kardiale Dekompensation

Klin: s.u. bei dem jeweiligen Klappenfehler

Diag: 1. Anamnese und klinische Untersuchung:
Typischer Auskultationsbefund: (evtl. mit Phonokardiogramm dokumentieren)
Aortenvitien in leicht nach vorne gebeugtem Sitzen in Exspiration auskultieren
Aortenstenose: lautes, raues, tieffrequentes, spindelförmiges Systolikum
Aorteninsuffizienz: decrescendoförmiges Sofortdiastolikum
Mitralvitien in Linksseitenlage in Exspiration auskultieren
Mitralstenose: diastolisches Decrescendogeräusch, Mitralöffnungston
Mitralinsuffizienz: systolisches Decrescendogeräusch, 3. Herzton

2. EKG: Aortenstenose: Linkstyp, Linkshypertrophiezeichen (pos. SOKOLOW-Index = S in V_1 + R in V_5 = >3,5 mV), evtl. in V_{4-6} T-Negativierung (= ist kein Ischämiezeichen, sondern Hypertrophiezeichen)
Aorteninsuffizienz: Linkshypertrophiezeichen u. Rhythmusstörungen durch die linksventrikuläre Dilatation
Mitralstenose: Zweigipfliges P, Steil- bis Rechtstyp bei Rechtsherzbelastung und Rechtsherzhypertrophiezeichen
Mitralinsuffizienz: Zweigipfliges P, evtl. Linkshypertrophiezeichen

3. **Echokardiographie:** transthorakal oder besser mit transösophagealer Technik (**TEE**) ⇨ Flussverhältnisse gut sichtbar, Morphologie der Klappen, Kontraktilität des Myokards, **Druckgradienten** (= Druckwerte vor und hinter der Klappe gemessen) und **Klappenöffnungsflächen** lassen sich berechnen.

4. **Herzkatheteruntersuchung:** Messung der Drücke in allen Bereichen des Herzens, Darstellung der Flussverhältnisse, Ausmessen der Klappenöffnungsflächen

5. Röntgen: Thorax in zwei Ebenen zur Beurteilung der Herzgröße, Stauungszeichen der Lunge (KERLEY-Linien)
6. Präoperative Beurteilung von biologischem Alter, Lungenfunktion, sonstigen Erkrankungen (Malignome usw.) und Gefäßstatus des Patienten, Abwägen und Analyse des Operationsrisikos im Verhältnis zum Nutzen

Ther:

- Herzklappenersatz: Op-Ind: meist ab Stadium NYHA III gegeben (s.u.)
  1. Zugang: mediane Längssternotomie
  2. Extrakorporaler Kreislauf für die Op notwendig: Kanülierung der V.cava und der Aorta ascendens und Übernahme der Pumpfunktion und Oxygenierung durch die Herz-Lungen-Maschine
  3. Herz wird nach Abklemmen der großen Gefäße mittels kardiopleger Lösung stillgelegt
  4. Eröffnung des Herzens, Entfernen oder Belassen der alten Klappe und Einnähen der neuen Klappe im Bereich des Klappenansatzes

  Klappenarten:

  Technische (mechanische) Klappen (Syn: Kunstklappen):
  Kugelklappen (STARR-EDWARDS)
  Flügelklappen (BJÖRK-SHILEY) ⇨ seitlicher Durchfluss
  Zweiflügelklappen (St.JUDE) ⇨ zentraler Durchfluss, große Öffnungsfläche
  Vorteil: lange Haltbarkeit (>25 J.)
  Nachteil: Geräusch, **lebenslange strenge Antikoagulation** mit Cumarinen (Marcumar® nach Quick bzw. INR) erforderlich!

  Biologische Klappen: verfügbar sind Schweineklappen (HANCOCK-Klappe), Rinder-/Pferdeperikardklappen od. menschliche Klappen (Homografts, z.B. von Herzen, die nicht transplantiert werden konnten). Zur besseren Haltbarkeit werden diese heute oft als gestentete Klappen eingesetzt (= auf einen Nahtring montierte Klappen).
  Vorteil: gute (physiologische) Flussverhältnisse, keine Antikoagulation erforderlich
  Nachteil: Nach ca. 5 Jahren beschleunigte Degeneration, Perforation od. Segelabriss möglich ⇨ Haltbarkeit von Schweineklappen 5-10 Jahre, Rinder- u. Homografts halten länger. Ind: vor allem bei alten Patienten (>65. Lj.) oder bei jungen Frauen mit Kinderwunsch (da keine Antikoagulation notwendig ist). Eine neue Entwicklung sind dezellularisierte Klappen, die nach der Implantation von körpereigenen Endothelzellen besiedelt werden.

  Nachteil aller Klappenarten: diese wachsen nicht mit, daher sind bei kongenitalen Klappenfehlern wiederholte Operationen der Kinder bis in das Erwachsenenalter erforderlich.

  Interventionell: Bei Aortenklappenstenose wird dieses Verfahren bereits an vielen Herzzentren durchgeführt: über einen Katheter (transfemoraler od. apikaler Zugang) wird an die Position der defekten Aortenklappe eine auf einem Stentgerüst montierte biologische Klappe implantiert. Ind: Pat. die aufgrund hohen Alters od. sonstiger Risiken inoperabel sind (weiteres s.u. Aortenklappenstenose).

- Rekonstruktionsverfahren:
  - Offene Kommissurotomie: bei Stenosen Revision der Klappe am offenen Herzen
  - Klappensprengung: mittels Katheter (= geschlossene Kommissurotomie), hohe Rezidivrate
  - Klappenringeinpflanzung: bei Insuffizienzen, insb. der Mitral- und Trikuspidalklappe
    Op-Verfahren: Raffung des muralen Anteils der Klappe durch einen Ring
  - Bei Klappenprolaps ist eine Raffung des betroffenen Klappenrands durch Naht mögl.
  - Bei Defekten in einer Klappe kann Perikard als Flicken eingenäht werden
- Bei Mitralklappen-Op kann bei ausgewählten Pat. auch minimalinvasiv operiert werden (Zugang dann über laterale Thorakotomie ⇨ Schnitt in der submammären Falte)
- Auch möglich: Anlage eines cardio-aortalen Conduits bei inoperabler Aortenstenose ⇨ verbindet den linken Ventrikel mit der Aorta unter Umgehung des normalen Weges
- Postoperativ: zur **Endokarditisprophylaxe** s.u.
- Leitlinie: Infektiöse Endokarditis u. Endokarditisprophylaxe, S2k v. 9/2022 (AWMF Registernummer 032-024)
- Selbsthilfegruppe: Initiative Herzklappe e.V., Gierkezeile 12, 10585 Berlin, Tel.: 030 57713873, Internet: www.die-herzklappe.de

Prog: Durch moderne Op-Technik gut: perioperative Letalität ca. 3 %
5-JÜR nach Klappenersatz ca. 80-90 %, ca. 70%ige 10-JÜR.

Kompl:
* Nahtdehiszenz am Klappenring ⇨ paravalvuläre Lecks, Klappenausriss
* Mechanische Dysfunktion ⇨ Stenosen, Insuffizienzen
* Chronische Hämolyse
* Thrombose/Embolie an der Prothese (insb. Gefahr der Hirnembolie ⇨ Apoplexie)
* Prothesenendokarditis: Diag: mind. zwei Blutkulturen mit typischen Mikroorganismen (Streptokokken, Staphylokokken, Enterokokken), Klappenvegetationen im Herzecho
  - konservative Therapie mit konsequenter Antibiose (Ampicillin + Flucloxacillin + Gentamicin) für 6 Wochen
  - Bei Versagen der kons. Ther. (anhaltendes Fieber >7 Tage, Herzinsuffizienz) ⇨ Op
* Antikoagulation mit Cumarinen: Blutung, embryotoxisch und hohe Abortrate bei Schwangerschaft
* Schwangerschaft: bei allen Klappenarten erhöhtes Risiko für Herzversagen, Arrhythmien od. Endokarditis der Mutter

Proph:
♥ Nachkontrollen! (Auskultation, EKG, Echokardiographie)

♥ **Endokarditisprophylaxe** wurde früher generell und lebenslang bei allen Klappenfehlern z.B. bei geplanten Operationen durchgeführt. In den Leitlinien der AHA (American Heart Association) seit 2007 wird diese nur noch restriktiv für Pat. mit einem hohen Risiko für einen schweren/letalen Verlauf durch eine infektiöse Endokarditis empfohlen. Dies sind Pat. mit implantiertem Fremdmaterial (Klappenersatz, Conduits), ebenso bei Z.n. überstandener Endokarditis und Pat. nach Herztransplantation, die einen Klappenfehler am Transplantat entwickelt haben. Weitere seltene Indikationen sind komplexe kongenitale Vitien od. Transposition (mit Residualdefekt) u. unkorrigierte zyanotische Herzfehler.
- Bei Eingriffen an Zähnen od. im Respirationstrakt: Amoxicillin 2 g (>70 kgKG 3 g) p.os od. Ampicillin 2 g i.v. 1 Std. vor dem Eingriff (bei Penicillinunverträglichkeit Clindamycin 600 mg p.os od. i.v. 1 Std. vor dem Eingriff).
  Generell wird die Einhaltung einer **guten Mundhygiene** und **regelmäßige zahnärztliche Kontrollen** empfohlen!
- Bei Eingriffen am MDT oder urogenital werden Antibiotika nur noch dann und gezielt gegeben, wenn an infiziertem Gewebe operiert wird.
- Eingriffe in Verbindung mit Infektionen der Haut: Clindamycin 600 mg p.os od. i.v. (Sobelin®) 1 Std. vor dem Eingriff

Frühere Indikationen für eine Endokarditisprophylaxe, wie z.B. Pat. mit bestehenden Herzklappenfehlern (die aber keiner Op bedürfen, NYHA I-II), erhalten heute keine Endokarditisprophylaxe mehr.

♥ Technische Klappen: **lebenslange Antikoagulation** mit Phenprocoumon (Marcumar®, Ziel: Quick 20-25 %, INR 2,5-3,5) erforderlich. Vor instrumentellen/operativen Eingriffen muss das Phenprocoumon dann abgesetzt (⇨ Quick >50 %) und durch i.v. Heparin ersetzt werden.

Aortenklappenstenose

Ät: Kongenital bikuspide Aortenklappe oder degenerativ verkalkend bei alten Menschen
ICD-10 rheum./nicht rheum.: I06.0/I35.0

Path: Kommissurenverklebung, Fibrosierung und sekundäre Verkalkung
⇨ Druckbelastung des li. Ventrikels, Linksherzhypertrophie ⇨ Rückstau nach rechts
⇨ Ruhedyspnoe zeigt Dekompensation an

Klin: **Synkopen** als Warnhinweise für die Schwere des Vitiums, niedriger Blutdruck, Schwindel, **Angina pectoris**, **Belastungsdyspnoe**, Schwirren über dem Herzen tastbar

Diag: Auskultation: raues, tieffrequentes, spindelförmiges Systolikum
Rö: li.-betontes Herz, gestaute Pulmonalgefäße, Herzechographie und Herzkatheter (systolischer Druckgradient, Klappenöffnungsfläche) entscheidend.
Eine schwere Aortenstenose liegt vor bei Druckgradient >40 mmHg und einer Klappenöffnungsfläche (KÖF) <1 cm² (Norm: 2,5-4,5 cm²)

Ther: Diuretika und Nachlastsenker sehr zurückhaltend (auch bei schwerer Dekompensation) einsetzen, da diese den ohnehin niedrigen Blutdruck kritisch verringern können ⇨ schnelle

Op indiziert. Grundsatz: alle symptomatischen Pat. sollten operiert werden, je nach Alter wird eine technische od. eine biologische Prothese implantiert.
Interventionell: Bei sehr alten (>75 J.) od. aus anderen Gründen inoperablen Pat. wird die Implantation einer auf einem Stentgerüst montierten Aortenklappe (Medtronic-CoreValve™ od. EDWARDS-SAPIEN-XT™-Klappe) über einen transfemoralen od. transapikalen Katheter mit guten Ergebnissen durchgeführt (sog. **TAVI**-Verfahren = transkatheter Aorten-Valve Implantation), bereits ¼ der Pat. erhalten diese Methode. Vorteil: spart die aufwändige Op am offenen Herzen (30-Tage Mortalität ist geringer, Kosten 30.000 EUR). Kompl: 25 % d. Pat. benötigen danach einen Schrittmacher, da der Klappenstent auf die Leitungsbahnen drücken kann. Verlegung der Abgänge der Koronararterien durch den Stent mögl., Schlaganfall, paravalvuläres Leck, Langzeithaltbarkeit ist noch nicht bewertbar.

Prog: Symptomatische Pat. haben ohne Ther. eine durchschnittliche Überlebenszeit von 2-3 J. Mit Op gut, 5-JÜR: 90 %. Perioperative Letalität ca. 2-4 %.

Aortenklappeninsuffizienz

Ät: Endokarditis, Bindegewebserkrankungen, bikuspide Aortenklappe, atherosklerotische Dilatation der Aortenwurzel od. Dissektion d. Aorta ascendens, Klappenprolaps („floppy valve") ICD-10 rheum./nicht rheum.: I06.1/I35.1

Path: Volumenbelastung des li. Ventrikels, hohe Blutdruckamplitude ⇨ exzentrische Hypertrophie und Dilatation = großer enddiastolischer Durchmesser des li. Ventrikels

Klin: Sichtbarer Kapillarpuls (Fingernagel), Angina pectoris und Belastungsdyspnoe NYHA III zeigen die drohende Dekompensation an

Diag: Auskultation: decrescendoförmiges Sofortdiastolikum

Ther: Konservativ mit Diuretika u. Nachlastsenker (insb. ACE-Hemmer), bei Dekompensation Op

Mitralklappenstenose

Ät: Meist erworbener Klappenfehler rheumatischer Genese mit einem oft 10-20 Jahre dauerndem beschwerdefreien Intervall nach rheumatischem Fieber
ICD-10 rheum./nicht rheum.: I05.0/I34.2

Path: Verminderung des HZV, insb. bei hoher Herzfrequenz wegen verkürzter Diastole ⇨ medikamentöse Herzfrequenzsenkung (ß-Blocker, Sotalol, Ivabradin)
Druckbelastung des li. Atriums ⇨ Lungenstauung bis zur Rechtsherzbelastung, Dilatation des li. Atriums ⇨ Thrombenbildung im Herzohr mögl. ⇨ arterielle Emboliegefahr

Klin: Die **Dyspnoe** korreliert sehr gut mit dem Schweregrad des Vitiums (zunächst nur bei Belastung, später auch in Ruhe)

Diag: Auskultation: diastolisches Decrescendogeräusch, Mitralöffnungston, paukender 1. Herzton

Ther: Op-Ind: NYHA (II) - III, pulmonale Hypertonie, Auftreten von Vorhofflimmern
Op: geschlossene oder offene Kommissurotomie, Klappenersatz

Mitralklappeninsuffizienz

Ät: Bakterielle Endokarditis, rheumatische Endokarditis, nach Herzinfarkt bei Papillarmuskelbeteiligung, linksventrikuläre Dilatation
ICD-10 rheum./nicht rheum.: I05.1/I34.0

Path: Druck- u. Volumenbelastung des li. Atriums ⇨ Dilatation des li. Atriums ⇨ Lungenstauung bis zur Rechtsherzbelastung, Vorhofflimmern, Thromboemboliegefahr

Klin: Die Dyspnoe zeigt sich erst bei höherem Schweregrad des Vitiums

Diag: Auskultation: systolisches Decrescendogeräusch, 3. Herzton

Ther: Op-Ind: NYHA II - III, pulmonale Hypertonie, Auftreten von Vorhofflimmern
Interventionell: Über einen venös-transseptalen Katheter werden mit einem speziellen Clip beide Mitralsegel in der Mitte verbunden und somit die Insuffizienz vermindert (wird unter transösophagealer Echokardiographiekontrolle appliziert, bisher gute Ergebnisse), Vorteil: spart die Op, Applikationskathetersystem u. Clip kosten aber ca. 25.000 EUR (MitraClip™)
Op: Minimal-invasive **Rekonstruktions-Op** durch Raffung des Mitralklappenringansatzes (Anuloplastik) über eine re.-lat. Minithorakotomie u. Herz-Lungen-Maschine über die Leistengefäße (in Erprobung ist auch hier ein interventionelles Verfahren, Carillon™)
Bei Mitralklappenprolaps kann der Papillarmuskel-Ansatz durch spezielle Fäden (Loops,

Neo-chordae) mit dem Klappenrand fixiert werden ⇨ verhindert den Prolaps (in Erprobung auch hier ein interventionelles Verfahren über einen Zugang von der Herzspitze aus).
Ist eine Rekonstruktion nicht mögl., dann Klappenersatz. Bei Vorhofflimmern kann die Op mit ablativer Rhythmuschirurgie kombiniert werden (s.u. Kap. Schrittmachertherapie).

Trikuspidalklappenfehler

Path: Isoliert sehr selten, meist in Verbindung mit anderen Klappenfehlern

Mehrklappenfehler

Path: Häufig: Aorten- und Mitralklappe gleichzeitig betroffen ⇨ bei 30 % aller Klappenoperationen werden beide Klappen ersetzt.
Bei ca. 0,5 % gleichzeitige Aorten-, Mitral- und Trikuspidalklappen-Op erforderlich.

CHIRURGIE DER HERZKRANZGEFÄßE

Syn: Koronarchirurgie bei **koronarer Herzkrankheit** (**KHK**), Koronarsklerose, Koronarstenose, Koronarinsuffizienz, Myokardinfarkt, Herzinfarkt, ACS (akutes Coronar-Syndrom), ischämische Herzerkrankung, engl. ischemic heart disease, ICD-10: I21.-

Path:
- Lok: **LCA** / RIVA / R.diagonalis, **RCX** / R.marginalis sinister / R.posterolateralis sinister, **RCA** / RIVP/ R.marginalis dexter (s. Abb.). Je nach Befall einer oder mehrerer Gefäßstämme od. ihrer Äste wird von einer **Ein-**, **Zwei-** oder **Dreigefäßerkrankung** gesprochen.
- Stenosen werden meist erst ab einer Strömungseinschränkung von ca. **70-75 %** klinisch relevant, abhängig auch vom sog. Versorgungstyp (unterschieden wird ein ausgeglichener, ein Links- und ein Rechtsversorgungstyp) ⇨ ist ein Gefäß der überwiegenden Versorgung betroffen (z.B. RIVA beim Linksversorgungstyp), sind die Symptome stärker.

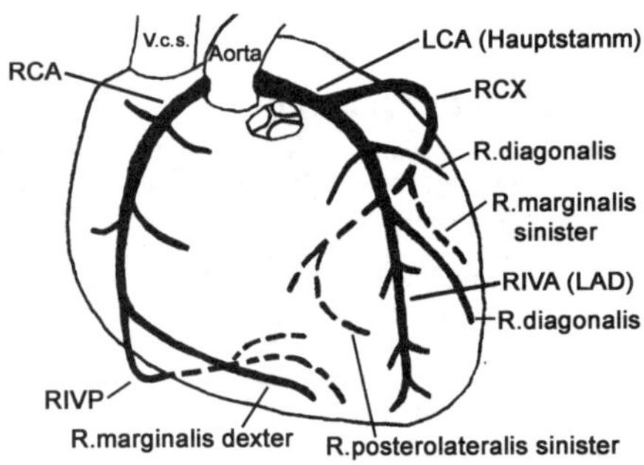

- Progredientes Leiden, dessen Endpunkt ist der Verschluss der zuführenden Kranzarterie und das Absterben des betroffenen versorgten Myokardareals.

Ät: Die Entstehung der **Koronarsklerose** ist durch die degenerativen Veränderungen der Intima und teilweise der Media durch **Atherosklerose** bedingt. Es sind mehrere Risikofaktoren für die Entstehung der Krankheit bekannt. Beim Zusammentreffen zweier oder **mehrere Risikofaktoren potenziert** sich dabei das Risiko der Krankheitsentstehung:
- **Nikotinabusus** (auch Passivrauchen erhöht das Risiko um ca. 25 %)
- **Arterielle Hypertonie**
- **Diabetes mellitus** (auch eine gestörte Glukosetoleranz erhöht bereits das Risiko)
- **Fettstoffwechselerkrankungen** (insb. **Hypercholesterinämie**: Gesamtcholesterin >250 mg/dl [= >6,5 mmol/l], LDL >160 mg/dl, HDL <35 mg/dl; Hyperlipidämie)
- **Adipositas** (**metabolisches Syndrom**, engl. syndrome x = Adipositas + Diabetes mellitus [od. pathologischer oraler Glukose-Toleranztest, Insulinresistenz] + Hypertriglyzerid-/-cholesterinämie + arterielle Hypertonie)
- Erhöhte Lipoprotein(a)-Werte (Lp(a) >50 mg/dl)
- Erhöhte Homocysteinwerte (>9 µmol/l)
- **Bewegungsmangel**, Disstress
- **Familiäre/genetische Disposition** (z.B. Genvariation der endothelialen NO-Synthetase)

- Vaskulitiden
- Diskutiert wird auch der Risikofaktor Infektion (z.B. durch Chlamydien, Influenza-Viren od. durch mehrere Keime = hohe Infektionslast) bei der Atherosklerose-Entstehung

Epid: ◊ Häufigkeit: Die Lebenszeitprävalenz der KHK beträgt 9 % in Deutschland (12 % bei Männern, 6 % bei Frauen), 4,7 % (m: 7 %, w: 2,5 %) erleiden einen Herzinfarkt (Daten DEGS1 v. 2013), damit **m** > w (2-3:1)

◊ Prädisp.alter: ab 50. Lj. ansteigend, Gipfel: **60.-80.** Lj.

◊ 90 % der Pat. werden heute **interventionell** od. konservativ behandelt, nur 10 % bedürfen einer Op, trotzdem entfallen 70 % aller Herzoperationen auf die Koronarchirurgie (jährlich über 60.000 Operationen in Deutschland, mit steigender Tendenz)

Klin: ⇒ **Angina pectoris** je nach Schwere der Erkrankung in Ruhe, bei leichter oder starker Belastung (der Patient kennt meist seine Belastungsgrenze sehr genau). **Ausstrahlung** der Schmerzen in den linken Arm/Hand, Hals, Schultergegend, Unterkiefer möglich.

⇒ Typisches Verschwinden der Beschwerden auf Nitratmedikation (z.B. Nitrolingual®-Spray)

Etlg: Bez. der Klinik nach dem Schema der **Canadian Cardiovascular Society** (CCS, 1976)

CCS I:	Normale körperliche Belastbarkeit führt nicht zu einer myokardialen Ischämiereaktion. Ein Angina-Pectoris-Anfall ist nur durch starke Belastung provozierbar.
CCS II:	Die normale körperliche Belastbarkeit ist eingeschränkt. Beim raschen Gehen oder Treppensteigen tritt ein Angina-Pectoris-Anfall auf.
CCS III:	Die körperliche Belastbarkeit ist **erheblich eingeschränkt**. Schon bei geringen Anstrengungen kommt es zur Ischämiereaktion.
CCS IV:	**Ruheangina**

Diag:

1. Anamnese und klinische Untersuchung. Die **gründliche Anamnese** kann bei der KHK die korrekte Diagnosestellung sehr erleichtern. Durch die Periodizität und die Belastungsgrenze der KHK kann der Patient meist selbst richtungweisende Angaben machen.
2. **Belastungs-EKG** (horizontale od. deszendierende **ST-Senkungen**), Langzeit-EKG (neu aufgetretene Rhythmusstörungen) und typische Veränderungen im normalen EKG geben entscheidende Hinweise ⇨ Domäne der Inneren Medizin, **Stress-Echokardiographie** (Hypokinesie od. Akinesie im Bereich von avitalem Myokard)
3. Radiologische/nuklearmedizinische Untersuchung: **Myokardszintigraphie** mit Belastungsergometrie gibt konkreten Hinweise auf Ausprägung und Lokalisation der Einschränkung der Myokardfunktion (Ischämienachweis). Auch **PET** (Positronen-Emissions-Tomographie) od. MRT zur Abgrenzung von vitalem u. nicht mehr revitalisierbarem Myokardgewebe mögl.
   CT: Mit den neuen 64-Zeilen-CT-Geräten lassen sich die Koronargefäße und insb. Verkalkungen (**Koronarkalkquantifizierung**, AGATSTON-Score) in hoher Auflösung darstellen (heute fast gleich gut wie bei einer Koronarangiographie). Das Ausmaß der Kalzifizierung (Kalzium-Scoring) korreliert dabei mit dem Risiko für koronare Ereignisse.
4. Koronarangiographie (Links-**Herzkatheteruntersuchung**) durch den Kardiologen zur Feststellung der betroffenen Koronararterien und der genauen Lokalisation und Vermessung der Stenosen (Flussreservenmessung, iFR®) + Ventrikulographie zur Bestimmung der linksventrikulären Funktion. Wenn in der nicht-invasiven Diagnostik pathologische Befunde erhoben wurden, dann indiziert (Zugang re. A.femoralis od. A.radialis) und der Zugang wird gleichzeitig dann auch therapeutisch für die PTCA/das Stenting genutzt.
5. Röntgen: präoperativ Thorax, ggf. auch CT-Thorax ⇨ allg. Herz- und Lungenfunktion, Herzvergrößerung, Verkalkungsgrad der Aorta ascendens
6. Präop. Duplexsonographie der Karotiden (Ausschluss einer A.carotis-Stenose)

Ther: • Akut bei Myokardinfarkt: kontinuierliches Monitoring, Sedierung und Analgesie bei Bedarf mit Morphin (1-10 mg) + Metoclopramid (MCP®) i.v. bis zur Schmerzfreiheit [od. Diazepam (Valium®), Midazolam (Dormicum®), Tramadol (Tramal®)], ggf. auch Glyceroltrinitrat-Spray (Nitrolingual®N-Spray), **Acetylsalicylsäure 500 mg i.v.** (Aspirin®i.v.) + **5.000 I.E. Heparin** (Calciparin®) **i.v.** + 300 mg Clopidogrel (Iscover®, Plavix®) p.os, Metoprolol i.v. (Beloc®, Ziel: HF 60/Min.), O_2-Gabe über Nasensonde, **sofortige Klinikeinweisung** in ein Zentrum (mit **Herzkatheterplatz**)

Thrombolyse mit Streptokinase od. humanem/gentechnologischem Plasminogenaktivator rt-PA (Alteplase, Actilyse®, Reteplase, Rapilysin®) ggf. noch im Rettungswagen (= prähospitale Lyse, wenn eine Akut-PTCA nicht innerhalb von 60 Min. mögl. ist)

Intraaortale Ballongegenpulsation bei kardialer Dekompensation (die Ballonpumpe wird über einen speziellen Katheter im Rahmen einer PTCA od. selten operativ implantiert)

- **Interventionelle Verfahren: PTCA** = perkutane transluminale coronare Angioplastie (**Ballonkatheterdilatation**), Ind: 1- od. 2-Gefäßerkrankung (bei Hauptstammstenose od. komplizierter 3-Gefäßerkrankung ⇨ eher Op. indiziert), auch als Akut-PTCA möglichst innerhalb der ersten Stunden nach Infarkt.

  Die PTCA wird heute meist mit einer **Stent-Implantation** (kleines Metallgerüst = engl. scaffold, als Gefäßstütze) über einen speziellen Katheter und einer einmaligen Thrombozyten-Glykoprotein-Blockade (Abciximab, Reopro®) kombiniert (höhere Offenheitsrate). Die Stents haben heute meist eine Medikamentenbeschichtung (DES = drug-eluting stent, ohne Med. BMS = bare-metal stent genannt), z.B. Everolimus- (Xience V®) od. Sirolimus-freisetzend (Orsiro®). Dies vermindert die intimale Hyperplasie und somit die Restenosierungsrate. In Studien werden auch bioresorbierbare Stents versucht.

  Bei stark verkalkten Plaques: Rotablation (Rotationsangioplastie): arteriosklerotische Plaques werden mit einem rotierenden Kopf abgefräst od. Shockwave (Lithoplasty): Plaques werden mit speziellem Ultraschallkatheter aufgespalten. Danach Ballondilatation mit Stentimplantation.

- Konservativ: Medikamente bei KHK: Nitrate (Isosorbiddinitrat, Isoket®), Molsidomin (Corvaton®), kardioselektive Betarezeptorenblocker (Metoprolol, Beloc-Zok®), Ivabradin (Procoralan®, bei Betablocker-Unverträglichkeit), Kalziumantagonisten (gegen Koronarspasmen), Statine (gegen Hypercholesterinämie) ⇨ s. Lehrbücher Innere Medizin

- Operativ: Ind: Hauptstammstenose, komplizierte koronare Dreigefäßerkrankung, 2-3 GE mit Diabetes mellitus (bei Bypass-fähigen distalen Koronararterien)

  Notfall-Ind: Dilatations-Zwischenfall

  - Zugang: mediane Längssternotomie
  - Zur Op notwendig: **extrakorporale Zirkulation** mit Herz-Lungen-Maschine, Anschluss an die Aorta ascendens u. V.cava (alternativ heute mit Port-Access-System über die Femoralgefäße mit einem Ballonkatheter bis zur Aorta ascendens), Kardioplegie des Herzens, Hypothermie (28-32 °C)

    Eine Eingefäß-Bypass-Op wird in vielen Zentren heute auch ohne Herz-Lungen-Maschine durchgeführt (sog. Off-Pump-Eingriffe, MIDCAB-Verfahren [minimally invasive direct coronary artery bypass], Zugang über li. anterolaterale Minithorakotomie), dabei wird das Herz bzw. das Koronargefäß lokal mit einer Saugglocke oder speziellen Haltevorrichtungen (Octopus) "stillgehalten" und der IMA-Bypass dann angelegt.
  - Aortokoronare Bypassoperation:
    1. **A.mammaria-interna-Bypass** (**IMA**) = internal mammary artery (anatomisch korrekte Bezeichnung ist eigentlich A.thoracica interna): Präparation der Arterie von peripher (ab Zwerchfell) mit (= pedicle-Technik) od. ohne dem anhängenden Bindegewebe bis zum proximalen Ursprung [A.subclavia] (beidseitige Präparation möglich – meist wird jedoch nur die linke verwendet = LIMA-Bypass),

       reicht dieses Gefäß zur Op nicht aus, wird zusätzlich ein
    2. **Aortocoronarer Venenbypass** (**ACVB**) mit autologer Beinvene (V.saphena magna, ein 2. Op-Team entnimmt diese Vene gleichzeitig) oder ACB = Bypass durch eine entnommene Arterie (A.radialis) durchgeführt.

    Die Anastomosen werden End-zu-Seit oder Seit-zu-Seit mittels 7/0-Polypropylenefaden auf die längseröffnete Koronararterie einzeln oder sequentiell (= mehrere Anastomosen hintereinander) angelegt (LIMA und Venenbypass sind oft gleichzeitig notwendig, da meist Mehrgefäßerkrankungen vorliegen). Danach Anastomose des Venenbypass an der Aorta ascendens am wieder schlagenden Herzen (Einsparung von Ischämiezeit).

    Die Sternotomie wird mit einer Drahtzerklage wieder verschlossen, die Drähte werden dauerhaft belassen.
  - Ultima ratio: Herztransplantation bei diffuser KHK mit hochgradig eingeschränkter Ventrikelfunktion (= dekompensierte Herzinsuffizienz)

- 24 Std. intensivmedizinische Überwachung postoperativ/postinterventionell (⇨ Gefahr von Infarkt/Reverschluss und Herzrhythmusstörungen), Frühmobilisation noch in der

Akutklinik, daran anschließend multidisziplinäre Rehabilitation/Anschlussheilbehandlung

- Postoperative/postinterventionelle Medikation: duale Plättchenhemmung mit **Acetylsalicylsäure** (Aspirin®) 100 mg/Tag lebenslang + **Clopidogrel** (Iscover®, Plavix®) 75 mg/Tag für 12 Monate oder ASS + P2Y12-Rezeptorantagonisten (Prasugrel [10 mg/Tag, Efient®] od. Ticagrelor [2 x 90 mg/Tag, Brilique®]), die nach Infarkt od. komplizierten Stenosen mit besserer Wirksamkeit eingesetzt werden (ca. 1/3 d. Pat. spricht nicht auf Clopidogrel an). Empagliflozin (Jardiance®) für einige Monate (kardioprotektiver Effekt zur Prävention einer Herzinsuffizienz). ASS + Statin + Blutdrucksenker lebenslang (s.u. Prophylaxe).
- Im experimentellen Stadium befindet sich die Zellersatztherapie mit Injektion von Stammzellen od. autologen Skelettmuskelzellen in das Infarktareal zur Myokardregeneration.
- Leitlinie: Chronische KHK, S3 v. 9/2022 (AWMF Registernummer nvl-004)
- Selbsthilfegruppen: Deutsche Herzstiftung e.V., Bockenheimer Landstr. 94-96, 60323 Frankfurt, Tel.: 069 955128-129, Fax: -313, Internet: www.herzstiftung.de

Prog: Durch Verbesserung der interventionellen Verfahren nimmt die Zahl der notwendigen Operationen insg. ab (ca. 10 % d.F. werden operiert). Bei Op zeigt der **IMA-Bypass** die beste Offenheitsrate mit 80-95 % nach 5 Jahren (im Vergleich zum Venenbypass mit 60-80 % Offenheitsrate ⇨ Verschlüsse durch arteriosklerotische Bypassveränderungen), Reoperation nach 10 Jahren in 8-16 % d.F. notwendig (8 % bei IMA).

Op-Letalität: 1-3 % (höher bei Notfalleingriffen, wie z.B. Dilatationszwischenfall od. kardiogener Schock).

Beschwerdefreiheit nach Op im ersten Jahr 80-90 %, nach 5 Jahren 70 % d. Pat.

Die interventionellen Verfahren haben insg. eine schlechtere Langzeitprognose (höhere Rate an Reinfarkten, doppelt so häufig erneuter Eingriff erforderlich).

Kompl:
* Herzrhythmusstörungen, Myokardinfarkt, plötzlicher Herztod
* DRESSLER-Syndrom = Postmyokardinfarktsyndrom (Fieber, Perikarditis, Herzinsuffizienz, Ther: Glukokortikoide)
* Gleichzeitiges Vorliegen einer Stenose der A.carotis od. AVK

Op:
* Perioperativer Schlaganfall
* Zugangskomplikationen: Wundheilungsstörungen am Sternum (2-5 %), Sternumosteomyelitis, Mediastinitis, Instabilität des Thorax
* Wundheilungsstörungen an der unteren Extremität nach Venenentnahme
* Arteriosklerotische Bypassveränderungen ⇨ Bypassverschluss, Restenosen
* Thrombose des Bypass, Infektion des Bypass,
* Perikarditis, Perikarderguss

Proph:

♥ Primärprophylaxe: Aufklärung/Ausschaltung/Meidung aller Risikofaktoren (s.o.)

Regelmäßige körperliche Aktivität wirkt präventiv bezüglich Diabetes mellitus, Herz-Kreislauf- u. Tumorerkrankungen. Bereits 15 Min./Tag leichte bis mittlere Aktivität, z.B. rasches Gehen (MET = metabolisches Äquivalent von 2,5-4,5 kcal/kgKG/Stunde) senkt die allgemeine Mortalität. Eine weitere Steigerung (längere Trainingszeit, aber auch höheres Belastungsniveau, MET 6,5-8,5, z.B. Rennradtraining, Marathonlaufen usw.) bringt zusätzlichen positiven Effekt.

Eine jährliche Influenza-Impfung vermindert das Risiko für eine KHK, insb. bei Pat. mit erhöhtem kardiovaskulärem Risiko.

Alkoholkonsum hat keinen protektiven Effekt auf die Entwicklung einer KHK, von Alkohol ist abzuraten (risikoarmer Alkoholkonsum ist tolerierbar, m <20 g/Tag, w <10 g/Tag). Eine postmenopausale Östrogengabe bei Frauen hat keinen protektiven Effekt!

♥ Postoperativ/postinterventionell (Tertiärprophylaxe): **Lebensstiländerung** durch Beendigung des Rauchens, regelmäßige körperliche Aktivität, Gewichtsreduktion bei Übergewicht, Abbau chronischer Stressbelastungen, konsequente Fettstoffwechselsenkung (mit **Statinen**, Ezetimib, Bempedoinsäure [Nilemdo®] u. PCSK9-Inhibitoren [z.B. Evolocumab, Repatha®] ⇨ Ziel: LDL <70 mg/dl, je niedriger umso besser), Behandlung eines arteriellen Hypertonus (ß-Blocker, ACE-Hemmer, AT1-Rezeptorantagonisten, Kalziumantagonisten, Diuretika ⇨ Ziel: RR <140/90 mmHg), genaue Einstellung eines Diabetes mellitus (Ziel: HbA_{1c} <6,5 %) und **lebenslang ASS 100 mg/Tag**

DD:
- Prinzmetal-Angina = Koronarspasmus (Ther: Kalziumantagonisten)
- Vertebragene Thoraxschmerzen, Schulterschmerzen, TIETZE-Syndrom (Schmerzen am Rippenansatz am Sternum), Pankreatitis, Refluxösophagitis
- Lungenembolie
- Funktionelle Thoraxschmerzen (= psychosomatisch, DACOSTA-Syndrom, Herzangstneurose ⇨ Ausschlussdiagnose)

SCHRITTMACHERTHERAPIE

Syn: Herzschrittmacher, Pacer, ICD-10: Z95.0, Z45.00, Kardioverter (ICD = implantierbarer Cardioverter Defibrillator), ICD-10: Z95.0, Z45.01

Anatomie: Das **Erregungsleitungssystem** des Herzens besteht aus Sinusknoten, AV-Knoten, HIS-Bündel und den beiden TAWARA-Schenkeln in die Ventrikel und den PURKINJE-Fasern in den Ventrikeln.

Ind: Die Indikation für einen Herzschrittmacher/Kardioverter stellt i.d.R. der Kardiologe und wählt hierzu das erforderliche Gerät aus.
- Herzschrittmacher: AV-Blockierungen (Typ II.°/MOBITZ, III.°) mit Frequenz <50/Min. oder Synkopen / synkopalen Anfällen, Bradyarrhythmia absoluta mit Vorhofflimmern, Sick-Sinus-Syndrom, Sinusknotenstillstand, Asystolien durch Karotissinussyndrom
- Kardioverter (ICD): Dilatative oder hypertrophische **Kardiomyopathie** mit rezidivierenden VT (= ventrikulären Tachykardien), maligne tachykarde Kammerarrhythmien und Kammerflimmern als Ursache für Herz-Kreislauf-Stillstände (überlebter "plötzlicher Herztod"), die medikamentös therapierefraktär sind und auch durch Katheterablation od. antiarrhythmische Operation nicht behandelt werden können. Ein atrialer Defibrillator kann bei therapierefraktärem paroxysmalem Vorhofflimmern eingesetzt werden.

Epid:
◊ Der erster Schrittmacher wurde 1958 in Stockholm (in einer Schuhcremedose) implantiert.
◊ In Deutschland werden pro Jahr ca. 95.000 Schrittmacher implantiert.
◊ Erster Kardioverter 1980 in den USA implantiert. Hohe Kosten!, die Kardioverter der neuesten Generation (mit antitachykarder Schrittmacherfunktion sowie der Möglichkeit der programmierten Stimulation und einem Ereignisspeicher) kosten bis zu 25.000,-- EUR

Etlg:
Herzschrittmacher: alle bez. ihrer Funktion kodiert (sog. NBG-Code)
1.Buchstabe: Pacing = **Stimulationsort**: A = Vorhof, V = Ventrikel, D = A+V
2.Buchstabe: Sensing = **Wahrnehmungsort**: A=Vorhof, V=Ventrikel, D = A+V, 0 = keiner
3.Buchstabe: **Funktion**: I = inhibiert, der Schrittmacher stimuliert nur bei nicht genügender Eigenfrequenz, T = getriggert, Schrittmacher registriert die Vorhofaktion und stimuliert die Kammer, D = I+T, 0 = keine Steuerung
Evtl. zusätzliche Buchstaben:
4.Buchstabe: Programmierbarkeit: P = 1-2 Funktionen, M = multiprogrammierbar, R = frequenzvariabel, C = telemetrisch, 0 = nicht
5.Buchstabe: Antitachykarde Funktion: P = Stimulation, S = Schock, D = Stimulation + Schock, 0 = nicht
Häufig gebräuchliche Typen: Zweikammersysteme = **DDD** (nicht bei Vorhofflimmern) und Einkammersysteme = VVI od. AAI
Frequenzadaptive Herzschrittmacher: Diese passen sich dem Organismus an und heben die Herzfrequenz bei Belastung an (Typen: DDDR, VVIR).
Mögliche Steuerparameter: **Bewegung** (Piezokristall), Temperatur, Sauerstoffgehalt des Blutes, pH-Wert des Blutes, Atemfrequenz, QT-Zeit
ICD (= impantierbarer Cardioverter Defibrillator): Energieimpuls zur Terminierung der VT

Diag:
1. Anamnese und klinische Untersuchung, die Indikation stellt i.d.R. der Internist/**Kardiologe** anhand des EKG, Langzeit-EKG usw.
2. Röntgen: Thoraxübersicht zur Op-Planung und nach Schrittmacheranlage zur Kontrolle

Ther: • Konservativ: Bei Arrhythmien Austestung verschiedener Antiarrhythmika mit apparativ induziertem Kammerflimmern (elektrophysiologische Untersuchung) mögl.
Medikation: Antiarrhythmika (s. Innere-Lehrbücher)

• Operativ:
- Perioperative Antibiotikaprophylaxe (z.B. 2,0 g Cefotaxim [Claforan®])
- Herzschrittmacher: in Lokalanästhesie legen einer (bzw. zwei) **transvenös**-endokardialen Elektrode über die V.cephalica, vorschieben bis zum rechten Ventrikel (bei zwei Elektroden, wird die zweite im rechten Vorhof verhakt), Kontrolle der Elektrodenlage unter Durchleuchtung. Verbinden der Elektroden mit dem Schrittmacher-Generator, der subkutan über dem M.pectoralis (meist rechts) implantiert wird. Danach wird der Schrittmacher programmiert (vom Internisten).
- Kardioverter (ICD): Legen transvenös vorgeschobener Elektroden (Elektroden sitzen im re. Vorhof u. Ventrikel) und des Gerätes links pectoral im Bereich über dem li. Ventrikel, alternativ subcutanes Gerät in der li. Axillarlinie u. Elektrode im Bereich des Sternums
Selten anteriore/laterale Thorakotomie od. mediane Sternotomie und anbringen der zwei epikardialen Defibrillationselektroden am Herz, das Steuergerät wird am Oberbauch fixiert. Postoperative Antibiotikaprophylaxe. BÜLAU-Thoraxdrainage.
- Rhythmuschirurgie: Ind: Vorhofflimmern und gleichzeitige Herz-Op aus anderem Grund (z.B. Klappenfehler) ⇨ MAZE-Op (multiple Inzisionen im Vorhof) od. interventionelle Hochfrequenz-, Mikrowellen od. Kryoablation im Vorhof, ggf. postop. dann zusätzlich Schrittmacher erforderlich.

Prog: Op-Risiko bei transvenöser Schrittmacherimplantation nahe 0 %.
Bei der Kardioverter-Implantation mit Thorakotomie ist das Risiko höher (perioperative Mortalität 1-9 %).

Kompl: * Plötzlicher Herztod

Op: * Hämatom, Hämato-/Pneumothorax, Läsion des Plexus brachialis, arterielle Fehlpunktion
* Wundheilungsstörungen, Geräteinfektion
* Phlebothrombose der V.subclavia
* **Elektrodendislokation** im Herz
* Wandern des Aggregates, innerer Dekubitus bis zur Weichteilperforation, Twiddler-Syndrom = Rotation des Schrittmachers in der Aggregattasche ⇨ Elektrodendislokation
* Zuckungen des M.pectoralis oder des Diaphragmas
* Kardioverter: kurzer, starker Schmerz während einer Kardioversion/Defibrillation

techn.: * Elektrodenkabelbruch, Diskonnektion der Elektrode am Gerät
* **Frühzeitige Batterieerschöpfung**, normale Laufzeiten sind 7-10 J. ⇨ es wird immer der gesamte Schrittmacher-Generator gewechselt (die Elektroden bleiben)

Proph: ♥ Kontrolle der Schrittmacherfunktion in 6-monatigem Abstand durch den Kardiologen
♥ Op: bei implantierten Schrittmachern Vorsicht bei elektrischen Manipulationen (z.B. mit einem Elektrokauter), keine MRT-Untersuchungen am Patienten, Handy-Verbot

PERIKARDERKRANKUNGEN

Etlg: # Akute infektiöse Perikarditis, ICD-10: I30.1
Herzbeuteltamponade, ICD-10: I31.9
Chronische Perikarditis ⇨ Constrictio pericardii, ICD-10: I31.1

Ät: - Akut: bakterielle oder virale Perikarditis, urämischer Perikarderguss, nephrotisches Syndrom, stumpfes od. penetrierendes Thoraxtrauma, **Herzbeuteltamponade** durch Herzwandruptur (Hämoperikard), Herzoperation, Antikoagulanzientherapie
- Chronisch: konstriktive Perikarditis häufig als Folge einer akuten Perikarditis (bakteriell, viral,

urämisch, >3 Monate), idiopathisch, neoplastisch, rheumatisch oder tuberkulös bedingt bis hin zur Pericarditis calcarea (sog. Panzerherz)

Path: Herzbeuteltamponade (>200 ml) od. konstriktive Perikarditis ⇨ Erhöhung des Drucks im Herzbeutel ⇨ vermindert die diastolische Füllung der Kammern + Stau vor dem Herzen ⇨ **Minderung des Schlagvolumens** und zusätzlich Kompression der Koronararterien ⇨ Minderperfusion des Myokards, myokardiale Atrophie

Klin:
⇒ **Einflussstauung** (gestaute Jugularvenen), Kreislaufstörung mit Tachykardie und Hypotonie, Tachy- u. Dyspnoe, retrosternale Schmerzen mit Verstärkung im Liegen, Fieber
⇒ Hepatomegalie, Stauungszirrhose der Leber (Cirrhose cardiaque, Muskatnussleber), Aszites
⇒ Akut: Kardiogener Schock und Asystolie mögl., paradoxer Puls (bei Inspiration schwindender Puls)

Diag:
1. Anamnese und klinische Untersuchung: **leise Herztöne**, perikarditisches Reibegeräusch (Lokomotivgeräusch), Einflussstauung
2. Röntgen: Thorax ⇨ Verbreiterung des Herzens (Bocksbeutelform), bei Pericarditis calcarea Kalkschatten um das Herz erkennbar
3. Echokardiographie: Flüssigkeit im Perikardraum, eingeschränkte ventrikuläre Pumpfunktion (verminderte Wandbewegung)
4. EKG: Niedervoltage, je nach Schwere ST-Hebung, T-Abflachung, T-Negativierung
5. ZVD: erhöht
6. Herzkatheter: Dip-Plateau-Phänomen (frühdiastolischer Abfall) im Druckverlauf des re. Ventrikels

Ther:
- Konservativ: Akut: **Perikardpunktion**, sonographisch gesteuert vom Xiphoid aus und Behandlung der Grunderkrankung, Intensivüberwachung
- Operativ: Ind: Thoraxtrauma mit Verletzung des Herzens, chronische Perikarderkrankung bei eingeschränkter Herzfunktion
  - Trauma: Thorakotomie, Blutstillung und Übernähen des Defektes
  - Chronisch: bei rezidivierendem Erguss **Perikardfensterung** (auch thorakoskopisch mögl.), bei konstriktiver Perikarditis **Dekortikation** durch Perikardresektion über dem re. u. li. Ventrikel

Prog: Gut, durch Dekortikation od. Perikardfensterung in 80 % d.F. Besserung der Herzfunktion, Op-Letalität 2 %

DD:
- Traumatisch: Herzkontusion ohne Tamponade, Aortenruptur
- Perikardzyste, Perikardtumoren
- Perimyokarditis, Myokarditis, Herzinfarkt
- Aseptische Perikarditis als Postmyokardinfarktsyndrom (DRESSLER-Syndrom) nach Herzinfarkt od. Postkardiotomiesyndrom (Syn: Postkommissurotomiesyndrom) nach Herzeingriffen ⇨ wahrscheinlich autoimmunologisch bedingt, Ther: Glukokortikoide

HERZTUMOREN

Ät:
- **Primäre Herztumoren** (vom Perikard, Myokard oder Endokard ausgehend):
  Benigne: **kardiales (linksatriales) Myxom,** Lipom, papilläres Fibroelastom (an den Herzklappen), Rhabdomyom, Fibrom, Hämangiom, Teratom, Hamartom, Mesotheliom
  Maligne: Rhabdomyosarkom, Fibromyosarkom, Fibrosarkom, (Häm)angiosarkom, maligne Teratome
- **Sekundäre Herztumoren:** Metastasen (insb. Mammakarzinom u. Lungentumoren), Non-Hodgkin-Lymphome

Path:
- Inzidenz: sehr selten, machen nur 0,05 % aller Tumoren des Menschen aus

- 75 % **benigne** (davon 50 % Myxome), ca. 25 % maligne
- Im Kindesalter eher Rhabdomyome, Erwachsene eher Myxome (Prädisp.alter: 50. Lj.)

Klin: ⇒ Allgemein: Herzrhythmusstörungen, Herzklappenstenosen bei Verlegung d. Herzklappen, Myokardischämie bei Verlegung der Koronararterienostien (Fibroelastom der Aortenklappe), Lungenödem, Synkopen (z.B. durch Verlegung der Mitralklappe), akutes Kreislaufversagen bis hin zum plötzlichen Herztod

⇒ Rechtsherzinsuffizienz, Einflussstauung bei Rechtsherzbeteiligung

⇒ Myxome: (zu 75 % im **linken Vorhof** (Fossa ovalis) lokalisiert) ⇨ Gefahr arterieller **Embolien** (insb. in die Hirnarterien u. Retinagefäße), Lungenstauung und Dyspnoe durch Vorhofverlegung

⇒ Familiärer Myxomkomplex (aut.-dom. vererbt) mit kutanen Myxomen, Mamma-Fibroadenomen, Nebennierendysplasie, Hoden- u. Hypophysentumoren

Diag: 1. Anamnese (Embolie) und klinische Untersuchung: Bei Beeinträchtigung der Klappenfunktion ⇨ Herzgeräusche, "tumor-plop" nach dem 2. Herzton
2. **Echokardiographie**, insb. auch transösophageal (TEE)
Die kindlichen Herztumoren werden manchmal bereits intrauterin beim Organultraschall in der Schwangerschaft entdeckt. Dann auch genetische Diagnostik indiziert.
3. Bildgebung: CT oder **MRT** (mit dem MRT ist eingeschränkt eine Gewebedifferenzierung mögl.), ggf. Koronarangiographie und Ventrikulographie (maligne Gefäßformationen, gleichzeitige Klappenfehler oder KHK?)

Ther: • Operativ: Ind: nach Diagnosestellung unverzügliche Op., wegen meist progredientem Wachstum und Gefahr der Embolien
- Mediane Sternotomie, Einsatz der Herz-Lungen-Maschine mit kardioplegischem Stillstand in Hypothermie, transseptaler oder linksatrialer Zugang in das Herz
- Vorhofmyxom: Exstirpation des Tumors unter Mitentfernung des tumorbasisnahen Vorhofseptums ⇨ anschließend Naht oder Decken des Defektes mit einem Dacron-Patch. Bei Infiltration v. Herzklappen plastische Korrektur oder Klappenersatz
- Ist eine Tumorresektion funktionell nicht mögl., dann Herztransplantation

• Leitlinie: Herztumoren im Kindesalter, S2k v. 11/2019 (AWMF Registernummer 023-028)

Prog: Op-Letalität 3 %, die malignen Herztumoren haben eine schlechte Prognose.

Kompl: * Bei intrakavitären Tumoren Gefahr von Embolien durch Thrombusbildung an der Oberfläche der Tumoren
* Bei Myxomen liegt in 5-10 % d.F. ein CARNEY-Komplex vor (aut.-dom. erblich, mit Weichgewebsmyxomen, Schwannomen, endokriner Überfunktion, Schilddrüsenkarzinom)

Op: * Schrittmacherpflichtige Herzrhythmusstörungen
* Tumorrezidiv (⇨ jährliche echokardiographische Kontrollen)

DD: - Kardiomegalie, wandständige kardiale Thromben, bakterielle Endokarditis mit Vegetationen
- Perikardzysten
- Herzbeuteltamponade: >200 ml ⇨ Klin: Einflussstauung, EKG-Niedervoltage, Dyspnoe, Herzinsuffizienz, Tachykardie; Ther: Punktion (s.o.)

HERZTRANSPLANTATION

Syn: HTx, engl. heart transplantation, ICD-10: Z94.1

Ind: - Allgemein: **finale myogene Herzinsuffizienz** (= hochgradige linksventrikuläre Insuffizienz [Ejektionsfraktion <20 %], z.B. nach fulminantem Herzinfarkt, Ruhedyspnoe = NYHA-Stadium IV)

- Nicht mehr therapierbare **KHK** (Stad. CCS IV), dilatative **Kardiomyopathie**, nach **Myokarditis** mit größerem Myokarduntergang, komplexe ventrikuläre Arrhythmien
- Pulmonale Hypertonie (rechtsventrikuläre Auswurffraktion <30 %, dann kombinierte Transplantation von Herz und Lunge indiziert)
- Angeborene Herzfehler (bei Kindern, z.B. hypoplastisches Linksherzsyndrom, pulmonale Hypertonie, hypoplastische Lungenarterien)

K-Ind:
- **Fortgeschrittene Zweiterkrankung**, wie nicht kurable Malignome, Systemerkrankungen (z.B. Amyloidose), schwere Nierenerkrankungen, akute gastrointestinale Erkrankungen, schwere AVK od. schwere zerebrale Durchblutungsstörungen
- **Chronische Infekte** (K-Ind. wegen der postop. notwendigen immunsuppressiven Therapie), z.B. HIV-Infektion, **akute Infekte** mit Zytomegalie, Mononukleose, Varizellen, Herpes, Toxoplasmose od. Mykoplasmen
- **Nicht kooperativer Pat.**, z.B. bestehende Nikotin-, Alkohol- oder Drogenabhängigkeit
- Lungenembolie in den letzten 4 Wochen, fixierte pulmonale Hypertonie (pulmonaler Strömungswiderstand >240 dyn*sec*cm^{-5})

Epid:
- ◊ Erste Herztransplantation 1967 durch BARNARD in Kapstadt, weltweit wurden bisher über 60.000 Herztransplantationen durchgeführt, jährlich ca. 2.500 Transplantationen weltweit.
- ◊ Im Jahr 2022 wurden in Deutschland 358 Herzen an 18 Transplantationszentren transplantiert, davon ca. 30 bei Kindern und Jugendlichen. Der Bedarf in Deutschland beträgt ca. 500 Herzen pro Jahr.

  Warteliste: z.Zt. ca. 700 Patienten, Wartezeit: ca. 2 J., **1/3 der Pat. verstirbt** während der Wartezeit auf ein Spenderorgan! Aufgrund des Spenderorganmangels werden auch kaum noch „elektive“ Transplantationen durchgeführt, sondern nur noch dringliche (HU-Fälle = high urgency, 90 % d.F.). Die Einstufung als HU-Fall erfolgt auf Antrag der behandelnden Ärzte durch Eurotransplant in Leiden/Niederlande.
- ◊ Alter: Häufigkeitsgipfel 50.–65. Lj.
- ◊ Kosten: 45.-80.000 Euro für die Transplantation

Diag:
1. Indikation zur Transplantation bei Spender (s.o, Kap. Transplantation) und Empfänger, möglichst **ähnliche Größe** und Gewicht von Spender u. Empfänger
2. Labor: ABO-Blutgruppengleichheit zwischen Spender u. Empfänger
3. Umfangreiche Op-Vorbereitungen zum Ausschluss von Infektionen oder Zweiterkrankungen mit Bildgebung: CT-Thorax/Abdomen/Schädel, Labor/Infektionsserologie, Lungenfunktionstest, Ausschluss eines Fokus im Zahn- und HNO-Bereich

Ther:
- Vorübergehende Notfallversorgung bei terminaler Herzinsuffizienz: Druckluftgesteuertes *extrakorporales Kunstherz* (nur an einigen Zentren mögl., indiziert wenn die gesamte Herzfunktion = re. + li. übernommen werden muss) od. implantierte *Linksventrikelpumpe* (**LVAD** = left ventricular assist device. Dieses wird herznah implantiert. Einfluss am li. Ventrikel, Ausfluss an die Aorta angeschlossen, die elektrische Versorgungsleitung, sog. Driveline wird abdominell ausgeleitet, die Steuerung und Akkus hängt sich der Pat. um) zur Überbrückung der Zeit bis zur Transplantation (ICD-10: Z99.4). Dies ist heute wegen des Spenderorganmangels leider zunehmend erforderlich. Der Aufwand ist allerdings erheblich und Kompl. sind Blutgerinnsel, Apoplexie, Blutungen, Infektion, Geräteversagen.

  Weitere Notfallverfahren waren eine Cardiomyoplastie (Verpflanzung des M.latissimus dorsi zirkulär um das Herz zur Unterstützung des insuffizienten Herzens + Schrittmachers am Muskel zur herzschlagsynchronen Stimulation). Auch die Resektion von nicht mehr kontraktilem Myokard/Narbe/Aneurysma des linken Ventrikels (LV-Reduktion, sog. BATISTA-Op od. modifiziert als DOR-Ventrikelrekonstruktion) wird nicht mehr empfohlen. In Studien wird noch erprobt, die linksventrikuläre Dilatation durch ein über das Herz gestülptes elastisches Netz zu vermindern (passive Kardiomyoplastie). Alle Verfahren haben ein hohes Op-Risiko und letztlich keinen Langzeiterfolg und werden daher kaum angewendet.
- Explantation am Spender: Organentnahme, Kardioplegie mit 4 °C kalter Lösung und Konservierung (z.B. in Euro-Collins-Lösung) und Kühlung mit Eiswasser, unverzüglicher Transport, Ischämiezeit max. 6 Std. In Erprobung ist ein OCS (organ care system), bei dem das entnommene Herz an eine Maschine angeschlossen und mit Spenderblut perfundiert wird (damit Transportzeit dann bis 24 Std. mögl.).
- Implantation:
  - Zugang mediane Sternotomie, perioperative Antibiotikaprophylaxe (Cephalosporin)

- Explantation des Herzens des Empfängers unter Einsatz der HLM. Hinterwand der Vorhöfe, Tr.pulmonalis und Aorta bleiben erhalten
- **Orthotope Implantation** (= an der Stelle des alten Herzens) des Spenderherzens mit Anastomose beider Vorhöfe (Naht auf die belassene Hinterwand der Vorhöfe des Empfängers = biatriale Technik) oder nur des li. Vorhofes und der re. Vorhof auf die beiden Vv.cavae (= bicavale Technik) und End-zu-End-Anastomose von Tr.pulmonalis u. Aorta, passagerer Schrittmacher für ca. 8-10 Tage
- Evtl. auch kombinierte Transplantation von Herz und Lunge
- Selten auch heterotope auxiliäre Herztransplantation (sog. Huckepack-Herz), das bisherige Herz verbleibt und erholt sich ggf. durch die Unterstützung des Spenderherzens

- Nachbehandlung:
  Immunsuppression mit Calcineurininhibitor Tacrolimus (Prograf®) + Purinsyntheseantagonist Mycophenolatmofetil (CellCept®) od. Azathioprin (Imurek®) oder mTOR-Inhibitor Everolimus (Certican®) + Kortikosteroide (orales Glukokortikoid Prednisolon, nur in den ersten 6-12 Mon. und bei drohender Abstoßungsreaktion). Zusätzlich Prophylaxe mit Statinen (beugt einem chronischen Transplantatversagen vor) u. ASS 100 sowie gute Blutdruckeinstellung (ggf. Ca-Antagonisten od./u. ACE-Hemmer).
  Bei akuter Abstoßungsreaktion: i.v. Kortikosteroide + Antithymozytenglobulin (ATG = Immunglobuline gegen T-Lymphozyten) od. monoklonale Antikörper gegen T-Lymphozyten (OKT3). Das Antithymozytenglobulin wird teilweise auch als Induktionstherapie zusätzlich zu Beginn der Immunsuppression gegeben.
- Infektprophylaxe: für die Dauer der Kortikoidtherapie Amphotericin/Nystatin gegen Pilzinfektion, Cortimoxazol gegen Pneumocystitsinfektion für 1 Jahr, Valganciclovir gegen CMV-Infektion für 3 Mon.
- Nachkontrollen: Tacrolimusspiegel im Blut, Nieren- und Leberwerte, BZ, Donorspezifische HLA-Antikörper, PCR auf EBV- u. CMV-Infektion, Körpergewicht, Echokardiographie, LZ-EKG, LZ-RR
  Bei V.a. beginnende Abstoßung Labor mit Troponin T, BNP/NT-proBNP, CK/CK_{MB}, Echokardiographie, ggf. transvenöse Endomyokard-Transplantatbiopsie (über re. V.jugularis) an der re. Herzspitze (⇨ mononukleäre Zellinfiltrationen?)
  Neue Methode: Implantation eines telemetriefähigen Schrittmachers bei der Transplantation und damit Überwachung des intramyokardialen Elektromyogramms (IMEG) ⇨ Abfall der QRS-Amplitude über mehrere Tage zeigt beginnende Abstoßung an.
- Psychosomatische Betreuung des Patienten (und seiner Angehörigen) in allen Phasen des Transplantationsprozesses.
- Leitlinie: Herztransplantation im Kindesalter u. bei Erwachsenen mit angeborenen Herzfehlern, S2k v. 11/2019 (AWMF Registernummer 023-046)
- Selbsthilfegruppen: Herztransplantation Südwest e.V., Albert-Ludwig-Grimm-Str. 6, 69469 Weinheim, Internet: www.herztransplantation.de u. www.kinderherzliga.de

Prog: 1-Jahres-Transplantatfunktionsrate **80 %**, 5-JÜR 70 %, 10-JÜR 50 %, Op-Letalität 5-10 %. Die Letalität einer (zu spät entdeckten) Abstoßungsreaktion beträgt 8 % ⇨ regelmäßige Kontrollen als Prophylaxe wichtig (insb. in den ersten 3 Jahren nach Tx).

Kompl:
* Infektionen, postoperatives Multiorganversagen
* Akute Abstoßungsreaktion (Rejektion): typische QRS-Veränderungen im EKG, mononukleäre Zellinfiltrationen im interstitiellen Myokardbindegewebe, blastäre basophile Lymphozyten im Blut, Klin: Grippeähnliche Allgemeinsymptome, Dyspnoe, Tachykardie, Blutdruckabfall
* Chronische Abstoßungsreaktion (Rejektion): manifestiert sich insb. an den Koronargefäßen (ohne Schmerzen) als **Transplantat-Atherosklerose** (Synonyme: Graft-Atherosklerose, Transplantat-Vaskulopathie) ohne Angina-pectoris-Symptomatik (wegen der operativen Denervierung)
* Immunsuppression: Infektanfälligkeit, Knochenmarkdepression, Magen-Darm-Ulzera, Ciclosporin-Nephro-/Hepatotoxizität, arterielle Hypertonie, diabetische Stoffwechsellage, Hypercholesterinämie, Osteoporose
  Zunahme der Inzidenz maligner Tumoren (10- bis 100fach höheres Risiko, insb. für Lymphome, Plattenepithelkarzinom der Haut u. KAPOSI-Sarkom), Risiko nach 10 J. 10 %

MAMMACHIRURGIE

Anatomie

Lok: Die Mammae (Syn: Brust- oder Milchdrüsen) liegen jeweils von der 2.-3. bis 6.-7. Rippe und von der vorderen Axillar- bis zur Parasternallinie. Verschieblich verbunden sind sie mit der Faszie des M.pectoralis maj., evtl. auch mit der Faszie des M.serratus ant. (als Lobus axillaris bei sehr großer Brust). Die Entwicklung der Brustdrüse erfolgt vornehmlich in der Pubertät (Mammogenese) durch den Anstieg der ovariellen Hormone.
Gewicht (nach der Pubertät): 150-400 g, in der Schwangerschaft bis 600 g, beim Stillen bis 800 g.

Aufbau: aus 2 Teilen: Drüsenkörper und Fett-Bindegewebs-Körper

- **Drüsenkörper:** 15-20 bindegewebig getrennte, radiär angeordnete Lappen (Lobus) mit je einem Milchgang (Ductus lactiferus). 1 Lobus besteht wiederum aus 10-15 Lobuli mit 10-15 Ductuli. 1 Lobulus (Drüsenläppchen) besteht aus 20-40 Azini (beerenförmige Drüsenendstücke) mit den Alveolen (bilden die Milch). Alveolen und Azini haben Myoepithelzellen, die sich durch Oxytocin-Stimulation (vor allem durch den Saugakt) kontrahieren können.
- **Fettkörper:** umhüllt die Drüsenlappen, fehlt unter dem Warzenhof und nimmt im Laufe des Lebens zu.
- **Bindegewebe:** um die Lappen u. Läppchen, von Nerven und Gefäßen durchzogen. Das Bindegewebe ist sehr hormonsensibel (⇨ prämenstruelles Syndrom mit Brustspannen bei nachlassender Gestagenwirkung). Die großen Septen um die einzelnen Drüsenlappen geben Stabilität (sog. COOPER-Ligamente).

Brustwarze (Syn: **Mamille**, Papilla mammae): vom pigmentierten Warzenhof (**Areola** mammae) umgeben, mit Duft- (Glandulae areolares, MONTGOMERY-Drüsen), Schweiß- und Talgdrüsen. Glatte Muskulatur zur Erektion der Brustwarze für den Saugakt.
Vor der Mamille erweitern sich die Milchgänge zu Milchsinus (Sinus lactiferus), verengen sich dann wieder und münden dann an der Spitze der Brustwarze (einige Lobi haben auch einen gemeinsamen Ausführungsgang) und sind als kleine Vertiefungen sichtbar.

Arterien:
- **Medial:** Rami mammarii mediales (hauptsächlich aus dem 2. u. 3. ICR) aus der A.thoracica interna (Syn: A.mammaria int., aus der A.subclavia)
- **Lateral:** Rami mammarii laterales der Thoraxarterien aus dem Stromgebiet der A.axillaris (v.a. A.thoracica lat. und A.thoracodorsalis)
- **Basis:** Interkostalarterien

Die med. u. lat. Arterien verlaufen konzentrisch im subkutanen Fettgewebe und anastomosieren um dem Warzenhof und unter dem Warzenhof.

Venen: Warzenhof mit Plexus venosus areolaris. Verbindung zwischen subkutanen und tiefen Venen. Abfluss zur V.thoracica interna, Vasa thoracica lateralia und evtl. zu Bauchwandvenen (V.thoracoepigastrica) und nach kranial zur V.jugularis externa.

Nerven: Rami cutanei laterales et anteriores aus den Interkostalnerven (hauptsächlich 2.-6.) und vom Hals aus die sensiblen Nn.supraclaviculares des Plexus cervicalis.

Lymphabfluss:

⇒ zur Axilla (Level I-III): Nll.pectorales, interpectorales, axillares centrales u. apicales (infraclaviculares) und weiter nach supraklavikulär, zervikal

⇒ entlang der A.mammaria int. zu parasternalen u. mediastinalen Lk (und weiter entlang den Rippen zum Duct.thoracicus vor der Wirbelsäule)

⇒ zur kontralateralen Brustseite (über die Nll.interpectorales)

Das **axilläre Gebiet** ist am wichtigsten für das Mamma-Ca ⇨ am häufigsten betroffen, bei der Op. leicht zugänglich. Es besteht aus ca. 30-60 Lk; wichtigste Gruppe = Level I (lat. des lateralen M.pectoralis-Randes), durchschnittlich 12 Lk ⇨ als erste u. häufigste Station von Metastasen befallen (erster Lk = *Sentinel-Lk*). Entfernung dieser Lk bei der Op. v.a. aus prognostischen Gründen und zur Festlegung der weiteren Therapie.

Physiologie

Laktation: Die Milchproduktion und -sekretion in den Zellen der Alveolen/Acini und den terminalen Gängen sowie die Exkretion durch die Myoepithelzellen ist hormonabhängig:
Durch den abrupten Abfall der Plazentahormone + Anstieg des Prolaktin kommt es zum Milcheinschuss. Für 2-3 Tage post partum wird die Vormilch = **Kolostrum** sezerniert.

- **Prolaktin** (aus Adenohypophyse): Vorbereitung (Laktogenese) und Aufrechterhaltung der Milchsekretion (Galaktogenese und Galaktopoese)
- **Oxytocin** (Sekretion aus der Neurohypophyse, Produziert in Hypothalamuskerngebieten): Ausschüttung v.a. auf taktilen Reiz an der Mamille ⇨ Kontraktion der Myoepithelzellen der Ausführungsgänge der Mamma ⇨ Entleerung der Milch (Galaktokinese)
- Östrogen, HPL (human placental lactogen): Stimuliert die Drüsenepithelproliferation
  Gestagen: Fördert die Sekretionsbereitschaft

Allgemeine Untersuchung der Brust

Allgemein: alle Befundangaben werden immer mit der Angabe des Quadranten versehen

Inspektion: Haltung ⇨ Arme locker hängen lassen, Arme über Kopf, Arme in die Hüfte gestemmt

Größe und Form: Ein Tumor kann sowohl eine Verkleinerung als auch eine Vergrößerung bewirken, wichtig ist der Seitenvergleich und anamnestische Angabe.

Oberflächenkontur: Einziehung, Abflachung, Hautverfärbung, Knötchenbildung, Apfelsinenhaut durch Ödematisierung, Vermehrte Venenzeichnung.

Mamille: Lageveränderung, Ekzem, Pro- oder Retraktion, Sekretion.

Palpation: Mit der flachen Hohlhand von außen nach innen palpieren. Normale Konsistenz nimmt von lateral nach medial ab. Verschieblichkeit der Haut über dem Drüsenkörper und der Lk in der Achselhöhle sowie supraklavikulär überprüfen.

KONGENITALE ANOMALIEN DER MAMMA

Bestehen schon von Geburt an oder mit der Pubertät auftretend.

Athelie: Fehlen einer oder beider Brustwarzen ⇨ Ther: ggf. kosmetischer Ersatz (von der Gegenseite, mit einer Schamlippe od. Tätowierung)

Amastie: Fehlen einer oder beider Mammae (= Aplasie) ⇨ Ther: Prothesen-Implantation bei psychischer Belastung

POLAND-Symptomenkomplex: einseitige Hypo- od. Aplasie der Mamille od. Mamma und des M.pectoralis, Hypo- od. Aplasie der gleichseitigen Niere, homolaterale Syndaktylien der Hand (pathogenetisch durch frühembryonalen Verschlusses einer A.subclavia bedingt)

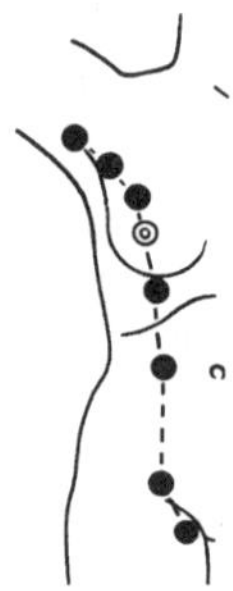

Anisomastie: unterschiedliche Größe beider Mammae ⇨ Ther: bei Beschwerden (v.a. psychische Beeinträchtigung) Mammareduktionsplastik einer Seite od. Brustaufbau der kleineren Seite

Hohl-, Spalt- u. Flachwarzen: stellen evtl. ein Stillhindernis dar

Polythelie: überzählige Brustwarzen (entlang der sog. Milchleiste, diese geht von der Axilla bis zur Vulva, beim Mensch ist normalerweise nur das 4. Drüsenpaar der Säugetiere ausgebildet, s. Abb.), Häufigkeit: 1-5 % der Frauen

Formen: Polythelia areolaris = zusätzlicher Warzenhof ohne Mamille und Drüsengewebe, Polythelia mamillaris = zusätzliche Mamille, Polythelia completa = zusätzliche Mamille und Areola (ohne Brustdrüsengewebe), Lok: meist Axilla od. ober-/unterhalb der Grenze der Mamma
Ther: Entfernung aus kosmetischen Gründen

Polymastie: meist an einer Stelle im Bereich der Milchleiste
Mamma aberrans (Polymastia glandularis): zusätzliches heterotopes Drüsengewebe (meist in Verlängerung des oberen äußeren Quadranten/Axilla od. Vulva) ohne Mamille
Polymastia completa: rudimentäre, komplette zusätzliche Mammae (Mamille, Areola + Drüsengewebe)
Klin/Kompl: während der Schwangerschaft/Stillperiode Anschwellung, Sekretverhaltung, Mastitis
Ther: Entfernung aus kosmetischen Gründen und wegen des erhöhten Entartungsrisikos

WACHSTUMSBEDINGTE FEHLBILDUNGEN

Mikromastie (= Mammahypoplasie): meist beide Mammae betroffen
Ät: konstitutionell bedingt, juvenile Hypoplasie, extremes Untergewicht (Anorexie), Adrenogenitales Syndrom, ULLRICH-TURNER-Syndrom, Pseudohermaphroditismus, involutionsbedingte Hypoplasie nach längerem Stillen

Ther: bei psychischer Belastung ggf. Augmentationsplastik mit Silikoneinlage (kosmetische Op.)
Kompl. der Op: fibröse Kapselschrumpfung, Silikonleckage

Makromastie (Gigantomastie): Größenzunahme einer oder beider Brüste über das dem Alter entsprechende Maß hinaus (Brustvolumen >800 ml).
Ät: Pubertätsmakromastie, Graviditätsmakromastie

Kompl: sekundäre gewichtsbedingte Wirbelsäulenbeschwerden, erosive Infektionen in der Submammarfalte

Ther: Mammareduktionsplastik; ist die Brust sehr groß, muss zusätzlich die Mamille nach oben transplantiert werden (inferiore Technik od. als freie Mamillentransplantation, Schnittführung s. Abb. Bei der inferioren Technik bleibt auch die Stillfähigkeit erhalten).

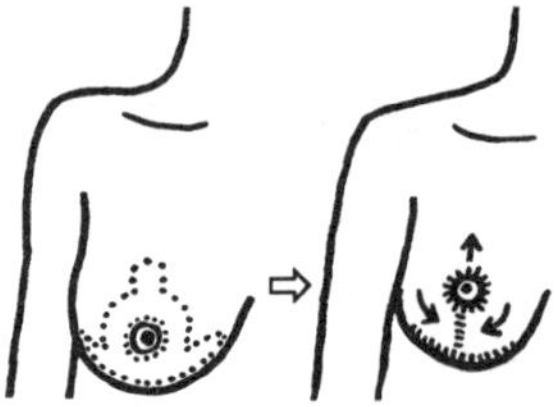

Mammareduktionsplastik

Mastoptose: "Hängebusen" (bei Adipositas, Bindegewebeschwäche und Drüsenatrophie im höheren Alter) ⇨ Mammareduktionsplastik

MASTITIS

Syn: Mastadenitis, Mammaentzündung, Entzündung der Brustdrüse, Mastitis non-puerperalis, ICD-10: N61; Mastitis puerperalis (= im Wochenbett), ICD-10: O91.2
Thelitis (= Entzündung nur der Brustwarze), ICD-10: N61

Ät:
- Wochenbett oder beim Stillen (begünstigt durch Milchstau, Rhagaden der Mamille/Areola, ungenügende Stillhygiene, Übertragung von Keimen aus dem Nasen-Rachenraum des Neugeborenen) = **Mastitis puerperalis** (ca. 70 % der Mastitiden)
- Sekretstau bei Hyperprolaktinämie
- Verletzungen der Brust oder Mamille, Piercing der Brustwarze, Ekzem der Warze = Mastitis nonpuerperalis
- Prädisp.: Zigarettenrauchen

Path:
- ♦ **Aszendierende Infektion** über das Milchgangssystem oder über Risse an der Brustwarze (durch Saugakt ⇨ Entzündung der Brustwarze = **Thelitis**), dann ins Parenchym über die **Lymphbahnen** ausbreitend
- ♦ Keime: meist **Staph. aureus**, selten Proteus, Bacteroides, E.coli, Pyocyaneus od. Mischinfektion. Tuberkulose, Mykosen od. Parasiten sind in Deutschland extrem selten.

Epid:
- ◊ Prädisp.alter: 20.-30. Lj. und 50.-60. Lj.
- ◊ Eine Mastitis puerperalis entwickelt sich bei ca. 1 % der Wöchnerinnen und ist eine der häufigsten Komplikation des Wochenbettes, meist 1-2 Wo. nach der Geburt

Klin:
- ⇒ Derbe druckempfindliche Infiltration tastbar
- ⇒ Schmerz, Schwellung, Rötung, Überwärmung der Brust, schmerzhafter Stillvorgang
- ⇒ **Fieber**, Schüttelfrost, frühzeitige **axilläre Lk-Schwellung**
- ⇒ Später tastbare Fluktuation bei Gewebeeinschmelzung (= mastitischer Abszess), evtl. gelblich-eitrige Mamillensekretion

Diag:
1. Anamnese und klinische Untersuchung
2. Sonographie: Einschmelzungen, Abszesse

3. Labor: Blutbild, BSG, CRP
4. Mikrobiologische Untersuchung + Antibiogramm von Abszesspunktaten

Ther:
- Konservativ: bei Thelitis lokale Salbenbehandlung (z.B. Dexpanthenol, Bepanthen®) Mastitis puerperalis: Kühlung (z.B. mit Quark) und Ruhigstellung der Brust (Abpumpen der Milch, Hochbinden der Brust), mit der nicht betroffenen Brust weiterstillen
  Med: Antiphlogistika (Ibuprofen), **Antibiose**: penicillinasefestes Penicillin, z.B. Flucloxacillin (Staphylex®) oder Erythromycin, bei non-puerperaler Form mit Cotrimoxazol od. einem Cephalosporin + Metronidazol bzw. gezielt nach Antibiogramm
- Kann mit den kons. Maßnahmen eine Abszessbildung nicht verhindert werden, dann im Spätstadium: Förderung der Einschmelzung durch Wärme (Rotlicht) ⇨ dann operative Abszessspaltung
- Operativ: Ind: Spätstadium (Abszessbildung)
  - Abszessspaltung durch **radiäre Inzision** (Schonung der Milchgänge)
    Bei retromammärer Lokalisation Zugang über BARDENHEUER-Bogenschnitt (in der submammären Falte)
  - Evtl. Spülung/Instillation mit antiseptischer Lösung, **Drainage** der Abszesshöhle
  - Ggf. Nekrosenabtragung

Kompl:
- Einschmelzung und **Abszessbildung**: intramammärer (glandulärer) Abszess, retromammärer Abszess, Subpektoralphlegmone, subkutaner (präglandulärer) Abszess, paramammärer Abszess, MONTGOMERY-Abszess (= Furunkel einer Talgdrüse der Areola mammae)
- Nekrotisierung von Drüsengewebe
- **Rezidive** od. chronische Mastitis mit **Fistelbildung** (insb. bei Raucherinnen) ⇨ Ther: operative Entfernung des Fistelganges, bei weiterem Rezidiv: Resektion des retroareolären Milchgangbündels
- Tuberkulose: Fistelbildung ⇨ Ther: Fistelspülungen, Antituberkulotika

Proph: ♥ Hygiene beim Stillen beachten, richtige Stilltechnik, ggf. Stillhütchen zur Schonung der Mamillen benutzen

DD:
- Mastopathie, granulomatöse Mastitis (autoimmunologisch)
- Thrombophlebitis der Brust
- Tuberkulöse Mastitis (mit Fisteln und livider Verfärbung, ausgehend von einer Lungen-TBC hämatogen gestreut oder per continuitatem von den Rippen übergreifend)
- Tumoren der Brustdrüse (insb. bei chron. Abszessen mit geringen Entzündungszeichen), Morbus PAGET (ekzematöse Veränderung der Brustwarze mit Carcinoma in situ in den Milchgängen), inflammatorisches Mammakarzinom

GYNÄKOMASTIE

Def: Abnorme Größenzunahme einer oder beider männlicher Mammae durch Drüsen- und/oder Fettgewebshypertrophie, ICD-10: N62

Ät:
- **Idiopathisch** (ca. 50 % d.F.)
- Hormonell (Östrogenüberschuss, Androgenmangel): KLINEFELTER-Syndrom (47,XXY), testikuläre Feminisierung (Organresistenz gegen Testosteron), REIFENSTEIN-Syndrom (Pseudohermaphroditismus), Hypothyreose, Kastration, Hodenatrophie, hormonbildende Hodentumoren (Chorionkarzinom, SERTOLI-Zelltumor, LEYDIG-Zelltumor), Hypophysentumoren (mit gesteigerter Sekretion von Prolaktin od. Gonadotropinen), Akromegalie, NNR-Tumoren, Androgenrezeptordefekt
- Leberzirrhose (vermehrte Östrogenkonversion aus Testosteron/Androstendion), Hungerdystrophie, chron. Hämodialyse

- Paraneoplastisch (Bronchial-Karzinom), bei BASEDOW-Krankheit, myotoner Dystrophie
- Medikamentös: Spironolacton, Herzglykoside (Digitalis), α-Methyldopa, Reserpin, Meprobamat, Phenothiazin
  Hormontherapie: Östrogene (Ther. bei Prostatakarzinom), Testosteron, HCG
  Doping mit **Anabolika** bei Sportlern! (Bodybuilder, Leistungssportler)
- Physiologische Gynäkomastie: Neugeborenenperiode, **Pubertät**, Senium

Etlg: # Echte Gynäkomastie: hormonabhängige Vergrößerung des Brustdrüsenparenchyms
Falsche Gynäkomastie (Pseudogynäkomastie): Lipideinlagerung bei **Adipositas** (Lipomastie), Tumoren (z.B. Lipome)

Klin: ⇒ Größenzunahme (beidseits bei hormoneller oder medikamentöser Form, sonst häufig nur einseitig ein Knoten tastbar), meist nicht schmerzhaft
⇒ Evtl. Galaktorrhoe (Mamillensekretion z.B. bei Hyperprolaktinämie)

Diag:
1. Anamnese (Medikamente, Dopingpräparate bei Sportlern) und klinische Untersuchung: Genitalien, Hoden und Behaarungstyp kontrollieren
2. Labor: Hormonbestimmung v. Östrogen, Testosteron, Prolaktin, LH, HCG, Schilddrüsenhormone; Leberwerte
3. Sonographie: DD: Zyste / Knoten
4. Evtl. Kerngeschlechtbestimmung
5. Tumorsuche: Hypophyse (CCT/MRT), Lunge (CT-Thorax), Nebennieren (CT/MRT)

Ther:
- Eine Gynäkomastie von Neugeborenen, in der Pubertät und im Senium ist physiologisch und bedarf keiner Therapie.
- Konservativ: Androgensubstitution bei nachgewiesenem Hypogonadismus mit Testosteronmangel
- Operativ: Ind: meist Wahleingriff (psychologischer od. kosmetischer Grund), daher Pat. gut aufklären, bei Karzinomverdacht immer
  - Lokalanästhesie (Tumeszenz), periareolärer Schnitt (= Schnittgrenze entlang der pigmentierten Warzenhofgrenze, somit später kaum eine Narbe sichtbar) od. submammäre Inzision
  - Bei lediglich einzelnem Knoten wird nur dieser exstirpiert, sonst scharfe Präparation und Entfernung des gesamten Drüsenkörpers, evtl. in Kombination mit einer Liposuktion (Fettabsaugung), Einlage einer Drainage
    Immer **Histologie** durchführen! (Ausschluss eines Karzinomes)
  - Postoperativ: REDON-Drainage ex am 2. postop. Tag, Fäden ex am 5.-8.Tag, elastischer Brustwickel zur Wundkompression direkt postop. für 1 Wo.

DD:
- Fibrome, Fibroadenome, Lipome, retromammäre Angiome
- **Mammakarzinom** des Mannes (insb. bei einseitiger Vergrößerung ⇨ Histo wichtig!)
- Adipositas (Lipomastie) = Pseudogynäkomastie

MASTOPATHIE

Syn: Mammadysplasie, Mastopathia cystica fibrosa SCHIMMELBUSCH, Mastopathia chronica fibrosa cystica, ICD-10: N60.-

Def: Verschiedene proliferativ-hyperplastische oder regressive Umbauvorgänge der Milchgänge, der Drüsenbestandteile und/oder des Bindegewebes der Brust.

Ät:
- Endokrine Dysregulationen, labile Zyklusfunktion (insb. im Klimakterium)
- Gestagenmangel (dadurch relativer Östrogenüberschuss)
- Gehäuftes familiäres Auftreten (genetische Disposition)

Path:
- Histo: vielgestaltiges Bild möglich: Verschmelzungszysten der Drüsenazini, adenomartige Strukturen, papilläre Zystenwandwucherungen, Milchgangektasien, intra- oder extraduktale Epithelproliferationen, Epithelmetaplasien, myoepitheliale Zellwucherungen
- Meist überwiegen **zystische** oder **fibrotische** Veränderungen
- Mastopathie mit atypischer Proliferationstendenz und Zellatypien bedingt ein erhöhtes Karzinomrisiko = komplizierte Mastopathie

Epid:
◊ **Häufigste gutartige Veränderung der Brust**, fast die **Hälfte aller Frauen** betroffen
◊ Meist im geschlechtsreifen Alter, Gipfel im 40.-50. Lj. (Beginn des Klimakteriums)

Etlg: Gradeinteilung der Mastopathie nach PRECHTEL (1972)

Grad I:	Einfache Mastopathie **ohne** Epithelproliferationen (70 % d.F.)
Grad II:	Mastopathie **mit Epithelproliferationen**, aber ohne Zellatypien (20 % d.F.)
Grad III:	Mastopathie **mit atypischer Epithelhyperplasie** (= Präkanzerose), aber ohne die als Carcinoma in situ definierten Zeichen (ca. 10 % d.F.)

Klin:
⇒ Kirschkerngroße gut abgrenzbare verschiebliche Verhärtungen (höckeriger Drüsenkörper, kleinzystisch-knotig, sog. "Schrotkugelbrust")
⇒ Evtl. prallelastische tastbare Zysten, evtl. milchartige Mamillensekretion
⇒ Prämenstruelles Schwere- und Spannungsgefühl (= Mastodynie), evtl. Ausstrahlung der Schmerzen in Axillarregion und Arm

Diag:
1. Anamnese (zyklusabhängige Beschwerden?) und klinische Untersuchung (Palpation): kleine verschiebliche Knötchen, ggf. Mamillensekretion auf Druck
2. Sonographie: solide und zystische Strukturen
3. Mammographie: kleinknotige dichte Veränderungen, im Stadium III ggf. Mikroverkalkungen zu sehen (DD: Mammakarzinom ⇨ histologische Untersuchung erforderlich)
4. Punktionszytologie (Jet-Biopsie)
5. Endgültige Diagnose: **Histologie** bei Exstirpation der Knoten

Ther:
- Konservativ: bei Grad I Gestagengabe (z.B. Lynestrenol, Orgametril®) ab Mitte des Zyklus, gestagenhaltige Salben (Progesteron, Progestogel®), Prolaktinhemmer (Bromocriptin), antigonadotropes Steroid (z.B. Danazol, Winobanin®) od. gestagenbetonte Ovulationshemmer ⇨ beheben nur die Symptome, keine Heilung
- Operativ:
  - Mastopathie Grad I-II: Exstirpation des/der Knoten und histologische Untersuchung
  - Mastopathie Grad III: häufig Knotenrezidive und Therapieresistenz ⇨ einfache oder subkutane Mastektomie mit Erhalt der Mamille, evtl. Einlage eines Expanders, anschließend Silikonprothese
  - Mikroverkalkungen können unter Röntgenkontrolle mittels Mammotom abgesaugt werden.

Prog: Entartungsrisiko der Mastopathie Grad III ist 3- bis 4fach erhöht!, daher ist eine operative Entfernung des Brustdrüsengewebes gerechtfertigt.

Kompl:
* Entzündung ⇨ Mastitis
* Zystenbildung ⇨ Punktion und zytologische Untersuchung
* Entartungstendenz (PRECHTEL II u. III) ⇨ Karzinomentstehung

Proph: ♥ Bei bekannter Mastopathie: Mammographische und sonographische Kontrollen in 12-monatigem Abstand, klinische Kontrollen in ½-jährigem Abstand

DD:
- Diabetische Mastopathie (bei lange bestehendem Typ-I-Diabetes)
- Gutartige Tumoren der Brust, Carcinoma in situ der Brust
- **Mammakarzinom** (muss durch die Histologie letztlich immer ausgeschlossen werden)

GUTARTIGE TUMOREN DER BRUST

Epid: Gutartige Geschwülste machen ca. 20 % der Mamma-Tumoren aus

Fibroadenom

Syn: Mammaadenom, engl. fibroid adenoma, ICD-10: D24

Path:
- Ät: fetal versprengte Drüsen, diese bestehen meist aus Bindegewebeanteilen (mesenchymal, Fibrom) und drüsigen Anteilen (epithelial, Adenom), selten reine Fibrome oder Adenome (1-3 %)
- Meist solitär, in 10 % d.F. auch multipel auftretend, in 5-10 % d.F. beide Mammae betroffen, Größe meist 1-3 cm
- Lok: peri- od. intrakanalikulär mit Bindegewebskapsel
- Dignität: **gutartig**, deutliche Wachstumsprogredienz in der Schwangerschaft und Laktationsperiode, Stimulation des Wachstums durch Östrogenwirkung
- Postmenopausal: häufig regressive Veränderungen (Verkalkungen)

Epid:
◊ **Häufigster gutartiger Tumor der Brust** (ca. 75 % d.F.)
◊ Vor allem bei **jungen Frauen** 20.-35. Lj., etwa 1/3 der Frauen betroffen

Klin:
⇒ Deutlich abgrenzbarer, verschieblicher, harter Knoten, nicht schmerzhaft
⇒ langsames Wachstum, bzw. konstante Größe

Diag:
1. Anamnese und klinische Untersuchung: Palpation
2. Sonographie: solider, echoarmer, scharf begrenzter Knoten
3. Mammographie: homogene Verschattung
4. Bei kleinen Fibroadenomen (bis max. 3 cm) bei Frauen zw. 20-40 J. reicht eine ultraschallgesteuerte Stanzbiopsie mit **histologischer Untersuchung** zur Sicherung der Diagnose aus.

Ther:
- Histologisch gesicherte kleine Fibroadenome (<3 cm) bei jungen Frauen werden nur beobachtet. 1/3 der Fibroadenome bilden sich im Verlauf zurück.
- Operativ: Ind: >3 cm, schnelles Wachstum, >40 J., Unsicherheit/Wunsch der Patientin
  - **Exstirpation des Knotens** und histologische Untersuchung
  - Eine subkutane Mastektomie kann bei Befall der gesamten Brust notwendig sein.

Prog: Gut, keine Risikoerhöhung für ein Mammakarzinom.

DD:
- Lipom (aus dem Brustdrüsenfettgewebe entwickelnd), weiche Konsistenz, sehr langsames Wachstum ⇨ Ther: Exstirpation des Knotens u. Histologie (DD: Liposarkom ausschließen)
- Hamartom (gutartiger Tumor aus Brustdrüsengewebe, „Mamma in der Mamma", können bis 10 cm groß werden) ⇨ Ther: Exstirpation des Knotens (geht gut, da Hamartome von einer Kapsel umgeben sind)
- Adenom (selten, überwiegend aus azinären und tubulären Anteilen bestehend) ⇨ Ther: Exstirpation des Knotens
- Mastopathie, Solitärzysten, Fettgewebsnekrose ("Ölzyste")
- Phylloidestumor (Cystosarcoma phylloides) seltener, rasch und groß wachsender, mesenchymaler Tumor, ca. 20 % sind maligne (Sarkom) ⇨ Ther: immer komplette Exstirpation und Histologie, bei Malignitätsnachweis Mastektomie, neigt zu Rezidiven
- Mammasarkom (ausgehend vom Bindegewebe), **Mammakarzinom** (muss durch Biopsie oder Histologie des Op.-Präparates letztlich immer ausgeschlossen werden)

Papillom

Syn: Milchgangpapillom, engl. ductal breast papilloma, ICD-10: D24

Path:
- Histo: papillomatöse Milchgangepithelwucherung (gefäßführendes Bindegewebe, mit Epithel überzogen)
- Vorkommen: in den Milchgängen (**intraductal**) oder in Zysten
- Lok: meist mamillennah gelegen
- Dignität: meist gutartig, die Papillomatose (= multiple Milchgangspapillome) zeigt ein erhöhtes Entartungsrisiko

Epid: In der Menopause gehäuft (Altersgipfel: 40.-50. Lj.), insb. bei fibrös-zystischer Mastopathie

Klin: Blutende/**sezernierende Mamma** (pathologische Mamillensekretion)

Diag:
1. Anamnese und klinische Untersuchung
2. Sonographie: erweiterter Milchgang, solider kleiner Tumor (nur wenige mm groß)
3. Röntgen: Mammographie und **Galaktographie** ⇨ erweiterter Milchgang, stecknadelkopfgroße Kontrastmittelaussparungen
4. Exfoliativzytologie

Ther: Operativ: Papillom-/Milchgangexstirpation (Resektion des betroffenen Lappens)

DD:
- Mamillensekretion: durch Druckprovokation ist bei 1/3 der Frauen mögl. (nicht pathologisch) Galaktorrhoe (milchige Mamillensekretion) bei **Hyperprolaktinämie**, z.B. durch Hypophysenadenom, Hypothyreose od. Medikamenten-NW (z.B. Neuroleptika, Antidepressiva) Mastopathie, aberrierendes Gangsystem ⇨ jede **spontan** sezernierende Mamma abklären!
- **Mammakarzinom** (muss durch die Histologie letztlich immer ausgeschlossen werden), insb. das duktale Karzinom (= von den Milchgängen ausgehend)

MAMMAKARZINOM

Syn: **Brustkrebs**, bösartige Neubildung der Mamma, engl. breast cancer, ICD-10: C50.9

Ät:
- **Prädisposition:** Nullipara („hoher sozioökonomischer Status", „Nonnen-Karzinom"), späte Erstparität (>30. Lj.), nicht stillende Frauen, frühes Menarchenalter (vor 12. Lj.) u. spätes Menopausenalter, Adipositas in der Postmenopause/Senium (vermehrte Konversion von Androstendion zu Östrogen im Fettgewebe), Diabetes mellitus, **Zigarettenrauchen** (besonders erhöhtes Risiko, wenn bereits in der Jugend geraucht wird), erhöhter Alkoholkonsum, vorangegangenes Mamma-Ca der Gegenseite (5- bis 10faches Risiko)
- **Familiäre Brustkrebsbelastung**/genetische Disposition in ca. 5 % d.F. (z.B. Schwester erkrankt: 8faches Risiko, Mutter vor dem Klimakterium erkrankt: 4faches Risiko) ⇨ Suche nach Gendefekten möglich: am häufigsten sind Mutationen im **BRCA-1-Gen** (breast-cancer-Gen, aut.-dom., Chromosom 17q21, in 80 % d.F. sind diese dann Hormonrezeptoren negativ und haben ein früheres Erkrankungsalter und eine Risikoerhöhung bei Schwangerschaft) od. BRCA-2-Gen (aut.-dom., Chrom. 13q12-13), RAD51C/D-Gen, seltener auch im TP53-Gen (LI-FRAUMENI-Syndrom, Chrom. 17p13.1), ATM-Gen (Ataxia teleangiectatica, Chrom. 11q23), PTEN-Gen (COWDEN-Syndrom mit multiplen Hamartomen, Chrom. 10q23)
  ⇨ bei Genmutationen ergibt sich ein hohes Erkrankungsrisiko (10faches Risiko), Lifetime Risk für ein Mammakarzinom dann 70-90 % + gleichzeitig erhöhtes Risiko für die Entwicklung eines **Ovarial-**, Pankreaskarzinoms, Hirntumoren (Astrozytome), Sarkome u. Leukämie
- Fibrozystische präkanzeröse **Mastopathie** (Stadium: **PRECHTEL III** der Mastopathie) mind. 10%iges Entartungsrisiko
- Carcinoma in situ: ductale, lobulare, Morbus PAGET der Mamille (ekzematöse Veränderung mit Rötung und nässenden krustenartigen Belägen auf der Brustwarze mit Carcinoma in situ in den großen Ausführungsgängen), in 30-50 % d.F. entwickelt sich später ein invasives Karzinom!
- 3 % aller Karzinome entstehen während einer Schwangerschaft (mit gleicher Prognose wie außerhalb der Schwangerschaft)
- Med: Hormonale Kontrazeptiva: Wirkung ist letztlich noch nicht abschließend beurteilt (widersprüchliche Studien), vermutlich aber kein signifikanter Effekt

Hormonsubstitution in den Wechseljahren: Risikoerhöhung insb. bei längerdauernder Einnahme **>5 J.** (relatives Risiko 1,35)

- Strahlung: Risikoerhöhung (3faches Risiko für damals 10- bis 20-jährige Frauen bei den Atombombenabwürfen in Japan im 2. Weltkrieg). Durch die regelmäßigen Mammographien (alle 2 J., je 4 Aufnahmen) extrem geringe, statistische Risikoerhöhung von 0,05 %
- Allgemein positiv: frühe erste Geburt (mehrere Geburten <30. Lj., längeres Stillen) sowie regelmäßige sportliche Aktivität in jungen Jahren **VERRINGERN** das Risiko!

Path:
- ♦ Diskutiert wird ein Östrogenübergewicht im Körper
- ♦ Wachstum: insb. bei alten Frauen sehr langsam, man geht von einer Zeitspanne von 10-20 Jahren aus, bis ein Tumor eine Größe von 1 cm erreicht hat
- ♦ Lok: Quadrant **außen, oben**

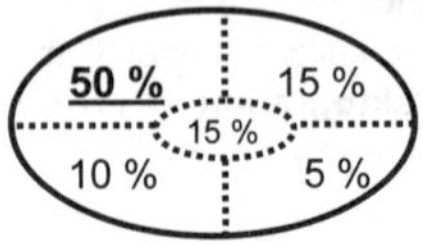

5-25 % multizentrisch in einer Mamma
1-3 % primär in beiden Mammae

- ♦ Histo: **duktal** (= von den Milchgängen ausgehend, ca. 75 % d.F., Unterformen: tubulär, papillär, medullär, adenoid-zystisch, mukoid, Gallert, Comedo, inflammatorisch), **lobulär** (= von den Lobuli od. Azini ausgehend, ca. 15 % d.F.) und Mischformen **nicht invasiv** und **invasiv** wachsend
- ♦ Metastasierung: insg. leider häufige und relativ **frühe** Metastasierung. Es wird geschätzt, dass bei der Primärbehandlung bereits mind. 50 % d. Pat. (klinisch oft noch nicht nachweisbare) Metastasen haben.

  Lymphogen: hauptsächlich **ipsilaterale Axilla** (insb. bei Tumoren in den äußeren Quadranten, aber auch bei den inneren Quadranten), parasternale Lk = A.mammaria-interna-Lk (bei Tumoren in den inneren Quadranten), seltener: supraklavikuläre Lk, retrosternale/mediastinale Lk, kontralaterale Mamma

  Hämatogen: Skelett (osteolytische Knochenmetastasen in Rippen, Becken, Wirbelkörper [LWS > BWS], Femur), Pleura, Lunge, Haut/Weichteile, Leber, ZNS, Ovarien, Uterus, Nebennieren

Etlg: # TNM-Klassifikation (gilt auch für Karzinome des Mannes, bei multiplen Tumoren wird das **T** nach dem größten bestimmt, intramammäre Lk werden wie axilläre klassifiziert), 2017:

T_{is}:	Carcinoma in situ = nicht infiltrierendes intraduktales Ca od. lobuläres Carcinoma in situ oder Morbus PAGET der Mamille ohne nachweisbarem Tumor
T_1:	Tumor <2 cm (T_{1mic}: <0,1 cm, T_{1a}: 0,1-0,5 cm, T_{1b}: 0,5-1 cm, T_{1c}: 1-2 cm)
T_2:	Tumor 2-5 cm
T_3:	Tumor >5 cm
T_4:	Tumor jeglicher Größe mit Infiltration in Brustwand (T_{4a}) oder Haut (T_{4b}), (T_{4c} = T_{4a} + T_{4b}), entzündliches (inflammatorisches) Karzinom (T_{4d})
N_0:	keine Lk befallen, isolierte Tumorzellen (ITC, <0,2 mm werden ebenfalls als N_0 klassifiziert)
pN_{1mi}:	Lk-Mikrometastase (>0,2 mm und/oder mehr als 200 Tumorzellen bis max. 0,2 cm)
N_1:	Metastasen in beweglichen ipsilateralen axillären Lk Level I u. II (1-3 Lk pos. = pN_{1a}), ipsilaterale Mikrometastasen in Lk entlang der A.mammaria int. (pN_{1b}), (N_{1c} = N_{1a}+N_{1b})
N_2:	Metastasen in fixierten ipsilateralen axillären Lk (N_{2a}) oder ipsilaterale klinisch erkennbare Metastasen in Lk entlang der A.mammaria int. (N_{2b}) ohne gleichzeitige axilläre Lk-Metastasen
N_3:	Metastasen in ipsilateralen infraklavikuläre Lk (N_{3a}), Lk entlang der ipsilateralen A.mammaria interna + axilläre Lk (N_{3b}) oder ipsilaterale supraklavikuläre Lk (N_{3c})
M_1:	Nachgewiesene Fernmetastasen (auch kontralaterale Mamma, Lk ab zervikaler Lok., Lk entlang der kontralateralen A.mammaria int.)

Stadiengruppierung:

IA:	$T_1N_0M_0$	IB:	$T_1N_{1mi}M_0$
IIA:	$T_2N_0M_0$ und $T_1N_1M_0$	IIB:	$T_3N_0M_0$ und $T_2N_1M_0$
IIIA:	$T_{1-2}N_2M_0$ und $T_3N_{1-2}M_0$	IIIB:	$T_4N_{0-2}M_0$
IIIC:	alle N_3M_0	IV:	alle M_1

Klinische Einteilung der axillären Lymphknoten:

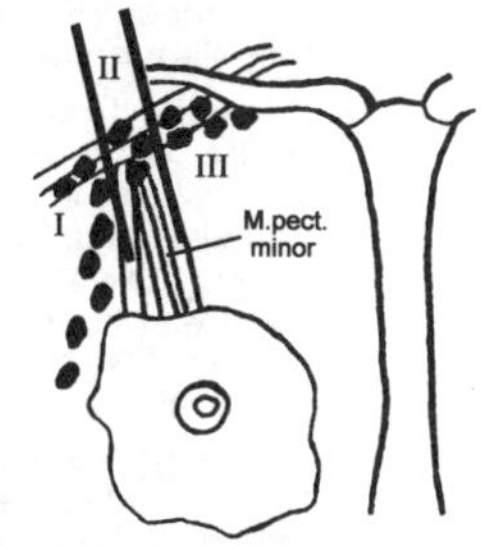

- Level I: untere axilläre Nodi (lat. des lat. Randes des M.pectoralis minor)
- Level II: mittlere Axilla u. interpektorale (ROTTER)-Lk
- Level III: apikale Axilla und Lk medial des medialen Randes des M.pectoralis minor), ausschließlich der als subklavikulär oder infraklavikulär bezeichneten Lk

Zusätzliche Lk-Gebiete:

- subklavikuläre od. infraklavikuläre, supraklavikuläre, ipsilaterale Lk an der A.mammaria int. (gehören gem. neuer TNM-Klassifikation jetzt alle zu den regionären Lk)
- Kopf (zervikale, juguläre Lk ⇨ werden als Fernmetastasen klassifiziert = **M**1) und Streuung in das Blut über den Duct.thoracicus (⇨ Fernmetastasen in anderen Organen)

ST.GALLENER-Risikoeinteilung (von 2007):

➲ **Low-risk-Mammakarzinom**: Tumorgröße <2 cm Durchmesser, Lk-Befall negativ, Östrogenrezeptor (und/oder Progesteronrezeptor) positiv, niedriges histologisches und zytologisches Stadium (Grading 1), keine peritumorale vaskuläre Invasion, HER-2 neg. sowie Alter der Pat. >35 J. (es müssen *alle* Bedingungen erfüllt sein)
➲ **Medium-risk-Mammakarzinom**: Lk neg. und entweder Alter <35 J. od. Tumorgröße >2 cm od. Grading 2/3 od. HER-2 pos. od. Gefäßinvasion oder Lk-Befall positiv (**1-3 Lk** befallen) mit HER-2 neg.
➲ **High-risk-Mammakarzinom**: Lk-Befall **positiv** (4 od. mehr Lk befallen oder 1-3 Lk befallen mit HER-2 pos.), Fernmetastasierung

Epid: ◊ **Häufigstes Karzinom der Frau**, Lifetime Risk: in Deutschland erkrankt statistisch jede **8. Frau** im Laufe ihres Lebens!, macht ca. 30 % aller Malignome bei der Frau aus.

◊ Inzidenz: 80/100.000/Jahr (160/100.000 Frauen/Jahr, Männer 1,9), in Deutschland ca. **70.000 Neuerkrankungen/Jahr** (weltweit 2,1 Mio.). In der Tendenz nimmt die Häufigkeit weiter zu und das mittlere Manifestationsalter sinkt. Die Mortalität nimmt insg. aber leicht ab (durch die Früherkennung und die besseren Therapiestrategien).
Geographische Faktoren: in Nordeuropa und USA deutlich höhere Inzidenz, als z.B. in Ostasien od. Südamerika und die weiße Bevölkerung ist häufiger betroffen als schwarze.

◊ In Deutschland sterben jährlich ca. 17.000 Frauen, weltweit 620.000 am Mammakarzinom

◊ Altersverteilung: 45.-50. Lj. und **>60. Lj.** weiter zunehmend (bis zu einer Inzidenz von 500/100.000 Frauen/Jahr bei den >70-jährigen), vor dem 35. Lj. sehr selten.

◊ Männer machen ca. 1 % d.F. aus (meist hochmaligne, familiär mit Mutationen im BRCA-2-Gen), entspricht **w** >>> m (= 100:1), Ausnahme: bei Knaben und Mädchen vor der Pubertät etwa gleich häufig vorkommend (insg. aber extrem selten in dieser Altersstufe).

Klin: ⇒ **KEINE DIREKTEN FRÜHSYMPTOME!**, als erstes ist ein **tastbarer Knoten** zu finden
Selten: zirkumskripter Schmerz, Parästhesien, Kribbeln, blutig-seröse Mamillensekretion, Ekzem der Brustwarze (Morbus PAGET)

⇒ **Spätzeichen: Einziehung der Haut** (Plateauphänomen, bei der Untersuchung auch das JACKSON-Phänomen = bei der Kompression der Brust Einziehung der Haut im Bereich des Tumors) und Adhärenz (Unverschieblichkeit), **Retraktion der Mamille** (evtl. auch ringförmige Furche um die Mamille), *peau d'orange* (Apfelsinenhaut = Grobporigkeit und feinhöckerige Vorwölbungen durch lokales Lymphödem über dem Tumor), Hautödeme, entzündlich infiltrierte Haut (inflammatorisches Karzinom), kleine Tumorknoten in der Haut, Größenveränderung der Brust (Vergrößerung aber auch Verkleinerung mögl.), **axilläre Lymphknotenschwellung**, Lymphödem des ipsilateralen Armes,
Fortgeschritten: **exulzerierender Tumor**, Fixation des Tumors auf dem M.pectoralis major oder sogar am Brustkorb (*Cancer en cuirasse* = Panzerkrebs)

⇒ Bei ossären Metastasen: persistierende Wirbelsäulen-, Extremitäten- oder Gelenkschmerzen, pathologische Fraktur

Diag: 1. **Anamnese** (Risikofaktoren, gynäkologische Anamnese, Veränderungen der Brustdrüse), **Familienanamnese** (familiäre Disposition)

2. **Klinische Untersuchung:** im Vergleich beide Mammae auf Konsistenz, Verhärtungen, Größe, Form, Abgrenzbarkeit, Verschieblichkeit, Schmerzhaftigkeit von Knoten beurteilen, axilläre, infra- + supraklavikuläre **Lk-Gebiete abtasten**, Klopfschmerzhaftigkeit von Wirbelsäule u. Extremitäten

   Wichtig: Die Palpation der Brust von der Patientin selbst ergibt einen positiven Befund meist erst bei einer Größe >2 cm mit harter, nicht druckschmerzhafter, höckeriger Konsistenz ⇨ stets die **ärztlichen Vorsorgeuntersuchungen** empfehlen! Erschwerend für eine Frühdiagnose ist eine allgemein knotige Brust (Mastopathiebrust)

3. **Röntgen: Mammographie** in 2 Ebenen (beide Mammae oblique Schrägaufnahme und kranio-kaudal, wenn mögl. kurz nach der Menstruation, Treffsicherheit: 85-95 %) ⇨ Tumoren ab 5 mm erkennbar: Herdschatten mit **sternförmigen Ausläufern** (sog. "Krebsfüßchen") und **gruppierte Mikroverkalkungen** (insb. bei intraduktalen Karzinomen, 95 %ige Treffsicherheit).

   Selten Galaktographie erforderlich: bei einseitiger Mamillensekretion indiziert ⇨ pathologische Milchgangabbrüche weisen auf ein Mammakarzinom hin.

4. **Ultraschall:** Schallabschwächung bei einem soliden Tumor (Tumorschatten), unscharfe Begrenzung, Inhomogenität, Komprimierbarkeit eingeschränkt bei malignen Tumoren (insg. geringe Spezifität). In der farbkodierten Duplexsonographie kann eine vermehrte Flussrate dargestellt werden (durch Gefäßneubildungen im Bereich von Karzinomen).

5. MRT mit KM (T1-gewichtet mit Gadolinium) mit guter Sensitivität u. Spezifität mögl., kann für spezielle Fragestellungen eingesetzt werden (z.B. Rezidivtumor, diskrepante Befunde zwischen Mammographie und Sonographie, kleine brustwandnahe Herde, Status hinter einem Silikonimplantat, Vorsorge für Hochrisikopat. mit BRCA-Gendefekt)

6. Feinnadelpunktion (evtl. ultraschallgesteuert, Ø 0,5 mm) od. besser Jet-Biopsie (Hochgeschwindigkeitsstanze, Ø 1 mm) od. Vakuumbiopsie mit dem Mammotom (Ø 3 mm), bzw. PE (Probeentnahme) des gesamten Knotens mit Sicherheitsabstand und **intraoperativer Schnellschnitt** (bei suspekten Bezirken auch aus beiden Mammae gleichzeitig)

   Histologie der Biopsie/Operationspräparates mit Bestimmung des histologischen Typs und Differenzierungsgrades (= tubuläre Differenzierung, Anzahl der Mitosen, Zellpolymorphie ⇨ G1-G3), des S-Phasen-Anteils der Zellen und Bestimmung des **Hormonrezeptorstatus** (Östrogene: ER+ (pos.) od. ER- (neg.) und Gestagene: PR+ od. PR-, ca. 80 % aller Mammakarzinome sind Östrogen- oder Progesteron-Rezeptor-positiv). immunhistochemische Bestimmung des **HER-2-Proteins** (human epidermal growth factor receptor 2, HercepTest™) sowie des Proliferations-Protein **Ki-67**. Derzeitige Einteilung:

   - Luminal A: Hormonrezeptoren +, HER-2 neg., Ki-67 niedrig ⇨ beste Prognose
   - Luminal B: Hormonrezeptoren +, HER-2 neg./pos., Ki-67 hoch
   - HER-2-Subtyp: Hormonrezeptoren neg, HER-2 pos. ⇨ schlechtere Prognose
   - Tumoren ohne HER-2 und ER- u. PR- werden "**triple-negativ**" genannt (und haben eine noch schlechtere Prog. u. in 80 % d.F. findet sich eine BRCA-1-Mutation).

   Weitere Prognoseparameter (teilweise noch in Studien) sind die Bestimmung von Proteasen (Plasminogenaktivator u. -inhibitor) **uPA** u. **PAI-1**, Oberflächenprotein **PD-L1**, Kathepsin-D, Cyclin, $p27^{kip1}$, koregulatorische Proteine NCOR1 u. AIB1, Genexpressionsanalysen (z.B. OncotypeDX®, Endopredict®, MammaPrint®, Prosigna®) u. Mikrometastasen im Knochenmark.

7. **Staging:** wurde ein Mamma-Ca operativ bestätigt ⇨ Mammographie der Gegenseite (wenn nicht schon präop. erfolgt), CT-Thorax und -Abdomen, Skelettszintigraphie (bei verdächtigen Bezirken Röntgenkontrolle), Sonographie des Abdomens (Leber!), gynäkologische Sonographie, ggf. CT-Schädel

8. Labor: Tumormarker CEA, MCA, CA 15-3, CA 19-9, CA 549 (als Verlaufskontrollparameter bei erhöhtem Ausgangswert) und Kontrolle auf erhöhtes Prolaktin. Bestimmung von LH, FSH u. Östrogen zur Klärung der Frage ob prä- oder postmenopausal.

Ther: • **Operativ:** Ind: **kurative** Absicht oder palliativ zur Tumormassenreduktion bei Inoperabilität (Vorliegen von Fernmetastasen)

Alle Verfahren sind Gegenstand vieler Studien. Das heutige operative Standardverfahren ist bei entsprechender Indikation die ***brusterhaltenden Operation*** (ca. 70 % d.F.).

Heute wird meist eine **neoadjuvante** (= präoperative) Chemotherapie (s.u.) durchgeführt, dies führt zur Tumorreduktion (dann ist oft eine brusterhaltende Op mögl.). 4 Wo. danach dann Op + Bestrahlung und die weitere adjuvante Ther. je nach Stadium (s.u.).

- **Brusterhaltende Therapie:** Ind: T_{is}, T_1 oder bis max. **2,5-3 cm** Tumordurchmesser **Quadrantenresektion** (nach VERONESI), bzw. 'wide excision' (Lumpektomie) = **Tumorentfernung mit 2 cm Sicherheitsabstand** + Entfernung (bei T_1 u. T_2) des radioaktiv- u. farbmarkierte Sentinel-Lk (sog. „Wächter"-Lk). Derzeitiger Trend ist, auch bei pos. Sentinel-Lk keine axilläre Lk-Entfernung (mind. 10 Lk wurden dabei entfernt = Level I-II bis zur V.axillaris) mehr durchzuführen (in den Studien kein Vorteil bei axillärer Lk-Entfernung). Bei T_{is} keine Lk-Entfernung u. Sicherheitsabstand nur 2-5 mm.
  Nach brusterhaltender Op erhält die Restbrust immer eine **Bestrahlung** (s.u.).
  Bei Tumoren <2 cm, keinen Lk-Metastasen, Grading 1 und Hormonrezeptoren pos. (= Low-risk-Mammakarzinom) kann auf eine weitere (adjuvante) Therapie verzichtet od. eine endokrine Therapie durchgeführt werden.
- **Eingeschränkt radikale Mastektomie** (Modifiziert nach PATEY) Ind: alle Tumoren >3 cm, Befall der Brustwarze, multizentrische Tumoren, Infiltration der Haut od. auch Wunsch der Patientin:
  Ablatio mammae (Resektion des Brustdrüsengewebes mit der Mamille und querovaläre Schnittführung im Hautniveau, s. Abb.) **+** Entfernung der regionären und axillären Nodi Level I + II (ca. 16-20 Lk vom Hautschnitt der Brust aus), Level III wird nur entfernt, wenn Level I u. II makroskopisch befallen aussehen.

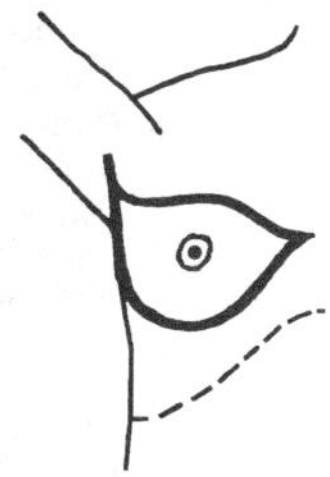

- Die **ultraradikale Mastektomie** (nach ROTTER-HALSTED), die früher als Standard angesehen wurde (dabei neben der Entfernung der gesamten Mamma, noch Resektion des M.pectoralis maj. et min., der axillären Lk und der parasternalen Lk entlang der A.mammaria interna) wird heute nur noch in wenigen Fällen angewendet (z.B. bei Durchbrechen des Tumors durch die Faszie des M.pectoralis maj.).
- Postoperativ: REDON-Drainage ex am 2. postop. Tag, Fäden ex. an der Brust am 8. Tag, in der Axilla am 10. Tag

- **Rekonstruktion:**
  An eine Mastektomie kann sich in gleicher Sitzung (wenn keine Radiatio erfolgen wird) od. sekundär eine subpektorale Expandereinlage anschließen. Die endgültige Prothese (kohäsives Silikongel) wird dann 3-6 Monate später unter den M.pectoralis eingesetzt.
  Alternativ ist ein Brustaufbau mit körpereigenem Gewebe durch Latissimus-dorsi-Schwenklappen (für kleine Brust, s. Abb.) oder TRAM-Flap (transversaler muskulokutaner Lappen, mit dem unteren Anteil des M.rectus abdominis getunnelt vom Bauch aus verschoben, s. Abb.) od. DIEP-Flap (deep inferior epigastric artery perforator, ist ein mikrochirurgisch frei transplantierter Lappen vom Bauch mit Anschluss an Mammaria-int.- und thorakodorsale Gefäße) mögl., sind aber alle sehr aufwändig.

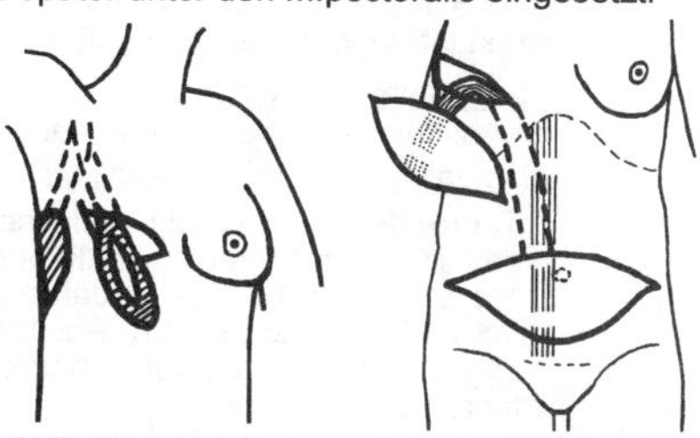

Latissimus-Lappen TRAM-Flap

  Zeitpunkt: nach Strahlentherapie od. nach Mastektomie in gleicher Sitzung, wenn sicher keine Radiatio erforderlich ist. Später dann noch Mamillenrekonstruktion durch freie Transplantation einer halben Mamille von der Gegenseite (Nipple-Sharing) od. durch Tätowierung. Ggf. auch Reduktionsplastik der Gegenseite bei unterschiedlicher Brustgröße.

- **Adjuvante Maßnahmen** (= zusätzliche **postoperative** Polychemotherapie / Hormontherapie / Bestrahlung) heute obligat bei allen Mammakarzinomen. Die Therapieverfahren sind Gegenstand vieler Studien und werden laufend für die verschiedenen Risikogruppen weiterentwickelt und angepasst (ST.GALLENER-Konsensus u. SAN-ANTONIO-Symposium):
  1. Mammakarzinome **ohne** Lk-Metastasen und Hormonrezeptoren pos. (Luminal A) erhalten nur eine Hormontherapie, bei Hormonrezeptoren neg. eine Polychemotherapie.
  2. Bei **Lk positiven** Mammakarzinomen:
     mit Hormonrezeptor pos.: Polychemotherapie + anschließende Hormontherapie
     bei nur Medium-risk-Mammakarzinom (max. 1-3 Lk befallen u. HER-2 neg.) auch nur Hormontherapie mögl.
     mit Hormonrezeptor neg.: Polychemotherapie

3. Bei **metastasiertem Mammakarzinom** (= Stadium IV, durch die Ther. kann aber keine Heilung erreicht werden): bei hormonabhängigen Tumoren endokrine Ther. + ein oraler Kinase-Inhibitor (CDK-4/6, hemmt die Zellteilung, z.B. Palbociclib, Ibrance®), bei hormon-neg. Tumoren Chemotherapie (unzählige Regimes sind erprobt und werden im Tumorboard besprochen) + VEGF-Antikörper (Bevacizumab, Avastin®).

Chemotherapie:

- **Polychemotherapie** mit meist **6 Zyklen** (neoadjuvant = präop. Zyklus alle 3-4 Wo. über 18-24 Wo. oder adjuvant = 4 Wo. nach Op beginnen alle 3-4 Wochen über 18-24 Wo.): derzeitiger Standard ist ein **Taxan** (Paclitaxel, Taxol®) + ein **Anthrazyklin** (gehören zu den „Antibiotika", Wirkstoffe: Epirubicin od. Adriamycin [Syn: Doxorubicin]). Alternativ das Taxan Docetaxel (Taxotere®) + Cyclophosphamid. Bei Triple-negativen-Tumoren eine Platin-haltige Chemotherapie (Cisplatin od. Carboplatin).
- Bei HER-2-Überexpression (3+, s.o.) monoklonaler Antikörper **Trastuzumab** (Herceptin®, Ogivri®, bindet an den HER-2-Rezeptor, NW: kardiotoxisch) für 1 Jahr dazu (auch bei neoadjuvantem Schema dazu). Bei Hochrisiko-Konstellation neoadjuvant Chemo + Trastuzumab + Pertuzumab (Perjeta®).
- **Palliativ:** Bei erfolgloser Chemotherapie (Rezidiv/Progress/Metastasierung unter Therapie) kann eine zusätzliche, kontinuierliche orale Gabe des Zytostatikum Capecitabin (Xeloda®) versucht werden, ggf. zusätzlich kombiniert mit dem Tyrosinkinase-Inhibitor Lapatinib (Tykerb®) od. Sunitinib (Sutent®). Weitere mögl. Wirkstoffe sind Eribulin (ein aus Meeresschwämmen gewonnener Stoff, der Mikrotubuli und damit die Zellteilung hemmt, Halaven®) sowie ein mTOR-Inhibitor (mammalian Target of Rapamycin, Everolimus, Afinitor®, hemmt das Zellwachstum) und bei pos. PD-L1 (Überexpression des Programmed cell death ligand, haben ca. 10 % d. Pat.) ein PD-L1-Inhibitor (Atezolizumab, Tecentriq®). Neu ist auch der Topoisomerase-Inhibitor Sacituzumab-Govitecan (Trodelvy®). Bei HER2 pos. Metastasen in der Zweitlinie das kombinierte T-DM1 (= Trastuzumab + Tubulus-Inhibitor Emtansin, Kadcyla®)

Bestrahlung:

Im Anschluss an die Chemotherapie (od. auch simultan) nach brusterhaltender Op oder bei allen Tumoren >5 cm, >3 pos. Lk, R1/2-Resektion ⇨ bei kleinem Tumor fraktionierte Radiatio der Restbrust mit 15 x 2,66 Gy (= 40 Gy) über 3 Wo., sonst 25 x 2 Gy (= 50 Gy) über 5 Wo. Bei brusterhaltender Op kann die Bestrahlung der Restbrust alternativ auch direkt intraoperativ erfolgen (IORT).

Hormonale Therapie:

Im Anschluss an die Op bzw. nach Chemother. bei allen Hormonrezeptor-pos.-Tumoren.

Als additive Hormontherapie mit:

- **Tamoxifen** (20 mg/Tag, Nolvadex®) = **Antiöstrogen** (mit Östrogen-Partialwirkung) ist das Mittel der Wahl bei Lk positiven, prämenopausalen Frauen mit pos. Hormonrezeptorstatus für 5 (-10) Jahre (bei jungen prämenopausalen Frauen in Kombination mit GnRH-Analoga, s.u.). Postmenopausale Frauen erhalten Tamoxifen für 2,5 J. gefolgt von einem Aromatasehemmern für weitere 2,5 J., sog. switch (insg. 5 J. Hormontherapie).
  Toremifen (Fareston®) wirkt wie Tamoxifen (etwas weniger NW auf das Endometrium)
- Gestagene hochdosiert (Medroxyprogesteron 2 x 500 mg/Tag, Farlutal®, Clinovir® od. Megestrol 160 mg/Tag, Megestat®) = haben antiöstrogene Wirkung, Ind: bei Metastasierung
- evtl. Androgene (= funktionelle Antiöstrogene) od. Kortisolsubstitution

und/od. als ablative Therapie (= Entfernung eines Bestandteils des Hormonregelkreises):

- **Aromatasehemmer** (Anastrozol 1 mg/Tag [Arimidex®], Letrozol 2,5 mg/Tag [Femara®] od. Exemestan 25 mg/Tag [Aromasin®]): Hemmung der Umwandlung von Testosteron in Östradiol durch Katalyse der Aromatase. Diese waren bisher bei Tamoxifenversagen od. nicht tolerablen Tamoxifen-NW indiziert; die Aromatasehemmer zeigen aber teilweise bessere Wirksamkeit als Tamoxifen (und weniger NW, außer Osteoporose), sodass diese postmenopausal auch schon primär für 5 Jahre (bei HER-2 pos.) od. ergänzend nach Tamoxifenther. eingesetzt werden.
- GnRH-Analoga [Gonadotropin Releasing Hormon] (Goserelin, Zoladex®): anregende Funktion auf die Hypophyse ⇨ Überstimulation ⇨ verminderte Gonadotropinausschüttung (FSH ↓, LH ↓) = funktionelle Ovarektomie (sog. Menolyse, Ind: jüngere prämenopausale Frauen, die kein Tamoxifen erhalten können od. wollen)

– Östrogenrezeptor-Down-Regulation: Fulvestrant (Faslodex™) kann bei Tamoxifen- od. Aromatasehemmerversagen und Metastasierung versucht werden.

– Evtl. Bromocriptin (Pravidel®) bei erhöhtem Prolaktinspiegel

- **Konservativ: Radiatio** als **palliative** Maßnahme (z.B. bei Inoperabilität), Applikation: großflächig auf die Thoraxwand und Axilla im tangentialen Strahlengang und/oder kleinvolumig gezielt auf Metastasen (z.B. Wirbelkörper, Gehirn). Zur Schmerzlinderung bei ossären Metastasen werden auch Radionuklide (radioaktives Bisphosphonat, ^{153}SM-EDTMP, Quadramet®) und/od. die Gabe von Bisphosphonaten (Clodronat, Ostac® od. Zoledronat, Zometa®) eingesetzt.
- **Schwangerschaft:** Diagnostik und operative Ther. gleich und ohne Einschränkung während der Schwangerschaft mögl., Polychemotherapie ab der zweiten Schwangerschaftshälfte mögl., besser jedoch erst im Wochenbett (und dann auch nicht stillen). Bestrahlung und Hormontherapie erst nach Ende der Schwangerschaft beginnen. Fetale Metastasen wurden bisher nicht beobachtet. Betroffene Pat. sollten in das Krebsregister der German Breast Group aufgenommen werden (Internet: www.germanbreastgroup.de).
  Schwangerschaftsplanung: bei (jungen) Pat. mit Z.n. einem Low-risk-Mammakarzinom, die 2 J. rezidivfrei sind, bestehen keine Einwände gegen eine Schwangerschaft.
  Zur Ovarprotektion kann bei jungen Pat. vor u. während einer notwendigen Chemotherapie mit GnRH-Analoga die Ovarialfunktion ruhiggestellt und damit die Chancen für eine spätere Schwangerschaft erhöht werden. Es kann auch vor Therapie Ovarialgewebe entnommen und kryokonserviert werden.
  Kontrazeption: Hormonale Kontrazeptiva sollen nicht gegeben werden (Alternative: Barrieremethode od. IUP od. bei abgeschlossener Familienplanung Sterilisation).
- Leitlinie: Mammakarzinom, S3 v. 6/2021 (AWMF Registernummer 032-045OL)
- Informationen für Ärzte u. Betroffene: Deutsches Krebsforschungszentrum - Krebsinformationsdienst (KID) Heidelberg, Im Neuenheimer Feld 280, 69120 Heidelberg, Brustkrebstelefon: (0 62 21) 42 43 43, Internet: www.krebsinformationsdienst.de
  Weitere Internetadressen mit Infos: www.ago-online.de, www.brustkrebsvorbeugen.de, www.brustkrebs.de, www.brca-netzwerk.de, www.breastcancerprevention.org

Prog: Diese hat sich in den letzten Jahren deutlich **verbessert** (Screening, Therapiefortschritte). 5-JÜR aller Mammakarzinome zusammen bei optimaler Ther.: **88 %** (10-JÜR: 80 %). Durch die neuen Med. haben sich auch bei Metastasierung die Überlebensraten weiter verbessert. Statistisch verliert jede erkrankten Frau 6 J. ihrer ausstehenden Lebenserwartung.

Kompl:
* Knochenmetastasen mit Spontanfrakturgefahr (pathologische Fraktur), bei Wirbelkörpermetastasen Gefahr der Querschnittsymptomatik ⇨ Radiatio durchführen, ggf. operative Stabilisierung
* Inflammatorisches Karzinom durch Ausbreitung in den Lymphspalten ⇨ schlechte Prog.

Op:
* Verletzung des N.intercostobrachialis (sensible Innervation des med. Oberarms) bei der axillären Lk-Ausräumung (wird sehr häufig durchtrennt)
  Verletzung des N.thoracodorsalis u. evtl. des N.thoracicus longus oder Anteile des Plexus brachialis, Thrombophlebitis der Vv.thoracoepigastricae
* Einschränkung der Schulterbeweglichkeit, chronische Schmerzen im Arm
* **Lymphödem des Armes** (früher bei ca. 20 % d.F., meist innerhalb der ersten 12 Mon. nach Op. beginnend, aber auch noch nach Jahren mögl.), insb. nach ausgedehnter axillärer Lk-Entfernung (Level III) und Bestrahlungstherapie. Heute seltener vorkommend, da die Lk nicht mehr so umfassend entfernt werden (meist nur noch Sentinel-Lk).
  Ther: je nach Ausprägung manuelle Lymphdrainage, Entstauungsgymnastik und Kompressionsbandage für ca. 4 Wo., danach Lymphdrainage bei Bedarf 1-2/Wo. und Kompressionsarmstrumpf. Bei Versagen der kons. Therapie (mind. 6 Mon.) ist eine Lymphgefäß-Transplantation mögl. Hierzu werden Lymphbahnen vom ventro-medialen Bündel d. Oberschenkels entnommen u. frei End-zu-End zwischen aufsteigenden Lymphbahnen am Oberarm und zum Venenwinkel absteigenden Bahnen am Hals anastomosiert.
  Sonderform: STEWART-TREVES-Syndrom (= sekundäres Lymphangiosarkom bei schwerem chronischem Armlymphödem) mit schlechter Prog.
* Loko-regionäres **Tumorrezidiv od. Fernmetastasen noch nach Jahren** möglich (bis zu 20 Jahre, bedingt durch das sehr langsame Wachstum), Risiko: 5-15 %
* TRAM-/DIEP-Flap: aufwändige Op, sehr lange (schmerzhafte/hypästhetische) Narbe am Bauch, Lappennekrose (bis Lappentotalverlust), Bauchwandhernie mögl

* Silikonprothesen: Implantatverschiebung, Kapselfibrose, Leckage, Verschlechterung von Autoimmunkrankheiten
* Radiatio: Teleangiektasien, Induration der Haut, vermehrt Armlymphödeme, erhöhtes Risiko für Weichteilsarkome im Bestrahlungsfeld
* Chemotherapie: **Haarausfall** (⇨ Perücke verschreiben), Übelkeit u. **Erbrechen** (⇨ Antiemetika, z.B. Ondansetron [Zofran®] od. Granisetron [Kevatril®], + Glukokortikoide, z.B. 20 mg Dexamethason als Begleitmedikation), **Knochenmarkdepression** (⇨ Leukozytenzahlkontrolle 1x/Wo.), **Amenorrhoe** (+ Sterilität durch POF-Syndrom = premature ovarian failure) u. **Osteoporose** (evtl. vorab DXA-Knochendichtemessung als Ausgangswert des T-Scores zur Beurteilung einer therapiebedingten Osteoporose).
* Tamoxifen: Stimulierung des Wachstums des Uterusendometriums (durch Östrogen-Partialwirkung) ⇨ vermehrt Endometriumhyperplasie, -polypen u. Endometriumkarzinom (2- bis 4faches Risiko), Thrombozytopenie, Thromboembolien, klimakterische Beschw.
* Aromatasehemmer: **Osteoporose** ⇨ Ther: Bisphosphonate (s.u., Kap. Osteoporose)

Proph: ♥ **Vorsorgeuntersuchung:** ab 30. Lj. 1x /Jahr Tastuntersuchung durch den Arzt

Wichtigste Maßnahme: **jede Frau sollte 1x/Monat selbst die Brust abtasten!** (Zeitpunkt: möglichst kurz nach der Menstruation)

Im 40. Lj. einmalige **Mammographie** (als Vergleichsaufnahme für später, sog. Basis-Mammographie), dann vom 50.-75. Lj. in 2-jährigem Abstand. Bei Risikopatientinnen (z.B. Brustkrebserkrankung der Mutter od. Schwester) jährliche Mammographie, mit den Untersuchungen 5 J. vor dem Erkrankungsalter der jüngsten betroffenen Verwandten beginnen, ggf. Sonographie/MRT der Mamma als Ergänzung zur Mammographie.

Seit 2004 ist das flächendeckende Mammographie-**Screeningprogramm** in Deutschland für Frauen von 50-69 J. eingeführt (zusammen mit qualitätssichernden Maßnahmen, z.B. Zweitbefundung) und wird von den Krankenkassen bezahlt, ab 2024 bis 75 J..

Bei familiärer Brustkrebsbelastung (Mammakarzinom der Mutter od. Schwester <30. Lj. od. Ovarial- + Mammakarzinom): **Gentest** auf Mutationen im BRCA-1- od. -2-Gen (Test ist sehr aufwändig, teuer, dauert ca. 4 Wo. und ist nur in Zentren mögl.) nach vorheriger genetischer Beratung mögl. Bei defektem Gen ⇨ hohes Erkrankungsrisiko, daher häufigere (halbjährliche) und früher beginnende, klinische Kontrollen (mit Mammasonographie ab 25. Lj., jährliche Mammographie + MRT ab 30. Lj.) durchführen. Eine prophylaktische beidseitige Mastektomie (mit der Pektoralisfaszie) und Ovarektomie kann nach Abschluss der Familienplanung erwogen werden.

♥ **Tumornachsorge:** sorgfältige klinische und psychisch betreuende Nachkontrollen beim Mamma-Ca empfohlen, da ein erhöhtes Risiko für einen Zweittumor besteht und Rezidive bis 20 Jahre nach Behandlung des Primärtumors möglich sind.

Die häufigsten Rezidive treten in den ersten 3 Jahren auf, daher anfangs für 3 Jahre **vierteljährliche Kontrolle** mit **Anamnese, körperlicher Untersuchung** (eine Laborkontrolle mit Tumormarkern, Rö-Thorax, Sonographie der Leber, Knochenszintigraphie usw. werden nicht empfohlen [aber oft doch durchgeführt], Konsensusbeschluss in Deutschland. Weiterführende Untersuchungen nur bei klinischem Verdacht auf Rezidiv od. Metastasierung) + **Mammographie** bei erhaltener Brust halbjährlich und der kontralateralen Brust jährlich, ggf. + Mamma-Sonographie. Ab 4. Jahr postop. Kontrollen alle 6 Monate, ab dem 6. Jahr dann in jährlichem Abstand.

Sonstige gynäkologische Vorsorgeuntersuchung unabhängig davon immer einmal pro Jahr durchführen (bei Tamoxifen-Medikation alle ½ J. wegen mögl. Endometriumkarzinom).

♥ Lymphödemprophylaxe nach Lk-Entfernung und/oder Radiatio der Axilla: am betroffenen Arm keine Injektionen od. Blutabnahmen (auch wenn noch kein Ödem vorhanden ist!), keine übermäßige Kälte/Wärme, keine starke Beanspruchung des Armes, keine mechanische Reize (z.B. Blutdruckmessen), vor Insektenstichen schützen, kein Sonnenbrand, BH mit breiten Trägern verwenden. Normale Alltagstätigkeiten können und sollen durchgeführt werden.

DD:
- **Mastopathie, gutartige Tumoren** der Brust (s.o.)
- Abszesse, Zysten, TBC-Herde
- Phylloidestumor (Cystosarcoma phylloides) seltener, rasch und groß wachsender, mesenchymaler Tumor, ca. 20 % sind maligne (Sarkom) ⇨ Ther: immer komplette Exstirpation und Histologie, bei Malignitätsnachweis Mastektomie, neigt zu Rezidiven
- Mammasarkom: 3 % der Mammamalignome, sehr frühe hämatogene Metastasierung
- Manifestation eines malignen Lymphoms in der Brust

BAUPRINZIP DES GI-TRAKTES UND TUMORKLASSIFIKATION

Die Wand des GI-Traktes besteht aus 4 Abschnitten: **Mucosa, Submucosa, Muscularis** und **Serosa**. Die Tunica mucosa zeigt mehrere Abschnitte (s. Abb., im Längsschnitt). Die Lamina propria mucosae (oft auch nur Lamina propria genannt) enthält dabei schon Blut- und Lymphgefäße (⇨ Wichtig: eine Metastasierung ist hier bereits möglich).

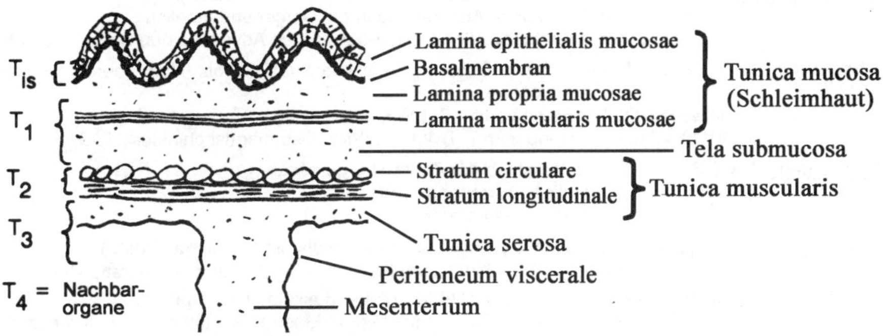

Innervation: Erfolgt über **autonome** Nervengeflechte, bzw. Ganglienzellen:

Der Plexus submucosus (MEISSNER-Plexus), in der Submucosa gelegen, wirkt auf die Darmdrüsen sekretionsanregend.

Der Plexus myentericus (AUERBACH-Plexus), zwischen den beiden Schichten der Tunica muscularis gelegen, steuert die peristaltischen Bewegungen im Darmtrakt.

Anregend wirkt dabei parasympathische Innervation, hemmend sympathische (als modulierende Effekte auf die autonome Funktion).

Allgemeine Tumorklassifikation der Primärtumoren im GI-Trakt:

- Für die Diagnose eines **Carcinoma in situ** (**T**is) ist die Basalmembran von Bedeutung. Sie trennt die Lamina epithelialis mucosae von der Lamina propria mucosae. Nur wenn sie nicht überschritten ist, wird von einem Carcinoma in situ gesprochen = **T**is (dieses präinvasive Karzinom kann noch **nicht metastasieren**!). Abweichend dazu wird beim Kolon-/Rektum-Karzinom als Grenze für das **T**is die Lamina propria mucosae genommen (siehe dort).
- Ist die **Mucosa** und/oder **Submucosa** durch den Primärtumor befallen, handelt es sich um ein **T**1-Stadium (Cave! häufige Prüfungsfrage: das sog. Frühkarzinom des Magens ist ein **T**1-Tumor und kann daher bereits metastasieren, insb. bei Infiltration der Submukosa!).
- Ist die **Tunica muscularis** (auch Muscularis propria genannt), die aus einer inneren Ringschicht und einer äußeren Längsschicht besteht, befallen, so liegt ein **T**2-Stadium vor.
- Befall der **Serosa und des Meso** (Meso = Verbindung des Darmes zur hinteren Bauchwand, enthält die versorgenden Gefäße und Lymphknoten) entspricht dem Stadium **T**3. Der Ösophagus hat als einziges Organ des Rumpfdarmes keine Serosa, dafür hat er eine dünne Tunica adventitia mit den versorgenden Nerven und Gefäßen.
- Vom Stadium **T**4 spricht man bei Infiltration von **Nachbarorganen** durch den Primärtumor.

Diag: In der **Endosonographie** (mit speziellen Ultraschallköpfen mit bis zu 20 MHz integriert an einem Endoskop) lassen sich die Schichten der Wand im GI-Trakt heute sehr gut abbilden und abgrenzen (wichtig zur Darstellung der Infiltrationstiefe und Ausdehnung eines Tumors).

ÖSOPHAGUS

Anatomie

Länge beim Erwachsenen ca. 25 cm

Epithel: Plattenepithel, dieses ist nicht säureresistent!

Histolog. Aufbau: Mucosa, Muscularis mucosae – Submucosa – Muscularis propria
keine Serosa! ⇨ rasche Ausbreitung in die Umgebung möglich
nach außen grenzt eine dünne bindegewebigen Adventitia den Ösophagus ab

Abschnitte:
1. Proximales Drittel: oberer Ösophagussphinkter (OÖS) bis Höhe der Bifurcatio tracheae
2. Mittleres Drittel: in Höhe vom 4.-7. BWK
3. Distales Drittel: in Höhe vom 7. BWK – unterer Ösophagussphinkter (UÖS)

Engstellen:
1. OÖS (ca. 15 cm entfernt, ab der Zahnreihe gemessen)
2. In Höhe der Bifurkation, Aortenenge (25 cm)
3. UÖS, Zwerchfellenge (37-41 cm)

Sphinkteren: Oben (OÖS): **M.cricopharyngeus** (glatte Muskulatur und quergestreifte)
Funktion: Abschluss zum Rachen ⇨ Insuffizienz ⇨ Aspirationsgefahr

Unten (UÖS) = **Kardia** (Syn: Cardia): ausschließlich glatte Muskulatur + Diaphragma
Funktion: Trennt Ösophagus vom Magen ⇨ Insuffizienz führt zum Säurereflux aus dem Magen und damit zu Entzündungs- bzw. Verätzungsgefahr (Ösophagitis, Sodbrennen)

Muskulatur: Quergestreift (im oberen Drittel), glatt (im unteren Abschnitt). Innen Ringmuskulatur (überkreuzendes Schraubensystem = **scherengitterartig** oder "Mädchenfänger"-Prinzip, am Ende des Ösophagus nahezu ringförmig als Verschlusssegment = Kardia), außen Längsmuskulatur (bei Zug der Längsmuskulatur entspannt sich das Scherengitter der Ringmuskulatur ⇨ Kardia öffnet sich).

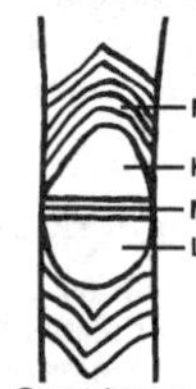

Muskellücken: ⇨ sind potentielle Schwachstellen!
- **KILLIAN-Dreieck:** proximal des M.cricopharyngeus ⇨ ZENKER-Divertikel
- **LAIMER-Dreieck:** distal des M.cricopharyngeus

Gefäßversorgung: Arteriell: Aus der Aorta, Interkostalarterien, A.gastrica sinistra und A.diaphragmatica
Venös: in das Pfortadersystem (unten), V.azygos/V.cava (oben) ⇨ portocavale Anastomose

Innervation: Proximal (quergestreifte Muskulatur): N.laryngeus recurrens Rr.oesophagei
Distal: Autonom, antagonistisch von N.vagus (fördert) und Sympathikus (hemmt Peristaltik)

Schluckakt:
1. M.constrictor pharyngis kontrahiert
2. OÖS erschlafft (M.cricopharyngeus)
3. Peristaltische Welle nach unten (primär)
4. UÖS (= Kardia) öffnet sich reflektorisch ⇨ Speisebrei gelangt in Magen
5. Sekundäre peristaltische Welle nach unten als Selbstreinigungsfunktion

Selten auch tertiäre peristaltische Welle = ungeordnete Kontraktionen (⇨ pathologisch, meist bei Systemerkrankungen, z.B. Sklerodermie, Diabetes mellitus).

Leitsymptome bei Erkrankungen des Ösophagus

1. Schluckbeschwerden (**Dysphagie**): V.a. maligne Erkrankung bei Zunahme der Beschwerden innerhalb kurzer Zeit (maximal bis auch keine Flüssigkeit mehr geschluckt werden kann)
2. Schmerzen beim Schlucken (**Odynophagie**) = Hinweis für mögl. Entzündungen
3. **Sodbrennen**: Reflux von Magensäure, Regurgitation ⇨ brennender Schmerz hinter d. Sternum

REFLUXÖSOPHAGITIS

Syn: Refluxkrankheit, engl. gastroesophageal reflux disease (GERD), ICD-10: K21.0

Def: Unphysiologisch langer Kontakt von gastrointestinalen Säften mit der Ösophagusschleimhaut, die hierdurch alteriert wird.

Ät:
- Primär: Inkompetenz der Kardia ⇨ **pathologischer Reflux**
  in 90 % ist eine **Hiatushernie** (s. auch unten, Kap. Hiatushernien) ursächlich zu finden
- Sekundär: bei organischen Erkrankungen (Pylorusstenose, Duodenalstenose, Gastrektomie, Kardiakarzinom, Sklerodermie, Muskeldystrophie), iatrogen: nach Kardiomyotomie wegen Achalasie
- Begünstigend für einen Reflux ist außerdem eine Adipositas sowie eine postmenopausale Hormonsubstitution sowie Schwangerschaft

Path:
- ♦ Pathologischer Reflux ⇨ Übersäuerung der Speiseröhre (pH <4) ⇨ Refluxösophagitis
  Ausmaß und Schweregrad abhängig von: Dauer der Kontaktzeit (ein Reflux in geringem Ausmaß kommt täglich auch beim gesunden Menschen vor), Regurgitatzusammensetzung, protektiven Schleimhautfaktoren, Selbstreinigungsfunktion, exogenen Noxen
- ♦ Nur 15 % der Pat. mit einem Reflux entwickeln auch eine Refluxösophagitis!

Epid: Prävalenz: einen gastroösophagealen Reflux mit Sodbrennen haben ca. **5-10 %** der Bevölkerung, ca. 1 % haben eine Refluxösophagitis

Etlg:
ERD: erosive Refluxkrankheit (40 % d.F.), NERD: nicht-erosive Refluxkrankheit (60 %)
Endoskopischer Schweregrad nach der Los-Angeles-Klassifikation (1994)

Grad A	Einzelne od. mehrere Erosionen **<0,5 cm**
Grad B	Einzelne od. mehrere Erosionen **>0,5 cm**
Grad C	Schleimhautläsionen <75 % der Zirkumferenz
Grad D	Schleimhautläsionen in der gesamten Zirkumferenz

Klin:
- ⇒ Insb. in Rückenlage oder beim Bücken ("Schuhbandphänomen") ⇨ Rückstrom von Säure und Speiseresten ⇨ **brennende** retrosternale Schmerzen durch Ösophagitis = "**Sodbrennen**", Aufstoßen von Säure, Halitosis (= „Mundgeruch“)
- ⇒ Dysphagie (der Übergang von Sodbrennen in Dysphagie = Schluckstörung ist ein Hinweis auf die Entstehung eines BARRETT-Ösophagus od. peptischer Strikturen)
- ⇒ Odynophagie (schmerzhaftes Schlucken), Globusgefühl, Erbrechen, epigastrischer Schmerz, evtl. auch chronischer Hustenreiz und Heiserkeit, rezidivierende Asthmaanfälle

Diag:
1. Anamnese (Nahrungsanamnese, Alkohol, Kaffee usw.) und klinische Untersuchung
2. **Endoskopie** ⇨ Klärung, ob Ösophagitis, PE mit Histologie zum Tumorausschluss (lassen sich in der Histo bei BARRETT-Ösophagus Mutationen im TP53-Gen nachweisen, so ist dies ein Hinweis auf eine Dysplasie mit dem Risiko ein Adenokarzinom zu entwickeln)
3. 24-Std.-**pH-Metrie** des unteren Ösophagus zur Diagnostik und Therapiekontrolle (direkte, quantitative Methode über eine nasale Sonde), Norm: zu 95 % d. Zeit liegt der pH bei 4-7 und kein nächtlicher pH-Abfall, ein pH <4 kommt nur für einige Min. postprandial vor.
4. Hochauflösende **Manometrie** zur Überprüfung der Motilität des Ösophagus (wichtig vor Op, muss erhalten sein) und mit Abdomenkompression: wenn sich der Druck in den Ösophagus fortsetzt ⇨ Kardia inkompetent

Ther:
- **Konservativ:** Allgemeinmaßnahmen: mehrere **kleine Mahlzeiten, keine Spätmahlzeit, Rauchstopp,** kein Kaffee und kein Alkohol, eiweißreiche Ernährung (scheint Sphinktertonus zu erhöhen), Verringerung des abdominellen Druckes durch Vermeidung von Obstipation (ballaststoffreiche Ernährung), **Gewicht reduzieren**, zu enge Hosen meiden, kein Sport mit Bauchpressen und nachts Kopfende des Bettes erhöhen.
  Akut: Antazida (Aluminiumoxid/Magnesiumhydroxit, Maaloxan® oder Magaldrat, Riopan®), insb. in Kombination mit Alginsäure (Gaviscon®)
  Medikamente: Die medikamentöse Therapie sollte bis zur vollständigen Ausheilung der

Läsionen durchgeführt werden, oft ist eine Dauertherapie erforderlich.
Protonenpumpeninhibitoren (PPI): hochdosiert Esomeprazol 40 mg (Nexium®mups), Omeprazol 40 mg (Antra MUPS®), Lansoprazol (Agopton®), Pantoprazol (Pantozol®) od. Rabeprazol (Pariet®) für 4 Wo. (A + B), bzw. 8 Wo. (C + D, ggf. mit doppelter Dosis).
Bei ganz leichten Refluxbeschwerden können auch Prokinetika (wirken durch Erhöhung des Sphinktertonus und sind Peristaltik-fördernd) versucht werden: Metoclopramid 3 x 10 mg (MCP®), Bromoprid (Cascapride®) od. Domperidon (Motilium®). Mögl. auch H_2-Blocker (z.B. Cimetidin, Ranitidin).

⇨ Rezidivprophylaxe: PPI, z.B. Omeprazol 10-20 mg/Tag als Bedarfstherapie, bei C + D auch kontinuierlich, ca. 80 % d. Pat. bleiben damit symptomfrei.

- Endoskopische Verfahren: Injektion biokompatibler Polymere od. Radiofrequenzablation (Stretta-System®) im Bereich der Kardia, endoskopische Gastroplicatio (= subkardiale Raffnähte über ein spezielles Gastroskop) bei kleiner Hiatushernie (<3 cm)
- Operativ: Ind: Ösophagitis Grad D, high-volume Reflux, Progredienz trotz konservativer Therapie, Patientenwunsch
  - Verlagerung der Kardia nach intraabdominell u. Fixation mit Naht
  - **Hiatoplastik** (Verkleinerung des Hiatus oesophagei durch Naht), bei großem Defekt ggf. mit Netz (s.u., Kap. Hiatushernie)
  - Zusätzlich: Gastropexie, bzw. Fundopexie (Fixation des Magenfundus am Zwerchfell ⇨ Verhindert die Gleithernie und stellt den His-Winkel wieder her)
    oder meist **Fundoplicatio** n. NISSEN-ROSETTI (= 360° Plikatur des Magenfundus um die Kardia), bzw. Semifundoplicatio n. TOUPET (= Anheften des Magenfundus um die Kardia an den rechten Zwerchfellschenkel u. li. an die Zwerchfellkuppel ⇨ 270° umfasst)
    Standard ist heute die Fundoplicatio über einen **laparoskopischen Zugang**. Neue Alternativen sind noch ein implantiertes flexibles Magnetband (LINX®) od. ein elektrischer Stimulator (EndoStim®) im Bereich der Kardia.

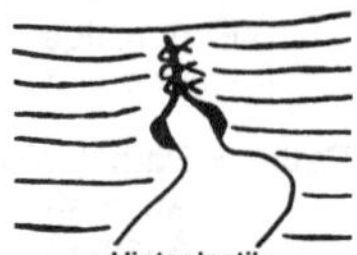

Hiatoplastik

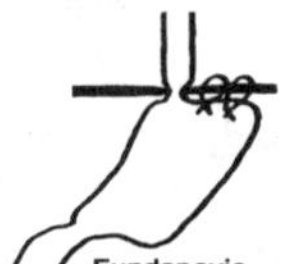

Fundopexie

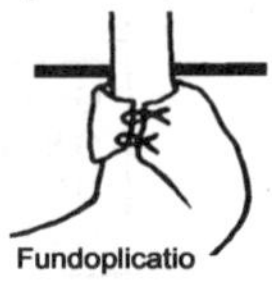

Fundoplicatio

- Endoskopische Ther. bei Grad D mit Strikturen: Bougierung (mit konischen Hartgummi-Bougies) im Abstand von 4-6 Wo. + PPI
- Leitlinie: Refluxkrankheit, S2k v. 3/2023 (AWMF Registernr. 021-013)

Prog: In 90 % d.F. ist operative Ther. erfolgreich, 2-5 % Rezidiv, Letalität 0,2 %

Kompl: * **Endobrachyösophagus** (Syn: BARRETT-Ösophagus = zirkulärer Ersatz des distalen ösophagealen Plattenepithels durch Zylinderepithel = Zylinderepithelmetaplasie) durch jahrelangen, wiederholten Kontakt mit Magensäure (ICD-10: K22.7):
- Short-segment BARRETT-Ösophagus = max. 3 cm hohe Zylinderepithelausläufer
- Long-segment BARRETT-Ösophagus = >3 cm Zylinderepithelausläufer

⇨ in 5-15 % d.F. **maligne Entartung** (Adenokarzinom) möglich! ⇨ jährliche Kontrolle durch Endoskopie u. Biopsie sowie Endosonographie bei Malignitätsverdacht und endoskopische od. chirurgische Resektion bei Malignitätsnachweis. Eine neue Ther. ist die photodynamische Therapie mit i.v. Gabe eines Photosensibilisators (z.B. 5-Aminolävulinsäure) u. 6 Std. später Laser-Bestrahlung des betroffenen Gebietes (⇨ es bilden sich durch die Belichtung Sauerstoffradikale in den Zellen, die zum Zelltod führen)

* **Peptische Strikturen** (zirkulär als sog. SCHATZKI-Ring) ⇨ Ther: bei Durchmesser <9 mm Bougierungsbehandlung (Bougies-Eichmaß: Charrière ⇨ 1 Char. = 1/3 mm)

Op: * Milzläsion, Perforation von Magen od. Ösophagus
* Postoperative Dysphagie (bildet sich innerhalb von 3-12 Monaten meist zurück)
* In 5-8 % d.F. Magenballonsyndrom (gas-bloat syndrome) = kein Erbrechen, kein Aufstoßen mehr möglich durch die Fundoplicatio ⇨ Blähungen
* Teleskop-Phänomen (5 % d.F.): Herausgleiten der Kardia aus der Plikatur des Fundus

DD: – **Ösophaguskarzinom**
- **Eosinophile Ösophagitis** (Ät: immunologisch, genet. Disposition?), Ther: topische Glukokortikoide (Budesonid, Jorveza® Schmelztablette)
- Thorax/Oberbauchschmerz: Angina pectoris, KHK, Ösophagusdivertikel, Achalasie, Ulcus ventriculi et duodeni, Lungenembolie, Aortenaneurysma

ÖSOPHAGUSVERLETZUNGEN

Syn: Ösophagusperforation, Ösophagusruptur, ICD-10: K22.3

Ät:
- **Iatrogen:** von innen **instrumentell** (Endoskopie, Bougierung von Stenosen), 80 % d.F.
- **Inokulierte Fremdkörper** (8 %) ⇨ Ösophagusperforation
- Unfälle (Thoraxtrauma, zervikales Trauma, Schuss-, Stichverletzung), 5 % d.F.
- **BOERHAAVE-Syndrom** = spontane Ösophagusruptur

Path:
- ♦ Verletzungen insb. in Höhe des OÖS
- ♦ BOERHAAVE-Syndrom: intraösophagealer Druckanstieg (bis 400 mmHg, z.B. durch heftiges Erbrechen, Barotrauma, Krampfanfall, Gewichtheben), Verletzung meist knapp oberhalb der Kardia linksseitig gelegen

Klin:
- ⇒ Mediastinalemphysem, Hautemphysem
- ⇒ Dysphagie, Dyspnoe, Zyanose, Hämatemesis, Fieber
- ⇒ Seropneumothorax ⇨ Infektion bis hin zur Sepsis
- ⇒ BOERHAAVE-Syndrom: typisch sind reichliches Essen und Alkoholabusus, **explosionsartiges Erbrechen**, starke **retrosternale Schmerzen** im Thorax u. Abdomen, zusätzlich: Hämatemesis (30 %), Dyspnoe, Zyanose, Mediastinal- und **Hautemphysem** (in *fett* gedruckt sind die 3 klassischen Symptome der sog. MACKLER-Trias)

Diag:
1. Anamnese und klinische Untersuchung
2. Bildgebung: Röntgen-Thorax p.a. od. CT-Thorax, **Gastrografin**-Schluck u. Rö in verschiedenen Ebenen (Cave: kein Barium verwenden)
3. Endoskopie

Ther:
- Konservativ: Ind: kleine Perforation im Halsabschnitt, bei inoperablem Ösophagus-Ca mit Arrosion des Ösophagus ⇨ Antibiotika (hochdosiert), parenterale Ernährung, Speichelsauger, ggf. Ösophagusabsaugung, Mediastinaldrainage

  Endoskopisch Verfahren: Stenteinlage od. Clips od. endoskopische Vakuumtherapie
- Operativ: Zugang: Thorakotomie, oder bei tiefer Verletzung Laparotomie

  Übernähung des Defektes und Nahtsicherung mit umliegendem Gewebe (z.B. Pleura- oder Omentumplastik), ggf. Einlage von mehreren Drainagen. Bei extremer Verletzung auch Teilresektion und Magenhochzug (s.u. Kap. Ösophaguskarzinom)

Prog: Bei Mediastinitis sehr ernst, Letalität bis 50 % (je später die Perforation versorgt wird, umso schlechter ist die Prognose).

Kompl: Ösophagusperforation ⇨ Halsphlegmone, Mediastinitis, Pleuritis, Sepsis

DD:
- Ulkusperforation, Ösophagusvarizenblutung, Ösophaguskarzinom (Tumorperforation)
- MALLORY-WEISS-Syndrom (Schleimhauteinrisse bei vorgeschädigter Mukosa, bei heftigem Erbrechen) ⇨ Hämatemesis/obere GI-Blutung
- Spontanpneumothorax, Lungenembolie, Myokardinfarkt, Aneurysma dissecans der Aorta
- Strangulierte Hiatushernie, Zwerchfellhernien, akute Pankreatitis

Ösophagusverätzung

Ät: Inokulierte Flüssigkeiten (Säure, Lauge) versehentlich (**Kinder**: Haushalts- od. WC-/Abflussreiniger) oder in **suizidaler Absicht** ⇨ Verätzung, ICD-10: T28.6

Path:
- ♦ Laugenverätzung ⇨ **tiefgreifende Kolliquationsnekrose**
- ♦ Säureverätzung ⇨ epitheliale **Koagulationsnekrose**

Etlg:
- # Grad I: Ödem, Hyperämie der Schleimhaut ⇨ Prog. gut
- # Grad II: Zerstörung der Mukosa, Entzündung der Submukosa, Ödem
- # Grad III: Nekrosen, Gefäßthromben, Gewebeeinblutungen, Perforation

Klin: ⇒ Retrosternale Schmerzen, Mundschmerzen, Dysphagie

⇒ Septische Temperaturen, Schocksymptome
⇒ Glottisödem ⇨ akute Dyspnoe

Diag: 1. Anamnese und klinische Untersuchung, Inspektion der Mund- und Rachenregion. Cave: Auf Glottisödem achten!
2. **Endoskopie** frühzeitig (Ösophagogastroskopie ⇨ Magen, Duodenum mitbeteiligt?)
3. Röntgen: Kontrastdarstellung mit Gastrografin–Schluck (kein Barium!), ggf. CT-Thorax

Ther:
- Konservativ: **KEIN ERBRECHEN AUSLÖSEN!** (wegen Aspirationsgefahr). Spülung od. sofortige Endoskopie mit Spülung (Wasser) und Absaugung, Prednisolon 500 mg i.v. als Bolus (Solu-Decortin®H), Analgetika, PPI, ggf. Antibiose, Magensonde
- Operativ: Ind: bei Perforation ⇨ Resektion, Versuch der Deckung, bei ausgedehntem Befund Ösophagektomie und Magenhochzug od. Ersatz mit Koloninterponat
- Ausheilungsphase: Kontrolle auf Strikturen (frühzeitige und wiederholte Ösophagoskopie) ⇨ bei Strikturen mehrfache Dilatationen mit Bougies

Prog: Akut sehr ernst, insb. bei Perforation

Kompl:
* Bei großer Menge mit Magenverätzung, Pankreaskopfnekrose
* Glottisödem ⇨ Intubation, Nottracheotomie
* Auch nach Tagen/Wochen noch Perforation, Nekrosen und Arrosionsblutung
* Spätkomplikation: **Strikturen, Vernarbungen** ⇨ erhöhtes Karzinomrisiko

ÖSOPHAGUSDIVERTIKEL

Def: Divertikel = pathologische Ausstülpung eines Hohlorgans, ICD-10: K22.5
⇒ Echte Divertikel: bestehen aus der gesamten Wand
⇒ Falsche Divertikel = Pseudodivertikel: nur Tunica mucosae und Submucosa stülpen sich durch eine Muskellücke aus

Path:
- Pulsionsdivertikel: oberhalb der Sphinkteren liegende Divertikel, die durch mangelnde Erschlaffung der Sphinkteren entstehen (Koordinationsstörung) ⇨ chronische undulierende **Druckerhöhung** (= Pulsation) führt zur Ausstülpung der **Mukosa und Submukosa** (= falsches Divertikel, Pseudodivertikel)
  - durch die **anatomische Muskellücke** (KILLIAN-Dreieck) zwischen M.constrictor pharyngis und M.cricopharyngeus im dorsalen Hypopharynx ⇨ zervikales Divertikel (ZENKER)
  - direkt durch die geschwächte Muskulatur (häufig mit **Achalasie** vergesellschaftet) ⇨ epiphrenales Divertikel im unteren Viertel des Ösophagus
- Traktionsdivertikel: Entstehen durch **kongenitale** Persistenz ösophago-bronchialer / trachealer Gewebebrücken (aus der **gesamten ösophagealen Wand** bestehend = echte) ⇨ bifurkale Divertikel oder durch Narbenzug (= Traktion), z.B. mediastinalen Prozessen wie Lymphknotenveränderungen, Lymphomen, TBC

Etlg:

Zervikales Divertikel = **ZENKER-Divertikel** (häufigstes 70 %)
Bifurkales/parabronchiales Divertikel (in Höhe der Bifurcatio tracheae, 20 %)
Epiphrenales Divertikel (10 %)

Epid: ◊ Prädisp.alter: ZENKER-Divertikel 70.-80. Lj.

Klin: ⇒ **Dysphagie**, da Speisen zum Teil im Divertikel landen
Später: Entleerung und **Regurgitation** aus dem Divertikel in den Pharynx ("Erbrechen" unverdauter Nahrung), insb. nachts ⇨ Aspirationsgefahr (rezidivierende Pneumonien)
⇒ Foetor ex ore, da sich Nahrungsbestandteile zersetzen
⇒ Globusgefühl
⇒ Schmerz bei Entzündungen des Divertikels

<u>Diag:</u> 1. Anamnese und klinischer Befund
2. <u>Röntgen:</u> Kontrastdarstellung mit **Barium-Schluck**, bzw. mit **Gastrografin** (bei Verdacht auf mögl. Perforation oder Trachealfistel) ⇨ Kontrastfüllung des Divertikels. Immer den ganzen Ösophagus u. in 2 Ebenen darstellen, da oft Zweitbefund, z.B. Kardiainsuffizienz
<u>Lok:</u> ZENKER-Divertikel meist linksseitig; epiphrenale Divertikel meist von der rechten Seite ausgehend, sich nach links entwickelnd
3. <u>Endoskopie:</u> **Cave!** Perforationsgefahr, Übersehen des Divertikels

<u>Ther:</u>
- <u>Konservativ:</u> Traktionsdivertikel meist Zufallsbefund und ohne klinische Relevanz
Achalasie ⇨ Divertikel wird primär nicht operiert, Behandlung der Achalasie (s.u.)
- <u>Operativ:</u> Ind: symptomatische Divertikel, ZENKER-Divertikel, Fistelbildung
  - Zugang: von li.-lateral am Hals od. auch endoskopisch beim ZENKER-Divertikel, li.-dorsale Thorakotomie oder Laparotomie beim epiphrenalen Divertikel, heute auch laparoskopisch od. thorakoskopisch
  - Endoskopische Op beim ZENKER-Divertikel: Mukomyotomie, dabei wird der Divertikelsteg (dieser enthält den M.cricopharyngeus) zwischen Ösophagus und Divertikel mit einem Laser oder mit einem Staplergerät gefasst und durchtrennt (gleichzeitige Klammerung des Wundrandes, s. Abb.)
  - Offene Op: Abtragung des Divertikels, zweischichtige Naht (Schleimhaut und Muskel), zusätzlich extramuköse Myotomie des jeweiligen Ösophagussphinkters (zur Druckentlastung = Rezidivprophylaxe)

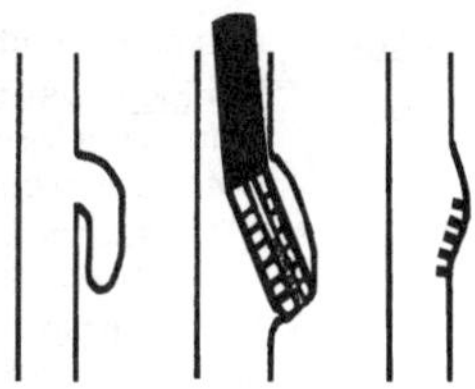

<u>Prog:</u> Offene Op hohe Kompl.-Rate, endoskopische Op höhere Rezidivrate (10-30 %)

<u>Kompl:</u>
* Blutungen, Fistelbildung, Aspiration ⇨ rezidivierende Pneumonien
* Gewichtsabnahme durch Dysphagie, Karzinomentstehung im Divertikel (selten)
* Perforation in das Mediastinum (Cave auch bei der Endoskopie!) ⇨ Mediastinitis!

<u>Op:</u>
* Insuffizienz der Naht ⇨ Mediastinitis
* Rekurrensparese
* Infektion des Wundgebietes (⇨ perioperative Antibiotikaprophylaxe)
* Rezidiv (insb. beim endoskopischen Eingriff)

<u>DD:</u>
- Neugeborene: Ösophagusatresie (s.u. Kap. Kinderheilkunde)
- <u>Dysphagie jeglicher Genese:</u> Tumoren, Struma, Strikturen, Achalasie, Sklerodermie, Dysphagia lusoria (⇨ Einengung des Ösophagus durch eine Gefäßanomalie: doppelter Aortenbogen oder atypischer Abgang der A.subclavia dextra von links [= "A.lusoria"] ⇨ diese kreuzt dann retroösophageal od. interösophageotracheal nach rechts und komprimiert den Ösophagus), Aortenaneurysma, neurologische Erkrankungen

ACHALASIE

<u>Syn:</u> Früher Kardiospasmus genannt, engl. esophageal achalasia, ICD-10: K22.0

<u>Def:</u> **Neuromuskuläre Störung** des gesamten Ösophagus mit Fehlen einer regulären, propulsiven Peristaltik und **Öffnungslähmung des UÖS**

<u>Ät:</u>
- Letztlich **unbekannte** neuromuskuläre und/oder vegetative Störung, ggf. auch autoimmunologisch bedingt, auch das Varizellen-Zoster-Virus wurde pathogenetisch diskutiert
- CHAGAS-Krankheit (Trypanosoma cruzi) ⇨ symptomatische Achalasie mit nachweisbarem Ganglienzellverlust
- Selten angeboren: Triple-A-Syndrom (<u>A</u>chalasie + <u>A</u>lakrimie [= keine Tränen] + <u>a</u>drenale Insuffizienz, aut.-rez. erblich, Chrom. 12_{q13}) u. bei Trisomie 21 (DOWN-Syndrom)

<u>Path:</u> Degeneration des autonomen Plexus myentericus (AUERBACH) oder des N.vagus (präganglionäre Vagusfasern) ⇨ **Dysperistaltik**, **gestörte Erschlaffung** des UÖS (aber ohne wesentliche Tonuserhöhung)

Epid: ◊ Inzidenz: selten, ca. 1-3/100.000/Jahr, Prädisp.alter: 25.-60. Lj., M = w

Etlg: Subtypen nach der CHICAGO-Klassifikation, 2021 (bei allen ist der UÖS-IRTonus erhöht)

Typ I (amotile Form): **keine Peristaltik**, Dilatation des gesamten Ösophagus
Typ II: gestörte Peristaltik, Druckerhöhung im **gesamten** Ösophagus
Typ III (hypermotile, spastische Form): **spastische** Kontraktionen

Klin: ⇒ **Dysphagie** (Speisen können nur erschwert geschluckt werden), **Regurgitation** von Nahrung (z.B. beim Bücken, in der Nacht)
⇒ **Odynophagie** (Schmerzen beim Schlucken), **retrosternale Schmerzen**, insb. postprandial, **Reflux** von Magensäure, Foetor ex ore
⇒ zu Beginn noch kein nennenswerter Gewichtsverlust
⇒ Pulmonale Komplikationen durch Aspiration mögl. (nächtliche Regurgitationen)

Diag: 1. Anamnese und klinischer Befund
2. Röntgen: **Ösophagusbreischluck** mit verdünntem Barium ⇨ Megaösophagus mit trichterförmiger Verengung im Bereich der Kardia ("Sektglasform" oder "Sanduhrform")
Unter Durchleuchtung: Dysperistaltik und fehlende Erschlaffung des UÖS sichtbar
DD: Ösophaguskarzinom sehr schwierig! ⇨ evtl. Aussparungen von KM durch liegengebliebene Speisereste, fehlende Magenblase
3. **Endoskopie** (Gastroösophagoskopie): evtl. mit Biopsie zum Tumorausschluss: Inspektion der Stenose, Beurteilung der Schleimhaut
DD: funktionelle Störung (Achalasie) ⇨ eher gute Passierbarkeit für Endoskop
organische Stenose (z.B. Neoplasie) ⇨ schlechte Passierbarkeit für Endoskop
4. **Hochauflösende Manometrie**: Messung des unteren Sphinktertonus (physiologisch: Ruhetonus 18-24 mmHg, integrierter Relaxationstonus IRT <15 mmHg) und Druck/Motilität im ganzen Ösophagus (fehlende Peristaltik od. Spastik?)
5. Endosonographie nach pneumatischer Dilatation zum Tumorausschluss mögl.

Ther:
- Allgemein: **keine kausale Therapie** möglich
- Konservativ: Versuch mit Kalziumantagonisten (Nifedipin, Adalat®) od. Nitropräparaten, Ind: bei der hypermotilen Form im Anfangsstadium od. unterstützend nach Op
  - **Pneumatische Kardiadilatation** (Dehnungsbehandlung, s. Abb.): heute Erstbehandlung bei der Achalasie, Durchführung: einmalig für 2 Min., kann auch mehrfach wiederholt werden.
  - Botulinum-Toxin-Injektion: endoskopische intrasphinktere Injektion von 100 Einheiten über eine Sklerosierungsnadel (Besserung d. Symptome aber nur für ca. 6 Monate, dann Wdh. mögl.)

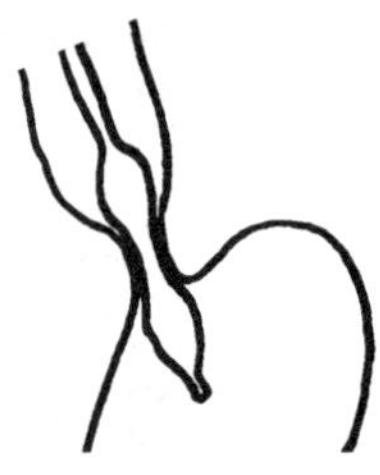

- Operativ: Ind: Versagen mehrerer Dilatationsbehandlungen, Rezidive, mangelnde Kooperation od. Wunsch des Patienten, bei Kindern
  - **Extramuköse Kardiomyotomie** (nach HELLER) = anteriore Spaltung der Muskulatur am Sphinkter auf einer Länge von 5-7 cm (ohne Eröffnung der Ösophagusschleimhaut) + Antireflux-Op (Semifundoplicatio n. DOR mit 180°, da nach der Myotomie kein suffizienter Schluss mehr vorliegt), der gesamte Eingriff wird **laparoskopisch** durchgeführt. Eine alleinige Myotomie kann auch **peroral endoskopisch** durchgeführt werden (schwieriger Eingriff, Mucosa wird gespalten und getunnelt bis zur Kardia präpariert u. dann die Myotomie durchgeführt, dann Mucosa wieder vernäht).
  - Ultima ratio bei Therapieresistenz ist eine Ösophagusresektion u. Magenhochzug

Prog: Rezidivrate bei Dilatation 10-20 % (insb. bei jungen Pat.), Op hat 95 % Erfolgsrate.

Kompl: * **Erhöhtes Karzinomrisiko!** (30fach höher als in der Allgemeinbevölkerung, in 2-20 % der Achalasien entsteht ein Karzinom ⇨ lebenslange Kontrollen)
Op: * Perforationsgefahr bei der Dilatationsbehandlung
* Ösophagusfistel wenn bei der laparoskopsichen Op die Mukosa eröffnet wird
* Pneumothorax, Pleuraempyem
* Gastroösophagealer Reflux (UÖS zu weit) ⇨ Refluxösophagitis

DD: – **Stenosierende Strikturen** (z.B. Ösophagitis u. peptische Stenosen, Narbenstenosen, Verätzungen, Ösophaguskarzinom), Kompression von außen (Dysphagia lusoria durch aberrante Gefäße), Ther: Bougierung oder Laser

– **Ösophaguskarzinom ⇨ Ausschluss muss obligat erfolgen!**

– Diffuser idiopathischer **Ösophagusspasmus** (⇨ tertiäre Peristaltik mit hohen Drucksteigerungen), sog. Pseudoachalasie
Klin: intermittierende Dysphagie, heftige retrosternale Schmerzen
Rö: enger Ösophagus mit **tiefen spastischen Einschnürungen** ("Korkenzieher-" od. "Nussknackerösophagus"), Diag: 24-Std.-Langzeitmanometrie
Ther: Spasmolytika, Kalziumantagonisten, Nitropräparate

– Refluxösophagitis, eosinophile Ösophagitis, Z.n. Vagotomie

– Progressive systemische Sklerodermie (insb. beim CREST-Syndrom = Calcinosis cutis, RAYNAUD-Phänomen, esophageale Dysfunktion, Sklerodaktylie und Teleangiektasien)

GUTARTIGE ÖSOPHAGUSTUMOREN

Etlg: # Intramural:
- Solide: **Leiomyom** (häufigstes, 50 %), Lipom, Fibrom, Hämangiom (mesenchymal), granuläres Neuroblastom od. Myoblastenmyom (ABRIKOSSOFF-Tumor)
- Zystisch: Angeboren oder erworben (Retentionszyste, epithelialer Ursprung)

Intraluminal:
- Wandständig: Papillome, Adenome (epithelial)
- Gestielt: Polyp (epithelial)

Klin: ⇒ 50 % der Patienten sind beschwerdefrei (Zufallsbefund bei einer ÖGD)
⇒ Dysphagie, evtl. retrosternale Schmerzen

Diag:
1. Anamnese und klinische Untersuchung
2. Röntgen: Breischluck, CT-Thorax
3. Endoskopie: Bei intramuralem Prozess ist die Schleimhaut intakt (⇨ Endosonographie), dann auch keine Biopsie durchführen, sondern primär operative Entfernung

Ther: • Operativ: Ind: prophylaktisch immer gegeben (auch bei Beschwerdefreiheit), da nur so die Dignität des gesamten Tumors bestimmt werden kann
- Kleine epitheliale Tumoren können endoskopisch biopsiert/entfernt werden
- Intramurale Tumoren ohne Mukosaeröffnung ausschälen über videoassistierten thorakoskopischen Eingriff (VATS) od. einen transthorakalen Zugang

Kompl: * Blutung, V.cava-Kompression, maligne Entartung
Op: * Postoperative Stenosen

ÖSOPHAGUSKARZINOM

Syn: Karzinom der Speiseröhre, engl. oesophageal cancer; ICD-10: C15.-

RF: – **Refluxösophagitis** od. deren Kompl. = Endobrachyösophagus, Syn: **BARRETT-Ösophagus** (Zylinderepithelmetaplasien und Dysplasien, Karzinomrisiko dann 30- bis 125fach erhöht, in 5-15 % d.F. maligne Entartung, Risiko 0,3%/Jahr ⇨ Adenokarzinom)

– **Achalasie** (2-20%ige Entartungshäufigkeit)

– **Alkoholabusus** (insb. **hochprozentiger Alkohol**) ⇨ vermehrt Ösophagitis, Leberzirrhose

– Verätzungsstrikturen (lange Latenz, "Korrosions-Ca", 2-15%ige Entartungshäufigkeit)

– Unterernährte Patienten (Vitamin-A-, B-, C-, E-Mangel, Eisen-Mangel, insb. bei PLUMMER-VINSON-Syndrom = sideropenische Dysphagie), Sklerodermie-Ösophagus

- **Rauchen**, schlechte Mundhygiene
- Adipositas (BMI >30 kg/m²), Aufnahme von Nitrosaminen mit der Nahrung
- Virale Infekte, z.B. Papillomaviren
- Iatrogen: frühere Strahlentherapie im Hals/Thoraxbereich

Path: ♦ Histo: **Adeno-Ca** 60-80 % (meist bei Endobrachyösophagus am ösophagogastralen Übergang, der Anteil ist stark angestiegen in den letzten 20 Jahren), **Plattenepithel-Ca** in 20-40 % d.F., entdifferenzierte Karzinome od. Melanome sind selten.

♦ Lok: im **unteren Drittel** am häufigsten (unteres > mittl. > oberes 1/3, die Tumoren des oberen Drittels haben dabei die schlechteste Prognose)

♦ **Metastasierung:** da der Ösophagus keine Serosa hat ⇨ rasche Tumorausbreitung
Lymphogene Metastasen (= N_1) vor hämatogenen Metastasen (= Fernmetastasen, M_1)
Lymphogen (**früh**): zervikaler Ösophagus ⇨ periösophageal, zervikal und supraklavikulär
Thorakal oben ⇨ periösophageal, mediastinal (zervikal und supraklavikulär = M_1)
Thorakal unten ⇨ periösophageal, mediastinal und perigastrisch (⇨ die Lk um den Truncus coeliacus werden bereits als M_1 klassifiziert)
Hämatogen (spät): oben ⇨ V.azygos ⇨ V.cava sup. ⇨ eher Lungenmetastasen
unten ⇨ V.gastrica sinistra ⇨ V.portae ⇨ eher Lebermetastasen

Epid: ◊ Inzidenz: 8/100.000/Jahr, geographisch unterschiedlich, v.a. in Japan u. England erhöht (scharfes Essen, Teekonsum), in den letzten Jahren zunehmend **mehr Adenokarzinome**

◊ Prädisp.alter: 50.-60. Lj., **m** >> w (= 5:1)

Etlg: # TNM: T_1: Tumor infiltriert die Lamina propria (mucosae, T_{1a}) oder bis zur Submucosa (T_{1b}),
T_2: Muscularis prop. infiltriert, T_3: Adventitia infiltriert, T_{4a}: Infiltration v. Pleura, Perikard Peritoneum od. Zwerchfell, T_{4b}: Infiltration v. Aorta, Wirbelkörper, Trachea od. andere
N_1: 1-2 regionäre Lk-Metastasen, N_2: 3-6, N_3: 7 od. mehr regionäre Lk-Metastasen
M_1: Fernmetastasen (od. zervikale/zöliakale Lk-Metastasen)

Stadiengruppierung: I: $T_1N_0M_0$ II: $T_2N_0M_0$, $T_1N_1M_0$
(für Adenokarzinome) III: $T_1N_2M_0$, $T_2N_{1\text{-}2}M_0$, $T_{3\text{-}4a}N_{0\text{-}2}M_0$ IV: $T_{4b}N_{0\text{-}2}M_0$, alle N_3, alle M_1

Klin: Problem: in der Regel **KEINE FRÜHSYMPTOME!**
⇒ Schluckbeschwerden 87 % d.F. (aber erst bei >50 % Lumeneinengung)
⇨ **bei Schluckbeschwerden >40. Lj. immer ein Ösophaguskarzinom ausschließen!**
⇒ Gewichtsabnahme 71 %
⇒ Retrosternale Schmerzen 46 %
⇒ Regurgitation 30 %, Pseudohypersalivation (Unmöglichkeit, den Speichel zu schlucken)
⇒ Heiserkeit 7 %, Husten 3 %, Rückenschmerzen
⇒ Tastbarer Tumor od. tastbare zervikale Lymphknoten-Metastasen

Diag:
1. Anamnese und klinische Untersuchung
2. **Ösophagogastroskopie** mit Chromoendoskopie (topisch Lugol´sche Lösung auftragen, maligne Läsionen färben sich dann nicht an) **+ PE** zur **Histologie** (mit Bestimmung des HER2-Status und PD-L1 combined positive Score CPS)
3. **Endosonographie**: zur Darstellung der Infiltrationstiefe und Ausdehnung des Tumors
4. Tumorstaging: intrathorakale Lk? ⇨ Spiral-**CT-Thorax**, CT-Hals u. CT-Abdomen mit KM, Endosonographie (mediastinale Lk?), Sonographie Hals + Abdomen, ggf. ^{18}FDG-PET-CT, Röntgen: Ösophagus-Breischluck mit wasserlöslichem KM nur bei V.a. Fisteln, Bronchoskopie bei Tumorkontakt zum Bronchialsystem

Ther: • Operativ: Ind: begrenzter Tumor (Stadium I - III), keine Fernmetastasen ⇨ **kurative** Ind.
- Therapieplanung im **Tumorboard** und Operation an einem **spezialisierten Zentrum**
- Bei Karzinom mit gesicherter minimaler Ausdehnung ($T_1N_0M_0$ u. Mukosa nicht überschritten = T_{1a} od. als Ösophagusfrühkarzinom vom Mukosatyp od. neoblastische BARRETT-Schleimhaut bezeichnet) ist eine **endoskopische** Mukosa-Resektion mit speziellen Endoskopen (Suck-and-Cut-Technik) mögl. (dann 5-JÜR auch 100 %).
- **Neoadjuvante** (= präoperative) **Radio-Chemotherapie** (40 Gy + 5-FU + Cisplatin 4-6 Wo. vor Op., darunter bei 20 % sogar zeitweise komplette Remission) im Stad. (II-)III
- Präoperativ: präop. Anlage eines ZVK und zusätzlich zur oralen Nahrung Infusionen

Perioperative Antibiotikaprophylaxe i.v. (z.B. 2,0 g Ceftriaxon), Periduralkatheder zur Schmerztherapie für einige Tage

⇒ Ziel: **Tumorentfernung im Gesunden**, wegen des hohen submukösen Längenwachstums mind. 6 cm Sicherheitsabstand (Problem insb. bei hochsitzenden Tumoren ⇨ Sicherheitsabstand nur bedingt einhaltbar, da der Larynx mitentfernt werden müsste ⇨ extreme Lebensqualitätsverschlechterung, daher kaum kurative Op mögl. Bei tiefsitzenden Tumoren ist auch eine Gastrektomie erforderlich.) + **zwei-Feld Lk-Entfernung** (thorakal/abdominal, ggf. + zervikal)

- Zugang: Op mittels Thorakoskopie und Laparoskopie, auch roboterassistiert (ist aber sehr schwierig und aufwändig) od. als Hybrideingriff (Laparoskopie + offene Thorakotomie). Die offene Op (abdominale + transthorakale Entfernung = Zwei-Höhleneingriff) hat eine hohe Op-Letalität 5-25 %!
- Nach Exstirpation ist **Rekonstruktion** notwendig! ⇨ Rekonstruktionsmöglichkeiten:
  1. **Magenhochzug** unter Opferung der oberen Magengefäße (A.gastroepiploica sinistra, A.gastrica sinistra) heute Methode der Wahl (IVOR-LEWIS-Op), die verbleibende A.gastroepiploica dextra sichert hauptsächlich die Durchblutung.
  2. Koloninterponat (transversum od. ascendens in isoperistaltischer Richtung eingeschwenkt), Gefäßdurchblutung bleibt, Nachteil: Interponat macht starken Foetor
  3. Jejunuminterponat ⇨ ultima ratio, hinderlich sind hier die Gefäßarkaden

  Rekonstruktionswege: meist im ursprünglichen Bett des Ösophagus
  oder retrosternal im vorderen Mediastinum

  Wichtig ist die **spannungsfreie** Adaptation der Anastomosen.
- Postoperativ: wenn mögl. sofortiger Nahrungsaufbau nach 24 Std. beginnen, bei schlechter Ernährungssituation zusätzlich parenterale Ernährung, symptomorientierte klinische Nachsorge (insb. Ernährungszustand beachten)

• Konservativ = **palliative** Ind. (bei nicht resektablen Tumoren/Fernmetastasierung): **Chemotherapie** mit Cisplatin + 5-FU, bei HER2-Überexpression Trastuzumab dazu, bei PD-L1-Nachweis CPS>5 Nivolumab (Opdivo®), bei CPS>10 Pembrolizumab (Keytruda®) dazu. Bei Versagen der Chemotherapie/Progress können noch der VEGFR2-Antikörper Ramucicrumab (Cyramza®) und andere Immuntherapien (Entscheidung im Tumorboard) versucht werden.

  Bei Stenosen: endoskopische Lasertherapie/Thermoablation (für kurzstreckige Stenosen) oder die Einlage selbstexpandierender Metall-Stent erforderlich, ggf. kann auch eine Brachytherapie (= interne Bestrahlung) und perkutane Radiatio angewendet werden.
  Magenfistel zur Ernährung bei nicht beseitigbarem Passagehindernis: **PEG** = perkutane endoskopische Gastrostomie (s. Magenkarzinom) oder WITZEL-Fistel = operativ transkutan angelegte Magensonde (wenn die endoskopische Anlage einer PEG nicht mögl. ist).

• Leitlinie: Ösophaguskarzinom, S3 v. 12/2023 (AWMF Registernummer 021-023OL)

Prog: Insgesamt **sehr schlecht** ⇨ alle Ösophaguskarzinome zusammen nur **10-20%ige** 5-JÜR. 60 % sind insg. operabel, aber nur **30 % kurativ operabel** (**R**0-Resektion), da wegen der fehlenden Frühsymptome die Diagnose meist erst im fortgeschrittenen Stadium erfolgt.
Beste Chance hat ein $pT_{1a}N_0M_0$ mit 100%, bei pT_{1b} ca. 60%ige 5-JÜR, bei $pT_1N_1M_0$ nur noch 30 %. Prognostisch günstig sind R_0-Resektion, pN_0 und das Adenokarzinom.
Bei Inoperabilität ⇨ extrem schlecht, nur 9 Monate mittlere Überlebenszeit.
Op-Letalität (30 Tage): 10 %, in spezialisierten Zentren 2-3 %.

Kompl:
* **Anastomoseninsuffizienz** (in ca. 10 % d.F., insb. an der zervikalen Anastomose bei Magenhochzug, da die Durchblutung schlecht ist und der Ösophagus keine Serosa hat), Interponatnekrose ⇨ Blutungen, Fisteln, Mediastinitis, Sepsis
* Anastomosenstenose ⇨ Ther: Bougierung/Stent mögl.
* Pulmonale Komplikationen: **Pneumonie**, ARDS (adult respiratory distress syndrome)
* **Rekurrensparese** (häufig auch beidseitig), N.vagus-Läsion, HORNER-Syndrom, Brachialgien, Magenentleerungsstörung

Proph: ♥ Aspirin hat statistisch einen protektiven Effekt (wird aber nur deswegen nicht empfohlen)

DD:
- Gutartige Ösophagustumoren (s.o.), HODGKIN-Lymphom, **Kardiakarzinom** (Magen)
- Dysphagie bei Narbenstenose, Achalasie, Ösophagusdivertikel, -polyp, Sklerodermie

MAGEN

Anatomie

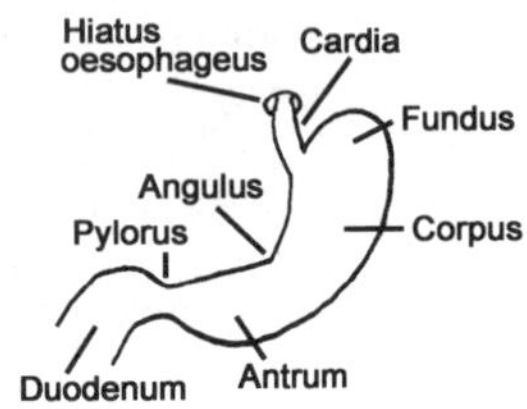

Der Magen = Gaster wird eingeteilt in den Eingang = **Cardia** (Syn: Kardia), den **Fundus**, den **Corpus**, das **Antrum** und den **Pylorus** = Ausgang.

Fixation:
1. Am Zwerchfell im Bereich Kardia = Lig.gastrophrenicum
2. Leber: Lig.hepatogastricum
3. Milz: Lig.gastrosplenicum
4. Querkolon: Lig.gastrocolicum

Arterien: A.gastrica dextra (aus A.hepatica propria – Truncus coeliacus) ⇨ versorgt kl. Kurvatur
A.gastrica sinistra (Tr.coeliacus) ⇨ kl. Kurvatur und Fundus
A.gastroepiploica dextra (aus A.gastroduodenalis – A.hepatica – Tr.coeliacus) ⇨ gr. Kurvatur
A.gastroepiploica sinistra (aus A.lienalis – Tr.coeliacus) ⇨ gr. Kurvatur
Aa.gastricae breves (A.lienalis – Tr.coeliacus) ⇨ Magenfundus

Venen: werden wie die Arterien bezeichnet. Ihr Abfluss erfolgt in die V.portae. Verbindung besteht außerdem über die Rami gastrici breves an der kleinen Kurvatur über die Milzvene zu den Ösophagusvenen (**portocavale Anastomose** ⇨ bei portaler Hypertonie können über diesen Weg Ösophagusvarizen entstehen).

Lymphbahnen: 4 Hauptgruppen (wichtig für Karzinomoperation): Kleine Kurvatur oben u. unten, große Kurvatur oben und unten. Sie haben Verbindung zu hepatischen, suprapankreatischen, lienalen, mesenterialen, mediastinalen, zöliakalen und paraaortalen Lk ⇨ Abfluss zum Ductus thoracicus (Mündung des Duct.thoracicus im linken Venenwinkel, supraklavikulärer Lymphknoten hat daran unmittelbar Anschluss und kann bei Karzinomen befallen sein = **VIRCHOW**-Lk).

Innervation: Ganglion coeliacum (symp.) ⇨ Dilatation, N.vagus (parasympathisch) ⇨ Kontraktion, li. N.vagus – Truncus vagalis anterior; re. N.vagus – Tr.vagalis post., Rami antrales des N.vagus (Nervi Latarjet).
Plexus myentericus (AUERBACH): zwischen Ring- u. Längsmuskulatur, Plexus submucosus (MEISSNER) in der Submucosa.

Drüsen:
- **Belegzellen:** HCl und Intrinsic-Faktor (zur intestinalen Resorption von Vit. B_{12}), im Fundus und Corpus (exokriner Magenteil)
- **Hauptzellen:** Pepsinogen u. Kathepsin, im Fundus und Corpus (exokriner Magenteil)
- **G-Zellen:** Gastrin, im Antrum, Freisetzung bei Dehnung des Antrum, Vagusreiz, chemische Reize im Antrum (endokriner Magenteil, Zellen gehören zum APUD-Zellsystem. = Amine precursor uptake and decarboxylation)
- **Nebenzellen:** Schleim, an der Kardia und Pylorus vermehrt vorhanden

Magenschleimhautbarriere: verhindert die Rückdiffusion von H^+-Ionen entlang des Konzentrationsgradienten.

Säuresekretion: BAO (basal acid output) = 2-5 mmol/Std. (60-80 ml/Std.)
MAO (maximal acid output) = nach max. Stimulation mit Pentagastrin ⇨ 20-25 mmol/Std. (100-200 ml/Std.), es wird insg. 4 x alle 15 Min. der Mageninhalt abgesaugt und bestimmt
Quotient BAO:MAO normal 0,1-0,2 ⇨ pathologisch ab >0,2
PAO (peak acid output) = errechneter Wert aus den beiden höchsten 15-Min.-Werten nach Stimulation mit Pentagastrin.

Fehlbildungen: Hypertrophe Pylorusstenose (s.u., Kap. Kinderchirurgie); Magenvolvulus (Längs- od. Querachse); Divertikel; Magenpolypen (mögl. Präkanzerose) ⇨ Ther: endoskopische Entfernung mit der Schlinge

Magenverletzungen: Magenruptur, MALLORY-WEISS-Syndrom, Verätzungen, Fremdkörper, Bezoar (faserhaltiger Fremdkörper, z.B. aus verschluckten Haaren)

GASTRITIS

<u>**Syn:**</u> Magenschleimhautentzündung, ICD-10: K29.-

<u>**Etlg:**</u> # <u>Akute Gastritis:</u> alimentärer, alkoholischer Exzess, NSAR, Kortikoide, Zytostatika, Lebensmittelvergiftung
Erosive Gastritis: bei Verbrennungen, Schock, Sepsis, **Polytrauma**, Stress (z.B. postoperativ, Patient auf der Intensivstation)

<u>Chronische Gastritis:</u>

Typ A: Corpus, **autoimmun**, chronisch **atrophisch**, Achlorhydrie
Typ B: Antrum + Corpus, **bakteriell**, Hypochlorhydrie
Typ C: Antrum, **chemisch** toxisch induziert durch **Gallereflux**

<u>**Ät:**</u>
- Typ A: **Autoantikörper** gegen Belegzellen und gegen Intrinsic-Faktor (⇨ dann perniziöse Anämie mögl.), evtl. autosomal-dominant erblich
- Typ B: Infektion der Magenschleimhaut mit **Helicobacter pylori**
- Typ C: Duodenogastraler alkalischer Gallereflux
- Sonderformen: erosive Gastritis (Stress, z.B. Polytrauma, große Op), phlegmonöse Gastritis (z.B. Streptokokkeninfektion), virale Gastritis (z.B. Zytomegalie-, Varizelleninfektion), eosinophile Gastritis, spezifische Gastritis (Tuberkulose, Syphilis, Sarkoidose, Morbus CROHN, Aktinomykose, Histoplasmose)

<u>**Path:**</u>
- ♦ **Erosive Gastritis** entsteht durch Mikrozirkulationsstörung der Magenschleimhaut (z.B. im Schock) ⇨ multiple, punktförmige und erosive Schleimhautdefekte ⇨ diffuse Magenblutung bis zur Massenblutung mögl.
- ♦ <u>Phlegmonöse Gastritis:</u> bakterielle Besiedlung aller Wandschichten bei resistenzgeschwächten Patienten
- ♦ <u>Histo:</u> **Chronische Gastritis** zeigt eine oberflächliche Leukozyteninfiltration (Lymphozyten und Plasmazellen). Je aktiver der Prozess umso mehr neutrophile Granulozyten sind vorhanden.
Eine **Atrophie** zeigt sich in einer Reduktion der Belegzellen und Hauptzellen im Corpus-Fundus-Bereich (Autoimmungeschehen).
- ♦ <u>Intestinale Metaplasie:</u> Nachweis nicht magenspezifischer Schleimhaut/Schleimhautelemente ⇨ es können sich Becherzellen finden, enterokolische Krypten oder auch eine komplette Dünndarmschleimhaut

<u>**Epid:**</u>
- ◊ <u>Häufigste Form:</u> chronische aktive Gastritis vom **Typ B** (80 % d.F.)
- ◊ Fast jeder 2. >50. Lj. hat eine chronische Gastritis (meist ohne Sympt.), Kompl: 20-30 % der Pat. mit einer Helicobacter-pylori-positiven Gastritis entwickeln dann im Laufe des Lebens ein Ulcus ventriculi

<u>**Klin:**</u>
- ⇒ Chronische Gastritis häufig symptomlos
- ⇒ Unspezifische Oberbauchbeschwerden mit **epigastrischem Schmerz**, Übelkeit, Blähungen, Völlegefühl, Druckgefühl im Oberbauch, Inappetenz
- ⇒ Fehlen des Intrinsic-Faktor ⇨ Vit.-B_{12}-Mangel ⇨ megaloblastäre = perniziöse Anämie, funikuläre Myelose (Hinterstrangdegeneration ⇨ Ataxie, Pyramidenbahnen ⇨ spastische Parese, Pyramidenbahnzeichen)
- ⇒ Erosive Gastritis: obere gastrointestinale Blutung, Kaffeesatzerbrechen, Meläna

<u>**Diag:**</u>
1. Anamnese und klinische Untersuchung
2. **Gastroskopie** + **Histologie** + Untersuchung auf **Helicobacter pylori** (Urease-Schnelltest: negativ/positiv)
3. Vit.-B_{12}-Bestimmung im Serum, Auto-Ak gegen Parietalzellen (= PCA)

<u>**Ther:**</u>
- <u>Symptomatische Typ B-Gastritis:</u> **Eradikationstherapie** der Helicobacter-pylori-Infektion mit einer **Quadrupel-Therapie** über 10 Tage (Stand 2023): **PPI**, z.B. Esomeprazol (Nexium®mups) od. Omeprazol (Antra MUPS®) 2 x 20 mg/Tag **+** 2 Antibiotika: **Tetrazyklin**

+ **Metronidazol** + **Bismutsalz** (als 3er-Kombinationspräparat, Pylera®) ⇨ der Helicobacter-Befall lässt sich damit in 80 % d.F. eradizieren. Die bisherige Tripletherapie mit PPI + Amoxicillin + Clarithromycin zeigte zu viele Resistenzen (nur 55%ige Eradikationsrate).
- Autoimmun Typ A-Gastritis: Bei Vit.-B_{12}-Mangel ⇨ parenterale Vit.-B_{12}-Gabe
- Erosive Gastritis: (Stressulkus-)**Prophylaxe** mit PPI (das bisher verwendet Sucralfat (Ulcogant®) oder H_2-Blocker, z.B. Cimetidin od. Ranitidin, sind weniger wirksam)
- Bei Blutung endoskopische Sklerotherapie oder Laserkoagulation

Kompl: * Autoimmungastritis u. chron. aktive Gastritis: erhöhte Inzidenz für das **Magenkarzinom** od. MALT-Lymphome ⇨ jährliche endoskopische Kontrollen!
* Koinzidenz der Autoimmungastritis mit anderen Autoimmunerkrankungen (ADDISON-Krankheit, HASHIMOTO-Thyreoiditis, Diabetes mellitus Typ I) gegeben
* Helicobacter-pylori-Gastritis ⇨ Ulcus ventriculi; erosive Gastritis ⇨ „Stressulkus"

DD: – Ulcus ventriculi, duodeni, Refluxösophagitis
– Cholelithiasis, Pankreaserkrankungen
– Koronare Herzkrankheit
– Funktionelle Dyspepsie

ULCUS VENTRICULI

Syn: Magenulkus, Magengeschwür, Ulkuskrankheit des Magens, peptisches Ulkus, ICD-10: K25.-

Def: **Erosion** = Defekt, der die Lam.muscularis mucosae nicht überschreitet
Ulkus = umschriebener Defekt der Magenwand über die Mukosa hinausgehend

Ät: – **Helicobacter pylori** (gram-neg. Stäbchen-Bakterium, mit fäkal-oralem od. oral/oralem Übertragungsmodus, die Infektion erfolgt meist bereits in der Kindheit)
– **Medikamenteninduziert**: Prostaglandinhemmer (**ASS, NSAR**: Diclofenac, Phenylbutazon, Indometacin), Glukokortikoide, Zytostatika, Bestrahlung
– **Stressulkus** (Intensivstation, Operationen, Polytrauma, Verbrennungen, Beatmung) ⇨ Magenschleimhautdurchblutung sinkt ⇨ Zusammenbruch der Schleimhautbarriere
– ZOLLINGER-ELLISON-Syndrom (hormonaktiver G-Zell-Tumor)
– Hyperparathyreoidismus (Ca^{++} stimuliert die G-Zellen)
– Genetisch prädisponierend: Blutgruppe 0, Hyperpepsinogenämie

Path: ♦ **Infektionskrankheit** durch Helicobacter pylori (schüttet schleimhautaggressive Substanzen aus; Durchseuchung bei Erwachsenen in Deutschland ca. 40 %, 5-10 % der Infizierten erkranken dann an einem Ulkus)
♦ **Missverhältnis zwischen aggressiven und defensiven/protektiven Faktoren** (Schleimhautbarriere aus Schleim-Bikarbonat-Sekretion, Prostaglandine, regelrechte Mikrozirkulation, Epithelregeneration)
♦ **Ohne Säure kein Ulkus** (nie Ulkus bei perniziöser Anämie od. bei chronisch atrophischer Gastritis, da keine Säureproduktion im Magen)
Säureproduktionsregulation:
1. **Zephale, vagale Phase:** Speise sehen ⇨ Stimulation der HCl-Produktion über den N.vagus
2. **Gastrale Phase:** Magenwanddehnung ⇨ direkte HCl-Stimulation, chemische Reizung (Proteinabbauprodukte, Alkohol, Nikotin) ⇨ Gastrin-Freisetzung ⇨ indirekte Stimulation der HCl-Produktion
3. **Intestinale Phase:** Enterohormonfreisetzung ⇨ hemmt Gastrin-Freisetzung ⇨ Säureproduktion erlischt

Außerdem: Gastrinproduktion ist abhängig vom Magen-pH. Je niedriger der Magen-pH, desto weniger Gastrinproduktion ⇨ weniger HCl
♦ Lok: distaler Corpus und Antrum, an der kleinen Kurvatur bevorzugt (wegen der etwas schlechteren Durchblutung)

Epid: ◊ 6-10 % der Menschen entwickeln im Laufe ihres Lebens (= Lebenszeit-Prävalenz) ein

Ulcus ventriculi od. duodeni, Prävalenz: 0,3 %, Inzidenz 50/100.000/Jahr
◊ Prädisp.alter: 50.-70. Lj., m = w
◊ In den letzten Jahrzehnten in den westlichen Industriestaaten insg. abnehmende Tendenz

Etlg: Nach JOHNSON (1964) bezüglich der Lage des Ulkus, ergänzt um die Pathogenese

Typ I: An der kleinen Kurvatur proximal d. Angulus (häufigstes Magenulkus, 60 % d.F.), duodenogastraler Reflux von Gallensäuren durch Pylorusinsuffizienz ⇨ Gastritis ⇨ Ulkusbildung an der Grenze von entzündeter und gesunder Schleimhaut, eher Normazidität
Typ II: Kombiniertes Ulkus (Merke: **2-Lokalisationen!** Duodenum und distal des Angulus), Stase-Ulkus bei Stenose und Entleerungsbehinderung ⇨ Hypergastrinämie ⇨ eher Hyperazidität
Typ III: Präpylorisches Ulkus, Hypersekretion von Magensäure ⇨ eher Hyperazidität

Ulcus ventriculi: Je höher gelegen, desto weniger ist die Säure verantwortlich!

Klin: ⇒ Diffuser epigastrischer **Sofortschmerz** nach Nahrungsaufnahme oder postprandialer Schmerz (Spätschmerz 1-3 Std. nach Nahrungsaufnahme)
⇒ Druck, Völlegefühl, Übelkeit, Inappetenz

Diag:
1. Anamnese (Schmerzcharakter) und klinische Untersuchung
2. **Gastroskopie** ⇨ Biopsie (mind. 6) an mehreren Stellen obligat für Histologie!, denn
   ⇨ hinter jedem Ulcus ventriculi kann auch ein Karzinom stecken ⇦
   und Untersuchung auf **Helicobacter pylori** (mit Urease-Schnelltest, Kultur u. PCR, 70 % der Patienten mit einem Ulkus sind positiv)
3. Röntgen (heute kaum mehr durchgeführt): MDP ⇨ Ulkusnische, radiäre Schleimhautfalten (DD: Karzinom), Ulkusfinger (Ausziehung an der gegenüberliegenden Seite durch Spasmen), evtl. Pylorusstenose mit Magendilatation
4. Magensäureanalyse (keine Routine): BAO, PAO mit Pentagastrinstimulation

Ther:
- **Konservativ:** Allgemeine Maßnahmen: **kein Nikotin**, **Alkohol** und Kaffee!
  Wenn mögl. absetzen ulzerogener Medikamente (insb. Analgetika, Antiphlogistika, Glukokortikoide), extrem heiße oder kalte Nahrung meiden, mehrere kleine Mahlzeiten.
- Medikamente: Mittel der Wahl zur Säurereduktion sind heute die **Protonenpumpeninhibitoren** (= PPI: Esomeprazol, Nexium®mups; Omeprazol, Antra MUPS®; Lansoprazol, Agopton®). Daneben gibt es noch einfache Antazida (freiverkäuflich, z.B. Magaldrat, Riopan®), H_2-Blocker (ggf. zusätzlich zur Nacht gegeben: Cimetidin od. Ranitidin), Anticholinergika (Pirenzepin, Gastrozepin®), Schleimhautprotektiva (Sucralfat, Ulcogant®), Prostaglandinderivate (Misoprostol, Cytotec®)
  Standardtherapie zur Eradikation der Helicobacter-pylori-Infektion mit einer **Quadrupel-Therapie** über 10 Tage (Stand 2023): **PPI**, z.B. Esomeprazol (Nexium®mups) od. Omeprazol (Antra MUPS®) 2 x 20 mg/Tag **+** 2 Antibiotika: **Tetrazyklin** + **Metronidazol** + **Bismutsalz** (als 3er-Kombinationspräparat, 4 x 3 Kps./Tag, Pylera®) ⇨ der Helicobacter-Befall lässt sich damit in 80 % d.F. eradizieren.
  Abheilung muss dann gastroskopisch kontrolliert werden, da ein Karzinom nicht auszuschließen ist ⇨ 4-8 Wochen nach Diagnosestellung (Ulkus abgeheilt?, falls nein ⇨ Zweitlinien-Eradikationstheraie nach Testung auf Resistenz für 14 Tage mit PPI + Amoxicillin + Clarithromycin behandeln und dann erneut nach 4 Wo. kontrollieren).
  Heilt ein Ulkus innerhalb von 3 Monaten nicht ab = Versagen der konservativen Therapie ⇨ operative Therapie anstreben (Ulkus, das in 3 Monaten nicht heilbar ist, bessert sich auch in einem Jahr nicht!)
- Leitlinie: Ulkuskrankheit, S2k v. 7/2022 (AWMF Registernummer 021-001)
- Operativ: Ind: Op heute nur noch **sehr selten** notwendig (⇨ Op von Komplikationen).
  Absolut: **Perforation**, massive nicht stillbare Blutung, **Malignitätsverdacht**
  Relativ: Riesenulkus, kallöses Ulkus (alle Wandschichten betroffen), rezidivierendes Ulkus, persistierendes Ulkus (erfolglose konservative Therapie)
  - Resezierende Verfahren:
    - 2/3-Resektion (Antrum und Teile des Corpus) + Wiederherstellung der Magen/Darmpassage
    - **BILLROTH I:** termino-terminale Gastroduodenostomie (mit End-zu-End oder End-zu-Seit-Anastomose)

Methode der Wahl: **B I mit Interposition eines ausgeschalteten Jejunumstückes** (funktionell günstigste Op durch den physiologischen Speisetransport und Verhinderung des duodenogastralen Refluxes durch das Interponat ⇨ Vermeidung von Blind-loop- u. Afferent-loop-Syndrom)

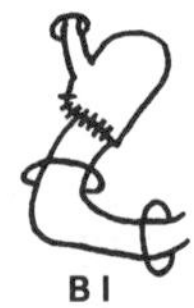

B I

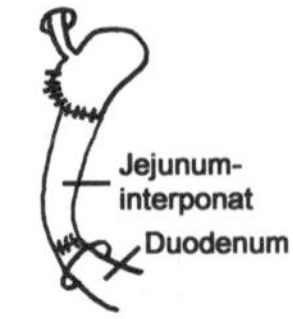

B I + Jejuninterponat

- BILLROTH II: Gastrojejunostomie = Verbindung des Magenrestes mit Jejunum (dieses kann retrokolisch oder antekolisch zum Magen hochgezogen werden) mit Ausschaltung des blind verschlossenen Duodenums

  Früher: B II + Braun'sche Fußpunktanastomose

  Heute besser: **B II + Y-Anastomose nach ROUX**: Gastrojejunostomie und Anastomose des ausgeschalteten Duodenums 40 cm distal der Gastrojejunostomie, ebenfalls mit guten Langzeitergebnissen

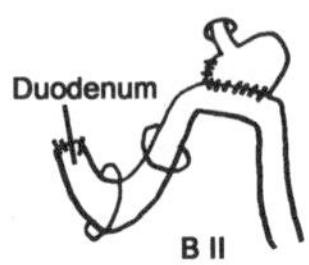

B II

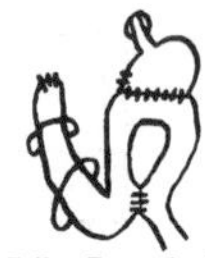

B II + Braun'sche Fußpunktanastomose

– Nicht resezierende Verfahren (heute keine Bedeutung mehr): selektive proximale Vagotomie mit und ohne Pyloroplastik ⇨ zwar geringe operative Belastung, aber Rezidiv in 30-40 % (da die alleinige Säurereduktion oft nicht ausreichend ist).

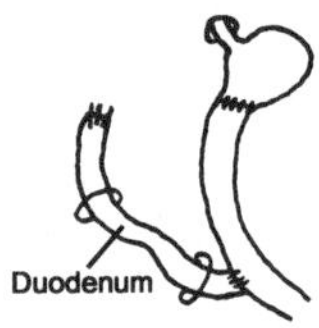

B II + Y-Roux

Prog: Bei optimaler konservativer und operativer Therapie sehr gut.

Kompl:
* **Blutung** (⇨ akut, s.u. Kap. gastrointestinale Blutung), chronische Blutung ⇨ Anämie
* **Stenosierung** (Sanduhrmagen, Magenektasie, Aspirationsgefahr), Endzustand eines chronisch rezidivierenden Ulcus ventriculi, Ther: 2/3-Resektion
* Kissing ulcer: Gegenüberliegende Ulzera, z.B. an kleiner und großer Kurvatur
* **Penetration** (in ein Nachbarorgan, z.B. Pankreas)
* **Perforation** Symptomatik: Bild eines Akuten Abdomens (siehe Perforation bei Ulcus duodeni), Ther: Laparotomie, Exzision d. Ulkus, dann Verschluss durch Geschwürübernähung mit Einzelknopfnaht (Exzision, wegen Ausschluss eines Ca), heute auch laparoskopisch mögl.
* **Maligne Entartung** in 1-3 % d.F.! Selbst bei Behandlung und Ausheilung eines Ulkus kann unter der Narbe ein Ca wachsen! Magenstumpfkarzinom nach Magenresektion mit einer Latenz von ca. 15-20 Jahren möglich (diese Koinzidenz zwischen Resektion und späterem Karzinom wird teilweise angezweifelt, evtl. Helicobacter-pylori-Infektion verantwortlich)
* Chronisches Ulkus = Ulcus callosum mit narbigem Ulkuswall und Motilitätsstörung

Op:
* Rezidivulkus: Mangelhafte Säuresuppression, belassener Antrumrest, Stase, extragastrale Ursachen
* Früh- und Spätdumping-Syndrom
* BILLROTH I ohne Interponat: ausgeprägter duodenogastraler Reflux, evtl. Induktion eines Karzinomes im Restmagen: Magenstumpfkarzinom
* BILLROTH II: Blind-loop-Syndrom und Afferent-loop-Syndrom

  Magenanastomosenulkus wegen fehlender duodenaler Neutralisation der verbliebenen Säure des Magenrestes.

  Ther: Umwandlung in B I oder Y-ROUX mit Dünndarmschlinge <40 cm (aber: duodenogastraler Reflux darf nicht zu groß werden, wegen der Gefahr des Magenstumpf-Ca)
* Nahtinsuffizienz ⇨ Peritonitis, akutes Abdomen

Proph:
♥ **Ulkusprophylaxe** bei NSAR-Medikation, systemische Glukokortikoidgabe, SSRI-Medikation, ASS-, Antikoagulanzien-Gabe: mit einem PPI, wenn zusätzliche Risikofaktoren vorliegen: Alter >60 J., früheres Ulcus, schwere sonstige Erkrankung

♥ **Stressulkusprophylaxe:** PPI-Gabe bei Intensivmedizin-pflichtigen Patienten

DD: – **Duodenalulkus:** Nüchternschmerz, Nachtschmerz, Nachlassen der Schmerzen nach Nahrungsaufnahme

- **Magenkarzinom**, MALT-Lymphome (s.u.): zeigt ein "Magenulkus" keine Abheilungstendenz unter Therapie innerhalb von 4-6 Wo., so besteht dringend Karzinomverdacht ⇨ Biopsie!, ebenso sind atypische Ulzera verdächtig (z.B. an der großen Kurvatur)
- Ulcus DIEULAFOY (Exulceratio simplex): Ulkusbasis mit Fehlanlage einer submukösen Arterie, Gefahr der arteriellen Blutung bei Arrosion der Gefäßwand, Ther: operative Umstechung, endoskopische Blutstillung (mit Laser, Unterspritzung od. Ligatur)
- NUD (non-ulcer Dyspepsie) = Reizmagensymptomatik
- Gastritis, gastrointestinale Infekte
- Tuberkulose, Herpes simplex, Zytomegalie-Infektion
- Morbus-CROHN-Läsion

MÉNÉTRIER-FALTENHYPERPLASIE

Syn: Morbus MÉNÉTRIER, MÉNÉTRIER-Syndrom, Polyadenomatosis polyposa, Gastritis polyposa, Gastropathia hypertrophicans gigantea, engl. Ménétrier's disease, ICD-10: K29.6

Path:
- ♦ Foveoläre Hyperplasie mit vermehrter Schleimbildung (Mukoproteine) und Schleimhauthypertrophie (**Riesenfalten**) unbekannter Ursache, in 90 % d.F. Helicobacter pylori pos.
- ♦ Form der exsudativen hypertrophen Enteropathie ⇨ Eiweißverlust in d. GI-Trakt ⇨ Hypoproteinämie und resultierende hypoproteinämische Ödeme
- ♦ Hypo- bis Anazidität
- ♦ 10 % **maligne Entartung**!
- ♦ Lok: zystischen Erweiterungen der Drüsengänge im **Magenkorpus**

Epid: Prädisp.alter: 40.-60. Lj.

Klin:
⇒ Oberbauchbeschwerden, Übelkeit, Erbrechen
⇒ Durchfälle (eiweißreich), Ödeme

Diag:
1. Anamnese und klinische Untersuchung
2. Gastroskopie (Riesenfalten) + Biopsie, Untersuchung auf Helicobacter pylori
3. Röntgen: MDP zeigt gastrale Riesenfalten
4. Labor: Gesamteiweiß vermindert, ggf. GORDON-Test zum Nachweis einer exsudativen Enteropathie (Aktivitätsbestimmung von ^{131}Iod-Polyvinylpyrrolidon im Stuhl nach i.v. Injektion)

Ther:
- Konservativ: Jährliche Kontrolle (Endoskopie)
  Med: PPI und Eradikationstherapie (s.o.) bei Helicobacternachweis
- Operativ: Prophylaktische Gastrektomie bei Malignitätsverdacht

Kompl:
- * Erhöhte Tendenz zur Ausbildung einer Polyadenomatose
- * **Maligne Entartung!**

DD:
- Intramurales Magenkarzinom
- Polyadenomatose-Syndrom

MAGENKARZINOM

Syn: Karzinom des Magens, engl. gastric cancer, ICD-10: C16.-

Ät: – **Prädisponierende Faktoren: Helicobacter-pylori-Infektion** (Typ-B-Gastritis), chronisch **atrophische Gastritis** (Typ-A-Gastritis), intestinale Metaplasie, perniziöse Anämie, Ulcus ventriculi, **Morbus MÉNÉTRIER** (10 % maligne Entartung), Polyposis des Magens (sehr selten) ⇨ bei allen Risikoerkrankungen **jährlich Gastroskopie** zur Kontrolle!

- Karzinogene in der Nahrung: **Nitrosamine** (bilden sich z.B. aus Nitrit u. sekundären Aminen im sauren Milieu, z.B. in geräucherte/gebratene Speisen unter Einwirkung der Magensäure), Benzo(a)pyren- u. Nitrostilbenexposition, Aflatoxine (insb. in Afrika), Acrylamid (in Pommes frites, Chips und insb. bei Rauchern 4fach erhöht)
- **Rauchen**, Alkoholkonsum, Vit.-A-, Vit.-E- u. Vit.-C-Mangel (zu wenig Obst und Gemüse)
- **Familiäre Belastung**, genetische Faktoren (Blutgruppe A bevorzugt, Nationalität: Japaner und Finnen haben ein erhöhtes Risiko), Hereditary non-polyposis colorectal Cancer (engl. **HNPCC**, Mutation von Reparaturgenen auf Chrom. 2, 3 od. 7), **Cadherin-1-Mutation** (aut.-dom. vererbt, Lebenszeitrisiko für ein Magenkarzinom 70-80 %, hier soll eine prophylaktische Gastrektomie ab dem 20. Lj. angeboten werden)

Path: ♦ **Häufigste Lok: Antrum / präpylorisch** (50-80 % d.F.), kleine Kurvatur und Kardiakarzinom (Syn: Karzinom des ösophago-gastralen Übergangs, 10-25 % d.F.)
In 90 % d.F. solitäres Karzinom, in 10 % multizentrisch auftretend

♦ **Metastasierung:**
- Hämatogen: vorwiegend bei Vorliegen eines fortgeschrittenen Karzinomes.
  Stationen: über die V.coronaria ventriculi zur Pfortader ⇨ Leber ⇨ Lunge, Skelett, Gehirn (= M_1)
- Lymphogen: schon in der Mucosa (unterhalb der Basalmembran) befinden sich Lymphwege ⇨ **sehr frühe lymphogene Metastasierung** mögl. (schon beim Magenfrühkarzinom mögl.), die Lymphbahnen verlaufen mit den Arterien des Magens. Ab T_2 haben bereits 40 % d. Pat. Lymphknotenmetastasen.
  Lymphknotenstationen regionär: **perigastrisch** (große und kleine Kurvatur), entlang der A.gastrica sin., A.hepatica com., A.lienalis, Tr.coeliacus und hepatoduodenale Lk
  Im weiteren: paraaortal, mesenterial, Duct.thoracicus (⇨ VIRCHOW-Drüse: links supraklavikulär tastbarer Lymphknoten), werden als Fernmetastasen klassifiziert (= M_1)
- Per continuitatem: Serosa (= viszerales Peritoneum, T_3); Mesenterium, großes Netz, Bauchwand, Colon transversum, Dünndarm, Retroperitoneum, Pankreas, Milz, Leber, Niere, Nebennieren, Zwerchfell (= T_4)
- Per contiguitatem (Berührung): parietales Peritoneum (= Bauchfellkarzinose, T_4) ⇨ Aszites! (Exsudat, evtl. hämorrhagisch)
- Abtropfmetastasen: DOUGLAS, Ovar (= KRUKENBERG-Tumor mit Siegelringzellen, M_1)

Epid: ◊ Sechsthäufigstes Karzinom (6 % aller Karzinome) in Deutschland, in den Industriestaaten insg. **rückläufige Tendenz** (Ursache: ausgewogene Ernährung?). In den westlichen Ländern hat sich die Inzidenz innerhalb der letzten 20-30 Jahren etwa halbiert, ein niedriger sozioökonomischer Status hat statistisch ein höheres Risiko.
◊ Inzidenz: 19/100.000/Jahr, ca. 15.300 Neuerkrankungen/Jahr in Deutschland. Weltweit ca. 750.000 Tote/Jahr durch Magenkarzinome, höchste Inzidenz haben asiatische Länder
◊ Prädisp.alter: **>60. Lj.**, m > w (= 1,5:1)

Etlg: # **Frühkarzinom (early cancer):**
Erhaben/polypoid (Typ I), oberflächlich (II) oder exkaviert (III) wachsend, bleibt aber auf die Mucosa und Submucosa (IV) beschränkt (ist aber bereits ein T_1-Tumor!)

Fortgeschrittenes Karzinom, **Einteilung nach BORRMANN** (1926), der Tumor überschreitet die Submucosa in die Muscularis propria (= T_2-T_4):
Typ I: Polypöses Karzinom
Typ II: Exulzerierendes Karzinom
Typ III: Exulzerierendes Karzinom, infiltrierend wachsend
Typ IV: Diffus infiltrierendes Karzinom

Histologisch (nach der WHO):
Adenokarzinome 90 % d.F. (papilläres, tubuläres, muzinöses, Siegelringzellkarzinom), adenosquamöses Karzinom, squamöses Karzinom,
undifferenziertes Karzinom (Grading: G3-G4)

Etlg. nach LAURÉN (1965):
- Karzinom vom intestinalen Typ: mit überwiegend Drüsen, meist **polypös** (klassisches Adenokarzinom) ⇨ gute Prognose
- Karzinom vom diffusen Typ: mit **infiltrativem Wachstum** in der Magenschleimhaut ⇨ eher schlechte Prognose

TNM-Klassifikation (2017):

Cave (häufige Prüfungsfrage): **Unterscheide Carcinoma in situ vom Frühkarzinom!** (Antwort: T_{is} überschreitet nicht die Basalmembran und metastasiert **nicht!**, das sog. Frühkarzinom [= T_1] geht weiter bis in die Submukosa und kann daher bereits metastasieren)

T_{is} =	Carcinoma in situ, auf die Lam.epithelialis mucosae beschränkt (überschreitet nicht die Basalmembran!)
T_1 =	Tumor infiltriert die Lam.propria mucosae (T_{1a}) oder max. bis zur Submucosa (T_{1b}) (entspricht dem Frühkarzinom! ⇨ geht nicht bis in die Muscularis propria)
T_2 =	Tumor infiltriert die Muscularis propria
T_3 =	Tumor infiltriert die Subserosa
T_4 =	Tumor **perforiert die Serosa** (= viszerales Peritoneum, T_{4a}) oder infiltriert **benachbarte Strukturen** (T_{4b})
N_1 =	Metastasen in 1-2 regionären Lk
N_2 =	Metastasen in 3-6 regionären Lk
N_3 =	Metastasen in >7 regionären Lk (N_{3a}), Metastasen in ≥16 regionären Lk (N_{3b})
M_1 =	Fernmetastasen oder Befall **nicht regionärer Lk** (z.B. mesenteriale, paraaortale, retropankreatische Lk)

Stadiengruppierung: I: $T_{1-2}N_0M_0$ II: $T_{1-2}N_{1-3}M_0$ oder $T_{3-4a}N_0M_0$
III: $T_{3-4a}N_{1-3}M_0$ IV: $T_{4b}N_{0-3}M_0$ oder alle M_1

Klin:
⇒ 50 % d. Pat. sind **asymptomatisch!**, keine Leitsymptomatik
⇒ Nahrungsabhängige Schmerzen im Oberbauch, Inappetenz, zunehmende **Abneigung gegen Fleisch** oder andere fette Speisen (späte Zeichen)
⇒ Anämie (durch Mikroblutungen) ⇨ evtl. Teerstuhl und Eisenmangelanämie, Abnahme der allg. körperliche Leistungsfähigkeit, Gewichtsabnahme bis zur Tumorkachexie
⇒ Dysphagie: bei kardianahem Karzinom
⇒ Magenausgangsstenose (= maligne Magenausgangsstenose): Bei Ca im Pylorus / präpylorisch ⇨ Völlegefühl, Übelkeit, Erbrechen, Essensvermeidung
⇒ Evtl. Aszites bei peritonealen Metastasen

Diag:
1. Anamnese und klinische Untersuchung meist unergiebig
2. **Ösophagogastroduodenoskopie:** mit Chromoendoskopie, genaue Lokalisation, **Mehrfach-Biopsie** (mind. 8-10 x ⇨ 95%ige Trefferquote) und **Endosonographie**: zur Darstellung der Infiltrationstiefe und Ausdehnung des Tumors in der Magenschleimhaut (Norm: Magenwanddicke 5-7 mm)
3. Sonographie: Metastasen? ⇨ v.a. Leber (präoperatives Staging, Treffsicherheit 80-90 %)
4. Staging: **CT-Thorax** zur Metastasensuche in Lunge u. Skelett + **CT-Abdomen** mit kleinem Becken mit KM und eine diagnostische Laparoskopie
5. Labor: Tumor-Marker nur zur Verlaufskontrolle geeignet, ein Nutzen ist aber nicht belegt, insb. auch keine Screening-Methode! (CA 19-9, CA 72-4, CEA)
6. Röntgen: MDP im Doppelkontrastverfahren hat heute keine Bedeutung mehr

Ther:
- Operativ: Ind: kurativ oder palliativ (alle Ca mit über den Tr.coeliacus hinausgehenden Lk-Metastasen sind nicht mehr kurativ resezierbar)
  - Op-Vorbereitung: 1 Wo. vor Op energiereiche Trinklösungen, ZVK und Infusionstherapie vor dem Eingriff (zusätzlich zur oralen Kost), 1 Tag vor Op nur noch Tee, perioperative Antibiotikaprophylaxe i.v. (z.B. Ceftriaxon)
  - Bei kleinen T_{is} u. T_{1a} (I-III, max. 20 mm im ∅) wird eine endoskopische Mukosektomie durchgeführt (spart die aufwändige Op)
  - Neoadjuvante Chemotherapie im Stadium II-III zum Down-Staging mit **FLOT**-Schema: 5-FU/Folinsäure + Oxaliplatin + Docetaxel und dann Op
  - **Kurative Op:** Zugang laparoskopisch oder offen mit medianer Oberbauchlaparotomie

    Heute ist die **Gastrektomie** der Regeleingriff + Mitentfernung von **großem und kleinem Netz** (mit den perigastrischen Lk) + Entfernung der Lk am Tr.coeliacus bis zur Leber und zum Milzhilus (sog. D2-Kompartiment)

    + Cholezystektomie, Resektion v. li. Leberlappen oder Querkolon bei Tumorinfiltration (die Entfernung v. Milz u. Pankreasschwanz zusätzlich zu den D2-Lk wird wegen der vermehrten Komplikationen nicht mehr empfohlen).

Auch subtotale Magenresektion (4/5) mögl. + Netzentfernung (bei distalen Tumoren vom intestinalen Typ mögl., wenn 5 cm Sicherheitsabstand eingehalten werden kann, beim diffusen Typ 8 cm Sicherheitsabstand nötig, weder Pylorus noch Kardia sind eine Barriere für das Tumor-Wachstum!), Vorteil: physiologischer, weniger Gewichtsverlust
Bei proximalen Tumoren (Kardia-nah) muss ein Teil d. Ösophagus mitentfernt werden.
⇨ dann wird nach allen Resektionen die Magen-Darmpassage wiederhergestellt:

- **Magenersatz:** ohne Wiederherstellung der Duodenalpassage: **Y-Anastomose nach ROUX** ⇨ Verbindung des Magenrestes/Ösophagus mit einer Y-förmig ausgeschalteten Jejunalschlinge mit dem Duodenum (ca. 40 cm), Anastomose ca. 10 cm unterhalb des TREITZ-Bandes an das Jejunum (die nach unten gerichtete Peristaltik verhindert dabei einen Reflux)
- Magenersatz **mit Wiederherstellung der Duodenalpassage**: Mit einem Jejunuminterponat ⇨ Reihenfolge Ösophagus – Jejunum (ca. 40 cm lang) – Duodenum – Jejunum, zeigt funktionell die günstigsten Ergebnisse.

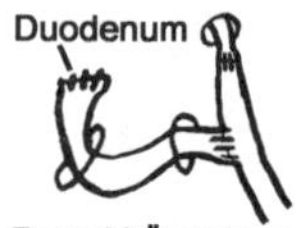

Roux-Y-Ösophago-jejunostomie

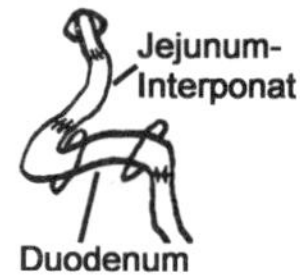

– Palliativ-Op: **Gastroenterostomie** (= GE) bei Magenausgangsstenose (Verbindung von Jejunum Seit-zu-Seit an den Magenfundus, mit ante- oder retrokolisch hochgezogener Jejunumschlinge) + BRAUN-Fußpunktanastomose

– Postoperativ: wenn mögl. sofortiger Nahrungsaufbau nach 24 Std. beginnen, bei schlechter Ernährungssituation zusätzlich parenterale Ernährung. Wunddrainage für einige Tage, Fäden/Klammern ex am 10. Tag. Bei Gastrektomie fehlt: Intrinsic-Faktor, HCl, Pepsin (⇨fehlende Vit.-B_{12}-Aufnahme, verminderte Exkretion von Pankreasenzymen) ⇨ **Substitution** v. Vitamin B_{12} (parenteral) lebenslang und Pankreasenzymen (oral) bei Fettstühlen. Strukturierte Nachsorge alle 6 Mon.

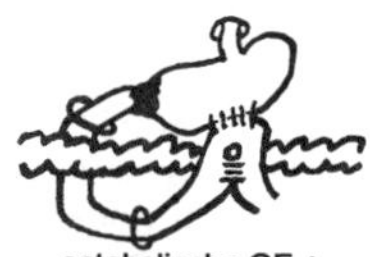
antekolische GE + Braun-Fußpunktanastomose

- Konservativ = **palliative** Ind. (bei nicht resektablen Tumoren/Fernmetastasierung): **Chemotherapie** mit Cisplatin + 5-FU, bei HER2-Überexpression Trastuzumab dazu. Bei Chemotherapieresistenz/Progress als Zweitlinientherapie Ramucirumab (Cyramza™), ggf. + Paclitaxel (weitere Therapien ggf. nach Entscheidung im Tumorboard).
  Bei Stenose: Wiederherstellung der Nahrungspassage durch Einlage selbstexpandierender Metallgitter-Stents bei kardianahem Karzinom, ggf. auch palliative Radiatio. Ist dies nicht mögl. dann **PEG-Sonde** (= perkutane endoskopische Gastrostomie), Prinzip: unter endoskopischer Sicht transkutane Punktion des Magens, Einbringen eines Fadens von außen, der mit dem Endoskop aus dem Mund gezogen wird, daran Anheften der PEG-Sonde mit Halteplatte und Durchzug der Sonde am Faden durch den Magen nach außen oder Anlage eine WITZEL-Fistel (operativ eingebrachte gastrokutane Ernährungssonde).
- Leitlinie: Magenkarzinom, S3 v. 12/2020 (AWMF Registernummer 032-009OL)

Prog: Resektabel (kurative Zielsetzung) sind nur 45 % der Magen-Ca, Op-Letalität 5-10 %.
5-JÜR aller Magenkarzinome **30 %**, Stadienabhängig: Magenfrühkarzinom mit Beschränkung auf die Mukosa (= T_1, N_0) 95%ige 5-JÜR, fortgeschrittenes Magen-Karzinom: 25-40%ige 5-JÜR bei Radikaloperation (Serosabeteiligung = T_3 <4 cm 40 %, >6 cm bei intestinalem Typ 15 %, bei diffusem Typ schon bei >2 cm nur noch 15%ige 5-JÜR)
Im palliativen Stadium mittlere Überlebenszeit 7-11 Mon.

Kompl: * Magenausgangsstenose, Peritonealkarzinose, Aszites, akute Blutung bei Tumorarrosion
Op: * Anastomoseninsuffizienz = Nahtbruch zwischen Ösophagus und Jejunum heute durch zirkuläre Klammergeräte seltener (ca. 9 % d.F.), intraabdominelle Abszesse
* Gewichtsverlust postop. (fehlendes Reservoir, verkürzte Passagezeit, Malabsorption)
* **Rezidiv-Karzinom** ⇨ zur Prophylaxe **Tumornachsorge** mit sonographischen und endoskopischen Kontrollen in anfangs ¼-, dann ½-jährigen Abständen

Proph: ♥ Wichtig ist die **FRÜHDIAGNOSE!**, darum bei längeren Magenbeschwerden (>4 Wo.) unbedingt eine **Gastroskopie** durchführen!
♥ Bei allen Risikoerkrankungen für ein Magen-Ca **jährliche Gastroskopiekontrollen!**

DD: – **Magenulkus**, Refluxkrankheit, Morbus MÉNÉTRIER, Reizmagen-Syndrom (funktionelle Beschwerden als Ausschlussdiagnose)

– Andere Magentumoren (alle **sehr selten**, eher an der großen Kurvatur gelegen):
- **GIST** = gastrointestinale Stromatumoren: seltene maligne Tumoren (Inzidenz: 1,5/100.000/Jahr) mesenchymalen Ursprungs im Magen od. Dünndarm mit typischen Mutationen im c-KIT-Protoonkogen [Tyrosinkinase-Rezeptor] auf der Zelloberfläche ⇨ eignet sich zum immunhistochemischen Nachweis am Op-Präparat. Epid: 60-65 Lj.
  Ther: Resektion mit 2 cm Sicherheitsabstand (keine Lymphknotenentfernung erforderlich, da so gut wie nie Lk-Metastasierung), postop. bei höherem Risiko (Tumor >5 cm od. hohe Mitoserate) Tyrosinkinase-Inhibitor Imatinib 400 mg/Tag oral (Glivec®) od. Sunitinib 50 mg/Tag oral (Sutent®) für ½-3 Jahre (vermindert das Rezidivrisiko stark). Bei Inoperabilität auch präoperativer Einsatz (= neoadjuvant) zur Tumorverkleinerung mögl. Neue Med. bei Imatinib-/Sunitinib-Versagen sind Regorafenib (Stivarga®) u. Ripretinib (Qinlock®).
- **MALT-Lymphome** (= mucosa-associated lymphoid tissue; sind B- od. T-Zell-Non-HODGKIN-Lymphome des Magens, von niedrig- bis hochmaligne mögl.), Assoziation mit Helicobacter-pylori-Infektion, Inzidenz: 1/100.000/Jahr, Diag: endoskopische Biopsie, Ther: Helicobacter-pylori-Eradikation (im frühen Stadium ist dies bei 98 % d.F. erfolgreich), bei fortgeschrittenem Stadium Radiatio (insg. 40 Gy) u. Chemotherapie (CHOP-Schema) + Immuntherapie mit Rituximab (monoklonaler Ak gegen CD-20-Oberflächenantigen, das von den meisten B-Zell-Lymphomen exprimiert wird, Mabthera®), OP heute nur noch bei Komplikationen (z.B. Perforation od. Blutung), Prog: 5-JÜR ca. 80 %
- Sarkome, Leiomyome, Adenome (maligne Entartung in 20 % d.F. ⇨ Kontrolle notwendig), Polypen, Polypose (PEUTZ-JEGHERS-Syndrom), Myome, Neurofibrome, Neurinome, Magenteratom, neuroendokrine Tumoren des Magens (Karzinoide)

KRANKHEITEN DES OPERIERTEN MAGENS

Syn: Dumping-Syndrome: Früh- (postalimentäres Frühsyndrom) und Spät- (postalimentäres Spätsyndrom); Syndrom der zu- und abführenden Schlinge (engl. afferent loop syndrome, efferent loop syndrome); Syndrom der blinden Schlinge = Blindsacksyndrom (engl. blind loop syndrome), ICD-10: K91.1

Ät: – Dumping-Syndrome und Schlingensyndrome: insb. nach **BILLROTH-II-Op**
– Blindsacksyndrom: Bei ausgeschalteten Darmschlingen, Umgehungs-Enteroanastomosen im Dünndarmbereich

Path:
- **Frühdumping-Syndrom:** Rasche unverdünnte **hyperosmolare** Nahrungspassage im Jejunum ⇨ osmotische Aktivität in Richtung Darmlumen (v.a. nach Verzehr v. Süßigkeiten = nicht gespaltene Kohlenhydrate) ⇨ Verlust von Plasma (bis zu 20 % d. Blutvolumens!), Kininfreisetzung (vasoaktive Substanzen wie Serotonin, auch Katecholamine) und Vagusreizung (mechanisch durch Wanddehnung) ⇨ bis zum Volumenmangelschock mögl.
- **Spätdumping-Syndrom:** Hypoglykämie postprandial durch unkoordinierte überschießende Insulinfreisetzung, v.a. bei kohlenhydratreicher Nahrung ⇨ Katecholaminfreisetzung
- **Afferent-loop-Syndrom:** Stase u. Abflussbehinderung der zuführenden BII-Duodenalschlinge oder zu weite Ausflussöffnung (Mageninhalt gelangt in die Schlinge) ⇨ Keimbesiedlung, Gallen- und Pankreasenzymstau
- **Efferent-loop-Syndrom:** Magenentleerung wird behindert durch Abknickung oder Anastomosenenge / Invagination der abführenden Schlinge
- **Blind-loop-Syndrom:** Überwucherung der blinden Schlinge mit Darmbakterien ⇨ Dekonjugation von Gallensäuren und Konsumption v. Vit. B_{12} ⇨ Maldigestion und Vit.-B_{12}-Mangel, Ther: Langzeittherapie mit Tetrazyklinen

Klin:
⇒ Frühdumping-Syndrom: Bauchschmerzen, Übelkeit, Diarrhoe, Schocksymptomatik (Hypovolämie), typische Latenz: 10-30 Minuten nach Nahrungsaufnahme
⇒ Spätdumping-Syndrom: Hypoglykämie ⇨ Kaltschweißigkeit, Übelkeit, Schock, Latenz: 1-3 Std. nach Nahrungsaufnahme
⇒ Afferent-loop-Syndrom: Inappetenz, galliges Erbrechen, Völlegefühl, Diarrhoe, Besserung der Beschwerden nach Erbrechen
⇒ Efferent-loop-Syndrom: Völlegefühl, Erbrechen
⇒ Blind-loop-Syndrom: Steatorrhoe/Diarrhoe ⇨ Hypokalzämie und Gewichtsverlust, Vit.-B_{12}-Mangel ⇨ perniziöse Anämie bis zur funikulären Myelose

<u>Diag:</u> 1. Anamnese und klinische Untersuchung
2. Röntgen: Efferent-loop-Syndrom: Abknickung, prästenotische Ektasie des Magenrestes

<u>Ther:</u>
- <u>Konservativ:</u> Früh-Dumping-Syndrom: mehrere kleine Mahlzeiten, eiweiß- und fettreiche Speisen. Med: versucht werden Somatostatinanaloga (Octreotid, Pasireotid)
Blind-loop-Syndrom: Tetrazykline od. Gyrasehemmer, Cholestyramin (bindet Gallensäuren), Vit.-B12-Substitution (parenteral)
- <u>Operativ:</u> Ind: Ausgeprägte Dumping-, Afferent- und Efferent-loop-Syndrome
  - Umwandlungsoperation nach HENLEY-SOUPAULT: B II ⇨ B I, die zuführende (ausgeschaltete) Schlinge wird wieder in die Kontinuität eingefügt (zwischen Magenrest und abführende Schlinge)
  - Blind-loop-Syndrom: Blindsackresektion und Umwandlung in eine physiologische End-zu-End-Anastomose

<u>Kompl:</u> Bei allen Magenresektionen kann es zum **<u>Stumpfkarzinom</u>** durch duodeno-gastralen Reflux kommen, Latenz ca. 15 Jahre postoperativ (insb. nach B II) ⇨ jährliche gastroskopische Kontrolle durchführen.

ADIPOSITAS-CHIRURGIE

<u>Syn:</u> **Bariatrische Operationen**, metabolische Chirurgie bei: Adipositas permagna, morbide Fettsucht, *krankhafte Adipositas*, ICD-10: E66.8- (die 5. Stelle wird bei Grad I-III kodiert mit 0-2)

<u>Ät:</u> Eine Adipositas permagna kann folgende Ursachen haben:
- **Exzessive Hyperalimentation** und zu **geringe körperliche Aktivität**
- **Genetische Disposition** (familiäre Häufung): polygene Erbanlagen, **Leptin**resistenz am Obesity-Rezeptor im Hypothalamus (Leptinrezeptor Defizienz)
- <u>Hormonell:</u> Hypothyreose, **CUSHING-Syndrom** I (Hyperkortisolismus), Hypothalamus-Affektion (FRÖHLICH-Syndrom), polyzystische Ovarien (STEIN-LEVENTHAL-Syndrom)
- PICKWICK-Syndrom (hochgradige Fettsucht mit alveolärer Hypoventilation, Schlafapnoesyndrom und anfallsweisen Schlafzuständen)
- PRADER-WILLI-Syndrom (Mikrodeletion an Chrom. 15) mit Adipositas, Diabetes mellitus, Muskelhypotonie, Hypogenitalismus, Minderwuchs und geistiger Behinderung
- BARDET-BIEDL-Syndrom (aut.-rez. erblich): dienzephaloretinale Degeneration mit Adipositas, Retinopathia pigmentosa, Polydaktylie, Nierenfunktionsstörungen, Hypogenitalismus, Minderwuchs u. geistiger Behinderung
- <u>Med:</u> Antidepressiva (Hunger ↑, insb. Amitriptylin), Neuroleptika (insb. Thioridazin, Melleril®), Lithium, Insulin, Kortikosteroide, ß-Blocker, Testosteron, Östrogen, Gestagen

<u>Diag:</u> 1. Anamnese (Essgewohnheiten, Diäten, körperliche Aktivitäten, familiäre Disposition), typischer klinischer Befund, Medikamentenanamnese: Appetitzüglergebrauch, Laxanzien, Diuretika, Schilddrüsenhormone, Alkohol od. Drogen, weitere Risikofaktoren (s.u. Kompl.)?
2. <u>Gewichtsberechnung:</u> **BMI** (<u>b</u>ody <u>m</u>ass <u>i</u>ndex, Syn: QUETELET-Index), zur schnellen Bestimmung s. Nomogramm

$$\text{BMI} = \frac{\text{Körpergewicht [kg]}}{\text{Körpergröße}^2\ [\text{m}^2]}$$

normal ist ein BMI von 18,5-25 kg/m²
Übergewicht: 25-30 kg/m²,
Adipositas **Grad I**: 30-35 kg/m², **Grad II**: 35-40 kg/m²,
Adipositas permagna (**Grad III**, morbid obesity) **>40 kg/m²**
in manchen Etlg. auch noch super obesity: >50 kg/m²
(s. Abb., Bsp.: 1,64 m groß, 120 kg = BMI 44,6)
Untergewicht <18,5 kg/m², Anorexie/ Bulimie <17,5 kg/m²

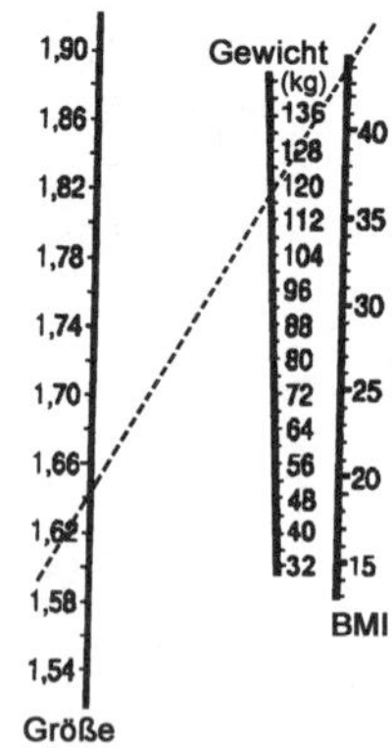

Ein deutlich erhöhtes Risiko für metabolische und kardiovaskuläre Komplikationen besteht bei einem **Taillenumfang** >102 cm bei Männern und >88 cm bei Frauen

3. Basislabor: Cholesterin, Triglyzeride, Glukose, T3, T4, TSH, Harnsäure und Op-Werte
4. Konsile präop.: kardiologische Untersuchung, Lungenfunktion, Gefäßscreening, endokrinologische Diagnostik, Gastroskopie, Schlaflabor, Orthopädie, Psychologie

Epid: ◊ Prävalenz: In den Industriestaaten haben 45 % d. Bevölkerung ein Übergewicht (BMI >25 kg/m²), in Deutschland sogar 60 % (DEGS1 v. 2013). 23 % der Erwachsenen in Dtld. haben eine Adipositas und ca. **2 %** der erwachsenen Bevölkerung haben eine **Adipositas permagna** (w: 2,8 %; m: 1,2 %). Bei den Kindern (3.-17. Lj.) haben 6 % eine Adipositas (mit steigender Tendenz). Die Prävalenz der Adipositas hat sich in den letzten 20 J. verdoppelt und es wird mit einem weiteren Anstieg gerechnet. In Deutschland werden an ca. 70 Zentren etwa 25.000 Operationen/Jahr durchgeführt.

◊ Ab einem BMI von 32 kg/m² steigt die Mortalität, bei einem BMI von ≥40 kg/m² besteht ein 6- bis 12fach erhöhtes Mortalitätsrisiko, die statistische Verminderung der Lebenserwartung beträgt dann 9 Jahre für Frauen und 12 J. für Männer.

Ther:

- Konservativ: Zur Gewichtsreduktion werden neben den verschiedensten **Diäten** (z.B. mediterrane Diät, Low-Carb-Diät) auch medikamentöse **Appetitzügler**, z.B. Glucagon-like-Peptid-1 Semaglutid (1x/Wo. s.c., Wegovy®) od. Liraglutid (s.c., Saxenda®), Kombination Naltrexon + Bupropion (Mysimba®), Kombination Phentermin + Topiramat (nur in den USA, Qsymia™) oder Setmelantoid (bei genetisch bestätigter Ursache, s.o., bindet an MC4-Rezeptor ⇨ Sättigungsgefühl, ab 6 J., s.c., Imcivree®) oder der **Fettresorptionshemmer** Orlistat (Xenical®, alli®) versucht – dauerhafte Effekte sind aber meist gering (Rebound). Wichtig ist eine Ernährungsberatung mit **Essverhaltenstraining**, Führen eines **Ernährungsprotokolles** u. Steigerung **körperlicher Aktivität** (Ausdauersportarten!)
- Operativ: Ind: konservativ therapieresistente Adipositas permagna (Grad III, **BMI >40 kg/m²**, od. BMI >35 kg/m² mit Begleiterkrankung)
  - Bisher ist in Dtld. noch eine Kostenübernahme durch die Krankenkasse erforderlich (wird ab BMI >40 kg/m² meist genehmigt).
  - Präop. bereits angepasste Antithrombosestrümpfe anfertigen lassen.
  - Endoskopisch: Implantation eines Ballons in den Magen oder eines 60 cm langen Schlauches nach dem Pylorus (EndoBarrier®) für 6-12 Mon., um durch Gewichtsabnahme die Op-Fähigkeit zu erreichen.

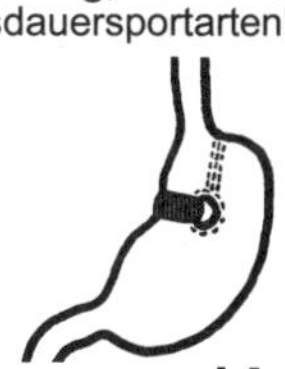

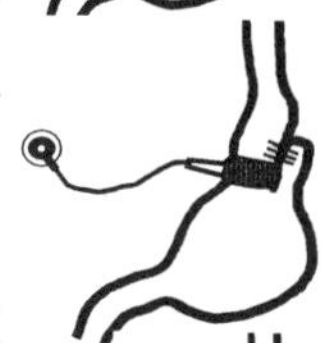

  - **Gastric banding** (Magenband, s. Abb.): Ein festes Band wird implantiert und erzeugt ein kleines prox. Magenreservoir (ca. 15 ml), das durch eine zusätzliche vertikale Klammernahtreihe entsteht (vertikale Gastroplastik nach MASON). Modifizierte nach KUZMAK (und meist laparoskopisch durchgeführt) ⇨ Magen wird durch ein horizontal implantiertes Band in 2 Teile eingeengt, der prox. Anteil ist das künftige kleine Magenreservoir (Pouch). Es wird dabei ein **justierbares Band** implantiert (mit integriertem Ballon im Band, der über einen im Subkutangewebe des Bauches verbundenen Port mehr oder weniger gefüllt werden kann, s. Abb.), das durch Übernähen mit kranialen Fundusanteilen fixiert wird.

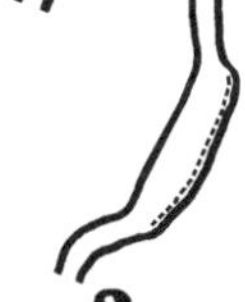

  - **Schlauchmagen** (Sleeve-Gastrektomie, s. Abb.): Der Magen wird entlang der großen Kurvatur verkleinert, sodass nur ein Magenlumen ähnlich des Durchmessers des Duodenums verbleibt.

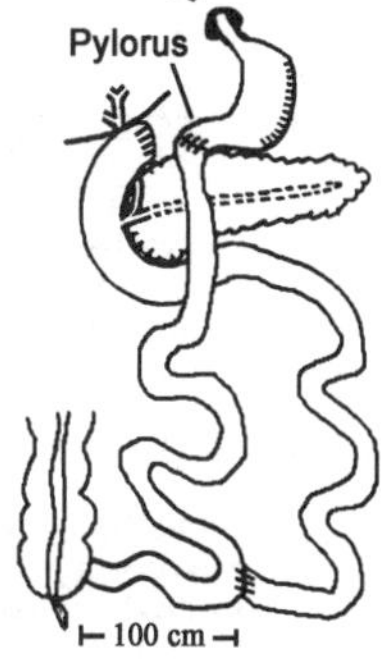

  - **Magenbypass** n. TORRES u. OCA: Abtrennen eines Teil des Magens und den verbliebenen kleinen, proximalen Rest mit einer Y-ROUX-Gastrojejunostomie (Op s.o. Kap. Magenkarzinom) verbinden (ebenfalls laparoskopisch mögl.).
  - **Biliopankreatische Diversion** n. SCOPINARO (ab BMI >50 kg/m²): der verkleinerte Magen wird ähnlich wie bei einer Y-ROUX-Gastrojejunostomie verbunden, jedoch wird das Jejunum erst 50-100 cm vor dem terminalen Ileum wieder anastomosiert ⇨ nur noch kurze funktionelle Strecke zur Resorption (Vorteil: auch bei großer Nahrungszufuhr ist eine Gewichtsabnahme zwangsläufig, Nachteil: große Op, Malabsorption, Proteinmangel ⇨ eiweißreiche Ernährung und Substitution von Vitaminen usw. erforderlich). Eine Variante ist der sog. **duodenale Switch** (s. Abb., hier wird der abführende Schenkel mit dem

erhaltenen Pylorus anastomosiert, sodass das Dumping-Syndrom vermindert wird ⇨ bessere Lebensqualität).

- Eine neue Methode ist das Gastric pacing (Magenschrittmacher): Implantation einer Schrittmacherelektrode im Antrum (der Schrittmacher liegt subkutan im Oberbauch). Elektrische Dauerstimulation induziert Sättigungsgefühl ⇨ verzögerte Magenpassage.
- Lipektomien, Pannikulektomien/Dermolipektomien (Haut-Fett-Lappenresektion), Abdominoplastik oder Fettabsaugungen (Liposuktion) sind letztlich nur **kosmetische Operationen** und haben keinen Einfluss auf die Kalorienaufnahme und Gewichtsreduktion. Nach massiver Gewichtsreduktion können kosmetische Operation zur Entfernung "überschüssiger" Haut und Weichgewebes (z.B. der Bauchdecke) ggf. medizinisch indiziert sein (sog. Body-Contouring, z.B. Body-Lift-Op n. LOCKWOOD).
- **Psychotherapeutische** Unterstützung (Übergewicht kann Kompensation unbewältigter interpersonaler Konflikte sein, diese verschlechtern sich dann bei Gewichtsabnahme)

• Leitlinie: Chirurgie der Adipositas, S3 v. 2/2018 (AWMF Registernummer 088-001)
• Selbsthilfegruppen: Adipositaschirurgie-Selbsthilfe-Deutschland e.V., Kolpingstr. 28, 65451 Kelsterbach, Internet: www.acsdev.de
und weitere Informationen bei der Deutschen Adipositas-Gesellschaft e.V., Internet: www.adipositas-gesellschaft.de u. Arbeitsgem. Adipositas im Kindes- und Jugendalter, Internet: www.a-g-a.de u. Adipositasverband, Internet: www.adipositasverband.de

Prog: Eine dauerhafte Gewichtsreduktion ist mit konservativen Maßnahmen bei der Adipositas Grad III meist nicht zu erreichen. Das laparoskopisch implantierte, justierbare Magenband (gastric banding) zeigt in 50 % d.F. gute Erfolge, ist jedoch nicht ohne Risiko (z.B. perioperative Mortalität 0,5 %, Kompl. s.u.). Bei Erfolglosigkeit kann eine andere Op gemacht werden (sog. Redo-Eingriffe). Die Bypass- u. Diversions-Operation zeigen **längerfristig** die stabilste Gewichtsabnahme (auf Malabsorption muss aber lebenslang geachtet werden). Die Studien zeigen, dass Pat. nach bariatrischer Op eine Verringerung der Sterblichkeit um ca. 40 % in der Folgezeit haben. Weiterhin sinkt bei Frauen das allgemeine Krebsrisiko um fast die Hälfte. Ein vorbestehender Diabetes mellitus Typ 2 bessert sich signifikant.

Kompl:
* Zusätzliche Risikofaktoren bei Adipositas: arterielle Hypertonie + Hyperlipidämie + gestörter Kohlenhydratstoffwechsel (= **metabolisches Syndrom**), Hyperurikämie, KHK, AVK, zerebrovaskuläre Insuffizienz, obstruktives Schlafapnoesyndrom, COPD, Nikotinabusus, Alkohol- u./od. Drogenkonsum
* Entwicklung eines **Diabetes mellitus** Typ II (Insulinresistenz). Bei Adipositas ist das Risiko 40fach! erhöht, einen Diabetes mellitus zu entwickeln. Nach bariatrischer Op bessert sich dieser erheblich oder sistiert sogar ganz.
* Cholezystolithiasis (erhöhtes Risiko auch nach Op)
* JoJo-Effekt (erneute Gewichtszunahme) nach einer kons. Therapie
* Appetitzügler auf Amphetaminbasis haben erhebliche NW (pulmonale Hypertonie, Herzklappenschädigung, Herzrhythmusstörungen, Halluzinationen, Abhängigkeitspotential) und sind in Deutschland daher teilweise nicht mehr zugelassen/erhältlich.

Op:
* Stenosen, Ulzerationen, Magenperforation, Peritonitis
* Magenband (Kompl. sind **häufig**, bis 50 % in 10 J.): Refluxbeschwerden, Verrutschen des Bandes, Dilatation des prox. Magenabschnittes, Durchrutschen des dist. Magenanteils unter dem Band nach oben (Slippage), selten auch Penetration des Bandes in den Magen, Klammernahtreihenöffnung ⇨ Umgehung des Pouches und damit fehlender Gewichtsverlust (Reoperation erforderlich), Portinfektion (bei justierbarem Band)
* Schlauchmagen: **Refluxbeschwerden**, Erbrechen ⇨ Speisen müssen gut gekaut werden, Med: Protonenpumpeninhibitoren (z.B. Pantoprazol), Vit.-B_{12} supplementieren
* Magenbypass u. Diversions-Op: Dumping-Syndrom (Übelkeit u. Blähungen bei zuckerhaltigen Speisen od. Getränken), **Malabsorptionssyndrom** (⇨ Vit.-B_{12}-, Folsäure- u. weitere Vitamin-, Kalzium-, Eisen- u. Iod-Substitution erforderlich)
* Narbenhernien (insb. bei offener Op), innere Hernien (am Mesenterium)
* Bei Schwangerschaft besteht ein erhöhtes Risiko beim Kind für Neuralrohrdefekte (durch verminderte Aufnahme von Folsäure) ⇨ bei geplanter Schwangerschaft bereits davor, bzw. gleich zu Beginn einer Schwangerschaft Folsäure supplementieren.

Proph: ♥ Der statistisch optimale BMI (für ein langes Leben) beträgt 22-25 kg/m²

DD:
- Einfache Pubertätsfettsucht (ist keine Ind. für ein operative Maßnahme)
- Multiple symmetrische Lipomatose (Fettpolster z.B. an den Oberschenkeln od. MADELUNG-Fetthals, gehäuft in Verbindung mit Alkoholabusus), Lipödem (s.o.)

DUODENUM

Anatomie

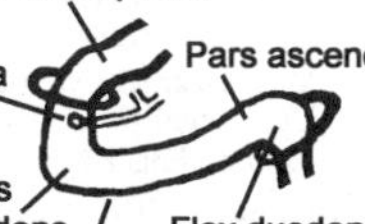

Das Duodenum besteht aus Pars superior (= Bulbus duodeni, intraperitoneal), Flexura duodeni sup., Pars descendens (mit der Papilla duodeni maj. (VATERI) et min. = Duct.pancreaticus accessorius), Flexura inferior, Pars horizontalis, Pars ascendens. Es mündet am TREITZ-Band (Plica duodenojejunalis, Muskelbindegewebsband v. Zwerchfell zur Flexura duodenojejunalis) in das Jejunum. Ab Pars descendens liegt der Zwölffingerdarm **retroperitoneal** bis zum Beginn des Jejunums. Gesamtlänge ca. 30 cm.

Gefäße: A.pancreaticoduodenalis sup. (aus A.gastroduodenalis aus Tr.coeliacus) und inf. (aus A.mesenterica sup.) bilden eine Anastomose (BÜHLER-Anastomose); A.gastroduodenalis und A.supraduodenalis (aus A.gastroduodenalis). Abfluss in die V.portae.

Vegetatives Nervensystem: Plexus coeliacus (sympathisch), N.vagus (parasympathisch)

Sekretion: BRUNNER-Drüsen: alkalischer Schleim (hauptsächlich in d. Pars sup. u. desc.)

Funktion: Resorption von Fe, Ca, Mg, Sacchariden, wasserlöslichen Vitaminen und Neutralisierung des sauren Magenbreies durch Gallensekret, Pankreassaft und Duodenalsekret.

Fehlbildungen

Duodenalatresie: s.u., Kap. Kinderchirurgie - Darmatresien

Duodenaldivertikel: Häufigste Lok: Parapapillär (Innenseite des duodenalen 'C')

Sympt: Meist klinisch stumm, fallen nur bei Komplikationen od. als Zufallsbefund auf
Kompl: Entzündung, Blutung, Perforation, Stenose, Papillenstenose (⇨ Gallestau), Pankreatitis
Diag: MDP, Endoskopie
Ther: Nur bei KO, Resektion d. Divertikels und Nahtverschluss der Bruchlücke
(DD: Ulcera duodeni immer im Bulbus duodeni, Divertikel nie im Bulbus)

ULCUS DUODENI

Syn: Zwölffingerdarmgeschwür, Duodenalulkus, engl. duodenal ulcer, ICD-10: K26.-

Ät:
- Infektion mit **Helicobacter pylori** (95 % der Pat. sind pos.)
- Medikation von nichtsteroidalen Antirheumatika (NSAR)
- Stressulkus bei intensivmedizinischer Behandlung
- ZOLLINGER-ELLISON-Syndrom, Hyperparathyreoidismus, duodenaler Morbus CROHN, systemische Mastozytose
- Begünstigend für Hyperazidität: Psychogen, Stress, Nikotin, Alkohol, Kaffee, Immunsuppression, Zytostatika, Morbus CUSHING, Cortisonmedikation

Path: Mögliche Ursachen sind: Übersäuerung im Bulbus duodeni durch Überproduktion von Säure im Magen (Helicobacter-pylori-Gastritis), heterotope Magenschleimhaut im Bulbus, fehlende Pufferung im Duodenum (Bikarbonat aus Pankreas u. Galle), zu rasche Entleerung von Mageninhalt in das Duodenum ⇨ Bulbitis (Duodenitis) ⇨ Ulkus im Bulbus duodeni (meist Vorderwand)

Epid:
◊ 6-10 % der Menschen entwickeln im Laufe ihres Lebens (= Lebenszeit-Prävalenz) ein Ulcus ventriculi od. duodeni, Prävalenz: 1,5 % pro Jahr, Inzidenz 150/100.000/Jahr
◊ **M** >> w (= 3:1), gehäuft bei Menschen mit der Blutgruppe 0

Klin: ⇒ **Nüchternschmerz**, Nachtschmerz (hyperazide interdigestive Sekretion des Magens = "regulation out of order"), Nachlassen der Schmerzen nach Nahrungsaufnahme und Spätschmerz, Lok: punktförmig, relativ genau lokalisierbar, meist im Epigastrium etwas lateral der Mittellinie liegend
⇒ Übelkeit, Erbrechen durch Duodenalschwellung
⇒ Periodisches Auftreten der Beschwerden, Gipfel im Frühjahr und Herbst (empirisch)

Diag:
1. Anamnese (Schmerzcharakter) und klinische Untersuchung
2. **Gastroduodenoskopie + Biopsie,** Nachweis von **Helicobacter pylori** (auch nicht invasiv mögl. über ELISA-Serumantikörperbestimmung oder ^{13}C-Harnstoff-Atemtest)
3. Magensäureanalyse (keine Routinediagnostik): BAO, MAO mit Pentagastrintest (s.o. Kap. Magen), ergibt bei Ulcus duodeni im Quotient BAO:MAO Werte von 0,2-0,4
beim Zollinger-Ellison-Syndrom bis zu 0,6
4. Röntgen: MDP ⇨ Ulkusnische: Füllung des Defektes mit KM

Ther:
- **Konservativ:** Wie beim Magenulkus (s.o.) ⇨ **Eradikationstherapie** der Helicobacter-pylori-Infektion mit einer **Quadrupel-Therapie** über 10 Tage (Stand 2023): **PPI**, z.B. Esomeprazol (Nexium®mups) od. Omeprazol (Antra MUPS®) 2 x 20 mg/Tag **+** 2 Antibiotika: **Tetrazyklin** + **Metronidazol** + **Bismutsalz** (als 3er-Kombinationspräparat, Pylera®) ⇨ der Helicobacter-Befall lässt sich damit in 80 % d.F. eradizieren
- Operativ: Ind: nur noch **sehr selten**, bei Versagen der konservativen Therapie (2-3 Rezidive in 2-3 Jahren), Rezidivulkus nach Ulkuskomplikationen, Perforation
  - Selektive proximale Vagotomie (SPV): Skelettierung der kleinen Kurvatur zur Denervierung der belegzellenhaltigen Fundus- u. Korpusareale (evtl. + Pyloroplastik bei Magenausgangsstenose) ⇨ Reduktion der Säureproduktion um 50 %, geringe Funktionsstörung
  - Kombiniertes Ulcus ventriculi et duodeni: SPV mit Pyloroplastik (nach HEINECKE-MIKULICZ: Myotomie des Pylorus in Längsrichtung, auseinanderziehen der Wunde und Naht in Querrichtung ⇨ Erweiterung des Pylorus) + Exzision des Magenulkus oder Antrumresektion oder 2/3-Resektion des Magens und Gastroduodenostomie
  - Alle anderen Verfahren, wie selektive-gastrale Vagotomie, (trunkuläre) Vagotomie, 2/3-Resektion des Magens mit B I oder B II, "combined operation" mit Vagotomie + Resektion mit B I haben heute keine Bedeutung mehr.

Prog: **Keine maligne Entartung!** (im Gegensatz zum Magenulkus)
SPV: 6-10 % Rezidivrate, Op-Letalität 0,3 %

Kompl:
* **Perforation** ⇨ Bild des Akuten Abdomens mit akuten Bauchschmerzen, u.U. ohne vorherige Anamnese ⇨ Peritonitis mit Abwehrspannung, brettharter Bauch (v.a. Oberbauch, reflektorisch), "Totenstille", Kreislaufreaktion mit Schocksymptomatik und Sepsiszeichen mögl., Prog: wenn Perforation >24 Std. zurück ⇨ Letalität 80 %, bei <6 Std. ca. 5-10 %

  Diag: Rö-Abdomenübersicht im Stehen (freie Luft in der Bauchhöhle, Cave: Nach jeder Laparotomie ist freie Luft im Abdomen zu finden!), Endoskopie u. evtl. nochmals Abdomenübersicht, da Insufflation von Luft bei der Endoskopie jetzt freie Luft induziert, evtl. diagnostische Laparotomie bei unklarer Lage

  Ther: Laparotomie, Verschluss durch Ulkusübernähung mit Einzelknopfnähten
* **Blutung** (besonders gefährlich dorsal, weil dort die A.gastroduodenalis arrodiert werden kann), Etlg: nach FORREST (s. gastrointestinale Blutungen) ⇨ Ther: konservative Behandlung (incl. max. 4 Blutkonserven über 24 Std., Sekretin, Somatostatin, Eiswasserspülung), endoskopische Sklerosierung oder Laserkoagulation. Bei Versagen der konservativen Therapie ⇨ Op: Ulkusumstechung mit Einzelknopfnaht entlang des Gefäßverlaufes.
* Narbige **Stenosierung** ⇨ Magenausgangsstenose: Völlegefühl nach dem Essen, Erbrechen von saurem Mageninhalt, da Abflussstörung für den Mageninhalt, Gewichtsabnahme (Essen wird vermieden), bei Ulkuskrankheit meist lange Anamnese
  Wichtige DD: Magen-Ca! ⇨ Gastroskopie mit Biopsie (meist kurze Anamnese)
  Ther: endoskopische Ballondilatation (in mehreren Sitzungen), wenn diese nicht erfolgreich ist, dann Pyloroplastik nach HEINECKE-MIKULICZ (Längsinzision + Quervernähung)

* Kissing ulcer: Gegenüberliegende Ulzera im Bulbus duodeni
* **Penetration** in Nachbarorgane: z.B. Pankreas ⇨ Dauerschmerz, Pankreatitis
* Rezidivulkus: Selektive totale Vagotomie = Entfernung sämtlicher gastraler Vagusfasern + Pyloroplastik

DD:
- **Magenulkus:** Diffuser Sofortschmerz nach Nahrungsaufnahme oder postprandialer Schmerz (Spätschmerz 1-3 Std. nach Nahrungsaufnahme)
- Duodenaldivertikel (nie im Bulbus – im Gegensatz zum Ulcus duodeni)
- Gallenkoliken, Pankreatitis

DUODENALTUMOREN

Etlg:
Benigne: Brunneriom (Adenom von den BRUNNER-Zellen ausgehend), Hamartom, Myome, Lipome, Gastrinom (ZOLLINGER-ELLISON-Syndrom)
Maligne (sehr selten): Adenokarzinome (Risiko erhöht bei familiärer, kolorektaler adenomatöser Polypose, TNM-Stadien wie bei Dünndarmtumoren, s.u.), Sarkome (mit Infiltration in das Pankreas mögl.), GIST = gastrointestinale Stromatumoren (s.o. Kap. Magenkarzinom)

Klin:
⇒ Gastrointestinale Blutung, Stenose mit Übelkeit, Schmerz, Völlegefühl, evtl. galligem Erbrechen
⇒ Cholestasezeichen bei Obstruktion der Papilla duodeni VATERI (Ikterus, COURVOISIER-Zeichen, rezidivierende Pankreatitis)

Diag:
1. Anamnese und klinische Untersuchung
2. **Endoskopie** (ÖGD) + Zangenbiopsie, ggf. Endosonographie
3. Bildgebung: CT-Abdomen, ggf. ERCP zur Abgrenzung von Papillenprozessen, Rö-MDP

Ther:
• Operativ:
  - Endoskopische Schlingenabtragung benigner, gestielter Tumoren (Adenome) oder, wenn dies nicht möglich ist, chirurgische Segmentresektion des betroffenen Abschnittes über laparoskopischen Zugang
  - Maligne Tumoren: Zugang offene Laparotomie, bei lokalisiertem Prozess (insb. an d. Flexura duodenojejunalis) duodenale Teilresektion, sonst proximale Duodenopankreatektomie n. WHIPPLE (mit entsprechend hoher Op-Letalität, s.u., Kap. Pankreaskarzinom und schlechter Prognose, 5-JÜR <30 %)
  - Bei Inoperabilität und Passagehindernis: Gastroenterostomie + BRAUN-Fußpunktanastomose (s.o., Kap. Magenkarzinom)

Kompl:
* Stenosierung der Papille ⇨ Aufstau von Galle- und Pankreassekret
* Passagehindernis durch Verlegung des duodenalen Lumens
* Maligne Entartung benigner Tumoren

DD:
- Ulcus duodeni, Magenschleimhautheterotopien, antrale gestielte Polypen, Lipidinseln, heterotopes Pankreasgewebe, Karzinoide
- Papillenkarzinom (s. Kap. Tumoren Gallenblase und Gallenwege)
- MEN I = multiple endokrine Neoplasien, Karzinoid
- Duodenalstenose: Pankreas anulare, Pankreaskopfkarzinom, Pankreatitis, Narbenstriktur, aortomesenteriales Kompressionssyndrom (Einklemmung des Duodenums zwischen Aorta und A.mesenterica sup.)

DÜNNDARM

Anatomie

Duodenum (wird *funktionell* zu den Oberbauchorganen gezählt, teils intra- und retroperitoneal gelegen) + **Jejunum** u. (40 % zu 60 %) **Ileum**. Jejunum und Ileum liegen komplett intraperitoneal.

Gesamtlänge beim Erwachsenen: **5-8 m**. Der Dünndarm ist an der hinteren Bauchwand durch das Mesenterium mit der Gefäßversorgung fixiert. Er endet mit der Papilla ilealis (Syn: Ostium ileale, wird auch Valvula ileocaecalis od. **BAUHIN-Klappe** genannt, der Übergang hat aber keinen Klappen- sondern eher einen Ventilmechanismus) am Übergang des Ileums zum Caecum/Colon ascendens im re. Unterbauch.

Arterien: Aa.jejunales et ilei aus der A.mesenterica sup.

Venen: Vv.jejunales et ilei in die V.mesenterica sup. ⇨ V.portae

Lymphabfluss: Mesenterium ⇨ Cisterna chyli

Funktion: im Jejunum erfolgt die **Resorption** von fettlöslichen Vitaminen, Elektrolyten, Fetten, Cholesterin u. Eiweiß sowie von Wasser (6 l/Tag), Sekretion von Enzymen (Amylase, Proteinase)

Terminales Ileum: Resorption von Vit. B_{12} (mit Intrinsic-Faktor des Magens), Gallensalzen

Zusätzlich hat der Dünndarm noch eine **immunologische Funktion** (IgA-Synthese, Noduli lymphatici aggregati = PEYER-Plaques)

Histologie: Darmzotten mit Mikrovilli, dazwischen LIEBERKÜHN-Krypten mit Becherzellen und PANETH-Körnerzellen (sezernieren Lysozym u. Peptidase), Ringfalten (KERCKRING-Falten aus Mucosa u. Submucosa zur weiteren Oberflächenvergrößerung). Die gesamte Resorptionsfläche beträgt ca. 2 Mio. cm^2 (etwa Größe eines Tennisplatzes).

Anomalien und Missbildungen

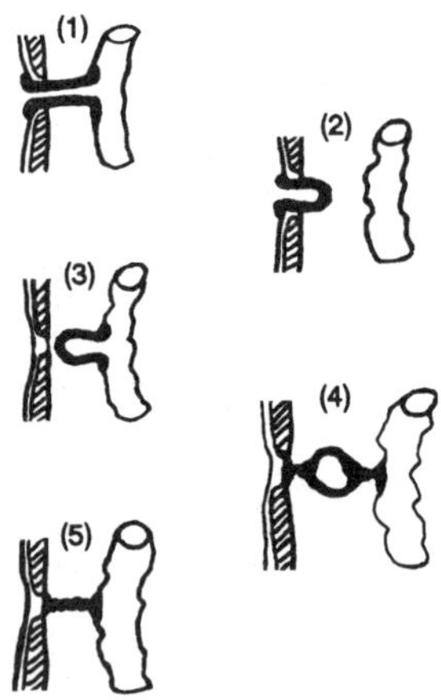

Ductus omphaloentericus (Syn: Duct.vitellinus, Dottergang): Liegt zw. Nabel und Ileum. **Unvollständige Rückbildung** des Dottergangs ⇨ verschiedene Fehlbildungen (s. Abb.) mögl.:

(1) Persistierende (angeborene), vollständige Dünndarm-Nabel-Fistel = Ductus omphaloentericus persistens
(2) Inkomplette **Nabelfistel** = persistierender distaler Teil
(3) Inkomplette Dünndarmfistel = persistierender proximaler Teil = **MECKEL-Divertikel** (s.u.)
(4) Dottergangzyste = persistierender intermediärer Anteil
(5) Intraabdomineller Bindegewebestrang = unvollständige narbige Atresie (Lig.terminale)

Dünndarmdivertikel: sind selten, meist an der Mesenterialseite im oberen Jejunum gelegen.
Kompl: Divertikulitis, Perforation, Blutung, Ileus, Fisteln- und Blindsackbildung, Malabsorptionssyndrom

Pneumatosis cystoides intestini: Gasblasen in Mucosa und Subserosa als Folge bakt. Besiedlung der Lymphwege. Meist Zufallsbefund ohne Therapienotwendigkeit.

Lageanomalien: Duodenum inversum, Malrotation, Duodenum mobile, arteriomesenteriale Duodenalstenose

Dünndarmatresie, Dünndarmstenose, Dünndarmduplikaturen (s. Kap. Kinderchirurgie)

Sonstige Erkrankungen:
Morbus CROHN (s.u., Kap. Abdomen), Ileus (s.u., Kap. Abdomen), Mesenterialinfarkt (s.o., Kap. Gefäßchirurgie)

DÜNNDARMVERLETZUNGEN

Syn: ICD-10: S36.4-

Ät:
- **Stumpfe** traumatische Darmwandschädigung (Quetschungsverletzung)
- **Perforierende** Verletzung (Stichverletzung, Schussverletzung, Explosionstrauma)
- Iatrogen: Perforation bei Endoskopien, MDP, Biopsien
- **Verschluckter Fremdkörper**, Gallensteine, Bezoare (faserhaltiger Fremdkörper, z.B. aus verschluckten Haaren bei psychiatrischen Pat., die aus dem Magen in den Dünndarm ragen, sog. RAPUNZEL-Syndrom) ⇨ Hindernisse sind d. Flexura duodenojejunalis u. d. Ostium ileale [= BAUHIN-Klappe] am Übergang v. Ileum zum Kolon mit einem Durchmesser von ca. 2 cm

Klin:
⇒ Lokaler Schmerz, gestörte Peristaltik, bei Quetschverletzungen evtl. zuerst freies Intervall
⇒ Bei Perforation ⇨ **Akutes Abdomen** (bretthartер Bauch, paralytischer Ileus, reflektorisches Erbrechen)

Diag:
1. Anamnese (Trauma) und klinische Untersuchung
2. Bildgebung: Sonographie (FAST-Schema bei Trauma, freie Flüssigkeit?), CT-Abdomen mit KM, Röntgen-Abdomenübersicht ⇨ freie Luft bei Perforation + Erguss, evtl. MDP mit Gastrografin! (kein Barium!)
3. Bleibt der Befund unklar, dann **Laparoskopie** zur Suche nach Hohlorganverletzung

Ther:
- Konservativ: Bei verschlucktem Fremdkörpern i.d.R. abwartende Haltung (meist spontaner Abgang, Kontrolle mit Abdomenübersicht, evtl. MDP mit Gastrografin!)
- Operativ:
  - Laparoskopie/Laparotomie: Übernähung des Defektes; bei ausgedehnter Verletzung Resektion des betroffenen Abschnittes, bei freier Perforation Spülung mit Taurolidin-Lösung (Taurolin®), evtl. Spüldrainage des Peritoneums (s.u., Kap. Peritonitis)
  - Magensonde, Breitbandantibiose peri- und postoperativ
  - Bei Mesenterialabriss: Blutstillung, ggf. Resektion des betroffenen Darmabschnittes
  - Parenterale Ernährung für einige Tage

Kompl:
* Leckentstehung/Perforation ⇨ Peritonitis
* Mesenterialein-/-abriss ⇨ abdominelle Blutung, hämorrhagischer Schock, Minderperfusion des betroffenen Darmabschnittes mit Nekrose
* Fremdkörper: Penetration, Perforation, Ileus, Peritonitis, Blutung

Op: * Spätkomplikationen: Verwachsungsbauch

MECKEL-DIVERTIKEL

Syn: Diverticulum ilei, engl. MECKEL's diverticulum, ICD-10: Q43.0

Anatomie: Der Dottergang (Ductus omphaloentericus, Duct.vitellinus) bildet sich normalerweise in der 6.-7. Fetalwoche vollständig zurück. Reste findet man bei 1-2 % der Menschen.

Path:
- **Persistierender** proximaler Teil (am Dünndarm) des embryonalen Ductus omphaloentericus (Dottergang)
- Neigt zu Magenschleimhautheterotopie mit Entwicklung von Ulzera, Blutungen, Entzündungen
- Lok: meist ca. 0,4-1 m proximal der Ileozäkalklappe am **Ileum** zu finden, im Durchschnitt 2-10 cm lang (bis zu 30 cm mögl.)

Klin:
⇒ Bauchschmerzen, Übelkeit, Erbrechen, evtl. anorektale Blutung
⇒ **Symptomatik einer akuten Appendizitis** = Meckelitis ⇨ bei unklarem intraoperativem Befund bei einer Appendektomie immer Suche nach einem MECKEL-Divertikel

Diag: Anamnese und klinische Untersuchung: wie bei akutem Abdomen/Appendizitis

Ther: Operativ: wird bei der Laparoskopie/Laparotomie ein MECKEL-Divertikel gefunden, wird dieses reseziert, wenn es entzündet/auffällig ist. Bei einer Appendizitis sollte das Ileum immer auf das Vorhandensein eines MECKEL-Divertikels überprüft werden (dazu wird das Ileum von der Ileozäkalklappe aus auf einer Länge von ca. 1 m oralwärts überprüft)

Kompl:
* Magenschleimhautheterotopie, Ulkus, Blutung, Entzündung, Perforation
* Bei bindegewebigen Septen Gefahr der Strangulation ⇨ Ileus
* Invagination ⇨ Ileus
* Tumorentwicklung im Meckel-Divertikel (selten) ⇨ NET, GIST, Adenokarzinom

DD:
- Persistierender Dottergang im Erwachsenenalter = Dünndarm-Nabel-Fistel (Verbindung nach außen) Sympt: Evtl. sichtbare kleine Öffnung paraumbilikal (es kann auch nur eine diskrete entzündliche Effloreszenz ohne Lumen sichtbar sein), Absonderung von Darminhalt, Diag: Fisteldarstellung mit Röntgen-Kontrastdarstellung, Ther: Laparoskopie/Laparotomie, Exzision des Dottergangs in toto und Fistelverschluss
- Neugeborene: Ductus omphaloentericus persistens mit meist deutlicher Fistelöffnung nach außen und Schleim-/Darmabsonderungen; Ther: Fistelresektion
- Dottergangzysten
- Intraabdominelle rudimentäre Bindegewebsstränge (unvollständige Atresie) = Lig.terminale

DÜNNDARMTUMOREN

Path:
- ♦ **75 % der Dünndarmtumoren sind benigne.** Maligne Tumoren des Dünndarmes sind selten (nur kurzer Passagezeit, ausgeglichenem chemischem Milieu (⇨ wenig Schleimhautreizung), nur geringgradige bakterielle Besiedlung u. hohe Konzentration an Immunglobulinen). Daher relativ gesehen hoher Anteil an Sarkomen (1/4 der malignen Dünndarmtumoren sind Sarkome, im übrigen Intestinaltrakt ist die Häufigkeit nur 1/100-1/200). Risikofaktoren für Adenokarzinome sind **Morbus CROHN**, FAP, HNPCC u. Zöliakie
- ♦ Der Dünndarm ist für die Resorption unverzichtbar: **Einziges Organ des GI-Traktes, das nicht vollständig entfernt werden kann!** Resektionen >50 % erfordern bereits eine parenterale Substitution. Nur Resektionen <30 % werden ohne Probleme toleriert.
- ♦ Lok: Adenokarzinome häufiger im Duodenum u. Jejunum, Sarkome häufiger im Ileum
- ♦ TNM-Klassifikation (gilt nur für die Dünndarmkarzinome, 2017):

  T_1 = Tumor infiltriert bis Lam.propria od. Muscularis mucosae (**T_{1a}**) oder Submucosa (**T_{1b}**)
  T_2 = Tumor infiltriert Muscularis propria
  T_3 = Tumor infiltriert Subserosa oder nicht-peritonealisiertes perimuskuläres Gewebe (Mesenterium/Retroperitoneum) <2 cm
  T_4 = Tumor perforiert die Serosa oder infiltriert direkt andere Organe
  N_1 = Metastasen in 1-2 regionären Lk (mesenteriale + ileozäkale Lk), **N_2** = ≥3 regionäre Lk
  M_1 = Fernmetastasen (insb. Leber)
  Stadiengruppierung: I: **$T_1N_0M_0$** bis **$T_2N_0M_0$** II: **$T_3N_0M_0$** bis **$T_4N_0M_0$**
  III: alle **N_{1-2}** IV: alle **M_1**

Epid:
- ◊ Dünndarmtumoren sind **sehr selten** (nur ca. 2 % aller GI-Tumoren, 4 % d. Darmtumoren)
- ◊ Prädisp.alter: Altersgipfel bei Karzinomen 60.-70. Lj., Sarkome 30.-50. Lj.

Etlg:
- # Gutartig: Fibrome, Fibromyome, Leiomyome, Lipome, Polypen, Neurinome, Neurofibrome, Paragangliome, Ganglioneurome, Hämangiome, Lymphangiome, Adenome, Adenomyome, Endometriose-Herde, Hamartome
- # PEUTZ-JEGHERS-Syndrom = familiäre, nichtneoplastische intestinale Polyposis (Chrom. 19q, Polyposis insb. im Ileum, es handelt sich um Hamartome mit relativ geringem Entartungsrisiko) + Pigmentflecken perioral und an der Mundschleimhaut + in 5-10 % d.F. Ovarialkarzinome, klinische Manifestation meist zw. 20.-30. Lj.
- # CRONKHITE-CANADA-Syndrom: intestinale Polypose (insb. Jejunum, geringes Entartungsrisiko), Alopezie, Hautpigmentierung, Hypoproteinämie, Fingernagelatrophie
- # v.RECKLINGHAUSEN-Krankheit (intestinale neurofibromatöse Tumoren, Neurofibromatose I)
- # GARDNER-Syndrom: intestinale Polypose (insb. Kolon, Rektum), Weichteiltumoren (Dermoidzysten, Atherome, Fibrome, Leiomyome), Osteome (Schädel)

Bösartig: **Adenokarzinome** (v.a. im Jejunum, im Ileum bei Morbus CROHN), **Sarkome** (Fibro-, Leiomyosarkom, häufiger im Ileum), KAPOSI-Sarkom, maligne Lymphome, Plexosarkom (GAN-Tumor = gastrointestinal autonomic nerve), GIST = gastrointestinale Stromatumoren (s.o. Kap. Magenkarzinom)
Neuroendokrine Tumoren, Karzinoid (semimaligne, s.u. Kap. APUD-Zellsystem)
Metastasen: sekundäre Absiedelungen von Melanomen u. anderen Karzinomen

Klin: ⇒ Alle Patienten haben eine lange Anamnese, da typische Symptome wie Ileus oder Blutung erst **sehr spät** auftreten oder es handelt sich um einen Zufallsbefund
⇒ Chronische Obstipation, krampfartige Schmerzen, Erbrechen, Gewichtsverlust, Anämie
⇒ v.RECKLINGHAUSEN-Krankheit: Darmstenose od. Blutung der intestinalen Neurofibrome, auch Invagination, Ileus mögl., an der Haut: Café-au-lait-Flecken, multiple Neurofibrome
⇒ Endometriose-Herde: Menstruationssynchrone gastrointestinale Blutung
⇒ Bei Komplikationen (Invagination, Ileus): Zeichen eines akuten Abdomens

Diag:
1. Anamnese und klinische Untersuchung: Hyperperistaltik, palpabler Tumor
2. Bildgebung: CT- od. MRT-Abdomen, Röntgen-MDP, Dünndarm-Rö. nach SELLINK, Sonographie: kleine Tumoren sind kaum/nicht nachweisbar
3. Push-and-Pull-Endoskopie mit 2 m langem Endoskop (v. oral u. anal) oder Videokapsel-Endoskopie (eine 1x2 cm große Kapsel wird verschluckt, die Bilder werden per Funk an einen umgehängten Rekorder übertragen)
4. Labor: Anämie, iFOB-Stuhltest, Tumormarker CEA zur Verlaufskontrolle
5. Ist die o.g. Diagnostik unzureichend ⇨ Indikation zur Laparoskopie/Laparotomie

Ther:
- Operativ: Ind: Bei unklarem Befund immer gegeben
  - Kurativ: Resektion des betroffenen Abschnitts (= Segmentresektion, mit notwendigem Sicherheitsabstand) + regionäre Lymphadenektomie und Entero-Enterostomie möglichst als End-zu-End-Anastomose (zur Vermeidung von Blindsäcken, s.u.)
  - Palliativ: Seit-zu-Seit-Entero-Enterostomie oder doppelläufiges od. endständiges Ileostoma (evtl. mit KOCK-Reservoir = mehrere Dünndarmschlingen werden vor dem Ileostoma zu einem Sack vernäht)
- Palliativ (Stadium IV): Chemotherapie mit Oxaliplatin + Capecitabine

Prog: Maligne Dünndarmtumoren insg. eher **schlecht**, bei kurativer Resektion 35-65%ige 5-JÜR, palliative Situation (Stadium IV) nur 5-20 %ige 5-JÜR.

Kompl:
* Blutung, Invagination ⇨ inkompletter – kompletter Ileus
* **Kurzdarmsyndrom:** entsteht nach ausgedehnter Dünndarmresektion ⇨ keine ausreichende enterale Ernährung mehr mögl., die kritische Grenze liegt bei Unterschreiten von 100 cm Restdünndarmlänge bei Erwachsenen und 50 cm bei Kindern
  Klin: Malabsorption, chologene Diarrhoen, Flüssigkeits- und Elektrolytverluste
  Ther: Konservativ: Cholestyramin (zur Gallensäurebindung), Antidiarrhoika (Loperamid, zur Verlängerung der intestinalen Transitzeit), häufige kleine Mahlzeiten (6-10/Tag), Vitamine, Kalzium, ausreichend Flüssigkeit, ggf. spezielle orale Sondennahrung
  Bei Unterschreiten d. kritischen Länge totale parenterale Ernährung als Langzeittherapie
  Operativ: Eine Dünndarmtransplantation (ITX) ist heute an einigen Zentren mögl. (seltenste Transplantation, <10/Jahr werden in Deutschland durchgeführt). Ind: nur bei benigner Ind., z.B. nach Trauma od. Mesenterialinfarkt (die notwendige starke Immunsuppression führt bei Malignomen sonst zum Rezidiv). Postop. Immunsuppression mit Tacrolimus + mTOR-Inhibitor Rapamycin. Transplantatüberleben ca. 50 % in 5 Jahren.
* **Blindsacksyndrom:** entsteht nach Umgehungsenteroanastomosen, ausgeschalteten Darmschlingen, Seit-zu-Seit- od. Seit-zu-End-Anastomosen, Darmstümpfe, innere Fisteln, Divertikel) ⇨ im Blindsack Bakterienbesiedlung ⇨ Dekonjugation v. Gallensäuren
  Sympt: Steatorrhoe, Diarrhoe, Vit.-B_{12}-Mangel (perniziöse Anämie, funikuläre Myelose), Hypokalzämie, Meteorismus
  Ther: Konservativ: Tetrazykline + Cholestyramin, parenterale Vit.-B_{12} -Substitution
  Operativ: Resektion des Blindsackes und End-zu-End-Anastomose

DD:
- Alle DD des unklaren Bauchschmerzes und einer gastrointestinalen Blutung
- Mesenterialtumoren (selten, ausgehend vom Mesenterium, mit Verwandtschaft zu retroperitonealen Tumoren), Angiodysplasien
- Entzündliche Darmerkrankungen (insb. Morbus CROHN), Zweittumor im MDT

KOLON UND REKTUM

Anatomie

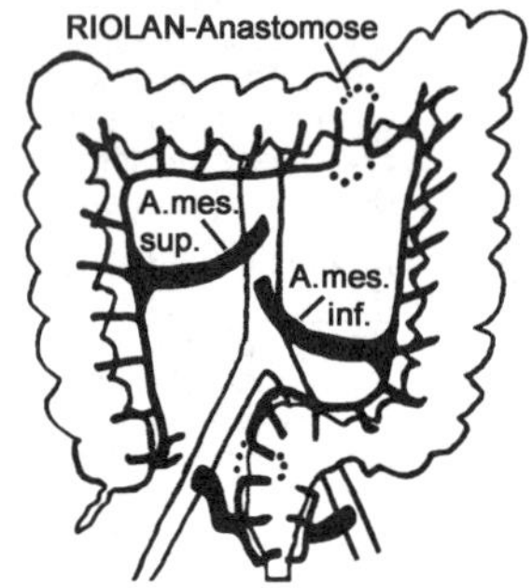

Colon asc. u. desc. liegen sek. retroperitoneal, Colon transv. u. Sigma intraperitoneal
Caecum: Retroperitoneal (ein Caecum mobile kann intraperitoneal liegen)
Rectum: retroperitoneal bis zur retroperitonealen Umschlagsfalte (DOUGLAS) dann extraperitoneal

Arterien: A.mesenterica sup.: A.pancreaticoduodenalis inf., **A.colica dextra, A.ileocolica**, A.appendicularis, **A.colica media** und Aa.ilei u. jejunales

A.mes. inf.: **A.colica sin.** (anastomosiert über **RIOLAN-Anastomose** [Arkade] mit A.colica media), Aa.sigmoideae, **A.rectalis sup.** (anastomosiert mit A.rectalis inf.)

A.iliaca int.: A.pudenda int. ⇨ **A.rectalis media u. inf.**

Lymphknoten: Nodi lymphatici colici mit Abfluss in Lymphknotengruppen am Tr.coeliacus + A.mesenterica. sup. und an der A.mesenterica inf. ⇨ Abfluss in den Tr.intestinalis ⇨ Cisterna chyli ⇨ Ductus thoracicus
Rektum: Abfluss auch in parailiakale Lk, Anus auch in inguinale Lk

Innervation: N.vagus bis zum **CANNON-BÖHM-Punkt** (etwa nach 2/3 des Colon transversum), ab dort aus dem Plexus sacralis (Nn.pelvici).

APPENDIZITIS

Syn: Entzündung des Wurmfortsatzes, ICD-10: K35.-, Volksmund ***"Blinddarmentzündung"***, Typhlitis (Entzündung des Zäkum)

Anatomie: In Verlängerung der Tänien des Dickdarmes liegt am Ende des Caecum dorsomedial die ca. 2-15 cm lange (ausgewachsen im Durchschnitt 7 cm lang), blind endende **Appendix vermiformis**. Die Tunica mucosa der Appendix enthält sehr viele Lymphfollikel (deshalb auch "Darmtonsille" genannt). Wenn die Appendix in der Sonographie nachgewiesen werden kann, so ist ein Durchmesser bis 6 mm und ein eher echoreiches Lumen (= Stuhl) normal.

Ät:
- **Obstruktion** des Lumens des Wurmfortsatzes durch **Kotsteine** (40-90 % d.F.), **Abknikkung** oder Narbenstränge und daraus folgende Entleerungsstörung
- **Intestinale Infekte** (lokale Resistenzminderung, Hyperplasie des lymphatischen Gewebes)
- Selten Fremdkörper (z.B. Kirschkern), Würmer (Askariden, Oxyuren), hämatogene Infekte
- Neurogene Appendikopathie (Nervenproliferationen od. Vermehrung endokriner Zellen, lässt sich insb. bei intraoperativ unauffälliger Appendix nachweisen)

Path: ♦ Etlg. nach der European Association of Endoscopic Surgery (2015)

Unkomplizierte Appendizitis:
- **Katarrhalisches**, reversibles Stadium mit Rötung, **Inflammation**, Schwellung und Schmerz der Appendix, aber noch ohne Eiter (Appendizitis simplex)
- Seropurulentes Stadium (Übergang in die Appendizitis destructiva)

Komplizierte Appendizitis:
- **Ulzero-phlegmonöse** Appendizitis
- **Perityphlitis** = Appendizitis mit/ohne freie/r Perforation mit Abkapselung und Begren-

zung des entzündlichen Geschehens durch Peritonealverklebungen
mit Einschmelzung = perityphlitischer Abszess
– **Gangränöse** Appendizitis (nekrotisierend)
– Appendizitis mit **freier Perforation** und folgender diffuser Peritonitis

♦ Lok: Appendixlage ist variabel ⇨ physiologisch im re. Unterbauch am Ende des Zäkum
Varietäten: retrozäkal, parazäkal, am Ileum fixiert, mit Zäkum-Hoch- (Bereich der Leber) / -Tiefstand (im kleinen Becken), Situs inversus (= dann linksseitig)

Epid: ◊ Häufigstes 'Akutes Abdomen' (in 20-25 % d.F.)
◊ Prädisp.alter: Kindes- und Jugendalter (6.-18. Lj.), m > w (1,35:1)
◊ Inzidenz: 150/100.000/Jahr, die Appendektomierate liegt etwa 25 % höher.
In Deutschland werden pro Jahr ca. 135.000 Appendektomien durchgeführt.
◊ Lifetime Risk (= Risiko im Verlauf des Lebens eine Appendizitis zu bekommen) beträgt **7,5 %**, die Appendektomierate ist etwa doppelt so hoch (ca. 15 % d. Bevölkerung)

Etlg: # Akute Appendizitis
Chronische (rezidivierende) Appendizitis

Klin: ⇒ Obstruktionszeichen: Periumbilikale und epigastrische Schmerzen, später sich verlagernde rechtsseitige Unterbauchschmerzen (**Schmerzwanderung** in wenigen Stunden)
⇒ **Inappetenz**, Übelkeit, Erbrechen, Stuhlverhalten
⇒ Fieber (subfebril, bzw. bis ca. 39 °C), Tachykardie, trockene belegte Zunge
⇒ Reflektorische, lokalisierte **Abwehrspannung** (im rechten Unterbauch) ⇨ eine Ausweitung der Abwehrspannung signalisiert eine beginnende Peritonitis!
⇒ Bei Perforation: **Akutes Abdomen** mit Schmerzausbreitung in der gesamten Bauchhöhle
⇒ **Cave!** Atypische Schmerzlokalisation bei Schwangeren! (Kranialverlagerung des Zäkum, bis 5 cm über die Bauchnabelhorizontale)
Wenig Schmerzen, diskrete Lokalbefunde, kaum Temperaturerhöhung, kaum Leukozytose bei alten Patienten!
Untypische intermittierende Beschwerden im rechten Unterbauch bei chronischer (rezidivierender) Appendizitis

Diag: 1. Anamnese (Übelkeit, Erbrechen, Fieber, Schmerzlokalisation und -charakter) und klinische Untersuchung:
Klopfschmerz bei schon kleinsten Erschütterungen, **Druckschmerz im re. Unterbauch**
SHERREN-Dreieck: Spina iliaca anterior superior rechts (Darmbeinstachel), Symphyse u. Nabel bilden ein Dreieck mit den wichtigsten Punkten (s. Abb.): MCBURNEY, LANZ, KÜMMELL (2 cm v. Nabel, MORRIS 4 cm entfernt)

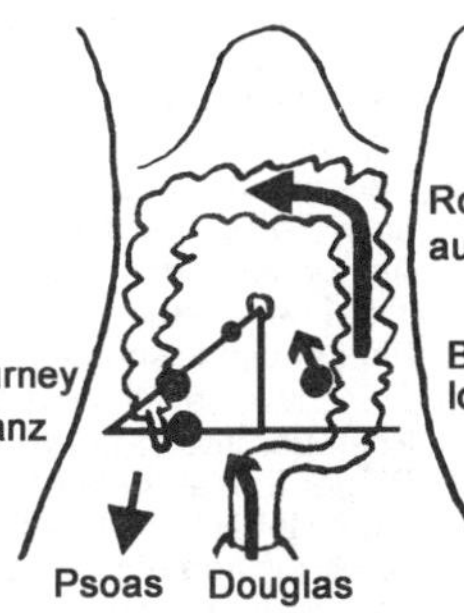

⇨ **MCBURNEY-Punkt** (etwa die Lage des Caecum): 5 cm v. der Spina iliaca ant. sup. weg auf der Linie zum Nabel (= MONRO-Linie)
⇨ **LANZ-Punkt:** Zwischen äußerem und mittlerem Drittel auf der Linie zwischen beiden Spinae iliacae (etwa Lage der Appendix), LENZMANN-Punkt (5 cm v. re.)
⇨ **Loslassschmerz/BLUMBERG-Zeichen:** Schmerzempfindung im Bereich der Appendix beim Loslassen der kontralateral eingedrückten Bauchdecke
⇨ **ROVSING-Zeichen:** Dickdarm vom Sigma aus in Richtung Caecum ausstreichen ⇨ Füllung dort und damit Schmerz
⇨ **DOUGLAS-Schmerz:** peritoneale Reizung durch rektale Palpation, insb. bei Lage im kleinen Becken
⇨ **Psoaszeichen:** Schmerzen im re. Unterbauch bei aktivem Anheben des re. Beines in der Hüfte gegen Widerstand (Reizung der Psoasfaszie), insb. bei retrozäkaler Lage
⇨ **BALDWIN-Zeichen:** Schmerzen in der Flanke bei Beugen des rechten Beines
⇨ **COPE-Zeichen:** Schmerzen bei Überstreckung des rechten Beines in Linksseitenlage
⇨ **Obturator-Zeichen:** Schmerzen bei Innenrotation des rechten Beines
⇨ **SITKOWSKI-Zeichen:** Schmerzen bei Lagerung in Linksseitenlage
⇨ **CHAPMAN-Zeichen:** Schmerzen beim Aufrichten des Oberkörpers

⇨ **TEN-HORN-Zeichen:** Schmerz bei Zug am Samenstrang
Temperaturmessung: axillo-rektale Temperaturdifferenz **>1 °C** (normal: 0,5 °C)

2. Labor: **Leukozytose** um 15.000/µl (Cave: Leukozytensturz bei Peritonitis), kann bei der Altersappendizitis fehlen, CRP meist nur gering erhöht, Schwangerschaftstest bei jungen Frauen machen (⇨ pos., dann gynäkologisches Konsil, Extrauteringravidität?)
Selten auch geringe Zahl v. Leukozyten u. Erythrozyten im Urin
3. **Sonographie** (mit 5-12 MHz Nahfeld-Schallkopf): bewährtes Diagnostikum mit guter Sensitivität und Spezifität. Zeichen einer Appendizitis: aufgehobene Peristaltik, eingeschränkte Komprimierbarkeit der Appendix, Durchmesser >6 mm, echoarme Wand >2 mm Dicke, echoarmes Lumen (Eiter), perizökale Flüssigkeit, ggf. auch Nachweis eines Kotsteines (Appendikolith) mit dorsalem Schallschatten
4. Weitere Bildgebung: CT-Abdomen mit i.v. KM, ggf. auch mit oralem KM, MRT-Abdomen bei unklarem Befund (Kinder, Schwangere)
5. Ggf. gynäkologisches Konsil bei Frauen und insb. bei Schwangerschaft

➲ **Diagnostische Schwierigkeiten** bereiten oft Kleinkinder, Greise und Schwangere (bei Schwangerschaft Appendixverlagerung in Richtung Oberbauch mögl. ⇨ häufigste DD: Pyelonephritis, Ther: bei Verdacht Op, da Narkoserisiko für Mutter und Kind geringer ist als die Appendizitis-Risiken ohne Op)

Ther:
- Konservativ: Bei unkomplizierter Appendizitis mögl.: stationäre Aufnahme, Bettruhe, Nahrungskarenz, **systemische Antibiose** (akut z.B. 2 Tage i.v. Cefotaxim + Metronidazol, gefolgt von oral Ciprofloxacin + Metronidazol für 1 Wo.), kurzfristige klinische Kontrollen! (aber: Rezidivrate der kons. Ther in der COMMA-Studie (2021) 25 % innerhalb v. 1 Jahr)
- Operativ: Ind: Der Verdacht einer Appendizitis rechtfertigt eine Op. Appendektomie möglichst im Frühstadium (12-24 Std. seit Symptombeginn) oder im freien Intervall (6-8 Wo. nach einer akuten Appendizitis)
  - Laparoskopischen Appendektomie: Vorteil ist die damit gleichzeitig verbundene explorative **diagnostische** Laparoskopie (z.B. bei präoperativ unklarem Befund und atypischen Schmerzen), kleinere Narben (insb. bei Single-port-Op = nur ein einziger Zugang/Inzision über den Bauchnabel mit spez. Instrumenten) u. kürzere Verweildauer. Nachteil: höhere Kosten (insb. durch das meist verwendete Klammernahtgerät zum Absetzen der Appendix). Relative K-Ind. sind je nach Krankenhaus oder Erfahrung des Operateurs: Perforation, Kinder <5 J. und Schwangere.
    ⇨ **90 %** der Appendektomien erfolgen heute in Deutschland laparoskopisch.
  - Klassische offene Op (Laparotomie): perioperative Antibiotikaprophylaxe, **Wechselschnitt** (Hautschnitt und Schnitt entsprechend der Fasern der M.obliquus ext. u. int.), bei unklarer Lage u. Diagnose Pararektal- oder Mittelschnitt (bessere Erweiterbarkeit)
    - Mobilisation der Appendix
    - **Skelettierung** der Appendix durch Ligaturen des Mesenteriolums
    - Ligatur an der Basis am Zäkum und Absetzen der Appendix
    - Verschluss des Zäkum durch Versenkung des Stumpfes unter einer **Tabakbeutelnaht** (s. Abb.) und darüber **Z-Naht**
    - Aufsuchen eines mögl. MECKEL-Divertikels (ca. bis 1 m proximal des Zäkum) und ggf. Mitentfernung bei Auffälligkeit
    - Bei perityphlitischem Abszess/Perforation Einlage einer Drainage
    - Schichtweiser Wundverschluss, steriler Wundverband

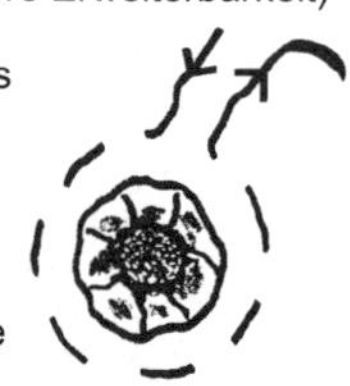

    - Postoperativ: am Op-Tag postop. noch Infusionstherapie (3 l/Tag mit Glc. 5%ig und Ringer-Laktat im Wechsel), danach ab Tag 1 mit Tee und schonendem Kostaufbau mit Zwieback, Haferschleim, Suppe beginnen (Stuhlgang sollte bis dahin erfolgt sein, sonst Klysma etc.), Entlassung meist um 3-6 Tag, Hautfäden ex am 10. Tag.
  - Bei peritonealer Eiterung / Perforation: Bauchhöhlenspülung intraoperativ mit Taurolidin (Taurolin®) u. Antibiotikagabe fortführen (Ceftriaxon, Rocephin® + Metronidazol, Clont®)
  - Bei Vorliegen eines Morbus CROHN ⇨ Op-Ind. äußerst zurückhaltend (Fistelbildung!)
- Leitlinie: Appendizitis, S1 v. 12/2021 (AWMF Registernummer 088-011)

Prog: Eine unkomplizierte Appendizitis hat eine minimale Letalität (<0,03 %), mit Perforation und Peritonitis 1-3 %. In ca. 10-30 % d.F. findet sich trotz eindeutiger klinischer Symptome intraoperativ eine unauffällige Appendix, die dennoch entfernt und histologisch untersucht werden sollte.

Kompl: * **Perforation** (ca. 10 % d.F.) **und Peritonitis**, insb. bei Kleinkindern und Pat. >60 J.
* Perityphlitischer **Abszess**, DOUGLAS-Abszess, Leber-Abszesse
* Darmparalyse, Ileus
* Schwangerschaft: Abortgefahr

Op: * Frühileus nach 5-10 Tagen od. Spätileus (durch Verwachsungen = Briden, auch nach Jahren mögl.)
* Infektion, Fisteln (insb. bei Morbus CROHN)

DD:
- 'Blinddarmreizung': Obstruktion beseitigt sich von selbst
- **MECKEL-Divertikel**, Caecum-mobile-Syndrom, Morbus CROHN
- "***Pseudoappendizitis***" durch Lymphadenitis mesenterialis bei Infektion mit **Yersinia pseudotuberculosis** (Fieber bis 40 °C, BSG stark erhöht, klinisches Bild einer akuten Appendizitis mit Abwehrspannung usw., daher wird oft die Ind. für eine Op. gestellt. Es findet sich dann meist eine reizlose Appendix, dafür geschwollene mesenteriale Lymphknotenpakete und seröses Exsudat), Erregernachweis in Blut od. Stuhl mögl.
- Bronchiale Infekte und Pneumonien können bei Kindern infolge einer Schwellung retroperitonealer Lk ebenfalls zum Bild einer **Pseudoappendizitis** führen (BRENNEMAN-Syndrom)
- **Divertikulitis** (alte Patienten, meist linksseitig, sog. "Links-Appendizitis"), selten auch Divertikulitis der Appendix möglich
- Nierenkolik, Ulkusperforation, Gallenkolik
- Mesenterialinfarkt
- Wurmerkrankungen
- Tumoren, insb. bei älteren Patienten (Zäkum-Ca, Adenokarzinom der Appendix)
- Karzinoid (neuroendokriner Tumor) der Appendix (meist Zufallsbefund bei Appendektomie)
- Mukozele (selten): chronische Obstruktion, die progredient verläuft, sich aber nicht entzündet (= nicht akut gewordene Appendizitis)
- Gynäkologisch: **Ovarialzysten**, Torsionsovar, **Adnexitis**, Menarche, Endometriose, Extrauteringravidität, Schwangerschaft (Uterusschmerz, Pyelitis, Cholezystitis)
- Bei peritonitischen Zeichen letztlich alle DD eines **Akuten Abdomens** (s.u.)

DIVERTIKULOSE / DIVERTIKULITIS

Def: Divertikel = pathologische Ausstülpungen eines Hohlorgans nach außen, ICD-10: K57.-
Bei den Divertikeln von Kolon, Sigma und Rektum handelt es sich meist um **Pseudodivertikel** = nur Schleimhaut (Mukosa und Submukosa). Sie stülpen sich durch eine Muskellücke (= nicht die gesamte Darmwand). Echte Divertikel (Ausstülpung der gesamten Darmwand) finden sich selten im Bereich des Zäkum.

Ät:
- Zivilisationskrankheit durch Überernährung, Adipositas, ballaststoffarme Kost, hoher Fleischkonsum, chronische Obstipation (vermehrte Spastik)
- Zunehmende Bindegewebsschwäche im Alter, erbliche Bindegewebserkrankungen
- Erhöhtes Risiko für die Entwicklung einer Divertikulitis: genetische Disposition, Kortison- od. Chemotherapie, NSAR-Gabe, Immunsuppression, Organtransplantationen, Malignome, Leberzirrhose, Nikotinabusus, Alkoholkrankheit

Path:
♦ Myostatische Muskelkontraktur (Spastik) ⇨ segmentale Innendruckerhöhung ⇨ durch die Muskellücken für den Gefäßdurchtritt (Prädilektionsstelle) erfolgt die Divertikelausstülpung (daher also meist auf der mesenterialen Seite des Darmes gelegen)
♦ Lok: Im gesamten MDT möglich, nach aboral zunehmend, im **Sigma am häufigsten** (60-90 % d.F.). Im Rektum dagegen finden sich fast nie Divertikel.
♦ Die **Divertikulose alleine macht noch keine Beschwerden** ⇨ Retention von Speiseresten im Divertikel ⇨ **Entzündung = Divertikulitis** mit Beschwerden (Divertikelkrankheit)

Epid:
◊ Prädisp.alter: 60.-80. Lj. (bei den >80-jährigen haben 60 % Kolon-/Sigmadivertikel, aber die Mehrheit der Pat. bleibt **asymptomatisch**)
◊ Divertikulitis = *"Appendizitis der Greise"*

Etlg: # Klassifikation der Divertikulitis (**CDD** = Classification of Diverticular Disease, 2014)

Typ 0:	Divertikulose ohne Symptome
Typ I:	**Unkomplizierte akute Divertikulitis**, Entzündungszeichen
Typ II:	**Komplizierte Divertikulitis**
IIa:	gedeckte Perforation, Mikroabszess (<3 cm)
IIb:	Makroabszess (>3 cm)
IIc:	**Freie Perforation, Peritonitis** ⇨ akutes Abdomen
Typ III:	Chronische Divertikelkrankheit, mit Stenosen, Fisteln, Konglomerat
Typ IV:	Divertikelblutung

Morphologisch: inkomplette Divertikel = Divertikel liegen noch im Wandniveau
komplette Divertikel = Divertikel sind nach außen gestülpt

Klin: ⇒ Divertikulose fast immer **symptomlos!** (Zufallsbefund)
⇒ Sigmadivertikulitis: **"Links-Appendizitis"** des alten Menschen (= Appendizitis-ähnliche Symptomatik im linken Unterbauch)
⇒ Caecumdivertikel: Appendizitis-Symptome auch bei appendektomiertem Pat.
⇒ Allgemein: **Bauchschmerzen**, Fieber, Übelkeit, Inappetenz, Blutabgang
⇒ Alle Komplikationen (s.u.) der Divertikulitis können zum ➲ **Akuten Abdomen** ➲ führen.

Diag:
1. Anamnese und klinische Untersuchung (Druckdolenz), Labor (evtl. BSG, CRP u. Leukozytenzahl erhöht) und Urinstatus
2. Bildgebung: **Sonographie**: Peridivertikulitis od. Abszess? und **CT-Abdomen** mit i.v.-Kontrastmittel und oraler Kontrastmittelgabe, ggf. + rektale Kontrastmittelgabe
   Röntgen-Abdomenübersicht (bei Perforation in 50 % freie Luft unter dem Zwerchfell zu sehen), Röntgen mit Kolon-Kontrasteinlauf wird nicht mehr eingesetzt
3. Koloskopie bei Blutung (dabei endoskopische Blutstillung mögl.), Biopsie bei Abklärung einer Stenose und zum Tumorausschluss
4. Bei Blutung evtl. Angiographie

Ther:
- Konservativ: im gesicherten Stadium I ambulante Ther., CRP-Kontrolle und ggf. orale Antibiose (Cefuroxim + Metronidazol), Spasmolytika bei Schmerzen
  im Stadium IIa: stationär, Flüssigkeitsinfusion + i.v. Antibiose (Ceftriaxon + Metronidazol) ⇨ Normalisierung der akuten Entzündung
  im Stadium IIb: zusätzlich Sono- od. CT-gesteuerte Drainage, ggf. später Elektiv-Op
  Blutungen sistieren meist von selbst und bedürfen nur selten einer Operation.
- Operativ: Ind: **Komplikationen** wie Perforation mit Peritonitis und Ileus ⇨ Notfall-Op.
  Rezidivierende Schübe, Stenose, Fisteln ⇨ Elektiv-Op
  – Perioperative Antibiotikaprophylaxe (z.B. i.v. Ceftriaxon + Metronidazol), evtl. präop. Darmreinigung
  – Elektiveingriff (im freien Intervall, ca. 6 Wo. nach der Symptomatik, meist laparoskopisch durchgeführt): Sigmaresektion und Reanastomosierung in einer Sitzung
  – Notfall-Op (bei stabiler Kreislaufsituation des Pat.): Resektion des betroffenen Darmabschnittes (meist Sigmaresektion) und Reanastomosierung (in einer Sitzung) + Anlage eines protektiven Ileostomas (wird dann später zurückverlegt).
  – Op nach HARTMANN (zweizeitige Op bei Notfall-Indikation mit ausgeprägter kotiger Peritonitis und instabilem Pat.): Resektion des betroffenen Darmabschnittes, peritoneale Lavage, Kolostomie des proximalen Endes (= Anlage eines Anus praeternaturalis), Blindverschluss des Rektumstumpfs. 2. Op dann nach ca. ¼ Jahr: Entfernung der Kolostomie und Reanastomosierung des Kolonendes auf den wiedereröffneten Rektumstumpf (auch als laparoskopische Reanastomosierung).
- Leitlinie: Divertikelkrankheit, S3 v. 11/2021 (AWMF Registernummer 021-020)

Prog: Elektiveingriffe haben eine Letalität von 0-2 %, bei Notfall-Op. (Stadium IIc = Perforation mit ausgeprägter Peritonitis) bis zu 30 %

Kompl: * Die Divertikulose allein hat keinen Krankheitswert (engl. „cold diverticula") ⇨ erst die Entzündung (Divertikulitis) macht Beschwerden
* **Wandphlegmone** (= Typ Ib, erstes Komplikationsstadium einer Divertikulitis)
* Schwerwiegendste Kompl: freie **Perforation** (40 % d.F.) ⇨ schwere (kotige) **Peritonitis** oder gedeckt nach retroperitoneal und nachfolgend Abszess
* **Stenose** 14 % (durch Narbenplatte bei chronischer Entzündung) ⇨ DD: zum Karzinom oft schwierig
* Untere gastrointestinale **Blutung** (meist geringe Intensität, hohe spontane Blutstillungsrate, im Sigma selten, im übrigen Kolon häufiger)
* Fisteln: zur Harnblase 3 % (Sympt: Pneumaturie, Abgang von Stuhl, Harnweginfekte), Scheide od. Dünndarm (selten)
* Die Divertikulose zeigt eine Syntropie mit Hiatushernie u. Gallensteinen (= Saint-Trias)

Op: * Anastomoseninsuffizienz

Proph: ♥ Ballaststoffreiche Kost (>30 g/Tag, Gemüse, Obst, Cerealien), rotes Fleisch reduzieren
♥ Stuhlregulierung ⇨ regelmäßiger Stuhlgang
♥ Gewichtsreduktion (normaler BMI) und sportliche Aktivität

DD: – **Reizkolon** (Syn: Colon irritabile, **Reizdarmsyndrom**, engl. irritable bowel syndrome, ICD-10: K58.9)
Klin: abdominelle Schmerzen, abnorme Stuhlhäufigkeit u. -form, Blähungen/Flatulenz
Diag: einmaliger **Ausschluss** organischer Erkrankungen (Labor, Stuhlprobe, Sonographie des Abdomens, Koloskopie, ggf. gynäkologische Untersuchung)
Ther: ballaststoffreiche Kost, Med: Versuch mit Flohsamenpräparaten (Plantago ovata, Mucofalk®), Probiotika (Verändern die Darmflora, z.B. Lactobacillus, Bifidobakterien, verschiedene E.coli-Stämme) od. lokaler Antibiose (Rifaximin, Xifaxan®),
bei Schmerzen Spasmolytika (z.B. Mebeverin, Duspatal®),
bei Diarrhoe Antidiarrhoika (Loperamid, Imodium®),
bei Obstipation Laxanzien vom Macrogol-Typ (Movicol®), neuer sind Linaclotid (Guanylatcyclase-Rezeptor-Agonist, Constella®) od. Prucaloprid (5-HT4-Rezeptor-Agonist, Resolor®),
bei psychischer Komorbidität trizyklische Antidepressiva
– **Kolonkarzinom** (DD schwierig, insb. bei Stenosen ⇨ zerstörtes Schleimhautrelief)

POLYPEN DES DICKDARMS

Syn: Kolonpolypen, **Kolonadenom**, Rektumadenom, Dickdarmpolypen, Polyposis coli (vererbt), ICD-10: D12.-

Def: Ein Polyp ist eine Vorwölbung der Mukosa in das Darmlumen.

Ät: – **Adenome** des Kolons od. Rektums
– **Polyposis coli** = **FAP** (= familiäre adenomatöse Polypose, Adenomatosis coli, >100 Polypen, aut.-dom. vererbt – Mutation des APC-Gens auf Chromosom 5q21, bzw. in ca. 25 % d.F. Neumutation), attenuierte aFAP (weniger als 100 Polypen)
MUTYH-Gen-assoziierte adenomatöse Polyposis (MAP, <100 Polypen, Duodenaladenome)
GARDNER-Syndrom = Adenomatosis coli + Bindegewebstumoren
TURCOT-Syndrom: Adenomatose mit Glio-/Medulloblastomen
ZANCA-Syndrom: Adenomatose + kartilaginöse Exostosen
– Juvenile Polyposis coli (familiär, Mutation im Smad4-, BMPRIA- od. PTEN-Gen)
– CRONKHITE-CANADA-Syndrom: juvenile Polypen (nicht familiär) + Alopezie, dystrophische Nagelveränderungen, bräunliche Hyperpigmentierung d. Haut
– PEUTZ-JEGHERS-Syndrom (Mutation des STK-11-Gens auf Chrom. 19p): Polypen in Dünn- u. Dickdarm, Melaninflecken der Lippen und bei Frauen Prädisp. zum Ovarial-Ca (5-10 % d.F.), allgemein 15fach erhöhtes Krebsrisiko für diverse Tumorentitäten
– COWDEN-Syndrom: multiple hamartöse Polyposis
– Entzündliche Polypen / Regeneratpolypen (Colitis ulcerosa, Morbus CROHN)

Path:
- ♦ Lok: 2/3 der Adenome sitzen im **Rektosigmoid**, bis zum Kolon descendens sind es 90 % (wird ein Adenom gefunden, sollte immer das gesamte Kolon auf evtl. weitere Adenome untersucht werden)
- ♦ **Karzinomatöse Entartungstendenz** ist abhängig vom **histologischen Typ:** villöses Adenom (15-30 %) > Mischformen > tubuläres Adenom (5-10 %)
  und von der **Größe des Adenoms:**

bis 1 cm:	0-5 %	>2 cm:	25-50 %
bis 2 cm:	10 %	>4 cm:	75 %

  Juvenile Polyposis: Karzinomrisiko 20-60 %
  FAP = **100%iges** Karzinomrisiko (= obligate Präkanzerose)
- ♦ Die Karzinome entwickeln sich in den Adenomen zuerst durch zunehmende Atypie (**intraepitheliale Neoplasie**) der Lam.epithelialis mucosae (⇨ **Carcinoma in situ**). Die Zellen durchbrechen dann die Lam.muscularis mucosae und infiltrieren dann entlang des Polypenstiels bis in die Submucosa (⇨ **invasives Karzinom**), schließlich zerfällt der Polyp.

Epid:
- ◊ In der westlichen Welt haben >60-jährige in 20-40 % Polypen im Kolon od. Rektum
- ◊ Familiäre adenomatöse Polypose (FAP): Häufigkeit der Erkrankung etwa 1:10.000. Ab der Pubertät Polypenbildung mit Blutungen und Schleimabgang. Das Risiko ein Kolonkarzinom zu entwickeln beträgt bis zum 45. Lj. fast 100 %, im Median um das **36. Lj.**! ⇨ Vorsorgeuntersuchung jährlich ab dem 10. Lj. indiziert. Die betroffenen Patienten sollten nach Diagnosestellung prophylaktisch um das 20. Lj. operiert werden (komplette Proktokolektomie mit ileoanalem Pouch).

Etlg:
- # Nicht-neoplastische Polypen: Polypknospe, hyperplastische, metaplastische, entzündliche
- # Neoplastische Polypen: **Adenome** (80 % aller Polypen)
  - **Tubuläres Adenom** (häufigstes, gestielt)

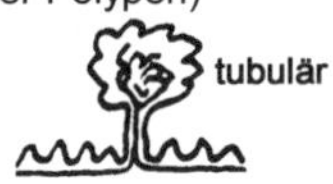

  - **Tubulovillöses Adenom** (Mischform)

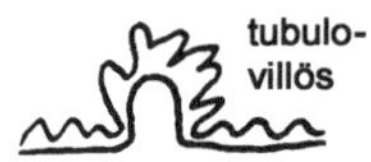

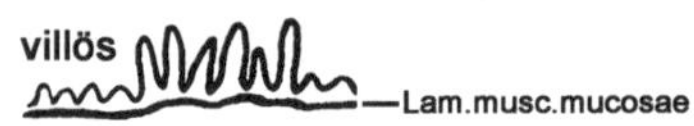

  - **Villöses Adenom**, breitbasig aufsitzend, zottenförmig, höchste Entartungstendenz!
  - Adenoma serratum (Syn: **serratiertes Adenom**, Sägezahnpolyp) ⇨ hat eine schnellere Entartungstendenz (sog. serratierter Krebsentstehungsweg)

  Selten: Lipome, Fibrome, Leiomyome, Neurinome, Hämangiome
- # Hamartome = atypische Ausdifferenzierung von Keimmaterial (z.B. übermäßige Ausdifferenzierung der Mukosa), z.B. juvenile Polyposis coli, COWDEN-Syndrom
- # PEUTZ-JEGHERS-Polyp: normales Epithel über baumartig verzweigter Muscularis mucosae

Klin:
- ⇒ 2/3 d. Pat. haben keine Beschwerden ⇨ meist Zufallsbefund
- ⇒ **Schleimabsonderung** und Diarrhoen (v.a. villöse Adenome ⇨ kann selten bis zum Eiweiß- und Kaliumverlustsyndrom mit Dehydratation führen)
- ⇒ Schmerzen durch Obstruktion (Tenesmen)
- ⇒ Evtl. Blutungen
- ⇒ Können bei tiefem Sitz anal prolabieren (⇨ DD: Hämorrhoiden)

Diag:
1. Anamnese (familiäre Disposition) und klinische Untersuchung: rektale digitale Untersuchung (1/3 der pathologischen Fälle sind so bereits nachweisbar!) ⇨ bei pathologischem Befund immer gesamtes Kolon untersuchen!
2. **Rektosigmoidoskopie** (Syn: Sigmoidoskopie) mit starrem Rektoskop (Einsicht bis 30 cm) od. besser gleich eine **Koloskopie** durchführen (mit flexiblem Endoskop ⇨ Einsicht 120-160 cm, damit ist sicher das gesamte Kolon bis zum Zäkum beurteilbar)
   ⇨ bei nachgewiesenem Polyp **immer Abtragung** (bis 3 cm in gleicher Sitzung über das Endoskop, z.B. mit einer Schlinge; größer ⇨ Op) und **histologische Untersuchung**!
3. Endosonographie = endoluminaler Ultraschall zur Bestimmung der Infiltrationstiefe bei Adenomen (insb. bei breitbasigen) zur Abgrenzung eines Karzinomes
4. Röntgen: Kolon-KE in Doppelkontrast (Kontrastmittel und Luftinsufflation) ⇨ etwa gleich gute Aussagefä-

higkeit wie Koloskopie mögl., aber keine Entfernung mögl., daher heute zunehmend weniger eingesetzt, auch mögl. ist eine CT/MRT-Kolonographie

5. Humangenetik: bei familiärer adenomatöser Polypose Kinder (im 10. Lj.) u. Geschwister des betroffenen Pat. untersuchen ⇨ auf Mutation im APC-Gen prüfen, wenn positiv ⇨ hohes Polyposis-Risiko und somit Koloskopie-Kontrollen bis zur Proktokolektomie erforderlich (kein Nachweis ⇨ kein Risiko, keine gesonderte Vorsorge notwendig)

   Bei PEUTZ-JEGHERS-Syndrom u. familiärer juveniler Polyposis ebenfalls molekulargenetische Untersuchung mögl.

Ther:
- Operativ: Ind: jeder nachgewiesene Polyp sollte vollständig! abgetragen und histologisch untersucht werden.
  - Präoperativ: Nahrungskarenz und orthograde Darmspülung
  - **Transanale endoskopische Abtragung** mittels Diathermieschlinge bei gestielten Polypen (bis zu einer Größe von 3 cm mögl.) ⇨ Histologie!
    Im Rektum (bis max. 20 cm ab ano) auch **transanale endoskopische Mikrochirurgie** mit speziellem Rektoskop, Hochfrequenzmessern u. Nahtinstrumenten bei breitbasigen Adenomen mögl. (Sicherheitsabstand um das Adenom 5 mm im Niveau der Submukosa, bei Karzinomverdacht 15 mm mit gesamter Wand, s.u. Kap. Rektumkarzinom)
  - Zeigt sich in der Histologie, dass der Polypenstiel von Tumor infiltriert ist (⇨ invasives Ca), muss sich eine Op anschließen (Resektion des betroffenen Abschnittes)
  - Wenn eine endoskopische Abtragung nicht möglich ist: **Kolotomie** (= Eröffnung des Kolons, transabdomineller Zugang) und Abtragung oder Segmentresektion und End-zu-End-Anastomose in einer Sitzung.
    Im Rektum auch durch Rectotomia posterior (parasakraler Zugang) mögl.
  - Familiäre adenomatöse Polypose: prophylaktische komplette Proktokolektomie + Ileoanostomie mit dem belassenen Sphinkterapparat des Anus und der Analhaut. Das Ileum wird dabei als Reservoir am Ende taschenförmig gedoppelt (= ileumpouchanale Anastomose (IAP) od. J-Pouch genannt, s. Abb.). Bei aFAP und MAP nur Kolektomie und Anastomose von Ileum auf das Rektum (= Ileorektostomie).

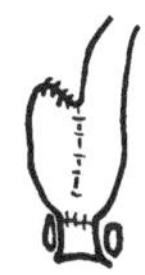

J-Pouch

- Leitlinie: Kolorektales Karzinom, S3 v. 1/2019 (AWMF Registernummer 021-007OL)
- Selbsthilfegruppen: Familienhilfe Polyposis coli e.V., Am Rain 3a, 36277 Schenklensfeld, Tel.: 06629 1821, Internet: www.familienhilfe-polyposis.de

Prog: Bei konsequenter Entfernung und Kontrollen sehr gut. Die endoskopischen Abtragungen haben eine Letalität von nahezu 0 % und eine sehr geringe Komplikationsrate.

Kompl:
* **Karzinomatöse Entartung** zum Kolonkarzinom (bei familiärer adenomatöser Polypose obligat), genetisch Disponierend sind Mutationen im APC-, K-ras, TP53- u. DCC-Gen
* Blutung akut oder chronisch (⇨ Blutungsanämie)
* Obstruktion, Invagination
* FAP: Adenome im Duodenum (Risiko für Duodenalkarzinom) und Magen ⇨ Gastroduodenoskopie vorsorglich ab dem 30. Lj. alle 3 J. durchführen, Schilddrüsenkarzinom

Op:
* Blutung, Perforation ⇨ gedeckte oder freie
* Sehr selten: Gasexplosion (⇨ führt zur Darmzerreißung) Proph: als Vorbereitung gut abführen, Koloskopie mit Stickstoff-Insufflation durchführen
* FAP: als Spätfolge Desmoide (aggressive Fibromatose) im Mesenterium od. in der Bauchhaut mögl., Polypen im Pouch ⇨ vorsorglich jährliche Pouchoskopie durchführen

Proph:
♥ **Vorsorgeuntersuchungen:** Empfehlungen s.u., Kap. Kolonkarzinom. Da die Adenome/Polypen des Dickdarmes die Vorstufen zum Karzinom sind, kann durch Früherkennung (und Entfernung!) der Adenome das Karzinomrisiko deutlich gesenkt werden.

♥ **Nachsorge!** ⇨ alle 3 Jahre endoskopische oder radiologische Kontrollen bei entfernten adenomatösen Polypen (wegen Rezidiv- und Entartungsmöglichkeit), bei Polypen mit höhergradiger Atypie in der Histologie nach 6 Mon., danach alle 2 Jahre kontrollieren.

DD:
- **Kolonkarzinom**
- Intestinale Endometriose (tumorös, hyperplastisch, Klin: Menses-synchroner Blutabgang)
- Im Analkanal Hämorrhoiden

KOLONKARZINOM

Syn: Dickdarmkarzinom, ICD-10: C18.-

Ät:
- **Adenome des Kolons** (Entartungswahrscheinlichkeit hängt ab von der Größe der Polypen (>1 cm) und von dem Typ: villös > tubulovillös > tubulär. Die Dauer von beginnendem Adenom bis zum Karzinom wird auf 10-35 J. geschätzt), insb. bei Mutationen des K-ras-Gens
  FAP = Familiäre adenomatöse Polypose (s.o.) ⇨ Karzinomrisiko bis zum 45 Lj. fast 100 %, unbehandelt (ohne komplette Proktokolektomie) kommt es im Median um das 36 Lj. zum Karzinom! ⇨ Indikation zur prophylaktischen Op gegeben (nach Pubertät)
- Hereditary non-polyposis colorectal Cancer (engl. **HNPCC**, Syn: LYNCH-Syndrom, familiäres Krebssyndrom), macht etwa 3 % der kolorektalen Karzinome aus, aut.-dom. vererbt (Mutation von DNA-Reparaturgenen [Mismatch-repair-System] auf Chromosom 2, 3 od. 7, liegt bei ca. jedem 500. Menschen vor), Karzinomrisiko 80-90 %, Auftreten eines Kolonkarzinoms im Median um das 45. Lj., bevorzugt ist das Colon ascendens
  MUIR-TORRE-Syndrom (aut.-dom.): HNPCC + Hauttumoren
- Weitere Risikofaktoren: Entzündliche Darmerkrankungen (Colitis ulcerosa, Morbus CROHN), Familienanamnese mit kolorektalem Tumor (3fach höheres Risiko), Adipositas (BMI >30 kg/m²), zu fetthaltige Kost (zu wenig Ballaststoffe, wie Gemüse, Obst u. Vollkornprodukte), rotes/verarbeitetes Fleisch, fehlende körperliche Aktivität, regelmäßiger Alkoholkonsum (>45 g/Tag 1,5faches Risiko), Ruhr, Lymphogranuloma inguinale, intestinale Schistosomiasis

Path:
- ♦ Zirkuläres Wachstum (linkes Kolon, Sigma, Rektum) ⇨ Stenose ⇨ Obstipation und paradoxe Diarrhoe (= Verstopfungsdurchfall)
- ♦ Wachstumsgeschwindigkeit eher langsam (Tumorverdoppelungszeit 4 Mon. - 3 J.)
- ♦ Lok: >16 cm v. d. Anokutanlinie entfernt (60 % der kolorektalen Tumoren liegen im Rektum <16 cm, s.u.), 15-20 % Sigma, 10 % Caecum u. Colon ascendens, der Rest ist verteilt auf das übrige Kolon
  ca. 2-3 % sind multipel! ⇨ stets Suche nach weiterem Tumor (komplette Koloskopie)
- ♦ Metastasierung: meist nur in einer Richtung = "unipolare Metastasenstraße" (**Lymphabstromgebiet** entlang der A.mesenterica sup. (Colon asc. u. trans.) oder inf. (Col. desc.), Ausnahme: Tumoren im mittleren Bereich des Colon transversum (RIOLAN-Anastomose, CANNON-BÖHM-Punkt) können zu beiden Seiten metastasieren. Die Wachstumsgeschwindigkeit der Metastasen ist dabei 5- bis 6fach höher als die des Primärtumors. Fernmetastasen meist zuerst in der **Leber**.

Etlg:
\# Histo: **Adenokarzinom** (70 % d.F.)
Verschleimendes Karzinom (20 %) = Siegelringkarzinom (intrazellulär verschleimend), Gallertkarzinom (extrazellulär verschleimend)
Undifferenziertes Karzinom (10 %)
Adenoakanthom, Plattenepithelkarzinom (selten)

\# UICC-Stadiengruppierung (Union internationale contre le cancer, 2017) für Kolon- und Rektumkarzinom und die ältere DUKES-Einteilung (von 1932) sind gleich: I-IV = A-D)

UICC 0:	Carcinoma in situ (= T_{is}, Lamina propria mucosae nicht überschritten)
UICC I:	Infiltration von Mukosa, Submukosa (= T_1) und maximal bis in die Lam.muscularis propria (= T_2) [= DUKES A]
UICC II:	Infiltration von perikolischem/-rektalem Fettgewebe [= DUKES B] UICC IIA = T_3, UICC IIB = T_{4a}, UICC IIC = T_{4b}
UICC III:	Lymphknotenmetastasen [= DUKES C] UICC IIIA = $T_{1-2}N_{1a}$, UICC IIIB = $T_{3-4a}N_1$, UICC IIIC = $T_{4a}N_{2a}$, $T_{4b}N_{1-2}$
UICC IV:	Fernmetastasen (= alle M_1) [= DUKES D], IVA = M_{1a}, IVB = M_{1b}, IVC = M_{1c}

\# TNM: T_{is}: Carcinoma in situ (nur Mukosa bis max. zur Muscularis mucosae, keine Metastasierung), T_1: Submukosa, T_2: Muscularis propria, T_3: Serosa + perikolisches Fettgewebe,

T4: über das viszerale Peritoneum hinaus (T4a), anliegende Nachbarorgane infiltriert (T4b)

N1: Metastasen in 1-3 regionären Lk (perikolisch u. entlang der Gefäße, N1a 1 Lk, N1b 2-3 Lk, N1c Tumorknötchen od. Satelliten = komplett metastatisch durchsetzte Lk im perikolischen/perirektalen Fettgewebe)

N2: ≥4 regionäre Lk (N2a 4-6 Lk, N2b ≥7 Lk)

M1: Fernmetastasen (meist in der Leber, gefolgt von Peritoneum und Lunge, seltener in Skelett, Nebennieren, Ovar oder Gehirn), M1a = ein Organ betroffen, M1b = mehrere Organe befallen, M1c = Metastasen im Peritoneum mit od. ohne Metastasen in anderen Organen

Epid:

◊ Die kolorektalen Tumoren zusammengefasst machen das **zweithäufigste Karzinom** des Menschen aus! (an erster Stelle steht in Deutschland beim Mann das Prostata- und bei der Frau das Mammakarzinom)

◊ Inzidenz: 50/100.000/Jahr für Kolon (2/3) u. Rektum (1/3) zusammen. Es erkranken ca. 60.000 und sterben jährlich ca. 25.000 Pat. in Deutschland an Darmkrebs. U.a. durch die Vorsorge [s.u.] seit 2003 **rückläufige Tendenz**. Durch noch größere Teilnahme an Vorsorgeuntersuchungen könnte ein weiterer Rückgang erzielt werden.

◊ Lifetime Risk (ohne Risikofaktoren = familiäre Belastung) beträgt **4-6 % für jeden Bundesbürger** = jeder 20. erkrankt im Laufe seines Lebens an Darmkrebs.

◊ Prädisp.alter: **55.-80. Lj.**, (<50 J. machen nur 5 % d.F. aus), die Hälfte d.F. sind >70 Jahre (familiäre Formen ca. 20-30 J. früher, s.o.), etwas mehr Männer betroffen, m>w (3:2)

Klin:

⇒ Bei über der Hälfte der Pat. bleibt der Tumor lange Zeit klinisch stumm (bei Diagnosestellung sind 60 % der Pat. bereits im Stadium III od. IV)

⇒ **Jede Änderung der Stuhlgewohnheiten nach dem 40. Lj. ist Ca-verdächtig!** (längere Diarrhoe oder Obstipation)

⇒ Blut- und Schleimabgang dem Stuhl aufgelagert (distales Kolon, Sigma) ⇨ **jede Blutung muss abgeklärt werden!**

⇒ Bauchschmerzen (nicht intensiv), Gewichtsabnahme (selten), evtl. tastbarer Tumor

⇒ Hypochrome Anämie bei okkulter Blutung (prox. Kolon) ⇨ Leistungsabnahme, Müdigkeit

Diag:

1. Anamnese (betroffene Familienangehörige?) und klinische Untersuchung: Rektal-digitale Untersuchung (bis maximal 8 cm möglich, 30 % der kolorektalen Tumoren befinden sich in diesem Bereich), iFOBT **nach okkultem Blut im Stuhl** (in drei aufeinanderfolgenden Stuhlproben) als erstes Screening (s.u. Proph.)
2. **Koloskopie** bis zum Caecum + Biopsie und Möglichkeit der endoskopischen Abtragung von Adenomen (sollte heute auch bei der Erstdiagnostik routinemäßig statt einer Sigmoidoskopie [Einsicht hier nur bis 30 cm mögl.] durchgeführt werden)
   Endosonographie (Tumorausdehnung in d. Darmwand ⇨ T-Klassifikation präop. mögl.)
3. Sonographie-Abdomen: zum Staging (**Lebermetastasen**, Aszites als Zeichen peritonealer Aussaat?)
4. Bildgebung: **Röntgen-Thorax** in 2 Ebenen zum Staging (Lungenmetastasen?), evtl. Kolonographie mit CT/MRT (z.B. wenn die komplette Koloskopie wegen Stenose nicht mögl. ist), ggf. Mehrzeilen-CT- od. MRT-Abdomen: zum Staging, Suche nach Lk-Metastasen
5. Labor: Tumor-Marker nur zur Verlaufskontrolle geeignet, keine Screening-Methode! ⇨ **CEA**, CA19-9, CA 50, CA 125, HL-6-Antigen, Thymidinkinase, Phosphohexoseisomerase, zirkulierende Tumor-DNA. Bei V.a. HNPCC molekulargenetische Untersuchung auf Mikrosatelliteninstabilität beim Pat. und bei den Kindern des Pat. im Alter von 18 J. mögl.
6. Immunszintigraphie mit markiertem CEA od. MAb B72.3 od. FDG-PET CT (^{18}Fluordeoxyglucose-Positronenemissionstomographie) mögl. ⇨ Suche nach Metastasen.
7. Immunhistochemische und molekularbiologische Untersuchung des Op-Präparates: RAS-, BRAF-, PIK3CA-Mutation, MSI-H (Mikrosatelliteninstabilität), EGFR, VGFR ⇨ wichtig für die Planung der adjuvanten (postoperativen) Therapie (s.u.)

Ther:

• Operativ: Ind: 90 % der Karzinome können operiert werden

⇒ Radikal-Op: **Tumor + Lymphabflussgebiet** (entlang der intestinalen Arterien bis zur Aorta) muss saniert werden.

– Vor Op: Eine Darmvorbereitung mit orthograder Darmspülung (3-5 Liter hypertone Lösung, Golytely®) wird meist gemacht, gem. Studien aber ohne Vorteil. Perioperative Antibiotikaprophylaxe einmalig mit i.v. Ceftriaxon + Metronidazol bei Narkoseeinleitung, ggf. auch zusätzliche orale Antibiotikaprophylaxe präop.

- Op-Prinzip: Mediane Laparotomie, zentrale Unterbindung der zum Tumorgebiet gehörenden Arterien und Venen, am Tumor selbst nicht schneiden um Zellverschleppung zu verhindern (**no touch** isolation technique)!, Resektion des Tumors durch Mobilisierung, Präparation und Durchtrennung des Mesokolons mit den Lk an der Mesenterialwurzel, dann proximales u. distales Absetzen des Kolons mit jeweiligem Sicherheitsabstand (= **En-bloc-Resektion**) abhängig von der Tumorlokalisation, abschließend **Anastomose** der Restkolonenden. Die Operationen können auch **laparoskopisch** durchgeführt werden (der Nutzen ist aber gering, die Radikalität/Lymphknotenresektion ist erschwert, höhere Kosten, aber schnellere Rekonvaleszenz, kürzere Krankenhausverweildauer).
  - Tumor im Caecum od. Colon ascendens: rechtsseitige **Hemikolektomie** = Resektion des A.ileocolica-versorgtes Kolon + Mesokolon (= Mesenterialwurzel des Kolons). Anastomose des terminalen Ileum mit Colon transversum = Ileotransversostomie), somit Wegfall der Ileozäkalklappe ⇨ Durchfallneigung
  - Colon-transversum-Ca: komplette Transversumresektion mit Mitresektion der beiden Kolonflexuren (evtl. zusätzlich erweiterte Hemikolektomie nach links od. rechts je nach Lage des Tumors) wegen des möglichen Lymphabstroms in beide Richtungen! (RIOLAN-Anastomose = Überlappung der Gefäßgebiete ⇨ gesamtes Gefäß-/Lk-Stromgebiet muss entfernt werden)
  - Tumoren im Sigma: Sigmaresektion, besser Sigma + Colon desc. entfernen (= Hemikolektomie li.) ⇨ Colon transversum-Rektum-Anastomose (= Transversorektostomie)
  - Bei Mehrfachkarzinomen im Kolon ⇨ Kolektomie u. Anastomose als Ileorektostomie
  - Bei FAP ist eine prophylaktische komplette Proktokolektomie + Ileoanostomie indiziert (s.o., Kap. Polypen des Kolons)
- Solitäre u. auch multiple (soweit operativ mögl.) Metastasen der Leber und Lunge sollten reseziert werden, auffällige Ovarien sollten oophorektomiert werden.
- Postoperativ: Infusionstherapie für 5-6 Tage postop., dann nach 1. Stuhlgang Tee, dann flüssige Kost, dann passierte Kost, ab ca. 8.-10. Tag Schonkost. Drainage ab 3.-4. Tag in den Verband ableiten, dann tgl. kürzen. Fäden ex am 10. Tag.

• Chemotherapie: Postoperativ als adjuvante Maßnahme bei Kolonkarzinomen ab Stadium UICC III mit i.v. Fluoruracil (5-FU) + Folinsäure für 6 Monate (einmal/Monat, sog. MAYO-Clinic-Schema, eine kontinuierliche Gabe wirkt aber noch besser) in Kombination mit Oxaliplatin (nicht >70 J., Eloxatin®).
Versucht wird auch eine neoadjuvante (= präoperative) Chemotherapie mit 5-FU + Oxaliplatin (dann Op und nochmal postoperative Chemotherapie).

• Palliativ: Op bei Ileus ⇨ Entlastungsoperation durch lokale Tumorexstirpation, evtl. Anlage einer Kolostomie (Anus praeternaturalis), die weitere Ther. im Stadium IV im **Tumorboard** festlegen: **Chemotherapie** (Monotherapie mit dem oralen Chemotherapeutikum Capecitabin, ist ein Pro-drug von 5-FU, Xeloda®, Vorteil: weniger NW, Dauertherapie zu Hause mögl.) und evtl. Bestrahlung

Immuntherapie: im Stadium IV (diese können ggf. ergänzend zur Chemotherapie auch im Stadium UICC III als adjuvante Therapie gegeben werden)

Die bisher zugelassenen Ak richten sich gegen **VGFR** (vaskulo-endothelialer Wachstumsfaktor, Med: Bevacizumab, Avastin®, 5 mg/kgKG i.v., frühestens 4 Wo. nach Op., dann alle 14 Tage, in Kombination mit 5-FU/Folinsäure ± Irinotecan gegeben; oder neu Aflibercept, Zaltrap®) und gegen den **EGFR** (epidermalen Wachstumsfaktor-Rezeptor, Ind: wenn Tumoren EGFR exprimiert, Med: Cetuximab, Erbitux®, initial 400 mg/m²KOF i.v., dann alle 7 Tage 250 mg/m²KOF, in Kombination mit Irinotecan gegeben. Zur Berechnung als Anhalt: Körperoberfläche eines Erwachsenen, KOF = 1,73 m².)

Bei nachgewiesener BRAF-Mutation wird Cetuximab + Encorafenib (oral 300 mg/Tag, Braftovi®) gegeben.

Bei Nachweis einer PIK3CA-Mutation (haben 20 % der Pat.) Ther. mit ASS 100 mg/Tag.
Bei Versagen aller Ther. kann noch Trifluridin/Tipiracil od. Regorafenib versucht werden.
Weitere Antikörper werden derzeit in Studien getestet (z.B. Checkpoint-Inhibitoren gegen PD-1, PD-L1, CTLA4) sowie eine Impfung mit Neopeptiden bei HNPCC.

• Leitlinie: Kolorektales Karzinom, S3 v. 1/2019 (AWMF Registernummer 021-007OL)

Prog: 5-JÜR aller Kolonkarzinome **63 %,** T1-2 Tumoren (= UICC I) haben eine 5-JÜR von 90 %,

T3-4 (= UICC II) 80 %, mit Lk-Metastasen (= UICC III) 60 %, mit Fernmetastasen (= UICC IV) 8-12%ige 5-JÜR (bei R0-entfernbaren Lebermetastasen 25-35%ige 5-JÜR).

Kompl: * Obstruktion, Ileus, Invagination, Perforation ⇨ Akutes Abdomen
* Fisteln/Einbruch zu Nachbarorganen
* Kompression: Ureterstenose, Miktions-, Potenzstörungen
* HNPCC (LYNCH-Syndrom): erhöhtes Risiko auch für Endometrium-, Ovarialkarzinom, Magen-, Dünndarm-, Pankreaskarzinom, Gallenwege-, Ureter- oder Nierenbecken-karzinome, Glioblastome ⇨ ab 25. Lj. jährliche Krebs-Früherkennungsuntersuchung mit körperlicher Untersuchung, Sono-Abdomen, gynäkologischer Untersuchung und ab 35. Lj. Magenspiegelung u. Endometriumbiopsie

Op: * Nahtinsuffizienz der Anastomose, Peritonitis, Ileus
* **Hohe Tumor-Rezidivrate** ca. 20-40 %, insb. in den ersten beiden Jahren postoperativ (Lokalrezidiv, Anastomosenrezidiv, Lebermetastasenrezidiv)

Proph: ♥ Vorsorge (in Deutschland gem. § 25 SGB V für alle gesetzlich krankenversicherte Erwachsene, Stand: 7/2020, ab dem **50. Lj.** jährlich mögl., ab dem 55. Lj. alle 2 Jahre): **fäkal-okkulter Bluttest** (mit **iFOBT** = immunologischer fäkaler Okkultbluttest [früher mit Haemoccult®-Test, war weniger sensitiv] und jederzeit durchführen bei V.a. okkulte Blutung, z.B. bei festgestellter Anämie). Allerdings nehmen in Deutschland nur ca. 20 % der Männer u. 50 % der Frauen diese Vorsorgeuntersuchungen in Anspruch.

Eine **Koloskopie** wird ab dem **55. Lj.** (Männer ab **50. Lj.**) angeboten und bei unauffälligem Befund noch einmal nach 10 J. wiederholt (seit 2002 ist dies in Deutschland eine Kassenleistung, es nehmen aber nur ca. 15 % der Berechtigten daran teil). Jeder nachgewiesene Polyp muss dabei entfernt werden (Senkung des Risikos für kolorektale Karzinome um bis zu 90 % bei konsequenter Entfernung aller Polypen/Adenome, gem. einer Hochrechnung des Dt. Krebsforschungszentrums in Heidelberg v. 2010 ist eine Senkung der Inzidenz bereits zu erkennen). Werden adenomatösen Polypen entdeckt od. sind diese in der Vorgeschichte bekannt, dann Koloskopie alle 3 Jahre wiederholen.

Bei nachgewiesener Veranlagung für HNPCC jährliche Koloskopie ab dem 25. Lj.

Bei FAP jährliche Rektosigmoidoskopie ab dem 10. Lj. und prophylaktische Operation: Proktokolektomie mit ileoanalem Pouch nach Beendigung der Pubertät.

In Entwicklung befinden sich Tests zum Nachweis von tumorspezifischen DNA-Mutationen in Stuhlproben (es würden dann nur noch pos. Pat. eine Koloskopie benötigen), diese sind derzeit aber noch zu wenig sensitiv.

♥ Aufklärung: Vermeidung aller o.g. Risikofaktoren, regelmäßige körperliche Aktivität

♥ Postoperativ: **Tumornachsorge** mit Anamnese und körperlicher Untersuchung, Abdomen-Sonographie und Labor (Tumormarker CEA) in den ersten 2 Jahren in 6-monatigem Abstand, danach jährlich. Koloskopie nach 1 Jahr (ggf. bereits nach 6 Monaten, wenn präop. nicht das gesamte Kolon eingesehen werden konnte), dann alle 5 J.

♥ Nach Diagnose eines Kolonkarzinoms zeigen die Studien durch Gabe von Acetylsalicylsäure (z.B. 75-100 mg/Tag auf Dauer) eine deutliche Verbesserung des Gesamtüberlebens. Besonders starker Effekt bei Tumoren mit COX-2-Expression oder PIK3CA-Mutation. Eine vorherige Gabe zur Tumorprophylaxe hingegen zeigt keine Wirksamkeit.

DD: – Häufigste Fehldiagnosen: **Hämorrhoiden**, Appendizitis, Divertikulitis
– Adenome, Morbus CROHN, Colitis ulcerosa, intestinale Lymphome, Tuberkulose d. Darmes
– Pneumatosis coli (Pneumatosis cystoides intestini = Gaseinschlüsse in der Darmwand unbekannter Genese), Ther: bei Beschwerden hyperbare O_2-Ther. + Antibiose

REKTUMKARZINOM

Syn: engl. rectal carcinoma, ICD-10: C19

Ät. u. Epid: s.o. Kolonkarzinom

Path: ♦ Lok: **60 % der kolorektalen Tumoren liegen im Rektum** (4-16 cm von der Anokutanlinie entfernt), davon ist die Hälfte digital tastbar!

- Lymphabfluss:
  1.) erfolgt über die Lk im perirektalen Fettgewebe in kaudokranialer Richtung in Lk entlang der A.rectalis sup./A.mesenterica inferior,
  2.) dies gilt auch für das distale Rektumdrittel, hier gibt es aber nur wenige Lk (kaum perirektales Fettgewebe). Erst Tumoren am Übergang zum Analkanal können in iliakale Lk metastasieren.

  Metastasierung:
  – Lymphknoten im perirektalen Fettgewebe, von da aus in Lk entlang der A.rectalis sup. - A.mesenterica inf.
  – iliakale od. inguinale Lk sind beim Rektumkarzinom praktisch nie befallen
- Venöser Abfluss: hochsitzende Karzinome ⇨ über den Plex.rectalis sup. in die Pfortader
  tiefsitzende Karzinome ⇨ über den Plex.rectalis inf. in die V.cava inf.

Etlg: # Ursprüngliche Tumor-Klassifikation nach DUKES (1932, DUKES A-C), bzw. heute nach **UICC I-IV** (2017, s.o. bei Kolonkarzinom)

DUKES **A**: Infiltration von Mukosa, Submukosa und Lam.muscularis propria (= **T**1 u. **T**2)
DUKES **B**: Infiltration von perirektalem Fettgewebe (= ab **T**3)
DUKES **C**: Lymphknotenmetastasen (= ab **N**1)

TNM: s.o. Kolonkarzinom

Lokalisation des Rektumkarzinoms (Abstand von der Anokutanlinie = Linea anocutanea)
- Karzinome des oberen Rektums: 12-16 cm (in manchen Einteilungen bis 15 cm)
- Karzinome des mittleren Rektums: 6-12 cm
- Karzinome des unteren Rektums: <6 cm

Klin: ⇒ **Blutabgang** (hellrote Blutauflagerungen), Schleimabgang
⇒ Häufiger Stuhlgang, evtl. Tenesmen ⇨ **Änderung der Stuhlgewohnheit!**
⇒ Evtl. Schmerzen am Kreuzbein od. Ileussymptomatik (Spätzeichen)

Diag:
1. Anamnese und klinische Untersuchung: **Rektal-digitale Untersuchung** (1/2 aller Rektumkarzinome liegen im tastbaren Bereich, diese können dann ggf. nicht mehr kontinenzerhaltend operiert werden ⇨ dann Rektumexstirpation erforderlich)
2. **Sigmoidoskopie**, bzw. bei der Erstdiagnostik **Koloskopie** durchführen (Zweittumor?)
3. **Endosonographie** zur Bestimmung der Wandinfiltrationstiefe, Lymphknotenbefall und der Tumorinfiltration benachbarter Organe (Blase, Prostata, Vagina, Beckenboden, Os sacrum) ⇨ sehr guter Vorhersagewert insb. bei kleinen Tumoren u. daher obligat vor einer geplanten lokalen Exzision (**T**1, **N**0)
4. **MRT**-Abdomen/Becken: lokale Ausbreitung
5. Sonstige Untersuchungen wie beim Kolon-Ca zum **Staging** (s.o.)
6. Urologische Untersuchung mit Zystoskopie bei Infiltration in die Blase
7. Gynäkologische Untersuchung bei Infiltration von Uterus, Adnexe od. Vagina

Ther: • Operativ: Ind: kontinenzerhaltende Op bei hochsitzenden/mittleren Tumoren (= Abstand des Tumors zur Anokutanlinie >6 cm)
nicht kontinenzerhaltende Op: i.d.R. wenn der Abstand <5 cm

– Es gelten die beim Kolonkarzinom genannten Forderungen mit radikaler Chirurgie, **En-bloc-Resektion** und gleichen Op-Vorbereitungen (s.o.). Rektumkarzinome können ebenfalls **laparoskopisch** operiert werden (hierzu gute Patientenselektion erforderlich, da bei Konversion zur offenen Op erhöhte Komplikationsrate), Op auch mit Hilfe eines Op-Roboters, DaVinci®-System mögl. Das onkologische Ergebnis und die Prog. ist bei entsprechender Expertise der Operateure dann gleich gut wie bei offener Op.

Präoperative (= **neoadjuvante**) Radio-Chemotherapie bei **T**3/4–Tumoren im mittleren/unteren 1/3 mit 45-50 Gy + i.v. 5-FU/Folinsäure od. orales Capecitabin) zur Tumorverkleinerung und Erreichen der Operabilität (= Down-Staging) ⇨ Ziel ist eine **R**0-Resektion u. Schließmuskelerhalt. Op dann nach ca. 4-8 Wochen. Selten ist nach neoadjuvanter Ther. kein Tumor mehr vorhanden ⇨ keine Op, engmaschige Kontrollen.

- Bei sicherem Nichtbefall von Lk (**N**0), **T**1-Stadium <3 cm, ohne Gefäßinvasion u. differenzierter Tumor G1-G2 (sog. "low risk"-Karzinom) ist eine **lokale Ausschneidung** (heute als sog. **TEM** = transanal-endoskopische Mikrochirurgie) mit einem Operationsendoskop durch den Anus mögl. (alternativ konventionell mit posteriorem Zugang = peranaler od. parasakraler Zugang), Sicherheitsabstand 1 cm

- Bei hochsitzenden Tumoren: **kontinenzerhaltende anteriore Rektumresektion** (n. DIXON), abdominaler Zugang, Tumorresektion mit dem zugehörigen Mesorektum und 5 cm Sicherheitsabstand nach aboral unter Erhaltung des Schließmuskels (ca. 5 cm bis zur Anokutanlinie müssen tumorfrei erhalten bleiben können ⇨ intraoperative Schnellschnitte), End-zu-End-Anastomose mit zirkulärem Klammernahtgerät
- Bei mittleren Rektumkarzinomen: abdominaler Zugang, komplette Entfernung des gesamten Mesorektums bis zur Puborektalisschlinge (**TME** = **totale mesorektale Resektion**, dadurch weniger Lokalrezidive, da praktisch alle drainierenden Lk im mesorektalen Bindegewebsfettkörper liegen), die Rektumwand wird ebenfalls nahe der Puborektalisschlinge abgesetzt (als aboraler intramuraler Sicherheitsabstand reichen hier 2 cm, sodass eine tiefe End-zu-End kolonanale Anastomose mit Stapler-Gerät meist noch mögl. ist, wenn mögl. mit Ausbildung eines Kolon-J-Pouches)
- Bei ausgedehnten, tiefsitzenden Karzinomen (<2 cm Abstand bis zur Anokutanlinie): Rektumamputation, sog. **abdominoperineale Rektumexstirpation** (n. MILES) = Inkontinenzresektion ⇨ Anus praeternaturalis notwendig (= Kolostomie des Sigmas, einläufig), der aborale Schenkel (= verbleibender Afterrest) wird blind endend verschlossen.

– Postoperativ: kombinierte Radio-Chemotherapie bei T3 u. T4 (UICC II) und allen T-Stadien mit N+ (UICC III) als adjuvante Maßnahme mit Fluoruracil [5-FU] für 6 Monate und 50 Gy Bestrahlung.

- Palliativ: Ind: bei Vorliegen von Fernmetastasen
  Lokale Kryochirurgie: Verkleinerung des Tumors durch Vereisung, wenn eine Stenosierung vorliegt, evtl. auch mit Laser, Radiatio von innen mittels Afterloading-Technik. Bei nicht beseitigbarer Stenose ⇨ Anlage eines Anus praeternaturalis.
  Chemotherapie/Immuntherapie wie beim Kolonkarzinom (s.o.)
- Leitlinie: Kolorektales Karzinom, S3 v. 1/2019 (AWMF Registernummer 021-007OL)

Prog: Wie beim Kolonkarzinom, 5-JÜR aller Rektumkarzinome **63 %**
UICC I: 80-90%ige 5-JÜR ("low risk"-Karzinom 95 %), II: 70 %, III: 30-40 %
In 85 % d.F. ist heute eine Op mit Sphinktererhalt mögl., Op-Letalität: ca. 2-4 %

Kompl: * Ileus, Perforation, Einbruch in Blase, Uterus od. Plexus sacralis ⇨ Ther: zweizeitige Operation: 1. Anlage eines Anus praeternaturalis, 2. Entfernung des Tumors u. falls mögl. Wiederherstellung der Kontinuität und Verschluss des Anus praeternaturalis. Hohe Letalität (15-20 %) bei Vorliegen dieser Komplikationen.

Op: * Nahtinsuffizienz der Anastomose, Peritonitis, Ileus
* Hohe Stuhlfrequenz, Stuhlschmieren od. -inkontinenz, imperativer Stuhldrang
* Sexuelle Dysfunktion (Erektions-, Ejakulationsstörungen), Blasenlähmung durch Alteration des Plex.pelvinus, Belastungsinkontinenz
* **Rezidiv** (10-30 % d.F., meist innerhalb von 2 Jahren, aber auch als Spätrezidive bis 15 Jahre mögl.), insb. lokoregionäre und Anastomosenrezidive ⇨ Nachsorge wichtig!

Proph: ♥ **Vorsorgeuntersuchungen** wie beim Kolonkarzinom (s.o.)
♥ Postoperativ: **Tumornachsorge** mit Anamnese und körperlicher Untersuchung, Abdomen-Sonographie und Labor (Tumormarker CEA) in den ersten 2 Jahren in 6-monatigem Abstand, danach jährlich. Koloskopie nach 1 Jahr (dazu Rektoskopie alle 6 Monate bis 2 Jahre), dann nach 5 Jahren (ggf. zusätzlich einmalig 6 Monate postop., wenn präoperativ nicht das gesamte Kolon eingesehen werden konnte). Einmalig 3 Mon. postop. ein Spiral-CT. Rö-Thorax im Stadium II u. III jährlich.

DD: – Jeder 6. Patient mit Kolon- oder Rektum-Ca hat auch Hämorrhoiden! ⇨ **nicht ohne Diagnostik mit der Diagnose Hämorrhoiden zufrieden geben!**
– Analfistel, Analabszesse, Analfissuren
– Morbus CROHN, Colitis ulcerosa

ANUS

Anatomie

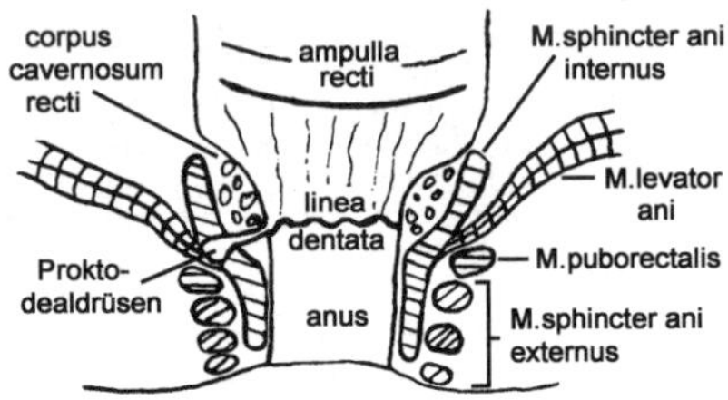

Das **Kontinenzorgan** (n. STELZNER) besteht aus:

- **M.sphincter ani ext.** (willkürlich, N.pudendus) mit Pars subcutanea, superficialis u. Pars profunda, welche den wichtigsten Teil darstellt u. die von dem M.puborectalis umschlossen wird. Der M.sphincter ani ext. umfasst mit diesen drei Anteilen den M.sphincter ani internus.
- **M.sphincter ani internus** (unwillkürlich), der mit seinem Dauertonus den **3 cm** langen Analkanal elastisch abschließen kann.
- **M.puborectalis** (unwillkürlich), der von den Schambeinästen kommend den anorektalen Übergang umfasst ('Puborektalisschlinge') und nach ventral zieht ⇨ Abwinkelung des Anus gegen das Rektum um 90-100° (= anorektaler Winkel, Angulation) ⇨ Schlussverstärkung
- **M.levator ani** bildet einen muskulären anorektalen Ring zwischen Analkanal und Ampulla recti
- Sphinktertonus: In Ruhe 40-80 mmHg
- Reflexe: Defäkationsreflex u. Relaxationsreflex (parasympathisch), Kontinenzreflex = Verschluss durch Anspannung der Sphinkteren (sympathisch) bis max. 220 mmHg.
- Corpus cavernosum recti u. Plexus haemorrhoidalis: **arteriell-venöses Geflecht**, gespeist von drei (bis 5) Hämorrhoidalgefäßen bei **3, 7, 11 Uhr in Steinschnittlage** (SSL = Rückenlage ähnlich wie auf dem Gyn-Stuhl, die Lokalisation wird angegeben wie bei einer Uhr: oben = Richtung Os pubis 12 Uhr, unten = Richtung Os sacrum 6 Uhr, linke Seite des Pat. = 3 Uhr, usw.). Dieser trägt zum Verschluss der Analöffnung bei.
  Die Hämorrhoidalgefäße sind Äste der **A.rectalis superior** aus der A.mesenterica inferior, Abfluss über den Plexus rectalis in den Pfortaderkreislauf und in die V.iliaca int. (⇨ gleichzeitig portocavale Anastomose).

Canalis analis (von oral nach aboral geordnet):

(1) Bereich der rosaroten Darmschleimhaut mit Schleimhautlängsfalten (**Columnae anales**, MORGAGNI-Falten) und Buchten (Sinus anales) mit der **Zona haemorrhoidalis** bis zur gezackt aussehenden **Linea dentata** (Syn: Linea pectinata ano, Kryptenlinie).
Nach oral ist die Plica transversalis recti inferior (= Teil der KOHLRAUSCH-Falte, ca. 5-8 cm tief gelegen) die ungefähre Grenze zur beginnenden Ampulla recti.

(2) Die **Zona anocutanea** (Syn: Zona alba) ist die pergamentfarbene Übergangszone (ca. 2 cm) aus unverhorntem, trockenem, ***sehr sensiblem*** Plattenepithel (Anoderm) ohne Haare od. Drüsen, zwischen **Linea dentata** und der **Linea anocutanea** (Syn: HILTON-Linie) gelegen.

(3) **Zona cutanea** (Analrand): von der Anokutanlinie bis zur normalen Haut findet sich noch eine stärker pigmentierte Epidermis (verhorntes Plattenepithel) mit Haaren, Talgdrüsen u. apokrinen Schweißdrüsen (Glandulae circumanales)

ANALABSZESSE UND ANALFISTELN

Def: Meist Erkrankung der **PROKTODEALDRÜSEN** (liegen kurz über der Linea dentata zwischen den Sphinkteren und sondern Schleim ab), ICD-10: K61.-

Ät:
- **Abflussstörung und Infekt der Proktodealdrüsen**
- Intraabdominelle Organeiterungen mit Fortleitung (Appendizitis, Divertikulitis)
- Ulzerationen der Rektumschleimhaut (Morbus CROHN, Colitis ulcerosa)
- Geburtstrauma (anorektale-vaginale Fisteln), Strahlentherapie

Path: ♦ Abflussstörung der Proktodealdrüsen, z.B. bei Stuhlverstopfung. Es kommt dann zu einer Vergrößerung der Drüsen, Eiteransammlung, Durchbruch und schließlich zu einer Entleerung des Eiters

⇨ **Abszess** = akute Form der Eiteransammlung

⇨ **Fistel** = chronische Form des Proktodealdrüseninfekts

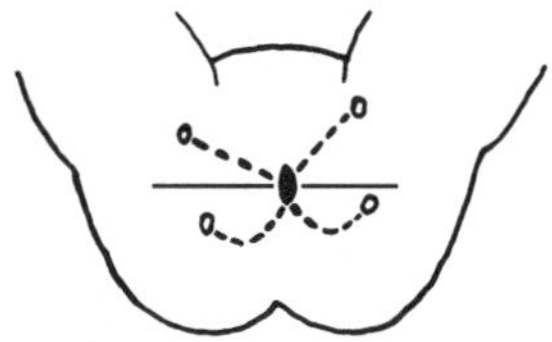

♦ GOODSALL-Regel: Fisteln deren äußere Öffnung oberhalb des Analhorizontes liegen (in Steinschnittlage) verlaufen meist geradlinig, Fisteln unterhalb des Analhorizontes verlaufen bogenförmig und münden meist bei 6 Uhr im Analkanal (s. Abb.).

♦ Lok: die Proktodealdrüsen befinden sich insb. an der hinteren Kommissur (= **dorsal**) ⇨ Fisteln meist bei 6 Uhr in SSL (= dorsal) gelegen (80 %)

Epid: ◊ **M** > w (3:1), Prädisp.alter: 20.-50. Lj.

◊ Lifetime Risk: 2 % aller Menschen erkranken ein- od. mehrmals im Laufe des Lebens

◊ Intersphinktere u. transsphinktere Fisteln machen zusammen etwa 95 % aller Fisteln aus

Etlg: # Heutige Modifikation (Etlg. nach PARKS, 1976):

Analabszesse

- Subkutaner Abszess / perianal
- Periproktitischer Abszess / perianal
- Submuköser Abszess
- Intermuskulärer/intersphinkterer Abszess
- Ischiorektaler Abszess
- Pelvirektaler/ileorektaler Abszess

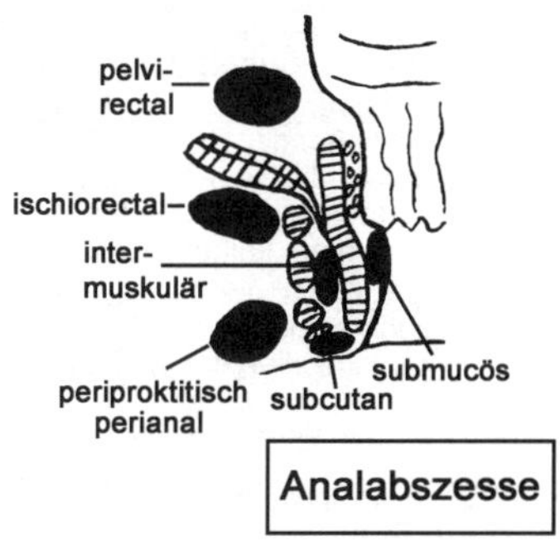

Analfisteln

- Subkutane Fisteln
- Submuköse Fisteln
- Intersphinktere Fisteln
- Transsphinktere Fisteln (tiefliegend oder hochliegend)
- Suprasphinktere, supralevatorische Fisteln (über Puborektalschlinge hinaus)
- Extrasphinktere Fisteln: - pelvirektale Fisteln
  - ischiorektale Fisteln
- Rektoorganische Fisteln (Blase, Vagina, Harnröhre, Prostata)

Nach dem Fistelverlauf:

- Komplette Fistel: innere Fistel, die mit äußerer Fistel in Verbindung steht = **Verbindung** zw. Analkanal (Schleimhaut) u. Haut
- Inkomplette innere Fistel: vom Darm ausgehend, blind endend
- Inkomplette äußere Fistel: von der Haut ausgehend, blind endend

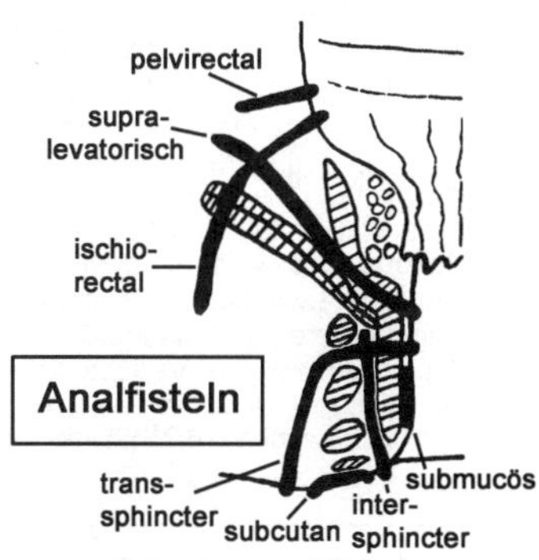

Klin: ⇒ **Schmerzen**, insb. Defäkationsschmerz, **Sitzbeschwerden**

⇒ Allgemeinreaktionen: Fieber, Leukozytose, Müdigkeit

⇒ **Nässende**, eitrige bis kotige **Sekretion** aus den Fistelöffnungen

Diag:
1. Anamnese und klinische Untersuchung: gerötete perianale Region, in der digital-rektalen Austastung evtl. tastbare Schwellung
2. **Proktoskopie**, **Rektosigmoidoskopie** (ca. 20-25 cm einsehbar) und **Koloskopie** zum Ausschluss von Begleiterkrankungen (Polypen, Malignomen, Divertikulitis)
3. **Endosonographie** transrektal (Darstellung v. Fistelverlauf u. Abszessen)
4. **Sondierung** evtl. mit Farbstoffinjektion (Toluidinblau), insb. auch intraoperativ
5. Bildgebung: **MRT** bei unklarem Befund, Rö. mit KM in die Fistel zur Darstellung (Fistulographie)

werden nicht mehr angewendet.

6. Sphinktermanometrie (anorektale Manometrie) präop. aus forensischen Gründen

Ther:
- Operativ: **Akute Abszesse:** Ind: immer gegeben
  - Alleinige Inzision und Eiterentleerung reicht nicht aus, es sollte eine T-förmige od. großzügige **ovaläre Inzision** erfolgen
  - **Offene Wundversorgung** und Einlage von Tamponadestreifen od. Drainage

  Fisteln: Ind: praktisch immer gegeben (keine Spontanheilungen)
  - Evtl. präoperative orthograde Darmreinigung mit 3 l hypertoner Lösung (Golytely®)
  - Subkutane/submuköse Fisteln werden oval ausgeschnitten und primär verschlossen, bewährt hat sich das Einbringen eines Gentamicin-Schwammes (Sulmycin®Implant E)
  - Inter- und transsphinktere Fisteln: Fistulektomie nach PARKS = Exzision d. inneren Fistelöffnung mit dem unterhalb der Fistel liegenden Sphinkter, Exzision der äußeren Fistelöffnung, **sekundäre Wundheilung** ⇨ also offen lassen!
  - Supra- und extrasphinktere Fisteln ⇨ Drainage durch Einlage eines Fadens (engl. Seton drain), später dann Verschiebelappenplastik zum Fistelverschluss

  Allgemein: es können bis zu **2/3 des Sphinkterapparates** in die Tiefe gespalten werden, ohne dass große Gefahr für eine Inkontinenz besteht. Für die Kontinenz ist vor allem die **Unversehrtheit der Puborektalisschlinge** wichtig.
- Nachbehandlung bei Sekundärheilung: 2x tgl. Sitzbäder (z.B. mit Kamille-Lösung) mit anschließender H_2O_2-Spülung + Nachspülung mit NaCl- od. Ringer-Laktatlösung u. VW mit Ethacridin (Rivanol®) bzw. Wundreinigung und -granulationsförderung (wenn Wunde relativ sauber) mit Streptokinase/-dornase (Varidase®-Gel), nach Stuhlgang Ausduschen mit normalem Leitungswasser, Stuhlregulation (weicher Stuhl, mit Flohsamen, Agiolax®)
- CAVE! Bei Morbus-CROHN-Fisteln keine Exzision sondern nur Fistelspaltung und Ausschabung. Neu: Bei therapierefraktären CROHN-Fisteln können humane mesenchymale Stammzellen um die Fistel gespritzt werden, Darvadstrocel (Alofisel®, extrem teuer).

Prog: Die sekundäre Wundheilung kann Monate! dauern, bildet dann aber eine gute Narbenplatte.

Kompl:
* **Fistelrezidiv** (10 % d.F.), insb. bei nicht ausreichender operativer Radikalität
* Schlecht heilende Fisteln u. Abszesse werden bei HIV-Infektion beobachtet
* FOURNIER-Gangrän (nekrotisierende Fasziitis der Perineal-/Genitalregion, Skrotalgangrän), Letalität: 30-75 % durch Sepsis, Ther: frühzeitiges radikal-chirurgisches Débridement, Breitbandantibiose, intensivmedizinische Behandlung bei Sepsis
* Chronische Fisteln ⇨ Risiko für Fistelkarzinom (Histologie bei Exzision machen)

Op:
* Sphinkterinsuffizienz (insb. bei Op hohen Fisteln) ⇨ **Inkontinenz!**

DD:
- Pyodermia fistulans sinifica = nur dermale u. subkutane Abszesse/Fisteln (s.u.)
- **Morbus CROHN**, insb. bei atypischem Ursprung und multiplen Fisteln (sog. 'Fuchsbau')
- Tumoren, Lymphome, Divertikulitis, Pilonidalsinus
- Tailgut-Zyste (nicht rückgebildete Reste des embryonalen Schwanzdarmes)
- Nach traumatischer Verletzung (sehr selten), Pfählungsverletzungen, Fremdkörper
- Venerische Infekte (= Geschlechtskrankheiten), Parasitosen, Tuberkulose, Aktinomykose, Immunschwäche (AIDS), Diabetes mellitus

PYODERMIA FISTULANS SINIFICA

Syn: **Hidradenitis suppurativa**, **Acne inversa**, Aknetriade, Aknetetrade, engl. follicular occlusion triad, ICD-10: L73.2

Def: Multiple, abszedierende, fistelbildende Hautkrypten im Bereich der Analregion, des Perineums, der Glutealregion, des Skrotums, der Labien oder des Oberschenkels (auch inguinal u. in der Axilla vorkommend).

Ät:
- Verwerfungsanomalie der Haut (tiefe Epidermisfalten) ⇨ **Retentionstaschen**
- Begünstigend: **Zigarettenrauchen!**, Adipositas, mangelnde Hygiene, starke Behaarung, Akne, Stoffwechselerkrankungen

Path: Follikelhyperkeratose der Haarfollikel, Fistelbildung aus Mikroabszessen ausgehend von den **Talgdrüsen** mit Einbruch in das Subkutangewebe. Es besteht **keine Verbindung zum Anus**, sehr wohl aber eine Verbindung untereinander bei streng subkutanem Sitz.

Klin: Schmerzhafte subkutane Abszess- und Fistelbildung

Diag: Anamnese und klinische Untersuchung ⇨ viele Fistelöffnungen und Entzündungen zu sehen

Ther:
- Operativ: **Radikale Exzision!**
  - Einzelne Fistelgänge werden lokal ausgeschnitten (evtl. mehrere Sitzungen nötig)
  - Eine flächenhafte Exzision ist immer dann indiziert, wenn die Fisteln schon untereinander kommunizieren. Die entstandene Op-Wunde bleibt primär offen und sollte drei Wochen schrumpfen (granulieren), dann ggf. Deckung mit Spalthaut bei größerem Defekt.
- Konservativ: Verfahren mit 13-cis-Retinsäure (Isotretinoin, Roaccutan®), UV-Lichtbestrahlung, Röntgen-Bestrahlung, systemischer od. lokaler Antibiose bringen meist keinen dauerhaften Erfolg

Kompl: Rezidive!, auch nach Exzision mögl. (insb. im Randbereich)

DD: Akne conglobata (eher am Stamm gelegen), Dermoidfisteln

PILONIDALSINUS

Syn: Sinus pilonidalis, **Steißbeinfistel**, Steißbeinsinus, Steißbeinzyste, "Jeep disease", Pilonidalfistel, Raphefistel, Sakraldermoid, Pilonidalzyste, ICD-10: L05.-

Anatomie: Epithelialisierter Hohlraum zwischen Steißbeinspitze und Analrand (im Bereich der Rima ani, auch "**Haarnestgrübchen**" genannt). Dieser kann abgekapselt sein = Pilonidalzyste oder eine Verbindung nach außen haben = Pilonidalfistel.

Path:
- ♦ Eindringen von Epidermis und **abgebrochenen Haaren** in die Tiefe ⇨ Fremdkörpergranulom, begünstigt durch schlechte Analhygiene, Adipositas und starke Behaarung
- ♦ Persistierender embryonaler Neuroporus zwischen Steißbeinspitze und Analrand

Epid:
- ◊ Prädisp.alter: Junge (Altersgipfel um 20. Lj.), adipöse, **stark behaarte Männer**
- ◊ Inzidenz: 46/100.000/Jahr

Etlg:
- # Blande Verlaufsform (asymptomatisch)
- # Akut abszedierender Verlauf
- # Chronisch fistelnder Verlauf

Klin:
- ⇒ Akut: Schmerz, Rötung und Infiltration bei Infektion, sonst insg. wenig Beschwerden
- ⇒ Chronisch: evtl. Nässen oder blutige Sekretion aus den Fistelöffnungen

Diag: Anamnese und klinische Untersuchung ⇨ winzige Fistelöffnungen im Bereich der Rima ani

Ther:
- Konservativ: Im akut entzündlichen Stadium Wundsalben (z.B. Nitrofural, Furacin®-Sol) und Kamille-Sitzbäder (Kamillin-Extern-Robugen®), bei bereits gebildetem Abszess Inzision und Spülung, Wunde offen lassen, dann im Intervall (nach ca 10-14 Tagen) falls erforderlich operative Sanierung.
- Operativ: Ind: alle Fisteln im Bereich des Sinus pilonidalis sollten operativ saniert werden.
  - Wichtig ist die **radikale En-bloc-Exzision** (zu Beginn der Op Anfärbung der Fisteln mit Toluidinblau zur Kontrolle der Vollständigkeit der Exzision des Fistelsystems) des Pilonidalsinus
  - **Sekundäre Heilung** der Wunde (= **offene** Wundversorgung, tgl. Reinigung, Sitzbäder od. Ausduschen), Wunde granuliert und epithelialisiert (kann Wochen bis Monate dauern) ⇨ Ziel ist die Heilung mit einer haarfreier Narbenplatte
  - Bei großem Defekt ist bei sauberem granuliertem Wundgrund ggf. auch eine Deckung

mittels eines Schwenklappens (LIMBERG-Rautenplastik) erforderlich.
- Nachbehandlung: Für mind. 1 Jahr sollte eine Enthaarung im Narbenbereich zur Rezidivprophylaxe (z.B. mit Pilca-Med-Enthaarungscreme) durchgeführt werden.
- Leitlinie: Sinus pilonidalis, S3 v. 6/2020 (AWMF Registernummer 081-009)

Prog: Ohne radikale Therapie hohe Rezidivrate!

Proph: ♥ Nach Op. Rezidivprophylaxe durch Enthaarungscremes

DD: – Analfistel, Morbus-CROHN-Fistel
– Steißbeinteratom, Sakraldermoid, Meningozele
– Acne inversa

PROKTITIS

Syn: Engl. proctitis, ICD-10: K62.8

Ät: – Venerische Infektionen (= **Geschlechtskrankheiten**)
- Gonorrhoe ⇨ eitrige Proktitis
- Lues I ⇨ Ulzera (Ulcus durum), Lues II ⇨ Condylomata lata, Lues III ⇨ ulzerierende Gummata
- Ulcus molle ⇨ weiche, sehr schmerzhafte Ulzera
- Lymphogranuloma inguinale ⇨ Strikturen, Fisteln
- **AIDS** ⇨ fistelnde, nässende und nicht heilende Infekte

– Tropische u. weitere venerische Infektion, z.B. Granuloma venereum (Syn: Donovanosis) ⇨ perianale Papeln und fötide Sekretion
– Bei Morbus CROHN, Colitis ulcerosa
– Allergisches Ekzem
– Ergotismus gangraenosus cutaneus (anale Ulzerationen durch Ergotamin-Supp., die bei Migräne-Pat. verwendet werden – nicht in Deutschland üblich)
– Strahlen-Proktitis: Folge einer Radiotherapie bei der Krebsbehandlung

Etlg: # Proktitis: Entzündung im Analbereich mit analen Schmerzen
Sonderformen der Proktitis:
- Papillitis: Entzündung der Analpapillen (Ende der Columnae anales an der Linea dentata), häufig kombiniert mit einer Kryptitis
- Kryptitis: Entzündung der zwischen den Analpapillen liegenden Krypten (s.u.)

Klin: ⇒ Blutig-eitrige und/oder wässrige Sekretion, **Juckreiz**
⇒ **Anale Schmerzen**, Stuhldrang

Ther: Konservativ: Antiphlogistische Suppositorien

Kompl: Ausbildung von Analpolypen

KRYPTITIS

Ät: **Koteinpressung** in die MORGAGNI-Krypten (Ende der Sinus anales zwischen den Columnae anales, hier liegen die Ausführungsgänge der Proktodealdrüsen) am Übergang zur Linea dentata (auch Kryptenlinie genannt), meist **dorsal** gelegen.

Klin: Stechender Defäkationsschmerz

Diag: 1. Anamnese und klinische Untersuchung
Rektal-digitale Untersuchung: tastbar verdickte Krypten an der Linea dentata
2. Proktoskopie: gerötete Schleimhaut, evtl. eitriger Kryptengrund

Ther:
- Konservativ: Antiphlogistische Suppositorien, Stuhlregulation (Flohsamen, Agiolax®)
- Operativ: Kryptenspaltung mittels Hakensonde

Kompl: **Kryptenabszess**, Ausbildung von **Analfisteln** (s.o.)

ANALFISSUR

Syn: Analulkus, "Darmriss, Afterriss", engl. anal fissure, ICD-10: K60.-

Def: Schmerzhafter, längsverlaufender Einriss der Analhaut (Anoderm), **meist bei 6 Uhr in SSL** (= Steinschnittlage) = posterior (hintere Kommissur) gelegen

Ät:
- **Chronischer erhöhter Tonus/Spasmus** des M.sphincter ani int. ⇨ chronische Fissur ⇨ Fibrose des Muskels und Einrisse der darüberliegenden Haut
- Einrisse durch Skybala (harte Kotballen), chronische Obstipation, anale sexuelle Praktiken
- Läsionen bei Infektionen, z.B. begünstigt durch Hämorrhoidalleiden, Kryptitis ⇨ Elastizitätsverlust des Anoderms
- Morbus CROHN

Path: Einriss der Analhaut vom Ende der Columnae/Sinus anales und der Linea dentata ausgehend bis zur Linea anocutanea (s. Abb.) ⇨ **schmerzreflektorischer Sphinkterspasmus** u. Fibrosierung des Schließmuskels ⇨ führt zu weiteren Fissuren (Circulus vitiosus)

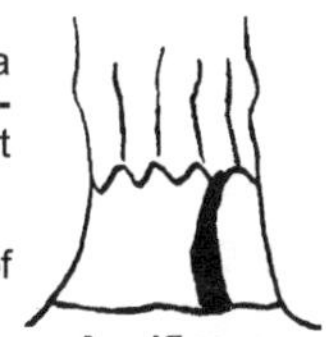
Analfissur

Klin:
⇒ Starker **Defäkationsschmerz** und Nachschmerz durch Sphinkterkrampf
⇒ Perianaler Juckreiz und Schleimsekretion, **Blutung**
⇒ Chronische Obstipation (schmerzbedingt)

Diag:
1. Anamnese und klinische Untersuchung: Inspektion zeigt Läsion im unteren Analkanal, die rektal-digitale Untersuchung ist oft nur in LA möglich (erhöhter Sphinktertonus)
2. Proktoskopie (ggf. auch in Kurznarkose)
3. Ggf. Biopsie (bei V.a. Analkarzinom) und histologische Untersuchung

Ther:
- Konservativ: akut **anästhesierende, antiphlogistische Salben** (z.B. Bufexamac + Lidocain, Faktu®akut) oder Suppositorien (Hamamelis, Posterine®), Sitzbäder (Kamillenblütenauszüge, Kamillin-Extern-Robugen®), Analgetika als Suppositorien (z.B. Diclofenac 2 x 100 mg/Tag, Voltaren®), ggf. Unterspritzung mit Lokalanästhetika
  Stuhlregulierung (weicher Stuhl) durch milde Laxanzien (z.B. pflanzlich: Senna + indischer Flohsamen, Agiolax®Granulat), ballaststoffreiche Ernährung
  Senkung des Sphinkterdrucks durch lokale Applikation von Kalziumantagonist (Diltiazem-Salbe/-Gel 2%ig, Apothekenzubereitung) od. Glyceroltrinitrat-Salbe (4%ig, Rectogesic®)
  Bei chronischer Druckerhöhung: Botulinumtoxin-A-Injektion (Botox®) in den M.sphincter ani int. (beidseitig der Fissur), ist allerdings relativ teuer u. schmerzhaft in d. Anwendung
- Operativ: Ind: chronische Fissur
  - **Exzision von Fissur** und Narben (= Fissurektomie) und immer auch **histologische Untersuchung** des Exzisates zum Tumorausschluss!), ggf. + Botox-Injektion
  - Heute nur noch selten wird bei ausgedehntem Befund eine Exzision von Fissur und Narben + laterale **Sphinkterotomie** durchgeführt ⇨ in Steinschnittlage wird bei 3 Uhr das distale Drittel (ca. 1 cm) des M.sphincter ani int. durchtrennt, primärer (Methode nach PARKS) oder sek. Wundverschluss (Methode nach EISENHAMMER) ⇨ Sphinktertonus wird dauerhaft herabgesetzt (NW: Inkontinenz mögl.)
  - Sphinkterdehnung in Vollnarkose (hat aber eine hohe Rate von bleibender Inkontinenz ⇨ nicht empfohlen)
- Leitlinie: Analfissur, S3 v. 10/2019 (AWMF Registernummer 081-010)

Prog: Immer zuerst **konservativer** Behandlungsversuch (60-90 % Erfolg). Die operativen Verfahren sind zu 90 % erfolgreich, jedoch mit der Gefahr der Inkontinenz verbunden.

Kompl: * Ulzeration, Abszess

* Chronischer Verlauf ⇨ Narben = sog. (fibröser) "Wachtposten", "Vorpostenfalte" = Pectenosis am anokutanen Übergang, Stenose des Analkanals

Op: * Inkontinenz bei Sphinkterotomie in ca. 10 % d.F., bei Sphinkterdehnung in 20 % d.F

DD: - **Analkarzinom**
- **Analfisteln**, Analabszesse, Hämorrhoiden
- venerische Infekte (Geschlechtskrankheiten, z.B. Primäraffekt bei Lues)

HÄMORRHOIDEN

Def: Hämorrhoiden sind sog. innere Hämorrhoiden = Hyperplasien des **Corpus cavernosum recti** (arterio-venöses Gefäßpolster, Plexus rectalis internus), ICD-10: K64.0 bis K64.3

Ät: - Chronische Obstipation, sitzende Tätigkeit
- Erhöhter Analsphinktertonus
- Konstitutionsbedingte und altersbedingte Bindegewebeschwäche, Schwangerschaft

Path: ♦ Hämorrhoiden entwickeln sich meist ab dem 30. Lj. durch die einsetzende Degeneration der elastischen Fasern im Corpus cavernosum recti
♦ Lok: im Analkanal kurz oberhalb der **Linea dentata** (Zona haemorrhoidalis) meist bei **3, 7** u. **11 Uhr** in SSL (Steinschnittlage) = an der Eintrittsstelle der Äste der A.rectalis superior

Epid: ◊ 70 % aller Erwachsenen über 30 J. haben proktoskopisch nachweisbare Hämorrhoiden. Sie erlangen aber nur Krankheitswert, wenn sie Symptome verursachen.
◊ Inzidenz: geschätzt 1.000/100.000/Jahr, ca. 45.000 Operationen/J. in Deutschland
◊ **M** > w (2:1), Durchschnittsalter: ca. 50. Lj.

Etlg: Stadieneinteilung u. Symptome der Hämorrhoiden, modifiziert nach GOLIGHER (1984):

Grad	Symptome	Befund
I	Oft anorektale Blutungen, evtl. Pruritus ani, keine Schmerzen	Knoten oberhalb der Linea dentata, sind von außen nicht sichtbar, reversibel
II	Selten Blutung, oft Brennen u. Nässen	Beim Pressen prolabieren die Knoten nach außen, **reponieren sich von selbst**, beginnende fibrotische Umwandlung
III	Keine Blutung, schleimige Sekretion, Pruritus, Schmerzen, evtl. Ulzeration der Schleimhaut	Prolaps nach Bauchpresse oder Defäkation, erhöhter Sphinktertonus, keine spontane Reposition (**manuell noch reponierbar**), Fibrose
IV	Stark schmerzhaft, Ulzerationen	Wie III aber auch manuell **nicht** mehr reponibel = **fixierter** Mukosaprolaps

Klin: ⇒ Anorektale **hellrote! Blutungen** (am Toilettenpapier) oder als streifige Blutauflagerungen auf dem Stuhl
⇒ **Pruritus** (Juckreiz), Brennen, **Nässen**, schleimige Sekretion, Fremdkörpergefühl
⇒ Weiche bis derbknotige, rosa-rote bis leicht bläuliche Vorwölbungen in der anorektalen Gefäßregion, eher wenig schmerzhaft (als DD zur Perianalvenenthrombose)
⇒ Sehr starke Blutung bei arterieller Hypertonie oder portaler Hypertension mögl. (wegen portocavalem Umgehungskreislauf ⇨ venöse Überlastung)

Diag: 1. Anamnese (frisches Blut?, Zusammenhang mit Pressakt?) und klinische Untersuchung: Palpation und Anoskopie ⇨ erhöhter Sphinktertonus, tastbare/sichtbare fibröse Knoten
2. **Proktoskopie** und Rekto-/Koloskopie (zum Tumorausschluss!)

Ther: • Konservativ:
- Allgemein: Gewichtsreduktion, Vermeidung blähender Speisen, körperliche Bewegung
- **Stuhlregulierung** (ballaststoffreiche Ernährung, evtl. milde Laxanzien, z.B. Senna + indischer Flohsamen, Agiolax® Granulat od. Lactulose, Bifiteral®), Pressen vermeiden, Analhygiene (Sitzbäder mit Kamillenblüten-Auszügen, Kamillin-Extern-Robugen®)
- Med: Salben und Suppositorien mit Bufexamac + Lidocain (Faktu®akut), Hamamelis (Posterine®), auch kortikoidhaltige oder lokalanästhetische Salben ⇨ wirken nur symptomatisch, keine Dauertherapie!, auch 5-ASA-Suppositorien mögl.
- Im Stad. I u. II: **Sklerosierung** (Polidocanol 3%ig, Aethoxysklerol® direkt oberhalb der Linea dentata in und um den Knoten), Infrarotkoagulation (insb. bei Blutungen) od. Kauterisierung mögl. ⇨ narbige Gewebeschrumpfung
- Im Stadium II u. III: **Gummibandligatur** n. BARRON (abschnürender Gummiring an der Basis führt zur Nekrose der Hämorrhoide), ggf. mit Lokalanästhetika-Infiltration

• Operativ: Ind: Stad. III-IV od. Versagen der kons. Therapie
- Submuköse **Hämorrhoidektomie** nach MILLIGAN-MORGAN: Präparation und Exzision des Hämorrhoidalknotens (unter Schonung des Sphinkters), Ligatur od. Koagulation der zuführenden Arterien, Naht der Schleimhautnaht mit resorbierbarem Faden (FERGUSON-Technik) od. Offenlassen der Wunde, Tamponade des Wundgebietes
- Bei sehr ausgeprägten, zirkulären Befunden (≥ 3 Knoten, im Stadium III) ist eine Op mit einem speziellem **Stapler** (reseziert und vernäht zirkulär, sog. Stapler-Hämorrhoidopexie n. LONGO) mögl.
- Postop: Schmerztherapie mit Pudendusblockade, topisch Lidocain, Glyceroltrinitrat od. Diltiazem, am 1. postop.-Tag Entfernung der Tamponade, dann 2 x tgl. Sitzbäder mit Kamille und Abduschen nach jedem Stuhlgang, Stuhlerweichung (z.B. mit Senna + indischem Flohsamen, Agiolax®-Granulat)

• Leitlinie: Hämorrhoidalleiden, S3 v. 4/2019 (AWMF Registernummer 081-007)

Kompl: * Leichte bis massive Blutungen v.a. im Stadium I, chronische Blutung ⇨ Anämie
* Inkarzeration eines prolabierten Knotens ⇨ Ther: Hämorrhoidektomie
* Infektion u. Nekrosen

Op: * Postoperative Analstenosen, Verwachsungen bei großer Anodermresektion, Restprolaps, Pruritus, Stuhlinkontinenz, Rektumdivertikel

DD: – Maligne Erkrankungen: Kolon-Ca, **Analkarzinom**

➲ CAVE: Hinter jeder Hämorrhoidalblutung kann ein Tumor stecken! ➲

- **Perianale Thrombose** (s.u.), **Marisken** (s.u.), Analfissur (s.o.), Analekzem ⇨ häufig auch Kombination aus verschiedenen Befunden
- **Hypertrophe Analpapille** ("Analpolypen", "Katzenzähnchen"): vergrößerte embryonale Proktodealmembran ⇨ Prolaps wird durch Hämorrhoiden begünstigt, Ther: Abtragung
- Entzündliche Darmerkrankungen, Rektumpolypen, Analabszess, Analfissuren u. -fisteln
- Morbus BOWEN (Carcinoma in situ der Epidermis, z.B. Arsenexposition)
- Condylomata acuminata (HPV-Infektion) / Condylomata lata (Lues)
- Analprolaps (s.u.) = mit Vorfall der gesamten Hämorrhoidalzone ⇨ radiäre Falten
Rektumprolaps (s.u.) ⇨ zirkuläre (kreisförmige) Falten, Ulcus recti

PERIANALVENENTHROMBOSE

Syn: **Analvenenthrombose**, perianale Thrombose, wird fälschlich manchmal auch als "äußere Hämorrhoide" bezeichnet, ICD-10: K64.5

Ät: – **Forcierter Pressakt** bei Defäkation, insb. bei Obstipation
– Schwangerschaft, peri-/postpartal

Path: Meist mehrkammerige Thrombose im perianalen Gefäßgeflecht durch Ruptur subkutaner Venen im Bereich der distalen Zona anocutanea (daher auch so schmerzhaft).

Klin: ⇒ Plötzlicher einschießender perianaler Schmerz nach Defäkation
⇒ Tastbarer, sehr **schmerzhafter**, bläulicher **Knoten** am äußeren Analrand

Diag: Anamnese (erschwerter Stuhlgang) und typischer Inspektionsbefund: vorgewölbter, blaulivider Knoten am **Analrand**, meist mit einem perifokalen Ödem. Schmerzbedingt ist im akuten Stadium eine rektal-digitale Untersuchung meist kaum möglich.

Ther:
- Konservativ: kleine od. ältere perianale Thrombosen (>1 Wo.)
  - Abschwellende, analgetische Salben (z.B. Diclofenac, Voltaren®), feuchte Umschläge
  - **Stuhlregulierung** (Quell- und Gleitmittel, ausreichende Flüssigkeitszufuhr, milde Laxanzien, z.B. Senna + indischer Flohsamen, Agiolax® Granulat)
- Operativ: Ind: frische perianale Thrombosen
  - **Stichinzision** in Lokalanästhesie (z.B. Vereisung mit Ethylchlorid-Spray) ⇨ spontane Entleerung oder Ausräumung des Hämatoms mit dem scharfen Löffel

Kompl: Es können bleibende Analmarisken entstehen (s.u.)

MARISKEN

Syn: Analfalten, engl. mariscae, ICD-10: K64.4

Ät:
- Oft nach **perianalen Thrombosen** entstehend
- Bei Frauen nach Schwangerschaft gehäuft
- Bei Morbus CROHN

Klin: ⇒ Perianale 0,5-2 cm lange **hypertrophe Hautfalten durch Überdehnung**
⇒ Pruritus ani

Diag: Anamnese und typischer Inspektionsbefund: nicht reponierbare Hautfalten direkt am **Analrand**, füllen sich nicht bei Bauchpresse

Ther:
- I.d.R. keine Therapie erforderlich, Aufklärung über die Harmlosigkeit des Befundes
- Operativ: bei Beschwerden Abtragung in Lokalanästhesie

Kompl: Erschwerte Reinigung des Anus ⇨ erhöhte Ekzemrate und Pruritus

ANAL- UND REKTUMPROLAPS

Ät:
- Analprolaps: Hämorrhoiden 3./4. Grades, Analsphinkterschwäche
- Rektumprolaps: Schwäche des Beckenbodens (Sphinkterapparat), v.a. bei **Frauen** (>50. Lj., **w** >> m = 6:1), insb. Multipara, Säuglinge: fehlende Angulation od. Fixation des Rektum

Path:
- Analprolaps: mangelnde Fixation der Analhaut auf dem Schließmuskel ⇨ Vorfall der Analschleimhaut unterhalb der M.levator-Ebene
- Rektumprolaps: Kalibersprung zw. engem intraperitonealem Kolon pelvinum (Rectum mobile) und der weiten extraperitonealen Rektumampulle (Rectum fixum) als Schwachstelle für eine Invagination ⇨ Prolaps = Vorfall aller Wandschichten des Rektums

Epid: Prädisp.alter: Rektumprolaps bei Säuglingen in den ersten 2 Lj. und im Senium
Inzidenz: 2,5/100.000/Jahr

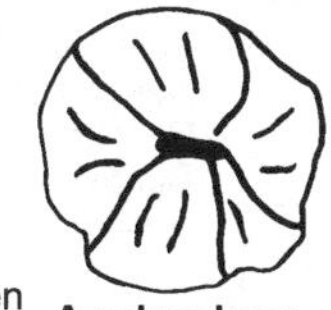

Analprolaps

Etlg: # **Analprolaps,** ICD-10: K62.2
Typ I = falscher (hypertrophe Schleimhaut, Hämorrhoiden)
Typ II = inkompletter
Typ III= kompletter (kongenital - Kinder, erworben - Erwachsene)

Rektumprolaps (Procidentia recti), ICD-10: K62.3
I. Grades = Zufallsbefund (z.B. bei Rektoskopie = innerer Rektumprolaps, auch rektale Intussuszeption genannt), wenig Beschwerden
II. Grades = Prolaps bis in den Analkanal reichend ⇨ Stuhlschmieren
III. Grades = außen sichtbarer Prolaps, Inkontinenz

Klin: ⇒ Analprolaps: Pruritus ani, Stuhlinkontinenz, **radiäre Fältelung** der Schleimhaut
⇒ Rektumprolaps: Fremdkörpergefühl nach dem Stuhlgang, Stuhlinkontinenz und gleichzeitig Stuhlverhalt, Nässen, Blut- u. Schleimabgang, **zirkuläre Anordnung** der Schleimhaut

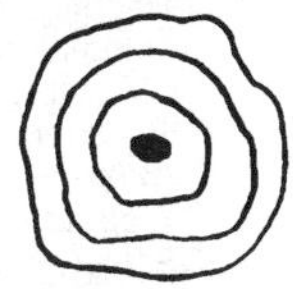

Rektumprolaps

Diag: 1. Anamnese u. klinische Untersuchung: Pressversuch in Hockstellung
Rektal-digitale Untersuchung: Analprolaps: weiches Gewebe
Rektumprolaps: härtere rosige Rektumschleimhaut tastbar
2. Prokto-/Rektoskopie: Gerötete Schleimhaut, Ulzerationen (Biopsie entnehmen, da DD: Rektumkarzinom)
3. Bildgebung: dynamisches Beckenboden-MRT od. Rö.-Defäkographie

Ther: • Konservativ: Allgemein: Stuhlregulation (weicher Stuhl), Beckenbodentraining
Analprolaps: Versuch der Sklerotherapie
Rektumprolaps: im akuten Stadium manuelle Reposition
Säuglinge: redressierende Verbände

• Operativ:
– **Analprolaps:** Op der Hämorrhoiden ⇨ Stapler-Hämorrhoidopexie n. LONGO (s.o.)
– **Rektumprolaps:** Op im Team/Beckenbodenzentrum/Gynäkologie

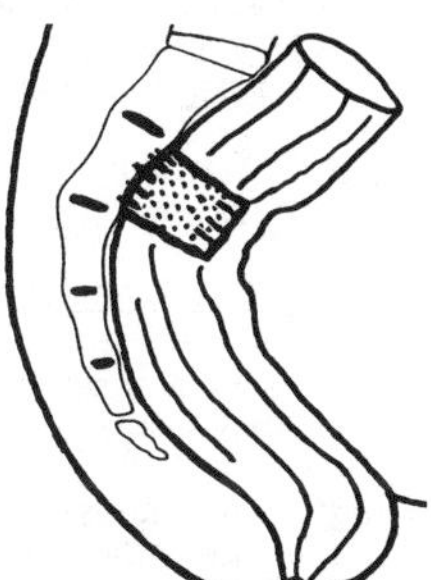

· Bei kleinem Prolaps Op n. REHN-DELORME: transanale Inzision der Mucosa, Doppelung der Muscularis (dadurch Verdickung im Sphinkterbereich) und darüber Wiedervernähen der Mucosa
· Bei großem Prolaps Op n. ALTEMEIER: perinealer Zugang, Resektion von Rektum/Invaginat bis zum Sigma und Anastomosierung in Höhe der Linea dentata, ggf. plus Levatorplastik
· STARR-Op: mit einem Stapler transanale Rektumresektion
· Op n. RIPSTEIN od. WELLS: Rektopexie von abdominal mit Fixierung des Rektosigmoids u. Bindegewebes am Kreuzbein mit einem nicht-resorbierbaren Polypropylen-Netz (Mesh, Marlex®, s. Abb.) + Raffung des Beckenbodens
· Rektosigmoidresektion und Rektopexie (nach FRYKMAN u. GOLDBERG): kombiniert die Resektion und eine Nahtrektopexie mit laparoskopischem od. abdominellem Zugang
· Bei Inkarzeration ist immer eine komplette Resektion des Invaginats und eine End-zu-End-Anastomose erforderlich
· Op n. THIERSCH: bei alten Pat. in schlechtem AZ Einlage eines perianalen Teflonringes od. zirkuläre Einengung des Anus mit einem nicht-resorbierbaren Faden ⇨ nur teilweise Beseitigung der Inkontinenz u. hohe Kompl.-Rate (Infekte, Fistel, Rezidiv), daher kaum noch angewendet.

Prog: Rezidivrate 4-20 % je nach Verfahren

Kompl: * Ulcus recti simplex ⇨ bevorzugt am Vorderrand des Rektumprolaps gelegenes tiefes Ulkus mit schlechter Heilungstendenz (DD: Rektumkarzinom ⇨ daher auch Rektoskopie mit Biopsie und histologischer Untersuchung erforderlich)
* Ohne Therapie: Stuhlinkontinenz, gleichzeitige Harninkontinenz

Op: * Op-Trauma bei transanalem u. perinealem Vorgehen geringer, aber häufiger Rezidive
* Zunahme der Obstipation
* Bei Rektopexie mit Mesh: intraabdominelle Fremdkörperreaktion mögl.

DD: – Perianale Thrombose, Analfissuren, Hämorrhoiden
– Beckenbodeninsuffizienz: Descensus genitalis, Vaginal-/Uterusprolaps
– Hernia perinealis (Beckenbodenbruch, s.u.)
– Rektozele: suprasphinktäre Aussackung d. Rektums (meist bei Frauen in Richtung Vagina)
– Cul-de-sac-Syndrom (Beckenbodenschwäche, z.B. nach Hysterektomie, mit Auseinanderweichen der Levatorschenkel ⇨ Sigmoidozele III°), Ther: Sigmaresektion u. Rektopexie

STUHLINKONTINENZ

Syn: Incontinentia alvi, anale Inkontinenz, Defäkationsstörungen, ICD-10: R15

Ät:
- Mechanisch: Analprolaps, Rektumprolaps, Hämorrhoidalprolaps, Anal-/Rektumkarzinom, Fehlbildungen des Anorektalapparats, fehlende Angulation (Abknickung am anorektalen Übergang), rektale Fisteln, intraanale Kondylome, allgemeine Erschlaffung des gesamten Kontinenzorgans mit zunehmendem Lebensalter (Descensus perinei, Beckenbodeninsuffizienz) ⇨ **Altersinkontinenz**
- Traumatisch: Pfählungsverletzung oder Quetschtrauma des Gesäßes, anale Vernarbungen
  Schwangerschaft: **Geburtstrauma** durch Dammriss (III. Grades) bei **vaginaler Entbindung** ⇨ Verletzung des Schließmuskels (häufig kommt eine Schließmuskelverletzung auch bei normaler Geburt vor und wird dann erst später im höheren Lebensalter symptomatisch)
- Neurogen: Querschnittlähmung, Bandscheibenvorfall, Conus-Cauda-Syndrom, (Dysrhaphiesyndrome (Spina bifida, Meningomyelozele), Plexus-pudendus-Schaden, N.pudendus-Läsion (Geburtstrauma), **hirnorganische Syndrome** (**Demenz**, Apoplexie, Hirntumoren, PARKINSON-Syndrom, multiple Sklerose), syst. Sklerodermie, diabetische Neuropathie
- Sensorisch: fehlendes Anoderm (verminderte Sensibilität am Anus) ⇨ Überlaufinkontinenz
- Entzündlich: Morbus CROHN, Colitis ulcerosa, Proktitis, Parasiten-Infektion
- Stuhlregulationsstörung: chronische Obstipation mit Pressen, Reizdarmsyndrom
- Iatrogen: **Operationen** am Kontinenzorgan, Vernarbungen, **Radiatio**, Laxanzien
- Medikamente: motilitätshemmende Med. (z.B. Parkinson-Med.) ⇨ Überlaufinkontinenz
- Kinder: psychiatrische Erkrankungen (z.B. ADHS, Autismus, Entwicklungsverzögerung)

Epid: ◊ Prävalenz: 2-15 % der Bevölkerung betroffen (hohe Dunkelziffer)
◊ **W** > m (4-5:1), Prädisp.alter: >65. Lj.

Etlg: Nach Anamnese und Klinik (Int. Consultation on Incontinence, 2017)
Schweregrad I: Kontrollverlust für **Winde** (Abgang von Darmgas)
Schweregrad II: Kontrollverlust für **flüssigen Stuhl**
Schweregrad III: **Komplette Inkontinenz**, d.h. auch für festen Stuhl

Diag:
1. Anamnese (Operationen, Verletzungen, Stuhlfrequenz, Frage nach zusätzlicher Inkontinenz der Blase), Stuhl- und Ernährungstagebuch für mehrere Wochen führen lassen
   Klinische Untersuchung: Inspektion, digitale Prüfung d. Sphinktertonus u. Analkanallänge, Pin-Prick-Test (spitz / stumpf zur Prüfung der perianalen Sensibilität, N.pudendus)
2. Prokto-/Rektoskopie: organische Erkrankungen (Narben, Fisteln, Prolaps, Tumor)?
3. **Endosonographie**: gute Darstellbarkeit von muskulären Defekten am Analsphinkter durch eine transanal eingeführte spezielle Ultraschallsonde, Externus-/Internusdefekt?
4. Sphinktermanometrie (anale Manometrie): Kneifdruck, rektoanaler Inhibitionsreflex
5. **MR-Defäkographie** (dynamische Beckenboden-MRT) od. Röntgen-Defäkographie
6. Elektromyographie des M.sphincter ani ext. ⇨ neurogene Schädigung?

Ther:
- Konservativ: Aktives Muskeltraining des Beckenbodens (**Beckenbodengymnastik**) und diätetische Therapie = diarrhöinduzierende Speisen meiden (kein Kaffee, kein Alkohol, keine blähende Speisen, wie Kohl, Bohnen, Linsen), **Toilettentraining** (regelmäßige Zeiten, ggf. mit Klysmen), Anwendung über mindestens 6 Monaten
  Lokaltherapie: saugfähige Vorlagen, Zinkoxid-haltige Salbe bei Reizung der Haut
  Biofeedback-Training (aktives Training der Schließmuskelkontraktion für 3-6 Mon.) und/od. mittelfrequente Elektrostimulation des Sphinkters
  Med: Loperamid (Verlangsamung der Darmpassage, 4-16 mg/Tag, Imodium®), Quellmit-

tel (indische Flohsamenschalen 5-15 g/Tag, Mucofalk®), bei Frauen in der Postmenopause ggf. Hormonsubstitution, versucht werden kann auch Amitriptylin (Amitriptylin®)

- Konservativ/palliative Therapieoption ist auch eine anale Irrigation: Defäkationsauslösung mittels Klysmen u. anschließend wird der Anus mit speziellen Silikon-Plugs verschlossen.
- Operativ: bei Rektum-/Analprolaps: entsprechende kausale Therapie (s.o.)
  - Mechanisch/muskuläre Ursache:
    - **Sphinkterrepair**: Rekonstruktion der Sphinktermuskulatur durch Naht, wenn nicht mehr als 1/3 der Zirkumferenz zerstört ist (z.B. sofort nach Geburtstrauma)
    - Injektion v. Bulking-Agents od. mehrerer selbstexpandierende Miniimplantate in den Sphinkterbereich (sog. Gatekeeper/SphinkeeperTM-Verfahren)
    - **Sphinkterplastik:** anteriore Levator- u. Externusplastik = Aneinandernähen der beiden M.levator-Schenkel und Raffung des M.sphincter ani ext. vor dem Rektum
    - **Sphinkterersatz:** Bildung von Muskel-/Sehnenschlingen um den Sphinkter
      - Extremitätenmuskeln, wie z.B. der M.gracilis od. M.sartorius, werden zirkulär um den Analkanal verpflanzt u. verschließen bei Kontraktion den Anus (mittels einer elektrischen Niederfrequenzstimulation, der Stimulator wird hierzu subkutan od. unter die Rektusfaszie in den linken Unterbauch implantiert)
      - An einem willkürlich innervierten Muskel werden Zügel aus der Fascia lata oder Kunststoff verankert, die den distalen Mastdarm umgreifen
      - Implantation eines künstlichen Sphinkters mit einem um d. Analkanal implantierten aufblasbaren Band, verbunden mit einem Ballonsystem, das im Unterbauch implantiert wird (z.B. ActiconTM Neosphincter). Es gibt auch einen implantierbaren Ring mit magnetischen Elementen (die bei der Defäkation auseinanderweichen und sich danach wieder zusammenziehen, FENIXTM Continence Restoration System)
    - **Sakrale Neuromodulation:** Implantation von Elektroden bei S3/S4 und eines Stimulators subkutan auf Höhe des Beckenkamms): der Pat. kann den Stimulator telemetrisch über einen Impulsgeber ein- (für Kontinenz) und ausschalten (zur Defäkation).
  - Sensorische Ursache: Verschiebelappenplastik aus der perinealen sensiblen Haut
- Palliative Maßnahme (Versagen aller anderen Therapieoptionen): Anlage eines endständigen Anus praeternaturalis (Kolostoma)
- Informationen: Deutsche Kontinenz Gesellschaft e.V., Friedrichstr. 15, 60323 Frankfurt, Tel.: 069 79588-393, Fax: -383, Internet: www.kontinenz-gesellschaft.de

Kompl: * Hautmazeration der perianalen Haut
* Zusätzliche Harninkontinenz, Descensus/Prolaps uteri od. vaginae

Op: * Perineale Infektion, Analstenose
* Sphinkterersatzverfahren: Infektion, Nekrose des verpflanzten Muskels
* Künstliche Sphinkter: Nekrose d. Analkanals unter dem Ring, häufig technische Defekte

ANOREKTALE SCHMERZSYNDROME

Syn: **Proktalgie**, ICD-10: K59.4

Ät: – Proctalgia fugax: unklare Ursache
– Kokzygodynie (Coccygodynia): **langes Sitzen**, Beckenverletzung, Becken-Operation, Schwangerschaft, Entbindungen, Neuralgie

Etlg: # Proctalgia fugax: Starker, anfallartiger, krampfartiger Schmerz im Mastdarmbereich ohne organische Grundlage (Spasmus des M. levator ani?), häufig nachts, Schmerzen können Sekunden bis mehrere Min. anhalten
Kokzygodynie: Schmerzen in der Steißbeinregion durch Verkrampfung der Levatormuskulatur, w > m

Diag: 1. Anamnese und klinische Untersuchung, rektal-digitale Untersuchung
2. Prokto-/Rektoskopie ⇨ Ausschluss organischer Erkrankung

Ther:
- Konservativ:
  - Proctalgia fugax: Behandlung mit warmen Sitzbädern u. Spasmolytika, Diazepam, Nitrate, Beseitigung analer organischer Erkrankungen
  - Kokzygodynie: KG, natürliche Sitzhaltung, rektal digitale Massagen (6x/Tag), ggf. Infiltrationsanästhesie der Steißbeinumgebung
- Operativ: Bei Kokzygodynie als Ultima ratio: Steißbeinexstirpation mit zweifelhafter Prog.

Prog: Die gesamten anorektalen Schmerzzustände haben meist eine zweifelhafte Prog. und neigen zur Chronifizierung.

Kompl: Chronifizierung des Zustandes und psychogene Fixierung des Pat.

DD:
- Schmerzen bei gesichertem morphologischem Korrelat ⇨ Ausschluss organischer Erkrankungen (z.B. Tumorerkrankung)
- Analneurosen: Krankhafte Fixierung auf anale Missempfindungen ⇨ psychosomatische Therapie

PRURITUS ANI

Ät:
- **Hämorrhoidalleiden, anorektale Fisteln** u. Vernarbungen, Anal-/Rektumprolaps
- **Ekzeme**, Kontaktdermatitis, **Mykosen**, Dermatosen (z.B: Psoriasis), Oxyuriasis
- Rezeptiver Analverkehr (z.B. Allergie auf Gleitgel), venerische Infektionen, Rhagaden
- Morbus CROHN, chron. Diarrhoe, Diabetes mellitus, Alkohol, Nikotin, Ikterus, Medikamente

Klin: **Juckreiz** bei Anal-/Perianalekzem/Dermatitis

Diag:
1. Anamnese und klinische Untersuchung: Inspektion, digital-rektale Untersuchung
2. Prokto-/Rektoskopie: Ausschluss von organischen Erkrankungen, insb. des Analkarzinoms!, ggf. Abstrich für mikribiologische Diagnostik machen.

Ther:
- Konservativ: **Behandlung der Grundkrankheit**, Stuhlregulierung, kalte Umschläge, waschen ohne Seife, je nach Befund antipruriginöse, antimykotische, anästhesierende od. kortisonhaltige Salben (z.B. Zinksalbe, Lidocain-Salbe (Posterisan®), Nystatin-Salbe (Multilind®), Prednisolon + Cinchocain (Scheriproct®Salbe))
- Leitlinie: Analekzem, S1 v. 9/2019 (AWMF Registernummer 013-007)

Kompl:
* Durch Kratzen: Exkoriationen ⇨ Ulzerationen (Wichtigste DD: **Analkarzinom**)
* Lichenifikation der Haut (Vergröberung der Hautlinien)

DD: An ein **Analkarzinom denken!**

ANALKARZINOM

Syn: Engl. anal carcinoma, ICD-10: Analkanalkarzinome C21.1, Analrandkarzinome C44.5

Ät: Humane Papilloma-Virosen (**HPV**, mit ähnlicher Promotor-Funktion wie beim Zervix-Karzinom der Frau, insb. HPV-Typ 16, 18, 33 u. 45).
Prädisp.: Erhöhte Inzidenz für Analkarzinome bei HIV-Infektion (insb. bei HIV-HPV-Koinfektion), bei Rauchern, Immunsuppression, nach gynäkologischen Krebserkrankungen

Path:
- Histologisch: 90 % sind **Plattenepithelkarzinome** (verhornend u. nicht verhornend), andere sind Basaloidzellkarzinome, verruköses Karzinom, Spinaliom, kloakogenes Karzinom (Übergangsepithel), Adenokarzinom (primär od. vom Rektum ausgehend), malignes Melanom, Lymphom
- Metastasierung: früh **lymphogen** (**perirektal, inguinal**, iliakal, präsakral, mesenterial), hämatogen und in das umliegende Gewebe

Epid: ◊ **Analkanalkarzinome** (3/4 d.F.) >> Analrandkarzinome
◊ Prädisp.alter: >50. Lj., w > m (1,6:1)
◊ Seltener Tumor (nur ca. 2 % aller kolorektalen Tumoren), Inzidenz: ca. 2-3/100.000/Jahr

Etlg: # Analkanal-Ca: **Zona anocutanea, Linea dentata, Columnae anales** bis zum Rektum (der Analkanal ist insg. ca. 5-6 cm lang) ⇨ in der Proktoskopie sichtbar
Analrand-Ca: **äußere Haut** innerhalb eines Radius von 5 cm bis an die Linea anocutanea = stärker pigmentiertes Plattenepithel (haartragende Haut) ⇨ sind von außen sichtbar (ggf. Auseinanderspreizung des Nates = der Glutealbacken notwendig).
TNM für Analkanal- und Analrandkarzinome (werden bis 5 cm aboral gleich klassifiziert):
Tis Carcinoma in situ, anale intraepitheliale Neoplasie (AIN), Morbus BOWEN
T1 Tumor <2 cm, **T**2 2-5 cm, **T**3 >5 cm, **T**4 Infiltration in Nachbarorgan(e)
N1a inguinale, mesorektale Lk od. an der A.iliaca int., **N**1b Lk an A.iliaca ext., **N**1c Lk wie **N**1a + Lk an der A.iliaca ext.
Stadiengruppierung: I: **T**1**N**0**M**0 II: **T**2-3**N**0**M**0 IIIA: **T**1-2**N**1**M**0
IIIB: **T**4**N**0**M**0 IIIC: **T**3-4**N**1**M**0 IV: alle **M**1

Klin: ⇒ Schmier- und Kontaktblutung, Ulzerationen, Schmerzen
⇒ Pruritus, anale Missempfindungen z.B. Fremdkörpergefühl, evtl. Inkontinenz
⇒ Änderung der Stuhlgewohnheiten, Gewichtsverlust, vergrößerte Leistenlymphknoten

Diag: 1. Anamnese (HIV-Infektion bekannt?, falls nein HIV-Test machen) und klinische Untersuchung: **digital-rektal Palpation**!, Leistenregion palpieren (inguinale Lymphknoten?)
2. **Prokto-/Rektoskopie** mit Probebiopsie bzw. als Exzision bei Befunden ≤2 cm
3. Bildgebung: Endosonographie (insb. zur Kontrolle des Therapieerfolges der Radio-Chemotherapie), MRT-Abdomen/Becken (LK-Status) und CT-Thorax/Abdomen zum prätherapeutischen Staging (Fernmetastasen?), ggf. PET-CT (Lymphknotenmetastasen?)

Ther:
- Konservativ: Analkanal- und Analrand-Ca im Stadium II u. III: kombinierte **Radio-Chemotherapie** (Bestrahlungsdosis: 50 Gy für das kleine Becken und Aufsättigung im Tumorgebiet auf 59 Gy; Chemotherapie: 5-FU + Mitomycin-C über 5 Wo.). Erfolgskontrolle der Ther. nach 6 Mon. (klinisch, Proktoskopie u. MRT-Becken).
- Operativ: Ind: **T**1-Analrandkarzinome, -kanalkarzinome u. nicht auf eine Radio-Chemotherapie ansprechende Analkanalkarzinome od. lokoregionäres Rezidiv
  – Tumoren bis ≤2 cm werden exzidiert (Sicherheitsabstand 0,5 cm)
  – Rezidiv-Analkanal-Ca: abdominoperineale Rektumamputation mit Anus praeternaturalis
- Palliativ: Bei Tumorgeneralisierung (Stadium IV) **Chemotherapie** mit 5-FU + Cisplatin, od. Carboplatin + Paclitaxel od. Checkpoint-Inhibitor Nivolumab, EGFR-Inhib. Cetuximab.
- Leitlinie: Analkarzinom, S3 v. 12/2020 (AWMF Registernummer 081-004OL)

Prog: 60 % d. Pat. mit einem Analkanal-Ca sprechen auf die konservative Ther. mit Radio-Chemotherapie an. 5-JÜR bei Stadium I 90 %, weitere Stadien 30-60 %, insb. abhängig vom Grad der Metastasierung bei der Diagnosestellung.

Kompl: * **Frühe lymphogene Metastasierung**:
* Hochgradige Analstenose, vollständige Inkontinenz, rectovaginale Fistel
Op: * Inkontinenz

Proph: ♥ Für Patienten mit HIV-Infektion (u. Analverkehr) wird eine regelmäßige jährliche Vorsorgeuntersuchung empfohlen (Proktoskopie).
♥ HPV-Impfung für Kinder/Jugendliche (9-14 Jahren, für Mädchen und Jungen empfohlen)
♥ Postoperativ: **Tumornachsorge** für 5 Jahre mit Anamnese und körperlicher Untersuchung sowie Prokto-/Rektoskopie im ersten Jahr alle 3 Monate, im 2. Jahr alle 6 Monate, danach jährlich. MRT-Becken nach 1 u. 2 J. CT-Thorax einmalig nach 6 Mon.

DD: – Perianale Thrombose, **Analfissuren**, Marisken, Hämorrhoiden
– Analabszess, Fisteln, Ekzeme, Hidradenitis suppurativa
– Basaliom, Morbus BOWEN (beide semimaligne)
– Gutartige Tumoren: Condylomata acuminata ("Feigwarzen", Papilloma-Virus), Condylomata lata (Lues Stad. II), Dermoidzysten, hypertrophe Analpapillen

ABDOMEN

AKUTES ABDOMEN

Def: Akute Manifestation von Erkrankungen im Bauchraum, die einer sofortigen Diagnostik und Therapie bedürfen. Leitsymptome sind Schmerz, Abwehrspannung, Übelkeit, eingeschränkter Allgemeinzustand bis hin zum Schock. ICD-10: R10.0

Ät: **Intraperitoneale Erkrankungen**

- **Entzündungen** mit und ohne Perforation (Appendizitis, Divertikulitis, Pankreatitis, Gastritis, Magenulkus, Duodenalulkus, Morbus CROHN, Colitis ulcerosa, Adnexitis)
- **Perforation** ⇨ Peritonitis = Entzündung der Bauchhöhle
- **Obstruktion** eines Hohlorgans (von außen oder durch das Organ selbst) ⇨ Stase, Entzündung bis hin zum Ileus beim Darm, Koliken bei Ureter od. Gallengang
- **Ileus** = Störung der Darmpassage (mechanisch: Briden, Volvulus, Invagination, Tumorstenosen oder paralytisch)
- **Abdominelle Verletzungen**
- **Vaskuläre Erkrankungen:** Mesenterialinfarkt, Darmischämie, Aortenaneurysma, schwere Blutungen in den Bauchraum oder in den Gastrointestinaltrakt
- **Gynäkologisch:** Endometriose, Ovarialzysten, Torsionsovar, Extrauteringravidität

Extraperitoneale Erkrankungen

- Thorax: **Herzinfarkt** (insb. Hinterwand), Pneumonie (insb. basal), basale **Pleuritis**, Pneumothorax, Lungenembolie, **Ösophagitis,** Ösophagustumoren
- Retroperitoneum: **Nierenkolik,** Niereninfarkt
- Skelett: Frakturen (insb. Wirbelkörper), Nervenwurzelreizsyndrom (Wirbelsäule)
- Bauchwand: Hämatome (z.B. bei Antikoagulanzien-Therapie)
- Hämatologische Erkrankungen: Hämolytische Krisen, Porphyrie, Sichelzellenkrankheit, Leukosen, Hämophilie
- Systemische Erkrankungen: Diabetes mellitus, Hyperlipidämie, ADDISON-Krankheit, Hyperparathyreoidismus, Urämie, Panarteriitis nodosa
- Kollagenosen: Lupus erythematodes disseminatus, Dermatomyositis
- Neurologische Erkrankungen: Tabes dorsalis (Lues), Epilepsie, Psychosen, Neuralgien
- Infektionen: Herpes zoster, Malaria, Leptospirose, Meningitis, Mononukleose, Trichinose, Morbus BORNHOLM (Coxsackie-Virus-Infektion), AIDS-assoziierte Erkrankungen (Cytomegalie-Virus-Enteritis, Mycobacterium avium-intracellulare)
- Intoxikationen: **Blei,** Thallium, Arsen, alkoholische Hepatitis

NSAP (= non-specific abdominal pain): abdominelle Beschwerden ohne Nachweis einer Ursache, **in bis zu 30 % d.F.!**, diese klingen dann meist innerhalb von 48 Std. ab

Path: ♦ **Formen abdominaler Schmerzen:**

1. Somatischer Schmerz: Peritoneum parietale affiziert: Starker, scharfer, stechender, brennender Schmerz, genau lokalisierbar!, kontinuierlich zunehmend, häufig mit Projektion in andere Körperregionen
2. Viszeraler Schmerz: Von parenchymatösen Organen ausgehend: Dumpf, weniger stark, kaum lokalisierbar. Von Hohlorganen ausgehend: Heftig, wellenförmig, rhythmisch, krampfartig, bei Obstruktion ⇨ Kolik
3. Schmerzprojektion (HEAD-Zonen): Darm- u. Hautafferenzen vereinigen sich im Rückenmark und werden dort konvergierend verschaltet, so dass sich für das Gehirn ein viszeraler Schmerz auf das entsprechende Hautareal projizieren kann. Beispiele: subphrenischer Prozess ⇨ Schulter (KEHR-Zeichen: Schmerz in die linke Schulter ausstrahlend bei Milzruptur bei Kindern od. Tubenruptur bei Tubargravidität bei Frauen); Appendix ⇨ Nabel; Uretersteine ⇨ Leiste, Genitale.

- Viszero-viszerale Reflexe (Starke Reizung des Peritoneums) führen zum reflektorischen Stillstand d. Peristaltik ⇨ Darmparalyse ⇨ Ileus (auskultatorisch: Totenstille im Abdomen)
- Lok: zur topischen Zuordnung von Symptomen zu möglichen Erkrankungen s. Übersicht

GENERELLE PERITONITIS

Ileus (mechanisch/Briden, zirkulatorisch, paralytisch)
Perforation (Magen, Duodenum, Appendix, Gallenblase, Tumoren)
Mesenterialarterieninfarkt, Mesenterialvenenthrombose
abdominelles Kompartmentsyndrom
Tumormetastasen, Peritonealkarzinose, Pankreasnekrose
Kollagenosen, Panarteriitis nodosa

RECHTER OBERBAUCH

Cholezystitis, Cholelithiasis
Choledocholithiasis
Papillenstenose
Stauungsleber, Pfortaderthrombose
Ulcus duodeni, Ulkusperforation
Nephrolithiasis, Niereninfarkt
akute Pyelitis / Pyelonephritis
atyp. Appendizitis, Divertikulitis
Pankreaskopftumor, Kolontumor
subphrenischer Abszess
basale Pleuritis, Pneumonie

EPIGASTRIUM

Hiatushernie
Ösophagitis
Ösophagusulkus
Ösophagustumor
Magenulkus
Magentumor
kardial: Infarkt, Angina pectoris

LINKER OBERBAUCH

Milzinfarkt, Milzruptur
Magenulkus
Pankreatitis
Pankreasnekrose
kardial: Infarkt, Angina pectoris
Aortenaneurysma
Nephrolithiasis, Niereninfarkt
akute Pyelitis / Pyelonephritis
subphrenischer Abszess
basale Pleuritis, Pneumonie

NABEL-REGION

Pankreatitis
Pankreasnekrose
Appendizitis
Nabelhernie
Aortenaneurysma
MECKEL-Divertikel

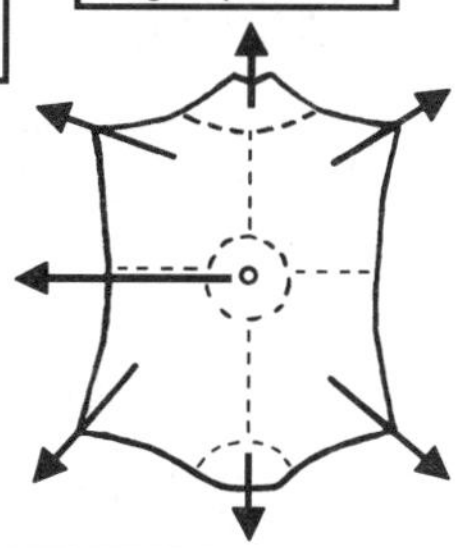

RECHTER UNTERBAUCH

Appendizitis,
perityphlitischer Abszess
Ileitis (Morbus CROHN)
Kolontumor
Invagination, Divertikulitis
Torsion des großen Netzes
Adnexitis, Ovarialzysten
Torsionsovar
Extrauteringravidität
Uretersteine
Leistenhernien, Hodentorsion

SUPRAPUBISCH

Zystitis
Prostataerkrankungen
akuter Harnverhalt
neurologische Blasenstörungen
gynäkologische Erkrankungen
Gravidität
Appendizitis
Sigmatumor, Rektumkarzinom
Divertikulitis

LINKER UNTERBAUCH

Divertikulitis
Kolontumor
Torsion des großen Netzes
Colitis-Komplikationen
Adnexitis, Ovarialzysten
Torsionsovar
Extrauteringravidität
Uretersteine
Leistenhernien
Hodentorsion

PSEUDOPERITONITIS

Gastroenteritis (viral od. bakteriell)
Angina abdominalis (Angiopathie)
Diabetisches Koma (Ketoazidose)
Hyperlipidämien, Hyperkalzämie, ADDISON-Krise
Urämie, Porphyrie, hämolytische Krise, Sichelzellenanämie, Leukosen
abdominelle Migräne, Herpes zoster, Psychosen
Intoxikationen (z.B. Blei, Thallium, Arsen)
Endometriose
Koxarthrose, Sakroiliitis, Lumbago, radikuläre Symptome (Bandscheibenvorfall), Tabes dorsalis (Lues)

NSAP (= non-specific abdominal pain): abdominelle Beschwerden ohne Nachweis einer Ursache

Epid: ◊ Alter und Geschlecht beachten, **Kind eher Appendizitis** (im Alter auch Appendizitis mögl., oft aber kein Fieber und sehr wenig Symptome), **höheres Alter eher Divertikulitis** und Tumoren, bei **jungen Frauen** an eine **Gravidität** oder **gynäkologische Erkrankungen** (Ovarialzysten, Adnexitis) denken.

◊ Häufigkeit: **Appendizitis** (55 %, je jünger der Pat. desto wahrscheinlicher), Cholezystitis (15 %), Ileus (10 %), Magen-, Duodenalulkusperforation (7 %), Akute Pankreatitis (5 %), Mesenterialinfarkt, Dünndarmaffektion (4 %), sonstige inkl. gynäkologischer Erkrankungen (4 %)

Klin: ⇒ Akute **Bauchschmerzen**, umschrieben od. diffus (innerhalb von Stunden entstanden) und **Abwehrspannung** des Abdomens

⇒ **Übelkeit und Erbrechen** (durch eingeschränkte Motilität werden die Sekrete nicht propulsiv sondern retropulsiv geleitet, bedingt durch zentrale Steuerungsmechanismen mit dem Schmerz als Trigger), Durchfall od. auch Obstipation

⇒ **Meteorismus** (geblähte Darmschlingen führen zum aufgetriebenen Bauch)

⇒ Störung des Allgemeinbefindens: Fieber, Exsikkose, Angst, oberflächliche Atmung (Schonatmung bei Peritonitis), Kaltschweißigkeit, Tachykardie bis hin zum Schock

⇒ Patienten mit Peritonitis vermeiden Bewegungen, da Erschütterungen zu Schmerzen durch Reizung des Peritoneums führen ⇨ **Schonhaltung**: angezogene Beine (= dadurch entspannte Bauchdecke)

⇒ Evtl. Foetor ex ore ⇨ V.a. endokrine, metabolische Erkrankungen

Diag: Ziel muss die **Entscheidung sein, ob eine Op akut notwendig ist!**

1. **Anamnese** Voroperationen? ⇨ Briden, bestehende Erkrankung von Seiten des Herzens? ⇨ an Mesenterialinfarkt denken, Alkoholismus? ⇨ Pankreatitis, Cholelithiasis bekannt?, Amenorrhoe? ⇨ Extrauteringravidität, systemische Erkrankungen? (Diabetes, Neoplasien, Leukosen, hämatologische), Reisen? ⇨ gastrointestinale Infektionen, Schmerzcharakter? (s.o.), Medikamente?, letzter Stuhlgang und Wasserlassen?
2. **Klinische Untersuchung:**
   Inspektion: Narben (⇨ Vor-Laparotomien!)
   Vorwölbungen, z.B. der Flanken bei Pankreatitis, retroperitonealen Prozessen (= GREY-TURNER-Zeichen)
   Blaufärbung um Nabel (= CULLEN-Phänomen), z.B. bei abdomineller Blutung, Extrauteringravidität, manchmal auch bei Pankreatitis
   Bläschen ⇨ Herpes zoster
   Bruchpforteninspektion (v.a. Nabel, Leiste)
   Facies abdominalis (halonierte Augen), Blässe, Ikterus?
   Palpation: Abwehrspannung meist bei Entzündung des Peritoneums (viszerosensible Leitungen werden mit somatosensiblen verschaltet ⇨ reflektorische Kontraktion der Bauchmuskulatur), Klopfschmerz, Loslassschmerz
   Resistenzen? (z.B. pulsierend ⇨ Bauchaortenaneurysma)
   Perkussion: tympanitisch (⇨ Luft), gedämpft (⇨ Flüssigkeit, z.B. Aszites)
   Auskultation: metallisch klingende, hochgestellte, plätschernde Darmgeräusche ⇨ V.a. mechanischen Ileus (Hyperperistaltik an umschriebener Stelle gegen ein Hindernis)
   "Totenstille" ⇨ Darmparalyse bei Peritonitis / paralytischem Ileus
   Gefäßgeräusche? ⇨ Aortenaneurysma, Nierenarterienstenose
   Rektale Untersuchung: DOUGLAS-Schmerz, DOUGLAS-Vorwölbung (Eiter- oder Flüssigkeitsansammlung), Blutung, Tumor?
   RR, Puls, Temperatur: rektal und axillar messen (Differenz normal 0,5 °C, größer z.B. bei Appendizitis)
3. **Labor:** Nachstehende Parameter zur Ausschlussdiagnostik bestimmen (evtl. mehrfach bestimmen, da Enzymverschiebungen zu Beginn fehlen können)
   - Allgemein: Kleines BB, Blutzucker, Gerinnung, Elektrolyte, CRP, Blutgase, Urinstix
   - Leber: GOT/AST, GPT/ALT, GGT, AP, Bilirubin
   - Pankreas: Lipase, Amylase (Pankreas-Amylase)
   - Niere: Harnpflichtige Substanzen (Kreatinin, Harnstoff, Harnsäure), Urin-Status
   - V.a. Myokardinfarkt: CK, CK-MB, Troponin T, LDH
   - Extrauteringravidität: Schwangerschaftstest
   - Präoperativ: Blutgruppe, Blutkonserven anfordern u. Kreuzprobe

4. **Sonographie** des Abdomens: Appendizitis, freie Flüssigkeit, Gallenblase, Niere, Pankreas, Kokardenform von Darmschlingen (= 2 Kreise ⇨ Invagination)
5. **Bildgebung:** Röntgen-Abdomenübersicht im Stehen oder Linksseitenlage: Flüssigkeitsspiegel ⇨ Ileus; Verkalkungen ⇨ Steine; freie Luft unter dem Zwerchfell, in den Gallengängen ⇨ Perforation eines Hohlorgans
   CT-Abdomen (wird heute bei Verfügbarkeit sofort primär statt der Abdomenübersichtsaufnahme eingesetzt), weitere Untersuchungen ggf. i.v. Urographie, Magen-Darm-KE (mit wasserlöslichem Kontrastmittel!, Gastrografin®), bei Invagination Kolon-KE (diagnostisch und ggf. therapeutisch), präoperative Angiographie (⇨ bei V.a. Mesenterialinfarkt), Röntgen-**Thorax**: Pneumonie, Herzkontur, Pleuritis/Atelektasen?
6. EKG: zum Ausschluss eines Herzinfarktes (Infarktzeichen: ST-Hebung, R-Verlust)
7. Endoskopie = Ösophagogastroduodenoskopie (ÖGD) ⇨ Magen-/Duodenalulkus, Gastritis, Refluxösophagitis, Papilleninspektion
8. (Diagnostische Peritoneallavage: Perforation, Blutung?, wird bei uns heute nicht mehr gemacht, 3.Welt-Diagnostik, wenn andere Untersuchungsverfahren nicht verfügbar sind)
9. Diagnostische Laparoskopie, bzw. bei unklaren Befunden ⇨ **explorative Laparotomie**

DD: Bauchschmerzen, **Übelkeit und Erbrechen** gehören zu den Hauptsymptomen des Akuten Abdomens, können aber auch viele andere Ursachen haben:

DD: Übelkeit u. Erbrechen

ZENTRAL
Commotio
Hirndruck (Enzephalitis, SHT, Blutung, Tumoren)
Migräne, **Otitis media**
Schwindel, Morbus MENIÈRE
Psychosomatisch: **Konversionsneurosen**, **Anorexie**, Bulimie
Multifaktoriell: **Schwangerschaft**, Extrauteringravidität

INOKULIERTE NOXEN
Verdorbene Speisen (Enterotoxine)
Pilzintoxikation
Alkoholgenuss
Medikamente: Laxanzien, Diuretika, Morphine, Vasopressin, hormonale Kontrazeptiva, **Zytostatika**

ÖSOPHAGEAL
Ösophagusdivertikel
Hiatushernie
Neoplasien
Kardiospasmus
Achalasie
Refluxkrankheit

PANKREATOGEN
Pankreatitis
Pankreasnekrose
Pankreaszysten
Neoplasie

GASTROGEN
Ulkuskrankheit
Gastritis
Neoplasma
Magen-Operation
Pylorospasmus
Sanduhrmagen
Neurogene Gastropathie (z.B. bei Diabetes mellitus)

HEPATOGEN / BILIÄR
Hepatitis, Leberzirrhose
Coma hepaticum
Dyskinesie der Gallenwege
Cholelithiasis
Choledocholithiasis
Cholezystitis, **Cholangitis**
Papillenstein, Papillenstenose
Neoplasie der Gallenwege
Postcholezystektomiesyndrom

RENAL
Nephrolithiasis (Kolik)
Niereninsuffizienz

ENTERAL
Ulcus duodeni
Enteritis/Ileitis
Ileus, Subileus
Appendizitis
Colitis
Divertikulitis
Polyposis
Neoplasien, Karzinoid
Narbenstenosen
Kotstein, Bezoar
Volvulus, Invagination
chronische Obstipation
Sprue, Askaridiasis
Hernien: Epigastrische-, Leisten-, Schenkel-, LITTRÉ-, Narbenhernie

PERITONITIS
Perforation (Magen, Duodenum, Appendix, Gallenblase, Tumoren, Tubenruptur, Uterusruptur, Milz-, Leberruptur)
Gynäkologisch/urologisch: Adnexitis, Parametritis, Pelveoperitonitis, DOUGLAS-Abszess, Perihepatitis, Hodentorsion
Metastasen von Tumoren, Peritonealkarzinose
Mesenterialarterieninfarkt, Mesenterialvenenthrombose
Systemerkrankungen: Panarteriitis nodosa, Lupus erythematodes
Primär bakteriell: Tuberkulose

PSEUDOPERITONITIS
Diabetisches Koma (Ketoazidose), Urämie, Hyperlipidämie
Hämolytische Krise, Porphyrie, Hyperkalzämie

Ther: • Konservativ: Akut in der Prähospitalphase bei Schmerzen: 1 Amp. Butylscopolamin i.v. (Buscopan®), keine Morphine wegen der Gefahr von Sphinkterspasmen und wegen der Verschleierung der Symptomatik geben!

Bei Erbrechen: Metoclopramid 2 ml i.v. (MCP®)
Bei Bewusstseinsstörungen: Seitenlagerung, evtl. Intubation u. Beatmung sowie Magensonde als Aspirationsschutz
Bei Schock: i.v. Volumensubstitution (Ringer-Laktat), Bluttransfusion bei Hb ≤7 g/dl

- Operativ: Ind: Akute Appendizitis, Ileus, Magen- oder Duodenal-Perforation, Mesenterialgefäßverschluss (spezifische Ther. siehe jeweiliges Kapitel)

Prog: Jedes Akute Abdomen ist ein **Notfall** und muss unbedingt diagnostisch abgeklärt werden!

BAUCHTRAUMA

Syn: Abdominaltrauma, ICD-10: S36.-

Ät:
- **Stumpfes Bauchtrauma:** z.B. Auffahrunfall, Lenkradanprall, Schlag/Boxen od. Stoß, Explosion, Einklemmung, Überrolltrauma, Sturz aus großer Höhe, Kindesmisshandlung
- **Perforierendes Bauchtrauma:** z.B. Messerstich-, Schuss-, Pfählungsverletzung
- Iatrogen: Laparoskopie, Laparotomie, Punktionen

Path:
- **Einriss/Perforation/Zerreißung eines Bauchorgans**: Milz, Leber, Mesenterium, Niere, Zwerchfell, Magen, Duodenum (meist die retroperitoneale Wand), Dünndarm, Dickdarm, Blase, Pankreas, Gallenblase
- Gefäßverletzung oder Ein-/Abriss des Mesenteriums ⇨ **intraabdominelle Blutung**
- Bei Perforation von Darmschlingen, Gallenblasen-/Gallenwegeruptur ⇨ **Peritonitis**

Epid: In 20-40 % d.F. liegt bei polytraumatisierten Pat. ein Bauchtrauma vor.

Klin:
⇒ Symptomatik sehr unterschiedlich, von wenig bis stärkste Schmerzen
⇒ Prellmarken, Hämatome, Vorwölbungen, Einstichstellen
⇒ Bild des **Akuten Abdomens**, Schockzeichen

Diag:
1. Anamnese (Unfallhergang, Ausmaß der Unfallgewalt) und klinische Untersuchung: Inspektion des Bauches: Prellmarken / perforierende Bauchwunde (keine Sondierungen!), Hämatome, Flankendämpfung, Abwehrspannung, Darmgeräusche
   Bei primär unauffälligem Befund kurzfristige Kontrollen + Sonographie durchführen!
2. **Sonographie-Abdomen** (FAST-Schema): **freie Flüssigkeit** (= Blutung), **Organverletzungen**/-rupturen (Milz, Leber, Pankreas)
3. Bildgebung: **Spiral-CT** von Abdomen, Thorax u. Schädel: wird heute bei polytraumatisierten Patienten und Verfügbarkeit direkt in einem Durchgang durchgeführt,
   sonst Röntgen-Abdomenübersicht im Stehen oder Linksseitenlage (Fremdkörper, Organverlagerungen, freie Luft im Abdomen)
   Röntgen-Thorax (Begleitverletzungen, wie Pneumothorax, Zwerchfellruptur, Bronchus-, Ösophagusverletzungen)
4. Labor: Notfall-Labor für Op-Vorbereitung (BB, Gerinnung, Elektrolyte, Leber-, Nieren-, Pankreaswerte, Blutgruppe, Kreuzblut), Blutkonserven anfordern, Urinstatus (Blut?)
5. (Peritoneallavage: bei stumpfem Bauchtrauma indiziert, heute bei uns nicht mehr durchgeführt, 3.Welt-Diagnostik): Punktion 2 QF unterhalb des Nabels, Vorschieben des Katheters in das kleine Becken, ca. 1 Liter Ringerlösung einbringen u. wieder ablassen ⇨ Beurteilung auf Blut-, Galle- od. Stuhlbeimengungen, evtl. Bakteriologie, Lipase-, Amylase-, Hkt-Bestimmung. Keine Lavage bei Ileus od. Verwachsungsbäuchen wegen der Perforationsgefahr!, bei Verwachsungen auch falsch neg. Ergebnisse durch Abkammerung mögl.)
6. Perforierende Bauchverletzung oder unsicherer Befund ⇨ **immer diagnostische Laparoskopie/Laparotomie** durchführen!

Ther:
- Akut: Stabilisierung der Vitalfunktionen, sterile Abdeckung evtl. prolabierter Darmschlingen, Fremdkörper präklinisch **nicht** entfernen, Transport in die Klinik.
- Operativ: Ind: Jedes perforierende Bauchtrauma sollte laparotomiert werden!
  Stumpfes Bauchtrauma bei intraabdomineller Blutung, Organverletzung
  - Perforierendes Bauchtrauma: Inspektion der Wunde, Laparotomie (nicht im Gebiet der primären Wunde), Inspektion der Bauchorgane und der Eintrittsstelle der Perforation,

weitere Ther. je nach Verletzungsmuster, Tetanusprophylaxe!
- Übernähung von Darmperforationen, lokale Blutstillung, Spülung mit Taurolidin-Lösung = bakterizid wirkendes Antibiotikum (Taurolin® 0,5 %ig), Drainage
- Darmzerreißung: Resektion des betreffenden Darmabschnittes
- Milz-, Leber-, Pankreas-, Nieren-, Aortenverletzungen ⇨ siehe jeweiliges Kapitel

• Leitlinie: Polytrauma, S3 v. 12/2022 (AWMF Registernummer 187-023)

Prog: Abhängig vom Schockzustand des Pat. und Ausmaß der Organverletzungen

Kompl:
* Intraabdominelle Blutung / **Massenblutung** ⇨ **Schock**, vitale Gefährdung
* Darmvorfall bei Eröffnung der Peritonealhöhle
* **Ileus** (auch noch nach Tagen, z.B. durch gedecktes Mesenterialhämatom und folgender Darmnekrotisierung)
* Posttraumatische Cholezystitis, posttraumatische Pankreatitis ⇨ Sepsisherd
* **Peritonitis** (Bauchfellentzündung) kann bedingt sein durch:
  · Messerstichverletzung ⇨ Keime von außen od. gleichzeitige Perforation des Darmes
  · **Perforation/Ruptur** eines intraabdominellen Organes durch Druck von außen ⇨ sekundäre bakterielle Kontamination bei Darmruptur (Mischinfektion verschiedener Erreger), Leber-, Milz-, Pankreasverletzung
  · Intraabdominelle Fremdkörper (z.B. Geschosssplitter, aber auch Reaktion auf Nahtmaterial, vergessene Op-Instrumente)
  · Gefäßverletzung ⇨ Intestinale Ischämie, Mesenterialgefäßinfarkt
  · Intraoperative Infektion bei Abdominaleingriffen, Nahtbruch (Anastomoseninsuffizienz)

  Ther: Op der Traumafolge (z.B. Fremdkörperentfernung, Übernähung einer Darmperforation, Gefäßrekonstruktion usw.), Ausspülen der Bauchhöhle, Drainagen, intensivmedizinische Überwachung und systemische Antibiose (z.B. i.v. Ceftriaxon + Anaerobier-Antibiotikum, Metronidazol), weiteres s.u., Kap. Peritonitis.
* **Intraabdominelle Abszesse:** subphrenisch, subhepatisch, Schlingenabszess (Dünndarm), retrokolisch, parakolisch, perityphlitisch, perisigmoidal, DOUGLAS-Abszess und Abszesse intraabdomineller Organe: Leber-, Milz-, Pankreasabszess
* **Abdominelles Kompartmentsyndrom** durch intraabdominelle Druckerhöhung (>20 mmHg) ⇨ intestinale Minderperfusion, Kompression der V.cava inf. (Abnahme des Herzzeitvolumens), Oligo- bis Anurie, pulmonale Atelektasen, Steigerung des Beatmungsdruckes; Diag: spezielle Drucksonde in einem Harnblasenkatheter

  Ther: druckentlastende Laparotomie, temporäre Abdeckung mit einer Folie od. Einnähen eines großen Netzes (mit Anlage eines Vakuums) und später endgültiger Verschluss des Abdomens (nach 1 Wo. bis 6 Mon.), Prog: sehr ernst, Letalität: 20-40 %
* **Begleitverletzungen bei Polytrauma:** Rippenserienfrakturen, Pneumothorax, Zwerchfellkontusion/-ruptur, Wirbelfrakturen, HWS-Verletzungen, SHT, Schädelfrakturen, Hirnblutungen, Beckenfrakturen, retroperitoneale Hämatome, Extremitätenverletzungen

DD:
- Zusätzliche Begleitverletzungen (Polytrauma) mit Schmerzausstrahlung
- Bauchdeckenprellung, Bauchdeckenhämatom
- Wirbelfrakturen, Thoraxverletzungen (basale Rippenfrakturen), Beckenfrakturen
- Retroperitoneales Hämatom
- Zwerchfellkontusion/-ruptur
- Verletzung der Urogenitalorgane

GASTROINTESTINALE BLUTUNGEN

Path: ♦ Lok: Zu den oberen gastrointestinalen Blutungen zählen alle Blutungen mit einer Ursache proximal des TREITZ-Bandes (= Ösophagus bis zum Ende des Duodenums). Sie machen 90 % der GI-Blutungen aus.
Die unteren gastrointestinalen Blutungen sind aboral des TREITZ-Bandes (Plica duodenojejunalis) lokalisiert (= ab Jejunum bis zum Anus), sie machen 10 % der GI-Blutungen aus.

- Häufigkeit:
  1.) Oberer GI-Blutung **90 %** ⇨ 50 % **Ulkusblutungen**, 5 % Erosionen
  [ICD-10: K92.2] 20 % Varizen, 5 % MALLORY-WEISS-Syndrom
  5 % Ösophagitis, 5 % Karzinome
  2.) Dünndarmblutungen 1 %
  3.) Untere GI-Blutung **9 %** ⇨ davon 80 % **Hämorrhoidalblutung**, der Rest sind meist
  [ICD-10: K62.5] Divertikelblutungen u. Blutungen durch Angiodysplasien
- Beachte: in 30 % d.F. **Mehrfachblutungen**!
  Die Hälfte aller Patienten hat Hämorrhoiden als Zweitbefund!
- Altersverteilung: insb. zu beachten bei der unteren GI-Blutung
  Kindesalter: Invagination, Ileus, MECKEL-Divertikel
  Junges Erwachsenenalter: Hämorrhoiden, Colitis ulcerosa/Morbus CROHN
  Ab 60. Lj.: **Angiodysplasien** (Hämangiome, arteriovenöse Missbildungen, Teleangiektasien), **Hämorrhoiden, Divertikulose**, Karzinome, Polypen

Ät: Zur topischen Zuordnung der intestinalen Blutungsursachen siehe folgende Übersicht. Die extraintestinalen und systemischen Ursachen sind dabei Ausschlussdiagnosen:

OBERE GASTROINTESTINALE BLUTUNG

Ulkus: **Bulbus duodeni, Magen,** unterer Ösophagus, Jejunum
Erosionen: **Gastritis,** Bulbus-duodeni-Erosionen, Refluxösophagitis
Varizen: **Ösophagus,** Magenfundus
MALLORY-WEISS-Syndrom (**Kardiaschleimhauteinriss**)
Traumata, Fremdkörper, Hämobilie
Magenkarzinom, Papillenkarzinom, Leber- od. Pankreastumoren
Chronische Pankreatitis mit Pseudozyste od. Pseudoaneurysma
Angiodysplasien (OSLER-Krankheit), aortoduodenale Fistel
Iatrogen: Endoskopie, Operation, Anastomosenulkus

EXTRA-INTESTINALE URSACHEN

Lungenembolie, Bronchialkarzinom
Bronchiektasen, Pneumonie, TBC
Lungenhämosiderosen
GOODPASTURE-Syndrom
HNO: Nasenbluten (z.B. bei OSLER-Krankheit)

Gynäkologische Blutungen

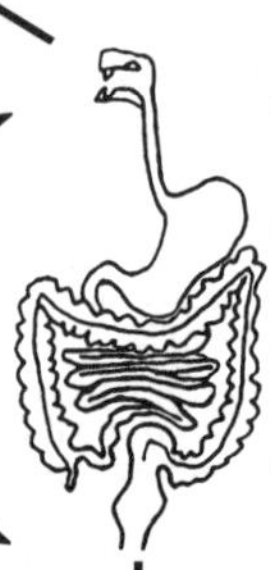

SYSTEMERKRANKUNGEN

Hämorrhagische Diathese
Thrombozytopenie
Vaskuläre Purpura
Hämophilie
Leukosen, Urämie
Leberzirrhose
Sepsis, DIC

Iatrogen: ASS, NSAR, SSRI, Zytostatika, **Antikoagulation**

UNTERE GASTROINTESTINALE BLUTUNG UND DÜNNDARMBLUTUNG

Hämorrhoiden, Angiodysplasien, Hämangiom
Divertikulose, Polyposis, Adenome
Ileus, Hernie, Invagination, MECKEL-Divertikel
Mesenterialgefäßverschluss, aortointestinale Fistel, ischämische Kolitis
Colitis ulcerosa / Morbus CROHN
Kolon-, Sigma-, Rektum-, Anal-**Tumoren**, Karzinoid-Syndrom
Analfissuren, Proktitis, Ulcus recti, Rektumprolaps
Intestinale Endometriose
Infektiös: Enteritis, Salmonellen, Ruhr, Cholera, Tuberkulose
Iatrogen: Postoperative Nachblutungen, nach Endoskopie

Epid: ◊ Inzidenz: 50-150/100.000 Einwohner/Jahr, mit dem Alter zunehmend

Klin: ⇒ Orale Blutung: Hellrote Blutung = **Hämatemesis** (Bluterbrechen), Hämoptoe = Bluthusten
Kaffeesatzerbrechen = Blutung mit Hämatinbildung (Kontakt d. Blutes mit Magensäure)

⇒ Analer Blutabgang: Hellrote Blutung = **Hämatochezie**
Melaena = **Teerstuhl,** Schwarzfärbung des Stuhls durch Hämatinbildung (meist bei oberer GI-Blutung, auch bei unterer GI-Blutung, wenn die Darmpassage verlängert ist)
Okkulte Blutung = die Blutung wird nicht sichtbar, meist chronische hypochrome Anämie, Ursache häufig Neoplasien

⇒ Bei schweren Blutungen Zeichen des Schocks

Diag:
1. **Anamnese** (Alkohol, Leberzirrhose, Pankreaserkrankung, Ulkuskrankheit, Gastritis, heftiges Erbrechen, Gewichtsabnahme, Dysphagie, Antikoagulanzien?) und klinische Untersuchung: Inspektion, Palpation und Auskultation des Abdomens
   digitale rektale Untersuchung (Teerstuhl oder Blutauflagerungen?)
2. Labor: Blutbild, Gerinnungsstatus, Leberenzyme, Laktat und **Kreuzblutabnahme** für die Blutbank bei größerer Blutung!
3. Obere GI-Blutung ⇨ **endoskopische Abklärung!** (Ösophagogastroduodenoskopie = **ÖGD** mit einer einmaligen Antibiose, Erythromycin 250 mg i.v.), wird dann mit der therapeutischer Blutstillung in gleicher Sitzung kombiniert.
   Untere GI-Blutung ⇨ **Proktoskopie** und **Rekto-/Koloskopie**, bei starker Blutung auch zusätzlich ÖGD, Ultima ratio: explorative Laparotomie
4. Bildgebung: **CT-Abdomen** mit KM (in Mehrphasentechnik = Bilder in venöser u. arterieller Phase) bei unklarem Befund oder anhaltender Blutung, ggf. konventionelle Angiographie (über den Katheter ist dann auch eine interventionelle Embolisation mögl.)

Etlg: Endoskopische Beurteilung der oberen GI-Blutung, Modifiziert n. FORREST

Typ I:	Zeichen der **akuten Blutung** Ia **spritzende** arterielle Blutung Ib aktive Sickerblutung
Typ II:	Zeichen einer vor kurzem **stattgehabten Blutung** IIa Gefäßstumpf sichtbar (visible vessel, hohes akutes Rezidivrisiko) IIb haftendes Koagel IIc Hämatinauflagerung, dunkler Ulkusgrund
Typ III:	Sichtbare Läsion ohne o.g. Kriterien = keine Blutung, aber Blutungsanamnese (Hämatemesis, Teerstuhl)

Ther:
- 70-80 % der Blutungen sistieren spontan
- Konservativ: akut bei schwerer Blutung (meist oberer GI-Trakt): venöser Zugang, Schockbehandlung, evtl. Intubation, Blut anfordern (Blutbank)
  Med: bei variköser Blutung **Terlipressin** i.v. 2 mg alle 4 Std. und i.v. Antibiose (z.B. Ceftriaxon) beginnen,
  bei nicht-variköser Blutung PPI i.v. (80 mg Omeprazol als Bolus)
  Magensonde und Magenspülung (mit kaltem Wasser) und **Endoskopie** (**ÖGD**) ⇨ **endoskopische Ligatur** od. Clip-Applikation der Ulkus- oder Varizenblutung, ggf. auch perivasale Adrenalin- (1:20.000) oder intravasale Cyanacrylat-Sklerosierung (Histoacryl®) oder submuköse Fibrinklebung, Argonplasmalaser- oder Elektrokoagulation

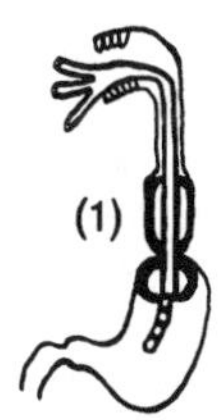

- Extreme Varizenblutung: Kompression mit Sonden (s. Abb.) für 12 bis max. 48 Std., heute nur noch selten erforderlich:
  Ösophagusvarizen: SENGSTAKEN-BLAKEMORE-Sonde (1) mit Doppelballon
  Magenfundusvarizen: Kompression mit LINTON-NACHLAS-Sonde (2).
  Im blutungsfreien Intervall ⇨ Ligatur, selektive angiographische Embolisation od. Elektiv-Shunt-Op (s.u. Kap. Portale Hypertonie)

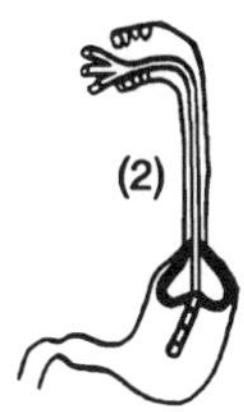

- Operativ: Ind: Notfall-Op sofort: persistierender Schock (2 l Blutverlust in 4 Std.), spritzende, endoskopisch nicht stillbare Blutung
  Früh-Op: Blutverlust von 3 l in 24 Std. (⇨ 4-6 Konserven), Rezidivblu-

tungen nach ausgeschöpfter konservativer Ther.

- Durchgeführt werden Operationen mit lokaler Umstechung, Übernähung des Defektes, aber auch resezierende Verfahren (spezifische Ther. siehe jeweiliges Kapitel)

- Leitlinie: Gastrointestinale Blutung, S2k v. 5/2017 (AWMF Registernummer 021-028)

Prog: 80-90 % der Blutungen können konservativ beherrscht werden, ¾ davon sistieren spontan. Letalität: entscheidend ist die Intensität der Blutung (bei Notwendigkeit von 6 Konserven Erythrozytenkonzentrate statistisch enormer Anstieg der Letalität auf 10-50 %). Durchschnittliche Letalität insgesamt bei 5 %, bei Ösophagusvarizenblutung bis 30 %. Die Prog. für eine Notoperation im Stadium des hämorrhagischen Schocks ist sehr schlecht.

Kompl:
* **Blutverlust** >1.000 ml bedingt die Gefahr der **Schockentwicklung** mit Blutdruckabfall und Tachykardie (Schockindex >1)
* Schock ⇨ Nierenversagen, Verbrauchskoagulopathie
* **Aspirationspneumonie**
* **Rezidivblutung** (insb. bei noch sichtbarem Gefäßstumpf)

DD: Intraperitoneale Blutung: Milz-, Leberruptur, rupturiertes Aortenaneurysma, Mesenterialblutung, Tubarruptur/-abort bei Tubargravidität, Endometriose, gynäkologische Zysten

PERITONITIS

Syn: Bauchfellentzündung, Infektion der Bauchhöhle, ICD-10: K65.-

Anatomie: **Parietales Peritoneum** an der Bauchwand
Viszerales Peritoneum überzieht die intraperitonealen Organe
Gesamtfläche: 1,5-2,25 m^2
Ausgeprägtes arterielles, venöses und lymphatisches Kapillarnetz (insb. am Centrum tendineum ⇨ Ausbreitung peritonealer Infektionen in den Pleuraraum mögl.)
Sensible Versorgung des parietalen Peritoneums über spinale Nerven, des viszeralen Peritoneums über das vegetative Nervensystem
Physiologie: große Resorptionsfläche und -fähigkeit, ca. 20 ml Exsudat in der Bauchhöhle sind normal

Ät:
- **Akute Peritonitis** (5-30 % Letalität)
  - **Perforation** eines intraabdominellen Hohlorganes ⇨ sekundäre bakterielle Kontamination (Mischinfektion verschiedener Erreger): bei **Appendizitis**, Ulkuskrankheit, Tumoren, Gallenblasenruptur, Pankreatitis, Pankreasverletzung
  - Permigrationsperitonitis = Durchwanderung von Bakterien (lymphogen) bei Ileus, Appendizitis, Cholezystitis, Organgangrän, Keimaszension über den Eileiter bei Gonorrhoe
  - Fremdkörper
  - Penetration, z.B. bei Volvulus, Ileus-Strangulation, Invagination
  - Intestinale Ischämie, Mesenterialgefäßinfarkt
  - Messerstichverletzung ⇨ Keime von außen od. gleichzeitige Perforation des Darmes
  - Hämatogene (primäre) Peritonitis (z.B. bei Pneumonie, Angina tonsillaris), v.a. bei Kindern
  - Sterile Peritonitis: Gallenblasenruptur, Tumoren, Urin, Chylus
- **Chronische Peritonitis** (5 % Letalität)
  - Morbus CROHN, Colitis ulcerosa, Tuberkulose
  - Inkompletter mechanischer Ileus
  - Polyserositis (im Rahmen rheumatischer Erkrankungen)
  - Peritonealkarzinose
  - bei Peritonealdialyse
  - Liquordrainage (ventrikuloperitonealer Shunt)
  - Strahlungsbedingt (Radiatio)
  - Intraperitoneale Chemotherapie

- **Iatrogene/postoperative Peritonitis** (20-40 % Letalität)
  - Intra-/postoperative **Infektion bei Abdominaleingriffen**
  - Nahtbruch (**Anastomoseninsuffizienz**, Duodenalstumpfleckage), T-Drain-Dislokation
  - Fremdkörper (Reaktion auf Nahtmaterial, vergessene Op-Instrumente, vergessene Tupfer od. vergessenes Bauchtuch, sog. Gossypibom)

Path: ♦ Keimbesiedlung ⇨ Entzündung mit Ödem und Fibrinausschwitzung ⇨ Flüssigkeitsverlust ⇨ Hypovolämie ⇨ Schockspirale
Dünndarmläsionen sind weniger gefährlich, da kaum Bakterienfreisetzung

♦ Bei Kindern entwickelt sich sehr schnell eine diffuse Peritonitis, da das Netz als "Peritonitisbremse" erst mäßig ausgebildet ist

♦ Keimspektrum: typisch sind Keime der physiologischen Dickdarmflora
Aerobier/fakultativ anaerob: **Escherichia coli**, **Enterokokken**, Enterobacter, Proteus, Klebsiellen, Streptokokken, Staphylokokken, Pseudomonas, Citrobacter
Anaerobier: **Bacteroides fragilis**, Clostridien, Peptostreptokokken
Pilze: Candida albicans

Epid: ◊ Für Deutschland werden 30.000 Fälle/Jahr geschätzt

◊ Häufigkeit: 1/3 **Appendizitis**, 1/3 **postoperativ**, 2,5 % traumatisch bedingt, der Rest auf **Magen**, **Dickdarm**, Jejunum, Ileum, Galle und Pankreas als Ursache verteilt

Etlg: # Primäre Peritonitis = Übertritt von Bakterien durch die intakte Darmwand
Sekundäre Peritonitis = Infektion durch Perforation/Trauma/Op intraabdomineller Organe

Bakterielle Peritonitis (95 % d.F.), chemisch toxisch (= steril, z.B. durch Galleleckage, Urin- oder Röntgenkontrastmittelaustritt [Barium] bei Perforation) oder strahlungsbedingt

Lok: lokale (circumscripte) und diffuse (generalisierte) Peritonitis

Pathoanatomisch: seröse, fibrinöse, hämorrhagische, eitrige (purulente), jauchige (putride) und kotige (sterkorale) Peritonitis

Stadieneinteilung nach FEIFEL (1983)

Stadium I:	Diffuse eitrige Peritonitis ohne Beteiligung weiterer Organsysteme
Stadium II:	Eitrige Peritonitis mit sekundärer Beteiligung eines weiteren Organs
Stadium III:	Peritonitis mit sekundärer Beteiligung von zwei od. mehreren Organsystemen (z.B. Nierenversagen, respiratorische Insuffizienz)

Klin: ⇒ Symptome eines **Akuten Abdomens** mit **Abwehrspannung der Bauchdecken**, heftigen **bewegungsabhängigen** Schmerzen, Brechreiz, Meteorismus, Stuhlverhalt, **Schonhaltung**, Kräfteverfall, ggf. Fieber

⇒ Ängstlich, verfallener Gesichtsausdruck (Facies abdominalis)

⇒ Schockzeichen: Pulsanstieg, Blutdruckabfall, Oligurie

Diag: 1. Anamnese und klinische Untersuchung des 'Akuten Abdomens' (s.o.)
2. Labor: v.a. postoperativ wichtig, da der Bauch schlecht palpabel ist: BB, CRP, Procalcitonin, Interleukin-6-Konzentration
erhöhtes Kreatinin ⇨ Zeichen eines beginnenden Nierenversagens
erhöhtes Serum-Laktat ⇨ Hinweis auf beginnenden Schock bei Peritonitis
3. Sonographie: Nachweis von **freier Flüssigkeit**
4. Bildgebung: Rö.-**Abdomenübersicht** ⇨ freie Luft?, Darmspiegel?, **CT-Abdomen** mit KM
5. Aszites-Punktion: mikrobiologische Untersuchung, Eiweißgehalt, Leukozytenzahl, LDH, Fibronektin, Cholesterin

Ther: • Erstes und wichtigstes Ziel: **Beseitigung des Peritonitisherdes** (Op des Grundleidens), Vermeidung weiterer Infektionsquellen

• **Ausspülen** der Bauchhöhle (Peritoneallavage), z.B. mit antibiotikahaltiger Lösung (Taurolidin 0,5 %ig, Taurolin®) einzeitig und Einlage von mehreren **Drainagen**
oder falls erforderlich kontinuierliche Spülung (Silikonwellendrainagen)
oder **Etappenlavage** = mehrfache Revisionen bis Lungen-, Kreislauffunktion, Labor und

Keimnachweis o.B. Der Bauch wird dabei intermittierend durch einen Schienengleitverband (eine Art Reißverschluss) zur Infektionsprophylaxe verschlossen.

- **Intensivmedizinische Überwachung** und Behandlung (Flüssigkeitsbilanz, parenterale Ernährung, Ulkusprophylaxe)
  Magensonde, evtl. Dünndarmsonde (DENNIS-Sonde) zur Ileusprophylaxe
- Medikamente: **systemische Antibiotika**-Behandlung **i.v.** ⇨ breite Abdeckung: Cephalosporin (z.B. Ceftriaxon) + Anaerobier-Antibiotikum (Metronidazol), bzw. nach intraoperativem Abstrich gezielte Antibiose gem. Antibiogramm für 5 Tage, bei Pilzinfektion (meist Candida) systemische Antimykotika-Therapie
  Konservativ therapiert werden mit systemischer Antibiose: Peritonitis bei Pneumokokken- (Cephalosporine), Gonokokken-Infektion (Penizillin) und Tuberkulose-Infektion (mind. 3fache Antituberkulotika für 6-9 Monate)

Prog: Gesamtletalität 30 %, Letalität hängt allgemein von dem Ausmaß der Nekrosen u. der Dauer des Geschehens ab: bei Appendizitis 5 %, bei Ileus Faustregel: pro 1 Std. ca. 1 % Letalität, Pankreatitis od. postoperative Peritonitis sehr ernste Prognose, 20-50 % Letalität!

Kompl:
* Septischer Schock, renale und pulmonale Dekompensation
* **Intraabdominelle Abszesse:** Subphrenisch, subhepatisch, Schlingenabszess (Dünndarm), retrokolisch, parakolisch, perityphlitisch, perisigmoidal, DOUGLAS-Abszess
  und Abszesse intraabdomineller Organe: Leber-, Milz-, Pankreasabszess
* **Abdominelles Kompartmentsyndrom:** Ther: druckentlastende Laparotomie, temporäre Abdeckung mit einer Folie, hohe Letalität
* Längere Etappenlavage kann zusätzlich zur Pilzinfektion führen
* Spätkomplikationen: Mechanischer Ileus durch **Adhäsionen**, intraabdominelle Verwachsungen, Narbenhernien
* **Multiresistente Keime** (meist im Krankenhaus/Intensivstation erworben): ESBL-bildende (Extended-Spectrum-Beta-Lactamase) Enterobakterien (E.coli, Klebsiellen), Vancomycin-resistente Enterokokken (VRE), MRSA (Methicillin-resistenter Staphylococcus aureus) ⇨ Ther: mit speziellen intravenösen Reserveantibiotika, z.B. Tigecyclin (Tygacil®) od. Ceftolozan+Tazobactam (ZERBAXA®) i.v. für 7-10 Tage

DD:
- Jeder möglicher Grund eines Akuten Abdomens
- Pseudoperitonitis (Porphyrie, Diabetes mellitus, Urämie, Meningitis)

ILEUS

Def: Störung der Darmpassage durch Darmverschluss oder Darmlähmung, ICD-10: K56.-

Etlg:
Formen:
- **Mechanisch**, ICD-10: K56.6: Obstruktion von außen (Okklusion, z.B. Briden, Tumor, Stenosen) oder von innen (Obturation, z.B. Kotballen, Fremdkörper) oder durch Strangulation (mit Beteiligung der Mesenterialgefäße, z.B. bei Hernien, Volvulus)
- **Paralytisch**, ICD-10: K56.0: entzündlich/toxisch (bei Peritonitis), reflektorisch (z.B. Koliken), vaskulär od. metabolisch (z.B. bei Hypokaliämie)
- Spastisch (keine Peristaltik wegen andauernder spastischer Darmwandkontraktion): Blei-Intoxikation, Porphyrie, Askariasis (= Spulwurmbefall)
- Gemischt (Kombinationsileus): paralytischer Ileus entsteht aus einem langandauerndem mechanischen Ileus

Passagestörung: komplett / inkomplett (partiell = Subileus)
Verlauf: akuter / subakuter (Subileus) / chronischer / chronisch rezidivierender Ileus
Lok: hoher (= Dünndarm, 70 % d.F.) / tiefer Ileus (= Kolon)

Mechanischer Ileus

Ät: - **Obstruktion:** (postoperative) Adhäsionen und **Verwachsungen** (= **Brideníleus**, ICD-10: K56.5), **Tumoren**, Divertikulitis, Darmatresien (v.a. Dünndarm bei Säuglingen <6 Monaten),

Stenosen, Darmduplikaturen, Koprostase (Neugeborenen-, Mekoniumileus bei Mukoviszidose, Morbus HIRSCHSPRUNG), Bezoar (= Gastrolith aus im Magen verfilzten Haaren od. Fasern), verschluckte Fremdkörper (z.B. Drogenpäckchen bei Drogenkurieren, sog. „Bodypakking"), Peritonealkarzinose, gastrointestinale Tuberkulose

- **Strangulation** (v.a. Dünndarm, mit Störung der Blutzirkulation ⇨ Mesenterialinfarkt mögl.) durch Herniation (**Inkarzeration**), Volvulus (Rotationsanomalien), **Invagination**
- Gallensteinileus (spontane cholecysto-intestinale Fistel, der Stein obturiert im Dünndarm oder am Ostium ileale [= BAUHIN-Klappe] am Übergang vom Ileum zum Kolon)

<u>**Path:**</u>
- ♦ **Stase** ⇨ Dehnung der Darmwand (= **Distension**) ⇨ Minderung der Durchblutung ⇨ lokale Hypoxie ⇨ **lokale Funktionseinschränkung**, Elektrolytverschiebungen
- ♦ Durch Stase ⇨ **Bakterienpenetration** in die Darmwand ⇨ **Toxikämie**
- ♦ Ödem der Darmwand ⇨ Verdickung der Darmwand ⇨ **Hypovolämie**
- ♦ Flüssigkeitsabgabe ins Darmlumen ⇨ **Hypovolämie, Schock**, Emesis
- ♦ Lokale neurovaskuläre Reaktionen ⇨ Postaggressionssyndrom

<u>**Etlg:**</u>
Dünndarm: 65 % **Briden** als Ursache (nach Eingriffen im Bauchraum, 4 Wochen postop bis Jahre danach möglich), durch die Strangulationsmöglichkeit schnellerer Verlauf
Dickdarm: 70 % **Kolonkarzinom** als Ursache

<u>**Klin:**</u>
- ⇒ Akuter Beginn od. langsam progrediente Symptomatik ("Subileus" od. inkompletter Ileus)
- ⇒ Heftige kolikartige **Schmerzen** (peristaltiksynchron)
- ⇒ **Übelkeit, Aufstoßen u. Erbrechen**
- ⇒ **Meteorismus** (aufgeblähter Bauch, Flatus), **Stuhl- und Windverhalt**
- ⇒ Fieber, Tachykardie, Leukozytose, Hämokonzentration
- ⇒ <u>Hoher Dünndarm-Ileus:</u> **frühes Erbrechen**, Stuhlabgang noch möglich, wenig Meteorismus ("leerer Bauch")
- ⇒ <u>Tiefer Ileus</u> (z.B. Rektum-Ca): Frühzeitig Stuhl- und Windverhalt, **ausgeprägter Meteorismus** (= Gasansammlung im Darm), sehr spätes Erbrechen mit Miserere (Koterbrechen)

<u>**Diag:**</u>
1. Anamnese (abdominelle Voroperationen) und klinische Untersuchung:
   Palpation (tastbare Raumforderung) und Perkussion (Meteorismus)
   <u>Auskultation:</u> Stenoseperistaltik ⇨ **hochgestellte, pfeifend klingende Geräusche**, da der Inhalt durch die Stenose gedrückt wird; später beim Übergang in einen paralytischen Ileus verstummt die Peristaltik ("Totenstille")
   Rektale Untersuchung: Schmerzen bei der Palpation des DOUGLAS-Raumes, Blutspur am tastenden Finger bei der Invagination
2. <u>Bildgebung:</u> Röntgen-**Abdomenübersicht** (im Stehen od. wenn nicht mögl., dann in Links-Seiten-Lage) ⇨ **Spiegel?** ⇨ Verteilung der Gas-/Flüssigkeitsspiegel macht Lokalisation möglich: zentral lokalisiert ⇨ Dünndarmileus; außen verteilt = "Kolon-Rahmen" ⇨ Dickdarmileus; luftgefüllter Choledochus ***(Aerobilie)*** ⇨ Gallensteinileus (Stein im Duodenum durch Fistel zwischen Gallenblase und Dünndarm)
   Freie Luft im Abdomen ⇨ Hinweis für eine Perforation
   Bei unklarem Befund zur weiteren Klärung: **Spiral-CT** mit KM
   Eine Kolon-KE mit Gastrografin (wasserlöslich) kann zur Lokalisation eines tiefen Dickdarm-Ileus durchgeführt werden. Die Gastrografinpassage zur Lokalisation eines Dünndarm-Ileus wird kaum noch durchgeführt.
   Ggf. auch Angiographie bei V.a. Mesenterialinfarkt-Ileus.
3. Sonographie des Abdomens (freie Flüssigkeit?), wegen Meteorismus schlechte Schallbedingungen
4. <u>Labor:</u> BB, Leber- u. Nierenwerte, CRP, Prokalzitonin, metabolische Alkalose u. Hypokaliämie bei Erbrechen, Elektrolyt- und Volumenverlust beurteilen (Hämokonzentration), Gerinnungsstatus (Quick, PTT), BGA

<u>**Ther:**</u>
- <u>Konservativ:</u> sofort **Volumenersatz** über ZVK, Magen-/Duodenalsonde legen, ggf. Darmeinlauf zur Darmanregung (auch koloskopische Darmabsaugung und Stenteinlage mögl.), Dauerkatheter ⇨ Harnbilanzierung, Antibiose bei intraabdomineller Entzündung
- <u>Operativ:</u> Ind: Notfallindikation bei Mesenterialinfarkt od. kompletter mechanischer Obstruktion (Op <6 Std.)

- **Darmdekompression** (Lösung von Briden und Adhäsionen, Entfernung von Fremdkörpern, Tumorresektion), Wiederherstellung der Passage – ist dies nicht mögl., dann Anlage eines Stomas (Anus praeternaturalis)
- Mesenterialinfarkt-Ileus: Entfernen des nekrotischen Abschnitts und End-zu-End-Anastomose
- Gallenstein-Ileus: Steinentfernung mittels Enterotomie, Darmabsaugung, die Fistel wird in einem 2. Eingriff geschlossen
- Verhinderung eines Rezidivadhäsions-Ileus durch CHILDS-PHILLIPS-Op, s.u.

• Postoperativ: Bis 5. Tag postop. Infusionstherapie über ZVK, wenn der Patient dann den ersten Stuhlgang hatte, langsamer Kostaufbau zuerst mit Tee, dann flüssige Kost, dann passierte Kost, dann ab ca. 10. Tag Schonkost, Fäden ex am 10. Tag

Prog: Durch die pathogenetischen Vorgänge (s.o.) große Schockgefahr ⇨ hohe Letalität (5-25 %). Mit jeder Stunde Verzögerung steigt die Letalität um 1 %! Jeder mechanische Ileus geht, wenn er nur lange genug besteht, dann in einen **paralytischen Ileus** über.

Kompl: * Übergang in den paralytischen Ileus, Schock
* **Hohe Rezidivrate** bis zu 50 % in den ersten 4 Jahren

Proph: ♥ Op: Mesenterialplikaturen des Dünndarm-Meso nach CHILDS-PHILLIPS: die Dünndarmschlingen werden dabei am Meso durchgehend durch U-Nähte miteinander fixiert (od. modifiziert n. d´ANDREASSIAN mit 2-3 mesenterialen Paketen, s. Abb.)

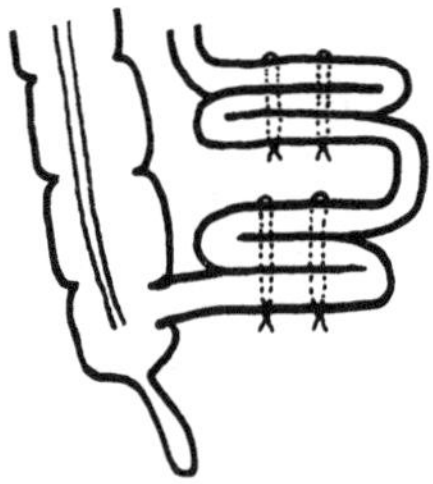

♥ Dünndarmplikatur nach NOBLE: Dünndarmschlingen werden direkt serös-serös vernäht, geringes Rezidivrisiko, aber: Dünndarmfistelgefahr, daher nur bei chronisch rezidivierendem Ileus indiziert

♥ Postoperativ: lange Dünndarmsonde für 1 Woche ⇨ rechtwinkliges Abknicken des Darmes wird durch die Sonde verhindert

DD: Akutes Abdomen jedwelcher Ursache (s.o.)

Paralytischer Ileus

Ät:
- Intraabdominelle Entzündungen: **Peritonitis**, Appendizitis, Cholezystitis, Pankreatitis
- Vaskulär: akuter **Mesenterialinfarkt**, Claudicatio abdominalis
- Reflektorisch: **postoperativ** nach Baucheingriffen (eine postoperative Darmatonie für 24-72 Std. ist normal), Koliken, Blutungen, Bauchtrauma, Wirbelkörperfrakturen, Beckenfrakturen, als **Komplikation eines mechanischen Ileus**
- Toxisches Megakolon (Morbus CROHN, Colitis ulcerosa), kongenitales Megakolon bei Morbus HIRSCHSPRUNG (= angeborene Aganglionose eines Darmsegmentes), sekundäres Megakolon bei CHAGAS-Krankheit (chron. Trypanosoma-Befall innerer Organe), Ogilvie-Syndrom (extreme Kolondilatation durch Störung des autonomen Nervensystems)
- Neurogen: Tabes dorsalis, Syringomyelie, Herpes zoster
- Metabolisch: Hypokaliämie, diabetische Ketoazidose, Urämie, Alkaloidvergiftung
- Hormonell (Schwangerschaft)
- Medikamentös: **Opiate**, Neuroleptika, Antidepressiva, PARKINSON-Medikamente

Path: ♦ **Hemmung der Peristaltik** durch α- und ß-Rezeptoraktivierung ("stressinduziert") ⇨ Funktionslosigkeit des Darmes durch zunehmende Distension
♦ Myogene Transportstörung

Klin: ⇒ Übelkeit, Singultus und Erbrechen (Überlauferbrechen)
⇒ Meteorismus, Fehlen von Darmgeräuschen
⇒ Harte Bauchdecke (peritonitische Reizung) oder weiche Bauchdecke

Diag: 1. Anamnese und klinische Untersuchung (s.o.), Auskultation: **Totenstille** des Abdomen!
2. Röntgen, Labor, Sonographie (s.o.)

Ther: • **Konservativ:** Flüssigkeits-/Elektrolytsubstitution und -Bilanz, intensivmedizinische Überwachung, Urinkatheter, Magen-/Dünndarmsonde (DENNIS-Sonde, wandert mit der Peristaltik weiter im Dünndarm), rektaler Einlauf, Darmrohr ⇨ Ableitung von Darminhalt Nahrungskarenz, Antibiose bei intraabdomineller Entzündung, Opiate absetzen/reduz.
Med: **Prokinetika** sind Cholinesterasehemmer z.B. Pyridostigmin (Mestinon®) od. Neostigmin (Prostigmin®), Pantothensäure (Bepanthen®), 5-HT4-Rezeptoragonisten (Prucaloprid, Resolor® od. Metoclopramid, MCP®), Sympathikolyse mit α- u. ß-Blockern oder Psychopharmaka mit α-blockierender Wirkung (z.B. Chlorpromazin, Dihydroergotamin, Triperidol) od. mittels Periduralkatheter, starke Peristaltika (wenn Darmgeräusche hörbar, z.B. Ceruletid i.v.), Erythromycin i.v. ist auch propulsiv am Magen/Duodenum wirksam.
• Operativ: Ind: absolute Op-Ind. ist der paralytische Ileus, der aus einem mechanischen Ileus entstanden ist ⇨ Therapie der Ursache
• Ultima ratio: Anlegen mehrerer Darmfisteln

MORBUS CROHN

Syn: **Enteritis regionalis** CROHN, **Ileitis terminalis**, narbenbildende Enteritis, sklerosierende chronische Enteritis, engl. CROHN's disease, ICD-10: K50.-

Ät:
- Unbekannt, gehäuft **familiär** auftretend, erbliche Disposition (bisher wurden Genmutationen am Nod2/CARD-15-Gen u. DLG5-Gen gefunden, ca. 20 % der Pat.)
- Toxische Nahrungsbestandteile, Ernährungsfaktoren (hoher Zuckerkonsum)
- Immunologischer Defekt, Defensin-Mangel im Darm, lokaler Enzymdefekt
- Dysbiose (Missverhältnis von Darmflora-günstigen u. -ungünstigen Bakterien), Viren
- wahrscheinlich **multifaktorielle Genese** mit Kombination aus allen Punkten
- Prädisp.: **Nikotinabusus** (5fach höheres Risiko, insb. bei Frauen)

Path:
♦ **Transmurale Entzündung** (inkl. Serosa + Mesenterium = disproportioniert) ⇨ Fistelung, (Vagina, Vesica, Darm, kutan, anal), Abszesse
♦ Fibrosierung u. lederartige Verdickung der Darmwand ⇨ segmentale Strikturen mit intestinaler Obstruktion
♦ Aphthoide Läsionen im **ganzen MDT** möglich
♦ Entzündung von Mesenterium und Lymphknoten ⇨ verdichtet, vernarbt ⇨ Schrumpfung des Darmes ⇨ ausgeprägte segmentale Stenosen
♦ Histo: Disproportionierte Infiltration (von Mukosa zur Serosa zunehmend) von Lymphozyten und Plasmazellen mit **epitheloidzelligen Granulomen ohne Verkäsung und mit mehrkernigen Riesenzellen** (LANGHANS-Typ) = Bild einer chronischen Entzündung, Befall der gesamten Darmwand (transmural) + Meso + Lk
♦ Lok: **segmentale Entzündung** (diskontinuierlich), die den ganzen MDT von Mundhöhle bis Analkanal befallen kann. Klinisch relevant: **terminales Ileum** (30 % d.F.), **Ileokolitis** (40 %), Kolon u. Analkanal (25 %), andere (z.B. gastroduodenale Manifestationen) nur ca. 5 %

> **Merke:** Morbus CROHN = **disproportionierte** und **diskontinuierliche Entzündung**

Epid:
◊ Inzidenz: 4/100.000/Jahr; Prävalenz: 40-150/100.000, w = m
◊ Prädisp.alter: Häufigkeitsanstieg zw. 20.-29. Lj. (jüngeres Erwachsenenalter) und um das 60. Lj., familiäre Häufung, globales Nord-Süd-Gefälle (z.B. Norwegen↑↑, Afrika ↓)

Etlg:
Akutes Stadium: Ödematös-phlegmonöse Entzündung
Subakutes Stadium: Von der Submukosa ausgehende Geschwürbildung
Narbenstadium: Stenosierung
Stadium der Fistelbildung

Klin: ⇒ Intestinal: Krampfartige intermittierende **Schmerzen** im rechten Unterbauch (75 % d.F.) und **Diarrhoen** (flüssiger Stuhl, 70 %) als Leitsymptom (⇨ DD: Appendizitis)

⇒ **Fisteln** (30-50 % aller CROHN-Patienten), Abszessbildung (20 %) und Fissuren (5 %)
<u>**Merke:**</u> **Bei Fisteln stets an einen Morbus CROHN denken und ihn ausschließen.**

⇒ Kot im Urin oder Vagina (innere Fisteln)

⇒ Blutungen u. Schleimbeimengungen selten (⇨ bei Colitis ulcerosa häufig)

⇒ <u>Extraintestinal:</u>
- **Gewichtsabnahme** 50 % d.F. (Malabsorption bis zur Kachexie), Müdigkeit, Abgeschlagenheit, Appetitlosigkeit durch Schmerzen bei der Nahrungsaufnahme
- Fieber 35 %, Anämie 30 %
- Gelenke: Arthritis 15 %, ankylosierende Spondylitis (meist HLA-B27 pos.)
- Augensymptome 10 % (Iridozyklitis, Uveitis, Episkleritis)
- Leber: Pericholangitis, primär sklerosierende Cholangitis und daraus folgende biliäre Zirrhose, Granulome im Leberparenchym
- Haut: Erythema nodosum 7 %, Pyoderma gangraenosum, Acrodermatitis enteropathica (Zinkmangel)
- Langzeit-Komplikationen: Amyloidose der Leber, Niere u. Milz, Cholelithiasis, Oxalatsteine, verminderte Fertilität bei Frauen

⇒ Depressionen

⇒ <u>*Kinder:*</u> **Wachstumsverzögerung**

<u>**Diag:**</u>
1. Anamnese (Familienanamnese, extraintestinale Symptome?) und klinische Untersuchung: evtl. tastbarer Konglomerattumor (entzündlich verbackene Dünn- u. Dickdarmschlingen), perianale Inspektion
2. <u>Endoskopie + Mehrfachbiopsien:</u> Rektoskopie und Ileokoloskopie zeigt längsgestellte **scharf begrenzte Ulzera**, aphthoide Läsionen, Fissuren, Strikturen

   PE nicht nur aus dem betroffenen Areal, sondern auch aus der Umgebung entnehmen!, (mind.2 Biopsien aus terminalem Ileum und Mehrfachbiopsien aus 5 Segmenten des Kolons/Rektum), tiefe Biopsien entnehmen (wg. transmuralem Befall), auch eine ÖGD des oberen GI-Traktes mit PE´s durchführen (assoziierte Gastritis, Duodenalbefall)

   <u>**Histologie:**</u> Epitheloidzellige Granulome mit mehrkernigen Riesenzellen beweisend (DD: TBC, Sarkoidose), die Histologie ist wichtig für die Diagnosesicherung
3. <u>Bildgebung:</u> **Hydro-MRT-Enterographie** zur Dünndarmbeurteilung, MRT-Becken + Endosonographie bei Fisteln/Abszessen, ggf. Videokapselendoskopie

   Befunde: multiple **segmentäre Stenosen**, prästenotische Dilatation, Fissuren, Fisteln, **Wandverdickungen**, **Pflastersteinrelief**, ***"skip lesions"*** (= **diskontinuierlicher** Befall = segmentaler Befall mit Wandstarre und dazwischengeschalteten normalen Darmabschnitten), bogige Ausbuchtungen gegenüber den Mesenterialansätzen

   Röntgen-KE/MDP nach Sellink: über Magensonde/Bilbao-Sonde werden mehrere Liter verdünntes Barium/besser wasserlösliches Kontrastmittel geben ⇨ gute Faltenbeurteilung möglich; Kolon-KE in Doppelkontrastdarstellung sind heute durch das MRT ersetzt.

   <u>Sonographie:</u> Kokardenphänomen im Querschnittsbild (durch die ödematös verdickte Darmwand), Abszesse (insb. im DOUGLAS-Raum)
4. <u>Labor:</u> BSG u. CRP erhöht, BB: Leukozyten vermehrt, leichte Anämie, Albumin vermindert, Cu- und Zinkmangel je nach Akuität der Krankheit, Gerinnungsstörungen, bakteriologische Stuhluntersuchung zum Ausschluss infektiöser Darmerkrankung

   Verlaufsparameter: **Calprotectin** im Stuhl (Werte >100 µg/g zeigen hohe Aktivität an)
5. Kinder: Nahrungsmittelallergie ausschließen

<u>**Ther:**</u>
- <u>**Konservativ:**</u> Leicht resorbierbare, ballaststoffarme Diät, parenterale Zufuhr von Eisen und Vitaminen. Bei schwerem Schub ggf. parenterale Ernährung. Absolute **Nikotinkarenz!** (das Aufgeben des Rauchens vermindert die Rezidivrate deutlich)
  Symptomatisch bei Durchfällen mit Antidiarrhoika (z.B. Loperamid, Imodium®)

  <u>Medikamente:</u> vor allem im **akuten Stadium**

  1.) **Glukokortikoide** systemisch (insb. bei Dünndarmbefall): Prednisolon 40-60 mg/Tag oral bis zur Remission, dann je nach klinischem Verlauf in 6-12 Wo. in 5- bis 10er Schritten reduzieren. Bei Langzeitmedikation NW (Osteoporose, Hautveränderungen, Gewichtszunahme, Wachstumshemmung bei Kindern) beachten! (ggf. Osteoporose-Prophylaxe mit Vit. D)

  2.) **5-Aminosalicylsäure** (5-ASA, Mesalazin, Salofalk®, Claversal®, Pentasa®) 4 g/Tag, antientzündlich wirksam im Dünn- und Dickdarm als Tbl. / Supp. / Klysma

3.) **Immunsuppressiva**: Azathioprin 1-2,5 mg/kgKG/Tag (Imurek®) bei therapierefraktärem CROHN (chronisch-aktiver Verlauf, mind. für 12 Monate geben, da langsames Ansprechen). Bei Azathioprin-Resistenz auch 6-Mercaptopurin (1-1,5 mg/kgKG/Tag, Puri-Nethol®) od. Methotrexat 25 mg i.m. 1x/Wo. od. FK 506 (Tacrolimus, Prograf®).
4.) **Biologika**: Bei Therapieversagen (Kortikoid-resistente Entzündung) einmalige Gabe des monoklonalen **Tumornekrosefaktor-α-Antikörpers**, Infliximab (5 mg/kgKG i.v., Remicade®, bei Ansprechen Wiederholung nach 2 u. 6 Wo. und dann alle 8 Wo.) od. Adalimumab (80 mg s.c., dann alle 2 Wo. 40 mg, Humira®). NW: Begünstigung od. Reaktivierung schwerer Infektionen (z.B. Virusinfekte, Tuberkulose), Hautkrebs. Ebenfalls mögl. sind d. Antikörper Vedolizumab (Entyvio®) u. Ustekinumab (Stelara®).
5.) **Antibiotika**: Metronidazol 2 x 0,4 g/Tag (Clont®), ggf. + Clarithromycin 2 x 250-500 mg/Tag (Klacid®): insb. bei Fistelbildung und Abszessen indiziert (für 2 Wo., max. 3 Monate wegen Metronidazol-NW: Polyneuropathie, Kopfschmerzen, Übelkeit, Hauterscheinungen).

<u>Bei Remission:</u> **5-ASA** als **Dauertherapie** (2-4 g/Tag) im Anschluss an die Therapie der akuten Phase zur Rezidivprophylaxe (zumindest für 3-4 J.). Dazu (nicht systemische) **lokal wirksame Glukokortikoide** (Budesonid, Entocort® 2-3 x 3 mg/Tag), bei Colon-Befall auch als Klysma, Supp. oder Schaum. Reicht dies nicht aus, dann keine syst. Kortikoide als Dauertherapie sondern Immunsuppressiva und/oder Biologika einsetzen (z.B. Azathioprin + Infliximab). Auf Vit.-B12-, Eisen- und Folsäuremangel achten. Fischölpräparate mit Freisetzung im Dünndarm können ergänzend gegeben werden.

- <u>Kinder:</u> exklusive enterale Ernährung (Trinknahrung, z.B. Modulen®) für 6-8 Wochen im akuten Schub (gute Remissionsinduktion und ersetzt die Steroidmedikation)
- <u>Schwangerschaft:</u> Bei Verschlechterungen während einer bestehenden Gravidität können Sulfasalazin und ggf. auch Steroide (Prednisolon) genommen werden. Cave: die Steroide können beim Fetus zu Wachstumsretardierung u. NNR-Insuffizienz führen. Während akuter Schübe Antikonzeption, z.B. mit einer Barrieremethode durchführen.
- Psychosomatische Betreuung, störungsspezifische Psychotherapie
- **<u>Operativ:</u>** Ind: <u>Akut:</u> **Komplikationen** (Ileus, Perforation, Peritonitis, toxisches Megakolon, therapieresistente Blutungen, Ureterkompression mit Aufstauung)
  <u>Relative Op-Indikationen:</u> **Therapieresistenz** (völliges Versagen der konservativen Therapie), therapierefraktäre Fisteln und Abszesse

  ⇨ **70 % d. Pat. müssen im Laufe ihres Lebens mindestens einmal operiert werden**

  - Op-Vorbereitung bei Elektiv-Op: gute enterale und ggf. zusätzliche parenterale Ernährung zum Ausgleich von Ernährungsdefiziten
  - Bei einzelner Stenose: **Strikturoplastik** (Erweiterung des Lumens durch Längsschnitt und dann quer vernähen)
  - **Sparsame Darmteilresektionen** ("**<u>minimal surgery</u>**"), da <u>keine</u> Heilung möglich ist! Häufigste Eingriffe: Ileozäkalresektion oder Hemikolektomie (nicht mehr als 2-5 cm Sicherheitsabstand zum Gesunden) mit End-zu-End-Ileokolostomie
  - <u>Fisteln:</u> asymptomatische nicht operieren, sonst Fadendrainage, Fistelspaltung, auch Kürretage der Fistelgänge und bei therapierefraktären Perianalfisteln können mesenchymale Stammzellen um die Fistel gespritzt werden, Darvadstrocel (Alofisel®)
  - Ggf. ist die Anlage eines passageren Anus praeternaturalis bis zur Ausheilung von Fisteln etc. erforderlich.
  - Keine prophylaktische Appendektomie bei Befall der Appendix oder des Zäkum (wegen Fistelgefahr)
  - **Nikotinkarenz** (sonst 3fach höheres Rezidivrisiko!)
- <u>Leitlinie:</u> Morbus Crohn, S3 v. 8/2021 (AWMF Registernummer 021-004)
- Selbsthilfegruppen: DCCV e.V. (<u>D</u>eutsche Morbus <u>C</u>rohn/<u>C</u>olitis ulcerosa <u>V</u>ereinigung), Inselstr. 1, 10179 Berlin, Tel.: 030 2000392-0, Fax: -87, Internet: www.dccv.de
  und weitere Informationen bei Kompetenznetz Darmerkrankungen e.V., Hopfenstr. 60, 24103 Kiel, Tel.: 0431 580906-0, Fax: -99, www.kompetenznetz-ced.de

<u>Prog:</u> Operationen dienen der Behandlung von Komplikationen, sie führen zu **<u>keiner Heilung</u>**. Operationspflichtige Rezidive nach Op in 25 % d.F. in 5 J. und 40 % in 10 J. (⇨ durch nicht erkannte und neu erkrankte Abschnitte), allgemeine Rezidivrate mind. 50 % in 10 J.

<u>Kompl:</u> ∗ Innere (z.B. zur Blase, Ureter, Vagina, entero-enteral) oder äußere **<u>Fisteln</u>** (alle meist relativ schmerzlos), nicht abheilend und rezidivierend, Analfissuren, Ureterstrikturen

* **Abszesse**, insb. perianal (20-25 %), zur Ther. von Analabszessen und Analfisteln s.o.
* **Stenosen** (Subileus, Ileus)
* Konglomerattumor: Miteinander verklebte entzündete Darmschlingen ⇨ Subileus
* Septische Prozesse (z.B. auch toxisches Megakolon, insb. bei "hot CROHN")
* Perforation (freie Perforation seltener, da langsamer Verlauf; häufiger: gedeckte Perforation ⇨ Abszesse)
* Amyloidose verschiedener Organe (da chronische Entzündung)
* Nierensteine (Oxalatsteine ⇨ Ther: oxalatarme Ernährung)
* Osteoporose (DXA-Messung machen, Vit.-D-Spiegel), erhöhtes Frakturrisiko
* Gallensteine, sklerosierende Cholangitis, Leberverfettung
* Blutungen (selten, eher Komplikation der Colitis ulcerosa)
* Karzinomatöse Entartung selten, beschrieben sind Dünndarmkarzinom und Fistelkarzinom der Analregion
* Allgemein: Fatigue, höhere Infektanfälligkeit ⇨ alle empfohlene **Impfungen** durchführen
* Kinder: anhaltendes Fieber, Gewichtsverlust, Wachstumsstörungen
* Frauen: die Fruchtbarkeit ist um ca. 1/3 vermindert

Op: * **Fisteln** u. Fistelrezidive , Anastomoseninsuffizienz

DD:
- Wichtigste DD ist die **Colitis ulcerosa** (in 10 % d.F. ist eine Differenzierung zwischen den beiden **chronisch entzündlichen Darmerkrankungen** jedoch nicht möglich), Tabelle s.u.
- Nicht-infektiöse Darmerkrankungen: **Appendizitis**, ischämische Colitis, Divertikulitis, Strahlenenteritis, Nahrungsmittelallergien

  BRENNEMAN-Syndrom (bei Kindern): Bauchschmerz und mesenteriale Lymphknotenreaktion bei Entzündungen der oberen Luftwege
- Infektiöse Darmerkrankungen: **Yersinien** (Lymphadenitis mesenterialis), **Salmonellosen** (Typhus abdominalis), Shigellen, Aktinomykose (bevorzugter Sitz in der Ileozäkalregion!), Campylobacter, enteroinvasive E.coli, **Tuberkulose** (verkäsende Granulome), Amöben (insb. Afrika), Lamblien (Giardia lamblia, insb. Südamerika), Chlamydieninfektion (DD bei Proktitis, z.B. Homosexuelle, Analverkehr), abdominelle Lues, virale Magen-Darm-Infektionen
- **Kolonkarzinom**, Karzinoid, maligne Lymphome, Sarkome
- **Psychosomatische Darmbeschwerden** (Konfliktsituationen, Disstress), Nahrungsmittelallergie, Colon irritabile = Reizkolon, Reizdarmsyndrom (Ausschlussdiagnose)

COLITIS ULCEROSA

Syn: Engl. ulcerative colitis, ICD-10: K51.-

Ät:
- Familiäre Häufung ⇨ genetische Disposition, wahrscheinlich **multifaktorielles** Geschehen
- Autoimmunologisch-infektiös (Hypothese)
- Diskutiert werden auch psychosomatische Faktoren

Path:
- ♦ Lok: E1 - Proktitis bis Rektum (immer befallen), E2 - Linksseitenkolitis und E3 - **kontinuierlicher Befall** des gesamten Kolons (⇨ von distal nach proximal), ein noch weiterer aufsteigender Befall (sog. backwash ileitis) ist selten.

  In der Hälfte der Fälle ist das gesamte Kolon befallen.
- ♦ Histo: nur Befall der oberen Schleimhautschichten = **Mukosa** und **Submukosa** (proportionierte Entzündung), **Kryptenabszesse** (Anhäufung von Leukozyten in den Krypten), 'Pseudopolypen' (normale Schleimhautinseln) zwischen den Ulzera

  im weiteren Verlauf **Epitheldysplasien** als Vorstufen zum Karzinom (maligne Transformation)

> **Merke:** Colitis ulcerosa = **proportionierte** und **kontinuierliche Entzündung**

<u>**Epid:**</u> ◊ W > m (1,5:1), **weiße Bevölkerung** >> schwarze (4:1), Nord-Süd-Gefälle
◊ Prädisp.alter: Häufigkeitsgipfel **20.-40. Lj.** und jenseits des 60. Lj.
◊ Inzidenz: 5-10/100.000/Jahr, Prävalenz: 80-150/100.000 Einwohner

<u>**Etlg:**</u> # Verlaufsformen: akut, subakut, **chronisch rezidivierend** (80 % d.F., häufigste Verlaufsform), chronisch kontinuierlich fortschreitend (ca. 10 %), chronisch akut intermittierend
Hämorrhagische Proktosigmoiditis (nur Sigma und Rektum befallen, gute Prog.)
Colitis gravis (schwere akute Verlaufsform)
Toxisches Megakolon (5 %): schwerste, lebensbedrohliche Form (Letalität ca. 30 %!)

<u>**Klin:**</u> ⇒ **Häufige blutig-schleimige Diarrhoen** als Leitsymptom, Stuhlfrequenz und Krankheitsintensität korrelieren eng (bis zu 30 Stühle pro Tag möglich)
⇒ Peranale Blutabgänge ohne Stuhl
⇒ **Abdominalschmerzen, Tenesmen** (Schmerzen vor od. unmittelbar nach d. Stuhlgang)
⇒ Gewichtsabnahme (Malabsorption) bis zur Kachexie
⇒ Extraintestinale Symptome: **selten** (DD: Morbus CROHN häufig) ⇨ Fieber, Anämie, Arthritis, ankylosierende Spondylitis (meist HLA-B27 pos.), Augensymptome (Uveitis, Episkleritis), primär sklerosierende Cholangitis
⇒ Hautsymptome: Pyoderma gangraenosum (nekrotisierende Dermatose, Wunden heilen nicht), Erythema nodosum, Stomatitis aphthosa
⇒ Depressionen
⇒ Sehr selten Fisteln (DD: Morbus CROHN häufig Fisteln)
⇒ *Kinder:* Wachstumsstörungen
⇒ <u>Toxisches Megakolon:</u> starker Durchfall, dann Sistieren des Stuhlabgangs, toxische Erscheinungen, septische Temperaturen, Schüttelfrost, Tachykardie, Meteorismus, nachlassende Peristaltik, Lebensgefahr!

<u>**Diag:**</u>
1. Anamnese (Familienanamnese, extraintestinale Symptome?) u. klinische Untersuchung
2. <u>Rekto-/Ileoskopie mit Schleimhautbiopsien:</u> diffuse Rötung, flächenhafte Ulzerationen und Vulnerabilität (**Kontaktblutungen** bei geringster Berührung), samtartige granulär veränderte Schleimhaut ⇨ keine Lichtreflexe, **Pseudopolypen** (Inseln gesunder, bzw. regenerierter Schleimhaut inmitten der defekten Schleimhaut)
   Vorsichtige Biopsien aus allen Kolonabschnitten u. terminalem Ileum wegen Perforationsgefahr!, wegen Karzinom-Risiko der Erkrankung sind die Biopsien aber wichtig.
3. <u>Bildgebung:</u> **Sonographie** zur ersten orientierenden Befunderhebung
   Röntgen-Kolon-KE: Pseudopolypen, fehlende Haustrierung ("**aufgeblasener Fahrradschlauch**"). Kein Kolon-KE bei toxischem Megakolon wegen Gefahr der Perforation (auch nicht mit Gastrografin)!
4. <u>Labor:</u> BB (Anämie, Leukozytose mit Linksverschiebung), CRP, Leber- und Nierenwerte, Abfall von Prothrombin, Albumin u. Elektrolyten (insb. bei toxischem Megakolon), evtl. Thrombozytose mit Thrombosegefahr
   Bakteriologische Stuhluntersuchung zum Ausschluss infektiöser Darmerkrankungen
   Verlaufsparameter: Calprotectin im Stuhl (Werte >100 µg/g zeigen hohe Aktivität an)

<u>**Ther:**</u>
- <u>**Konservativ:**</u> primäre Ther. = symptomatisch und unspezifisch, leicht resorbierbare ballaststoffarme Diät (ohne Milch und Milchzucker, da häufig mit Laktoseintoleranz kombiniert, Test durchführen)
  <u>Medikamente:</u> **5-ASA** (Mesalazin, >1g/Tag als Supp., Klysma od. Schaum bei Proktitis), bei Linksseitenkolitis dazu oral >3 g/Tag. Ggf. zusätzlich **topische Glukokortikoide** (Budesonid) lokal als Supp., Klysma od. Schaum.
  Bei akutem schwerem Schub: stationäre Ther., Thromboseprophylaxe, **systemische Glukokortikoide** (60 mg/Tag Methylprednisolon).
  Bei Therapieresistenz **Immunsuppression** mit Azathioprin (Imurek®) oder Ciclosporin oder Gabe von sog. **Biologika**: TNF-α-Antikörper Golimumab (s.c. initial 200 mg, nach 2 Wo. 100 mg, dann alle 4 Wo. 50 mg, Simponi®) od. Vedolizumab (Entyvio®) od. Infliximab od. Ustekinumab od. Adalimumab, neu auch Januskinase-Inhibitoren Tofacitinib (Xeljanz®) od. Filgotinib (Jyseleca®) und S1P-Rezeptor-Modulator Ozanimod (Zeposia®).
  <u>Rezidivprophylaxe:</u> 5-ASA (1,5-3 g/Tag oral od. bei Proktitis als Klysma) als **Dauertherapie** (für mind. 2 Jahre), da ohne Prophylaxe Rezidivhäufigkeit >80%. Bei schweren For-

men kann mit begonnener Immunsuppressiva- oder Biologika-Ther. fortgesetzt werden.

- Schwangerschaft: grundsätzlich mögl., 1/3 der Pat. verschlechtern, 1/3 bessern sich
- Operativ: Ind: Notfall-Op-Indikation: **Komplikationen** (Blutungen massiv oder fortgesetzt, akute Verschlechterung des Allgemeinzustandes, Sepsis, toxisches Megakolon, Perforation oder Verdacht auf Perforation)
  Elektiv-Op: **Therapieresistenz**, schwere rezidivierende Schübe (Colitis gravis), extraintestinale Manifestationen, langandauernde (>10 Jahre) fortschreitende Erkrankung, bei **Verdacht auf maligne Entartung** (Dysplasie)
  Kinder: Op bei Wachstumsretardierung
  - Methode der Wahl: **Kontinenzerhaltende Proktokolektomie mit J-Pouch** ⇨ Kolon und Rektum, auch die Rektumschleimhaut im Analbereich werden entfernt (Analsphinkter bleibt erhalten). Dünndarmreservoir (Ileum-Pouch aus 2 aneinandergenähten Dünndarmschlingen, ca. 15 cm lang) wird an den verbleibenden Anus anastomosiert (ileumpouchanale Anastomose), Anastomose an der Linea dentata (⇨ die meisten Patienten bleiben damit zumindest tagsüber kontinent).
    Op wird mit vorgeschaltetem protektivem Ileostoma ausgeführt, das dann später zurückverlegt wird (= 2-zeitige Op).

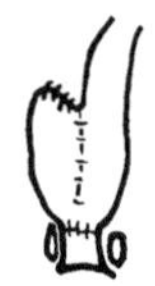

J-Pouch

  - Ist der Befall nicht so ausgeprägt, z.B. nur linkes Kolon oder aktuell kein Befall des Rektums ⇨ partielle Kolektomie möglich oder subtotale Kolonresektion mit Ileorektostomie (12 cm Kolon bleiben erhalten ⇨ Nachteil: Rezidiv / Ca möglich ⇨ lebenslange jährliche Kontrollen notwendig)
  - KOCK-Reservoir aus Dünndarmschlingen (bei totaler Proktokolektomie und Pouchversagen), Entleerung durch Einführen eines Darmrohres, sehr komplikationsreich.
  - **Notfall-Op** bei toxischem Megakolon: Kolektomie mit HARTMANN-Stumpf (ein Rest des Rektums bleibt blind verschlossen erhalten und wird später entfernt), Nachteil: endständiges Ileostoma notwendig, aber 100%ige Heilung, da kein Kolon mehr verbleibt.
- Leitlinie: Colitis ulcerosa, S3 v. 2/2023 (AWMF Registernummer 021-009)
- Selbsthilfegruppen und weitere Informationen: DCCV e.V. usw., s.o. bei Morbus Crohn

Prog: Op-Letalität bei Notfall-Op 10-30 %!, deshalb bei der Colitis ulcerosa frühzeitig operieren (im Gegensatz zum Morbus CROHN), 1/3 der Patienten benötigen im Verlauf eine Op.

Kompl:
* **Blutung** (3 %)
* Kolondilatation, **toxisches Megakolon** (2-10 %) ⇨ Perforation, Peritonitis, Sepsis
* **Karzinom-Risikoerkrankung**, je länger der Krankheitsverlauf, desto höher das Risiko (10 % nach 10 Jahren), je ausgedehnter der Befall, desto höher das Risiko (40 % bei Befall des gesamten Kolons und 30 J. Krankheitsdauer)
* Colitis-assoziierte **primär sklerosierende Cholangitis** (PSC) unklarer Genese in ca. 5 % d.F. (Anstieg der alkalischen Phosphatase, Diag: ERCP), diese Pat. haben zugleich ein zusätzlich erhöhtes Karzinomrisiko.
  Ther: Ursodeoxycholsäure, bei schwerem Verlauf Lebertransplantation
* Thromboseneigung
* Amyloidose (Spätkomplikation des chronischen Entzündungsprozesses)
* Allgemein: höhere Infektanfälligkeit ⇨ empfohlene Impfungen durchführen
* Frauen: die Fruchtbarkeit ist um ca. 1/3 vermindert

Op:
* Anastomoseninsuffizienz, Nachblutung, Verletzung v. Ureter, Harnblase
* Stenosen, Ileus, Sepsis, Mastdarm- u. Blasenstörungen
* Pouch: sehr häufige Stühle (3-10/Tag), **Pouchitis** (Entzündung im Reservoir, innerhalb v. 10 Jahren bei der ½ d. Pat., Ther: Ciprofloxacin + Metronidazol, topisches Budesonid) verbunden mit einem höheren Entartungsrisiko im Pouch ⇨ regelmäßige Kontrolle des Pouches (Pouchoskopie)

Proph: ♥ Ab 8. Krankheitsjahr bei Befall des Kolons sollte eine **Koloskopie** zum Karzinomausschluss durchgeführt werden, dann alle 1-4 J. je nach Risiko

DD: – Alle akuten **Darminfektionen** müssen ausgeschlossen werden: Yersiniosen, Shigellosen, Salmonellosen, Campylobacter, enteroinvasive E.coli, Amöbiasis od. Schistosomiasis (Tropenanamnese?)

- Divertikulitis
- Ischämische Kolitis (insb. bei alten Patienten)
- **Antibiotika** assoziierte Kolitis (Ampicillin, Lincosamide, Tetracyclin), pseudomembranöse Kolitis nach Clindamycin-Gabe (Clostridioides-difficile-assoziiert)
- Adenome
- **Kolonkarzinom**
- Diversionskolitis (bei ausgeschalteten Darmsegmenten, Anus praeternaturalis hämorrhagische Kolitis durch Mangel an Fettsäuren. Ther: Rückverlagerung d. Anus praeternaturalis)
- Strahlenkolitis
- Zystische Fibrose (Mukoviszidose), mikroskopische Kolitis (kollagene Kolitis)
- **Psychosomatische Darmbeschwerden** (Konfliktsituationen, Disstress, pathologische Bindung an Bezugspersonen), **Colon irritabile** = Reizkolon, Reizdarmsyndrom (Ausschlussdiagnose, kein Blut im Stuhl!)
- Wichtigste DD ist der **Morbus CROHN**, siehe Übersicht:

	Colitis ulcerosa	**Morbus CROHN**
Lok:	Rektum immer, Kolon oft, selten Ileum oder noch proximaler (sog. backwash ileitis)	gesamter MDT möglich, bevorzugt terminales Ileum
Ausbreitung:	kontinuierlich, von distal nach proximal	diskontinuierlich: Gesunde und befallene Abschnitte nebeneinander
Histologie:	nur Schleimhaut betroffen = Mukosa + Submukosa, Kryptenabszesse	transmurale Entzündung (disproportioniert von Mukosa zur Serosa zunehmend), epitheloidzellige Granulome mit mehrkernigen Riesenzellen, Befall mesenterialer Lymphknoten, Spätstadium: Fibrose
Klinik:	Blutig-schleimige, häufige Durchfälle, Tenesmen, extraintestinale Symptome selten	Abdominalschmerzen, Fisteln häufig extraintestinale Symptome
Röntgen:	Pseudopolypen Haustrenschwund (Fahrradschlauch)	Fissuren, Pflastersteinrelief, Stenosen Fisteln, Wandverdickungen
Endoskopie:	diffuse Ulzerationen, Kontaktblutungen, diffuse Rötung	aphthenartige Läsionen, scharfe Ulzerationen, Stenosen, Fisteln
Op:	Kontinenzerhaltende Proktokolektomie mit J-Pouch	äußerst zurückhaltend (minimal surgery), da keine Heilung möglich und hohe Komplikationsrate
Kompl:	**Blutungen** Toxisches Megakolon **Karzinomatöse Entartung**	innere und äußere **Fisteln**, Fissuren, Abszesse, Stenosen, Konglomerattumor

STOMA-VERSORGUNG

Syn: Stoma = (griechisch) Öffnung, **Anus praeternaturalis** (oft nur A.p. od. Anus praeter genannt), künstlicher Darmausgang, intestinales Stoma, Enterostoma, Kunstafter, Bauchafter, Kotfistel, ICD-10: Z43.-

Path:
- Temporäre Stomaversorgung (dann meist doppelläufig, s.u.): z.B. bei Ileus ⇨ wird in einer späteren Op wieder zurückverlegt (meist nach 3-4 Monaten)
- Endgültige Stomaversorgung: Palliativmaßnahme, z.B. in der Tumorchirurgie

Etlg: # **Ileostomie** (künstlicher Dünndarmausgang)
Kolostomie (künstlicher Dickdarmausgang): als Zökostomie, Transversostomie, Sigmoidostomie (je nach Höhe)

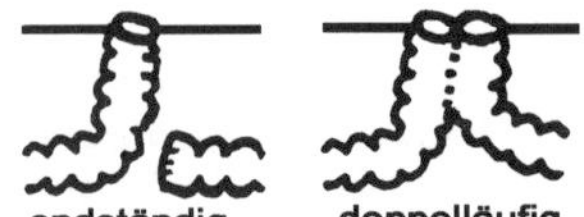

Formen (s. Abb.): einläufig/**endständig** (oraler Schenkel im Stoma, aboraler Schenkel blind verschlossen oder entfernt)
doppelläufig (oraler und aboraler Schenkel im Stoma)
Darmfistel (seitliche Darmöffnung in die Bauchhaut eingenäht, Darmkontinuität nicht unterbrochen)

Urostomie (sog. Conduit, als kleines Nabelstoma mit Blasenersatz aus Darmschlingen = MAINZ-Pouch I), Nephrostomie (Urinableitung direkt aus dem Nierenbecken, z.B. bei akuter Harnstauungsniere)

Bei Fisteln, großen Wunden, Platzbauch, offener Peritonealkarzinose

Epid: ◊ Für Deutschland ca. 150.000 Stomaträger geschätzt

Ind:
- Ileostoma: Kolonresektion, z.B. bei Colitis ulcerosa, Morbus CROHN, familiäre Polyposis coli, traumatische Verletzung des Darmes
- Kolostoma: nicht-kontinenzerhaltende Tumorchirurgie des Kolons, Ileus, Divertikelperforation, ausgedehntes Analfistelsystem, therapieresistente Pudendusneuropathie, kongenitale intestinale Anomalien
- Urostoma/Nephrostomie: Blasenkarzinom (muskelinfiltrierend), neurogene Blasenlähmung, Harnstauungsniere

Diag: Anamnese u. klinische Untersuchung sowie Diagnostik entsprechend der Grunderkrankung

Ther:
- Operativ:
  - Stomaanlage möglichst im Bereich des M.rectus abdominis in einem Gebiet **ohne Hautfalten** (ca. 10 x 10 cm großes glattes Gebiet, wichtig: **präoperativ markieren!**)
  - Kolostoma meist im linken Unterbauch
  - Ileostoma meist im rechten Unterbauch, 3-5 cm neben dem Nabel
- Stomaversorgung: heute mit Hautschutzplatten (z.B. Combihesive®, können 3-5 Tg. belassen werden) und wechselbaren Beuteln sowie ggf. zusätzlich abdichtende Pasten zum Ausgleich von Unebenheiten (z.B. Hautfalten)
  Hautpflege: 1x/Wo. Haare entfernen, Reinigung mit Wasser u. Seife (keine Reinigungsmittel wie Alkohol od. Benzin), Reinigung immer von außen nach innen zum Stoma hin
- Irrigieren: Kolostomieeinlauf (ca. 1 Liter, jeden 2. Tag) zur Stuhlentleerung ⇨ Stuhlfreiheit ca. 12-24 Std., verschließen des Stomas mit einer Stomaklappe (kein Beutel erforderlich)
- Stomaselbsthilfevereinigung: Deutsche ILCO e.V., Thomas-Mann-Str. 40, 53111 Bonn, Tel.: 0228 338894-50, Fax: -75, Internet: www.ilco.de

Prog: Ein Stoma führt unabhängig von der Grunderkrankung zu keiner Lebenszeitverkürzung. Mit den neuen Stomasystemen ist die Lebensqualität insgesamt auch nur wenig eingeschränkt.

Kompl:
* **Parastomale Hernien** (Bruchlücke in der Faszie, Vorwölbung der Bauchdecke im parastomalen Bereich), häufig (⇨ möglichst kleine Faszienöffnung machen, <25 mm). Ther: operative Korrektur mit Einlage eines Netzes in Sublay- od. IPOM-(= intraperitonealer Onlay-Mesh)Technik. Wegen dieser häufigen Kompl. wird eine Netzeinlage (mit 3-D-Tunnelnetz) von einigen Kliniken auch schon primär bei der Stomaanlage eingesetzt.
* Stomaretraktion (Stoma unter das Hautniveau abgesunken), Stomanekrose
* Toxisches Kontaktekzem (insb. beim Ileostoma), allergische Reaktion
* Stomaprolaps des Darmsegmentes
* Stomablockade (z.B. durch faserhaltige Speisen), Siphonbildung vor dem Stoma
* Stomadehiszenz (an der Haut) ⇨ Granulationsgewebe ⇨ Stomastriktur
* Hautentzündungen, Follikulitis, Pilzinfektionen ⇨ Narben-, Stomastenose
* Ileostoma: Kurzdarmsyndrom mit Wasser- und Elektrolytverlust, Urolithiasis

Op:
* Peritonitis, Nahtinsuffizienz, Schleimhautblutung
* Rückverlegung: Peritonitis, entero-kutane Fistel, postoperativer Ileus, Anastomoseninsuffizienz

LEBER

Anatomie

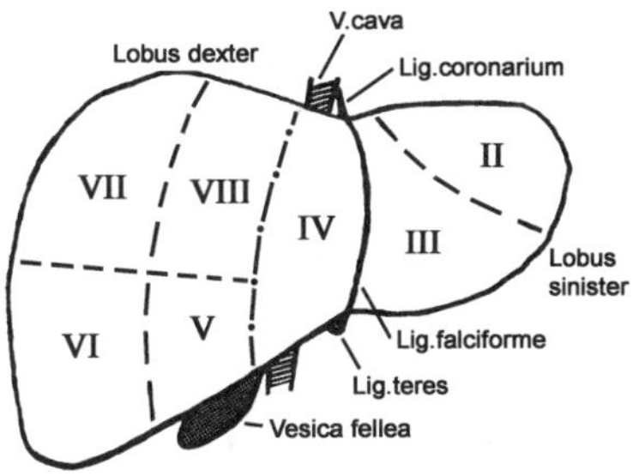

Die Leber liegt intraperitoneal mit der Pars libera, in der re. Zwerchfellkuppel ist sie fixiert an der bauchfellfreien Area nuda = Pars affixa; Lage: 2/3 unter der re. Zwerchfellkuppel, 1/3 unter dem li. Zwerchfell.
Größe beim Erwachsenen in der Sonographie: <13 cm kraniokaudal (gemessen wird in der re. MCL)
Gewicht: **1.500 g**, größtes parenchymatöses Organ.
Lobus dexter u. sinister sind getrennt durch die rechte Begrenzung des Segment IV (markiert mit -·-·-, parallel der V.cava), dorsal noch der Lobus caudatus (Segment I). Eingeteilt wird die Leber insg. in **8 Segmente** n. COUINAUD (s. Abb.)
Sulcus medialis: vom Gallenblasenbett zur V.cava (trennt das arterielle und portale Gefäßsystem).
Impressionen und damit Nachbarschaftsbeziehungen: Nach dorsal und kaudal Lobus dexter: Impressio renalis, suprarenalis, duodenalis und colica. Nach medial Lobus sinister: Impressio gastrica, oesophagea. Ventral und lateral Impressionen durch die Rippen.

Bänder: Lig.coronarium hepatis verbindet Leber mit dem Zwerchfell u. der hinteren Bauchwand.
Sulcus sinister trennt re. + li. Leberlappen und ist Ansatz für das Lig.falciforme hepatis (Mesohepaticum ventrale) und Lig.teres hepatis (obliterierter Strang der embryonal zur Leber ziehenden V.umbilicalis).
Lig.venosum: obliterierter Rest des Duct.venosus (ARANTII, embryonale Verbindung der V.umbilicalis (Nabelvenenblut) zur V.cava inf. unter Umgehung der Leber).
Lig.hepatoduodenale enthält Duct.choledochus, A.hepatica und V.portae.

Histologisch: A.hepatica-propria-Ast + Pfortader-Ast + Gallengang = GLISSON-Trias

Arterien: **A.hepatica propria** (= Vasa privata der Leber aus der A.hepatica com. aus Truncus coeliacus = ein Ast des Tripus HALLERI) verzweigt sich in Ramus sin. u. dexter (dexter + A.cystica), dann in Aa.interlobulares. Die A.hepatica übernimmt 10-20 % der Blutversorgung der Leber

V.portae hepatis: Eintritt in die Leber hinter dem Pankreaskopf: Zusammenfluss des Blutes aus Vv.mesentericae sup., inf. u. lienalis (sog. Confluens). Die V.portae führt 80-90 % der Blutmenge der Leber zu. Durchmesser beim Erwachsenen in der Sonographie <13 mm.
Venöser Abfluss: in den Leberläppchen über die V.centralis ⇨ Sammelvenen ⇨ größere Lebervenen ⇨ 2-3 Vv.hepaticae ⇨ V.cava inferior.

Portocavale Anastomosen: V.coronaria ventriculi, Vv.oesophageae, Vv.parumbilicales (im Lig.teres hepatis ⇨ Caput medusae), Plexus rectalis.

Regenerationsfähigkeit: 60-80 % einer gesunden Leber können reseziert werden (als Anhalt: 0,5 % des KG muss erhalten bleiben), der Rest kompensiert die Funktion innerhalb weniger Wochen (funktionelle Leberreserve). Nach 1 J. erreicht die Restleber wieder mind. 75 % ihres Ausgangsvolumens, dies alles gilt aber nicht bei Leberzirrhose! (Regenerationsfähigkeit und Resezierbarkeit ist dann stark eingeschränkt)

LEBERVERLETZUNGEN

Syn: Lebertrauma, Leberruptur, ICD-10: S36.1-

Ät: – **Stumpfes** Lebertrauma: Lenkradanprall, Sicherheitsgurtkompression (Beckengurt), Auffahrunfall ⇨ Ausriss der Leber aus dem Halteapparat, Parenchymprellung, Parenchymzerreißung

- **Perforierendes** Lebertrauma: Stich-, Schusswunden, perforierende Rippenfrakturen, iatrogen (Leberblindpunktion)

Epid: ◊ 20 % der stumpfen Bauchtraumen haben eine Leberbeteiligung.

◊ **Bei einem stumpfen Bauchtrauma mit Leberbeteiligung immer auch alle anderen intraabdominellen Organe kontrollieren, da oft ein Zweitbefund vorhanden ist!**

Klin: ⇒ Ca. 1/3 verlaufen inapparent, spontanes Sistieren der Blutung.

⇒ Druckschmerz im rechten Oberbauch (Ausstrahlung in die re. Schulter)

⇒ Volumenmangelschock!

Diag:

1. Anamnese (Trauma) und klinische Untersuchung: Prellmarken, DOUGLAS-Vorwölbung, Zunahme des Bauchumfangs, Flankendämpfung und Resistenz im re. Oberbauch
2. **Sonographie** (FAST-Schema) bereits im Schockraum durchführen (Leberbefund, Flüssigkeit im Abdomen u. Pleuraraum od. Perikard, Pneumothorax?)
3. Bildgebung: heute meist **Ganzkörper-Spiral-CT** nativ und mit KM (Polytraumascreening, KM-Austritt im Bereich der Leber?)
   (früher Röntgen-Abdomenübersicht ⇨ Zwerchfellhochstand re., Zwerchfellruptur?)
4. Labor: Blutbildabfall
5. (Peritoneallavage, wird heute bei uns nicht mehr gemacht, 3.Welt-Diagnostik)

Ther:

- Konservativ: Bei lediglich kleinem subkapsulärem Hämatom oder einem nicht blutenden kapsulären Riss wird unter engmaschiger sonographischer Kontrolle nur beobachtet.
- Operativ: Ind: hämodynamisch **instabiler** Pat., z.B. Leberparenchymruptur mit Blutung (Transfusionsbedarf >4 EK in 24 Std.)
  - Mediane Laparotomie und Inspektion aller 4 Quadranten
  - Lokale Blutstillung durch Gefäßumstechung, evtl. Teilresektion od. Tamponade
  - Verschluss des Parenchyms mit Infrarot- od. Argonplasmakoagulation, lockere Kapselnaht, Fibrinkleber, evtl. zusätzlich sog. Netzplombe (Aufnähen eines Teils des Omentum majus)
  - Einlegen einer Drainage
  - Bei massiver Blutung: "damage control surgery" durch Leber-**Packing** mit Bauchtücher-Tamponaden um die ganze Leber herum und temporärer Verschluss des Abdomens für 1-3 Tage, danach Revision und definitive Versorgung. Eine zeitweise Unterbindung der Blutzufuhr durch Abklemmen des Lig.hepatoduodenale (mit V.portae, A.hepatica u. Duct.choledochus, sog. PRINGLE-Manöver) ist ohne Schaden bis 1/2 Std. mögl.
  - Ultima ratio bei vollständiger Leberzerstörung: Hepatektomie, Anlage eines portocavalen Shunts und (zweizeitige) Lebertransplantation innerhalb von 24 bis max. 48 Std. in einem Transplantationszentrum
- Leitlinie: Polytrauma / Schwerverletzten-Behandlung, S3 v. 12/2022 (AWMF Registernummer 187-023)

Prog: Letalität 15 %, noch höher bei zusätzlichen schweren Begleitverletzungen

Kompl:

* Nicht beherrschbare **Nachblutungen** (durch Leberfunktionsstörung bedingt)
* Subkapsuläres Hämatom ⇨ verzögerte Ruptur möglich
* Extrahepatische Gallenwegverletzung
* Pankreas- und/oder Duodenalverletzung
* Einriss der V.cava, rechtsseitige Zwerchfellruptur, Milzruptur
* Hämobilie, Bilhämie (= bilio-vaskulärer Shunt, bei zentraler Leberkontusion/-ruptur) ⇨ Kompl: Abszesse, infizierte Lebernekrosen, Ikterus, gallige Peritonitis, Ther: selektive Embolisation oder Leberteilresektion
* Gallefistel: Austritt von Galle ins Abdomen ⇨ gallige Peritonitis, Ther: Entlastung des Gallesystems durch endoskopische Einlage eines Pigtail-Katheters, bei Persistenz Gallenwegrevision durch Naht u. T-Drain-Versorgung oder auch Leberteilresektion
* Posttraumatische Nekrose

LEBERABSZESSE

Syn: Intrahepatischer Abszess, engl. liver abscess, ICD-10: K75.0

Ät:
- Primär = **Keimaszension** über die Gallenwege (abszedierende Steincholangitis), **parasitär** (Entamoeba histolytica, Echinokokkose)
- Sekundär = infizierte Zysten, **posttraumatisch**, postoperativ od. **hämatogene Absiedlungen** (TBC, Osteomyelitis, Tonsillitis, Furunkulose, Nabelvenensepsis, Endokarditis, Pneumonie), **pylephlebitische** Abszesse (= hämatogene Absiedlungen über die Pfortader, z.B. durch Divertikulitis, Appendizitis, Morbus CROHN, Colitis ulcerosa, zerfallendes Kolonkarzinom), subphrenischer Abszess (Fortleitung per continuitatem)

Path:
- ♦ Erregerspektrum: meist intestinale Bakterienflora (E. coli, Enterokokken, Klebsiellen, Bacteroides)
- ♦ Lok: **re. Leberlappen** >> li. Leberlappen, 60 % solitär, 40 % multiple Abszesse

Klin:
- ⇒ Septische Temperaturen
- ⇒ Druckschmerz im rechten Oberbauch, Übelkeit, Erbrechen, evtl. auch Diarrhoe
- ⇒ Ikterus, Anämie

Diag:
1. Anamnese (Gallensteine, **Tropenaufenthalt**, Trauma?) und klinische Untersuchung: Hepatomegalie, Klopfschmerzhaftigkeit der Leber (insb. bei Amöbenabszess)
2. **Sonographie:** inhomogene Herde, ggf. auch Feinnadelpunktion (für Bakteriologie und Antibiogramm) und Drainageanlage
3. Bildgebung: **CT/MRT**, evtl. mit CT-gesteuerter Feinnadelbiopsie/Punktion/Drainage
   Röntgen-Abdomenübersicht: Zwerchfellhochstand, evtl. Pleuraerguss
4. Labor: BB (Leukozytose, Anämie), CRP, Leberwerte, Bilirubin, Blutkulturen, bei V.a. Amöbiasis Antikörpernachweis im Blut, PCR aus Biopsiematerial

Ther:
- Konservativ: **Antibiose** initial mit i.v. Cefotaxim + Metronidazol (Clont®), perkutane Punktion (CT- oder sonographiegesteuert) und **Drainage** durch Spül-/Saugkathetereinlage, weitere Antibiose nach Erreger- u. Resistenzbestimmung. Amöbiasis ⇨ nur Metronidazol
- Operativ: Ind: Multiple Abszesse, Versagen der kons. Therapie
  Chirurgische Ausräumung oder Segmentresektion, postoperative Drainage
- Leitlinie: Amöbiasis, S1 v. 2/2022 (AWMF Registernummer 042-002)

Prog: Bei multiplen Abszessen Letalität bis 30 %

Kompl:
- ∗ Amöbenabszess ⇨ hämatogene Aussaat, Abszessperforation in Abdomen oder Lunge
- ∗ Septische Ausbreitung, Ruptur, Peritonitis, Pleuraempyem

DD: Leberzysten, primäre Lebertumoren od. Metastasen in der Leber (s.u.)

LEBERZYSTEN

Syn: Engl. hepatic cysts, ICD-10: angeboren Q44.6, erworben K76.8, Echinococcus-Infektion B67.0

Ät:
- Angeborene Leberzysten: Missbildung bei Gallengangentwicklung (Retentionszysten, Gallenkanal findet keinen Anschluss), können multipel (dann meist auch andere Organe betroffen, insb. Niere, aut.-dom. erblich) od. solitär vorkommen
- Erworbene Leberzysten: Echte nur bei Tumoren: muzinöses od. seröses Zystadenom (von den Gallengängen ausgehend = Proliferationszysten), Zystadenokarzinom
  sonstige erworbene Zysten sind fast immer Pseudozysten
- Pseudozysten: entzündlich (TBC), traumatisch (Blutungen), degenerativ (Zirrhose, Vernarbungen) oder tumorös (Tumornekrose)

Parasitär: Echinococcus granulosus (Hundebandwurm, früher cysticus genannt), Echinococcus multilocularis (Fuchsbandwurm, früher alveolaris genannt)

Path: ♦ Echinococcus granulosus (cysticus): **Hunde** sind Hauptwirt (Wurm im Darm), Schaf, Schwein und Rind sind Zwischenwirt (Aufnahme von Eiern mit dem Kot der Hauptwirte), der Mensch ist Fehlzwischenwirt (aus dem Ei schlüpft im Darm eine kugelförmige **Larve** [Onkosphäre], die sich durch die Darmwand bohrt und mit dem Blut in die Leber gelangt)
Histo: chitinhaltige Membran (= Cuticula), proliferative oder germinative Membran ⇨ von hier Abgabe von Protoscolices (Vorstufe der Hundebandwürmer), **große** flüssigkeitsgefüllte Zysten mit Septen (das Larvenstadium wird auch Finne od. Hydatide genannt)
Echinococcus multilocularis (alveolaris): Wirte sind **Rotfuchs**, Maus, Katze, Hund, der Mensch ist Fehlzwischenwirt.
Histo: **kleine**, feinblasige Zysten (1-20 mm), Gewebeinfiltrationen

Epid: ◊ Solitäre Leberzysten sind häufig und bei 10 % d. Bevölkerung zu finden
◊ Echinokokkose-Vorkommen: E. granulosus: Mittelmeerländer, Afrika, Südamerika (weltweit häufig, in Deutschland sehr selten);
E. multilocularis: Alaska, Tirol, Schwäbische Alb, Schweizer Jura und Süddeutschland
Prävalenz: in Europa selten, ca. 0,2/100.000 Einwohnern, **meldepflichtig** (nichtnamentlich, ca. 100 Fälle/Jahr in Deutschland), enger Kontakt zwischen Mensch und Tier fördert allgemein die Infektion.

Etlg: # **Echte Zysten**: innere Epithelauskleidung, meist angeboren
Pseudozysten: keine Epithelauskleidung, erworben
Formen: solitär – multipel

Klin: ⇒ Kleine Zysten sind **meist klinisch stumm** und bedeutungslos (**Zufallsbefund**)
⇒ Echinokokkose: lange Zeit stumm, dann unklare Oberbauchschmerzen, Druckgefühl, Schwellung in Bereich der Leber, deutliche Symptomatik erst bei Komplikationen:
- Ikterus bei Kompression der Gallengänge
- Akutes Abdomen durch Ruptur in die Bauchhöhle (diffuse Aussaat im Peritonealraum)
- Ruptur in Nachbarorgane, z.B. Magen oder Pleura
- Allergische Reaktionen gegen Echinococcus nach Ruptur, die von Urtikaria bis zum allergischen Schock reichen kann
- Eitrige Infektion, Fieber, Abszessbildung, Aszites

Diag:
1. Anamnese und klinische Untersuchung
2. **Sonographie:** flüssigkeitsgefüllte Zysten, Verkalkungen
3. Bildgebung: **MRT** od. **CT** (nativ und mit KM) u. FDG-PET: insb. für die Planung einer Op
Echinococcus granulosus ⇨ große flüssigkeitsgefüllte, septierte Zysten
E. multilocularis ⇨ feinblasige Zysten, häufig infiltrative Struktur ("bösartige" Form)
Röntgen-Abdomenübersicht: evtl. Verkalkung der Zystenmembran sichtbar
4. Labor: BB (evtl. Eosinophilie bei Echinokokkuszysten), CRP, Leberwerte, Bilirubin
Immunologie: Hämagglutinationstest, ELISA-Nachweis von Echinococcus-Ak
Keine Punktion von Echinokokkuszysten zur Diagnostik, da Gefahr der allergischen Reaktion und abdominellen Verschleppung!

Ther:
- Konservativ: kleine solitäre Zysten bedürfen keiner Ther., bei großen Zysten Punktion und Sklerosierung mit Polidocanol (nicht bei V.a. Echinokokkus-Zyste)
Palliativ bei nicht resezierbaren Echinokokkus-Zysten: Dauergabe von Albendazol (Eskazole®) 2 x 400 mg/Tag oder Mebendazol (Vermox®) 40-50 mg/kgKG/Tag auf 3 Dosen verteilt (nach dem Essen einnehmen).
- Operativ: Ind: Komplikationen, Größe >10-12 cm
  – Zysten-Entdachung: Abtragen des Daches der Zyste zum Peritoneum hin und offenlassen des Zystenbodens (Peritoneum resorbiert den Rest an Flüssigkeit, der noch produziert wird), der Rand wird eingesäumt
  – Echinokokkuszysten: Ther. in einem Zentrum durchführen, Vorbehandlung **perioperativ** mit Albendazol (Eskazole®): **Perizystektomie**: Zyste und umgebendes Gewebe (Wirtskapsel) wird En-bloc entfernt (Sicherheitsabstand mind. 1 mm), ggf. auch Leberteilresektion; Ind: nicht zu große Zysten mit peripherer Lokalisation (nicht bei intrahepa-

tischer, hilusnaher oder pericavaler Lokalisation)

Bei großen Zysten **Desinfektion + Omentumplastik**: Eröffnung der Zyste, Absaugen des Inhaltes ⇨ wenn kein biliärer Anschluss, dann Spülung mit hypertoner Kochsalzlösung (20%ig) oder 95%igem Alkohol (= skolizidale Substanz). Cuticula bleibt erhalten, zur Vernarbung werden Anteile des Netzes in die Höhle eingebracht. (Ind: bei nicht vollständig resezierbarer Lokalisation in der Leber). Ist auch das nicht möglich, dann PAIR-Verfahren = nur interventionelle Punktion - Aspiration - Injektion (der skolizidalen Substanz, wenn kein biliärer Anschluss, mind. 5 Min. Wirkzeit) - Reaspiration.

Nachbehandlung mit Albendazol (Eskazole®) für mind. 2 Jahre, bei nicht vollständig möglicher Resektion lebenslang, Nachkontrollen alle 6-24 Mon. für 10 Jahre machen.

- Selten kann bei Befall der gesamten Leber mit multiplen Zysten (⇨ Leberinsuffizienz, portale Hypertension) eine Lebertransplantation erforderlich sein.

Prog: Gut bei vollständiger Entfernung, auch nicht vollständig resezierbare Echinokokkuszysten haben heute mit der Dauermedikation eine 10-JÜR von 80 %

Kompl:
* Ruptur bei minimalen Traumen ⇨ evtl. **Akutes Abdomen** (Echinokokkuszysten ⇨ abdominelle Aussaat)
* Einblutung, Infektion, Abszessbildung
* Maligne Entartung ⇨ immer Histologie bei Op
* Echinokokkuszysten auch in der Lunge und anderen Organen mögl.

Op:
* Echinokokkuszysten: allergische Reaktionen bei Entfernung/Eröffnung der Zyste ⇨ präoperativ hochdosiert Glukokortikoide geben!
* Rezidivgefahr bei Echinokokkuszysten bei Kontamination des Abdomens, Befall von Lunge, Herz, Gehirn und selten Knochen mögl.
* Med: Mebendazol kann eine Leukozytopenie in den ersten 2-3 Mon. machen (⇨ Blutbildkontrollen) und ist potentiell embryotoxisch (⇨ strikte Kontrazeption)

DD: Leberabszesse (s.o.), Lebertumoren (s.u.), Leberhängangiome

PORTALE HYPERTONIE

Syn: Portale Hypertension, Pfortaderhochdruck, ICD-10: K76.6

Anatomie: Normaler portaler Druck: <10 mmHg, ca. ¾ des hepatischen Blutes stammen aus der Pfortader (V.portae zusammen mit A.hepatica ca. 1,5 l/min = 25 % des HZV)
portale Hypertension = Druck **>10-12 mmHg**

Ät:
- **Prähepatischer Block** (extrahepatischer präsinusoidaler Block): **Pfortader**- (Pylethrombose) od. **Milzvenenthrombose** (erhöhte Thromboseneigung oder als Folge septischer Prozesse, z.B. Umbilikalvenensepsis bei Kleinkindern), angeborene Missbildungen der V.portae (z.B. Hypoplasie = CRUVEILHIER-BAUMGARTEN-Krankheit), vermehrter Blutzufluss zur Leber (AV-Fisteln, Splenomegalie), Kompression von außen, z.B. bei Neoplasien
- **Intrahepatischer Block (90 % d.F.):**

  Hepatozellulär (intrahepatischer postsinusoidaler Block): **Leberzirrhose**, davon 80 % **Alkoholgenese**, 15 % posthepatitisch ⇨ chronisch aktive Hepatitis, insb. bei **HCV-Infektion** (intrahepatischer sinusoidaler Block, besonders hohes Risiko bei Hepatitis-C-Infektion + Alkoholabusus), **Autoimmunhepatitis**, periportale Fibrose, Fettleber, Cholangitis (biliäre Zirrhose), Morbus WILSON (hepatolentikuläre Degeneration), Hämochromatose, chronische Arsenvergiftungen, Vinylchloridintoxikation, Sarkoidose, kongenitale Zysten

  Schistosomiasis (weltweit häufigste Ursache für die portale Hypertension!, intrahepatischer präsinusoidaler Block)
- **Posthepatischer Block** (extrahepatischer postsinusoidaler Block): Obstruktionen der Lebervenen, V.cava oder V.hepatica-Thrombose (**BUDD-CHIARI-Syndrom**) mit Rückstau in die Leber, längere dekompensierte Herzinsuffizienz ("Cirrhose cardiaque"), "Panzerherz"
- Bluterkrankungen (Gerinnungsstörungen)

Path: ♦ **Portale Hypertension** ⇨ **Kollateralkreislaufbildung** (Umgehungskreislauf)

1.) Magenvene (V.gastrica sinistra) - V.coronaria ventriculi ⇨ **Ösophagusvarizen** (⇨ V.azygos ⇨ V.cava superior) ⇨ **Blutungen** v.a. an der Cardia (massiv, im Schwall, "Schüssel voll')

2.) Nabelvene wird rekanalisiert ⇨ sichtbares **Caput medusae**

3.) V.mesenterica inferior ⇨ **Plexus rectalis**, Beckenvenen ⇨ V.cava inferior (sichtbare rektale Gefäßausbuchtungen, sind aber keine Hämorrhoiden!, diese werden definitionsgemäß von Arterien gebildet)

4.) Retroperitoneal: Über Magen ⇨ Milz ⇨ Nierenvene (insb. linksseitig) ⇨ V.cava inferior

♦ Portale Hypertension ⇨ **Splenomegalie** und beschleunigter Blutzellabbau ⇨ v.a. Thrombozytopenie mit hoher Letalität bei Blutung, Leukopenie und gering ausgeprägte Anämie, Hämosiderinablagerungen

♦ Allgemeine **Blutungsneigung** durch verminderte Gerinnungsparameter (verminderte Syntheseleistung der Leber)

♦ Aszites-Bildung: Durch verminderte Eiweißproduktion der Leber (Hypalbuminämie ⇨ geringer onkotischer Druck des Blutes), **erhöhten hydrostatischen Druck** durch portale Hypertension, Lymphaustritt aus der Leber (insb. bei posthepatischem Block) und sek. Hyperaldosteronismus (insuffiziente Leber baut kein Aldosteron und ADH mehr ab ⇨ Na^+ und H_2O-Retention) ⇨ Aszites

♦ Allgemeine Veränderungen der Hämodynamik: Der portale Anteil des Blutdurchflusses durch die Leber ist reduziert ⇨ der arterielle Anteil kann kompensatorisch auf das Doppelte der Norm ansteigen (bis 1 l/min)

Etlg: # CHILD-Klassifikation zur Beurteilung der Leberfunktion (1964)

Gruppe A:	Bilirubin <2 mg/dl, Albumin >3,5 g/dl, kein Aszites, keine neurologischen Symptome, guter Ernährungszustand
Gruppe B:	Bilirubin 2-3 mg/dl, Albumin 3-3,5 g/dl, einfach zu eliminierender Aszites, geringe neurologische Symptome, guter Ernährungszustand
Gruppe C:	Bilirubin >3 mg/dl, Albumin <3 g/dl, therapierefraktärer Aszites, schwere neurologische Symptome, evtl. Coma hepaticum, schlechter Ernährungszustand

Klassifikation nach PUGH (angelehnt an die Child-Klassifikation)

	1 Punkt	**2 Punkte**	**3 Punkte**
Albumin (g/dl)	>3,5	3-3,5	<3
Bilirubin (mg/dl)	<2	2-3	>3
Quick (%) bzw. INR	>60 <1,7	40-60 1,7-2,3	<40 >2,3
Enzephalopathie-Stadium, s.u.	0	1-2	3-4
Aszites	0	+	+++

Addition der Punkte: Pugh A: 5-6 Punkte, Pugh B: 7-9 Punkte, Pugh C: 10-15 Punkte

Ausdehnung des Pfortaderverschlusses modifiziert nach AUVERT

Typ I: V.portae offen, intrahepatische Äste verschlossen (5 % d.F.)
Typ II: Stamm der V.portae verschlossen (65 % d.F.)
Typ III: Verschluss des Konfluenz von V.mesenterica sup. und V.lienalis (1 % d.F.)
Typ IV: Verschlüsse u. Stenosen im gesamten Zuflussgebiet der V.portae (20 % d.F.)

Epid: ◊ Häufigste Ursache für eine portale Hypertonie ist die **fortgeschrittene Leberzirrhose**.

◊ Für Deutschland werden ca. eine Million Pat. mit Leberzirrhose geschätzt.

Klin: ⇒ Splenomegalie, **Oberbauchschmerzen**

⇒ Leichter Ikterus, Palmarerythem, Spider naevi, Caput medusae

⇒ **Aszites** (ausladendes Abdomen, verstrichener Nabel, Nabelhernien), Ödeme

⇒ Flapping tremor: bei ausgestreckten Armen, dorsalflektierten Händen mit gespreizten Fingern ⇨ grobschlägiger flatternder Tremor der Hände u. Finger (ca. 1/sec), verursacht durch einen jeweils plötzlich einsetzenden Tonusverlust ⇨ charakteristisch, aber nicht spezifisch (DD: Urämie, Herzinsuffizienz)

⇒ **Ösophagusvarizenblutung** (ICD-10: I85.0): insb. nach Druckerhöhung, z.B. Bauchpresse oder Gefäßarrosion ⇨ Hämatemesis (Bluterbrechen), Melaena (Teerstuhl)

⇒ **Hepatische Enzephalopathie** (West-Haven-Einteilung): durch Leberzirrhose

Latent:	Keine neurologischen Ausfälle, Auffälligkeiten nur in psychomotorischen Tests
Stadium 1:	Schlafstörungen, Apathie, Stimmungsschwankungen, Konzentrationsstörungen, Ruhelosigkeit, leichter Fingertremor, Beeinträchtigung des Schreibvermögens
Stadium 2:	Inadäquates Verhalten, stärkere Schläfrigkeit, zeitliche Desorientierung, Gedächtnisstörungen, Nesteln, Ataxie, Flapping tremor
Stadium 3:	Patient schläft meist, ist noch erweckbar (Somnolenz bis Sopor), Desorientiertheit, Rigidität, Hyperreflexie
Stadium 4:	Bewusstlosigkeit und Koma, Foetor hepaticus, Reaktion auf Schmerzreize können noch erhalten od. verloren sein

Diag:
1. Anamnese und klinische Untersuchung: Splenomegalie, Ikterus, Aszites, Ödeme, Spider naevi, Caput medusae, Palmarerythem
2. Sonographie: Leber (Zirrhosezeichen: Leberoberfläche höckrig, periphere Gefäßrarefizierung, fehlende Kapsellinie, prominenter Lobus caudatus), dilatierte Pfortader (>15 mm), portocavale Anastomosen, Milzvergrößerung, Aszites?
   Farbkodierte Duplexsonographie: portale Strömungsverlangsamung, Pendelfluss od. Flussumkehr
   Ultraschallelastographie: Steifigkeit des Gewebes (fibröses Gewebe ist steifer)
3. Labor: Gamma-GT, Transaminasen, Bilirubin erhöht, Ges.-Eiweiß (Albumin) erniedrigt, Quick erniedrigt
4. Endoskopie (**ÖGD**): Oesophagus- od. Magenfundusvarizen. In 30-50 % d.F. trotz bekannter Ösophagusvarizen Blutung aus anderer Quelle! (z.B. Ulkus, Erosionen, Gastritis, Adenom, Karzinom, Mallory-Weiss-Syndrom)
5. Bildgebung: MRT-Angiographie od. Röntgen-Splenoportographie (direkt oder indirekt mit DSA)
6. Direkte portale Druckmessung
7. **Leberbiopsie**

Ther:
- **Konservativ:** Ösophagusvarizenblutung: Volumenersatz über ZVK, Blutersatz, Dauerkatheter (Bilanzierung), Intensivüberwachung, evtl. Intubation
  Med: akut Drucksenkung im Pfortadersystem mittels **Terlipressin** (ADH-Analogon, Glycylpressin®) od. Octreotid (Sandostatin®), ggf. auch Nitrate (Isosorbidmononitrat)
  Versuch der primären **endoskopischen Ligatur** der Varizen (Kontrolle nach 4 u. 11 Tagen u. ggf. Wiederholung od. zusätzliche Sklerosierung mit Polidocanol) od. auch endoskopische Sklerosierung der Varizen durch intravasale Injektion des Gewebeklebers N-Butyl(2)-Cyanacrylat (Histoacryl®, Kontrolle nach 4 Tagen u. ggf. Wiederholung). Damit kann in 95 % d.F. eine Blutstillung erreicht werden.
  Sonden: kommen nur noch bei **unstillbarer Blutung** zum Einsatz ⇨ mechanisches Abdrücken der Venen: SENGSTAKEN-BLAKEMORE-Sonde (1) = Doppelballon-Katheter für Speiseröhren- u. Kardiavarizen oder LINTON-NACHLAS-Sonde (2) = Einfachballon-Katheter für Magenfundusvarizen (s. auch Kap. GI-Blutungen). Nie länger als 12-24 Std. (max. 48) anlegen, da Nekrosegefahr der Schleimhaut!

(1)
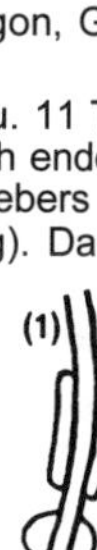

  Prophylaxe: Bei Leberzirrhose mit bekannten Ösophagusvarizen können (nicht-kardioselektive) **ß-Blocker** (Propranolol od. Carvedilol) und wiederholte Ligaturen eingesetzt werden. Die Rezidivblutungsgefahr halbiert sich damit.
  Aszites: H_2O-Restriktion (max. 1,5 l/Tag) u. Salzrestriktion, Diuretika (Aldosteronantagonist Spironolacton, Aldactone® evtl. + Torasemid, Torem®)
  Punktion (= Parazentese, es werden 4-6 l abgelassen) nur im Notfall (z.B. bei Ateminsuffizienz), evtl. mit gleichzeitiger Albuminsubstitution (6-8 g pro Liter abgelassenen Aszites)

(2)
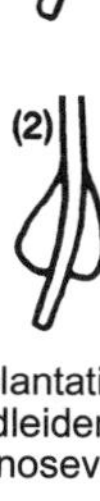

- Operativ: Ziel ist die **Senkung des portalen Hochdruckes** (außer der Transplantation sind dies alle nur palliative Maßnahmen, da keine Änderung des Grundleidens)
  Ind: Relativ **zurückhaltend**. Keine prophylaktische Op, da keine Prognosever-

besserung, nie im Stadium der Blutung!, Op abhängig von der Allgemeinsituation (möglichst nur bei CHILD-Stadium A, B)

- **TIPSS** (transjugulärer intrahepatischer portosystemischer Stent-Shunt): über die V.jugularis wird mittels Katheter ein Stent von einer V.hepatica durch das Leberparenchym zur V.portae als Shunt vorgeschoben (großer Vorteil: **interventioneller Eingriff** = für die Anlage der Anastomose ist keine offene Op nötig), ggf. kann in gleicher Sitzung in die Varizen kleine Coils eingebracht werden, die diese dann embolisieren.
- Dissektionsverfahren: Unterbindung der venösen Gefäßversorgung von Ösophagus und proximalem Magen (nur temporäre Besserung wegen Kollateralbildung)
- **Portocavale Anastomose** (V.portae ⇨ V.cava superior) = totaler Shunt, Nachteil: Leber wird ausgeschaltet ⇨ Entgiftungsfunktion eingeschränkt, evtl. zusätzlich Anlage einer arteriellen Verbindung zur V.portae in die Leber
- **Splenorenaler Shunt** (distaler, nach WARREN) selektiver Shunt: Absetzen der V.lienalis von der V.portae und Verbindung mit V.renalis (⇨ V.cava) ⇨ nur Entlastung der Ösophagusvarizen, die Leber wird nicht ausgeschaltet! ⇨ portaler Hochdruck bleibt, Thrombosegefahr (Milzvene ist relativ klein)
  Proximaler Splenorenaler Shunt (nach LINTON, z.B. bei Vorliegen von Verwachsungen nach Gallen-Op): Milzentfernung und Anastomose der V.lienalis auf die V.renalis, die V.portae bleibt erhalten
- Mesenterikokavaler Shunt: V.mesenterica sup. auf V.cava
- Isolierte Milzvenenthrombose: Splenektomie
- Therapieresistenter Aszites: TIPSS (durch verminderten portalen Druck weniger Transsudation), Ableitung des Aszites über einen Katheter mit einer Pumpe als peritoneovesikaler (⇨ in die Harnblase, alfapump®) od. peritoneo-venöser Shunt (DENVER-Shunt ⇨ in die V.jugularis interna)
- Ultima ratio: **Lebertransplantation** (häufig aber wegen fortgeschrittener Enzephalopathie od. bestehendem Alkoholabusus nicht mehr mögl.)

• Leitlinie: Komplikationen der Leberzirrhise, S2k v. 11/2018 (AWMF Registernr. 021-017)
• Selbsthilfegruppen: Deutsche Leberhilfe e.V., Krieler Str. 100, 50935 Köln, Tel.: 0221 28299-80, Fax: -81, Internet: www.leberhilfe.org

Prog: Ösophagusvarizenblutung: Letalität: 25-30 % wegen Schock durch massive Blutung, Gerinnungsstörung, Leberversagen, Aspiration, Lungenversagen
Rezidivblutungsgefahr: ohne Ther. 60-80 %!, nach Sklerosierungstherapie 30-40 % durch neue Varizen oder Rekanalisation (insb. in den ersten 3 Monaten nach erfolgreicher Sklerosierung) und bei Ligatur 20-30 % ⇨ endoskopische Kontrolle im ersten Jahr alle 3 Monate. Beste Proph. durch TIPSS, Rezidivrate dann 15-20 %.
Gesamtprognose der portalen Hypertension: nach 5 Jahren leben noch ca. 50 % (nach Shunt-Op gleiche Überlebensrate).
Budd-Chiari-Syndrom und maligne Tumoren ⇨ sehr ungünstige Prognose
Op-Letalität (portocavale Shunts): Child A 5 %; B 12 %; C 40 %

Kompl:
* Massive **Blutung aus Ösophagusvarizen** mit bis zu 30 % Letalität (meist am ösophago-kardialen Übergang, z.B. bei mechanischer Beanspruchung der Cardia durch Essen od. Erbrechen; starke Blutung wegen fehlender Gefäßkontraktion (da Venen) und Gerinnungsstörungen (die Gerinnungsparameter sind durch die meist bereits eingeschränkte Syntheseleistung der Leber vermindert).
* Rezidivblutungen nach Ligatur-/Sklerosierungstherapie
* Leberkoma/Enzephalopathie durch NH_3-Intoxikation (Ammoniak entsteht beim Proteinabbau und wird in der in der Leber zu Harnstoff umgebaut), Proph: nicht-resorbierbares Antibiotikum (Rifaximin, Xifaxan®) + Reinigung des Darmes (Lactulose), evtl. Darmspülung (verringert das durch bakteriellen Proteinabbau im Darm gebildete NH_4^+)
* Leberzirrhose: **Aszites** (DD s.u.), Enzephalopathie, hepatozelluläres Karzinom

Op:
* Shunt-Op mit Ausschaltung der Leber (sind alle nur Palliativmaßnahmen) ⇨ hepatische **Enzephalopathie** in 30-50 % wegen der resultierenden schlechteren Entgiftungsleistung (Prophylaxe durch kohlenhydratreiche, eiweißarme Diät ⇨ verringert zumindest das Ammoniak), Leberausfallkoma
* Sklerosierung der Ösophagusvarizen: Ösophagusstenose, Ausbildung von Varizen am Magenfundus
* Ballontamponade: Drucknekrose der Schleimhaut

DD: Aszites

KARDIAL/VASKULÄR
Herzinsuffizienz
Pericarditis constrictiva
BUDD-CHIARI-Syndrom

HEPATISCH
Leberzirrhose (80 % d.F.)
Portale Hypertonie
Pfortaderthrombose
Autoimmunhepatitis

TRAUMATISCH
MDT-**Perforation**
Massenblutung
Nieren-/Blasentrauma
Chylöse Verletzung

ENTZÜNDLICH
Bakterielle Peritonitis
Schistosomiasis
Tuberkulose
Echinokokkose
Lupus erythematodes

BILIÄR
Chronische Pankreatitis
Cholangitis (biliäre Zirrhose)

INTESTINAL
Kurzdarmsyndrom
Nekrotisi. Enterokolitis

MALIGNOME
Peritonealkarzinose (10 % d.F.), Ovarial-, Magenkarzinom, hepatozelluläres Karzinom, Pankreaskarzinom, kolorektale Tumoren

SONSTIGES
Nephrotisches Syndrom
Hepatorenales Syndrom
Exsudative Enteropathie
Morbus WALDMANN
Unterernährung (3. Welt!)

LEBERTUMOREN

Etlg: # Primäre oder sekundäre (= **Metastasen**) Lebertumoren

Benigne: **Hämangiom**, **FNH** (= fokal noduläre Hyperplasie), **Leberzelladenom** (ICD-10: D13.4), Gallengangadenom, biliäres Zystadenom, Fibrom, Cholangiom, Lymphangiom, Lipom, Angiomyolipom, Myxom, Hamartom

Maligne: **Hepatozelluläres Karzinom** (Syn: **HCC**, Hepatom, Leberzellkarzinom, ICD-10: C22.0), cholangiozelluläres Karzinom (intrahepatische **Cholangiokarzinome**, s.u.), Mischformen, malignes Hämangiom, embryonales Hepatoblastom, Sarkom, Cholangiosarkom und **Lebermetastasen**

Ät: – Hepatozelluläres Karzinom: Komplikation/Spätfolge einer **Leberzirrhose** durch Alkoholabusus, **chronische Hepatitis-B-** od. **Hepatitis-C-Infektion** (bei perinataler Infektion ist die Gefahr am größten), **Aflatoxine** (Pilztoxine, insb. in Afrika verbreitet), Thorotrast® (früheres Rö-Kontrastmittel), Alpha-1-Antitrypsin-Mangel, Hämochromatose, chemische Karzinogene (Aminobiphenyl, Benzpyren)
Weitere Risikofaktoren sind die Steatohepatose durch Übergewicht und Diabetes mellitus Typ 2 sowie das Rauchen.

– Lebermetastasen: insb. bei **Kolon**- und **Rektumkarzinomen** (machen zusammen 90 % der Lebermetastasen aus), Mamma-, Magen-, Pankreas-, Nierenzellkarzinomen

Path:
- Hämangiome: meist angeboren, lange bestehend, können von selbst verschwinden, pathologische Bedeutung nur bei großen Hämangiomen, da Rupturgefahr allg. gering, **keine** maligne Entartung
- Fokal noduläre Hyperplasie (FNH): Regeneratknoten mit Septen (reaktive Folge von unbekannten Stoffwechselveränderungen od. Gefäßanomalien), ein Zusammenhang mit Ovulationshemmern wird vermutet (Vergrößerung unter Östrogeneinnahme), **keine** maligne Entartung, Histo: zentrale Vernarbung mit sternförmigen Septen
  Op-Ind: Exstirpation nur bei großen FNH, wegen möglicher Rupturgefahr
  DD: Adenom ⇨ Feinnadelpunktion zur Diagnosefindung
- Adenome: **Können maligne entarten!** ⇨ operative Exstirpation indiziert, Zusammenhang mit **Ovulationshemmern**, verschiedene genetische Mutationen beschrieben, große Tumoren können rupturieren ⇨ Blutung!, Rezidivneigung (von Hepatozyten ausgehend)
- Chronische Hepatitis C: entwickelt sich bei 85 % der HCV-Infizierten (bei 25 % mit asymptomatischem Verlauf = HCV-RNA positiv, jedoch ohne erhöhte Transaminasen), bei 20 % entsteht im weiteren Verlauf von 10-20 Jahren eine **Leberzirrhose**. Im Stadium der Leberzirrhose beträgt das Risiko für ein hepatozelluläres Karzinom dann 1-4 % pro Jahr! Dieses Risiko wird sich in den kommenden Jahren verringern, da eine Therapie mit DAA

(<u>d</u>irect <u>a</u>cting <u>a</u>ntivirals) zu einer fast 100%igen Viruseradikation führt (Ther. möglichst früh). Kombinationen sind: Elbasvir + Grazoprevir (Zepatier®), Glecaprevir + Pibrentasvir (Maviret®) oder Sofosbuvir + Velpatasvir + Voxilaprevir (Vosevi®) für 6-12 Wochen oral.

- <u>Karzinome:</u> Verhältnis HCC (Adenokarzinom) zu cholangiozelluläres (= intrahepatisches Gallengangkarzinom) Karzinom = 5:1
Solitär, multizentrisch oder diffus infiltrierend wachsend, frühe Metastasierung
Hepatozelluläre Karzinome auf dem Boden einer Zirrhose sind häufig multifokal und durch die Zirrhose in der "gesunden" Restleber auch schlecht operabel.

<u>Epid:</u> ◊ 90 % aller malignen Lebertumoren in Europa sind **Lebermetastasen**, die Leber ist nach den Lymphknoten das **häufigste "Metastasenorgan"**.

◊ <u>Inzidenz:</u> HCC in Deutschland 5/100.000/Jahr, **m** >> w (3-4:1), Prädisp.alter: >60 J. weltweit erkranken geschätzt 500.000 bis 850.000 Pat./Jahr an malignen Lebertumoren (insb. in Afrika u. Asien, dort 5- bis 20fach höhere Inzidenz als bei uns). Hauptrisikofaktoren sind die chronische Hepatitis-B-/-C-Infektion u. die (alkoholtoxische) Leberzirrhose.

◊ <u>Hämangiome und FNH:</u> Prävalenz 1-3 %, **w** >> m (2-10:1), Prädisp.alter: 30.-50. Lj.

<u>Etlg:</u> # **<u>TNM-Stadien</u>** für hepatozelluläre Karzinome (die intrahepatischen Cholangiokarzinome haben in der 8. Auflage der TNM eine eigene, ähnliche Einteilung, 2017)

T1:	solitärer Tumor ohne Gefäßinvasion (**T**1a <2 cm, **T**1b >2 cm)
T2:	solitärer Tumor >2 cm mit Gefäßinvasion oder mehrere Tumoren, keiner mehr als 5 cm in größter Ausdehnung
T3:	mehrere Tumoren >5 cm in größter Ausdehnung
T4:	Tumoren mit Befall größerer Äste der V.portae od. Vv.hepaticae, Tumor(en) mit Invasion in Nachbarorgane (nicht der Gallenblase oder Perforation des viszeralen Peritoneums)
N1:	Regionäre Lk-Metastasen: Lk am Leberhilus, hepatische und periportale (entlang der V.portae) sowie entlang der abdominalen V.cava inf. und Lk unterhalb des Zwerchfells
M1:	Fernmetastasen oder nicht lokoregionäre Lk

<u>Stadiengruppierung:</u> I: **T**1**N**0**M**0 II: **T**2**N**0**M**0 IIIA: **T**3**N**0**M**0
IIIB: **T**4**N**0**M**0 IVA: alle **N**1 IVB: alle **M**1

<u>Klin:</u> ⇒ <u>Hämangiome, Adenome, FNH:</u> i.d.R. keine Beschwerden, meist **Zufallsbefund** in der Sonographie od. bei einer CT-/MRT-Untersuchung aus anderem Grund

⇒ <u>Maligne Lebertumoren:</u> **lange Zeit <u>keine</u> Klinik** (Zufallsbefund), später:
- Druckschmerzen im rechten Oberbauch (Kapseldehnungsschmerz), Völlegefühl
- evtl. tastbare Resistenz (Hepatomegalie)
- Gewichtsverlust, durch verminderten Stoffwechsel, evtl. dyspeptische Beschwerden
- Ikterus bei Kompression der Gallenwege
- Fieber bei Tumorzerfall, evtl. paraneoplastische Polyglobulie
- Tumorblutung ⇨ evtl. Hämobilie (GI-Blutung)
- Dekompensation einer vorbestehenden Leberzirrhose
- evtl. Aszites und Ödeme bei Leberfunktionseinbuße

<u>Diag:</u>
1. Anamnese und klinische Untersuchung
2. **<u>Sonographie</u>** (ggf. **mit KM** = CEUS, <u>c</u>ontrast <u>e</u>nhanced <u>u</u>ltra<u>s</u>ound, Präparat: Schwefelhexafluorid, SonoVue®): Tumoren können echogleich (FNH, Leberzelladenom), echoreicher (Hämangiom, kolorektale Metastasen) od. echoarm (Bronchial- od. Mammakarzinommetastasen) od. gemischt echoreich/-arm (hepatozelluläres Karzinom) sein. Typisch für Metastasen ist ein echoarmer Randsaum (Halo).
In der farbkodierten Duplexsonographie bei Malignität **Hypervaskularisationen**.
3. <u>Labor:</u> Tumormarker: **Alpha-1-Fetoprotein** (AFP) rel. spezifisch, wichtig zur Verlaufskontrolle bei Leberzirrhose ⇨ Übergang zum Leber-Ca (Anstieg auf >100 ng/ml) und zur Tumor-Nachsorge (als Rezidivparameter) positiv in 80 % der Tumoren in Afrika, bei uns nur in 30 % d.F.
CEA (<u>c</u>arcino<u>e</u>mbryonales <u>A</u>ntigen) ist weniger spezifisch (kann bei Magen-, Kolon-, Bronchial-, Schilddrüsen- und Leber-Ca erhöht sein) und CA 19-9
GGT, AP und Transaminasen evtl. erhöht, evtl. Anämie od. Polyglobulie
4. <u>Weitere Bildgebung:</u> **CT** ⇨ Lokalisationsdiagnostik, **CT-Angiographie** od. **Spiral-CT mit i.v.-Kontrastmittelbolus** mit Aufnahmen während der arteriellen und der portalvenösen

Phase ⇨ Darstellung der Gefäßanatomie und Perfusionsdefekte (DD: Zysten, Hämangiome, Metastasen)

MRT nativ und mit KM (Gadolinium) od. mit SPIO (superparamagnetic iron oxide particles, maligne Läsionen werden damit noch besser erkannt) od. auch MRC (Magnetresonanzcholangiographie, alternativ ggf. ERCP ⇨ Darstellung der Gallenwege)

CT-Thorax zur Metastasensuche

5. Szintigraphie od. PET-CT ⇨ Differenzierung von Hämangiomen, FNH, Metastasen (z.B. Anti-CEA-Antikörper-Immunszintigraphie zum Nachweis kolorektaler Lebermetastasen)
6. **Feinnadelbiopsie** bei V.a. Adenom, FNH od. Karzinom (nicht bei Leberzysten, s.o.)
7. IOUS = intraoperativer Ultraschall, ggf. um vorher nicht erkennbare Läsionen zu finden

Ther:

- Konservativ: Bei Frauen absetzen der Pille od. von Östrogenpräparate bei FNH u. Adenomen. Wenn bei einem Adenom keine Rückbildung erfolgt ⇨ Op
- Interventionelle Verfahren: Bei HCC <3 cm oder als palliative Verfahren mit punktueller Behandlung einzelner Tumoren/Metastasen: Embolisation (mit ethiodisiertem Öl) = **transarterielle Chemoembolisation** (TACE), perkutane **Radiofrequenzablation** (Koagulation durch Hochfrequenz-Wechselstrom mittels perkutan eingeführten Elektroden) oder als **Mikrowellenablation**. Alternative Verfahren sind noch die perkutane lokale Hyperthermie durch MRT-gesteuerte Einlage einer Nd-YAG-Laser-Optik (LITT = Laser-induzierte interstitielle Thermotherapie), lokale Alkoholinjektion (perkutane 95%ige Ethanolinjektion od. 50%ige Essigsäure), Kryotherapie (flüssiger Stickstoff wird perkutan über eine Metallsonde eingebracht), transarterielle Radionukleidtherapie (mit Yttrium^{90}) od. stereotaktische Strahlentherapie (3 x 10 Gy).
- Operativ: Ind: Benigne Lebertumoren: Adenome, blutende od. gr. Hämangiome (>5 cm);
  Maligne Lebertumoren: Op einzige Heilungsmöglichkeit, aber: **nur 20 %** sind bei Diagnosestellung kurativ operabel (wegen der späten Klinik)! Tumor muss resektabel sein (Restleber nach Op muss 20-30 % sein) ⇨ Wichtig: **Frühdiagnose!**
  Lebermetastasen ⇨ Op ist möglich, wenn Metastasen insgesamt entfernbar (genügend Restleber); Ziel ist eine **R**0-Resektion (Sicherheitsabstand 1-9 mm) und Metastasen möglichst nur in der Leber (= keine anderen Organsysteme betroffen) und der Primärtumor sollte ebenfalls operabel sein.
  - Zugang: quere und/oder mediane Oberbauchlaparotomie oder Rippenbogenrandschnitt oder heute auch laparoskopische Op mögl. Die erforderliche Schneidetechnik an der parenchymatösen Leber ist heute durch die Verwendung von Ultraschallscheren/-aspirator (CUSA™) oder Hochfrequenzdissektor (LigaSure™) wesentlich vereinfacht. Der Blutverlust lässt sich durch Senkung des ZVD auf <3 mmHg weiter verringern.
  - Parenchymschonende Resektion: indiziert bei oberflächlichen, peripher liegenden Tumoren/Metastasen ⇨ **Leberteilresektion** im Gesunden ohne Orientierung an anatomischen Grenzen, z.B. mit Klammernahtgeräten (Endo-GIA™), 1 cm Sicherheitsabstand
  - Segmentresektionen: Tumor mit dem entsprechenden anatomischen Lebersegment (dadurch besserer Sicherheitsabstand als bei der peripheren Resektion)
  - Leberlappenresektion links: linker Leberlappen bis zum Lig.falciforme
  - Hemihepatektomie: orientiert sich an der V.cava-Gallenblasenlinie (links oder rechts von der rechten Linie des Segments IV, Abb. s.o. Anatomie Leber)
  - Erweiterte Hemihepatektomie rechts: orientiert sich am Lig.falciforme (mit Segment IV, es verbleiben also nur Segment II u. III, daher nur bei sonst gesunder Leber mögl.)
  - Mesohepatektomie: Resektion der mittleren Lebersegmente (IV, V, VIII), es verbleibt ein rechter und ein linker Leberlappen. Sehr aufwändige Op, diese kann bei zentralem Lebertumor aber erforderlich sein, wenn sonst bei einer erweiterten Hemihepatektomie eine zu geringe Restleber verbleiben würde.
  - Lebertransplantation: Ind. bei Fehlen von Metastasen, Pat. mit HCC und Zirrhose sollten in einem Transplantationszentrum vorgestellt werden
  - Palliative Operationen: bei Verdrängung, z.B. Magenausgangsstenose, Duodenalkompression ⇨ Anlage einer **Gastroenterostomie** mit BRAUN-Fußpunktanastomose
- Palliative Situation: Bei multiplen Lebertumoren (inoperabel) oder Metastasierung außerhalb der Leber und erhaltener Leberfunktion (CHILD-PUGH-Stadium A, s.o. Kap. Portale Hypertonie) ⇨ Ther. mit PD-L1-Antikörper Atezolizumab (Tecentriq®) + VEGF-Antikörper Bevacizumab (Avastin®) oder orale Gabe der Tyrosinkinase-Inhibitoren Sorafenib (Nexa-

var®) + Lenvantinib (Lenvima®) oder PD-L1-Antikörper Durvalumab (Imfinzi®) + CTLA-4-Antikörper Tremelimumab (Imjudo®).
Im Stadium CHILD-PUGH B Tyrosinkinase-Inhibitor Sorafenib, Stadium C: keine Ther.
Bei Versagen der initialen Ther. stehen weitere Antikörper/Inhibitoren zur Verfügung (z.B. Tyrosinkinase-Inhibitor Regorafenib, Stivarga® od. Cabozantinib, Cabometyx® oder der VEGF-Antikörper Ramucirumab, Cyramza®) ⇨ Besprechung u. Auswahl im **Tumorboard**

- Leitlinie: Hepatozelluläres Karzinom, S3 v. 8/2023 (AWMF Registernummer 032-053OL)

Prog: Adenome u. FNH häufig harmlos, aber: Gefahr der malignen Entartung bei den Adenomen!
Maligne Tumoren: **Prognose sehr schlecht**, im Stadium I-II 5-JÜR bis 50 %, am besten bei Lebertransplantation (60-70 %), insg. ist das Op-Risiko hoch, ca. 5%ige Letalität.
In der palliativen Situation (überwiegende Zahl der Pat.) 6 Mon. mittlere Überlebenszeit, mit Op/interventionellen Maßnahmen/Antikörpern ca. 9-12 Monate mittlere Überlebenszeit.
Lebermetastasen: bei möglicher **R**0-Resektion (= komplette Entfernung) je nach Primärtumor bis 35%ige 5-JÜR; ist keine **R**0-Resektion mögl. (palliative Situation) ⇨ auch mit Chemotherapie od. lokalen Verfahren nur noch ca. 12-monatige mittlere Überlebenszeit (od. auch noch weniger, je nach Aggressivität des Primärtumors)

Kompl:
- Hämangiome: Ruptur
- Leberkarzinome: frühe Metastasierung (Lunge, Gehirn, Knochen)

Op:
- Blutung, Galleleck/-fistel, Biliome, Nahtinsuffizienz, subphrenischer Abszess
- Leberversagen bei zu wenig verbleibendem, funktionsfähigem Lebergewebe (bei oft gleichzeitig vorhandener Leberzirrhose)

Proph:
- ♥ Die **Hepatitis-B-Impfung** im Kindesalter senkt das Karzinomrisiko signifikant! Seit 1997 wird daher die Impfung bei Kindern in Deutschland gem. STIKO empfohlen und bezahlt.
- ♥ Vorsorge: bei Risikopatienten (Leberzirrhose) alle 6 Mon. Sonographie der Leber und AFP bestimmen. Eine Hepatitis-C-Ther. möglichst frühzeitig durchführen. Alkoholkarenz!
- ♥ Tumornachsorge bei malignen Lebertumoren: postoperative AFP-Kontrolle (Anstieg >50 ng/ml ⇨ Rezidivverdacht), Sonographie u. Rö-Thorax in 6-monatigem Abstand

DD:
- **Leberzysten** (s.o.), Leberabszesse (s.o.)
- Fokale Verfettungen, Peliosis hepatis (Blut-gefüllte Kavitäten)
- Karzinom der zentralen Gallengänge (KLATSKIN-Tumor, s.u.)

LEBERTRANSPLANTATION

Ind:
- Benigne Indikationen:
  Chronische Hepatitis (meist Hepatitis B od. C), posthepatitische **Leberzirrhose**, primär und sekundär biliäre Zirrhose, primär sklerosierende Cholangitis, **alkohol-toxische** Leberzirrhose (bei gesicherter Abstinenz für mind. 6 Monate), Autoimmunhepatitis
  Akutes Leberversagen: z.B. durch fulminante (Virus-)Hepatitis, **Paracetamol**-Intoxikation, schwangerschaftsassoziiert (HELLP-Syndrom), Knollenblätterpilzvergiftung, Halothan-Hepatitis, BUDD-CHIARI-Syndrom (Verschluss der Vv.hepaticae), destruierendes Trauma, systemische rheumatoide Arthritis (STILL-Syndrom), hepatorenales Syndrom, in ca. 1/3 d.F. bleibt die Ursache für ein akutes Leberversagen unklar
  Angeboren/degenerativ: **Gallengangatresie** (*Kleinkinder*), CAROLI-Syndrom (zystische Erweiterungen der Gallenwege, s.u.), polyzystische Leberdegeneration, familiäre amyloidotische Polyneuropathie, ALAGILLE-Syndrom (aut.-dom. erbliche arteriohepatische Dysplasie), Mukoviszidose (ggf. mit Lungen-TX kombiniert)
  Metabolische Lebererkrankungen: Morbus WILSON (hepatolentikuläre Degeneration), α_1-Antitrypsin-Mangel, Tyrosinämie, CRIGLER-NAJJAR-Syndrom, Hyperoxalurie I, Hämochromatose, Glykogenosen, homozygote familiäre Hypercholesterinämie
  Infektiös: therapierefraktäre Echinokokkose
- Maligne Indikation: **Hepatozelluläres Karzinom**, KLATSKIN-Tumor (Hepatikusgabeltumor)

➲ Indikationszeitpunkt: Allgemein: wenn das **Stadium der Dekompensation** erreicht ist und ohne Transplantation die Lebenserwartung <1 Jahr ist (ab PUGH B / >7 Punkte, s.o. Kap. portale Hypertonie, Bilirubin >7 mg/dl, verminderte Syntheseleistung der Leber [Quick <50 %, INR >2], Zirrhosefolgen wie beginnende Enzephalopathie, nicht beherrschbarer Aszites, rezidivierende Ösophagusvarizenblutungen, Nierenfunktionsstörungen).

Die Organzuteilung nach Dringlichkeit erfolgt über das sog. **MELD-Punktesystem** (Model for End Stage Liver Disease) durch Eurotransplant.

Epid:
◊ Altersgipfel: ½-3. Lj. und 45.-65. Lj. (keine generelle Altersbegrenzung für den Eingriff)
◊ Die erste Lebertransplantation erfolgte im Jahr 1963 von STARZL. In Deutschland wurden bisher über 20.000 Lebertransplantationen durchgeführt.
◊ In Deutschland führen 21 Kliniken Lebertransplantationen durch. Im Jahr 2022 wurden in Deutschland 748 Lebertransplantationen vorgenommen (davon waren 5 % = 42 Lebendspenden, s.u.), auf der Warteliste befinden sich ca. 850 Pat., jährlicher Bedarf 1.300.
◊ Kosten für eine Transplantation ca. 150.000,- EUR, dazu kommen in der Folge dann noch Kosten für Immunsuppression und Nachbehandlung.

K-Ind:
- Bestehender Alkoholismus od. Drogenkonsum (6 Monate Karenz als Voraussetzung)
- Malignome/Metastasen außerhalb der Leber
- Fortgeschrittene renale (bei terminaler Niereninsuffizienz ggf. kombinierte Leber-/Nierentransplantation) oder kardiopulmonale Erkrankungen
- Sepsis, ARDS, Multiorganversagen, relativ: BMI >40 kg/m^2

Ther:
- Op-Spender: sachgerechte Entnahme des Spenderorgans (meist als Multiorganentnahme): Leber mit anhängender V.cava, möglichst langer A.hepatica, V.portae und Duct.choledochus (s. Abb.), Spülung der Gallenwege. Druckperfusion des Spenderorgans mit kalter University-of-Wisconsin-Lösung ⇨ ermöglicht eine Ischämiezeit von Explantation bis zur Implantation v. 12-16 Std. für Transport, Vorbereitung usw.

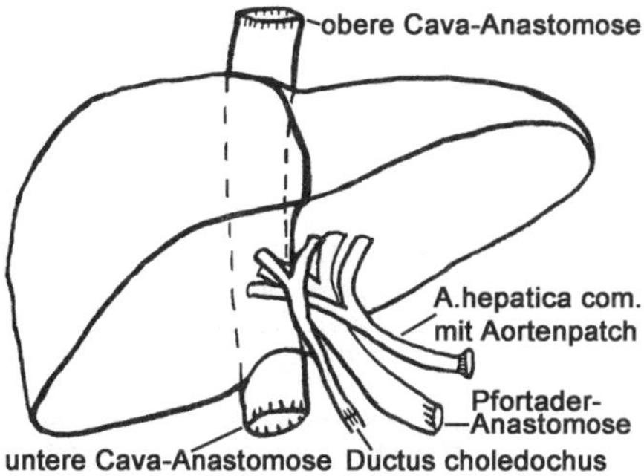

- Op-Empfänger: Explantation der kranken Leber mit entsprechendem V.cava-Segment (in der Größe, wie bei der Spenderleber vorhanden)
  - Implantation der Spenderleber mit V.cava-Segment an die Stelle der körpereigenen Leber = **orthotope Transplantation**
    Anastomosen: V.cava inferior kranial und kaudal, A.hepatica, V.portae (End-zu-End), Ductus choledochus (End-zu-Seit und Einlage eines T-Drains für 6 Wo.)
  - Heterotope Transplantation (selten) ⇨ Leber wird intraabdominell od. subhepatisch verpflanzt
- Leberteiltransplantation (**split-liver**): die Spenderleber wird in zwei unterschiedlich große Teile aufgeteilt und bei 2 Empfängern (z.B. 1 Kind + 1 Erwachsener) implantiert.
- Leber-**Lebend**spende: Ind: insb. Gallengangatresie (bei *Kindern*)
  Aufgrund des allgemeinen Organmangels wird auch die Lebendspende zunehmend durchgeführt. Dazu Entnahme des Lobus sinister (Seg. II u. III) bei einem Elternteil und Implantation in das Kleinkind (die Restleber bei Vater/Mutter wächst dann wieder bis 90 % der Ursprungsgröße nach u. die transplantierte Leber im Kleinkind wächst normal mit).
  Das Verfahren wird inzwischen auch für Erwachsenen durchgeführt. Hier muss jedoch der re. Leberlappen (Seg. V–VIII) beim Spender entnommen werden (damit ausreichend Lebergewebe für den erwachsenen Empfänger zur Verfügung steht). Dies ist aber für den Spender mit einem erhöhten Risiko verbunden ⇨ Kompl: eigenes Leberversagen (⇨ es muss mind. 30-35 % funktionelles Lebergewebe beim Spender verbleiben), Blutung, Galleleck, Strikturen, Pleuraerguss, Narbenhernie.
  Letalitätsrisiko: für den Spender bei Entnahme links 0,1 %, bei rechts 0,5 %

- Ebenfalls mögl. ist eine temporäre Leberteiltransplantation, Ind: akutes fulminantes Leberversagen. Dabei wird eine Fremd-Teilleber vorübergehend heterotop transplantiert, nach Regeneration der eigenen Leber wird sie dann wieder entfernt.
- Zur kurzfristigen Überbrückung der Zeit bis zur Transplantation bei fulminantem Leberversagen kann eine extrakorporale Leberunterstützung erfolgen (ähnlich einer Dialyse bei Nierenversagen), sog. Fractionated Plasma Separation & Adsorption (Prometheus®).
  In Studien wird auch die Infusion einer Leberzellsuspension versucht. Hierzu werden funktionstüchtige Hepatozyten aus nicht-transplantierten Lebern isoliert und übertragen.
- **Wichtig!** Nachbehandlung:
  - **Immunsuppression** mit einem **Calcineurininhibitor** Tacrolimus (Pilzprodukt, Prograf®) od. Ciclosporin A (Pilzprodukt, Sandimmun®) **+ Methylprednisolon**. Bei Unverträglichkeit der Calcineurininhibitoren (Nierentoxisch) alternativ ein mTOR-Inhibitor Everolimus (Certican®), ggf. + Mycophenolatmofetil (CellCept®)
    Bei akuter Abstoßungsreaktion: Glukokortikoide hochdosiert u. Antilymphozytenglobulin (für 3-7 Tage), bei Versagen IL-2-Rezeptor-Antagonist Basiliximab (Simulect®)
  - Antibiotikaprophylaxe und Antivirale-Prophylaxe (Aciclovir, Acic®) in der postoperativen Phase, evtl. + Pilzinfektionsprophylaxe (Fluconazol, Echinocandin), allgemein alle üblichen Impfungen durchführen.
  - Bei chronischer Hepatitis-B: Hyperimmunglobulin + Lamivudin (Zeffix®) od. Entecavir (Baraclude®) für 6-12 Monate, ggf. lebenslang (bei Pat. die HBV-DNA pos. sind) zur Verhinderung einer Reinfektion des Transplantates
- Leitlinie: Lebertransplantation, S2k v. 12/2023 (AWMF Registernummer 021-029)
- Weitere Informationen: Lebertransplantierte Deutschland e.V., Bebbelsdorf 121, 58454 Witten, Tel.: 02302 1798-991, Fax: -992, Internet: www.lebertransplantation.eu

Prog: Benigne Indikation: 1-JÜR 75-90 %, 5-JÜR ca. 70 % (am besten bei Kindern u. Lebendspende mit bis zu 85 %). Bei metabol. Lebererkrankungen durch einen Gendefekt wird durch die Lebertransplantation die vorbestehende Fehlfunktion gebessert od. sogar geheilt.

Maligne Indikation: 5-JÜR ca. 60 % (bei guter Patientenselektion, z.B. sorgfältiger Ausschluss von Fernmetastasen). Die perioperative Letalität (bis 3 Monate postop.) ist hoch und beträgt 11 % (<16 J. 5 % bis 17 % bei >60 J.)

In USA u. GB sind die Überlebensraten 5-10 % besser (Grund: es gibt viel mehr Spenderorgane ⇨ bessere Spenderorgane können ausgewählt werden, z.B. keine Spender >70. Lj. [in Deutschland fast 20 %!], Pat. muss nicht od. nur kurz auf einer Warteliste stehen).

Kompl:
* Technische Probleme sind bei der Operation erheblich: durchschnittlich sind 10 Blutkonserven notwendig, trotz obligatem Cellsaver-Einsatz. Biopumpe für die Zeit der Operation notwendig (da die V.cava ausgeschaltet ist) ⇨ bringt das Blut aus dem unteren Teil des Körpers und aus dem portalen Kreislauf zum Herzen
* Anastomoseninsuffizienz (Gefäße oder Gallengang)
* Gerinnungsstörungen, Pfortaderthrombose, perioperative Lungenembolie
* **Postoperatives Transplantatversagen** häufig, z.B. durch Gallengangschaden (unklarer Genese) ⇨ Retransplantation in ca. 20 % d.F. notwendig. Die Prognose einer Retransplantation ist dann aber signifikant schlechter als nach primärer Transplantation.
* **Abstoßungsreaktionen:** hyperakut und akut (4.-14.Tag) ⇨ immunsuppressive Ther.
  chronisch (vanishing bile duct syndrome) ⇨ Retransplantation notwendig
* **Tumorrezidiv** (bei maligner Indikation)
* **Reinfektion** des Transplantats mit Hepatitisviren (**HBV** ohne Reinfektionsprophylaxe in 80 %, mit Ther. [Lamivudin + Anti-HB_SAg-Immunglobulin lebenslang] bei 6 %, bei **HCV** Prophylaxe mit DAA (z.B. Sofosbuvir + Ledipasvir, ggf. + Ribavirin)
* Narbenbrüche (entstehen häufiger wegen der notwendigen großen queren Oberbauchlaparotomie + Mittelschnitt für die Implantation)
* Small-for-size-Syndrom: Transplantat ist für den Empfänger zu klein (bei split-liver od. Lebendspende) ⇨ nicht ausreichende Syntheseleistung (als Faustformel sollte die transplantierte Teilleber ein Gewicht >1 % des Empfängers haben)
* **Immunsuppression** ⇨ **Infektionen**, **Sepsis** (dann ca. 50 % letal durch Multiorganversagen), Neuauftreten/Reaktivierung entzündlicher Darmerkrankung, Nierenversagen

GALLENBLASE UND GALLENWEGE

Anatomie

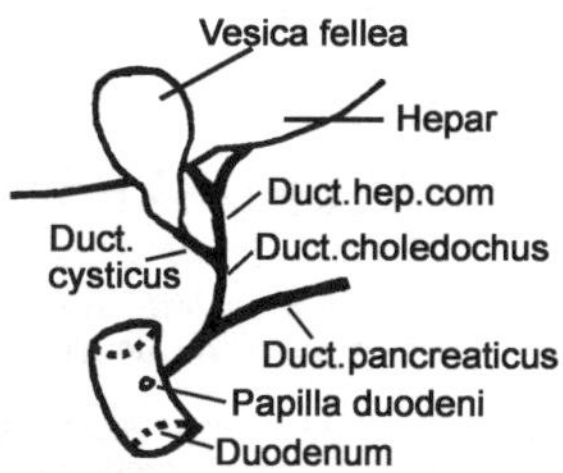

<u>Gallenblase</u> (**Vesica fellea**, Vesica biliaris, engl. gallbladder): besteht aus Fundus (dieser überragt etwas den Leberrand), Corpus, Infundibulum und Übergang vom Gallenblasenhals in den Duct.cysticus.

<u>Topographische Lage:</u> Die birnenförmige Gallenblase liegt an der Unterfläche des rechten Leberlappens (Segment V), Länge 10 cm, Breite 5 cm, Wanddicke 4 mm, Fassungsvermögen 30-75 ml.

Benachbart zu: Lobus quadratus hepatis, Pfortader, Duodenum und rechter Kolonflexur

Einmündung des **Duct.cysticus** in Duct.choledochus: lateral (Normalbefund) oder medial mit Überkreuzung oder mit Unterkreuzung des Duct.hepaticus oder langstreckige Verklebung

<u>Gefäßversorgung:</u> **A.cystica** reicht vom Infundibulum aus nur unvollständig bis zum Fundus (Ursprung meist aus A.hepatica propria, R.dexter, kann auch direkt aus A.hep. propria od. A.hep. communis od. R.sinister entspringen). Die arterielle Versorgung ist daher am Fundus am schlechtesten (⇨ hier ist die Perforationsgefahr bei krankhaften Prozessen am größten). Die A.cystica wird bei der Op im CALOT-Dreieck aufgesucht (wird gebildet vom Leberrand, Duct.hepaticus communis u. Duct.cysticus)

Die V.cystica fließt in die re. V.portae, die Gallenblasenbettvenen auch direkt in das V. Lebersegment (Metastasierungsmöglichkeit).

<u>Varietäten:</u> Gallenblasenagenesie, Doppelbildung, flottierende Gallenblase, Gallenblasensepten od. Abknickung (Phrygische Mütze), Sanduhrgallenblase, Gallenblasendivertikel (z.B. HARTMANN-Tasche am Infundibulum). Ther: nur bei Beschwerden (Entleerungsstörungen) ⇨ Cholezystektomie

<u>Gallenwege:</u> Intrahepatisches Gallengangssystem mit 2 Hauptgallengängen (Durchmesser: 5-9 mm) mündet am Leberhilus ⇨ Duct.hepaticus communis ⇨ nach 3-4 cm seitlich Abgang des Duct.cysticus (mit kleinen Schleimhautwülsten als Ventilfunktion = HEISTER-Klappen) zur Gallenblase, ab dann **Duct.choledochus** genannt (Länge: 7 cm, Durchmesser: 6 mm), verläuft im dist. Anteil retroduodenal durch das Pankreasgewebe und mündet in 70 % d.F. zusammen (common channel) mit Duct.pancreaticus (WIRSUNGI) mit einer Erweiterung (Ampulla hepatopancreatica) in die **Papilla duodeni major** (VATERI) der Pars descendens duodeni. Der M.sphincter ODDI der Papille verhindert einen Reflux aus dem Duodenum.

Das Lig.hepatoduodenale enthält Pfortader (dorsal), A.hepatica (Mitte) und den Duct.choledochus (ventral re.)

<u>Varietäten</u> von Duct.choledochus u. Duct.pancreaticus: 20 % haben eine gemeinsame Papille mit bis zuletzt getrennten Gängen; 10 % haben getrennte Gänge und zwei getrennte Papillen.

Physiologie

<u>Produktion:</u> tgl. **0,6-1,5 l Galle**. Lebergalle aus 82 % Wasser, 12 % Gallensäuren, 4 % Lecithin/ Phospholipide, restliche 2 % Bilirubin/Biliverdin, Proteine, Elektrolyte und Cholesterin, pH: 7,8-8,5

Gallenblasengalle: **Eindickung** auf 10-20 % der Lebergalle durch Wasserentzug, pH: 7,0-7,4. Die Entleerung erfolgt durch Kontraktion der Gallenblasenmuskulatur, stimuliert durch das Cholezystokinin des Duodenums, ausgelöst durch Nahrungsreiz (Eigelb, Sahne, Fett, Röstprodukte, Kaffee, Alkohol).

<u>Gallensäuren:</u> fördern die intestinale **Fettverdauung** durch Emulsion u. Lipidmizellenbildung. 95 % der Gallensäuren werden intestinal wieder resorbiert (enterohepatischer Kreislauf).

Bilirubin: Abbauprodukt des Hämoglobins ohne Funktion (macht die goldgelbe Farbe d. Galle aus)

Missbildungen

<u>Gallengangatresie:</u> Inzidenz ca. 1:20.000, Klin: progressiver Ikterus nach Geburt, entfärbte Stühle. Diag: hepatobiliäre Sequenzszintigr., Ther: Biliodigestive Anastomose, evtl. Lebertransplantation

<u>Gallengangzysten:</u> (Manifestationsalter 1.-10. Lj., w>>m, 4:1) Klin: rezidivierender Ikterus, Schmerz unter re. Rippenbogen, Diag: Sono, MRT u. MRCP, Ther: ROUX-Y-Hepatico-Jejunostomie

<u>CAROLI-Syndrom:</u> multiple kongenitale (aut.-rez. vererbt, 1:100.000) zystische Erweiterungen der intrahepatischen Gallenwege mit Stenosen, rezidivierende Cholangitis + Ausbildung von Gallengangkonkrementen, mögliche Ausbildung einer sekundären biliären Zirrhose (mit schlechter Prognose); Diag: MRT-Abdomen und MRCP, Kompl: hohes Entartungsrisiko (100fach!), gleichzeitig Pankreaszysten od. Zystennieren mögl., Gefahr der polyzystischen Nierendegeneration
Ther: Leberteilresektion bei unilobärem Befall, Lasertherapie der Stenosen, Lithotripsie bei Gallengangsteinen, evtl. Lebertransplantation bei diffusem Typ.

<u>Cholangioadenomatose:</u> multiple Adenome des Gallengangssystems, obligate Präkanzerose.

GALLENSTEINE

<u>Syn:</u> Gallensteinleiden, **Cholelithiasis**, **Cholezystolithiasis** (= Gallenblase), **Choledocholithiasis** (= Stein im Duct.choledochus), ICD-10: K80.-

<u>Ät:</u>
- Disposition des Lösungs<u>un</u>gleichgewichtes: Schwangerschaft, Ovulationshemmer, Dünndarm-Shunt-Operationen, Kurzdarmsyndrom, Ileostomie, Diabetes mellitus, Hypercholesterinämie, Morbus CROHN, Leberzirrhose, Adipositas, hämolytischer Ikterus, Clofibrat-Medikation, fettreiche Ernährung, chronische Obstipation, mangelnde Bewegung
- Die 6 F: "**<u>f</u>at – <u>f</u>emale - <u>f</u>ertile** (>2 Kinder) **- <u>f</u>orty - <u>f</u>air – <u>f</u>latulent dyspepsia**"
- Familiäre Disposition, Phospholipidtransportergen-Mutation ($ABCB_4$)
- Kinder (selten): hämolytische Anämien, angeborene Gallenweganomalien, 1/3 der Steine lösen sich bei Kindern spontan wieder auf

<u>Path:</u>
- **Lösungs<u>un</u>gleichgewicht der Lebergalle**, von Entzündungen und Motilitätsstörungen der Gallenwege (Stase) begleitet ⇨ Steinbildung
  Theorie der Gallensteinbildung: fehlendes Gleichgewicht zwischen Gallensäuren und Lecithin (Stabilisatoren) und der Menge der gelösten Substanzen wie Kalziumkarbonat, Bilirubin und Cholesterin führt zur **Lithogenität**.
  Cholesterinsteine: **Cholesterin erhöht, Gallensäuren vermindert**
  Bilirubin- und Kalziumsteine: Überangebot der jeweiligen Substanz
- <u>Lok:</u> Hauptsitz: Vesica, Choledocholithiasis: präpapillär (durch Wanderung aus der Gallenblase oder Neubildung nach Gallenblasenentfernung)
- Steine sind Ursache nahezu aller Gallenleiden, da Disposition für Entzündungen durch die Stase gegeben ist!
- **Ikterus bei Cholestase** (= Stau in den abführenden Gallenwegen) ⇨ Gelbfärbung der Haut und Skleren (ab Bilirubin >1,4 mg/dl), lehmfarbener acholischer Stuhl, brauner Urin (Bilirubinausscheidung durch die Nieren), Hautjuckreiz durch Gallensäureeinlagerung, Steatorrhoe (mangelnde Gallensäureexkretion ⇨ Fettverdauungsstörung, Mangel an fettlöslichen Vitaminen, z.B. Vit. K-Mangel-Gerinnungsstörung ⇨ Ther: Konakion® i.v.)

<u>Epid:</u>
- ◊ **W** >> m (3:1), familiäre Disposition
- ◊ <u>Prävalenz:</u> >40 Jahre sind bei Frauen 32 %, bei Männern 16 % Steinträger (insg. ca. 15 Mio. Steinträger für Deutschland geschätzt), >70 J. sind 2/3 der Bevölkerung betroffen
  Komplikationen (= klinisch symptomatische Steine) haben einen Häufigkeitsgipfel für Frauen im 50-60. Lj., für Männer 65-70. Lj.
- ◊ In Deutschland ca. 175.000 Gallenblasenoperationen/Jahr

<u>Etlg:</u> <u>Steintypen:</u> weicher Cholesterin-Stein (80 % d.F.), Bilirubin-Stein (= Pigmentstein 10 %, hart), Calciumcarbonat-Stein (10 %, entsteht bei bakterieller Kontamination). Alle Steine können gemischt = verkalkt vorkommen.

<u>Klin:</u> 75 % „stumme“ Gallensteine, <u>nur 25 % aller Steinträger werden symptomatisch</u> = steinkrank ⇨ **nur die symptomatischen Steinträger müssen therapiert werden!**, Symptome:
- ⇒ **Kolik** (ausgelöst durch fettes Essen oder nachts durch vagal induzierte Gallenblasenkontraktionen) anfallsartig sich steigernder Schmerz im rechten Oberbauch, evtl. mit Ausstrahlung in den Rücken od. rechte Schulter, evtl. Hyperalgesie der Head-Zone 6.-9. BWK
- ⇒ Druckschmerz im Abdomen (rechter Oberbauch)

⇒ Allgemeinsymptome: Völlegefühl, Blähungen, Nausea, Vomitus, Schweißausbrüche, dyspeptische Beschwerden, gelegentlich Schocksymptomatik

⇒ Bei Cholestase initial Kolik (Übertritt des Steins von der Gallenblase in den Duct.cysticus ⇨ Duct.choledochus), dann flüchtiger Ikterus (Stein im Duct.choledochus), evtl. Fieber durch bakterielle Infektion
Bleibende Cholestase (biliäre Symptome): **Ikterus**, Pruritus, heller Stuhl, dunkler Urin
Passagerer Ikterus bei Ventilstein im Choledochus

Diag: 1. Anamnese und klinische Untersuchung: **MURPHY-Zeichen:** Eindrücken der Bauchdecke + Einatmen des Patienten ⇨ Schmerz (⇨ schmerzbedingtes Stoppen der Inspiration)

2. Bildgebung: **Sonographie** (Methode der Wahl, 95 % Treffsicherheit bei Cholezystolithiasis): dorsaler **Schallschatten** durch Steine, Lumen- und Wandveränderungen (Wanddicke wichtig zur Beurteilung von Entzündung, Norm: <4 mm), Choledochussteine: dilatierter Choledochus (>7 mm), DD: Polypen sind wandständig und ohne Schallschatten
Bei V.a. Gallengangstein ERCP (= endoskopische retrograde Cholangio-Pankreatikographie) od. PTC (perkutane transhepatische Cholangiographie), Kompl: Cholangitis od. Pankreatitis mögl. (in bis zu 10 % d.F.!, daher heute nur indiziert, wenn auch eine Intervention erfolgen wird), diagnostisch alternativ: **MRCP** (= MRT-Cholangiopankreatikographie, T2-gewichtet) des Oberbauches u. Postcomputerprocessing des Gangsystems
Röntgen-Abdomenübersicht/-leeraufnahme ⇨ pos. bei verkalkten Steinen (nicht verkalkte Steine sind nicht schattengebend, 75 % d.F.), Sonderformen: Porzellangallenblase (verkalkte Gallenblasenwand), Aerobilie + Dünndarmspiegel (bei Gallensteinileus)
Die orale od. "i.v.-Galle" (Cholezystocholangiographie) ⇨ negatives Cholezystogramm, Steinnachweis indirekt durch Kontrastmittelaussparung, wird heute praktisch nicht mehr durchgeführt.
Sequenzszintigraphie: Beurteilung d. Exkretion u. Abfluss mit ^{99}Tc (Ind: bei hohen Bilirubinwerten [>3 mg/dl] und speziellen Fragestellungen)

3. Labor: **Cholestaseparameter** ⇨ AP, GGT, evtl. GOT/AST, GPT/ALT erhöht, Amylase, direktes Bilirubin erhöht. BSG, CRP u. BB kontrollieren als Entzündungsparameter.

4. Gastroskopie als DD: Ausschluss anderer Ursachen bei abdominellen Beschwerden

Ther: Ind: **Steinkranke** (= symptomatische Steinträger, ca. 25 % aller Steinträger) sollten therapiert werden, da die Mehrzahl dieser Patienten während ihres Lebens biliäre Symptome oder weitere Komplikationen zeigen. Asymptomatische Steinträger (= Zufallsbefund in der Sonographie) werden nicht prophylaktisch operiert.

- Kolik: Bettruhe, feuchte Wärme, Nahrungskarenz, Analgetika, Spasmolytika (20 mg Butylscopolamin, Buscopan® i.v.), **keine Morphine** wegen Sphinkterspasmus!
  Endgültige Therapie ⇨ Intervallcholezystektomie nach Abklingen der akuten Klinik
- Konservativ:
  - Medikamentöse Litholyse: Steinauflösung durch Zufuhr von Gallensäuren oral (nur noch selten angewandt) mit Chenodeoxycholsäure od. Ursodeoxycholsäure (5-8 mg/kgKG/Tag) für mind. 6 Monate (in 85 % Op vermeidbar, Häufigkeit der Koliken sinkt um 50 %, aber nur für reine Cholesterinsteine ohne Verkalkung geeignet (10 % d.F.) und Wiederauftreten der Steine nach Absetzen der Therapie in 50 % d.F. in 5 Jahren!).
    K-Ind: Steindurchmesser >1 cm, Gallenblasenwand >5 mm, akute od. chronische Cholezystitis, Leberzirrhose, akute od. chronische Darmentzündung, Ulkus, Gravidität!, unkooperativer Patient (mangelnde Compliance). NW: Transaminasenerhöhung, Diarrhoen, Gallensteinkalzifikation
    MTBE-Lyse: Punktion der Gallenblase (von außen, percutan transhepatisch) oder via ERCP mit Anlage einer verbleibenden nasovesikulären Sonde ⇨ Einbringen v. MTBE (Methyl-tert-butyl-Ether), Spülung (= Kontaktlyse) für 1-3 Tage ⇨ löst Cholesterinsteine auf. Ind: Multiple Steine (keine verkalkten Steine) insb. bei alten Patienten, die wegen anderer Erkrankungen schlecht operabel sind. Kompl: Galleleck, Fistelbildung, gallige Peritonitis, Pankreatitis, Rezidivrate: 10-15 % pro Jahr
  - Cholelithotripsie (Steinzertrümmerung = ESWL = extrakorporale Stoßwellenlithotripsie): Ind. (nur 10-20 % der Patienten können so behandelt werden): kleine, kalkfreie Steine in der Gallenblase (insb. Solitärstein bis 2, max. 3 cm, oder max. 3 Steine bis zu diesem Gesamtvolumen), Kontraktionsfähigkeit der Gallenblase muss zum Ausschwemmen der Trümmer erhalten sein. Nach Lithotripsie medikamentöse Lysebehandlung (s.o.) zur Beseitigung d. Restkonkremente; Prog: 50-85 % sind nach 1 Jahr steinfrei, Rezidivrate: 10-15 % pro Jahr. K-Ind: Steine zu groß, zu grob, nicht kalkfrei, Gallenblasenwand funktionslos, akut od. chronisch entzündet, Gerinnung nicht intakt, Gravidität.

Kompl: Biliäre Beschwerden, Koliken (20-30 %), fragmentbedingter Choledochusverschluss und biliäre Pankreatitis, Cholezystitis

- **Choledocholithiasis** ⇨ **ERCP** (Duodenoskop mit seitlichem Abgang, mit dem die Papille intubiert und Röntgenkontrastmittel darüber appliziert werden kann) und anschließende **Papillotomie** (= Sphinkterotomie, Teilspaltung der Papille mit einer Diathermieschlinge über den Arbeitskanal des Endoskops) sowie ggf. Extraktion der Steine (mit DORMIA-Fangkörbchen, Ballon oder evtl. mechanische Lithotripsie = Zerkleinerung oder Laser-induzierter Lithotripsie unter Sicht mit Mutter-Baby-Endoskop), Kompl: Dünndarm- od. Duct.choledochus-Perforation, Blutung, Pankreatitis, Cholangitis. Danach ist eine frühelektive Cholezystektomie wegen der Rezidivgefahr indiziert.

• Operativ: Ind: Steinkranke (= symptomatische Steinträger, nur ca. 25 % aller Steinträger), Op möglichst im Intervall. Stumme Steinträger sollten operiert werden bei multiplen Steinen (Wanderungsgefahr), großem Solitärstein (Wandnekrose), scharfkantigen Kalksteinen (Cholezystitis), Gallenblasenausgussstein, komplett steingefüllter Gallenblase oder Porzellangallenblase (wegen Karzinomrisiko)

- **Laparoskopische Cholezystektomie** (sog. "Lapgalle") heute Methode der Wahl, **90 %** d. Pat. können bei elektiver Ind. laparoskopisch operiert werden (= minimal invasiv).
  K-Ind: akute ausgeprägte, gangränöse Cholezystitis, V.a. Karzinom, Schrumpfgallenblase, große abdominelle Voroperationen (im Oberbauch), Leberzirrhose + port. Hypertonie, hämorrhagische Diathese, hohes kardiopulmonales Risiko, Gravidität (relativ)
  Vorteil: **minimaler Wundschmerz** (zus. Dexamethason 8 mg i.v. präop.), **Entlassung am 3.-4. postop. Tag**, günstiges kosmetisches Ergebnis, kaum Komplikationen der "großen Bauchwunde" (wie Schmerzen, Platzbauch, Verwachsungen, Narbenhernien)
  Op: meist **4 Inzisionen** (+ Trokare) für Optik, Instrumente, Fasszangen, inkl. Gasinsufflation. Anspannen der Gallenblase, Präparation v. A.cystica und Duct.cysticus, Abklemmen mit Metallclips ⇨ durchtrennen. Abpräparation der Gallenblase vom Leberbett mittels Dissektor oder Elektrokoagulationspräparierzange. Entfernen der Gallenblase (passt sie nicht primär durch die Inzision in der Bauchdecke, so wird sie in einen Bergebeutel verbracht oder partiell herausgezogen, die Galle abgesaugt, Steine einzeln entfernt und dann entnommen), NaCl-Spülung der Gallenblasen-Loge, Absaugung, Verschluss der Inzisionen mit Naht.

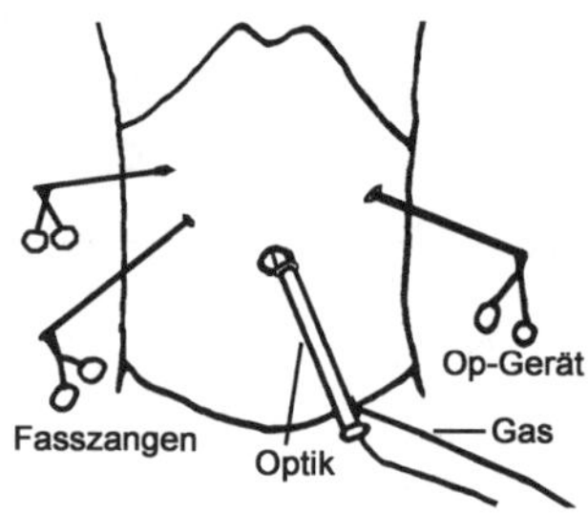

  Postoperativ: 1.Tag postop. Sonographiekontrolle, dann voller Kostaufbau innerhalb von 2 Tagen (Tee, Zwieback, Haferschleim, Schonkost)
  Kompl: nicht beherrschbare Blutung (insb. aus A.cystica, Leberbett), Überraschungsbefund (z.B. unübersichtliche anatomische Verhältnisse, Anomalien, massive Verwachsungen, Karzinom) ⇨ **Umstieg** auf konventionelle Cholezystektomie notwendig (sog. Konversionsrate: in 3-7 % d.F. erforderlich)
- Ein neueres Verfahren ist die „narbenlose" Cholezystektomie (bei Frauen, NOTES = natural orifice translumenal endoscopic surgery): Dabei werden die Arbeitstrokare und Kamera transvaginal über das hintere Scheidengewölbe eingeführt (nur ein Hilfstrokar wird über den Nabel eingeführt). Bisherige Ergebnisse sind gut.
  Weitere Verfahren sind Reduced-Port (nur 2 Inzisionen) u. LESS (= laparo-endoscopic single-site), Single-Port-Op, hierbei wird alles über eine einzige Inzision/Zugang (am Bauchnabel) mit speziellen gebogenen Instrumenten und Kamera operiert.
- **Cholezystektomie** mittels Laparotomie (= **konventionelle Gallenblasen-Op** mit kleinem Schnitt, sog. Mini-Lap): Pararektalschnitt (od. Rippenbogenrandschnitt rechts oder selten Mittelschnitt), Darstellung des Gallenblasenhilus, Ligatur der A.cystica und des Duct.cysticus (+ ggf. intraoperative Cholangiographie = Darstellung der ableitenden Gallenwege mit KM + Röntgen, um Steine im Gallengangssystem nachzuweisen und dann ggf. zu entfernen = Choledochusrevision, s.u.) u. retrograde Abpräparation der Gallenblase aus dem Leberbett und Entfernung (auch anterogrades Vorgehen vom Fundus zum Hilus bei schwierigen Verhältnissen möglich).
  Postoperativ: Infusionstherapie mit 3 l Glc-5%ig und Ringer im Wechsel am 1. postop. Tag, dann Kostaufbau (2. Tag Tee, 3. Tag flüssig, 4. Tag passierte Kost, ab 6. Tag Schonkost), Medikation: Hymecromon (Cholspasmin®) zur Anregung des Gallen-

flusses, Drainage am 3. Tag in den Verband ableiten, dann tgl. kürzen, Drainage ex am 6. Tag, Nahtmaterial ex am 10.Tag

- Finden sich intraoperativ Steine im Bereich d. Choledochus ⇨ Choledochusrevision: Fasszange od. FOGARTY-Katheter zur Steinentfernung, Papillensondierung mit HEGAR-Sonde und Einlegen einer T-Drainage in den Duct.choledochus, sowie einer Zieldrainage im Bereich des Wundgebiets des Choledochus. In Zentren wird auch diese Op-Erweiterung zusammen mit der Cholezystektomie laparoskopisch durchgeführt.
  Postoperativ: ab ca. 4. Tag zeitweises Abklemmen des T-Drain, Anregung des Gallenflusses mit Hymecromon (Cholspasmin®), nach 8 Tagen Rö-Kontrastdarstellung über den T-Drain ⇨ Abfluss frei, dann T-Drainage entfernen (die Gallenfistel durch die Drainage schließt sich meist nach 2 Tagen komplikationslos, dann kann auch die Zieldrainage entfernt werden). Der Kostaufbau erfolgt insg. verzögerter.

- Leitlinie: Gallensteine, S3 v. 11/2017 (AWMF Registernummer 021-008)

Prog: Cholezystektomie: Op-Letalität elektiv 0,2 %, akut 2,5 %, bei Risikopatienten (>60. Lj. mit Risiko-Zweiterkrankungen) bis 6 %, Lapgalle 0,04 % (die niedrige Letalität bei der Lapgalle liegt aber u.a. daran, dass Pat. mit erhöhtem Risiko konservativ operiert werden)
Durchschnittliche Liegedauer: konventionelle Op. 10 Tage, laparoskopische Op. 6 Tage

Kompl:
* **Cholezystitis** in 90 % d.F. durch Steine usw., s.u.
* Choledocholithiasis bei Steinabgang aus der Gallenblase ⇨ Cholestase, biliäre Symptome und mögl. folgende **Cholangitis**
* Gallenblasenhydrops (Gallenblasenstauung durch **Duct.cysticus-Verschluss**) + Superinfektion ⇨ Gallenblasenempyem (Peritonitis mit septischem Schock, Schüttelfrost, extremer Leukozytose), Ther: Cholezystektomie
  chronisch ⇨ narbige Veränderungen, Kalkeinlagerung in die Gallenblasenwand (Porzellangallenblase), Ther: Cholezystektomie
* Gallenblasenperforation (selten, am ehesten am Fundus, da hier die Gefäßversorgung am schlechtesten ist) ⇨ gallige Peritonitis (Cholaskos) mit sehr ernster Prognose (Letalität: 30-40 %) oder gedeckte Perforation mit subhepatischem Abszess.
  Meist Ausbildung einer cholezystoduodenalen Fistel ⇨ siehe Gallensteinileus
  Ursachen: Chronische Cholezystitis, Steindekubitus, Schocknekrose
* Biliäre Pankreatitis durch Rückstau von Pankreassekret im Duct.pancreaticus bei Stein im Duct.choledochus (Common-chanel-Theorie)
* Gallensteinileus: ein großer Stein gelangt über eine Fistel ins Duodenum oder Intestinum (selten in die rechte Kolonflexur oder Magen), Steinabgang i.d.R. symptomlos; der Stein bleibt dann meist am Ostium ileale (= BAUHIN-Klappe) am Übergang vom Ileum zum Kolon stecken ⇨ mechanischer Dünndarmileus
  Diag: Rö-Abdomen: Luft in den Gallengängen (**Aerobilie**!) + Dünndarmspiegel + evtl. sichtbarer Steinschatten im rechten Unterbauch
  Ther: Akut Ileusbeseitigung, Gallensanierung später
* MIRIZZI-Syndrom: Gallenblasenhalsstein führt im benachbarten Duct.choledochus zur Kompression oder narbigen Stenosen (sehr selten) ⇨ Cholestase u. chron. Cholangitis
* **Maligne Entartung** (kaum ein Gallenblasenkarzinom ohne Steine), Häufigkeit ca. 1 %, Entartungsrisiko bei Gallenblasensteinen 0,01-0,05 % pro Jahr

Op:
* **Ligatur des Duct.choledochus** statt am Duct.cysticus bei unübersichtlichen anatomischen Verhältnissen ⇨ Gallenstauung in der Leber!, die intraoperative Cholangiographie des Duct.choledochus beugt dieser Komplikation vor
* Ligatur der A.hepatica bei atypischem Verlauf ⇨ Nekrosegefahr der Leber
* Nachblutung
* **Choledochusläsion**, Gallenfistel, eröffneter LUSCHKA-Gang (akzessorischer Gallengang aus der Leber direkt in die Gallenblase), Duct.cysticus-Stumpfinsuffizienz ⇨ **Galleleckage**, Diag/Ther: ERCP, Druckentlastung durch Stentimplantation an der Papille
* Gallengangstriktur: durch Operationen an Gallenblase oder Magen oder bei primär sklerosierender Cholangitis, Steindekubitus. Sympt: intermittierender Ikterus, Ther: ERCP, Ballondilatation und Stentimplantation, ggf. Op mit plastischer Erweiterung oder biliodigestiver Anastomose
* Darm- od. Gefäßverletzung beim Einbringen der Trokare bei laparoskopische Op
* Papillotomie bei ERCP: Papillenrestenose, Cholangitis, Gangstrikturen, Pankreatitis, Blutung, Perforation, Ther: Revision mit operativer transduodenaler Papillotomie oder bi-

liodigestive Anastomose

* "Postcholezystektomiesyndrom" (ICD-10: K91.5) in 20-50 % d.F. ähnliche Beschwerden wie vor der Op ⇨ Ursache: belassene Konkremente od. Steine, Stenosen, chron. Cholangitis, Papillenstenose, chron. rezidivierende Pankreatitis, zu langer Zystikusstumpf mit Steinneubildung ⇨ ERCP zur Abklärung durchführen. Oder die **präop. Beschwerden waren anderer Genese!** (DD: Ulkuskrankheit, Pankreatitis, Darmerkrankungen, funktionell, Dyspepsie etc.)

DD: – **Ikterus:**

1. Prähepatischer Ikterus: Überangebot an Gallenfarbstoffen, z.B. bei **Hämolyse**
2. Hepatischer Ikterus (= Parenchymikterus): Leberstoffwechselstörung, z.B. bei **Hepatitis**, Alkoholfettleber, **primär biliäre Zirrhose**, vererbte Aufnahmestörungen (z.B. Morbus MEULENGRACHT), vererbte Konjugationsstörungen (z.B. CRIGLER-NAJJAR-Syndrom), vererbte Exkretionsstörungen (z.B. DUBIN-JOHNSON-Syndrom, ROTOR-Syndrom)
   Primär sklerosierende Cholangitis (PSC, seltene Erkrankung unbekannter Genese, zu 50 % kombiniert mit chronisch entzündlichen Darmerkrankungen oder Morbus ORMOND, gehäuft HLA-B8 u. DR3 pos., Histo: fibrosierende Wandveränderung der Gallengänge)
   Nach Auslandsreisen (Malaria, Parasitosen wie Echinokokkose, Askariden)
   Infiltration durch Systemerkrankungen, Amyloidose, Granulome, Adenome, primäres Leberzellkarzinom
   Drogeninduziert, Medikamente (Kontrazeptiva, Antiarrhythmika, Antiepileptika, INH (Isoniazid gegen Tuberkulose), Haldol, Doxepin)
   Gravidität: Icterus gravidarum durch Hepatitis-B- od. -E-Infektion, idiopathischer Schwangerschaftsikterus (meist im letzten Trimenon, familiäre Disposition, benigne, ca. 1:5.000), Ikterus bei Hyperemesis (Histo: Verfettung der Leber mit azinozentralen Läppchennekrosen), EPH-Gestose, HELLP-Syndrom, akute Schwangerschaftsfettleber (rasch progredient, schlechte Prognose)
   Icterus neonatorum: **physiologischer** Ikterus beim **Neugeborenen** vom 3. Lebenstag bis zur 2. Wo., verstärkt bei Frühgeborenen und gestillten Kindern
3. Post-/extrahepatischer/cholestatischer Ikterus:
   Steinbedingt ⇨ flüchtig, meist kleine Gallenblase oder
   Tumorbedingt, Strikturen, Papillenspastik ⇨ konstant, meist große Gallenblase (COURVOISIER-Zeichen = prall gefüllte, schmerzlose Gallenblase)
   Neugeborene: Gallengangatresie

– **Kolik: Akutes Abdomen**, z.B. Ulkusperforation, Nierenkolik, Myokardinfarkt, Pankreatitis, Appendizitis usw., siehe Übersicht:

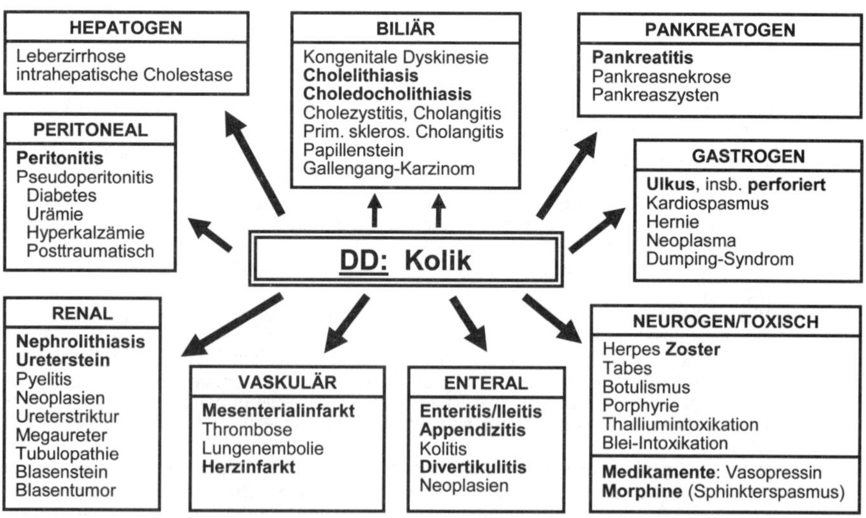

CHOLEZYSTITIS/CHOLANGITIS

Syn: Gallenblasenentzündung, ICD-10: K81.-; Entzündung der Gallenwege, ICD-10: K83.0

Ät:
- Cholezysto-/-docho**litihiasis** in 90 % als Ursache (häufig Zystikusverschlussstein), 5-20 % aller Gallensteinträger entwickeln irgendwann eine Entzündung der Gallenblase/-wege
- Infektiös durch Bakterien, selten auch Parasiten (Askariden, Fasciola, Nematoden)
- Stenosen, MIRIZZI-Syndrom (chron. Cholezystitis u. Cholangitis durch Gallenblasenhalsstein)
- Autoimmunerkrankung: Primär sklerosierende Cholangitis
- Selten: Schwangerschaft (letztes Trimenon), Gallenblasentorsion, Lupus erythematodes
- Vaskulär: Schockfolge, Trauma od. postop. Minderdurchblutung („Stressgallenblase“)
- Iatrogen: nach ERCP, Papillotomie, Stenteinlage in die Gallenwege

Path:
- ♦ Aszendierende Infektion bei **Abflusshindernis** (meist Zystikusverschlussgallenstein)
- ♦ Bevorzugte Keime: **E.coli, Enterokokken** (Streptococcus faecalis), **Klebsiellen**, Enterobacter, Clostridien, Salmonellen, Lamblien

Etlg:
Blande akute Cholezystitis/Cholangitis
Phlegmonöse / gangränöse Cholezystitis ⇨ absolute Op-Ind. wegen Perforationsgefahr
Gallenblasen**empyem** ⇨ absolute Op-Ind. wegen Perforationsgefahr

Klin:
- ⇒ Dauerschmerz (im Gegensatz zur Kolik beim Steinleiden!) im **rechten Oberbauch**, Abwehrspannung, **Fieber**, evtl. Ikterus
- ⇒ CHARCOT-Trias: Schmerzen im rechten Oberbauch, Ikterus, intermittierendes Fieber
- ⇒ Primär sklerosierende Cholangitis: intermittierender Ikterus, Fieber, Symptome mit dem Krankheitsverlauf zunehmend

Diag:
1. Anamnese und klinische Untersuchung: MURPHY-Zeichen (Druckschmerzhaftigkeit der Gallenblasenregion bei Palpation und gleichzeitiger tiefer Inspiration)
2. Sonographie: Konkremente, **Wandverdickung** (>4 mm), Konturunschärfe, Dreischichtung der Wand, Vergrößerung der Gallenblase (Gallenblasenhydrops = Querdurchmesser >5 cm), Flüssigkeitssaum um die Gallenblase, Gasbildung in der Gallenblase od. der Wand durch gasbildende Bakterien (Cave: Perforationsgefahr)
3. Labor: mäßige **Leukozytose** bei blander Form bis ausgeprägt (>18.000/µl) bei Kompl.

Ther:
- Konservativ: alte Pat. mit zusätzlichen Op-Risiken u. akuter Cholezystitis: Antibiotikagabe (z.B. Moxifloxacin 400 mg/Tag i.v.), Bettruhe, Antiphlogistika und Spasmolytika ⇨ später Op im symptomfreien Intervall (nach 1-6 Wo.)
- Akute Cholangitis: systemische Antibiose (Cephalosporin + Metronidazol), ERCP + Papillotomie, im symptomfreien Intervall dann operative Cholezystektomie
- Operativ: Ind: Bei akuter Cholezystitis Früh-Op (**innerhalb v. 24 Std.**, in vielen Statistiken ist die Morbidität und Letalität geringer als bei der Intervall-Op)
  Bei gangränöser Cholezystitis, Gallenblasenempyem, Gallenblasenperforation, Peritonitis/Sepsis ⇨ sofortige Op
  - Perioperative Antibiotikaprophylaxe, z.B. mit Ceftriaxon ½ Std. präop.
  - Bei akuter Cholezystitis wird heute meist auch eine laparoskopische Cholezystektomie (s.o.) durchgeführt, bei Kompl. konventionelle Cholezystektomie und Drainage

Prog: Bei akuter Cholezystitis hat das früh-operative Vorgehen ein besseres Outcome.
Die primär sklerosierende Cholangitis hat eine schlechte Prognose wegen der nicht aufhaltbaren Progredienz ⇨ frühzeitige Vorstellung des Pat. in einem Transplantationszentrum.

Kompl:
- ∗ **Gallenblasenperforation**: nach rezidivierender Cholezystitis, Steindekubitus, Hydrops, Schocknekrose bei genereller Peritonitis, septischer Verlauf.
  Klinisch: Perforationsschmerz, dann symptomfreies Intervall (8-12 Std.), dann Peritonitiszeichen ⇨ Ther: Cholezystektomie, Drainage, Spülung, Letalität trotz Op bis 10 %!
- ∗ Chronisch rezidivierende Cholezystitis ⇨ Schrumpfgallenblase, **Porzellangallenblase** (fibrosierte und verkalkte Gallenblasenwand), Spätfolge: Gallenblasenkarzinom
- ∗ Primär sklerosierende Cholangitis: Übergang in biliäre Zirrhose, zunehmende Gallengangstrikturen ⇨ Ther: biliodigestive Anastomose, Ultima ratio: Lebertransplantation

TUMOREN DER GALLENBLASE UND GALLENWEGE

Syn: **Cholangiokarzinome**, malignes Cholangiom, engl. carcinoma of the bile duct

Ät:
- **Cholelithiasis** in 70 % d.F. nachweisbar (Steinträger haben ein 4-5x höheres Risiko für ein Gallenblasenkarzinom, ein noch höheres Risiko besteht bei einer Porzellangallenblase)
- Chronische Entzündung (nekrotisierende Entzündungen mit Wandverkalkungen durch Einlagerung von Kalziumphosphat ⇨ Porzellangallenblase)
- Gallenblasenpolypen (bei Polypen >10 mm sollte eine Cholezystektomie erfolgen)
- Primär sklerosierende Cholangitis (PSC, Autoimmunerkrankung, Kontrolle alle 6 Mon.)
- HNPPC - LYNCH-Syndrom: aut.-dom. vererbt (Defekt von Reparaturgenen auf Chrom. 2, 3 od. 7) mit kolorektalen Karzinomen und Zweittumoren wie Endometrium-, Ovarial-, Magen-, Urothel-, od. Gallengangtumoren
- Inzidentell = Zufallsbefund bei der Sonographie bzw. bei einer Cholezystektomie

Epid: ◊ Häufigkeit: Malignome der extrahepatischen Gallenwege sind **selten**, für Deutschland ca. 6.000 Erkrankungsfälle/Jahr geschätzt (KLATSKIN-Tumor Inzidenz: 2-4/100.000/Jahr).
◊ Prädisp.alter: 60.-70. Lj., Gallengangkarzinom m>w, Gallenblasenkarzinom w>m (3:1)

Etlg: # Gutartig: Adenome, Papillome, mesenchymale Neubildungen, Lipome, Polypen (>10 mm haben ein 50%iges Risiko für Malignität)
Bösartig: **Cholangiokarzinom**, Rhabdomyosarkom (Kindesalter), **Gallenblasenkarzinom** (meist am Fundus, ICD-10: C23), **Gallengangkarzinom** (extrahepatische Gallengänge und Hepatikusgabel, ICD-10: C24.0), Karzinom an der **Ampulla hepatopancreatica VATERI** (= **Papillenkarzinom**, ICD-10: C24.1)

KLATSKIN-Tumor: Karzinom der **zentralen** Gallengänge (Hepatikusgabeltumor)
Klassifikation nach der Lokalisation (nach BISMUTH und CORLETTE, 1988):
I. Duct.hepaticus com. befallen, Hepatikusgabel nicht mit einbezogen
II. Duct.hepaticus com. und Hepatikusgabel befallen
III. Infiltration des rechten (IIIa) od. linken (IIIb) Duct.hepaticus
IV. Befall beider Duct.hepatici
Histo: meist **hochdifferenzierte** Adenokarzinome (langsames Wachstum, späte Metastasierung), aber insg. chirurgisch schwierig, wegen der ungünstigen Lok. am Leberhilus

TNM-Klassifikation: gilt nur für Karzinome ⇨ histolog. Diagnosesicherung notwendig, seit der 7. TNM-Auflage werden jetzt vier Bereiche getrennt:

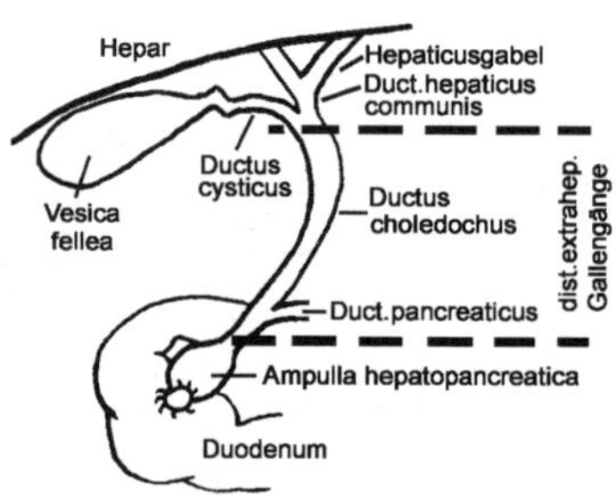

- Gallenblase (+ Duct.cysticus): **T1** Gallenblasenwand (**T1a** Schleimhaut, **T1b** Muskulatur), **T2** Infiltration von perimuskulärem Bindegewebe, **T3** Tumor infiltriert über die Serosa (viszerales Peritoneum) hinaus und/oder in ein Nachbarorgan (Leber, Magen, Duodenum, Kolon, Pankreas, Omentum, extrahepatische Gallengänge), **T4** Tumor infiltriert zwei oder mehrere Nachbarorgane od. den Stamm der V.portae/ A.hepatica com.
  N1 Metastasen in 1-3 regionären Lk (am Duct.cysticus, Choledochus u. entlang der A.hepatica com./ V.portae/A.mes.sup.), **N2** Metastasen in ≥4 Lk
  M1 Fernmetastasen, dazu zählen auch alle periduodenale od. peripankreatische und Lk entlang des Tr.coeliacus u. der A.mesenterica sup.
- Perihiläre Gallengänge: **T1** Tumor auf Gallengang beschränkt, **T2a** Infiltration jenseits des Gallengangs (benachbartes Weichgewebe), **T2b** Tumor infiltriert die Leber, **T3** Tumor infiltriert unilaterale Äste der A.hepatica com./V.portae, **T4** Tumor infiltriert Hauptast der A.hepatica com./V.portae, **N1** 1-3 regionären Lk (Leberhilus, pericholedochale Lk im Lig.hepatoduodenale), **N2** ≥4 regionäre Lk-Metastasen, **M1** Fernmetastasen
- Distale extrahepatische Gallengänge (s. Abb., innerhalb der gestrichelten Linie): **T1** Tumor infiltriert die Gallengangwand <5 mm, **T2** Tumor infiltriert die Gallengangwand 5-12 mm, **T3** Tumor infiltriert die Gallengangwand >12 mm, **T4** Tumor infiltriert Trunc.coeliacus od. A.mes.sup. od. A.hep.com., **N1** Metastasen in 1-3 regionären Lk (entlang des Duct.choledochus, A.hep.com., pankreatikoduodenale, A./V.mes.sup.), **N2** ≥4 regionäre Lk-Metastasen

- Ampulla hepatopancreatica (Syn: Ampulla VATERI, Papillenkarzinom): **T1** Tumor begrenzt auf die Ampulla, **T2** Infiltration in die Duodenalwand, **T3** Tumor infiltriert in Pankreas, **T4** Tumor infiltriert in Gefäßwände des Trunc.coeliacus, A.mes.sup. od. A.hep.com., **N1** Metastasen in 1-3 regionären Lk (pankreatikoduodenal, pylorisch, prox. mesenterial, am Duct.choledochus, V.portae), **N2** ≥4 regionäre Lk-Met., **M1** Fernmetastasen, auch Lk am Pankreasschwanz od. Milz

  Stadiengruppierung (teilweise je nach Lok. kleine Unterschiede): I: **T1N0M0**
  II: **T2N0M0** IIIA: **T3N0M0** IIIB: **T1-3N1M0** IVA: alle **T4 N0-1M0** IVB: alle **N2**, alle **M1**

Klin: ⇒ **COURVOISIER-Zeichen**: progredienter **schmerzloser Ikterus** + tastbar vergrößerte, schmerzlose Gallenblase
⇒ Cholestase: Ikterus, Stuhlentfärbung, Dunkelfärbung des Urins, Pruritus
⇒ Gewichtsverlust, epigastrische Schmerzen, bei Gallenblasentumoren auch Koliken mögl.

Diag:
1. Anamnese u. klinische Untersuchung: tastbare schmerzlose Resistenz im re. Oberbauch
2. Bildgebung: **Sonographie** meist wegweisend, **MRT** Abdomen mit KM, MRCP (= MRT-Cholangiopankreatikographie) zur Klärung der Tumorausdehnung u. Gallengangverhältnisse, CT-Thorax zum Staging, ggf. FDG-PET-CT bei unklarem Befund
   ERCP oder PTC: nur bei unklarem Befund (Gefahr der bakteriellen Kontamination)
3. Labor entspricht der extrahepatischen Cholestase (AP, GGT, direktes Bilirubin erhöht), Tumormarker bei Gallenblasen-Ca: **CA 19-9**, CEA, CA 72-4, CA 50
   Molekulare Testung auf Mutationen in FGFR2, IDH1/2, MSI-H, NTRK1-3, BRAF, ERBB2

Ther:
- Konservativ: Bei Inoperabilität interventionelle Anlage einer perkutanen transhepatischen Gallendrainage (**PTCD**) mit Abfluss nach außen oder via **ERCP mit Abfluss nach innen** durch Einlage eines Kunststoff- od. Metallgitter-Stents (z.B. Wallstent) in den Gallengang zum Offenhalten der Gallenwege (die konservativ palliativen Maßnahmen zeigen die gleichen Überlebenszeiten, wie operativ palliative Verfahren), dazu symptomatische Therapie gegen den Ikterus. Palliative Chemotherapie mit Durvalumab + Gemcitabin + Cisplatin, bei FGFR-Mutation Ther. mit Proteinkinaseinhibitor Pemigatinib (oral, Pemazyre®), bei MSI-H od. MMR PD-1-Antikörper Pembrolizumab, bei IDH1-Mutation Ivosidenib. Bei Versagen der Ther. kann noch Irinotectan od. FOLFOX-Chemother. versucht werden.
- Operativ: Ind: maligner Tumor, leider meist nur palliative Op möglich (90 % d.F.)
  - Gutartige Tumoren: bei Symptomatik Exzision
  - Gallenblasenkarzinom (kurative Op. bis max. **T2/T3**, **N1** mögl.): Cholezystektomie (laparoskopsich bei niedrigem Stadium od. konventionell = offen), evtl. Leberteilresektion (Segment IVb u. V), Gallengangteilentfernung und Lymphknotendissektion (im Bereich des Lig.hepatoduodenale)
  - Gallengangkarzinom: Resektion und biliodigestive Anastomose = **Hepatikojejunostomie** mit einer nach **ROUX-Y**-ausgeschalteten Jejunumschlinge
  - KLATSKIN-Tumoren: Hepatikusgabelresektion + Leberteilresektion (erweiterte Hemihepatektomie) u. biliodigestive Anastomose oder perkutane transhepatische Drainage, evtl. auch komplette Leberresektion und Lebertransplantation
  - Palliativ bei nicht resektablem Gallengangkarzinom (Ind: Versagen der konservativen Ther): Gallendrainage nach innen als biliodigestive Anastomose: Hepatikojejunostomie, Cholangiojejunostomie (kleine intrahepatische Gallengänge) oder Hepatojejunostomie (Leberresektionsfläche)
  - Papillenkarzinom: WHIPPLE-Op od. palliative Resektion im Alter, Drainage via ERCP
  - Postoperative Chemotherapie: Capecitabin (oral, für 6 Mon.) nach kurativer Op.
- Leitlinie: Biliäre Karzinome, S3 v. 8/2023 (AWMF Registernummer 032-053OL)

Prog: Insgesamt **sehr ernst**. Mittlere Überlebenszeit nach radikaler Op nur 2-3 Jahre, bei palliativen Eingriffen od. Inoperabilität nur 6-12 Mon., Op-Letalität mit Leberteilresektion 10 %.

Kompl:
* **Leberinfiltration** (insb. bei den KLATSKIN-Tumoren, daher meist nicht kurativ resektabel, da zu wenig Lebergewebe verbleiben würde, mind. 30 % müssen erhalten bleiben)
* Leberversagen, septische Komplikationen

Op:
* Verletzung/Rekonstruktion der A.hepatica, Pfortader (⇨ Verschluss der Gefäßanastomosen), **Galleleck**, Gallenfistel (⇨ Arrosionsblutungen), Pankreasfistel, Nahtbruch, chronische Cholangitis, Leberversagen

DD:
- Cholezystolithiasis, rezidivierende Cholezystitis, Stippchengallenblase (Einlagerung von Cholesterin in die Wand), Gallenwegsstenose
- Pankreaskopfkarzinom, postoperative Narbenstrikturen

PANKREAS

Anatomie

Entwicklung: aus verschmelzender ventraler u. dorsaler Anlage, das Pankreas liegt komplett retroperitoneal, ca. 15 cm lang, 2,5 cm im Durchmesser (am Kopf bis 3 cm), Gewicht 40-120 g (∅ 80 g).

Anatomische Beziehung zu: Truncus coeliacus (kranial), A.mesenterica superior (kaudal), Pfortader (Confluens der V.portae) und Aorta (dorsal), A.hepatica com. (⇨ bei Tumoren relativ frühe Inoperabilität, da bei Infiltration der Gefäße die Entfernung die Darmversorgung gefährden würde).
Der Pankreaskopf liegt hinter dem Duodenum (das Duodenum liegt dabei wie ein "C" um das Pankreas).
Der Pankreasschwanz reicht bis an die Milz heran. Ductus choledochus: Endstrecke verläuft durch den Pankreaskopf ⇨ Pankreaserkrankungen können zu einem Ikterus führen.

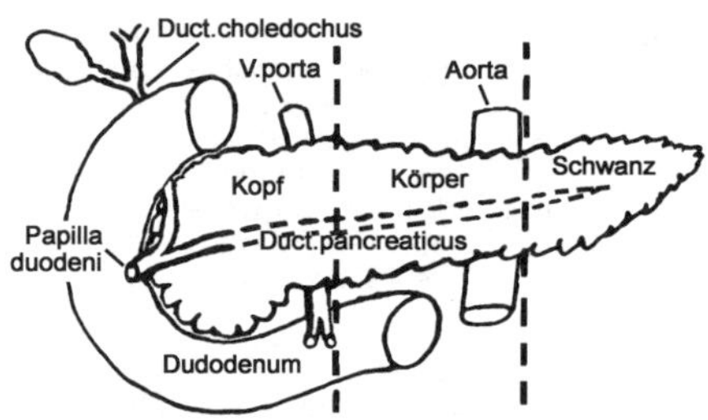

Arterien: Kopf: Aa.pancreaticoduodenalis sup. (aus A.gastroduodenalis) u. inf. (aus A.mesent.sup.)
Körper: A.colica dextra (aus A.mesenterica superior)
Schwanz: A.lienalis (aus Truncus coeliacus) u. A.colica sin. (aus A.mesenterica inferior)

Venen: Die V.pancreaticoduodenalis mündet über die V.mesenterica sup. in die V.portae

Ausführungsgänge: Ductus pancreaticus (major) WIRSUNGI endet an der Papilla duodeni mit einem Schließmuskel (Sphinkter ODDI) im Duodenum zusammen mit dem Gallengang,
evtl. zusätzlich ein Duct.pancreaticus minor (accessorius) SANTORINI
Der Druck im Pankreasgangsystem ist dabei höher als im Gallengangssystem ⇨ verhindert Reflux von Gallensäuren, der zu Autodigestion und Pankreatitis führen kann.

Lymphknoten: Peripankreatisch um Kopf und Korpus, Abfluss zu Lk an Leberpforte und am Duct. choledochus, Truncus coeliacus, Mesenterialwurzel, vom Pankreasschwanz ⇨ Hilus der Milz.

Zugang: Intraabdomineller Zugang erfolgt über die **eröffnete Bursa omentalis**:
1. Durchtrennung des **Lig.gastrocolicum** = Durchtrennung des großes Netzes (Omentum majus) zwischen Magen und Querkolon (= Zugang von vorne) oder
2. Durchtrennung Entlang des **Lig.hepatogastricum + Lig.hepatoduodenale** = Durchtrennung des kleinen Netzes (Omentum minus) (= Zugang von oben) oder
3. Durchtrennung des **Mesocolon transversum** (= Zugang von unten).
   Die Dorsalseite d. Kopfes ist erreichbar nach Mobilisation des Duodenums.

Physiologie

Exokrine Funktion: 1.000-2.000 ml Pankreassekret pro Tag, zusammengesetzt aus H_2O, **Bikarbonat** (Neutralisiert den sauren Magensaft), **Lipase, Amylase** und **Proteasen** (Trypsin, Chymotrypsin, Elastase, Phospholipase A, Carboxypeptidase, die erst im Duodenum aktiviert werden ⇨ Verhinderung der Autodigestion).
Erscheinen die Enzyme im Blut ⇨ Hinweis auf eine nicht koordinierte Abgabe der aktiven Enzyme durch pathologische Veränderung im Pankreas, v.a. Amylase u. Lipase.
Stimuliert wird das Pankreas durch den N.vagus und das duodenale Sekretin (stimuliert die Bikarbonatabgabe) und Pankreozymin-Cholezystokinin (stimuliert die Enzymabgabe).

Endokrine Funktion: A-Zellen ⇨ Glukagon, B-Zellen ⇨ **Insulin**, D-Zellen ⇨ Somatostatin, PP-Zellen ⇨ pankreatisches Polypeptid (Antagonist des Gastrins)

Kongenitale Veränderungen

Pancreas anulare: Pankreas umschließt die Pars descendens des Duodenums und führt dort zur Stenose. Manifestation im Neugeborenen oder Erwachsenenalter durch die Stenose (hoher Darmverschluss) oder durch rezidivierende Pankreatitiden. Diagnose durch MRT, ÖGD.
Ther: Duodeno-Duodenostomie oder Duodeno-Jejunostomie, keine Durchtrennung des Pankreasringes wegen Fistelbildung

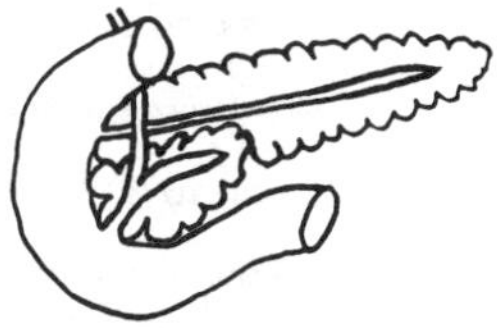

Pancreas divisum: fehlende Verschmelzung der beiden pankreatischen Ganganteile (Ductus WIRSUNGI, ventraler Anteil u. SANTORINI, dorsaler Anteil der Pankreasanlage) ⇨ Rückstau und Pankreatitis möglich (der Ductus SANTORINI kann keine großen Sekretmengen über die kleine Minorpapille drainieren), bei ca. 5 % d. Menschen

Pankreaszysten: isoliert oder in Kombination mit Leber- u. Nierenzysten oder Kleinhirnzysten auftretend.

Ektopisches Pankreas (Pancreas aberrans): tritt bei 2 % auf (in 90 % im Magen, Duodenum, Jejunum od. Meckel-Divertikel) ⇨ gelegentlich Ursache für epigastrische Beschwerden od. Blutungen

Mukoviszidose (zystische Fibrose): Aut.-rez. erblich (Defekt auf Chrom. 7, in Europa 1:2.000 Neugeborene betroffen) Fibrose des Pankreas ⇨ Maldigestion, Steatorrhoe, Sterkoralileus, Mekoniumileus (Neugeborene), rezidivierende Bronchitiden, Bronchiektasen u. Lungenfibrose (zäher Schleim), Rektumprolaps, Wachstumsverzögerung. Diag: NaCl im Schweiß ↑↑ (>60 mval/l), Genanalyse. Ther: CFTR-Potentiatoren (Ivacaftor, Lumacaftor, Tezacaftor, Elaxacaftor), symptomatische Behandlung (Substitution von Verdauungsenzymen, Atemgymnastik usw.), ultima ratio Lungentransplantation bei Lungenkomplikationen. Mittlere Lebenserwartung heute 40-55 J.

PANKREASVERLETZUNGEN

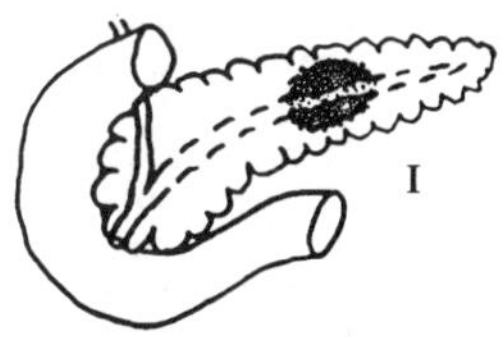

I

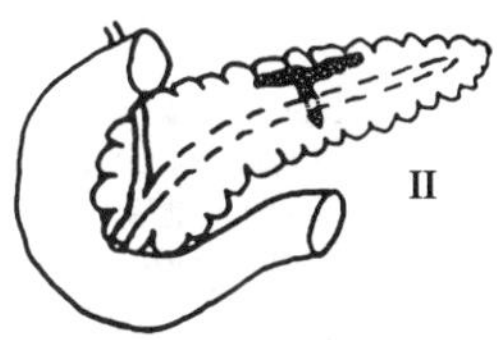

II

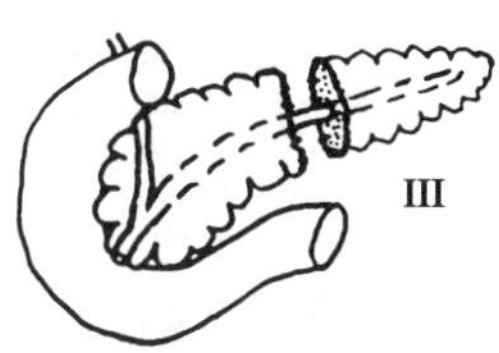

III

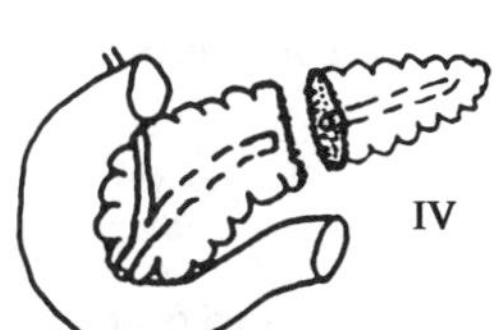

IV

Syn: Pankreastrauma, ICD-10: S36.2-

Ät: Stumpfes (Auffahrunfall/Lenkradanprall, Motorradunfall) oder penetrierendes (Schuss- oder Stichverletzung) **Oberbauchtrauma** ⇨ Kontusion (I) oder Zerreißung des Pankreas im **Korpusbereich** meist über der Wirbelsäule („Pankreasfraktur"), meist zusätzlich kombiniert mit anderen abdominellen Organverletzungen

Path: Lok: Wichtig ist, ob mit od. ohne Gangzerreißung und ob die Kapsel verletzt oder unverletzt (subkapsulärer Riss, II) ist.
Perforation mit **Kapselzerreißung** (III) ⇨ Sekretaustritt (Pankreasfistel) ⇨ Peritonitis
Gangzerreißung (IV) ⇨ Pankreatitis, Nekrosen, Pseudozystenbildung, Peritonitis
Massive Zerstörung des Pankreaskopfes (V)

Klin: Entspricht den Symptomen einer akuten Pankreatitis (s.u.) oder Peritonitis, häufig aber erst nach einem **symptomfreien Intervall**.

Diag:
1. Anamnese (Unfallhergang) und klinische Untersuchung
2. Sonographie: Engmaschige Bauch- und DOUGLAS-Kontrolle
3. Bildgebung: **CT-Abdomen mit KM**, bei V.a. Gangverletzung **MRCP**, Röntgen-Abdomenübersicht/Thorax (Begleitverletzungen?) bzw. Ganzkörper-CT-Screening bei Polytrauma
4. Labor: Amylase-, Lipase-Bestimmung (auch wiederholt)
5. Bei penetrierender Verletzung ⇨ sofortige **explorative Laparotomie**

Ther:
- Konservativ: stumpfe Traumen ohne Gang- oder Kapselzerreißung ⇨ engmaschige Kontrolle, Intensivüberwachung,

parenterale Ernährung und Breitbandantibiose, Schmerzmittel (z.B. Pethidin, Dolantin® 50 mg i.v.), ggf. CT-gesteuerte Drainage

- Operativ: Ind: perforierende Verletzung (Kapselzerreißung)
  - Laparotomie
  - Wenn mögl. Parenchymnähte, sonst Resektion des verletzten Abschnittes (bei Schwanzverletzung = Linksresektion) oder (bei Pankreas/Duodenalverletzung = V) Resektion und Blindverschluss des Kopfes und Pankreatikojejunostomie mit Y-ROUX an den unverletzten Schwanz
  Ausgiebige Drainage der Pankreasloge

Prog: Letalität 10-30 % (abhängig von den Begleitverletzungen und frühzeitiger Diagnose)

Kompl:
* Pankreasverletzungen haben in 50-98 % d.F. zusätzlich **Begleitverletzungen**!
* **Peritonitis**, intraabdominelle Abszesse, retroperitoneale Nekrosen, paralytischer Ileus
* Posttraumatische, akut nekrotisierende **Pankreatitis**
* **Pankreaspseudozysten**, Pankreasfistel, Pankreasabszesse, Pankreasgangstenosen

AKUTE PANKREATITIS

Syn: Akute Bauchspeicheldrüsenentzündung, Entzündung des Pankreas, ICD-10: K85.9

Ät:
- Biliäre Pankreatitis (häufigste Ursache): **Gallensteinleiden** (v.a. Frauen 40.-60. Lj.), Stenose der Papilla duodeni VATERI, tumoröse Veränderungen der Papilla oder juxta- bzw. parapapilläre Tumoren oder durch Duodenaldivertikel (Aufstau durch Papillenmotorikbeeinflussung), Pankreas divisum, Pankreastumoren
- **Alkoholabusus** (v.a. jüngere Männer, 20.-40. Lj., durchschnittlich nach mind. 10-jährigem Abusus, häufig auch chronische alkoholische Pankreatitis mit akuten Schüben), die Pankreatitishäufigkeit bei Alkoholikern liegt zwischen 1 u. 10 %!
- Akutes Trauma und posttraumatisch
- Alimentäre Exzesse (prognostisch ungünstig ist ein starkes Übergewicht, BMI >30 kg/m²)
- Fettstoffwechselstörungen (Hyperlipoproteinämie Typ I u. V, **Hypertriglyceridämie** >1.000 mg/dl)
- Hyperkalzämie, Hyperparathyreoidismus (evtl. Steine ⇨ Abflussstörungen)
- Hämochromatose, Urämie, Gravidität
- Infektiös: z.B. Mumps, infektiöse Mononukleose, Virushepatitis, HIV-Infektion, Coxsackie-Viren, Mykoplasmenpneumonie, Salmonelleninfektion, Brucellosen, Staphylokokken-, Streptokokkeninfektionen ⇨ v.a. bei Erwachsenen
- Systemerkrankungen: Lupus erythematodes diss., SJÖGREN-Syndrom, BEHÇET-Krankheit, Panarteriitis nodosa, ischämisch bei Arteriosklerose, maligne Hypertonie, Hypothermie
- Hereditär (aut.-dom. erblich, Chrom. 7q35): Trypsinogen-Inaktivierungsmutation ⇨ rezidivierende Pankreatitis od. Übergang in eine chron. Pankreatitis
- Iatrogen: **postoperativ** (z.B. großes Magen-Ca, das vom Pankreas abpräpariert werden muss), Endoskopie (insb. nach **ERCP**), Transplantatpankreatitis (Abstoßungsreaktion, postoperative Ischämie)
- Medikamente: Azathioprin, Chemotherapeutika (Cisplatin, Cytarabin), Glukokortikoide, Chlorothiazid, Furosemid, Sulfonamide, Tetrazykline, Metronidazol, Mesalazin, Östrogene, Valproinsäure, L- Asparaginase, Simvastatin
- **Idiopathisch** (ca. 20 % sind ohne erkennbare Ursache)

Path:
- Alkohol: toxische Zellzerstörung ⇨ Aktivierung der Enzymvorstufen schon in der Zelle ⇨ Parenchymzerstörung (Autodigestion, Autolyse)
- Biliär: Rückstau des Pankreassekretes im Ductus pancreaticus durch Stein oder Tumor im Duct.choledochus ⇨ Aktivierung des Pankreassekretes noch im Pankreas
- **Autodigestion durch intrapankreatische Aktivierung der proteolytischen Enzyme:**

Trypsin, Chymotrypsin ⇨ Ödem, Nekrose u. Blutung
Lipase in Verbindung mit Gallensäuren ⇨ Fettgewebsnekrosen
Elastase ⇨ greift die Gefäßwände an und führt zu Blutungen
Phospholipase A ⇨ bildet Lysolecithin aus Lecithin ⇨ zytotoxische Wirkung
Kallikrein setzt Bradykinin frei ⇨ Vasodilatation mit Schock (evtl. Nierenversagen)
Insgesamt führt die Aktivierung der digestiven Enzyme und die Bildung von Sauerstoffradikalen zum Zellschaden, die Freisetzung vasoaktiver Mediatoren führt zusätzlich zur gestörten Mikroperfusion des Pankreasgewebes.

- Nicht immer besteht eine Korrelation zwischen dem klinischem Befund und den nachweisbaren morphologischen Veränderungen.

Epid: ◊ Inzidenz: ca. 10-40/100.000/Jahr in Deutschland
◊ Männer: meist **Alkohol** als Ursache (40 % d.F.),
Frauen: meist **Gallenwegserkrankung** als Ursache (50 % d.F.)
◊ Die Häufigkeit nimmt vom 30. bis zum 70. Lj. kontinuierlich zu

Etlg: Schweregrade gemäß der revidierten ATLANTA-Klassifikation v. 2013

Mild:	kein Organversagen, keine Komplikationen, Prog. gut
Moderat:	vorübergehendes Organversagen (<48 Std.) und/oder lokale od. systemische Komplikationen
Schwer:	persistierendes Organversagen (>48 Std.) und lokale od. systemische Komplikationen, Prog. schlecht (Letalität ca. 50 %)

Klin: ⇒ Gehört zum Formenkreis des '**Akuten Abdomen**' (intraabdominelle Ursache)
⇒ Schmerzcharakter: allmählich entwickelnd, innerhalb weniger Stunden sein Maximum erreichend, für Stunden bis Tage anhaltend, selten auch schmerzlos (5-10 % d.F.)
Lok: im Oberbauch mit Ausstrahlung in den Rücken ⇨ **gürtelförmiger Schmerz**
⇒ Übelkeit, Erbrechen, Appetitlosigkeit, evtl. Fieber, Tachypnoe
⇒ Elastische Bauchdeckenspannung (Gummibauch), verminderte Darmgeräusche
⇒ Meteorismus bei Subileus, evtl. Aszites
⇒ Allgemeinreaktionen: Kreislaufreaktion durch Flüssigkeitsverlust, wenn Entzündung über Pankreas hinausgeht ⇨ Flüssigkeitsansammlung in Nekrosestraßen (Retroperitoneum, Magen, Dick-, Dünndarm) ⇨ Schock, Nierenversagen, Lungeninsuffizienz (ARDS), Koma (Ursache unbekannt, z.B. Toxine?, keine direkte Schockfolge)
⇒ Ikterus: bei Affektionen der Gallenwege

Diag: 1. Anamnese (Gallensteine, Alkoholabusus) und klinische Untersuchung: Druckschmerz im Abdomen, initial kein bretthartor Bauch, sondern '**Gummibauch**' (50 % d.F.), aufgeblähter Bauch (reflektorische Paralyse, v.a. im Epigastrium), Schwellung des Retroperitoneums ⇨ Flankenschwellung, evtl. druckdolenter Tumor (Hämorrhagie, Pseudozysten)
CULLEN-Phänomen: braunrote od. bräunliche Verfärbung im Nabelbereich (= ödematöse Durchtränkung der Bauchwand bei schwerster Form der Pankreatitis)
GREY-TURNER-Zeichen: wie CULLEN, in den Flanken (prognostisch ungünstige Zeichen)
BOAS-Punkt: Druckpunkt im li. Kostovertebralwinkel (Höhe Th12)
Auskultatorisch: verminderte oder fehlende Darmgeräusche

2. Labor: Amylase u. **Lipase** erhöht (im Serum und etwas später auch im Urin (Amylase), typischer Befund: Lipase im Serum **>3fache** der Norm erhöht)
Zur Frage Cholestase: AP, GGT u. Bilirubin (direktes) erhöht (⇨ dann EUS)
CRP (C-reaktives Protein): steigt mit dem Ausmaß der Nekrosen an (>120 mg/l gilt als Hinweis auf einen schweren Verlauf)
Kalzium: fällt mit dem Ausmaß der Nekrosen ab (Ablagerungen in Nekrosen)
Weitere Prognosefaktoren: Erhöhung von Alpha-1-Antitrypsin und Erniedrigung von Alpha-2-Makroglobulin, Erhöhung des Hämatokrit (⇨ Volumendefizit, Hkt >44 % bei schwerer Pankreatitis), Leukozytenzahl erhöht mit reaktiver Linksverschiebung
Blutzucker: Anstieg korreliert mit der Schwere der Pankreasnekrose (wenn Diabetes auftritt ⇨ massive Nekrose, da 10 % der LANGERHANS-Inselzellen ausreichen für die BZ-Regulation)

Prognosefaktoren: **RANSON-Kriterien**: Hyperglykämie >200 mg/dl, Leukozytose >16.000 /mm³, GOT/AST >250 U/l, LDH >350 U/l und Verlaufsindizes wie Absinken des Hämatokrits um >10 %, Base-Excess >4 mval, Hypokalzämie <2 mmol/l (<8 mg/dl) und pO_2 <60 mmHg sind prognostisch ungünstige Parameter. Mehr als drei dieser Befunde sowie blutiger Aszites und Met-Hb >5 % i.S. weisen auf eine nekrotisierende Pankreatitis hin.

3. **Sonographie:** Größe (diffuse Vergrößerung, Norm: Durchmesser Kopf <3 cm, Korpus u. Schwanz <2,5 cm), Infiltration, Umgebungsreaktion (unscharf begrenzte Pankreasloge, Peritoneal- bzw. Pleuraerguss), Gallengänge, Stein vor der Papille (im Choledochus ⇨ biliäre Pankreatitis), Pseudozysten, Nekrosen (Änderung des Reflexionsmusters). Bei V.a. auf biliäre Pankreatitis ist die endoskopische Ultraschalluntersuchung (**EUS**) od. MRT als MRCP indiziert.
4. Bildgebung: **CT-Abdomen mit Kontrastmittel:** Schwellung, Vergrößerung des Pankreas, Verkalkung als Zeichen wiederholter Pankreatitisschübe + KM-Bolus (= Angio-CT): welche Organe, Organteile sind durchblutet ⇨ Nekrosen, Zysten, Retroperitoneum?

   Indirekte Hinweise bei einer Abdomenübersicht in Linksseitenlage: Pankreasverkalkungen, Gallensteinschatten, paralytischer Ileus mit Spiegeln einzelner Darmschlingen

   Rö-Thorax: Plattenatelektasen, Pleuraerguss li., komplizierende basale Pneumonie
5. ERCP: wenn Stein vorhanden (Cholestase im Labor, Sonographienachweis) ⇨ indiziert für eine therapeutische Papillotomie. Der Einsatz der ERCP rein zur Diagnostik ist **obsolet** (wegen der möglichen Induktion einer iatrogener Pankreatitis).

Ther:

- **Konservativ:** Akut ⇨ stationäre Aufnahme und **Intensivüberwachung**

  Volumensubstitution (initial 1,5 ml/kgKG/h Vollelektrolytlösung zur Durchblutungsverbesserung des intakten Restgewebes), dann angepasst anhand von Hämatokrit, BUN (= Harnstoff gebundener Stickstoff) bzw. alternativ Harnstoff, RR und Herzfrequenz steuern.

  Ernährung: Bei der akuten Pankreatitis soll mit einem oralen Kostaufbau sofort wieder begonnen werden. Eine enterale Nahrungskarenz wird nicht mehr empfohlen, bei schwerem Verlauf kann eine parenterale Ernährung nötig sein, dann mit enteraler Ernährung, ggf. über eine Sonde, so früh wie mögl. wieder beginnen.

  Analgesie: mit Opioiden, bevorzugt mit Buprenorphin und Pethidin, Dolantin® (keine normalen Opiate, da Druckerhöhung im Gangsystem durch Sphinkterspasmus mögl.), ggf. auch peridurale Gabe von Opiaten.

  Eine antibiotische Infektionsprophylaxe wird nicht generell empfohlen. Einige Kliniken führen bei schwerem Verlauf mit septischem Krankheitsbild eine Antibiotikagabe durch (initial mit einem Carbapenem i.v., danach gem. Antibiogramm).

  Ggf. Stressulkus-Prophylaxe mit PPI,

  Thromboseprophylaxe,

  Insulin: nur indiziert, wenn Hyperglykämie >250 mg/dl persistiert,

  Hämodialyse oder Plasmaseparation: frühzeitig bei drohendem Nierenversagen od. zur Eliminierung toxischer Mediatoren bei der Entwicklung eines Multiorganversagens,

  frühzeitige maschinelle Beatmung bei pO_2 <60 mmHg od. drohender Erschöpfung.

  Zusätzliche Medikamente (alle diese Med. zeigten in Studien aber insg. keine ausreichende Wirkung auf Verlauf und Letalität): Calcitonin, Somatostatin, Carboanhydrasehemmer, Glukagon zur hormonellen Sekretionshemmung, Aprotinin (⇨ Proteasenhemmer, war zwischenzeitlich auch vom Markt genommen, Trasylol®)
- Biliäre Pankreatitis bei Steinleiden + Verschlussikterus: **ERCP** und endoskopische Papillotomie (EPT) mit Steinentfernung. Die Gallenblase sollte bei mildem Verlauf während des ersten Krankenhausaufenthaltes auch entfernt werden, bei schwerem Verlauf später.
- Pankreaspseudozysten: 50 % bilden sich innerhalb von 6 Mon. zurück. Bei einer Größe von >10 cm kann nicht mehr mit einer Rückbildung gerechnet werden ⇨ wiederholte Ultraschall- od. CT-gesteuerte Punktionsdrainage oder operative Drainage (Zystojejunostomie, s.u.)
- Pankreasabszesse und superinfizierte Pankreaspseudozysten ⇨ sonographiegesteuerte Punktion und Erregerbestimmung ⇨ gezielte Antibiose
- Operativ: Ind: **Akut nekrotisierende Pankreatitis** mit Andauung von Nachbarorganen (Gummibauch ⇨ Peritonitis, Arrosionsblutung), infizierte Nekrose mit Sepsis, Aszitesbildung durch Entleerung von Pankreassekret in das Abdomen bei nekrotischem Gangsystem oder wenn sich trotz maximaler Intensivtherapie der Zustand des Patienten innerhalb der ersten 2-3 Tage verschlechtert, Malignitätsverdacht

- Zugangswege: minimal invasiv (laparoskopisch) oder endoskopische transmurale Zugang (über den Magen od. das Duodenum), selten offene Op mit querer Oberbauchlaparotomie und Eröffnung der Bursa omentalis (s.o.).
- **Nekrosektomie** + **Drainage** (wiederholte Spülungen, Saugspüldrainage) des Pankreaslagers
- Ggf. auch Pankreasteilresektion bei ausgedehnten Nekrosen (hohe Letalität)
- Wiederherstellungsphase: parenterale Ernährungstherapie so kurz als mögl., dann oraler Nahrungsaufbau mit Tee, Zwieback, bei weiterer Beschwerdefreiheit: Schleim, Kartoffelbrei, Milch, Nudeln, Magerquark, Vermeidung von schwer verdaulichen Speisen (hoher Fettgehalt, Gebratenes, Kohlgemüse, scharfe Gewürze)

• Orale Enzymsubstitution: zur schnelleren Schmerzfreiheit in der Akutphase und beim Nahrungsaufbau. Nach 8 Wochen nur noch dann indiziert, wenn Maldigestion auftritt (Steatorrhoe, Elastase I im Stuhl erniedrigt)

• Nachsorge: **Alkoholkarenz** bei ödematöser Pankreatitis für mind. 6 Mon., bei nekrotisierender Form **lebenslang**!

• Leitlinie: Pankreatitis, S3 v. 9/2021 (AWMF Registernummer 021-003)

Prog: Gesamtletalität ca. **10-20 %!** Bei milder Form meist restitutio ad integrum (Letalität 0,1 %) bis zu 50%ige Letalität bei schwerer akuter Pankreatitis und Peritonitis

Kompl: * **Pankreasnekrose** = akut nekrotisierende Pankreatitis mit schlechter Prognose, retroperitoneale Fettgewebsnekrosen

* **Pankreaspseudozysten** entstehen nach Narben (infektiös, traumatisch) oder bei **akuter / chronischer Pankreatitis** (90 % d.F., werden bis zu 10 cm groß)

Klin:/Kompl: Einblutung, Zysteninfektion, **Kompression** oder Thrombose der V.lienalis mit regionärem Pfortaderhochdruck, Choledochuskompression ⇨ Ikterus, Arrosion der A.gastroduodenalis ⇨ intestinale od. MDT-**Arrosionsblutung** (obere GI-Blutung), Verdrängung von Magen u. Duodenum ⇨ Magenausgangsstenose, Kolonverdrängung, **Ruptur** ⇨ Fistelbildung in Nachbarorgane, Blockade des Lymphabflusses ⇨ Aszites, Pleuraerguss

Diag: Sonographie (u. EUS), CT, MDP, ERCP: Aufweitung des Duodenalen-C, verkalkte Wand, Zystenwanddicke gering (meist <1 cm, als DD zum zystischen Malignom)

Untersuchung der Zystenflüssigkeit (CEA-Wert), Biopsie bei den endoskopischen Verfahren, Histologie bei Op ⇨ Ausschluss eines Karzinoms

Ther: Verlaufsbeobachtung über mindestens 6 Wochen bei Pankreaszysten <4 cm (50 % bilden sich spontan zurück und bedürfen keiner Behandlung)

Op-Ind: persistierende Zyste >5 cm nach 6 Wochen (50 % dieser Größe machen weitere Komplikationen) oder Symptome durch Kompl. (z.B. Ikterus), Malignitätsverdacht

Op: Pankreasfistel nach außen nur im akuten Notfall bei infizierter Zyste = Marsupialisation (z.B. Drainage über CT- od. Ultraschall-gesteuerte Punktion oder Einnähen der Zystenwand in die Bauchdecke) ⇨ später innere Drainage anstreben.

Bei Zysten mit Angrenzung zur Magenwand **endoskopische** eine Drainage in den Magen. Bei Zysten mit Anschluss an den Duct.pancreaticus kann endoskopisch transpapillärer ein Stent eingelegt werden + Antibiotikaprophylaxe. Sonst offene Op mit innerer Drainage = Fistel zum Dünndarm (**Zystojejunostomie**, s. Abb., Op auch laparoskopisch mögl.)

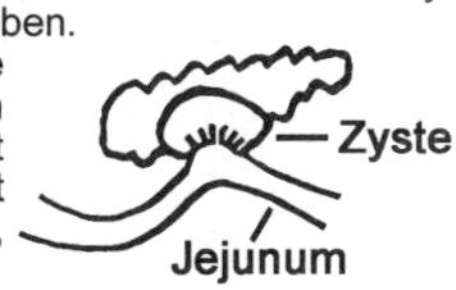

DD: echte Zysten bei Mukoviszidose, Echinococcus, polyzystisches Pankreas (angeboren), muzinöse Zystadenome (potentiell maligne) od. zystisches Pankreaskarzinom

* Magen-Darm-Blutungen bei Arrosion von Gefäßen, Milzvenenthrombose, Milzruptur
* Abszessbildung, Sequestration, Candida-Infektion des Pankreas, Sepsis
* **Schockgeschehen** mit Nierenversagen, Verbrauchskoagulopathie, ARDS, Perikarderguss, **Multiorganversagen**, Subileus bis zum paralytischen Ileus
* PURTSCHER-Retinopahtie (Retinablutungen, plötzliche Erblindung)
* Übergang in eine **chronische Pankreatitis**

Op: * Fistelbildung, Infektion, Peritonitis, Schock, Einschränkung der Bauchdeckenfunktion durch die Laparotomien, Narbenhernien

* Exokrine Pankreasinsuffizienz, Ausbildung eines Diabetes mellitus (auch noch nach

Jahren erhöhtes Risiko für einen Diabetes, 50 % nach 10 J.)

Proph: ♥ **Alkoholkarenz!** und Behandlung des Grundleidens
♥ Nach einer akuten Pankreatitis: jährliche Nachsorge mit klinischer Untersuchung, Bestimmung der Stuhl-Elastase, Nüchtern-BZ, HbA_{1c}

DD: Alle DD des **Akuten Abdomens** möglich
- Penetrierendes, perforiertes Ulkus, Appendizitis, Ileus, Volvulus
- Akute Cholezystitis, Gallenkolik, Nierenkolik, Stau bei Pankreaskarzinom
- Mesenterialinfarkt, Milzinfarkt, Aneurysma dissecans d. Aorta abdominalis, Lungenembolie
- Herzinfarkt, insb. Hinterwand (akute Pankreatitis macht in bis zu 50 % d.F. infarkttypische EKG-Veränderungen [ST-Hebung, neg. T in den Hinterwandableitungen]) ⇨ Labor: CK, CK-MB, Troponin T mitbestimmen!
- Labor: nicht pankreatikogene Amylase-Erhöhung: Hepatitis, Z.n. Abdominal-Op, Extrauteringravidität, Niereninsuffizienz, Makroamylasämie

CHRONISCHE PANKREATITIS

Syn: Chronische Bauchspeicheldrüsenentzündung, Entzündung des Pankreas, ICD-10: K86.-

Ät:
- **Chronischer Alkoholabusus** (80-90 % d.F.), z.B. 20 g/Tag ⇨ Risiko erhöht sich auf das 2- bis 3fache, typische Konstellation: >100 g Alkohol/Tag über mehr als 10 Jahre, Nikotinabusus erhöht das Risiko zusätzlich!
- Biliär (mit zunehmendem Funktionsausfall), z.B. Postcholezystektomiesyndrom, Abflussstörungen bei pathologischen Veränderungen der Papille, Pankreastumoren
- Hyperparathyreoidismus, Hyperkalzämie, Hyperlipoproteinämie
- **Hereditär** (aut.-dom. vererbt, Chromosom 7_{q35}, Manifestationsalter: 5.-15. Lj., genetische Untersuchung auf Mutation im kationischen Trypsinogen-Gen mögl.)
- Autoimmunerkrankungen (primär sklerosierende Cholangitis, SJÖGREN-Syndrom I, Mutationen im PRSS1-, SPINK1- od. CPA1-Gen)
- Pancreas divisum ⇨ Pankreatitis durch zu geringe Drainagekapazität der Minorpapille
- „Tropische" Pankreatitis durch eiweiß- und fettarme Ernährung in der 3. Welt
- Kinder: Mukoviszidose (zystische Fibrose, CFTR-Genmutation)
- Idiopathisch (10-20 % ohne erkennbare Ursache, juvenil 15.-30. Lj. und senil >60. Lj.)

Path:
- ♦ Präzipitation von eiweißhaltigem Material in Azini u. Endkanälchen ⇨ Kalziumeinbau ⇨ Konkremente, die Sekretfluss behindern. Stase und Autodigestion führen zum Verlust des exokrinen Parenchyms ⇨ **Fibrose**. In die fibrotischen Veränderungen können auch Nachbarschaftsstrukturen miteinbezogen werden: Stenosen und Dilatationen der Gänge (bedingt durch Steine, Strikturen und/oder Zugkräfte), regionale portale Hypertension, Duodenalstenosen.
- ♦ Verlaufsformen: chronisch rezidivierend (mit jeweils akuten **Schüben**) oder chronisch progredient (kalzifizierend)
- ♦ Die Bauchspeicheldrüse hat eine hohe funktionelle Reservekapazität ⇨ erst bei >90%igem Funktionsverlust kommt es zur exokrinen Insuffizienz.

Epid:
◊ Prävalenz: ca. 28/100.000 Einwohnern
◊ Prädisp.alter: 40.-50. Lj. bei Alkoholanamnese
◊ **M** > w (2:1), durch den höheren Alkoholkonsum bei Männern bedingt
◊ Intervall zwischen Alkoholkonsum und Beginn: bei 100 g/Alkohol/Tag etwa 10-17 Jahre

Etlg: Formen der chronischen Pankreatitis nach der **MARSEILLE-Klassifikation:**
Chronische Pankreatitis mit fokaler Nekrose
Chronische Pankreatitis mit segmentaler oder diffuser Fibrose
Chronische Pankreatitis mit oder ohne Konkremente, kalzifizierend
Obstruktive chronische Pankreatitis: Dilatation des Gangsystems proximal einer Stenose. Einengung bedingt durch Tumor od. Narbe ⇨ diffuse Atrophie, Fibrose (Besserung der Veränderungen, wenn die Ursache der Obstruktion beseitigt werden kann)

Klin: ⇒ **Rezidivierende heftige Schmerzattacken**, gürtelförmig im Oberbauch (Frühsymptom), abhängig oder unabhängig von Nahrungsaufnahme. **Gewichtsverlust** bei Schmerzabhängigkeit von der Nahrungsaufnahme (= Vermeidungsverhalten).
Lok: Epigastrium (75 %), re. Regio hypochondriaca (45 %), li. (30 %) u. evtl. Ausstrahlung bis in die Schulter

⇒ Exokrine Pankreasinsuffizienz (Spätsymptom, <10 % Lipasesynthese): führt zur **Nahrungsintoleranz für Fette** ⇨ **Steatorrhoe** ⇨ Gewichtsverlust, evtl. Meteorismus

⇒ Endokrine Pankreasinsuffizienz: Zeichen eines **Diabetes mellitus** (Spätsymptom)

⇒ Vernarbender "Tumor" ⇨ Einengung der Nachbarstrukturen, insb. des Ductus choledochus ⇨ rezidivierender Ikterus (30 % d.F.)

⇒ Stenosierung des Bulbus duodeni (Einengung durch die Prozesse im Pankreaskopfbereich) ⇨ klinisch Symptome einer Magenausgangsstenose, Ikterus bei Kompression des Duct.choledochus

⇒ Klinische Stadien: I: Relative Insuffizienz bei einzelnen entzündlichen Schüben
II: Sekretorische Insuffizienz + latenter Diabetes mellitus
III: Völlige digestive Insuffizienz + manifester Diabetes mellitus

Diag: 1. Anamnese (Alkoholkonsum lang u. regelmäßig, Steinleiden?) u. klinische Untersuchung
2. Bildgebung: **Sonographie** und insb. **Endosonographie** (**EUS**, Sonographie über speziellen Sonographiekopf an einen Gastroskop, auch Feinnadelpunktion darüber mögl.): unregelmäßige Organoberfläche, Seitenäste des Duct.pancreaticus sichtbar und verplumpt, Hauptgang perlschnurartig aufgeweitet (Norm: Durchmesser max. 2 mm), Pseudozysten, Konkremente, Verkalkungen
CT: Verkalkungen, Vergrößerung, Aufhellungszonen, Gangunregelmäßigkeiten ⇨ Ind. insb. zur Op-Planung
MRCP (= MRT-Cholangiopankreatikographie, stark T_2-gewichtet) des Oberbauches und Postprocessing zur Abbildung des Gangsystems mögl.
ERCP: Ductus choledochus, Ductus pancreaticus: Abwechslung von erweiterten und verengten Abschnitten = *'perlschnurartig'*, evtl. distale Dilatation des Ductus pancreaticus, während der ERCP kann außerdem auch bioptisch Material gewonnen werden, z.B. zur DD eines Papillenkarzinoms. Der Einsatz der ERCP rein zur Diagnostik ist aber obsolet (wegen der möglichen Induktion einer iatrogener Pankreatitis).
Röntgen-Abdomenleeraufnahme ⇨ **Verkalkungen** im Pankreasbereich
Röntgen-Thorax: evtl. linksseitiger Pleuraerguss sichtbar
3. Labor: Pankreatitis-Schub ⇨ Erhöhung von Lipase und Amylase im Serum, Pankreas-Elastase zeigt gute Treffsicherheit (diese Werte können bei 'ausgebrannter' Pankreatitis aber auch normal sein, wenn kaum noch gesundes Parenchym vorhanden ist)
Bei Autoimmun-Pankreatitis erhöhte Werte für IgG4, Autoantikörper bestimmen, genetische Untersuchung bei pos. Familienanamnese od. frühem Krankheitsbeginn
Bestimmung der **Elastase I im Stuhl** (Norm: >200 µg/g)
Nüchtern-BZ u. HbA_{1c}-Bestimmung, oraler Glukosetoleranztest (Diabetes-mellitus-Entwicklung aber erst spät und selten)
Sekretin-Pankreozymin-Provokationstest (Sekretin i.v., Gewinnung des Duodenalsaftes ⇨ Bestimmung der Bikarbonatkonzentration, dann Pankreozymin i.v. ⇨ führt zur Sekretion von Amylase, Lipase, Trypsin), pathologisch erniedrigte Werte beweisen die Funktionseinschränkung, Test ist sehr aufwändig (daher kaum mehr angewendet)
4. Endoskopie (bei der EUS): ÖGD zeigt Impressionen des Magens, Kompressionen des Duodenums, peptische Ulzera ⇨ Ausschluss anderer Ursachen für die Oberbauchbeschwerden
5. Ggf. sonographie- oder CT-gesteuerte Biopsie zum Tumorausschluss

Ther:
- Diagnostik und Therapie sollten an einem spezialisierten Zentrum erfolgen.
- Konservativ: **strikte Alkoholkarenz**, häufige kleine Mahlzeiten, Pankreasenzym-Substitution (Pankreatin, Pankreon®) zum Ausgleich der Insuffizienz (Eingriff in den Regelkreis: weniger Enzyme werden im Pankreas produziert ⇨ schmerzstillende Wirkung), ggf. zusätzlich Analgesie mit Morphinen
- Operativ: Ind: Pankreasgangsteine, Kompression v. Choledochus, Duodenum od. Kolon, Pseudozysten (s.o., Kompl. akute Pankreatitis), Malignitätsverdacht, therapieresistente Schmerzen, Pfortader- oder Milzvenenthrombose

- Gallensteinleiden ⇨ evtl. Papillotomie od. Cholezystektomie + Choledochusrevision
- **Pankreasteilresektion:** Pankreaslinksresektion, evtl. + Milzexstirpation (Kopf und Duodenum bleiben erhalten) bei Prozess im Schwanzbereich (wird auch laparoskopisch durchgeführt, allerdings noch höhere Konversionsrate)

  oder Duodenum-erhaltende Pankreaskopfresektion (Op. n. BEGER) bei Prozess im Pankreaskopf, evtl. auch WHIPPLE-Op bzw. Op n. TRAVERSO-LONGMIRE (partielle Duodenopankreatektomie ⇨ Schwanz bleibt erhalten, Ind: bei Malignitätsverdacht, s.u. oder wenn Stenosen durch die Drainage-Verfahren nicht beseitigt werden können)
- Nicht resezierende Drainage-Verfahren
  1.) **Biliodigestive Anastomose**, z.B. bei Verschlussikterus (als Choledochojejunostomie mit ausgeschalteter Y-Schlinge nach ROUX)
  2.) **Pankreatojejunostomie** mit ausgeschalteter Y-Schlinge n. ROUX (wenn Duct.pancreaticus dilatiert ist, s. Abb. sog. 'big duct disease'),
  bei 'small duct disease' partielle Duodenopankreatektomie od. Duodenum-erhaltende Pankreaskopfresektion ⇨ vorher durch ERCP abklären!
  3.) Gastroenterostomie, bei Kompression des Bulbus duodeni
  4.) Zystojejunostomie bei großen Pseudozysten

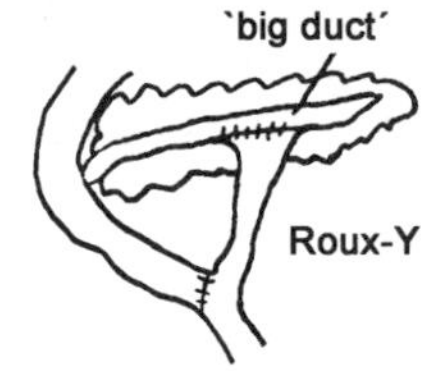

- Postop.: Diät mit reichlich KH, hoher Eiweißgehalt, Fett nur so viel wie ohne Steatorrhoe verträglich. Bei Maldigestion zusätzlich Gabe mittelkettiger TG, die ohne Lipase vollständig resorbiert werden können. Evtl. fettlösliche Vitamin- u. Ca^{++}-Substitution. **Alkoholkarenz!**
  - **Enzymsubstitution**: nur bei Maldigestion, z.B. Pankreatin (aus Schweinepankreas = Lipase + Amylase + Proteasen, Kreon®) 3 x 1-2 Kps. (nach WHIPPLE-Op oder BII keine Kps., sondern Granulat), bei schwerer Malabsorption Verbesserung der Enzymwirkung durch H_2-Blocker (z.B. Cimetidin od. Ranitidin) 15 Min. vor jeder Mahlzeit
  - Bei Meteorismus: Simethicon (Lefax®)
  - Bei manifestem Diabetes mellitus: fast immer **insulinpflichtig**, insg. **schlecht einstellbar**, da auch das Glukagon fehlt (Gefahr der Hypoglykämien)
- Leitlinie: Pankreatitis, S3 v. 9/2021 (AWMF Registernummer 021-003)

Prog: Letalität nach 10 Jahren ca. 30 %, nach 20 Jahren 60 %!
Frühzeitige Alkoholkarenz verbessert die Prognose u. kann d. Prozess zum Stoppen bringen (in fortgeschrittenem Stadium aber Verselbstständigung und Eigendynamik). Besteht der Alkoholkonsum weiter, vermindert sich die Lebenserwartung statistisch um mehr als 8 J.

Kompl:
* **Maldigestion** durch Pankreasinsuffizienz u. Diabetes mellitus (bei >90 % Parenchymverlust) mit Steatorrhoe, Abmagerung, Eiweißmangelödemen, Aszites
* **Pankreaspseudozysten** (s.o. Kap. akute Pankreatitis, in 20-40 % d.F.)
* Duodenalstenose (Magenausgangsstenose) durch Kompression des duodenalen C
* Strikturen des Duct.choledochus, Pankreasgangsteine
* Nekrose und Abszess ⇨ Sepsis mit Fieber
* Erhöhtes Risiko für ein **Pankreaskarzinom** (insb. bei hereditärer Pankreatitis)
* Assoziiert: peptisches **Ulcus duodeni**, Leber- u. Gallenwegserkrankungen, metastatische Fettgewebsnekrosen in der Subkutis, Gelenkentzündungen, herdförmige Osteolysen, Hautpigmentierungen
* ERCP: kann eine akute Pankreatitis verursachen (1-10 % d.F.) ⇨ Vorteil der MRCP (da nicht invasiv), daher wird diese heute häufiger eingesetzt

Proph: ♥ Nach Pankreatitis lebenslange absolute **Alkoholkarenz!,** Kaffee, Tee und fetthaltige Kost sowie pankreastoxische Medikamente meiden.

DD:
- **Pankreaskarzinom** (s.u.)
- Angina abdominalis (mesenteriale Arteriosklerose, ORTNER-II-Syndrom)
- Chronische Cholezystitis, Cholangitis, Ulcus ventriculi od. duodeni
- Chronische entzündliche Prozesse

PANKREASKARZINOM

Syn: Karzinom der Bauchspeicheldrüse, engl. pancreas carcinoma, ICD-10: C25.-

Ät:
- Potentielle Risikofaktoren: **Nikotinabusus** (2- bis 5faches Risiko), **Alkoholabusus**, Adipositas, Karzinogene in der Nahrung/Umwelt (z.B. chemische Noxen DDT, Benzidine), Diabetes mellitus Typ 2 (6faches Risiko)
- **Chronische Pankreatitis** (Risiko nach 20 J. 4 %), Gallenwegserkrankungen (Cholelithiasis mit rezidivierenden Choledochusstenosen, schwere Dysplasie des Gangepithels)
- Prädisponierend: **genetische Mutationen** im K-ras-, GNAS-, TP53-, p16-, INK4A- od. DPC4/ SMAD4-Gen, Überexpression des EGF-Rezeptor/Liganden-Systems
- Hereditär (vererbt, in ca. 5 % d.F.): familiäres Pankreaskarzinom (aut.-dom.), PRSS-1- (aut.-dom. hereditäre Pankreatitis), CDKN2A- (mit malignen Melanomen), STK-11- (PEUTZ-JEGHERS-Syndrom) od. BRCA-2-Gendefekt (mit Brustkrebs- u. Ovarialkarzinom), MEN I ⇨ bei genetischem Risiko Vorsorge (Tumormarker, Endosonographie) ab 45. Lj. durchführen.

Path:
- Histo: häufigstes ist das **Adenokarzinom** des **exokrinen** Pankreas (95 % d.F., mit Ausgang von den kleinen **Pankreasgängen** (90 %) u. azinäre mit Ausgang von den Drüsenzellen), selten endokrine Karzinome, gemischt-zellige u. anaplastische Karzinome, extra eingeteilt sind die Papillenkarzinome (s.o. Kap. Tumoren d. Gallenwege).
- Lok: **Pankreaskopf** (80 % d.F.) > Korpus > Schwanz u. selten auch Karzinome d. Papille
- Metastasierung: **sehr frühe**, lymphogene und hämatogene Metastasierung

Epid:
- Inzidenz: 12/100.000/Jahr in Deutschland mit leider sehr hoher Letalität ⇨ in Deutschland versterben jährlich ca. 18.000, weltweit ca. 150.000 Pat. an einem Pankreaskarzinom
- Liegt an dritter Stelle nach dem Kolon- u. Magen-Ca unter den Karzinomen des MDT
- Häufigkeitsgipfel: liegt zw. 60. u. 80. Lj., **m** > w = 3:2

Etlg: **TNM-Stadien** für das Pankreaskarzinom (2017)

T_1:	Tumor <2 cm in größter Ausdehnung (in Pankreas u. peripankreatischem Weichgewebe)
T_2:	Tumor 2-4 cm in größter Ausdehnung
T_3:	Tumor >4 cm in größter Ausdehnung
T_4:	Tumor infiltriert Truncus coeliacus od. A.mesenterica sup. od. A. hepatica communis
N_1:	Metastasen in 1-3 regionären Lymphknoten (Lk peripankreatisch, pankreatikoduodenal, pylorisch, am Milzhilus, proximal mesenterial und zöliakal)
N_2:	≥4 regionäre Lk-Metastasen
M_1:	Fernmetastasen (Leber, Lunge, Knochen, Gehirn usw.)

Stadiengruppierung: I: $T_{1-2}N_0M_0$ IIA: $T_3N_0M_0$ IIB: $T_{1-3}N_1M_0$
III: $T_{1-3}N_2M_0$, alle T_4 IV: alle M_1

Klin:
- ⇒ Problem: **keine Frühsymptome** (manchmal Zufallsbefund bei Untersuchung aus anderem Grund) ⇨ bei Diagnosestellung meist schon metastasiert mit schlechter Prognose!
- ⇒ Schmerzen im Oberbauch, initial postprandial, dann Dauerschmerz (mit gürtelförmiger Ausstrahlung in den Rücken)
- ⇒ Inappetenz, starker **Gewichtsverlust**, Schwäche und dyspeptische Beschwerden, Druckgefühl im Oberbauch, Erbrechen, Diarrhoe (Steatorrhoe)
- ⇒ In 1/3 Verschluss**ikterus** (durch Okklusion der ableitenden Gallenwege) mit in 50 % **COURVOISIER-Zeichen** (progredienter Ikterus mit prallelastisch palpabler, **schmerzloser** Gallenblase), evtl. acholischer Stuhl, generalisierter Pruritus
- ⇒ Thrombosen, Thrombophlebitiden, Thrombophlebitis migrans (Stauung im venösen Abfluss, Gerinnungsstörungen durch Enzymübertritt)

  Merke: **Bei unerklärlichen, rezidivierenden Thrombosen an Karzinome des Pankreas und des GI-Traktes denken!**

- ⇒ Evtl. Diabetes mellitus oder pathologische Glukosetoleranz
- ⇒ Pankreastumoren, die Pankreasenzyme (Amylase, Lipase) aus Metastasen sezernieren (sind sehr selten), können Fettgewebsnekrosen, Arthritiden und Eosinophilie vorkommen.

Diag: 1. Anamnese und klinische Untersuchung: Leber kann durch Metastasen oder Cholestase vergrößert sein, vergrößerte Milz spricht für Milzvenenthrombose, tastbare Gallenblase + Ikterus = **COURVOISIER-Zeichen**, Aszites

2. Labor: Anämie, Cholestase (Bilirubin, AP, GGT, Lipase, Ablasse)
3. Bildgebung: **Sonographie:** echoarme Raumforderung, peripankreatische Lymphknoten, 85%ige diagnostische Genauigkeit mit ultraschallgesteuerter (od. CT-gesteuerter) Feinnadelpunktion

   Endosonographie (EUS, Beurteilung des Pankreas über die Magenhinterwand oder das Duodenum): auch kleine (echoarme) Raumforderungen werden sichtbar

   CT-Abdomen mit KM mit arterieller und protalvenöser Phase (90 % Treffsicherheit) und **Leber-MRT** mit Diffusionswichtung sowie **MRT-Angiographie** (mit Gadolinium-DTPA)

   ERCP (= endoskopische retrograde Cholangio-Pankreatikographie, über ein Endoskop wird die Papille drainiert und mit Kontrastmittel gefüllt): gute Darstellung der Karzinome (Obstruktion, Stenosen oder Abbruch des Ductus pancreaticus, kavernöse Veränderungen), evtl. mit endoskopischer Biopsie verdächtiger Gangveränderungen; alternativ: PTC (perkutane transhepatische Cholangiographie). Heute wird alternativ zur ERCP meist die **MRCP** (= MRT-Cholangiopankreatikographie) des Oberbauches und Postprocessing der MRT-Daten zur Abbildung des Gangsystems gemacht (Vorteil: nicht-invasive Diagnostik, keine Gefahr der bakt. Kontamination wie bei der ERCP)

   CT-Thorax u. Abdomen/Becken zum Staging
4. Tumormarker: **CA 19-9**, CEA, CA 50 zur Verlaufskontrolle (aber auch eine Pankreatitis zeigt erhöhte Werte ⇨ nicht zur Frühdiagnostik geeignet!)
5. Ultima ratio: **explorative Laparotomie** oder Laparoskopie (z.B. Tumoren <1 cm sind mit allen Methoden nur schwer nachzuweisen, hätten bei frühzeitiger Op aber eine gute Prognose ⇨ intraoperative Schnellschnitte)

Ther:
- Konservativ: **palliative Maßnahmen**: endoskopische transpapilläre Endoprotheseneinlage aus Kunststoff in die Gallenwege oder perkutane transhepatische Cholangiographie mit perkutaner Drainage (PTCD) bei Pankreaskopfkarzinomen, welche die Gallenwege okkludieren und die inoperabel sind.

  Bei lokal fortgeschrittenem (primär inoperabel) oder metastasiertem Pankreaskarzinom wird eine **Chemotherapie** mit dem FOLFIRINOX-Schema (5-FU/Folinsäure + Irinotecan + Oxaliplatin, auch präop. = neoadjuvant) durchgeführt. Bei fehlender Verträglichkeit alternativ mit Gemcitabin, ggf. + nab-Paclitaxel oder Erlotinib.
  Wichtig ist im Verlauf eine suffiziente **Schmerztherapie!**
- Operativ: Ind: kurativ bei lokalem Tumor im Stad. I und II (N_0) sowie Papillenkarzinome, palliative Verfahren zur Ther. von Kompl.
  - Die Op sollte in einem Zentrum durchgeführt werden (Mindestmenge ab 2024 in Deutschland 20 Operationen/Jahr), dies senkt die postoperative Mortalität.
  - **WHIPPLE-Op** (USA, 1943) Radikaloperation: partielle **Duodenopankreatektomie** (n. KAUSCH-WHIPPLE), bestehend aus Rechtsresektion des Pankreas (⇨ Schwanz bleibt erhalten), Entfernung des gesamtes Duodenums, der Gallenblase mit Duct.choledochus + Magenteilresektion (zur Verhinderung eines Ulcus pepticum jejunum) + Entfernung der regionären Lk. Diese „klassische" Op wird heute meist **Pylorus-erhaltend** = ohne Magenteilresektion (n. TRAVERSO-LONGMIRE) od. auch Duodenum-erhaltend (n. BEGER) durchgeführt.

    Rekonstruktion: Rest des Pankreas und Duct.hepaticus com. und Jejunum werden als B II od. Y-ROUX mit dem Restmagen/Pylorus readaptiert (= Gastro-hepatico-pancreato-jejunostomie, s. Abb.).

    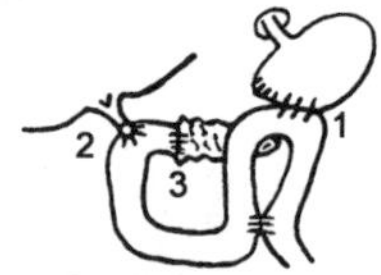

    1=Gastroenterostomie
    2=Hepaticojejunostomie
    3=Pancreatojejunostomie

    Diskutiert wurde auch ein WHIPPLE-Op mit Pankreastotalresektion + Mitentfernung der Milz (wegen der dortigen Lymphknotenstation), die Ergebnisse sind aber nicht besser und sie führt zur kompletten exokrinen u. endokrinen Pankreasinsuffizienz!
  - Bei kleinem Pankreasschwanztumor: Pankreaslinksresektion (= Korpus + Schwanz) und Entfernung der Milz + peripankreatische Lk (in Studien wird diese Op auch laparoskopisch mit Milzerhalt durchgeführt, sehr schwierig und aufwändig)
  - Palliative Operationen (nicht kurabler Tumor): biliodigestive Anastomose bei Ikterus ⇨ Choledochojejunostomie = Dünndarmschlinge wird an dilatierten Choledochus genäht.

Beseitigung einer Magenausgangsstenose (bei Duodenalkompression) ⇨ Gastroenterostomie. Oft müssen auch beide palliativen Operationen kombiniert werden.

- Nach erfolgreicher R_0-Resektion im Stadium I-III postoperative Chemotherapie für 6 Monate mit dem FOLFIRINOX-Schema (s.o.).
  Zusätzliche Verfahren: In Erprobung ist eine neoadjuvante Radiochemotherapie (= vor Op zu Tumorverkleinerung, um eine Operabilität zu erreichen = Down-Staging), eine intraoperative Radiotherapie (IORT) soll eine Verbesserung der Überlebensrate und Reduktion der Schmerzen erbringen.
- Nach Totalresektion des Pankreas müssen Pankreasenzyme (per os) u. Insulin (s.c.) lebenslang substituiert werden (der Diabetes ist dabei häufig sehr schwer einstellbar).
- Eine feste Nachsorge ist nicht etabliert (bringt keinen Überlebensvorteil), ggf. klinische Kontrollen alle 3-6 Mon. u. regelmäßige BZ-Kontrolle bei Pat. mit Teilresektion.
- Leitlinie: exokrines Pankreaskarzinom, S3 v. 12/2021 (AWMF Registernr.: 032-010OL)
- Selbsthilfegruppen: Arbeitskreis der Pankreatektomierten e.V., Thomas-Mann-Str. 40, 53111 Bonn, Tel.: 0228 33889-251, Fax: -253, Internet: www.adp-bonn.de
  TEB e.V. (Tumoren u. Erkrankungen der Bauchspeicheldrüse), Karlstr. 42, 71638 Ludwigsburg, Tel.: 07141 95636-36, Fax: -37, Internet: www.teb-selbsthilfe.de

Prog: **Sehr schlecht**, insg. 5-JÜR nur **10 %**, auch nach Radikal-Op nur 20%ige 5-JÜR (und nur ca. 25 % d. Pat. sind überhaupt für eine Resektion geeignet, Op-Letalität hoch: 3-10 %)
Mittlere Überlebenszeit ohne Resektion (palliative Maßnahmen): **6-15 Monate**, 5-JÜR = fast **0 %**. Die schlechteste Prognose haben das azinäre Adeno-Ca und das undifferenzierte Karzinom, beste Lebenserwartung hat ein operiertes Papillenkarzinom und ein operiertes Stadium $T_1N_0M_0$ (aber immer noch relativ schlecht mit einer 5-JÜR von ca. 40 %).

Kompl: * Todesursache: Metastasierung mit Kachexie, seltener Blutung

Op: * Nahtinsuffizienz der Anastomosen, Blutung, DIC (= Verbrauchskoagulopathie)
* Restpankreatitis, Restpankreasfisteln, Lymphfisteln (Chylaskos)
* Lokalrezidiv (bis 50 % der resezierten Pat., mit ein Grund für die schlechte Prog.)

DD:
- **Chronische Pankreatitis**, Zysten des Pankreas
- Pankreaslipomatose (Pankreas ist in der Sonographie homogen echoreicher)
- Embryonaler Tumor (Kindesalter): Pankreatoblastom
- Neuroendokrine Tumoren im Pankreas (s.u. Kap. APUD-Zellsystem)
- Benigne Pankreastumoren (Lipom, Kapselfibrom, extrem selten), meist **zystische Adenome** (seltener solide), fließende Übergänge zwischen präneoplastischem Zystadenom und Zystadenokarzinom mögl.
  Ther: eine operative Resektion und Histologie ist letztlich immer erforderlich. Als operatives Verfahren kann bei benignem Tumor eine Pankreassegmentresektion erfolgen. Dabei wird der Kopf abgesetzt und belassen und der Schwanzrest wird mit einer Y-Roux-Jejunumschlinge anastomosiert. Vorteil: durch genügend verbleibendes Pankreasgewebe kommt es nicht zur exokrinen od. endokrinen Insuffizienz.

PANKREASTRANSPLANTATION

Ind: Insulinpflichtiger **Diabetes mellitus** (Typ I) mit sekundären Komplikationen, insb. bei terminaler **Niereninsuffizienz** (mit Dialyse od. Dialyse absehbar ⇨ gleichzeitige Pankreas- + Nierentransplantation indiziert) und extrem instabiler Diabetes (sog. "brittle Diabetes")

Path:
- ♦ HLA-Typisierung (Kompatibilität von Spender und Empfänger?), Cross-match (Ausschluss zytotoxischer Antikörper) präoperativ erforderlich (⇨ inguinaler Lk des Spenders in das Typisierungslabor senden)
- ♦ En-bloc-Entnahme beim Spender von Leber, Pankreas, Duodenum und Milz + Nieren
- ♦ Transport des Organs in kalter University-of-Wisconsin-Lösung, HTK-Lösung oder Silika-

Gel-filtriertem Plasma (Dauer **max. 16 Std.**)

♦ Lok: Meist heterotope Implantation im re. Unterbauch mit Anschluss an die A.iliaca com. und V.iliaca ext., Pankreasgang mittels Duodenozystostomie in die Harnblase od. Darm

Epid: ◊ Erste Transplantation 1966, in Deutschland 1979, weltweit werden z.Zt. ca. 1.600 Pankreastransplantationen pro Jahr durchgeführt (meist als kombinierte Pankreas-Nieren-Transplantation).

Im Jahr 2022 wurden in Deutschland an 17 Transplantationszentren nur noch 44 Pankreastransplantationen (90 % sind mit einer Nierentransplantation kombiniert) durchgeführt (Tendenz seit Jahren fallend).

◊ Über 300 Pat. stehen auf der Warteliste, jährlicher Bedarf wären ca. 100 Organe.

Ther: • Operativ:

- Transplantation als Pankreassegmenttransplantation oder als Pankreasduodenaltransplantation mögl.
- **Pankreasduodenaltransplantation in Kombination mit Nierentransplantation** (90 % werden heute kombiniert durchgeführt): kontralaterale (transplantierten Niere meist li.) Implantation des Pankreas (meist re.) in der Fossa iliaca mit Anschluss an die Iliakalgefäße. Die eigene (alte) Niere u. der eigene Pankreas bleiben i.d.R erhalten.

  Ableitung des Pankreasganges mit dem explantierten (verschlossenen) Duodenalsegment in den **Dünndarm** des Empfängers (Vorteil: physiologische Ableitung) oder selten in die Blase (Vorteil: Kontrollen über Urin und transurethral mittels Katheter möglich)
- Peri- und postoperative Antibiotikaprophylaxe (z.B. Cefuroxim + Flucloxacillin, Staphylex®) für 1 Wo. + Prophylaxe einer Pilz- (Fluconazol, Diflucan®) und Virusinfektion (Ganciclovir, Cymeven®) für 3 Wo.

• Postoperativ: Funktionskontrolle des Glukose-Stoffwechsels, Amylase, Sonographie, Inselzellantikörper

• **Immunsuppression:** (meist wie für die gleichzeitige Nieren-Tx, reicht aus)
Induktionstherapie mit Anti-T-Lymphozytenimmunglobulin, dann mit einem **Calcineurininhibitor** Tacrolimus (Pilzprodukt, Prograf®) od. Ciclosporin A (Pilzprodukt, Sandimmun®) + Purinsyntheseantagonist Mycophenolatmofetil + Glukokortikoide (Prednisolon)
Später: Glukokortikoide-freie Protokolle bevorzugen (wegen Auswirkungen auf den Glukosestoffwechsel)
Bei akuter Abstoßungsreaktion: Glukokortikoide hochdosiert + Anti-T-Lymphozytenglobulin, ggf. zusätzlich auch Anti-B-Zell-Antikörper (Rituximab)

• Bundesverband der Organtransplantierten e.V., Opferstr. 9, 38723 Seesen, Tel.: 05381 49217-35 Fax: -39, Internet: www.bdo-ev.de

Prog: 79%ige 1-Jahres-Transplantatfunktionsrate des Pankreas bei kombinierter Nieren-Pankreas-Transplantation! (die Niere ist dabei mit 90 % Transplantatüberleben besser)

Op-Letalität 5-10 %. Der Diabetes bessert sich bei 90 % d. Pat. innerhalb von einem Jahr auf Normalwerte (benötigen kein Insulin mehr).

Die Transplantation von isolierten Inselzellen des Pankreas wird schon seit Jahren für Diabetiker erforscht. Diese werden als Suspension über die Pfortader in die Leber des Pat. transfundiert. Die Ergebnisse sind aber schlecht (nach 5 J. sind weniger als 10 % d. Pat. insulinunabhängig).

Kompl: * Postischämische Transplantatpankreatitis (30 % d.F.)
* Venöse Transplantatthrombose
* Akute Abstoßungsreaktion (30 % d. Fälle)
* Virusbefall: CMV-Infektion (bei CMV-seroneg. Pat. postop. Anti-CMV-Hyperimmunglobin + Ganciclovir [Cymeven®] oral für 3 Monate)
* Postoperative Hypoglykämien
* Bei Blasendrainage: Metabolische Azidose, rezidivierende Harnweginfekte und Harnröhrenstenosen

Proph: ♥ Konsequente Immunsuppression postoperativ (gute Einstellbarkeit bei kombinierter Pankreas- und Nierentransplantation)

MILZ

Anatomie

Lage: Die Milz (Syn: Splen, Lien) liegt **intraperitoneal** unter dem li. Rippenbogen (9.-11. Rippe, Regio hypochondriaca) direkt subdiaphragmal und ist ca. 12 x 8 x 3 cm groß, 150-200 g schwer.
Die Milz grenzt an Zwerchfell, Magen, Pankreasschwanz, Querkolon (Flexura coli sinistra), li. Niere und li. Nebenniere (bei ausgeprägter Splenomegalie kann sie den li. Leberlappen berühren = sog. „kissing phenomenon" in der Sonographie).

Bänder: Lig.gastrolienale (zum Magen), Lig.phrenicosplenicum (zum Zwerchfell)

Gefäßversorgung: A.lienalis (aus Truncus coeliacus = Tripus HALLERI) und Anastomosen zu Aa.gastricae breves u. A.gastroepiploica sin. ⇨ dextra (⇨ A.hepatica com. ⇨ Tr.coeliacus)

Venös: V.lienalis (⇨ in V.portae)

Histologie: Retikuläres Netzwerk aus Milztrabekel + Milzpulpa (= Parenchym: aus roter, blutreicher Pulpa und weißer, lymphozytenreicher Pulpa)

Physiologie

Funktion: Sequestration überalterter/defekter Erythrozyten, Granulozyten, Thrombozyten ("Blutmauserung"). Speicherung von Thrombozyten (ca. 30 % d. Gesamtzahl) und Makrophagen u. Lymphozyten. Entfernung von Kernresten aus den Retikulozyten.
Infektabwehr durch das **RES** (= retikuloendotheliales System, ca. 30 % davon ist in der Milz enthalten), Lymphozytenproduktion. Fetal: Erythropoese.

Fehlbildungen

Hypoplasien, Aplasie der Milz

Akzessorische Milzen = **Nebenmilzen** (in ca. 10-30 % d.F. vorhanden)
- Lok: Milzhilus, unterer Milzpol, entlang der A.lienalis, peripankreatisch, Omentum maj., Mesenterium, Ovar
- DD: Peritoneale Splenose (verstreutes, angewachsenes Milzgewebe im Bauchraum nach Milzruptur)

Milzzysten: angeborene (dysontogenetisch) echte Zysten mit Epithel ausgekleidet
- DD: Pseudozysten od. Milzhämatom nach Trauma oder Milzinfarkten, parasitäre Zyste (mit Septierungen), Dermoidzysten, Milzhämangiome, Milzabszesse
- Ther: Beobachtung, ggf. prophylaktische Entfernung unter Schonung des Organs

Wandermilz = Splenoptosis, Lien mobilis durch fehlende ligamentäre Verbindung, erschlaffte Bauchdecke, Enteroptose, Pluripara
Kompl: Torsion am Hilus ⇨ Verschluss der Gefäße/Milzinfarkt mögl. Ther: evtl. Splenektomie notwendig, falls Retorquierung erfolglos

MILZVERLETZUNG/-RUPTUR

Syn: Milztrauma, engl. splenic rupture, ICD-10: S36.0-

Ät:
- **Stumpfes Bauchtrauma**, linksseitiges Thoraxtrauma mit unterer Rippenserienfraktur
- Penetrierendes Bauchtrauma (Schuss-, Messerstichverletzung)
- **Spontane Ruptur** bei Bagatelltrauma bei vorbestehender Veränderung der Milz (**Splenomegalie** bei hämatologischen Erkrankungen, Malignomen, Mononukleose usw., s.u.)
- Iatrogen: **Oberbauchoperationen** (Zug an Nachbarorganen, Operationshaken)

Path:
- ♦ Direkte Verletzung (spitze oder starke stumpfe Gewalt mit Milzzerreißung) od. Abscherung des Milzhilus (**Beschleunigungsverletzung**) ⇨ unterschieden werden: periphere oder hilusnahe Ruptur, partielle Hilusverletzung und Hilusabriss (Abriss des Gefäßstiels)

- Klinische Formen: **einzeitige Verletzung:** Kapsel- od. Kapsel- + Parenchymverletzung mit akuter Blutung in die Bauchhöhle

  zweizeitige Verletzung: zuerst Parenchymverletzung und zentrales od. subkapsuläres Hämatom, **symptomfreies Intervall** (Stunden bis Wochen), später Kapselruptur mit intraabdomineller Blutung (zweizeitige Milzrupturen ereignen sich meist innerhalb von 2 Wochen nach dem Trauma ⇨ engmaschige sonographische Kontrolle in dieser Zeit)

Epid: Beim Polytrauma ist die Milzverletzung die **häufigste**! intraabdominelle Beteiligung.

Klin: ⇒ Einzeitige Milzruptur: hämorrhagischer Schock (Blutdruckabfall, Pulsanstieg)
⇒ Schmerzen im li. Oberbauch, evtl. Schmerzausstrahlung in die li. Schulter (KEHR-Zeichen), Schmerzen am sog. Milzpunkt (SAEGESSER-Zeichen: zwischen dem linken M.sternocleidomastoideus und M.scalenus)
⇒ Schmerzbedingte Schonatmung, lokale Bauchdeckenspannung
⇒ Zweizeitige Milzruptur: plötzlich einsetzende Schocksymptomatik Tage nach dem Trauma

Diag:
1. Anamnese (Kenntnis des Unfallherganges, Thoraxtrauma li., Rippenfrakturen unten li.) und klinische Untersuchung: Palpabler Tumor im li. Oberbauch?, Flankendämpfung linksseitig (BALLANCE-Zeichen), DOUGLAS-Vorwölbung, Prellmarke (Hämatom im Bereich des li. Rippenbogens), Blutdruckkontrollen
2. **Sonographie** ⇨ subkapsuläres Hämatom (Doppelkonturen an der Milzkapsel, eine ganz frische Blutung ist manchmal noch nicht abgrenzbar), fehlende Abgrenzbarkeit der Milz, **freie Flüssigkeit** im Abdomen (DOUGLAS-Raum, perilienal, perihepatisch, unter dem Zwerchfell), im Farbdoppler/Power-Doppler Perfusion beurteilen
3. Bildgebung: **Spiral-CT** mit KM (wird heute bei Polytrauma meist direkt durchgeführt), Angiographie bei Auffälligkeit in der Primärdiagnostik

   Röntgen-Abdomenübersicht: unscharfer Milzschatten, Zwerchfellhochstand, evtl. Verlagerung der Magenblase nach rechts und des Kolons nach kaudal

   Knöcherner Thorax: Rippenserienfrakturen?
4. Labor: Blutbild: Hb-Abfall, Hkt-Abfall, Leuko- u. Thrombozytose

Ther:
- Konservativ: Subkapsuläre Hämatome und kleine Kapseleinrisse können unter engmaschiger Sonographie-/CT-Kontrolle beobachtet werden (stationäre Überwachung für mind. 24 Std., ambulant für 14 Tage). Volle Sporttauglichkeit wieder nach 3 Monaten.
- Interventionell: selektive Angioembolisation bei intraparenchymatöser Blutung
- Operativ: Ind: hämodynamisch **instabiler** Pat. mit Milzruptur oder Milzgefäßverletzung
  - Mediane Laparotomie und **Inspektion** aller 4 Quadranten des gesamten Abdomens
  - Periphere Rupturen: Immer **versuchen die Milz zu erhalten** (insb. bei Kindern) mit Milznaht/Übernähung, Infrarot-Kontakt-Koagulation, Fibrinklebung/Kollagenvlies, Ligatur einer Segmentarterie, Pol-/Segmentresektion mit Laser (partielle Splenektomie) oder Kompression der Milz mit einem Vicryl-Netz.
  - Hilusverletzungen: Splenektomie (s.u.)
  - Die autologe heterotope Reimplantation von zerkleinertem Milzgewebe in eine Omentum-majus-Tasche wird nicht mehr empfohlen (Kompl.: Ileus)
- Leitlinie: Milzruptur im Kindesalter, S1 v. 4/2020 (AWMF Registernummer 006-112)

Prog: Traumatische Milzrupturen 5-15 % Letalität, je nach weiteren Organverletzungen

Kompl:
* Poly-/Bauchtrauma: **Mitverletzungen anderer innerer Organe** (Pankreas, Darm, Zwerchfell, Leber, Lunge, Gefäßverletzungen) ausschließen! Rippenserienfrakturen
* Ausbildung von posttraumatischen Pseudozysten

Op:
* Nahtinsuffizienz ⇨ evtl. Reoperation und Splenektomie
* Splenosis = Versprengung von Milzgewebe in den Bauchraum durch das Trauma (bei 2/3 d. splenektomierten Pat. szintigraphisch nachweisbar)
* Folgen einer Splenektomie s.u., empfohlene Impfungen durchführen

DD:
- Echte Milzzysten, parasitäre Zysten
- Milzabszess (bei Sepsis)
- Milzhämangiome, Dermoidzysten

SPLENEKTOMIE

Syn: Milzentfernung, Milzexstirpation, engl. splenectomy

Ind:
- **Radikal tumorchirurgische Op** (Entfernung der Metastasenstation) bei Magenkarzinom, Pankreaskarzinom, in die Milz eingewachsene Karzinome der li. Kolonflexur od. des Ovars
- **Milzhilusverletzungen**
- Hyperspleniesyndrom: bei **Splenomegalie** = Milzvergrößerung (z.B. durch Milzvenenthrombose, Lebererkrankungen, Felty-Syndrom, Osteomyelofibrose, Echinokokkose); Path: vermehrte Sequestration aller Zellen (Panzytopenie) u. vermehrtes Blut-pooling in der Milz
- **Hämolytische Anämien**: hereditäre Sphärozytose, Thalassämie (bei Versagen der konservativen Ther., Klin: Ikterus, Milztumor, Bürstenschädel, Cholelithiasis, Infantilismus, Ät: aut.-dom. u. aut.-rez. erbliche Defekte), Sichelzellenkrankheit (nach 1-2 Sequestrierungskrisen), Autoimmunhämolytische Anämie durch Wärmeantikörper (bei Versagen der konservativen Ther.)
- **Morbus WERLHOF** (= idiopathische thrombozytopenische Purpura, Verlaufsformen: akut meist Kinder/Jugendliche, chronisch Erwachsene), Klin: Hämorrhagien der Haut (Petechien), Schleimhäute (Epistaxis, Menorrhagien), GI-Trakt, Ind: Versagen der konservativen Kortikoidtherapie (mind. 6 Monate, ca. 1/3 d.F.)
- HIV-bedingte Purpura (bei Versagen der med. Therapie)
- Primärer Milztumor: Hämangiom, Lymphangiom, Splenom, Angiosarkom, Lymphangiosarkom
- Sekundäres Milzneoplasma bei Marginalzelllymphom, B-Zell-Lymphom od. Haarzellleukämie und symptomatischer Splenomegalie/Hypersplenismus (bei Versagen der konservativen Ther.), Metastasen anderer Tumoren in der Milz (z.B. Ovarialkarzinom, Melanom)
- Traumatische od. entzündliche Milzvenenthrombose mit Ösophagusvarizen
- Proximale splenorenale Shunt-Op (LINTON-Shunt) bei portaler Hypertonie

Path: Milzentfernung: **Proliferation des übrigen RES**, bei vorhandenen Nebenmilzen folgt eine Hypertrophie dieser, Verminderung des portalen Blutflusses um 25 %, Knochenmarkaktivierung (gelbes ⇨ rotes Knochenmark).

Diag:
1. Anamnese und klinische Untersuchung: Perkussion und Palpation ⇨ die nicht vergrößerte Milz ist (außer bei sehr mageren Personen) nicht zu tasten:
   Tastbare Milz ⇨ Splenomegalie (aber nicht alle vergrößerten Milzen sind zu tasten)
2. Labor: Blutbild, Gerinnungsstatus
3. **Sonographie:** Splenomegalie? ⇨ Größenbestimmung sehr gut durchführbar (Norm: „4711-Regel“ = 4 x 7 x 11 cm groß), Verplumpung der Organform, Tumoren?
4. Milzszintigraphie: bei autoimmunhämolytischer Anämie, Morbus Werlhof, Hyperspleniesyndrom mit markierten Erythrozyten (^{99m}Tc-markierte Erythrozyten ⇨ Milz Hauptabbauort der Erythrozyten, Nebenmilzen?)
5. Morbus WERLHOF: diagnostische Induktion einer funktionellen Asplenie durch wärmealterierte Erythrozyten (diese verstopfen die Milz) ⇨ steigt die Thrombozytenzahl an, ist eine Splenektomie erfolgversprechend; steigt die Zahl nicht an, ist die Splenektomie nicht indiziert.

Ther:
- Operativ:
  - Notfall-Op (Milztrauma): Laparotomie mit Rippenbogenrandschnitt li. (bei unklarem Bauchtrauma mediane Laparotomie), Mobilisation der Milz und Luxation aus dem Milzbett durch Lösen vom Zwerchfell (Lig.phrenicosplenicum), Unterbindung der A. und V.lienalis am Milzhilus und der Gefäße im Lig.gastrolienale, Entnahme der Milz.
    Bei elektiver Op-Situation erfolgt der Zugang **laparoskopisch**.(ggf. mit zusätzlichem Bergeschnitt bei großer Milz)
  - Hämolytische Anämie: zusätzlich Mitentfernung aller Nebenmilzen (präoperative Milzszintigraphie wichtig)
  - Morbus WERLHOF: präop. ggf. IgG-Gabe, nach Splenektomie die symptomatische Kortikoidtherapie noch einige Zeit weiterführen
  - Postoperativ: am 1. postop. Tag noch Infusionstherapie, danach Vollkost oder bei Pro-

blemen langsamer Kostaufbau in üblicher Weise (Tee, flüssige Kost, passierte Kost, Schonkost). Wunddrainage am 2.-3. Tag in den Verband ableiten, Fäden ex am 10. Tag

- Prä-/Postoperativ: so früh wie möglich Impfungen durchführen (s.u.)
- Konservativ: bei chronischer Myelose evtl. Radiatio der Milz

Prog: Elektive Splenektomie 0,4-3 % Letalität, Notfalleingriffe (Trauma, Sepsis) bis 15 %
Gutachterliche Bewertung des Milzverlustes: MdE auf Dauer 10 % (im ersten Jahr 30 %)

Kompl:
* **Op: Blutverlust** durch Blutung aus dem Milzbett, Pankreasschwanzverletzung, Verletzung von Magen oder Kolon, Milzbettinfektion, subphrenischer Abszess, Lungenatelektase li. basal, basaler Pleuraerguss
* Magenperforation der großen Kurvatur, Magenatonie
* Übersehen von Nebenmilzen ⇨ Rezidiv der Grunderkrankung

Postop:
* Nachblutung, Pankreasfistel
* Allgemeine **Adynamie**, schlechtere Regulation auf Hypotonie, Verdauungsstörungen, Alkoholintoleranz, Nervosität, Schwitzen, Schlafstörungen
* **Infektanfälligkeit** und erhöhte Sepsisgefährdung, insb. Pneumokokken (50 % d.F.), gefolgt von Meningokokken und Haemophilus influenzae Typ b im Kindesalter bis zur Pneumokokkensepsis ⇨ Proph: Pneumokokkenvakzination, s.u.
* **OPSI-Syndrom** (overwhelming post splenectomy infection) = schwerste Abwehrschwäche mit foudroyant verlaufender Sepsis (meist Pneumokokken, E.coli od. Haemophilus influenzae Typ b), DIC und Multiorganversagen, hohe Letalität: 50 %
  Proph: **Möglichst nicht vor dem 6. Lj. splenektomieren!**, Impfung (s.u.)
  Größte Sepsisgefahr ist in den ersten 2 Jahren nach Splenektomie gegeben.
* Passagere Thrombozytose ⇨ **Thromboseneigung!** und vermehrt ischämische Herzerkrankungen; Ther: bei >400.000 Thrombozyten/µl ⇨ Acetylsalicylsäure (z.B. Godamed®100TAH 2-3x tgl. 1 Tbl.)
* Leukozytose, Eosinophilie, Mastzellvermehrung
* Passager vermehrt Erythroblasten, HOWELL-JOLLY-Körperchen (= Chromatinreste in den Erythrozyten) u. HEINZ-Innenkörperchen (= denaturiertes Hämoglobin in d. Erythrozyten)
* Vermehrte Fe-Speicherung in der Leber und Cu-Speicherung im Gewebe, Erhöhung von Siderozyten u. evtl. Target-Zellen im Blut

Proph:
♥ Möglichst keine Splenektomie vor dem 6. Lj. (Proph. des OPSI-Syndroms); ist diese nicht vermeidbar, dann bei Kindern <6 J. **Penizillin-Prophylaxe** für 2-5 Jahre (oral od. 1,2 Mega-Depot-Penizillin alle 4 Wo., Tardocillin®1200).

♥ Impfung (Empfehlung gem. RKI, Stand 9/2023): Bei allen Pat. Durchführung der **Pneumokokken**-Impfung (Konjugatimpfstoff PCV20 = 20-valent für Erwachsene, Apexxnar®, für Kinder PCV13 + PPS 23, bei elektiver (= geplanter) Splenektomie Vakzination 2 Wo. präop., sonst 2 Wo. postop. und Auffrischung alle 6 Jahre) + eine **Haemophilus-b**-Impfung (Hiberix®, über int. Apotheke) + **Meningokokken**-Impfung ACWY + B (Nimenrix® + Bexsero®) + jährliche saisonale **Influenza**- und **COVID-19**-Impfung.

♥ **Thromboseprophylaxe postoperativ!**

DD:
- **Splenomegalie:** Pfortaderhochdruck, Leberzirrhose, toxischer Leberzellschaden, BANTI-Syndrom (Hepato- + Splenomegalie),
  Milzvenenthrombose, Milzzyste, Milzabszess,
  hämolytische Anämien, hereditäre Sphärozytose, Polycythaemia rubra vera, myeloproliferative Erkrankungen, Osteomyelosklerose, Leukosen, maligne Lymphome, HODGKIN-Lymphom, Splenom (benigne), Hyperspleniesyndrom,
  rheumatoide Arthritis (STILL-Krankheit im Kindesalter, FELTY-Syndrom im Erwachsenenalter), REITER-Krankheit, systemischer Lupus erythematodes,
  Speicherkrankheiten (Lipoidosen, Glykogenosen, Morbus WILSON, Amyloidose),
  Infektionserkrankungen (Mononukleose, Röteln, Toxoplasmose, Typhus abdominalis, Brucellose, Leptospirosen, Virushepatitis, Viruspneumonie, Rickettsiosen, Tuberkulose, Schistosomiasis, Kala-Azar, Malaria, Echinokokkosen),
  Tumormetastasen in der Milz
- DD eines Tumors im li. Oberbauch: Splenomegalie, Magentumor, Kolontumor, Pankreastumor (Schwanz), Nierentumor, Nebennierentumor, vergrößerter li. Leberlappen/Tumor

ZWERCHFELL

Anatomie

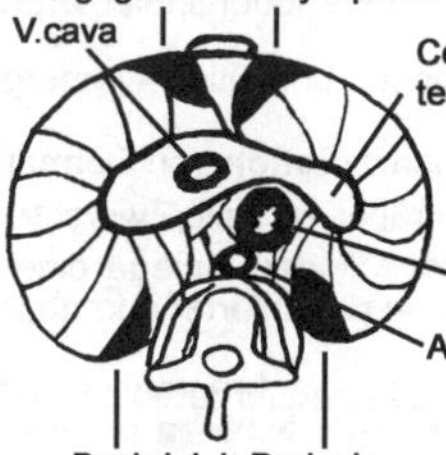

Das **Diaphragma** ist eine Muskelsehnenplatte. Es besteht aus einem quergestreiften muskulären Anteil und d. zentralen Sehnenplatte (**Centrum tendineum**, s. Abb. von abdominal betrachtet), innerviert v. N.phrenicus (C3, **C4**, C5).

Ansatz: Sternum, Rippenbogen, LWK 1-3

Durchtrittsstellen: Foramen V.cavae, Hiatus oesophageus (Ösophagus + Truncus vagalis), Hiatus aorticus (Aorta + Duct.thoracicus)

Bindegewebig verschlossene Lücken:
- ventral am sternokostalen Übergang ⇨ MORGAGNI-Spalte rechts und LARREY-Spalte links
- dorsal ⇨ BOCHDALEK-Dreieck (= Trigonum lumbocostale) häufiger links als rechts vorhanden

⇨ **Herniationen** und **Entzündungsübergriffe** aus dem Bauchraum in den Thorax möglich.

Arterien: A.pericardiacophrenica + musculophrenica + phrenicae sup. aus der Aorta von kranial, von kaudal (Bauchseite des Zwerchfells) Aa.phrenicae inf. aus der Aorta od. dem Truncus coeliacus.

Physiologie: Atemmuskel, bei Ausfall ⇨ Zwerchfellhochstand durch abdominellen Überdruck

ZWERCHFELLRUPTUR

Syn: Zwerchfellriss, engl. diaphragmatic rupture, ICD-10: S27.81

Ät:
- Traumatisch: Bauchtrauma (**stumpfes**, 90 % d.F.) od. Thoraxtrauma ⇨ Kompression
- Selten direkt perforierend durch Stich- od. Schussverletzung

Path:
- Scherkräfte an der unteren Thoraxapertur
- **Prolaps von Eingeweiden in den Thoraxraum** (keine Hernie, da ohne peritonealen Bruchsack, da das parietale Peritoneum ebenfalls rupturiert)
- Lok: meist **links** (ca. 90 % d.F., auf der rechten Seite schützt die Leber das Zwerchfell vor großer Gewalteinwirkung), am **Centrum tendineum** mit Mitzerreißung des parietalen Peritoneums

Klin:
- ⇒ **Häufig verkannte Unfallfolge** bei polytraumatisierten Patienten!, kann klinisch unauffällig bleiben und erst viel später zufällig erkannt werden.
- ⇒ Eingeweideprolaps ⇨ Ventilationsstörungen, Arrhythmie
- ⇒ **Cave!** Gefahr der **Inkarzeration** von prolabierten intraabdominalen Organen ⇨ Darmparese, Ileus, Blutung
- ⇒ **Begleitverletzungen** (Darmzerreißung, Leberruptur, Milzruptur, Blutung)

Diag:
1. Anamnese und klinische Untersuchung, Perkussion: Dämpfung, Auskultation: Darmgeräusche über dem Thorax
2. Röntgen: Unscharfe Zwerchfellkontur (meist links), Darmschlingen im Thorax, Mediastinalverlagerung, basale Verschattung, Hämatothorax. Methode der Wahl ist das CT.
Ein unauffälliger Rö-Befund ist kein Beweis für ein intaktes Zwerchfell!
3. Sonographie: Unterbrochene Zwerchfelllinie, Ausschluss anderer intraabdominaler oder thorakaler Begleitverletzungen (s. Kap. Bauchtrauma)

4. Bei Verdacht auf Zwerchfellverletzung: **keine blinden Pleurapunktionen od. BÜLAU-Drainage**-Anlage wegen der Gefahr einer mögl. Darmverletzung!

Ther: • Operativ: Ind: bei kardiorespiratorischer Insuffizienz Sofortoperation, sonst Op im Anschluss an die Versorgung anderer lebensbedrohlicher Verletzungen

- Laparotomie (seltener über eine Thorakotomie), Darstellung des Defektes, Zurückverlagerung der vorgefallenen Eingeweide und Naht der Zwerchfellruptur
- Anlage einer BÜLAU-Drainage (muss die BÜLAU-Drainage schon präoperativ angelegt werden ⇨ **hohe Drainage**, z.B. im 2. ICR wegen der Gefahr der Verletzung prolabierter intraabdominaler Organe)

Prog: Bei nicht rechtzeitiger Versorgung Inkarzerationsgefahr des Darmes mit hoher Letalität

Kompl: * **Inkarzeration** von Darmanteilen in die entstandene Zwerchfelllücke

* Intraperikardiale Zwerchfellruptur ⇨ Prolaps von Darmanteilen in d. Herzbeutel (selten)

Op: * Bei "blinder" Anlage einer BÜLAU-Drainage (insb. bei zu tiefer Eintrittsstelle) ⇨ Verletzung prolabierter intraabdominaler Organe (z.B. Magen- oder Darmperforation)

DD: – Relaxatio diaphragmatica: Erschlaffung einer Zwerchfellhälfte mit Hochstand, meist linksseitig; Ät: N.phrenicus-Parese, degenerative Gefügedilatation, kongenitale Muskelschwäche; Op-Ind: bei Symptomatik (Atembeschwerden, Arrhythmien, rezidivierende Pneumonien); Ther: Zwerchfellraffung unter Schonung des N.phrenicus, bei ausgedünntem Zwerchfell evtl. Muskelplastik aus dem M.latissimus dorsi

– Zwerchfellhernien (s.u.), andere mediastinale Raumforderungen

ZWERCHFELLHERNIEN

Syn: Hernia diaphragmatica, engl. diaphragmatic hernia, ICD-10: K44.-

Ät: – **Nicht traumatische Hernien:**

A) Kongenitale Hernien (Neugeborene): Zwerchfelldefekte u. Aplasien durch kongenitale Hemmung in der Ausbildung der Pleuraperitonealfalte, Löcher im **Centrum tendineum** = Foramen phrenicum congenitale persistens

B) Erworbene Hernien:

- Hernien am **Hiatus oesophageus (= Hiatushernien):** am häufigsten, zwei Formen: axiale Gleithernie, paraösophageale Hernie
- Hernia diaphragmatica sternocostalis/parasternalis = **MORGAGNI-Hernie** rechts, **LARREY-Hernie** links (selten), oder auch beidseitig vorkommend
- Hernia diaphragmatica lumbocostalis = **BOCHDALEK-Hernie**: meist links (rechts liegt die Leber davor)
- Zwerchfellhernie durch das Foramen V.cavae od. den Hiatus aorticus
- Entzündliche Zwerchfellhernie

– **Traumatische "Hernien" (Prolaps): Zwerchfellruptur**, ohne peritonealen Bruchsack, meist links (90-95 %), da die Leber auf der rechten Seite Stöße abfängt und einen Eingeweidevorfall verhindert. Locus minoris resistentiae: Centrum tendineum

Epid: ◊ Häufigkeit: angeborene Zwerchfellhernien bei 4/10.000 Neugeborenen

◊ Lok: Lücke in 90 % d.F. **linksseitig**

Klin: ⇒ Kann je nach Größe zunächst asymptomatisch sein

⇒ Schmerzhaftes Druckgefühl hinter dem Sternum

⇒ Passagestörung durch Torsion oder Abknickung der prolabierten Eingeweide (Erbrechen, Stuhl- u. Windverhalt, Ileus, Blutung)

⇒ Kardiopulmonale Erscheinungen durch die intrathorakale Raumforderung (Tachykardie, Rhythmusstörungen, Dyspnoe u. Tachypnoe), eingesunkenes (leeres) Abdomen

Diag: Cave: **keine blinde Pleurapunktion bei V.a. Zwerchfellhernie!**

1. Klinische Untersuchung: Darmgeräusche über dem Thorax (insb. bei Zwerchfellruptur)
2. Bildgebung: CT-Thorax: Mediastinalverdrängung, Herzverlagerung, Luft- u. flüssigkeitsgefüllte Magen- od. **Darmanteile** in der Pleurahöhle
   Kontrastdarstellung der Nachbarorgane (Ösophagus, Magen, Kolon, Nieren), ggf. MRT

Ther: • Operativ: Ind: Absolute Indikation bei Einklemmung, Ileus, Akutem Abdomen, Perforation und Beeinträchtigung der Atmung.
Relative Indikation bei allen Hernien, die keine oder nur geringfügige Symptome machen. Vor Gravidität sollte zur Op geraten werden, da sich die Hernie durch die "kindliche Raumforderung" vergrößern kann.

- Transabdominelles Vorgehen: bei Neugeborenen und Säuglingen, bei sternokostalen u. lumbokostalen Hernien, bei traumatischen Hernien ⇨ Reposition des Bruchinhaltes in die Bauchhöhle u. Verschluss durch **Naht** (bei Erwachsenen heute auch mit laparoskopischem Zugang)
- Transthorakales Vorgehen bei traumatischen Hernien ohne Anhalt für abdominelle Verletzungen auch mögl.
- Plastischer Zwerchfellersatz: sehr große Defekte werden von einem Rippenbogenrandschnitt mit mobilisiertem M.transversus abdominis od. einem **Kunststoffnetz** (z.B. PTFE = Polytetrafluorethylen-Netz) gedeckt
- Postoperativ: BÜLAU-Saugdrainage der entsprechenden Thoraxseite für 1-2 Tage

Prog: Bei früher Op-Indikation geringe Letalität, keine sichere Rezidivverhütung

Kompl: * Kongenitale Zwerchfellhernie: meist Lungenhypoplasie auf der Seite der Zwerchfellhernie ⇨ postpartal vitale Bedrohung durch respiratorische Insuffizienz, dann dringliche Op erforderlich.

DD:
- Raumforderung mediastinal, Lungen- u. Pleuratumoren, Pleuraempyem, Lungenabszesse, Perikarderkrankungen, primäre Zwerchfelltumoren (Lipome, Fibrome, Sarkome)
- Relaxatio diaphragmatica (Erschlaffung des Zwerchfells, z.B. N.phrenicus-Lähmung) meist linksseitig ⇨ Ther: Zwerchfellraffung, evtl. Muskelplastik aus M.latissimus dorsi

HIATUSHERNIEN

Syn: Zwerchfellhernie am Hiatus oesophageus, engl. hiatus hernia, ICD-10: K44.-

Ät:
- Bindegewebsschwäche ⇨ Bänder, die die Kardia halten sind zu schlaff
- Intraabdominelle Druckerhöhung (insb. bei Adipositas)
- Spasmus des gesamten Ösophagus zieht den Magen hoch (selten)

Etlg:

Axiale Gleithernie (90 % d.F.) = Hernie liegt in Achse des Ösophagus, die Kardia gleitet in den Thorax
Paraösophageale Hernie: Hernie liegt neben d. Ösophagus und besteht aus Magenfundus, Kardia an normaler Stelle, erweiterter Hiatus oesophageus. Extremform: **Thoraxmagen** = upside-down-stomach mit Magenvolvulus
Mischhernien aus Gleit- u. paraösophagealer Hernie zusammengesetzt

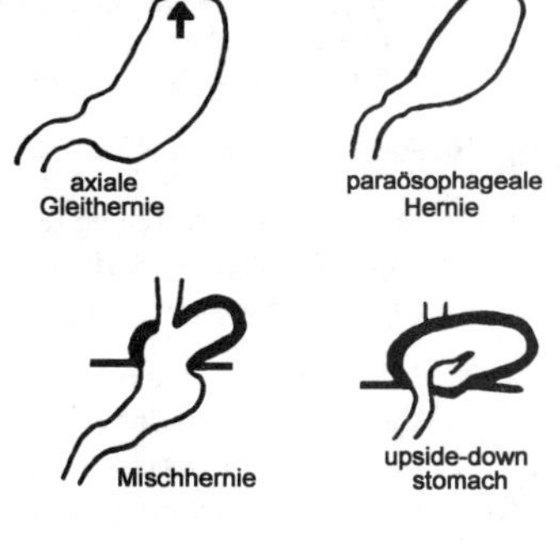

Path: ♦ Axiale Gleithernie: Verlagerung von Kardia und Magenfundus in das hintere Mediastinum, der Peritonealüberzug der Kardia bildet dabei einen inkompletten Bruchsack.

Schließfunktion des UÖS ist bei Lage im Thorax nicht mehr gewährleistet (durch die verminderte Längsspannung des Ösophagus **erschlafft** die scherengitterartig angeordnete Muskulatur zunehmend ⇨ Sphinkterdurchmesser wird größer) ⇨ **Reflux** aus dem Magen mögl. ⇨ Sodbrennen (haben 80-90 % d. Pat.), Refluxösophagitis

- Paraösophageale Hernien: meist links vom Ösophagus gelegene Herniation des Magenfundus, von Peritoneum gebildeter Bruchsack ⇨ keine Refluxzeichen, da die Kardia nicht verlagert ist (Schließfunktion normal)

Epid: Prädisp.alter: >50. Lj., Häufigkeit bei über den 60-jährigen ca. 30-50 %!

Klin:
⇒ Allgemein: Die meisten Patienten haben **keine Beschwerden** (60 %) = Zufallsbefund
⇒ Gleithernie: **Refluxzeichen**, insb. Sodbrennen (s.o. Kap. Refluxösophagitis)
⇒ Paraösophageale Hernie: **ROEMHELD-Syndrom** = gastrokardialer Symptomenkomplex: Hernie ⇨ Verdrängung des Mediastinums und des Herzens, v.a. nach Mahlzeiten (⇨ kardiale Symptome, z.B. Tachykardie, Extrasystolen, Angina pectoris)
⇒ **Dysphagie** (Schluckbeschwerden) bedingt durch Stenosierung des Ösophagus durch den interponierten Magen, Oberbauchschmerzen, retrosternaler Schmerz, Völlegefühl, Aufstoßen, Übelkeit
⇒ Ulzerationen, Blutungen im Bereich der Hernie mögl. ⇨ chronische hypochrome Anämie

Diag:
1. Anamnese und klinische Untersuchung
2. **Endoskopie** (ÖGD) + Provokation (= Druck auf den Bauch von außen)
   Intraluminale Impedanz-ph-Metrie zur Objektivierung des Reflux mögl.
3. Röntgen: Thorax ⇨ epiphrenische Luftsichel (= Magen im Thoraxraum)
   Ösophagusbreischluck: Stenose am Ösophagus/Magenübergang durch membranartigen Ring (= SCHATZKI-Ring) oder durch das Diaphragma (axiale Gleithernie), ggf. Durchleuchtung mit Provokation in Kopftieflage

Ther:
- Konservativ: axiale Hernie ⇨ medikamentöse od. endoskopische Ther. der Refluxkrankheit (s.o. Kap. Refluxösophagitis)
- Operativ: Ind: Allgemein bei Inkarzeration, Blutung, Kardiainsuffizienz, bei paraösophagealer Hernie **absolute Op-Ind.** wegen Einklemmungs- u. Inkarzerationsgefahr
  - Axiale Gleithernie: meist laparoskopische Op od. transabdomineller Zugang, Reposition des Bruchinhaltes, Fundoplicatio n. NISSEN-ROSETTI oder Semifundoplicatio n. TOUPET od. Hiatoplastik mit Fundopexie
  - Paraösophageale Hernie: Verschluss der Zwerchfelllücke (Hiatoplastik) + ventrale Gastropexie des Fundus (Fundopexie), evtl. + Fundoplicatio oder Semifundoplicatio. Bei besonders großer Hernie (>5 cm^2) ggf. Verstärkung der Hiatoplastik mit einem Netz.
  - Postoperativ: bei laparoskopischer Op sofortiger Kostaufbau, sonst Nahrungskarenz für 2-3 Tage (Infusionstherapie), dann langsamer Kostaufbau

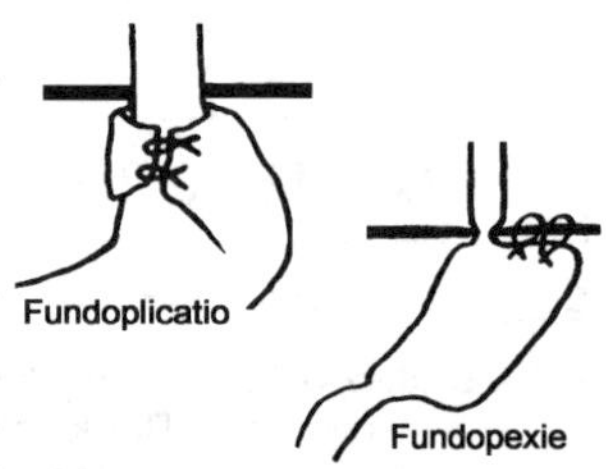

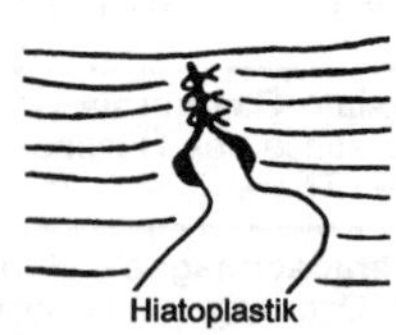

Prog: Rezidive nach Op ca. 10-20 %

Kompl:
* Mediastinalverdrängung durch Bruchsack ⇨ **kardiale Komplikationen**
* Axiale Gleithernie: **Refluxösophagitis**
* Paraösophageale Hernien: **Einklemmung, Inkarzeration**, Perforation, Strangulation, Magenvolvulus (Thoraxmagen) im Bruchsack, selten auch Verlagerung der Milz, des Omentum majus, eines Teiles des Colon transversum mögl.
* Ulkus im Bereich des Schnürrings (riding ulcer)
* Syntropie von Hiatushernie und Gallensteinen 30-40 %!

Op: * Postoperativ **vermehrt Blähungen** (Luft geht nicht mehr über den Ösophagus ab und muss sich den Weg durch den Darm suchen), Schluckbeschwerden (wegen der Verengung durch die Fundoplicatio)

DD:
- KHK, Herzinfarkt
- Traumatische und innere Hernien des Zwerchfells
- Mediastinaltumoren (insb. Zysten)
- Epiphrenales Ösophagusdivertikel, Brachyösophagus (Längsschrumpfung der Speiseröhre, angeboren oder nach Entzündung), Endobrachyösophagus, Ösophaguskarzinom, Kardiakarzinom

TUMOREN DES ZWERCHFELLS

Ät:
- Primäre Tumoren (selten): Lipome, Fibrome, Angiome, Sarkome
- Sekundäre Tumoren: Infiltration von Tumoren aus Nachbarorganen (Magen, Ösophagus, Leber, Kolon, Lunge, Pleura)

Klin:
⇒ Meist **Zufallsbefund**, primäre Zwerchfelltumoren sind meist symptomlos und werden meist als Tumoren der Nachbarorgane fehlgedeutet
⇒ Tumorinfiltration des Zwerchfells ⇨ paradoxe Zwerchfellbewegung mögl., Dyspnoe

Diag:
1. Anamnese und klinische Untersuchung
2. Bildgebung: CT-Abdomen und -Thorax, ggf. MRT (koronare Schichten)
3. Sonographie: abdominale Raumforderung, Zwerchfelllinie
4. Häufig erst intraoperative Abgrenzung zw. primärem u. sek. Zwerchfelltumor mögl.

Ther: Operativ: radikale Exzision im Gesunden und Zwerchfellnaht, evtl. Deckung mit Omentum od. Kunststoffnetz bei großem Defekt

DD:
- Zwerchfellhochstand:
  Erkrankungen im Thoraxraum: Pneumonie, Lungentumoren, Atelektase, Infarkt, Pleuritis, Pleuratumoren
  Neurogene Ursache: N.phrenicus-Parese, hohe Querschnittlähmung (N.phrenicus aus der Nervenwurzel C4)
  Abdominale Ursache: Lebervergrößerung (Zirrhose, Tumor, Metastasen, Abszess)
  subphrenischer Abszess (Gas- u. Spiegelbildung unter d. Zwerchfell)
  CHILAIDITI-Syndrom (Interposition des Kolons zw. Leber u. Zwerchfell)
  Magen-/Kolonüberblähung
  Splenomegalie
  Aszites, Meteorismus, Zöliakie
  Schwangerschaft
- Zwerchfelltiefstand: Spannungspneumothorax, Asthma bronchiale, obstruktives Emphysem, Bronchialventilstenose (z.B. bei Bronchialkarzinom, Fremdkörperaspiration)
  Enteroptose (= Darmsenkung, z.B. nach Abmagerung, Entbindung)
- Tumoren der Nachbarorgane (infiltrierend wachsend oder nicht infiltrierend das Zwerchfell verdrängend)

RETROPERITONEUM

Anatomie

Vom Zwerchfell bis zur Linea terminalis des kleinen Beckens reichend, zwischen Peritoneum parietale und der dorsalen Bauchwand liegend. Verbindung zu intraabdominellen Organen durch das Meso sowie mit den sekundär retroperitonealen Organen Pankreas, Duodenum, Colon ascendens und descendens und Teilen der Leber. Von Binde- und Fettgewebe durchsetzt.

Ganz retroperitoneal liegen: **Niere, Nebenniere, Harnleiter** (Ureter), Aorta abdominalis, V.cava inf., Lymphbahnen/-knoten, Cisterna chyli, sympathischer Plexus u. Ganglien.
Im Bereich des Beckens (Subperitonealraum) liegen Blase, Prostata, Vagina (Uterus) u. Rektum.

RETROPERITONEALE BLUTUNGEN

Syn: Retroperitoneales Hämatom, ICD-10: traumatisch bedingt S36.83

Ät:
- Traumatisch: Wirbeltrümmerfraktur, Beckenringfraktur, Nierenverletzung
- Zerreißung der großen Gefäße, Aneurysmaruptur, Tumorblutungen
- Antikoagulanzienblutung

Path:
- ♦ Gefäßzerreißungen durch Beschleunigungs-/Dezelerationstrauma od. Frakturfragmente
- ♦ Primäre Blutung aus den Frakturen
- ♦ Kleinere Blutungen im Bereich des Retroperitoneums **tamponieren sich selbst** und bedürfen daher keiner operativen Therapie.

Klin:
- ⇒ Kleinere Blutungen sind symptomarm od. klinisch stumm.
- ⇒ Früher Volumenmangelschock bei Massenblutung (arteriell)
- ⇒ **Retroperitonealer Schmerz** (mit Ausstrahlung in Schulter, Sacrum, Leiste, Hoden)
- ⇒ Evtl. paralytischer Ileus

Diag:
1. Anamnese und klinische Untersuchung: Flankenschmerz, Flankendämpfung, Flankenhämatom, Skrotalhämatom
2. Sonographie: Verwaschene Nierenkontur, retroperitoneale Flüssigkeit
3. Röntgen: Abdomenübersichtsaufnahme ⇨ **unscharfer Psoasrandschatten**
   IVP (intravenöse Pyelographie) zur Darstellung der ableitenden Harnwege (Ureter dient als diagnostische Leitstruktur)
   Spiral-CT-Angiographie od. DSA zur Diag. des Gefäßstatus
4. Labor: BB, Urinstatus und Harnsediment

Ther:
- Konservativ: Bei retroperitonealem Hämatom **abwartende Haltung** und Beobachtung, Volumenersatz, Gerinnungskontrollen (Cave: DIC), evtl. Substitution von Gerinnungsfaktoren, bei Ileus frühe Stimulation des Darmes (z.B. Pyridostigmin, Mestinon® i.v.)
- Operativ: Ind: Nierenverletzung (s. Kap. Niere), Harnleiter-, Blasenruptur, persistierende Blutungen
  - Laparotomie, Umstechungen der blutenden Gefäße, evtl. Tamponade
  - Bei unstillbarer Blutung im Bereich des Beckens ist evtl. die Ligatur der A.iliaca int. notwendig.

Kompl:
- * Ruptur des parietalen Peritoneums ⇨ intraperitoneale Blutung
- * Massenblutung ⇨ **Volumenmangelschock, DIC**
- * Mitverletzung retroperitoneal und intraperitoneal liegender Organe

DD: – Harnleiterverletzung und Extravasion von Harn in das Retroperitoneum
– Retroperitoneale Tumoren

RETROPERITONEALE FIBROSE

Syn: **Morbus ORMOND** (idiopathische retroperitoneale Fibrose), Gerota-Fasziitis, engl. retroperitoneal fibrosis, ICD-10: D48.3

Ät:
- Primäre Form (Morbus ORMOND, idiopathisch – vermutlich autoimmunologisch)
- Sekundäre Form (ORMOND-Syndrom) durch Strahlenfibrose, chron. Entzündungen, bei Malignomen, Narbenbildung nach Operationen od. Trauma (Blasentrauma, Beckenhämatom)
- Medikamentös: Serotonin-Antagonisten, Antibiotika, Antiphlogistika, ASS, Betablocker, Glukokortikoide, lokale Injektion sklerosierender Flüssigkeiten
- Häufig assoziiert mit anderen Autoimmunkrankheiten, z.B. Vaskulitiden, rheumatoide Arthritis, Lupus erythematodes, Thyreoiditis
- Risikofaktoren sind familiäre Häufung, Nikotinkonsum, Asbestexposition, Arteriosklerose, Vit.-E-Mangelzustände

Path:
- ♦ Bindegewebiger Um-/Anbau im retroperitonealen Raum, Neigung zur Hyalinisierung
- ♦ Führt zur **Ummauerung** der Gefäße, Nerven, Ureteren u. evtl. des Nierenhilus ⇨ Stauungsniere, venöse Abflussstörungen
- ♦ Lok: Meist symmetrisch der Mittellinie beginnend, **von kaudal nach kranial** ausbreitend

Epid:
- ◊ M > w (2:1)
- ◊ Inzidenz: 0,5/100.000/Jahr
- ◊ Prädisp.alter: 40.-60. Lj.

Klin:
- ⇒ Im Frühstadium uncharakteristische Symptome, wie Rücken-, Kreuzbein- oder Flankenschmerzen ⇨ meist späte Diagnosestellung od. Zufallsbefund
- ⇒ Spätstadium: Zeichen der **Nierenfunktionseinschränkung**, Oligo-/Anurie, stauungsbedingte Schmerzen
- ⇒ Beinödeme bei Abflussbehinderung durch Ummauerung der großen Gefäße (venöse Abflussbehinderung + Lymphstauung), Varikozele

Diag:
1. Anamnese und klinische Untersuchung
2. Labor: CRP- u. BSG-Erhöhung, Kreatinin-Anstieg bei Nierenschädigung
3. Röntgen: **IVP** (intravenöse Pyelographie) ⇨ bilaterale supravesikale Stenose der Ureteren mit Verlagerung der Ureteren nach medial, Nierenstauung, unscharfer Psoasrandschatten, evtl. Kavographie (= Kontrastdarstellung der V.cava inf.)
4. Sonographie: Nierenstauung?
5. CT / MRT: zur Abgrenzung gegen Tumoren, ggf. CT-gesteuerte Punktion und Histologie

Ther:
- Konservativ: Absetzen mögl. verursachender Medikamente
  Medikamentös: Glukokortikoide 4 Wo. Prednisolon 1 mg/kgKG/Tag, dann Reduzierung auf 5-10 mg als Erhaltungsdosis. Bei Nichtansprechen zusätzlich Immunsuppression mit Azathioprin, Methotrexat, Cyclophosphamid od. Ciclosporin A. Versucht werden kann auch der Östrogenrezeptorantagonist Tamoxifen (Wirkweise unklar).
  Bei Hydronephrose als Akutmaßnahme Einlage einer Harnleiterschiene.
- Operativ: Ind: Harnabflussbehinderung durch Ureterummauerung
  Transperitonealer Zugang, beidseitige **Ureterolyse** und Verlagerung des Harnleiters nach intraperitoneal
- Lebenslange Nachkontrolle mit Labor (CRP, Krea), Sonographie; MRT bei V.a. Reaktivierung

Kompl: * **Niereninsuffizienz**, Nierenstauung

* Ausbildung eines inflammatorischen Bauchaortenaneurysmas

Op: * **Verletzung des Ureters**, postoperative **Ureterstenose**

DD: – Evtl. Kombination mit Mediastinalfibrose (obere Einflussstauung)
– Evtl. Kombination mit primär sklerosierender Cholangitis
– Retroperitoneale Tumoren
– Renale Abflussbehinderung: Angeborene Fehlbildungen, Ureterstenosen, Urolithiasis, Tumoren, neurogene Ursachen (Querschnitt, diabetische Neuropathie), Entzündung der ableitenden Harnwege, vesikoureteraler Reflux, iatrogen durch Bestrahlung

RETROPERITONEALE TUMOREN

Etlg: # Benigne Tumoren: Lipome, Fibrome, Desmoid, Leiomyome, Angiome, Lymphangiome, Neurinome, Ganglioneurome, Schwannome
Maligne Tumoren: **Liposarkom**, Fibrosarkom, **Leiomyosarkom** u. Rhabdomyosarkom, Lymphosarkom, Lymphome, Keimzelltumoren
Kindesalter: Neuroblastom (s.u. Kap. Kinderchirurgie)
Sekundäre Tumoren/Metastasen: Lymphome, eingebrochenes Kolonkarzinom, Nierenzellkarzinom, Pankreaskarzinom, Nebennierentumoren, Infiltration gynäkologischer Tumoren, extragonadale Keimzelltumoren, metastasierter Hodentumor

Epid: Häufigkeitsgipfel: 50.-70. Lj., insg. **seltene** Tumoren, 80 % sind maligne

Klin: ⇒ **Palpabler Tumor**, Flankenschmerz, mäßige Rückenschmerzen
⇒ Bauchschmerz, Sättigungsgefühl, Appetitlosigkeit, Gewichtsverlust, Obstipation
⇒ Spätzeichen: Neurologische Ausfälle, Nierenversagen, Ileus

Diag: 1. Anamnese (bei unklaren Abdominalbeschwerden daran denken), klinische Untersuchung
2. Sonographie: Nierenstauung?, Lage zu Nachbarorganen und zur V.cava, Aorta?
3. Bildgebung: Rö.-Abdomenübersicht ⇨ Tumorschatten im Mittel-/Unterbauch
CT/MRT: zur genauen Lokalisation mit bester Sensitivität und Spezifität, evtl. mit KM
ggf. IVP ⇨ Verlagerung oder Ummauerung des Ureters, Nierenstauung
4. Labor: Nierenretentionswerte, Tumormarker (AFP, HCG, CEA, CA 19-9)

Ther: • Operativ: Ind: bei soliden Tumoren im Retroperitoneum stets gegeben
Transabdominaler Zugang und **komplette Exstirpation** des Tumors, bei Sarkomen als Kompartimentresektion (= mit angrenzenden Organen wie Hemikolektomie und Splen-/Nephrektomie, En-bloc-**R_0**-Resektion wenn mögl.). Eine Op ist auch bei benignen Tumoren wegen letztlich prä-op. unklarer Dignität meist notwendig u. wegen Gefahr von Rezidiv sowie der malignen Entartung gegeben.
• Konservativ: bei sekundären Tumoren ggf. Radiatio und evtl. Chemotherapie

Prog: Sarkome: 5-JÜR ca. 70 %, hohe **Rezidivneigung** bei nicht vollständiger Entfernung, benigne Tumoren können noch nach Jahren maligne entarten.

Kompl: * Nierenversagen durch Kompression der ableitenden Harnwege
* Kompression von Gefäßen und Nerven
* Maligne Entartung benigner Tumoren

Op: * Rezidiv bei nicht vollständiger Entfernung

DD: – Retroperitoneale Zysten: posttraumatisch, Entzündung (Pankreatitis, paranephritisch)
– Retroperitoneale Blutungen, retroperitoneale Hämatome
– Retroperitoneale Entzündungen durch Pyelonephritis, Morbus CROHN, tuberkulöser Senkungsabszess, perforierte retrozäkale Appendix
– Retroperitoneale Fibrose (Morbus ORMOND)

NIEREN

Anatomie

Nieren (Ren): liegen **vollständig retroperitoneal**, sind je ca. 160 g schwer u. 12 x 6 x 4 cm groß.

Lok: Höhe BWK11/12 - LWK2/3, die re. Niere steht eine ½ Wirbelhöhe tiefer (wegen der Leber). Die 12. Rippe läuft vom kranialen Pol zum mittleren Drittel über die Niere. Die Atemverschieblichkeit beträgt 3 - 6 cm (bei para-/perinephritischen Prozessen eingeschränkt).

Umgeben wird die Niere in der Reihenfolge von innen nach außen: von der Capsula fibrosa (Organkapsel), Capsula adiposa (Nierenfettkörper) und der Fascia prä- und retrorenalis (GEROTA-Faszie). Nach medial und kaudal ist der Fasziensack offen, deshalb besteht bei Anorexie-bedingter Abnahme des Fettkörpers die Gefahr der Absenkung.

Innerhalb der Fettkapsel liegen noch die Nebennieren (auf der Extremitas sup. der beiden Nieren = oberer Nierenpol).

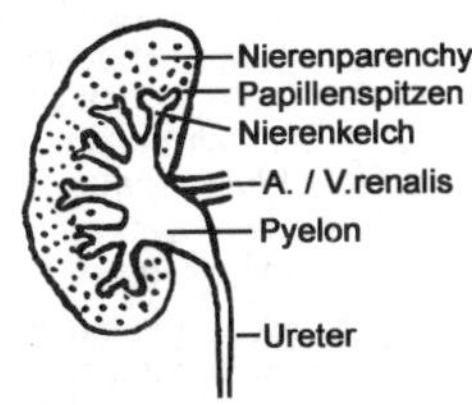

Aufbau: 1.) **Parenchym** (sollte beim Erwachsenen mind. 1,3 cm dick sein) aus:
- **Nierenrinde** mit Glomeruli und gewundenen Harnkanälchen
- **Nierenmark** mit den geraden Nierenkanälchen (Tubuli, HENLE-Schleifen und Sammelrohre)

2.) **Pyelon** (Syn: Pelvis renalis, Nierenbecken) = Sammelbecken für den Harn, an dessen Ende unter konischer Verjüngung der Ureter hervorgeht, Volumen: 3-8 ml,

Das Verhältnis von gesamter Parenchymbreite zum Pyelon beträgt je nach Alter:
<30. Lj. 1,6:1, 30.-60. Lj. 1,2-1,6:1, >60. Lj. 1,1:1

Nachbarschaftsbeziehungen: Rechte Niere ⇨ Nebenniere, Zwerchfell, Leber, Pars descendens duodeni, Colon und Mesocolon transversum

Linke Niere ⇨ Nebenniere, Pankreasschwanz, Colon und Mesocolon transversum, Milz, Magen

Hilus: A.renalis (aus der Aorta abdominalis in der Höhe des Abgangs der A.mesenterica sup.), **V.renalis** (Abfluss in die V.cava inf., in die **linke** V.renalis münden zusätzlich noch die li. V.testicularis bzw. li. V.ovarica und die li. V.suprarenalis), Pelvis renalis mit dem abgehenden Ureter.

Funktion:
1. Exkretorisch (Produktion von Harn): Primärharn (Ultrafiltrat, ca. 180 l/Tag) ⇨ Reduktion durch Rückresorption auf ca. **1-1,5 l Endharn/Tag**, zur Regulation von **Wasser-** u. **Elektrolythaushalt** (Osmoregulation), Einfluss auf den Säure-Basen-Haushalt (Abgabe von H^+-Ionen) und Ausscheidung von für den Körper nicht mehr verwertbaren, wasserlöslichen Stoffwechselprodukten (= **harnpflichtige Substanzen**)
2. Inkretorisch (Produktion renaler Hormone): **Erythropoetin** (Erythropoese), **Renin** (Natrium- und H_2O-Rückresorption, Vasokonstriktion), Biosynthese von aktivem **Calcitriol** (Regulation des Kalzium- u. Phosphatstoffwechsels), Prostaglandine, Kinine

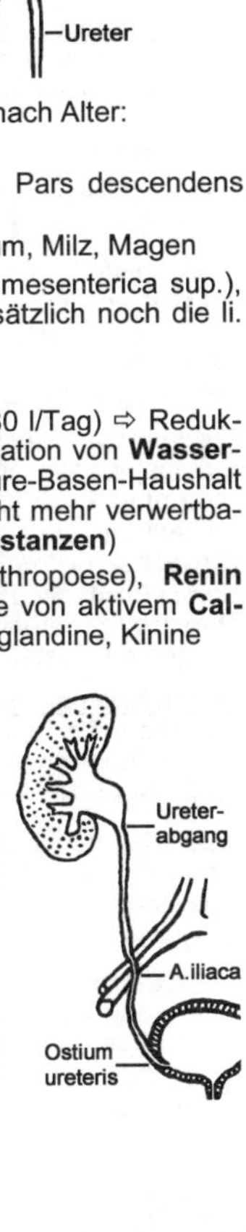

Ureter: Jeweils ein Ureter pro Niere, beim Erwachsenen ca. 30-35 cm lang, 4 mm im Durchmesser. Die beiden Harnleiter liegen vollständig **retroperitoneal**.

Abgang aus dem Nierenbecken in Höhe LWK 2/3, Verlauf paravertebral auf dem M.psoas major, an der seitlichen Beckenwand bis zum Blasenfundus. Sie überkreuzen dabei die Vasa iliaca (re. A.iliaca ext., li. A.iliaca com.) und unterkreuzen den/die Duct.deferens/A.uterina, sie münden jeweils in das **Ostium ureteris** der Harnblase (mit intramuralem Segment zur Verhinderung eines vesikoureteralen Refluxes aus der Blase in Richtung Nieren). Der Harntransport von kranial nach kaudal erfolgt durch **peristaltische Wellen**.

Ruhedruck: 6-14 cm H_2O, bei Kontraktion oben 25 und unten bis 80 cm H_2O.

3 physiologische Engstellen (s. Abb.): am Abgang vom Nierenbecken („Ureterhals") an der Überkreuzungsstelle der Iliakalgefäße und an der Einmündung in die Harnblase (intramuraler Verlauf des Ureters durch die Harnblasenwand) ⇨ Prädilektionsstellen für das Hängenbleiben von Steinen

NIERENFEHLBILDUNGEN

Syn: Nierenanomalien, Nierenmissbildungen, engl. kidney malformations, renal anomalies, ICD-10: Q63.9

Nierenaplasie: (bei Nierenagenesie fehlt auch die Ureterknospe) Fehlen einer, selten beider Nieren (fehlen beide, dann in 40 % d.F. Totgeburt, 60 % sterben innerhalb von 6 Wochen). Zusätzliche urogenitale Fehlbildungen sind häufig.
Bei einseitiger Aplasie/Agenesie vollständige **Kompensation** durch Hypertrophie der Gegenseite (renal counterbalance), deshalb meist symptomlos (und z.B. Zufallsbefund bei der Sonographie bei älteren Pat.). Der Kompensationsmechanismus durch eine Niere erfolgt auch bei Entfernung der Gegenniere im Erwachsenenalter (z.B. wegen eines Nierentumors). Daher ist auch die Lebend-organspende einer Niere medizinisch vertretbar.

Nierenhypoplasie, Zwergniere: kleine, unterentwickelte, aber strukturell normale Niere mit weniger Nierenkelchen.

Verschmelzungsnieren:

- Kuchenniere: komplette Verwachsung der beiden Nieren
- **Hufeisenniere**: häufigste Fusionsanomalie ⇨ symmetrische, U-förmige, prävertebrale Verwachsung meist der **unteren Pole** der beiden Nieren (s. Abb.), mit Malrotation (Nierenbecken zeigen nach vorne), häufig mit anormaler Gefäßversorgung
- Andere, nicht symmetrische Formen der Verschmelzungsniere sind z.B. S- od. L-förmige Nieren.

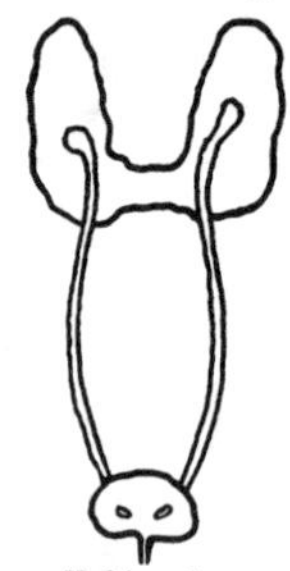

Hufeisenniere

Gekreuzte Nierendystopie: beide Nieren liegen auf einer Seite bei jeweils korrekter Uretermündung re. u. li. in die Blase, in 80 % der Fälle sind die beiden Nierenanlagen dann miteinander asymmetrisch verschmolzen (s. Abb.)

Doppelniere: komplette doppelte Nierenanlage mit 2 Nierenbecken und 2 Ureteren (Ureter duplex = getrennte Mündung in die Blase od. fissus = 2 Ureteren mit gemeinsamer Mündung in der Harnblase), die Nierenanlagen können verschmelzen oder getrennt bleiben (= überzählige Niere)

Solitärzyste/Nierenzyste: 50 % der 50-jährigen haben **einzelne** Nierenzysten ***ohne*** Krankheitswert. Kompl: selten Einengung des Nierenbeckenkelchsystems od. Ureters, Zystenruptur mit Hämaturie.
Wichtigste DD im Erwachsenenalter ist die Tumorzyste, die durch ein zystisch zerfallendes Nierenzellkarzinom entstehen kann.

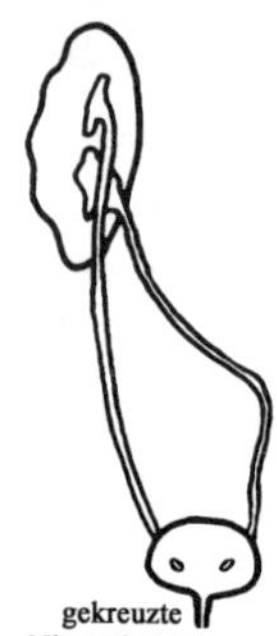

gekreuzte Nierendystopie

Zystennieren: Entstehen durch fehlenden Anschluss der Sammelrohre an das metanephrogene Gewebe ⇨ blind endende Nierentubuli mit Ausbildung von **multiplen Zysten** (als DD zur solitären Nierenzyste), meist in **beiden** Nieren vorhanden. Ät: aut.-rez. (infantile Form mit schlechter Prog.) oder aut.-dom. (Erwachsenenform, Ther: Tolvaptan, Jinarc®) erblich.
Kompl: **polyzystische Nierendegeneration** (meist jenseits des 50. Lj.) ⇨ chronische Niereninsuffizienz, arterielle Hypertonie, Nierensteine. Zusatzfehlbildungen mit Zysten in Leber, Gallengang, Milz od. Pankreas mögl.

Markschwammniere: angeborene, aber nicht erbliche zystische Fehlbildung mit Dilatation der Nierentubuli und Ausbildung kleiner, oft mit den Sammelrohren kommunizierender Zysten, in 2/3 bds., Kompl: 50 % der Pat. haben rezidivierende **Nephrolithiasis** mit Nierenkoliken und Harnweginfekte

Rotations- und Lageanomalien:

Einen Krankheitswert haben die Fehlbildungen nur dann, wenn sich dadurch eine Harntransportstörung od. Nierensteinbildung ergibt.

- **Nierenektopie:** entwicklungsgeschichtlich unvollständiger Nierenaszensus
  - ⇨ *Beckenniere/Kreuzbeinniere* (s. Abb.): Lage der Niere im Becken (während der Entwicklung bis zur 9. SSW wandert die Niere aus dem "Becken" nach oben = Aszension). Bei Beckenniere Gefäßversorgung dann meist aus den Vasa iliaca. Kompl: Nephrolithiasis
  - ⇨ *Thorakalniere:* Lage im Thorax (extrem selten)

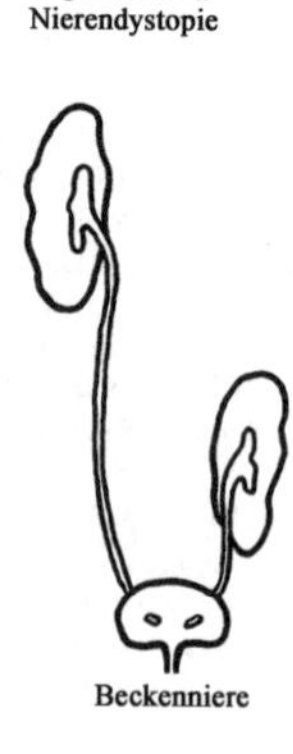

Beckenniere

- **Nephroptose:** abnorme Beweglichkeit der Niere (Syn: Ren mobilis, Wanderniere) in Abhängigkeit von der Körperlage ⇨ pathologisch ≥3 Wirbelhöhen (darunter ist physiologisch). Die Nephroptose bleibt aber *ohne* Krankheitswert, wenn keine Abflussbehinderung besteht

Nierenbuckel/Milzbuckel: kraniale Verdickung der li. Niere (bei 10 % d. Bevölkerung zu finden, *ohne* pathologische Bedeutung)

Hyperplastische BERTIN-Säulen: Parenchymausläufer, die in das Pyelon hineinragen (*ohne* pathologische Bedeutung)

Parenchymbrücke: durch Nierenparenchym geteiltes Pyelon

Nierenbeckenfehlbildungen:

- **Ampulläres Nierenbecken:** vergrößertes, kugelförmiges Pyelon (Normvariante *ohne* pathologische Bedeutung)
- **Kelchdivertikel / Hydrokalix:** sackartig aufgezweigte Ureterknospe, die mit dem Kelch in Verbindung steht (keine Zyste) / Stenose des Kelchhalses mit Aufweitung des Kelches
- **Megakalikose:** angeborene Aufweitung aller Nierenkelche durch Papillenfehlbildung (keine Obstruktion nachweisbar), mit erhöhter Anzahl von Nierenkelchen, meist bei Jungen
- **Nierenbeckenabgangsstenose** (Syn: subpelvine Harnleiterabgangsstenose, Ureterabgangsstenose, ICD-10: N13.-): Ureterstenose unmittelbar beim Übergang vom Pyelon in den Ureter. Klin: balloniertes Megapyelon, unbehandelt Hydronephrose (durch die Druckschädigung der Nieren). Ther: Nierenbeckenplastik (s. Abb.) mit Verkleinerung des Nierenbeckens und Neueinpflanzung des Ureters in das Nierenbecken (auch laparoskopisch mögl.)

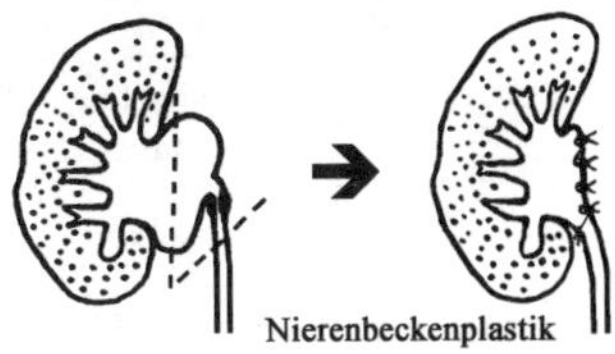

NIERENTRAUMA

Syn: Nierenverletzung, engl. renal trauma, kidney trauma, ICD-10: S37.0-

Ät: Cave: Bei allen abdominellen Traumen ist eine Nierenbeteiligung möglich!
- Stumpfes Bauchtrauma (90 % d.F.) in der Thorax- und/oder Lendenregion (Schlag, Quetschung, Sturz aus großer Höhe ⇨ Dezeleration) ⇨ insb. beim **Polytrauma**
- Perforierendes Bauchtrauma: Messerstich, Durchspießung von Rippen- oder Querfortsatzfragmenten (häufig in Kombination mit Rippen- od. Wirbelfrakturen), Schussverletzung

Epid: Beim **polytraumatisierten Patienten** kommt eine urologische Mitbeteiligung in 10-30 % d.F. vor, davon entfallen 2/3 auf die Nieren. M > w (3:1)

Etlg: # Nierenverletzungen nach der American Association for the Surgery of Trauma (**AAST**)

Grad	Eigenschaft
I	Nierenkontusion, perirenales od. subkapsuläres Hämatom
II	Grad-I-Läsion + Parenchymlazeration <1 cm, Kelchsystem intakt
III	Lazeration >1 cm ohne Urinaustritt
IV	Durchgehende Parenchymläsion, Kelche und/oder Hilusgefäße betroffen, Blutung
V	Multifragmentation, Blutung/Sequesterbildung und/oder Nierenstielabriss

Nierendezelerationstrauma (z.B. Sturz aus großer Höhe) ⇨ Thrombose der Arteria od. V.renalis durch Intimaeinriss oder Stielabriss mit perirenalem Hämatom, Ureterabriss
Commotio renalis (stumpfes Trauma auf die Flanke) ⇨ Berstungsruptur mögl.
Perforierendes Nierentrauma (Stich-, Schuss-, Pfählungsverletzungen, Knochendurchspießungen bei Rippenfraktur)

Klin: ⇒ **Flankenschmerz** / klopfschmerzhaftes Nierenlager (Spannungsschmerz bei subkapsulärem Hämatom), **tastbarer Tumor in der Flanke**, Prellmarken

⇒ **Makro- /Mikrohämaturie**, Blutkoagelabgänge (in 80 % d.F., Kolik mögl.)

⇒ Bei starker Blutung durch Abriss des Nierenstiels keine Hämaturie ⇨ Schocksymptomatik, Anurie

⇒ Evtl. zwischen Unfallereignis und Klinik auch **symptomfreies Intervall** von mehreren Tagen bis 3 Wochen mögl. = zweizeitiger Verlauf mit primär subkapsulärer Blutung und späterer Kapselruptur und Schocksymptomatik

Diag: 1. Anamnese (Unfallart u. -hergang?) und klinische Untersuchung: **Prellmarken**, Flankenklopfschmerzhaftigkeit

2. **Sonographie:** Retro- od. intraperitoneale freie Flüssigkeit (Hämatom oder Urinextravasat), Nierenparenchymdefekt?, ggf. farbkodierte Duplexsonographie

3. Bildgebung: **Spiral-CT-Abdomen** zur topographischen Hämatomzuordnung, zur Differenzierung Urin-/Blut-Extravasat (mit KM und arterieller, portalvenöser und spätvenöser Aufnahme) und zum Ausschluss von Begleitverletzungen
Ist kein CT vorhanden, IVP (Ausscheidungsurographie): bei Ruptur Austritt des Kontrastmittels aus dem Nierenparenchym, bei Gefäßabriss keine Darstellung der betroffenen Niere (= stumme Niere). Stellt sich der Ureter/Harnblase nicht dar ⇨ ggf. auch retrograde Urethrographie.
Nierenarterienangiographie (DSA), Nierenszintigraphie bei funktionsloser Niere im IVP
Abdomenübersicht ⇨ Rippenfrakturen, LWS-Querfortsatz-Frakturen, Flüssigkeitsspiegel, freie Luft, Verschattung der Nierengegend, unscharfe Psoas-Grenze, Verdrängung v. Zwerchfell, Leber, Kolon

4. Labor: Urinstatus (Stix), Urinsediment, Kreatinin, Blutbild, Gerinnung und Elektrolyte

5. **Bilanzierung** der Ein- und Ausfuhrmenge

Ther:

- Akut: Schocktherapie mit Infusionsbehandlung (s.u., Kap. Polytrauma)
- Konservativ: Grad I - III (meist auch IV, da die GEROTA-Faszie eine Blutung begrenzt) werden primär nur beobachtet (ca. ¾ d.F.) mit wiederholten Hb- u. Sonographiekontrollen, ggf. interventionelle selektive Nierenarterienembolisation, bei Harnleiterverletzungen retrograde Harnleiterschienung, ggf. vorübergehende Nephrostomie zur Harnableitung
- Operativ: Ind: Notfallindikation bei Schweregrad V (Zertrümmerung, Nierenstielabriss), lebensbedrohliche Blutung, Kombination mit anderen intraabdominellen Verletzungen/Polytrauma, perforierendes Trauma mit großem Hämatom
  - Stets **Versuch der Organerhaltung**: transperitonealer Zugang, Sicherung des Nierenstiels, glattflächige Risse werden genäht, ggf. Netzadaptation.
  - Nierengefäßverletzungen ⇨ Versuch der Gefäßerhaltung/Reanastomosierung
  - Zertrümmerung eines Nierenpols ⇨ Unterbindung der betreffenden Polarterie und Resektion des betreffenden Poles
  - Vollständig zertrümmerte Niere ⇨ Nephrektomie (vorherige Überprüfung der Funktionsfähigkeit der kontralateralen Niere mit Isotopennephrographie)

Prog: Nephrektomierate ca. 15 % d.F. (Früh-Op bis 30 %), Spätkomplikationen in 5-20 % d.F.
Sozialmedizinische Begutachtung: Entfernung einer Niere = GdB/MdE von 25

Kompl:

* **Perakute Blutung**
* **Retroperitoneales Hämatom** durch Einblutung, bei gleichzeitiger Eröffnung des Peritoneums auch intraabdominelle Blutung ⇨ Schockgefahr, paralytischer Ileus, Infektion des Hämatoms
* Nierenschleudertrauma: **Intimaeinriss** der A.renalis ⇨ **Verlegung der Strombahn** (arterielle Thrombose) und Infarzierung der Niere
* **Harnleiter-/Nierenbeckenverletzung** ⇨ Urin-Extravasion (Urinom) in das Retroperitoneum, Urinfistel
* Perinephritischer Abszess, Urinphlegmone, Sepsis
* Polytrauma: intraabdominelle Verletzungen, **Blasentrauma**, Darmperforationen, Blutung, Peritonitis, Beckenringfraktur, Schädel-Hirn-Trauma
* Spätkomplikationen: sekundärer Organ- oder Funktionsverlust durch Gefäßstenosen, Hydronephrose, Zystenbildung, renal bedingter arterieller Hypertonus (sog. Page-Niere),

Schrumpfniere, Nephrolithiasis, rezidivierende Infekte

<u>Op:</u> * Ligatur einer Polarterie führt in 10-20 % d.F. zur **arteriellen Hypertonie**.
* Gewebsnekrose bei unzureichender Gefäßversorgung

<u>Proph:</u> ♥ Posttraumatische Kontrollen in 6-monatigem Abstand für mind. 5 Jahre

<u>DD:</u>
- Retroperitoneale Blutungen/Hämatome, andere intraabdominelle Begleitverletzungen
- Intraperitoneale Harnblasenverletzung ⇨ dringliche Op-Indikation wegen der Gefahr einer urinösen Peritonitis
- Harnleiter, Harnröhren- und Harnblasenverletzung ⇨ rasche Sicherung der Abflussverhältnisse und dann Versuch der End-zu-End-Anastomose

NIERENSTEINE

<u>Syn:</u> **Nephrolithiasis**, Nierensteinkrankheit, **Urolithiasis**, engl. kidney stones, ICD-10: N20.- Harnleiterstein, Ureterolithiasis, ICD-10: N20.1; Blasenstein, ICD-10: N21.0

<u>Ät:</u>
- **Hyperkalzämie** ⇨ Kalziumphosphatsteine, **<u>Kalziumoxalatsteine</u>** (häufigste Steinart)
- **Hyperurikämie** (Wohlstandskrankheit, bei Leukosen, Tumorzerfall, massiver Reduktionsdiät, Med: Urikosurika [Probenecid, Benzbromaron], Zytostatika) ⇨ Uratsteine
- **Infekte** des Harntraktes ⇨ Magnesiumammoniumphosphat (sog. Struvitsteine)
- **Abflussbehinderungen:** Ureterabgangsstenose, Megaureter, Ureterozele, Blasendivertikel, neurogene Blasenentleerungsstörung, Prostatahyperplasie, Hemmung der Ureterperistaltik bei Infektionen ⇨ Stase im Harntrakt ⇨ Kristalle haben Zeit für das Größerwerden
- Erblich (hereditär): Cystinurie, Hyperoxalurie (auch bei Kurzdarmsyndrom), renale tubuläre Azidose, Xanthinoxidasemangel, angeborene Markschwammniere
- Iatrogen: "Fremdkörper" (Dauerkatheter, Ureterschiene), Indinavir-Steine bei HIV-Therapie
- <u>Allgemeine Risikofaktoren:</u> familiäre genetische Disposition, Alter (>60 J.), Geschlecht (m), schlechte Stoffwechsellage, Adipositas (BMI >30 kg/m²), zu geringe Flüssigkeitsaufnahme (Urinvolumen <1 l), Schwangerschaft, Kinder

<u>Path:</u> Kristallbildung durch **Überschreiten des Löslichkeitsproduktes** steinbildender Substanzen ⇨ Kristallwachstum/-aggregation führen zum Stein, die Steinwanderung zur Kolik

<u>Epid:</u> ◊ <u>Prävalenz:</u> in Deutschland bei **5 %** der Bevölkerung, Inzidenz: 1.500/100.000/Jahr
◊ Prädisp.alter: 35.-65. Lj., **m** > w (2:1), aber auch zunehmend Kinder (Übergewicht!)

<u>Etlg:</u> # <u>Lok:</u> **Nierenstein** = Konkremente in den Nierentubuli/-kelchen (Parenchymsteine, Papillensteine, Kelchsteine) od. Nierenbecken (Extremform: Ausgussstein od. Korallenstein = kann das gesamte Nierenbecken ausfüllen)
in den ableitenden Harnwegen = **Ureterstein** (Syn: Harnleiterstein)
selten **Blasensteine** oder Urethrasteine (<3 %)
<u>Steinzusammensetzung:</u> häufig auch **Kombinationssteine**
Oxalate - Kalziumsalze (70 % d.F.), Uratsteine (15 %, **Harnsäure**), Magnesiumammoniumphosphat (10 %, sog. **Infekt-** oder **Struvitsteine**)

<u>Klin:</u> ⇒ <u>Akute Nierensteinkolik:</u> starke, **anfallsartig** auftretende (= Kolik), wehen- od. **krampfartige, stechende Schmerzen** (selten auch dumpfe Schmerzen) von Minuten bis zu Stunden dauernd (durch die Tonuserhöhung im Ureter mit **Dehnungsschmerzen** und konsekutiven, krampfartigen **Harnleiterkontraktionen**)
Die Patienten sind extrem unruhig. Typischerweise „wandert" der Schmerz (***"der Stein wandert, der Schmerz wandert und der Patient wandert auch"***) bei der Passage des Steines durch den Ureter. Ausstrahlung der Schmerzen entsprechend der Verschlussetage:
- Bei hoher Steinlokalisation: Schmerz in der Flanke und Schmerzausstrahlung in den Rücken (kostovertebral) und in die Lendenregion
- Bei tiefsitzendem (od. im intramuralen Blasenanteil) Ureterstein: Schmerzausstrahlung in Blase, Hoden, Penis, Schamlippen, Symphyse, Leiste od. Oberschenkelinnenseite

⇒ Imperativer **Harndrang** bei verminderter Harnmenge, Pollakisurie (häufiges Entleeren kleiner Harnmengen) bis zur reflektorische Anurie

⇒ Hämaturie: als **Mikrohämaturie** od. Makrohämaturie (Makro- nur in 25 % d.F.) durch Ureterläsion (nicht bei komplettem Ureterverschluss)
DD: bei Makrohämaturie gilt bis zum Ausschluss immer Tumorverdacht. Koagel von blutenden Nierentumoren können ebenfalls Koliken hervorrufen.

⇒ Vegetative Begleitsymptomatik: Übelkeit und Erbrechen, abdominelle Abwehrspannung, Meteorismus, Obstipation bis zum Sistieren der Darmperistaltik = Darmatonie durch viszeroviszeralen Reflex (reflektorischer paralytischer Ileus), Tachykardie und arterielle Hypotension bis zum Kreislaufkollaps, Schüttelfrost ohne wesentliche Fieberentwicklung (Fieber erst bei Begleitinfektion)

⇒ Bakterielle Infektion: obstruktive Pyelonephritis ⇨ Gefahr der Urosepsis (ohne Druckentlastung hohe Letalität)

⇒ Chronisches Nierensteinleiden (große Steine, (bis zum Nierenbeckenausgussstein), die nicht mehr wandern können): eher geringe, dauerhafte dumpfe Schmerzen in der Nierenregion od. im Verlauf des Ureters

⇒ Blasensteine: Pollakisurie, intermittierender Harnfluss (Harnstottern, „**Stakkatomiktion**" bei Blasenhalsstein), Hämaturie, Schmerzen nach Blasenentleerung, Fremdkörpergefühl

⇒ Kinder: oft nur uncharakteristische Bauchschmerzen, „Nabelkoliken", Erbrechen, Fieber

Diag:
1. Anamnese (typische Klinik, familiäre Disposition?) und urologische Untersuchung
2. Urin-Labor: Urinsediment (Hämaturie, Leukozyturie, Bakteriurie), Bestimmung von Urin-pH (bei Uratsteinen saurer Urin, bei Infektsteinen alkalischer Urin), Urinkultur, **24-Std.-Sammelurin** und 2-Std.-Nüchternurin (Bestimmung von Kalzium, Oxalsäure, Harnsäure, Phosphat, Cystin), ggf. Sammelurin unter bestimmten Diätbedingungen
   Harnsäure (Norm: 3-6 mg/dl) u. Kalzium (Norm: 2,25-2,75 mmol/l) im Serum bestimmen, Parathormon bei V.a. Hyperparathyreoidismus
   Nach Steinabgang (während des Harnabgangs Sieben des Harns!): Analyse der **Steinzusammensetzung** durch Röntgendiffraktometrie, Polarisationsmikroskopie od. Infrarotspektroskopie ⇨ Wichtig: die Art u. Möglichkeit der Rezidivprophylaxe hängt von der Steinzusammensetzung ab
3. **Sonographie**: echoreicher Bezirk (Steindurchmesser >2-3 mm) mit typischem **dorsalem Schallschatten** = hinter dem Stein (im Ureter sind Steine schlecht nachweisbar)
   Harnstauungsniere ⇨ aufgeweitetes Nierenbeckenkelchsystem mit **Schallverstärkung** hinter dem Nierenbecken
   Blasensteine sind typisch lagevariabel (als DD zu einem wandständigen Blasentumor)
4. Bildgebung: Röntgen-**Abdomenleeraufnahme** (Kalzium-haltige Steine sind sichtbar = **schattengebend**, röntgennegative Steine, z.B. Harnsäuresteine sind nicht sichtbar), als Nephrokalzinose werden multiple Verkalkungen in den Nierentubuli u. -papillen bezeichnet (typisch für Hyperparathyreoidismus od. renale tubuläre Azidose)
   Ausscheidungsurographie od. **CT mit KM**: Nachweis der nicht-sichtbaren Steine als Kontrastmittelaussparung od. Abbruch der KM-Säule im Ureter (Ausscheidungsurographie immer erst im schmerzfreien Intervall, K-Ind: eingeschränkte Nierenfunktion, Kreatinin >3 mg/dl), bei Kindern MRT-Urographie
5. Zystoskopie bei Blasensteinen

Ther:
- **Akute Kolik: Infusionstherapie** mit analgetischer Medikation **Metamizol** [hat zusätzliche spasmolytische Eigenschaft, Novalgin®] od. Paracetamol. Opioide, z.B. Tramadol [Tramal®] nur geben, wenn NSAR keine ausreichende Wirkung haben. Eine Spasmolyse mit Butylscopolamin [Buscopan®] ist nur in sehr hohen Dosen wirksam und wird daher kaum noch angewendet.
  Schmerzlindernd kann auch eine intrakutane Quaddelung mit einem Lokalanästhetikum (Lidocain, Xyloneural®) im Gebiet der Schmerzausstrahlung (Head-Zone) sein.
  Bei Steinen mit einem **Durchmesser bis 7 mm** (im Durchschnitt 3-4 mm groß) kommt es im Verlauf meist zum **spontanen Steinabgang**. (je weiter der Stein bei der ersten Kolik schon tiefergetreten ist, umso wahrscheinlicher ist ein spontaner Abgang)

Die weitere Ther. erfolgt i.d.R. durch den Urologen:
- Akut: bei weiter persistierenden Beschwerden Einlage einer Harnleiterschiene
- Konservativ:
  - Urolitholyse = Steinauflösung innerhalb von 2-3 Mon. bei reinen Harnsäuresteinen (dürfen kein Kalzium enthalten) durch Harnalkalisierung (pH Zielwert 7,0-7,2) mit Kalium-

Natrium-Hydrogenzitrat (Uralyt-U®Granulat) mögl., bei Hyperurikämie zusätzlich Urikostatika (Allopurinol, Zyloric®)

- Bei infizierter Harnstauungsniere droht Urosepsis!, daher noch vor der Antibiose eine sofortige Druckentlastung durch perkutane Nephrostomie durchführen.
- Stoßwellentherapie (**ESWL** = extrakorporale Stoßwellenlithotripsie od. PNL = perkutane Nephrolithotripsie genannt, s. Abb.): 90 % der nicht spontan abgehenden Steine sind damit behandelbar, Domäne der Urologie
- Endourologische Therapie (in Verbindung mit Ureterorenoskopie bei Steinen >1 cm): **Schlingenextraktion** = Entfernung eines Uretersteins mittels einer Schlinge (z.B. ZEISS-Schlinge, DORMIA-Schlinge) über einen Katheter von der Blase aus od. über eine Nephrostomie (= Entfernung von der Niere/Pyelon aus)

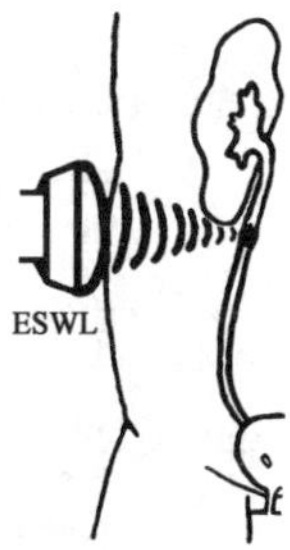

- Operative Therapie: offene Steinchirurgie (heute selten, <1 % d.F.)
  Ind: erfolglose minimal-invasive Verfahren (z.B. wegen dystoper Nierenlage), Nierenbecken- oder Kelchausgussstein bei stenosiertem Zugang (Nierenbeckenabgangsstenose) ⇨ gleichzeitig operative Korrektur der Stenose erforderlich (wegen der Rezidivgefahr)
  - Perkutane Ureterolithotomie, Pyelolithotomie, Nephrolithotomie je nach Lokalisation = operative Eröffnung der Struktur und Steinextraktion (bei der Harnblase wird der Eingriff Sectio alta od. Zystotomie genannt)
  - Bei irreversibler Zerstörung einer Niere durch Steinerkrankung ⇨ Nephrektomie
- Kinder: immer metabolische Abklärung (Oxalat, Glykolat, Citrat, Cystin, Ca, Harnsäure)
- Leitlinie: Urolithiasis, S2k3 v. 5/2019 (AWMF Registernummer 043-025)

Prog: ¾ der Harnsteine gehen spontan (mit konservativer Ther.) ab. Die Rezidivwahrscheinlichkeit ist aber sehr hoch (50-100%!)

Kompl:
* Bakterielle Infektion ⇨ Nierenbeckenentzündung mit nachfolgender, obstruktiver Pyelonephritis bis zur **Urosepsis**
* Chronisches Nierensteinleiden: Hydronephrose (Harnstauungsniere mit Parenchymschwund durch Druckatrophie, insb. bei Nierenbecken- oder Kelchausgusssteinen) ⇨ Schrumpfniere, Niereninsuffizienz bis zum Funktionsverlust der betroffenen Niere

Proph:
♥ Allgemeine Maßnahmen zur Rezidivprophylaxe (= Metaphylaxe): **ausreichende Trinkmenge** (Harnfluss >2 l/Tag, spezifisches Gewicht <1,010 g/ml), Protein- u. Salzrestriktion, Gewichtsreduktion, körperliche Aktivität (Cave! - starkes Schwitzen durch Zufuhr von Flüssigkeit ausgleichen), ballaststoffreiche Kost, weniger Milchprodukte
♥ Spezifische Maßnahmen (Diät, Medikamente) je nach Steintyp s. Urologiebuch

DD:
- Andere Nierenerkrankungen, Nierenfehlbildungen, Tumoren, Nierenarterienverschluss/-thrombose (Niereninfarkt)
- Radiologische Differentialdiagnosen eines Kalkschattens bzw. einer Kontrastmittelaussparung im Ausscheidungsurogramm (z.B. Harnleitertumor)
- Iatrogen: versehentliche Ureterligatur bei abdominellen Eingriffen, vergessener Fremdkörper (z.B. Klemme, Tupfer, Bauchtuch, sog. Gossypibom)
- DD der Hämaturie s.u. Kap. Nierentumoren
- Kolik: **Akutes Abdomen**, z.B. Ulkusperforation, Gallensteinkolik, Myokardinfarkt, Pankreatitis, Appendizitis usw. - jede Kolik kann wie ein akutes Abdomen imponieren und jedes akute Abdomen kann kolikartige Schmerzen aufweisen (s. Übersicht Kap. Gallensteine)

UROSEPSIS

Syn: Harnsepsis, septisches Harnfieber, ICD-10: N39.0

Ät: - Harnabflussbehinderung (jeglicher Genese: insb. **Nephrolithiasis**, Urethralklappe, Megaureter) und sekundäre Harnweginfektion

- Iatrogen: Harnwegverletzung bei **instrumentellen Eingriffen** (z.B. retrograde Schlingenextraktion), wiederholten Katheterisierungen od. Dauerkatheter ("Katheterfieber")
- Prädisp: Immunsuppression, Diabetes mellitus

Path: ♦ Urogene (meist aszendierende) od. selten hämatogene, **bakterielle Infektion** des **Nierenparenchyms** (abszedierende Pyelonephritis, Pyonephrose) führt zur **septischen Streuung der Infektion** aus dem Urogenitaltrakt in den Organismus (= **Bakteriämie**). Begünstigt wird die Entwicklung durch **Harnwegobstruktion** und verminderte Immunabwehr (konsumierende Prozesse, HIV-Infektion, Chemotherapie, Immunsuppression).
♦ Erreger: meist gramnegative, endotoxinbildende Stäbchenbakterien (**E. coli** in bis zu 90% d.F., Proteus)

Klin: Frühsymptomatik:
⇒ Fieber mit **septischen Temperaturen**, Schüttelfrost, Unruhe des Patienten
⇒ Oligo- od. **Anurie**, Blutdruckabfall, Tachykardie, respiratorische Alkalose
⇒ Leukozytose, Thrombozytenabfall
Spätsymptomatik: **septischer Schock**
⇒ Bewusstseinseintrübung, Ateminsuffizienz, fahle, graue Haut, metabolische Azidose
⇒ Endotoxinschock mit **Verbrauchskoagulopathie** (DIC), gastrointestinale Blutungen bis zum **Multiorganversagen**

Diag:
1. Anamnese und urologische Untersuchung: Klopfschmerz der Flanken
2. Labor: Leukozytose, später Leukopenie, Thrombozytenabfall (<50.000/µl), Laktatanstieg, Abnahme von **Blutkulturen** zur Erreger- und Resistenzbestimmung
3. **Sonographie**: Harnstauung, Abszessbildung?
4. Bildgebung: CT mit KM: Fokussuche, Parenchymeinschmelzung?
   Röntgen-Abdomenübersicht vergrößerte Niere und unscharfe Randkonturen
   Rö-Thorax: verbreiterte Gefäßschatten, milchglasähnliche Trübung

Ther:
- **Intensivmedizinische Behandlung** der Komplikationen, Überwachung der Gerinnung, Kreislauf- und Ausscheidungsfunktion (Bilanzierung). Bei Oligo-/Anurie mit Anstieg der harnpflichtigen Substanzen Dialyse.
- Schnellstmöglicher Beginn einer **i.v.-Antibiose** noch vor dem Ergebnis des Antibiogramms mit einem Breitspektrum-Cephalosporin (z.B. Ceftazidim, Fortum®) **+** Aminoglykosid-Antibiotikum (z.B. Tobramycin, Gernebcin®) od. Piperacillin + Tazobactam (Tazobac®), nach Erreger- und Resistenzbestimmung dann gezielte Antibiose i.v.
- Entlastung der gestauten Niere (**perkutane Nephrostomie**)
- Operativ:
  - Inzision und Drainage von Einschmelzungen und Abszessen
  - Nephrektomie bei nicht beherrschbarem septischen Krankheitsbild

Prog: Bei adäquater intensivmedizinischer Therapie Letalität heute <20 %

Kompl:
* Konfluieren von Nierenabszessen mit Durchbruch der Nierenkapsel ⇨ perirenaler (Syn: perinephritischer) Abszess, Senkungsabszess entlang des M.psoas
* Eitrige Infektion der gesamten gestauten Niere = Pyonephrose, Letalität: bei Pyonephrose mit perirenaler Abszessbildung bis zu 50 % (meist zu späte Diagnose!)
* Harnphlegmone: entsteht durch Harninfiltration in periureterales, perivesikales, periurethrales od. perirenales Gewebe infolge Trauma, Stein, Striktur, Fremdkörper od. Entzündung ⇨ bei infiziertem Urin schwere phlegmonöse Entzündung des Bindegewebes

DD: – Pilzsepsis mit hämatogener Infizierung der Niere durch Candida albicans bei immungeschwächten Pat.

NIERENTUMOREN

Etlg: # Benigne (selten, ICD-10: D30.0): Adenome (maligne Entartung mögl.), Hamartome, Fibrome, Myom, Lipom, Angiomyolipom (benigner Mischtumor), Hämangiom, Lymphangiom, Onkozytom

\# Maligne: **Nierenzellkarzinom** (Syn: Hypernephrom, Nephrom, hypernephroides Nierenkarzinom, GRAWITZ-Tumor, engl. RCC = renal cell carcinoma, ICD-10: C64) = epitheliales (sog. **klarzelliges**) Karzinom, das vom Nierenparenchym (proximale Tubuluszellen) ausgeht (85 % d.F.)

Papilläres Karzinom des Nierenbeckens (12 % d.F., ICD-10: C65) ⇨ vom Übergangsepithel des Ureters ausgehend, zählt daher funktionell schon zu den Harnleitertumoren

Nephroblastom der Kinder = WILMS-Tumor (Mischtumor, s.u. Kap. Kinderchirurgie)

Leiomyosarkom (2 % d.F.)

\# Metastasen: insb. von Bronchial- u. Kolonkarzinomen, Non-HODGKIN-Lymphomen

Ät: Nierenzellkarzinom: am häufigsten sporadisch auftretend

- Gesichertes Risiko besteht bei **chronischer Niereninsuffizienz**
- ca. 5 % d.F. sind hereditär (positive Familienanamnese), dann häufig multifokal auftretend: v.HIPPEL-LINDAU-Syndrom (aut.-dom. erbliche Phakomatose, Chrom. 3p25-26 ⇨ klarzelliges Nierenzellkarzinom), hereditäres papilläres Nierenzellkarzinom (sehr selten, HPRCC Typ 1 – Chrom. 7 und Typ 2 – Chrom. 1), chromophobes Nierenzellkarzinom (BIRT-HOGG-DUBÉ-Syndrom), tuberöse Sklerose (u.a. Hamartome der Niere)
- Berufliche Exposition: Trichlorethen (Lösungsmittel in der Industrie, Missbrauch als Suchtmittel – „Schnüffelstoff"), Kadmiumexposition
- Sonstige Risikofaktoren: Rauchen, arterielle Hypertonie, Übergewicht

Path:
- ♦ Lok: Nierenzellkarzinom meist an einem Nierenpol, 2 % der Nierenzellkarzinome sind bilateral (dann V.a. genetische Genese)
- ♦ Metastasierung: Nierenzellkarzinom ⇨ **per continuitatem** in das Nierenbecken, **V.renalis**, **V.cava inf.** u. in die perirenale Fettkapsel (auch Leber, Kolon, Pankreas, Milz mögl.)
  ⇨ **lymphogen** in die hilären, abdominal paraaortalen und parakavalen Lk (N_{1-2})
  ⇨ **hämatogen** in die **Lunge!**, **Skelett**, Leber u. Gehirn (Fernmetastasen = M_1)
- ♦ TNM-Klassifikation des Nierenzellkarzinoms (2017)

T_1	Tumor <7 cm in größter Ausdehnung, begrenzt auf die Niere T_{1a}: Tumor <4 cm T_{1b}: Tumor 4-7 cm
T_2	Tumor >7 cm, begrenzt auf die Niere T_{2a}: Tumor 7-10 cm T_{2b}: Tumor >10 cm
T_3	Tumor breitet sich in größeren Venen aus od. infiltriert perirenales Gewebe, aber nicht jenseits der GEROTA-Faszie (= Fascia renalis) und nicht in die Nebenniere T_{3a} Tumor infiltriert perirenales Gewebe (peripelvines Fettgewebe) oder mit makroskopischer Ausbreitung in die Nierenvene od. ihre segmentalen Äste T_{3b} Tumor mit makroskopischer Ausbreitung in die V.cava unterhalb des Zwerchfells T_{3c} Tumor mit makroskopischer Ausbreitung in der V.cava oberhalb des Zwerchfells od. Infiltration der Wand der V.cava
T_4	Tumor infiltriert über die GEROTA-Faszie hinaus, Befall der ipsilateralen Nebenniere
N_1	Metastase in einem regionären Lymphknoten (= hiläre sowie abdominale paraaortale od. parakavale Lk)
N_2	Metastasen in mehr als einem regionären Lk
M_1	Fernmetastasen

Stadiengruppierung: I: $T_1N_0M_0$ II: $T_2N_0M_0$
III: $T_3N_0M_0$ bis $T_{1-3}N_1M_0$ IV: alle T_4, alle N_2, alle M_1

Epid:
- ◊ Nierenzellkarzinom: 45.-75. Lj., **m** > w = 2:1, macht 85 % aller Nierentumoren beim Erwachsenen aus, Inzidenz: 15/100.000/Jahr, ca. 13.000 Neuerkrankungen/Jahr in Dtl.
- ◊ WILMS-Tumor: bevorzugt Kinder zw. 2.-5. Lj., macht 6-8 % aller Tumoren im Kindesalter aus, häufigster Nierentumor im Kindesalter (ca. 100 Erkrankungsfälle/Jahr in Dtld.)

Klin:
- ⇒ Über die Hälfte der Nierenzellkarzinome sind **Zufallsbefunde** = klinisch asymptomatisch
- ⇒ **Schmerzlose Hämaturie** als Leitsymptom (bei Einbruch des Tumors in das Nierenbeckensystem = kein Frühsymptom mehr)

⇒ **Tastbare Resistenz** in der Flankengegend

⇒ **Flankenschmerz**, evtl. auch Druckschmerzhaftigkeit der Nierengegend, auch kolikartige Schmerzen bei Verlegung der ableitenden Harnwege durch Blutkoagel möglich

⇒ Bei Befall der li. V.renalis ⇨ (sekundäre) Varikozele mögl. (durch Verlegung der V.testicularis; die Varikozele ist dann auch im Liegen noch im Skrotum sichtbar/tastbar)

⇒ Gewichtsabnahme, subfebrile Temperaturen (Tumornekrose), Bluthochdruck

⇒ Paraneoplastische Symptome mögl. (selten, entstehen durch Hormonbildung im Tumor): Polyglobulie (Erythropoetin), arterielle Hypertonie (Renin), Hyperkalzämie (Parathormon od. Knochenmetastasierung)

Diag:
1. Anamnese (familiäre Disposition, bekannte Phakomatose?) und klinische Untersuchung: Palpation der Nierengegend, schmerzlose Rotfärbung des Urins (Makrohämaturie)
2. Sonographie: gute Abgrenzung zwischen soliden Tumoren und Zysten mögl. ⇨ Tumoren sind inhomogen, echoreicher, Vorwölbung der Organoberfläche mögl. (DD: der sog. Milzbuckel am oberen Pol der li. Niere kommt bei 10 % d.F. Bevölkerung vor und ist ohne pathologische Bedeutung), bei Infiltration des M.psoas fehlende Atemverschieblichkeit
3. Labor: Erythrozyturie, Anämie od. auch Polyglobulie, Renin-Spiegel (↑), Hyperkalzämie
4. Bildgebung: CT-Abdomen mit KM (früharterielle und venöse Phase), bei V.a. auf Mitbefall von Venen u. insb. V.cava-Beteiligung zusätzlich MRT Abdomen
5. Biopsie: koaxiale Stanzzylinderbiopsie unter Ultraschall- od. CT-Kontrolle
6. Staging: CT-Thorax, bei V.a. Skelettmetastasen Ganzkörper-CT/-MRT (alternativ auch Skelett-Szintigraphie mögl.), bei V.a. zerebrale Metastasierung Schädel-MRT

Ther:
- Operativ: Ind: Nierenzellkarzinom T1-3 ohne Fernmetastasierung (= M0)
  - Transabdomineller Zugang, perioperative Antibiotikaprophylaxe mit einem Cephalosporin (z.B. 1 g Ceftriaxon i.v.)
  - **Organerhaltende Tumorresektion** (als Segmentresektion und Erhalt der Nebenniere): bei sehr kleinen und peripher gelegenen Tumoren (T1 bis max. 7 cm) und gesunder Gegenniere (mit gleich guter Prognose wie die radikale Tumornephrektomie), Op laparoskopisch od. auch robotisch unterstütz oder offen mögl. Eine organerhaltende Op ist teils aber auch zwingend erforderlich, z.B. bei bilateralen Tumoren (einseitig erfolgt eine Nephrektomie), bei Vorliegen einer (angeborenen oder funktionellen) Einzelniere oder Niereninsuffizienz (erspart die Hämodialyse).
  - **Radikale Tumornephrektomie** (Niere + perirenale Fettkapsel mit der Fascia renalis + ipsilaterale Nebenniere) ab T2. Eine regionäre Lymphadenektomie (paraaortal/parakaval) erfolgt nur bei Hinweis auf Lk-Metastasen in der präop. Bildgebung.
  - Bei Metastasierung: Tumornephrektomie zur Tumormassenreduktion, Tumorthromben in der V.cava sollten extrahieren werden, evtl. auch Kavamanschettenresektion mit Protheseninterposition, isolierte Lungenmetastasen sollten ebenfalls reseziert werden
- Adjuvante (postoperative) und palliative Therapieverfahren **bei Metastasierung** sind Gegenstand vieler Studien und bei ca. 1/3-1/2 der Patienten wirksam (die Überlebenszeit lässt sich bei Ansprechen auf die Therapie in etwa verdoppeln = auf ca. 8-43 Mon.)
  - Sog. "**Target-Therapien**" (zielgerichtete Angiogenese-/Proliferationshemmer) werden im Tumorboard besprochen und bei Versagen eines Regimes jeweils neu festgelegt.
    Derzeit empfohlene Kombinationen sind: PD-L1-Inhibitor (programmed death) Nivolumab (Opdivo®) + Tyrosinkinase-Inhibitor Cabozantinib (Cabometyx®) oder
    PD-1-Inhibitor Pembrolizumab (Keytruda®) + Tyrosinkinase-Inhibitor Axitinib (Inlyta®) oder PD-1-Inhibitor Pembrolizumab (Keytruda®) + Tyrosinkinase-Inhibitor Lenvatinib (Lenvima®)
    Weitere mögl. Kombinationen sind Immun-Checkpoint-Inhibitor Avelumab (Bavencio®) + Axitinib oder CTLA-4-Immun-Checkpoint-Inhibitor Ipilimumab (Yervoy®) + Nivolumab
    Alternativ können noch die Tyrosinkinase-Inhibitoren Sunitinib (Sutent®) od. Pazopanib (Votrient®) od. Tivozanib (Fotivda®) oder der mTOR-Kinase-Hemmer Temsirolimus (Torisel®) od. Everolimus (Afinitor®) versucht werden.
    Eine Therapiekontrolle bei den Target-Therapien sollte alle 6-12 Wo. mit CT erfolgen.
  - Chemotherapie: nur geringe Ansprechrate, daher nicht empfohlen (am besten bei Vinblastin + 5-Fluorouracil, aber nur max. 10 % Ansprechrate und kein Überlebensvorteil,), auch in Kombinationen mit α2a-Interferon od. Interleukin-2 nicht mehr empfohlen.

- Interventionell: Bei T_4-Tumor ggf. auch Embolisation des Tumors über einen Katheter mit einem Gewebekleber (z.B. Histoacryl) in die A.renalis (Ind. bei inoperablem Tumor mit rezidivierenden Blutungen in das Hohlraumsystem)
- Stereotaktische Bestrahlung (Radiochirurgie, sog. Gamma Knife) bei einzelner Hirnmetastase, bei multiplen Hirnmetastasen Ganzhirnbestrahlung, lokale Radiotherapie bei Knochenmetastasen (und ggf. osteosynthetische operative Stabilisation) + Gabe eines Bisphosphonats (z.B. Zoledronsäure) oder RANKL-Antikörper Denosumab
- Immuntherapie: „Impfung" mit nicht mehr teilungsfähigen autologen Tumorzellen (= werden aus dem eigenen Op-Präparat aufbereitet) in der Erprobung

• Leitlinie: Nierenzellkarzinom, S3 v. 2/2023 (AWMF Registernummer 043-017OL)

Prog: Nierenzellkarzinom bei $\mathbf{T}_{1a}$ 95%ige 5-JÜR, bei $\mathbf{T}_2$ 75 %, bei Infiltration in die V.cava 35 %, bei $\mathbf{T}_4$ 7 %, bei $\mathbf{M}_1$ extrem schlecht mit einer mittleren Überlebenszeit von 6-18 Mon.
Männer haben insg. eine schlechtere Gesamtprognose als Frauen.

Kompl:
* Einbruch des Tumors in die V.cava inf. und Gefahr einer V.cava-Thrombose
* STAUFFER-Syndrom: Nierentumor + Leberfunktionsstörung (Hepatomegalie, AP ↑, GGT ↑, α_2-Globuline ↑, Albumin, Quick und Prothrombin ↓)
* **Spätmetastasierung** noch nach 10 u. mehr Jahren mögl. ⇨ Nachsorgeuntersuchungen
* 8faches Risiko für ein Nierenzellkarzinom der kontralateralen (gesunden) Niere

Op:
* Postinfarkt-Syndrom nach Embolisation (durch Nierennekrose ⇨ Schmerz, Fieber, Bluthochdruck, Übelkeit, Erbrechen), daher heute eher operative Ther. auch bei T_4
* Nierenteilresektion: Urinom (Urinfistel in das perirenale und retroperitoneale Gewebe), Nachblutung

Proph: ♥ Nachsorge bei Pat. mit reseziertem Tumor (ohne Metastasierung): klinische Untersuchung, Labor und Sono nach 3, 6, 12, 18, 24 Mon., dann jährlich, CT-Thorax und CT-Abdomen je nach Rezidivrisiko alle 6-12 Mon.

DD:
- **Nierenzysten**, Hydronephrose, xanthogranulomatöse Pyelonephritis, Nierenkarbunkel, Nierenbuckel (kraniale Verdickung der li. Niere, in 10 % d.F., ohne patholog. Bedeutung)
- Nebennierentumor, Pankreaskarzinom, retroperitoneale Tumoren od. Harnleitertumoren mit Infiltration oder Verdrängung (Dystopie) der Nieren
- DD der Hämaturie (s. Übersicht):

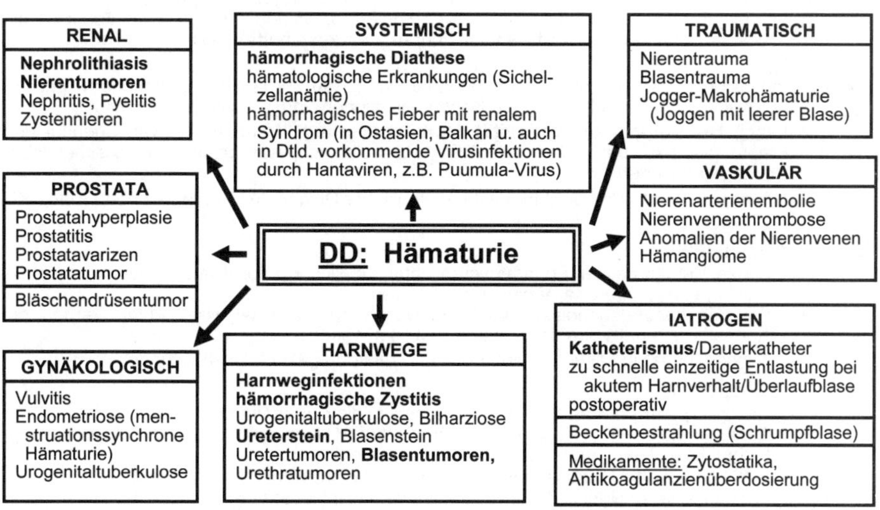

NIERENTRANSPLANTATION

<u>Ind:</u>
- **Terminale Niereninsuffizienz** bei chronischem Nierenversagen/Dialysepatienten (vaskuläre od. diabetische Nephropathie, Glomerulonephritis, polyzystische Nierendegeneration)
- Patienten mit Niereninsuffizienz und Dialyseproblemen: Shunt-Komplikationen, Anämie, Hypertonie, Hyperparathyreoidismus (sekundärer), Polyneuropathie oder Demenz
- *Kinder*: angeborene Nierenhypoplasie/-dysplasie, obstruktive/refluxsive Nephropathie, Glomerulosklerose, Glomerulonephritis, Nephronophthise (aut.-rez. vererbte Zystennieren)

<u>K-Ind:</u>
- Akute Nierenerkrankung (z.B. floride immunologische Erkrankungen, z.B. GOODPASTURE-Syndrom, Vaskulitiden)
- Chronische, nicht sanierbare Infekte (K-Ind. ergibt sich durch die notwendige immunsuppressive Ther.), akute gastrointestinale Erkrankung, wie z.B. Ulzera ⇨ Op nach Ther.
- Fortgeschrittene Zweiterkrankungen, wie nicht kurable Malignome od. Systemerkrankungen (z.B. Oxalose)
- Non-compliance des Pat., fehlende Narkosefähigkeit (= schlechter Allgemeinzustand)

<u>Epid:</u>
- ◊ 1. Nierentransplantation (Syn: NTX) 1950 in Chicago
- ◊ 2022 wurden in Deutschland 1.966 Nieren transplantiert (**27 %** davon waren **Lebendspenden** (535 x) von Familienangehörigen), weltweit 100.000 Transplantationen/Jahr.
  <u>Warteliste:</u> in Deutschland ca. **6.700 Pat.!** (im Eurotransplant-Gebiet 10.000 Pat.). Die durchschnittliche Wartezeit beträgt 6 Jahre (abhängig von der Blutgruppe, bei 0 >10 J.). Die Transplantat-Überlebensrate sinkt statistisch mit der Dauer der Wartezeit.
  In Deutschland gibt es z.Zt. 37 Nieren-Transplantationszentren. Die Vergabe der Organe erfolgt nach einem Punktesystem (bewertet wird HLA-Übereinstimmung, Wartezeit, Notfall-Ind. usw.) über die DSO/Deutschland u. Eurotransplant in Leiden/Niederlande.
- ◊ Altersgrenze: Es gibt **keine** generelle Altersbegrenzung für den Eingriff mehr. Für Pat. >65. J. werden wegen des allgemeinen Organmangels jetzt auch Spenderorgane von >65 J. alten Spendern genommen (Eurotransplant-Senior-Programm, "old for old").
- ◊ Die rechnerische Lebenserwartung eines terminal Nierenkranken ist trotz Dialyse nur halb so hoch wie nach einer Nierentransplantation (bei Kindern sogar nur ¼). 90.000 Pat. sind dialysepflichtig in Deutschland.
- ◊ Kosten einer Transplantation: Op ca. 65.000,-- € + ca. 12.000,-- € pro Jahr für die Nachbehandlung (zum Vergleich: die Dialyse kostet ca. 35.000,-- € pro Jahr, damit ist die Transplantation bereits nach wenigen Jahren auch kosteneffektiver)

<u>Diag:</u>
1. Indikation zur Explantation beim Spender (s.o., Kap. Organtransplantationen) und Implantation beim Empfänger (keine Kontraindikationen) muss sicher gegeben sein.
2. <u>Labor:</u> **Blutgruppenkompatibilität**, **HLA-Typisierung** (Kompatibilität von Spender und Empfänger insb. bei HLA-A, -B, -DR ⇨ Cross-match, Ausschluss zytotoxischer HLA-Antikörper erforderlich)
3. Umfangreiche Op-Vorbereitungen mit urologischer Diagnostik, Röntgen, Labor, Kolon-KE

<u>Ther:</u>
- **<u>Explantation:</u>**
  - Sterile Entnahme der Spendernieren unter möglichst guten Kreislaufbedingungen als Blockpräparat mit Aorta, V.cava und Ureteren
    Bei der Lebendspende minimal-invasive Entnahme einer Niere, hier werden die A.renalis, V.renalis und der Ureter mit Clips abgesetzt.
  - Konservierung in kalter COLLINS-Lösung, Transport gekühlt bis 40 Stunden mögl.
- **<u>Implantation:</u>**
  - **Heterotope Implantation** = extraperitoneal in die **Fossa iliaca**
    A.renalis wird auf A.iliaca ext., V.renalis auf V.iliaca ext., Ureter mit Antireflux-Op (submuköse Tunnelung) am Blasendach anastomosiert
  - Evtl. kombinierte Transplantation von Niere + Leber, Pankreas oder Herz
  - Perioperative Antibiotikaprophylaxe mit einem Cephalosporin

- Nachbehandlung: **Immunsuppression** initial mit einer 4fach-Kombinationstherapie von Ciclosporin A (Pilzderivat, Sandimmun®, 4-10 mg/kgKG/Tag) + Mycophenolatmofetil (CellCept®, Myfortic®) + Glukokortikoide (Prednisolon) + Interleukin-2-Rezeptor-Antikörper Basiliximab (Simulect®, wird einmalig vor Transplantation und 4 Tage danach gegeben). Die weitere 3fach-Immunsuppression wird dann individuell nach ca. 6 Monaten angepasst (reduziert). Bei Ciclosporin-Unverträglichkeit Tacrolimus (Pilzprodukt aus Streptomyces tsubaenses, Prograf®) oder auch manchmal vorsorglich nach 3-12 Mon. Ggf. auch Umstellung der Ciclosporin-Gabe auf Sirolimus (Rapamune®), dies hat weniger nephrotoxische NW und zeigt bessere Langzeittransplantatfunktion. Auch möglich sind Everolimus (Certican®) od. Belatacept (Nulojix™).

  Bei akuter Abstoßungsreaktion: hochdosiert Glukokortikoide u. Antithymozytenglobulin (ATG = Immunglobuline gegen T-Lymphozyten).

  Mit speziellen Immunsuppressiva-Behandlungsprotokollen (z.B. Rituximab 4 Wo. vor Transplantation od. 24 Std. vor Transplantation Imlifidase, Idefirix®) und perioperativer Immunadsorption ist heute auch eine Nierenlebendspende bei AB0-Inkompatibilität od. bei bestehenden HLA-Antikörpern mögl.
- Nachkontrollen: Ciclosporin-/Tacrolimusspiegel im Blut, Nierenfunktion (Retentionswerte), Urinvolumen (Bilanzierung) und Urinstatus, Körpergewicht, Sonographie, evtl. Transplantatbiopsie, Blutdruck gut einstellen (Ziel: 120/80 mmHg)
- Selbsthilfegruppe: Bundesverband Niere e.V., Essenheimerstr. 126, 55128 Mainz, Tel.: 06131 85152, Internet: www.bundesverband-niere.de

Prog: 1-Jahres-Transplantat-Überlebensrate heute sehr gut: **90 %!**, nach 5 J. noch ca. 75 %

Die besten Langzeitergebnisse haben **Lebendspenden** von Verwandten (nach 5 J. noch 85%ige Transplantat-Überlebensrate).

Ohne Abstoßung durchschnittlich 20-jährige Transplantatfunktion. Nachkontrollen müssen lebenslang erfolgen.

Das Op-Risiko nimmt mit dem Alter zu (höher >45. Lj.). Zweit- u. Mehrfachnierentransplantation (nach Abstoßungsreaktionen) haben eine schlechtere Transplantat-Überlebensrate.

Sozialmedizinische Begutachtung: GdB/MdE beträgt für 2 J. 100, danach auf Dauer (wenn es zu keinen Kompl. kommt) wegen der notwendigen Immunsuppression noch 50.

Kompl:

* **Hyperakute Abstoßungsreaktion** (Rejektion): innerhalb von 48 Std. mit Endothelläsionen und toxischem Krankheitsbild bei humoraler Abstoßungsreaktion (zytotoxische Antikörper), Ther: Plasmapherese zur Elimination der zytotoxischen Antikörper
* **Akzelerierte Abstoßungsreaktion** (Rejektion): zwischen 2. und 5. postop. Tag mit zellulärer Abstoßungsreaktion
* **Akute Abstoßungsreaktion** (Rejektion): insb. innerhalb der ersten 3-4 Monate durch zelluläre Abstoßungsreaktion (Sonographie: Größenzunahme des Transplantats)
* Postop. Lymphozele (zwischen kaudalem Nierenpol u. der Harnblase), Harnaufstau
* Urinleckage
* Chronische Transplantat-Nephropathie
* Erneutes Auftreten der Grunderkrankung
* Immunsuppression: allgemeine **Infektanfälligkeit** (und speziell CMV-, EBV-, Polyoma-Virusinfektionen), **Knochenmarkdepression**
  Magen-Darm-Ulzera
  Nephro-/Hepatotoxizität
  Zunahme der Inzidenz **maligner Tumoren** (30faches Risiko für Lymphome)
  - ⇨ Ciclosporin A: Hypertonie, Hypertrichose, Gingivahyperplasie, Tremor
  - ⇨ Kortikoide: Osteoporose, Diabetes mellitus, aseptische Knochennekrosen, prox. Muskelatrophie, psychotische Veränderungen, atrophische Haut, Akne, Striae distensae
  - ⇨ Antilymphozyten-Globulin: anaphylaktische Reaktion
* Lebendspende: Das Risiko für den Organspender bei der Organentnahme, z.B. Blutung, Verletzung von Nachbarstrukturen usw. ist gering. Ein Risiko für die Funktion der Restniere und das Gesamtüberleben besteht nicht (das Risiko für Dialysepflichtigkeit im weiteren Leben beträgt ca. 0,5 %). Erhöhtes Auftreten eines Chronic-fatigue-Syndrom.

APUD-ZELLSYSTEM

Anatomie

APUD = engl. amine precursor uptake and decarboxylation. APUD-Zellen sind Zellen gemeinsamer neuroektodermaler Herkunft, die Peptidhormone durch die Aufnahme und Dekarboxylierung von Aminvorstufen bilden können (früher auch als Helle-Zellen-System bezeichnet).
Embryonal stammen die APUD-Zellen aus der Neuralleiste und wachsen in den Darm ein. Trachea und Lunge sind Ausknospungen des Darmes ⇨ APUD-Zellen sind auch in der Lunge zu finden.
Heute insg. 40 verschiedene Zellen bekannt. Sie bilden den peripheren **endokrinen Anteil des Nervensystems**. Die Speicherung der Hormone erfolgt in Granula. Die Sekretion kann neurokrin (in Ganglienzellen), neuroendokrin (über Axone in das Blut), endokrin (direkt in das Blut) und parakrin (in die Umgebung) erfolgen.

Die wichtigsten Zellen sind:

1. **G-Zellen** des Magens ⇨ Gastrin (fördert HCl-Produktion des Magens)
2. **Inselzellen** des Pankreas: **A-Zellen** ⇨ Glukagon, **B-Zellen** ⇨ Insulin, **D-Zellen** ⇨ Somatostatin, **PP-Zellen** ⇨ pankreatisches Polypeptid (Antagonist des Gastrins)
3. Parafollikuläre **C-Zellen** der Schilddrüse ⇨ Calcitonin
   Hauptzellen der Nebenschilddrüsen ⇨ Parathormon
4. **Enterochromaffine Zellen** des Gastrointestinaltraktes ⇨ Serotonin, Kallikrein, VIP = vasoaktives intestinales Polypeptid
5. Zellen der **Adenohypophyse** ⇨ ACTH, STH, TSH, MSH, Gonadotropine (FSH, LH, Prolaktin) und Zellen supraoptischer u. paraventrikulärer Kerne des Hypothalamus mit Sekretion aus der **Neurohypophyse** ⇨ ADH (= antidiuretisches Hormon, Adiuretin, Vasopressin), Oxytocin
6. **Zirbeldrüse** ⇨ Melatonin, Serotonin
7. **Nebennierenmark**, Sympathikus: Adrenalin, Noradrenalin
8. **Nieren** ⇨ Renin, Erythropoetin
9. **Plazenta** ⇨ HCG (= humanes Choriongonadotropin)

NEUROENDOKRINE TUMOREN

Syn: NET, APUDome, engl. Apudoma

Path:
- **Neuroendokrine Tumoren** (NET) sind ausgehend von den enterochromaffinen Zellen des APUD-Zellsystems (= amine precursor uptake and decarboxylation) im Gastrointestinaltrakt oder Bronchialtrakt und können Hormone bilden.
- NET ⇨ **Hormonproduktion** möglich: Serotonin, Calcitonin, Parathormon, Kallikrein, Prostaglandine, ACTH, ADH, FSH, HCG, MSH, Histamin, Insulin, usw.
- Lok: Sie können ***entop*** (gehen von Zellen aus, die an dieser Stelle physiologisch vorkommen, z.B. ein Insulinom im Pankreas) oder ***ektop*** auftreten (z.B. Gastrinom im Pankreas, statt im Magen)
- In Deutschland gibt es zu Studienzwecken ein Register für diese **sehr seltenen** Erkrankungen an der Universitätsklinik Marburg, Abt. Gastroenterologie, Tel.: 06421 58-65968, Fax: 06421 58-63893, E-Mail: studsek@med.uni-marburg.de.
  Weitere Informationen auch beim GEP-NET der Uniklinik Düsseldorf/Lukaskrankenhaus Neuss, Internet: www.gep-net.com

Etlg:
\# **Karzinoid** des Verdauungstraktes und des Bronchialsystems (u. kleinzelliges Bronchialkarzinom)
\# Pankreas: **Insulinom** (am häufigsten), **Glukagonom** (sehr selten)
\# **Gastrinom** (ZOLLINGER-ELLISON-Syndrom)
\# **VIPom** (VERNER-MORRISON-Syndrom)
\# C-Zellen der Schilddrüse: Kalzitoninom, **C-Zell-Karzinom**

Nebennierenmark, sympathischer Grenzstrang: **Phäochromozytom**
Hypophyse: Kortikotropinom (ACTH)
ADH (SCHWARTZ-BARTTER-Syndrom)
Haut: MERKEL-Zellkarzinom (malignes neuroendokrines, trabekuläres Hautkarzinom)
Kombinationen ⇨ siehe **MEN**

KARZINOIDE

Path:
- Lok: **Appendix** (40 %), Jejunum und unterer Dünndarm: terminales **Ileum** (30 %), Rektum und Kolon (20 %), Extraintestinal (10 % ⇨ v.a. **Bronchialsystem**, selten in Teratomen, Ovarien od. Hoden). 30 % der Karzinoide treten multifokal auf.
- Metastasierung: Gastrointestinales Karzinoid ⇨ **Leber!**, Wahrscheinlichkeit stark abhängig von Lok. und Primärtumorgröße (Tumor <1 cm in der Appendix hat fast nie Metastasen, >2 cm im Dünndarm 50%ige Metastasierungswahrscheinlichkeit)
- **Karzinoid-Syndrom** (Syn: Carcinoid-Syndrom, Hyperserotonismus, Angiomatosis miliaris, STEINER-VOERNER-Syndrom, ICD-10: E34.0) mit **Flush-Syndrom** ⇨ tritt bei Lok. im Magen-Darm-Trakt meist erst nach Lebermetastasierung auf, da das Serotonin dann nicht mehr durch die Monoaminooxidase der Leber bei der Leberpassage abgebaut wird
- Malignität: Gastrointestinaltrakt: maligne, wie ein Karzinom (Metastasierung!), Ausnahme: solitäres Karzinoid der Appendix: benigne (oft Zufallsbefund)

  Lunge: KULCHITZKY-Zell-Karzinom Typ 1: typisches Bronchial-Karzinoid ⇨ eher gutartig, lange Zeit begrenzt (= gut differenzierter neuroendokriner Tumor)

  KULCHITZKY-Zell-Karzinom Typ 2: atypisches Bronchial-Karzinoid ⇨ frühe Lymphknoten- und Fernmetastasierung (= gut differenziertes neuroendokrines Karzinom)

  KULCHITZKY-Zell-Karzinom Typ 3: **kleinzelliges Bronchialkarzinom** mit **paraneoplastischer Hormonbildung** (= neuroendokrines Karzinom, ca. 10 % aller Kleinzeller)

Epid:
◊ Inzidenz: **selten**, geschätzt 1,25/100.000/Jahr

◊ Solitäres Karzinoid ⇨ häufig **Zufallsbefund bei der Appendektomie** von jungen Menschen (in 0,3 % der Appendektomien), sonst Prädisp.alter: 40.-70. Lj.

◊ Malignes Karzinoid der Lunge (= neuroendokrines Karzinom ⇨ ca. 1 % der Lungentumoren, die sonst. kleinzelligen Bronchialkarzinome machen 15 % der Lungentumoren aus)

Klin:
⇒ **Diarrhoen** (vermehrte Flüssigkeitssekretion in den Darm, Motilitätssteigerung)

⇒ **Flush-Syndrom** (Serotonin u. Kallikreinwirkung) mit rot-blauer Verfärbung von Rumpf u. Extremitäten, Hitzewallungen, Migräne-, Asthmaanfälle (Bronchospasmus), Tachykardie, Tachypnoe, Bauchkoliken ("Appendizitis"), Heißhungeranfälle (Spontanhypoglykämien)

⇒ Später rechtsseitige Kardiopathie (Trikuspidalklappenfibrose = HEDINGER-Syndrom, Pulmonalstenose), pulmonale Hypertonie, retroperitoneale Fibrose, Teleangiektasien

⇒ Lunge: rezidivierende Atelektasen mit Pneumonie, leicht blutender Tumor ⇨ Hämoptysen, Flush-Symptomatik mögl. (Sekretion in den Systemkreislauf)

⇒ LAMBERT-EATON-Syndrom (myasthenieähnliches Krankheitsbild, stammbetonte Muskelschwäche durch paraneoplastische Ak gegen Ca^{++}-Kanäle an der motorischen Endplatte)

Diag:
1. Anamnese und klinische Untersuchung
2. Labor: **5-Hydroxyindolessigsäure** (Abbauprodukt des Serotonins) im 24h-Urin (unter Karenz serotoninreicher Nahrung, insb. Nüsse, Bananen, Ananas), Serotoninspiegel im Serum (RIA)
   Tumormarker (keine Screeningmethode, sondern als Verlaufsparameter verwendet): **Chromogranin A**, NSE, CEA, HCG
3. Staging: Sonographie-Abdomen, ggf. Bronchoskopie mit Biopsie
   Bildgebung: CT-Thorax, -Abdomen u. -Becken mit KM, MRT mit KM, evtl. CT/MRT-Enterographie (ist eine Magen-Darm-Passage mit KM)
4. Lokalisationsdiagnostik: ^{68}Gallium-DOTA-TOC-**PET-CT** hat beste Sensitivität
5. Immunhistochemische Untersuchung: an Biopsie/Op-Präparat Klassifizierung des Tumortyps, Bestimmung der Mitosenzahl u./od. des Ki-67/MIB-1-Proliferationsindex (danach

bestimmt sich auch das Grading des Tumors in G1 = <2 %, G2 = 3-20 %, G3 = >20 %)

Ther:
- Behandlung in einem **spezialisierten Zentrum** durchführen.
- Operativ:
  - Bei Tumoren 5-10 mm ist eine endoskopische Resektion mögl. (wenn im Magen, Duodenum od. Kolon gelegen)
  - Entfernung des Primärtumors im Gesunden (Appendektomie, Darmresektion) + regionäre Lymphonodektomie (Metastasenstraße sanieren)
  - Solitäre Lebermetastasen können ebenfalls operativ entfernt werden, evtl. lokale transarterielle Chemoembolisation od. Radioembolisation (an Mikrosphären gebundene ß-Strahler) bei nicht-operablen Metastasen
  - Palliativ: bei multizentrischen Tumoren u. ausgedehnter Metastasierung ⇨ tumorverkleinernde Operation (Debulking) zur Abschwächung der Hormonwirkungen
- Konservativ = palliativ werden bei Inoperabilität **Somatostatinanaloga** (Octreotid s.c., Sandostatin® od. Lanreotid i.m., Somatuline-Autogel®), ggf. + Interferon-α zur Reduktion der endokrinen Symptomatik eingesetzt. Bei starken Diarrhoen zusätzlich 3 x 250 mg/Tag oral Telotristat (Xermelo®).
  Bei Versagen der med. Ther. auch Peptidrezeptorradionukleidtherapie (^{177}Lu-DOTA-TATE od. ^{90}Y-DOTA-TOC/) mögl.
  Bei schlecht differenzierten Tumoren Chemotherapie mit Cisplatin + Etoposid.
- Leitlinie: Neuroendokrine Tumore, S2k v. 3/2018 (AWMF Registernummer 021-026)
- Selbsthilfegruppen: NETZWERK Neuroendokrine Tumoren e.V., Wörnitzstr. 115a, 90449 Nürnberg, Tel.: 0911 2528999, Fax: 0911 2552254, Internet: www.netzwerk-net.de

Prog: Karzinoide haben insg. eine 5-JÜR von 70-80 %, das gutartige Karzinoid der Appendix nahezu 100%ige 5-JÜR (ist auch meist nur Zufallsbefund bei einer Appendektomie), bösartige Karzinoide mit Lebermetastasierung 30%ige 5-JÜR.

Kompl:
- * Fibrosierungen im Herz ("Karzinoidherz") und Retroperitoneum
- * Rezidivierende Atelektasen und Pneumonien
- * Entwicklung eines zweiten malignen Tumors (meist im GI-Trakt)

DD: Flush: Mastozytose (durch die Wirkung von Histamin und Serotonin aus Mastzellen)

GASTRINOM

Syn: **ZOLLINGER-ELLISON-Syndrom**, ICD-10: E16.4

Path:
- ♦ Gastrin-produzierender Tumor (= gehört zu den NET)
  Im Pankreas finden sich physiologisch nur beim Kind Gastrinzellen, beim Erwachsenen ist dies eine ***ektope*** Lokalisation (= pathologisch). Die physiologische Lokalisationen beim Erwachsenen sind die **G-Zellen** des Magens im Magenantrum und Duodenum.
- ♦ Lok: **Pankreas** in 70-80 % d.F., Duodenum (= entop), oberes Jejunum, Magen (im Antrum = entop), 50 % der Gastrinome sind multipel und metastasieren früh
- ♦ Malignität: 2/3 der Gastrinome sind **maligne**!, außerhalb des Pankreas gelegen ⇨ sogar 90 % maligne

Epid: **M** > w = 2:1

Klin:
- ⇒ Vermehrte Säureproduktion ⇨ **Ulkus**, insb. multipel auftretend und an **untypischen Stellen** lokalisiert, z.B im Duodenum (nicht Bulbusbereich), im oberen Jejunum, große Kurvatur im Magen oder rasches Rezidiv nach einer Ulkusoperation.
- ⇒ **Diarrhoen** bei der Hälfte aller Patienten (durch Schädigung des Dünndarmes durch die gastrale HCl-Überproduktion und damit Unwirksamkeit der Pankreas- und Gallenenzyme (pH zu niedrig) ⇨ Entzündung des Dünndarmes) mit Steatorrhoe (Lipaseinaktivierung), Hypokaliämie und Dehydratation
- ⇒ Ulkuskomplikationen ⇨ Perforation, Strikturen, Ulkusblutung, Ösophagitis

Diag: 1. Anamnese und klinische Untersuchung

2. Magensekretionsbestimmung: Basalsekretion stark erhöht (BAO normal: 2-5 mmol Säure/Std. ⇨ pathologisch erhöht auf >15 mmol/Std., beim Magenoperierten >5 mmol/Std.)
Bei Pentagastrinstimulation kein wesentlicher Anstieg mehr (durch die ständig bestehende Stimulation ist die Sekretion von Magensäure nicht stärker anregbar)

3. Gastrinanalyse im Serum: Basal erhöht (Hypergastrinämie >1.000 pg/ml und pH <2 ist die Diag. sicher, sonst Provokationstest mit Sekretin (normalerweise die Sekretion hemmendes Enzym) ⇨ Anstieg von Gastrin um 100 % ist beweisend).
Evtl. selektive Blutentnahme im Pfortadersystem (zur Metastasensuche)

4. Endoskopie: Lokalisation der Ulzera? - Bei **multiplen peptischen Läsionen** und atypischer Lokalisation stets an ein ZOLLINGER-ELLISON-Syndrom denken!
Biopsie: glanduläre Hyperplasie der Magenschleimhaut (durch die Dauerstimulation)
DD: bei atypisch lokalisierten Ulzera immer auch an ein Karzinom denken!
➲ Biopsien obligat! ➲

5. Lokalisationsdiagnostik: Sonographie, CT-Abdomen mit KM, MRT, FDG-**PET-CT** (od. Somatostatin-Rezeptor-Szintigraphie mit ^{111}In-Pentetreotide, falls PET-CT nicht verfügbar), Angiographie (nicht immer aussagekräftig, da wenig vaskularisiert)

Ther:
- Konservativ: Protonenpumpeninhibitoren (PPI, Omeprazol, Antra MUPS®), evtl. + H_2-Blocker, beides in Höchstdosierung, Chemotherapie (selten) mit 5-Fluorouracil
- Operativ: Ind: lokalisierbarer Tumor
  - Tumorentfernung, Problem: häufig multiple Gastrinome, extrapankreatische Lokalisationen, häufig Metastasen, kleiner Tumor (<2 cm ⇨ schwer zu lokalisieren, hier hilft ggf. die intraoperative Sonographie)
  - Bei Lok. im Magen endoskopische Resektion bei Tumor <1 cm, sonst Magenteilresektion, bei ausgedehntem Befund auch Gastrektomie u. Lymphadenektomie

Prog: Bei Solitärtumoren (operabel) gute Prognose, maligne Gastrinome haben nur 40 % 5-JÜR

DD:
- MEN I (s.u.) in ca. 20 % d.F.
- G-Zell-Hyperplasie der entopen G-Zellen im Magenantrum (⇨ hier fällt der Sekretin-Stimulationstest aber negativ aus)
- Ulkuskrankheit anderer Genese: Hyperparathyreoidismus (erhöhtes Kalzium stimuliert die Säureproduktion), Pylorusstenose, belassener Antrumrest nach B-II-Operation

INSULINOM

Syn: Inselzelladenom, B-Zelladenom, Beta-Zell-Tumor, ICD-10: D13.7

Path:
- Nur in 50 % d.F. wird Insulin produziert, sonst andere gastrointestinale Hormone (z.B. Somatostatin, pankreatisches Polypeptid)
- Lok: in **90 % solitär** im Pankreas, am häufigsten im Pankreas-Korpus
  in 10 % multiple Tumoren des Pankreas od. im übrigen Gastrointestinaltrakt (MEN I, s.u.)
- Dignität: **90 % benigne** (Adenom), 10 % maligne (Nesidioblastom)
- Metastasierung: Leber und lokoregionäre Lymphknoten

Epid:
- ◊ Prädisp.alter: 30.-50. Lj.
- ◊ Inzidenz: 0,3/100.000/Jahr
- ◊ Häufigster endokriner Pankreastumor (ausgehend von den B-Zellen)

Klin: ⇒ **WHIPPLE-Trias:**
1) **Spontanhypoglykämie** (v.a. am Morgen, evtl. mit Bewusstseinstrübung, nach körperlicher Belastung oder nach Nahrungskarenz, Blutglukose <45 mg/dl)
2) Typische Klinik der Hypoglykämie (vegetative Symptomatik durch Katecholaminausschüttung: Schwitzen, Tachykardie, Palpitationen, Blässe, Zittern, Schwäche, Heißhunger)

3) Prompte Besserung nach i.v.-Gabe von Glukose

⇒ Im Intervall evtl. **ZNS- und neurovegetative Störungen** (Krampfanfälle, Kopfschmerzen, Seh- und Sprachstörungen, Doppelbilder, Depression und Verwirrtheitszustände)

Diag:
1. Anamnese und klinische Untersuchung
2. Labor: Insulin, Proinsulin, C-Peptid
3. **Fastentest** (stationär, 48-72 Std.): kontinuierliches Ansteigen des Insulin/Glukose-Quotienten (BZ <45 mg/dl, Insulin >6 µU/ml od. >43 pmol/l) ⇨ durch kontinuierliche, nicht bedarfsorientierte Insulinproduktion (bei Normalproband fällt der Insulinspiegel in der Zeit des Hungerversuches ab)

   Insulinsuppressionstest: keine Senkung des C-Peptidspiegels (abgespaltener Teil des Proinsulins, >200 pmol/l) nach Gabe von 0,15 IE Altinsulin/kgKG beim Insulinompatienten (= keine Suppression der körpereigenen Insulinproduktion bei exogener Zufuhr)
   Evtl. selektive Insulinbestimmung im Pfortaderkreislauf
4. Lokalisationsdiagnostik:

   Sonographie: in 70 % lokalisierbar, jedoch Pankreasschwanz meist nicht gut darstellbar
   CT-Abdomen mit KM-Bolus, da Insulinome gut durchblutet sind ⇨ 80 % Trefferquote
   PET-CT mit ^{68}Gallium-DOTA-TOC od. GLP-1-PET
   Selektive Angiographie/DSA ⇨ 80-90 % Trefferquote
   Insg. schwierig, da Tumordurchmesser meist nur 1-2 cm beträgt. Die Kombination von Angiographie und **intraoperativer Sonographie** ergibt eine 95%ige Treffsicherheit.

Ther:
- Konservativ: Präoperativ, bei Inoperabilität oder wenn das Insulinom intraoperativ nicht gefunden werden kann (ca. 5 % d.F.): **Diazoxid** (hemmt die Insulinsekretion, Proglicem® 150-600 mg/Tag), Ind. auch bei maligner Entartung.

  Somatostatinanaloga (Octreotid, Sandostatin® s.c., bei Kindern/Neugeborenen)
  Chemotherapie: Streptozotozin + 5-Fluoruracil, bei Versagen auch Everolimus
- Operativ: Ind: immer bei lokalisierbarem Tumor gegeben, evtl. Probelaparotomie mit **intraoperativer Sonographie** bei unklarer Lage
  - Enukleation des Adenoms bei Solitärtumor (offene od. laparoskopische Op)
  - Linksresektion bis subtotale Pankreasresektion (Pankreaskopf bleibt erhalten) bei multiplen Adenomen
  - Bei malignem Tumor: als Ultima ratio palliative Duodenopankreatektomie und evtl. Entfernung solitärer Lebermetastasen (zur Tumor-/Hormonreduktion)

Prog: Bei Tumorentfernung gut, auch palliative Resektionen zeigen gute Ergebnisse, unbehandelt führen die rezidivierenden Hypoglykämien zu ZNS-Schäden

Kompl:
* Cave: jede Hypoglykämie kann irreversible neurologische Schäden verursachen!
* Maligne Entartung, Lebermetastasen

Op:
* Pankreasfisteln, Pankreasabszess, Pankreaspseudozyste
* Subtotale Resektion des Pankreas kann Substitution mit Pankreasenzymen (Pankreon®, oral) u. evtl. Insulingabe erforderlich machen.

DD:
- Funktionelle Hypoglykämien, Spätdumping-Syndrom nach Magen-Op, Tumor-Hypoglykämien (Paraneoplasie, insulin like growth factor), konsumierende Prozesse, Hypophysenvorderlappen- u. Nebennierenrindeninsuffizienz
- **Bei unklaren neurologischen Symptomen immer auch an Hypoglykämien denken!**
- Gendefekte (früher „Nesidioblastose" genannt): kongenitaler Hyperinsulinismus (Hypoglykämien bereits in den ersten Lebensjahren) durch Sulfonylharnstoff-Rezeptor- (aut.-rez., Chrom. 11), Kir6.2-Gen- (aut.-rez.), Glucokinase-Gen- od. Glutamatdehydrogenase-Gen-Mutation (aut.-dom.)
- Autoimmunbedingte Insulinresistenz
- Hypoglycaemia factitia = durch zu große exogene Insulinzufuhr bedingt (⇨ erniedrigter C-Peptid-Spiegel), z.B. durch Einsatz von Insulin beim **Doping**!
- Kachexie, schwere Malnutrition, Anorexia nervosa, Alkoholabusus
- MEN I (s.u.), sonstige paraneoplastische Symptomatik (Sekretion von IGF-II-Peptiden)

GLUKAGONOM

Path: Glukagon synthetisierender Pankreastumor der endokrinen A-Zellen, ICD-10: D13.7

Epid: Sehr seltener Tumor

Klin: ⇒ Leichter Diabetes mellitus (zu hoher Glukosespiegel im Blut)
⇒ Hautekzeme, nekrotisierend und wandernd

Diag: 1. Anamnese und klinische Untersuchung
2. Labor: Glukagonnachweis (RIA)
3. Lokalisationsdiagnostik: Sonographie und CT-Abdomen/Becken

Ther: • Konservativ: Bei Inoperabilität Chemotherapie mit Streptozotozin
• Operativ: Tumorexstirpation

VIPOM

Syn: **VERNER-MORRISON-Syndrom**, D_1-Tumor, WDHH- od. WDHA-Syndrom (watery diarrhea hypokalemia hypochlorhydria bzw. achlorhydria), ICD-10: D13.7

Path: ♦ **VIP** (= vasoaktives intestinales Polypeptid) aktiviert die intestinale u. pankreatische Adenylatzyklase ⇨ Sekretion von Dünndarm- u. Pankreassekret (ähnliche Wirkung, wie das Choleratoxin, das zu profusen wässrigen Durchfällen führt, deswegen manchmal auch als "Pseudocholera" oder "pankreatische Cholera" bezeichnet)
♦ Lok: meist im **Pankreas**, ca. 15 % der Adenome oder Karzinome (selten) befinden sich extrapankreatisch (Verdauungstrakt, Lunge, Grenzstrang), in 80 % d.F. maligne

Klin: ⇒ **WDHH-Syndrom:** wässrige Durchfälle, Hypokaliämie und Hypochlorhydrie bis Achlorhydrie (= Fehlen von Magensekretion), die Durchfälle sistieren auch beim Fasten nicht!
⇒ Gewichtsverlust durch die starken Durchfälle ⇨ Cave: Elektrolytverlust, Exsikkose und Nephropathie bis hin zum Volumenmangelschock
⇒ Hypotonie, Tachykardie, Adynamie, Muskelschwäche, Magen-Darm-Atonie durch die Hypokaliämie

Diag: 1. Anamnese und klinische Untersuchung
2. Labor: VIP (patholog. >200 pg/ml), PP, GIP im Serum (RIA)
3. Magensekretionsanalyse zeigt eine Hypochlorhydrie
4. Staging: Sonographie-Abdomen, CT-Abdomen/Becken mit KM, MRT, evtl. selektive Angiographie des Pankreas (Tr.coeliacus u. A.mesenterica sup. ⇨ Aa.pancreaticoduodenales sup. u. inf. zeigen intrapankreatische Gefäßmalformationen)

Ther: • Konservativ: Bei Inoperabilität ⇨ Somatostatinanaloga (Octreotid, Sandostatin®), kaliumhaltige Infusionen, evtl. auch Prednison
• Operativ: Entfernung des Adenoms durch Tumorexstirpation (falls genau lokalisierbar), sonst 2/3-subtotale Pankreasresektion

Prog: Unbehandelt schlechte Prognose, behandelt gute Prognose (bei Stopp der Durchfallerkrankung)

Kompl: Hypokaliämie und Exsikkose durch die starken Durchfälle bis hin zum **Schock**

DD: – Pseudo-VERNER-MORRISON-Syndrom: Durchfälle und Hypokaliämie bei chronischem Laxanzien-Abusus ("MÜNCHHAUSEN"-Syndrom)
– MEN I (s.u.), Karzinoid-Syndrom, PPom (pankreatisches Polypeptid)
– Andere Durchfallerkrankungen: Cholera, Salmonellosen etc.

MEN

Syn: MEN = **multiple endokrine Neoplasien**, MEN-Syndrom, MEA (= multiple endokrine Adenomatose), Polyadenomatose-Syndrome, ICD-10: D44.8

Def: Kombination **mehrerer neuroendokriner Tumoren** des APUD-Zellsystems

Ät: Allgemein: familiär aut.-dom. vererbt, auch sporadische Fälle mögl. (Neumutationen)
- MEN I : aut.-dom. (Mutation im Menin-Gen auf dem Chrom. 11_{q13})
- MEN II: aut.-dom. (Mutation im RET-Protoonkogen auf dem Chromosom $10_{q11.2}$) ⇨ **Familienangehörige** regelmäßig auf C-Zell-Karzinom und Phäochromozytom **kontrollieren** (Calcitonin i.S. und Katecholamine i.U.) bzw. Screening auf RET-Protoonkogen durchführen

Epid: ◊ Häufigkeit: 1:50.000 (für MEN I, alle anderen viel seltener, 1:1-2 Mio.)
◊ Manifestationsalter: 20.-60. Lj.

Etlg: # **MEN I** (WERMER-Syndrom): Nebenschilddrüsenadenome (Hyperparathyreoidismus) + Pankreas-/Duodenaltumoren (Gastrinom, Insulinom, Glukagonom, VIPom) + Hypophysentumoren (Adenom im Vorderlappen) + Karzinoide (neuroendokrine Tumoren, s.o.), selten auch NNR-Hyperplasie

MEN II a (SIPPLE-Syndrom): medulläres Schilddrüsenkarzinom (C-Zell-Karzinom) oder C-Zell-Hyperplasie + Phäochromozytom (NNM) + Nebenschilddrüsenadenome (Hyperparathyreoidismus), evtl. juckende Amyloidose zwischen den Schulterblättern

MEN II b (auch MEN III, MMN-Syndrom: multiple Mukosaneurome, GORLIN-Syndrom): Tumoren wie bei MEN II a + zusätzlich Schleimhautfibrome und intestinale Ganglioneuromatose (Lippe, Zunge, Wange, Augenlider od. Enddarmbereich betroffen, Megakolon), marfanoider Habitus

MEN 4: extrem selten, CDKN1B-Genmutation, Symptome ähnlich wie MEN I

Klin: ⇒ MEN I und II: zeigen die Symptome der Einzelerkrankungen (siehe dort)
⇒ MEN II b: schwulstige Lippen u. Neurofibrome am hinteren Zungenbereich, kutan tastbare Tumoren (Neurofibrome), sonstige Symptome wie bei den anderen Einzelerkrankungen

Diag:
1. Anamnese (familiäre Häufung von neuroendokrinen Tumoren?) und klinische Untersuchung. Bei allen Tumoren/Adenomen der vom APUD-Zellsystem abstammenden Organe sollte auch an das Vorliegen eines **MEN** gedacht und dieses ausgeschlossen werden.
2. Tumormarker: Es kann häufig ein erhöhter **NSE-**Titer (neuronspezifische Enolase) u./od. **Chromogranin-A**-Titer festgestellt werden ⇨ geeignet zur Verlaufskontrolle.
   Die Laboruntersuchungen und Tumormarker der Einzelerkrankungen können ebenfalls herangezogen werden, z.B. Calcitonin, Parathormon, PP, Gastin, Prolaktin usw.
3. Lokalisationsdiagnostik: **PET-CT** mit ^{68}Gallium-markierten Somatostatinanaloga
4. Humangenetische Untersuchung: Kinder/Geschwister von Erkrankten sollten auf Gendefekte untersucht werden ⇨ bei pos. Gendefekt regelmäßige Vorsorgeuntersuchungen ab dem 16. Lj. alle 2 J. durchführen. Eine prophylaktische Schilddrüsenentfernung wird ebenfalls empfohlen (bei Typ MEN II b bereits im Kindesalter).

Ther:
- Operativ:
  - Die operative Therapie besteht aus der Entfernung der einzelnen Tumoren (wie bei den Einzelerkrankungen). Allgemein gilt dabei, dass die Behandlung des Phäochromozytoms an erster Stelle steht.
  - Bei MEN I wird zur Parathyreoidektomie zusätzlich eine zervikale Thymektomie durchgeführt (häufig dort zusätzliche Nebenschilddrüsen).
- Weitere Informationen beim Deutschen MEN1-Register, Internet: www.men1.de und der European MEN Alliance, Internet: www.emena.eu

Kompl: * Je nach endokriner Aktivität: Nephrokalzinose, Nierensteine, Niereninsuffizienz, Magen-Darm-Ulzera und -Blutungen, Hypoglykämien, sekundärer Hypogonadismus
* Maligne Entartung der Adenome mögl.

SCHILDDRÜSE

Anatomie

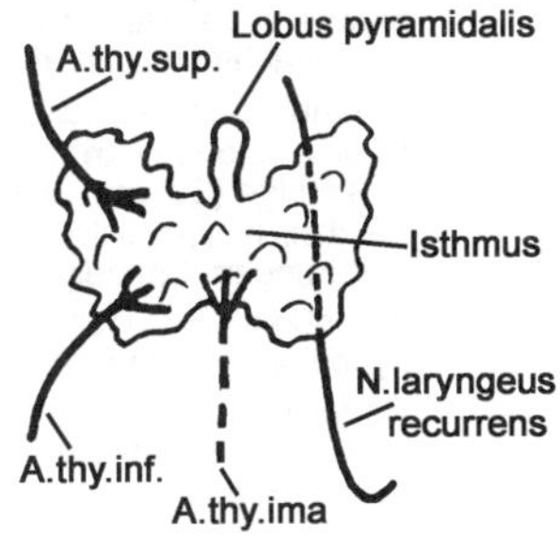

Die Schilddrüse (Glandula thyreoidea) liegt unmittelbar ventral der Trachea an. Sie besteht aus zwei Lappen, die über den Isthmus verbunden sind. Der Isthmus kann sich oralwärts in einen Lobus pyramidalis fortsetzen (ca. 50 % d.F., als Rest des Duct.thyroglossalis). Umgeben wird die Schilddrüse inklusive der Epithelkörperchen (= Nebenschilddrüsen, Glandulae parathyreoideae, s.u.) von einer bindegewebigen Kapsel.
An ihrer Dorsalfläche zieht beiderseits der **N.laryngeus recurrens** (aus dem N.vagus) von unten zum Larynx.

Gesamtvolumen: Männer max. 25 ml, Frauen max. 18 ml

Arterien: **A.thyreoidea sup.** (1. Ast der A.carotis ext.), **A.thyreoidea inf.** (aus Tr.thyrocervicalis), evtl. eine unpaarige A.thyreoidea ima (direkt aus der Aorta)

Venen: V.thyreoidea sup. (in V.jugularis int.), V.thyreoidea med. (in V.jugularis int.), V.thyreoidea inf. (in V.brachiocephalica)

Lymphabfluss: In paratracheale, zervikale und auch mediastinale Lk-Gruppen

Physiologie

Produktion, Speicherung und Sekretion v. $\mathbf{T_3}$ (Triiodthyronin) u. $\mathbf{T_4}$ (Tetraiodthyronin = **Thyroxin**) durch Iodierung von Tyrosin. Biologisch stark aktiv ist das T_3; T_4 (3fach weniger aktiv) wird in Leber und Niere auch in T_3 überführt. Der Transport erfolgt überwiegend durch Bindung an TBG (= thyroxinbindendes Globulin). Störungen des TBG kann eine Hypo- o. Hyperthyreose vortäuschen (z.B. TBG zu hoch bei: Hepatitis, hormonale Kontrazeptiva, Steroide, ASS; TBG zu niedrig: Eiweißverlustsyndrom) ⇨ zur Vermeidung von Fehlern besser freies (nicht mehr an TBG gebundenes) fT_3, fT_4 bestimmen.

Hormonwirkung: Gesteigerter Gesamtstoffwechsel, Übererregbarkeit, im Kindesalter wichtig für Wachstum und Entwicklung, im Erwachsenenalter katabol (hemmend auf Glykogen- und Proteinsynthese).

Regelkreis: **TSH** (thyreoideastimulierendes Hormon) aus den basophilen Betazellen des Hypophysenvorderlappen (= Adenohypophyse) stimuliert die Schilddrüse. TSH selbst wird reguliert durch TRH (thyrotropin releasing hormone) aus dem Hypothalamus und TRH wiederum durch den Hormonspiegel im Blut. Daneben besitzt die Schilddrüse eine Basisautonomie, die stets einen Grundspiegel an Schilddrüsenhormonen produziert.

Parafollikuläre Zellen: **C-Zellen** der Schilddrüse gehören zum APUD-Zellsystem und sezernieren Calcitonin (⇨ senkt den Serum-Kalzium-Spiegel und baut Ca^{++} in den Knochen ein)

STRUMA

Syn: Umgangssprachlich: Kropf, engl. goiter, ICD-10: E01.-

Def: Struma = Vergrößerung der Schilddrüse über die normale Größe hinaus, sie kann dabei euthyreot, hypothyreot oder hyperthyreot sein

Ät:
- Exogener, alimentärer **Iodmangel**, strumigene Ernährung (z.B. Kohl, enthält Thiamazol-ähnliche Stoffe)
- Angeborener Defekt von Iodverwertung und Hormonsynthese ("kropfgefährdete Familien")
- Vermehrter Schilddrüsenhormonbedarf (Gravidität, Pubertät, Iodverlust)

- **Autonomien** und **Adenome**
- Morbus BASEDOW (TSH-Rezeptor-Autoantikörper) mit Hyperthyreose
- Entzündung der Schilddrüse mit Schwellung = Thyreoiditis
- Schilddrüsenmalignome = Struma maligna

Path: ♦ **Endemische Struma**: Meist euthyreote, "blande" Struma = hormonneutrale Schilddrüsenveränderung (durch die Vergrößerung der Schilddrüse versucht der Körper den Iodmangel auszugleichen ⇨ intakter Regelkreis), der Iodmangel aktiviert dabei intrathyreoidale Wachstumsfaktoren

♦ Struma diffusa = homogene parenchymatöse Vergrößerung
Struma nodosa (**Knotenstruma**) = meist multinoduläre (Struma multinodosa), selten solitär knotige (Struma uninodosa) Vergrößerung der Schilddrüse
Zusätzlich möglich: Kolloidzysten, Blutungszysten, Verkalkungen, regressive Veränderungen, Epithelhyperplasien/-metaplasien

♦ Autonome Schilddrüsenerkrankungen = **autonomes Adenom** ⇨ hypothalamisch-hypophysärer Regelkreis ist ausgeschaltet ⇨ Hyperthyreose mögl. (toxisches Adenom)

♦ Retrosternale/mediastinale Strumen: als Struma endothoracica falsa (mit Parenchymbrücke zur Schilddrüse, häufig) oder als Struma endothoracica isolata/alliata vera (echtes dystopes Schilddrüsengewebe)

Epid: ◊ Prävalenz: endemische Struma bei 20-23 % der Bevölkerung in Deutschland mit einem Nord-Süd-Gefälle (in Bayern 30-50 % d. Bevölkerung betroffen)

◊ 50 % der Iodmangelstrumen entwickeln sich bereits bis zum 20. Lj., **w** > m

◊ In Deutschland ca. 80.000 Schilddrüsenoperationen/Jahr

Etlg: # Endemische Struma (80-90 % d.F.)

Hyperthyreose (10-20 %), z.B. Adenom, Morbus BASEDOW

Bösartige Tumoren (Struma maligna) (0,1-5 %, die Angaben schwanken stark: 0,1 % aller Knoten, bis 5 % bei den resezierten/histologisch untersuchten Strumen)

Thyreoiditis (selten)

Einteilung nach der Klinik: Struma-Grad

0:	Schilddrüse **nicht sichtbar, nicht tastbar**, szintigraphisch Vergrößerung nachweisbar (weniger als 4fach vergrößert)
I:	Schilddrüse **tastbar** vergrößert, aber normal nicht sichtbar (sichtbar bei rekliniertem Kopf), mehr als 4fach vergrößert
II:	Schilddrüse **sichtbar vergrößert**
III:	Sehr große Schilddrüse, mit **regionalen mechanischen Komplikationen: Verdrängung** od. **Einengung** der Trachea (Stridor), der Halsgefäße (obere Einflussstauung) od. des Oesophagus (Schluckbeschwerden), retrosternale Anteile ⇨ absolute Op-Indikation

In bayerischen Einteilungen gibt es noch Struma-Grad **IV**: von hinten sichtbare Struma

Klin: ⇒ Eine Struma Grad 0-II macht meist keine Beschwerden

⇒ Stridor u. Dyspnoe durch Verdrängung od. Einengung der Trachea, evtl. Heiserkeit bei Affektion des N.laryngeus recurrens

⇒ Schluckbeschwerden durch Verdrängung od. Einengung des Oesophagus

⇒ Obere Einflussstauung: Sichtbare V.jugularis ext., kutane Venen des Halses und des Thorax

Diag: 1. Anamnese und klinische Untersuchung: Palpation, Schluckverschieblichkeit, Strömungsgeräusche (Schwirren) über der Schilddrüse

2. Labor: **Freies T_3** und **T_4** (⇨ TBG-Veränderungen sind ohne Einfluss), **TSH** basal, evtl. TRH-Test (Überprüft die Intaktheit des Regelkreis, wird nur noch selten durchgeführt)

3. **Sonographie:** Lage, Form, Größenbestimmung (Norm: Gesamtvolumen w: <18 ml, m:

<25 ml), Echostruktur (homogen oder inhomogen mit Knoten - solide [echoreiche] oder zystische [echoarme] Anteile), echoarmer Randsaum (Halo), Beziehung zu den Nachbarorganen

4. **Szintigraphie** mit ^{99m}Technetium-Pertechnetat (selten auch ^{123}Iod): Nachweis unterschiedlicher Nuklidanreicherungen, ektopem Schilddrüsengewebe (evtl. auch speichernde Metastasen bei differenziertem Karzinom); K-Ind: Gravidität (die Strahlenbelastung beträgt ca. 0,7 mSv für eine Untersuchung u. damit in etwa so viel wie z.B. für eine Mammographie oder etwa 1/10 eines CT von Abdomen/Thorax, HWZ des ^{99m}Tc 6 Std.)
   - Warmer Knoten (= vermehrte Speicherung, bei euthyreoter Stoffwechsellage)
   - Heißer Knoten (= starke Speicherung) ⇨ meist Autonomie, aber auch Malignität mögl. (insb. paranodulär)
     ⇨ Kompensierte Autonomie: Auch Rest des Gewebes speichert ^{99m}Tc.
     ⇨ Dekompensierte Autonomie: Nur heiße Knoten stellen sich dar, die restliche Schilddrüse ist supprimiert (⇨ übersteuerte Aufnahme notwendig, um im übrigen Schilddrüsengewebe zusätzliche kalte Knoten auszuschließen).
   - Kalter Knoten ⇨ **ein Schilddrüsenmalignom muss immer ausgeschlossen werden!** ⇨ Sono: Zyste oder solides Gewebe?, solide ⇨ Tumorverdacht verstärkt ⇨ Zytologie erforderlich!
5. Bildgebung: CT-Hals/Thorax od. MRT bei Trachealverdrängung, intrathorakaler Struma
6. Bei tumorverdächtigem Knoten: Zytologie durch Feinnadelaspiration (je nach Krankenhaus wird alternativ auch eine sofortige diagnostische Op durchgeführt)
7. Präoperativ: **HNO-Untersuchung** mit Laryngoskopie, insb. bei vorbestehender Heiserkeit (Rekurrensparese?, wichtig aus forensischen Gründen), wichtig: **Aufklärung** über die Möglichkeit einer Rekurrensparese beim operativen Eingriff (insb. auch beim Rezidiveingriff), Labor: Kalzium, Calcitonin

Ther:

- Konservativ: Medikamentös: T_4-Substitution (L-Thyroxin, Euthyrox®) bis zur Struma Grad II (nicht bei knotigen Veränderungen oder fokalen Autonomien)

  Radio-Iod-Behandlung: radioaktives ^{131}Iod wird in die Thyreoidea eingelagert und zerstört dort das Tumorgewebe. Ind: disseminierte Autonomien (insb. bei hohem Uptake in der Szintigraphie, da dann gute Einlagerung), bei Op-Angst des Patienten, palliativ u. bei älteren, nicht operablen Patienten. (Anmerkung: das Strahlenrisiko ist insg. als sehr gering zu beurteilen)
- Operativ: Ind: Druck u. Verdrängung v. Nachbarorganen (Stadium III), Strumen mit Autonomie, kalte Knoten / Malignitätsverdacht

  K-Ind: jugendliche Struma vor 25. Lj. (immer erst Therapie mit Thyroxin/Iodsubstitution versuchen)
  - Präoperativ muss eine **euthyreote Stoffwechsellage** eingestellt werden (bei Hyperthyreose Vorbehandlung mit Carbimazol od. Thiamazol)
  - **Struma: subtotale Schilddrüsenresektion** = ein dorsaler Rest wird belassen: kleiner KOCHER-Kragenschnitt (tiefer kollarer Querschnitt durch Haut und Platysma), Halsvenen werden koaguliert od. ligiert und durchtrennt, Längsinzision und Auseinanderdrängen der geraden Halsmuskulatur, Darstellung der oberen und unteren Polgefäße so lateral wie möglich (Cave: N.recurrens) und Ultraschallkoagulation/Diathermie u./od. Ligatur der Gefäße, Resektion der Struma von oben nach unten (Kapsel bleibt stehen), Wiederverschluss der Schilddrüsenkapsel, schichtweiser Wundverschluss.

    Wegen der hohen Rezidivrate wird teilweise heute auch eine **totale Schilddrüsenentfernung** durchgeführt. Immer histologische Untersuchung zum Malignomausschluss.
  - Retrosternale Strumen können meist über den normalen Zugang mitentfernt werden, nur bei tiefer intrathorakaler Lage kann eine mediane obere Sternotomie notwendig werden (extrem selten).
  - Adenome können bei jugendlichen Patienten durch Enukleation entfernt werden.
  - Insb. bei Frauen werden derzeit **neue Zugangswege** versucht: minimalinvasives Vorgehen über einen kleinen Hautschnitt hinter dem Ohr und Entlangführen der Kamera u. Spezialinstrumente zwischen den Halsmuskeln oder transaxillärer und mammillarer Zugang (Vorteil: keine Narbe am Hals) oder minimalinvasiv mit Videounterstützung (Zugang am Hals, insg. aber kleinerer Schnitt dadurch mögl., ca. 2 cm lang)

    In Erprobung ist auch ein transoraler Zugang (drei vestibuläre [= zwischen Unterlippe u. Unterkiefer in der Mitte und in Höhe der ersten Molaren] Zugänge, sog. NOTES-Verfahren = natural orifice translumenal endoscopic surgery).

- <u>Nachbehandlung:</u> Ca- u. Parathormon-Kontrolle sowie Laryngoskopie 1 Tag nach Op, ab 2. postoperativen Tag mit L-Thyroxin (= T_4, Euthyrox®) 50-100 µg/Tag ⇨ sonst Rezidive in bis zu 20-30 % d.F. (Medikation muss auch während einer Gravidität eingenommen werden)
- <u>Leitlinie:</u> Op v. Schilddrüsenerkrankungen, S2k v. 12/2021 (AWMF Registernr. 088-007)

<u>Prog:</u> Op-Letalität: 0,2 %; Rezidiv, bei guter medikamentöser postop. Prophylaxe in 2-20 % d.F.

<u>Kompl:</u> * Tracheomalazie (Säbelscheidentrachea) durch längerfristige Kompression

<u>Op:</u> * Blutung, kollares Hämatom, Verletzung der Trachea, Trachealkollaps

* **Läsion des N.laryngeus recurrens** (Inzidenz: ca. 1 %, bei Rezidiv-Op kann das Risiko bis auf 15 % ansteigen!). Die schonende Darstellung des Nerven ist daher Standard bei jeder Schilddrüsen-Op, ggf. zusätzlich intraoperatives Neuromonitoring (dabei wird ein EMG an der Kehlkopfbinnenmuskulatur über Elektroden am Beatmungstubus abgeleitet). Bei Verletzung Stimmbandparese ⇨ Heiserkeit (Rückbildung bei 1/3-1/2 der Patienten bis innerhalb eines Jahres), bei beidseitiger Läsion wird die Atmung stark behindert und kann im Extremfall eine Tracheotomie notwendig machen.
* **Hypoparathyreoidismus** ⇨ hypokalzämische Tetanie durch Entfernung, Läsion oder Unterbindung aller Epithelkörperchen (Inzidenz: 0,1-1,5 %, vermehrt bei Rezidiv-Op und kompletter Schilddrüsenentfernung bei maligner Indikation)

<u>Proph:</u> ♥ Zur **Strumaprophylaxe** ausreichende Aufnahme von Iodid (Tagesbedarf: 200 µg), z.B. durch iodiertes Speisesalz, See-Fisch, Milchprodukte. Während der **Schwangerschaft** und beim Stillen sollte der erhöhte Bedarf durch Iodid-Tabletten (200 µg/Tag) substituiert werden.

♥ Cave: bei bekannter Autonomie/Hyperthyreose und Untersuchung mit Iod-haltigen Röntgenkontrastmitteln (z.B. Angiographien) ⇨ Schilddrüsenblockade erforderlich: am Vortag Perchlorat (Irenat®), am Untersuchungstag und mind. 3 weitere Tage Carbimazol

♥ Postoperativ: i.d.R. lebenslange T_4-Einnahme zur Hormonsubstitution (Euthyrox®), bei Schilddrüsenrest in Kombination mit Iod (Thyronajod®, Jodthyrox®) zur Rezidivprophylaxe, Kontrolle des T_4 u. TSH-Spiegels 2-4 Wo. nach Therapiebeginn, Dosierung dann je nach Befund anpassen, Kontrollen in jährlichem Abstand

<u>DD:</u> – Schilddrüsenmalignome (kalter Knoten)

– Kolloidzysten (enthalten bräunliche Flüssigkeit, sog. "Schokoladenzysten"): HASHIMOTO-Thyreoiditis, Thyreoiditis DE QUERVAIN, RIEDEL-Struma

– PENDRED-Syndrom: aut.-rez. erbliche (SLC26A4-Mutation auf Chrom. 7) Kombination von Hypothyreose (Iodisationsstörung) mit Struma und Innenohrschwerhörigkeit

HYPERTHYREOSE

<u>Syn:</u> Schilddrüsenüberfunktion, engl. hyperthyroidism, ICD-10: E05.-

<u>Ät:</u> – **Thyreoidale Autonomie** (Ursache liegt innerhalb der Schilddrüse) oder diffuse Autonomie

– **Morbus BASEDOW** (Ursache liegt außerhalb der Schilddrüse) = immunogene Hyperthyreose (genetische Disposition, HLA-B8, DR3, Cw7, DQA1 + auslösendes Agens/Immunantwort auf bakterielle oder virale Infekte?)

– **Hyperthyreosis factitia** = exogene Zufuhr von Schilddrüsenhormonen

– **Subakute Thyreoiditis** DE QUERVAIN (passagere Hyperthyreose)

– Schwangerschaftshyperthyreose, postpartale Thyreoiditis, Chorionkarzinom, Hodentumoren

– Vermehrte hypophysäre TSH-Sekretion od. TSH-ähnliche Substanzen (paraneoplastisch)

– Iatrogen: Nebenwirkungen (bis zur thyreotoxischen Krise) durch Iod-haltige KM, Amiodaron (Antiarrhythmikum, Cordarex®)

<u>Path:</u> ♦ Autonomien und Morbus BASEDOW am häufigsten

♦ Autonomes Adenom ⇨ hypothalamisch-hypophysärer Regelkreis ist ausgeschaltet ⇨

Hyperthyreose (toxisches Adenom), TSH vermindert

- Morbus BASEDOW: **Auto-AK gegen TSH-Rezeptoren** mit stimulierender (intrinsischer) Wirkung ⇨ T_3, T_4 werden vermehrt gebildet (bei latentem Stadium nur T_3-Hyperthyreose), ohne oder mit diffuser Struma oder mit Knotenstruma

Klin: ⇒ Allgemeine Zeichen des Hypermetabolismus: **psychomotorische Unruhe, Tachykardie** und Palpitationen, Temperaturempfindlichkeit (insb. **Wärmeintoleranz**), warme u. feuchte Haut, Schweißausbrüche (erhöhte Katecholaminempfindlichkeit), **feinschlägiger Tremor, Gewichtsabnahme** trotz guten Appetits/Heißhunger (DD: Tumorleiden), Diarrhoen (gesteigerte Stuhlfrequenz), evtl. Myopathie (Muskelschwäche), verstärkter Haarausfall

⇒ **Morbus BASEDOW:** klassisch ist die **MERSEBURGER-Trias** aus **Struma** (70-90 %), **Tachykardie** und **Exophthalmus** (40-60 %). **W** >> m (5:1), Prädisp.alter: >35. Lj.

- Exophthalmus (sog. "Glanzauge") = endokrine Orbito-/Ophthalmopathie in 40-60 % d.F. zu beobachten (Symptom: vorstehende Augen = Protrusio bulbi). Path: Lymphozytäre Infiltration und Einlagerung von Glykosaminoglykane in das periorbitale Gewebe ⇨ Ursache letztlich unbekannt.
  Zeichen: 1.) STELLWAG-Zeichen: seltener Lidschlag
  2.) DALRYMPLE-Zeichen: Retraktion des Oberlids, evtl. + Lagophthalmus = fehlender Lidschluss beim Schlafen ⇨ Ther: Augensalben, evtl. Uhrglasverband zur Nacht, evtl. Kortikoide oral
  3.) GRAEFE-Zeichen: Zurückbleiben des Oberlids bei Blicksenkung
  4.) MOEBIUS-Zeichen: Konvergenzschwäche bei Nahsicht
  5.) JELLINEK-Zeichen Pigmentation der Augenlider
- Prätibiales Myxödem bei 40 % (eigenständiges Krankheitsbild bei der immunogenen Hyperthyreose)

Diag:
1. Anamnese und klinische Untersuchung (s.o.), symmetrische Hyperreflexie
2. Labor: **TSH basal erniedrigt,** T_3, T_4 erhöht, TRH-Test fällt negativ aus (TSH bleibt auch bei TRH-Stimulation supprimiert)
   Morbus BASEDOW: TSH-Rezeptor-AK (TRAK) = Thyreoid Stimulating Immunglobulins (TSI), früher auch LATS (long-acting thyreoidea stimulator) genannt.
   TSI >10 %: Immunogene Hyperthyreose = Morbus BASEDOW
   TSI <10 %: Nicht immunogene Hyperthyreose ⇨ thyreoidale Autonomie?
3. Diagnostik mit Szintigraphie auf thyreogene Autonomie (s. Struma)
4. Präoperative Diagnostik (s. Struma)

Ther:
- Konservativ: **Thyreostatika**: Perchlorat (Irenat®) hemmt Aufnahme von Iodid; schwefelhaltige Thyreostatika (Carbimazol Carbimazol®, Thiamazol Favistan®, Propylthiouracil Propycil®) hemmen die Synthese von Mono- und Diiodthyronin, nicht aber die Inkretion der bereits fertigen Hormone. Zusätzlich Gabe von T_4, um die Schilddrüse ruhigzustellen. Ggf. zusätzlich ß-Rezeptorenblocker (Propranolol, Dociton®).
- Radio-Iod-Therapie mit ^{131}I: Ind: Rezidiv nach Strumaresektion, alte Patienten, progrediente endokrine Orbitopathie. 150-200 Gy Herddosis. Anschließend T_4-Substitution.
- Operativ: Ind: große Struma, multinodulär (Karzinom nicht ausschließbar), Versagen der konservativen Behandlung, progressiver/ therapieresistenter Exophthalmus
  - **Thyreostatische Vorbehandlung vor Op** unbedingt erforderlich: Propylthiouracil (Propycil®) über 6 Wo., evtl. + ß-Blocker (die sog. Plummerung mit Lugol´scher-Lösung = hohe Ioddosis ist heute nicht mehr erforderlich)
  - Subtotale Strumaresektion (s.o.)
  - Nachbehandlung: Ausschleichen der präoperativen Medikation und T_4-Substitution lebenslang (Euthyrox®, Dosis: 1,5 µg/kgKG, Kontrolle nach 6 u. 12 Wochen und Anpassung der Dosierung je nach Stoffwechsellage, jährliche Kontrollen)
- Thyreotoxische Krise: Thyreostatika (Thiamazol Favistan®), Iodid (sofern die Krise nicht durch Iodkontamination, z.B. Iod-haltige KM verursacht ⇨ dann Plasmapherese), Glukokortikoide, ß-Blocker, Sedativa, intensivmedizinische Therapie (Flüssigkeit- u. Elektrolytsubstitution), physikalische Fiebersenkung (keine Antipyretika, wegen T_4-Freisetzung aus der Plasmaeiweißbindung), ggf. frühzeitige Near-total-Resektion der Schilddrüse.

Prog: Trotz Operation bleibt bei ca. 2-5 % d.F. eine Hyperthyreose.
Op-Letalität <1 %, die thyreotoxische Krise hat unbehandelt eine Letalität von 20-50 %!

Kompl: * Osteoporose durch neg. Ca^{++}-Bilanz, evtl. Entwicklung einer Fettleber
* Dekompensation einer Herzinsuffizienz, Vorhofflimmern, bei langer Dauer Herzmuskelschädigung
* Erhöhter Insulinbedarf bei Diabetes mellitus
* Eine schlechte Prog. haben Pat. mit einer Iodkontamination ⇨ thyreotoxische Krise ⇨ bei bekannter Autonomie/Hyperthyreose und geplanter Untersuchung mit Iod-haltigen Röntgenkontrastmitteln (z.B. Angiographien) Schilddrüsenblockade durchführen: am Vortag Perchlorat (Irenat®), am Untersuchungstag und mind. 3 weitere Tage Carbimazol
* **Thyreotoxische Krise** ("BASEDOW-Koma"), Einteilung nach HERRMANN (1978)

Stadium 1:	**Tachykardie** (>150/min), **Herzrhythmusstörungen,** verstärkter **Tremor,** Adynamie, profuse Diarrhoen, **Hyperthermie** (Fieber bis 41 °C), Dehydratation, Unruhe, Agitiertheit, Hyperkinesen
Stadium 2:	Zusätzlich zum Stadium 1 kommen **Bewusstseinsstörungen**, Somnolenz, Stupor, zeitliche und örtliche Desorientiertheit, psychotische Störungen
Stadium 3:	Zusätzlich zu den Symptomen des Stadium 1: **Koma** **3 a** Patient <50. Lj. **3 b** Patient >50. Lj. (mit besonders schlechter Prognose)

Op: * Postoperative thyreotoxische Krise in ca. 1 % d.F.
* Rekurrensparese in 0,5-2 % d.F. (teilweise auch reversibel)
* Hypoparathyreoidismus, heute sehr selten

Proph: ♥ Postoperative Funktionskontrolle mit T_3, T_4
♥ Postoperative Substitution: wenn nach 8 Wo. keine Hinweise auf Resthyperthyreose ⇨ L-Thyroxin 50 bis 75 µg zur Hormonsubstitution und Rezidivprophylaxe

THYREOIDITIS

Def: Entzündung der Schilddrüse, engl. thyroiditis, ICD-10: E06.-

Ät:
- **Autoimmunthyreoiditis** (HASHIMOTO-Thyreoiditis, Syn: Struma lymphomatosa HASHIMOTO = chronisch lymphozytäre Thyreoiditis, häufigste Form der Thyreoiditis, familiäre Disposition und häufig in Kombination mit anderen Autoimmunkrankheiten, wie Myasthenie, perniziöse Anämie, atrophische Gastritis)
- **Infektiös**: Bakteriell durch hämatogene oder lymphogene Streuung (z.B. Tonsillitis, Pharyngitis) oder selten direkte lokale Infektion (z.B. nach Trauma, Op), viral (DE QUERVAIN?)
- Spezifisch entzündliche Thyreoiditis (Sarkoidose, Tuberkulose, Lues), meist mit Befall weiterer Organe
- Traumatische oder strahlenbedingte Thyreoiditis, Thyreoiditis nach Zytokintherapie
- Post-partum-Thyroiditis: Frauen im ersten Jahr nach der Schwangerschaft

Path: ♦ Histologie: HASHIMOTO-Thyreoiditis: lymphozytäre Thyreoiditis mit Lymphfollikeln und Keimzentren, im fortgeschrittenen Stadium Fibrosierung
♦ DE QUERVAIN-Thyreoiditis: granulomatöse Entzündung mit Epitheloid- und Riesenzellen

Epid: HASHIMOTO-Thyreoiditis: **w** >> m, Prädisp.alter: 40.-50. Lj.

Etlg: # Akut (relativ selten): meist bakteriell bedingt (Staph. aureus, Pneumokokken) oder viral (Coxsackie, Influenza, HIV), traumatisch, strahlenbedingt
Subakut: **DE QUERVAIN,** Ät: unbekannt, Virusinfektion, HLA-B35 gehäuft
Chronisch: **HASHIMOTO-Thyreoiditis** (Autoimmunerkrankung, HLA-DR4, DR5)

Klin: ⇒ Akut: Fieber, lokaler Schmerz, regionäre Lk geschwollen, Heiserkeit evtl. mit Dyspnoe (pharyngealer Infekt), BSG-Erhöhung, Leukozytose, i.d.R. euthyreot

⇒ DE QUERVAIN-Thyreoiditis: schmerzhafte Schwellung (häufig einseitig), passagere Hyperthyreose, **BSG extrem erhöht**, schweres Krankheitsgefühl

⇒ HASHIMOTO-Thyreoiditis: anfangs oft unbemerkt, erst durch **Hypothyreose** und Struma, ggf. mit Verdrängung wird sie symptomatisch

Diag: 1. Anamnese (vorangegangener Virusinfekt, Infekt der oberen Luftwege) und klinische Untersuchung: druckschmerzhafte Schilddrüse

2. **Sonographie:** akut: Einschmelzungen, Abszesse

   Bei chronischer Thyreoiditis: diffus echoarmes, inhomogenes Gewebe, im Farbdoppler Gefäßvermehrung u. Hyperperfusion mit erhöhtem diastolischem Flussniveau

3. Labor: bei HASHIMOTO-Thyreoiditis Thyreoglobulin-AK (**TAK** od. TGAK) in 70 % d.F. pos., Mikrosomale-AK (**MAK**) in 95 % d.F. pos. (insb. TPO-AK = AK gegen thyroid Peroxidase)

   Die Schilddrüsenhormone können akut erhöht oder erniedrigt sein, chronisch sind sie meist erniedrigt (⇨ durch fibrosiertes Schilddrüsengewebe ohne Hormonproduktion)

4. Szintigraphie: DE QUERVAIN-Thyreoiditis: stark verminderte Radionuklidanreicherung

5. **Feinnadelbiopsie** + Zytologie (Histo s.o.)

Ther: • Konservativ:

- Allgemein: Eiskrawatte, Bettruhe, Antiphlogistika, Ruhigstellung der Schilddrüse durch T_4-Gabe
- Bakt. Infekt: Antibiotika, bei Abszess Punktion und Drainage (Kultur, Zytologie)
- DE QUERVAIN-Thyreoiditis: Glukokortikoide, Antiphlogistika (ASS), keine Thyreostatika, da nur passagere Hyperthyreose, Operation kontraindiziert!
- HASHIMOTO-Thyreoiditis: dauerhafte Schilddrüsenhormon-Substitution (100-200 µg L-Thyroxin), ggf. Glukokortikoide

• Operativ: Ind: mechanische Behinderung (Struma Grad III), V.a. Malignität bei HASHIMOTO-Thyreoiditis

- Thyreoidektomie und postoperative Hormonsubstitution

Prog: DE QUERVAIN-Thyreoiditis in >60 % Spontanheilung, HASHIMOTO-Thyreoiditis ebenfalls Spontanheilungen mögl., aber selten

Kompl: * Bei akuter starker Einengung der Trachea kann eine Tracheotomie erforderlich werden

* Verdrängungssymptome (Struma Grad III): Resektion zur mechanischen Entlastung
* HASHIMOTO-Thyreoiditis ⇨ Sonderform: **RIEDEL-Struma** = Thyreoiditis fibrosa, eisenharte Struma, bedingt durch invasiv-sklerosierende Umwandlung des Gewebes durch die Entzündung (bindegewebige Durchsetzung des Schilddrüsenparenchyms)

DD: Insb. bei den chronischen Formen Schilddrüsenkarzinom ausschließen

SCHILDDRÜSENMALIGNOME

Syn: Schilddrüsenkarzinome, Struma maligna, engl. thyroid carcinoma, ICD-10: C73

Etlg: # Differenzierte Karzinome (ca. 80 % d.F.), gute Therapierbarkeit mit ^{131}I, insg. gute Prog.

- **Papilläres Schilddrüsen-Ca** (60-70 %): Pat. <40 Jahre, v.a. lymphogene Metastasen
- **Follikuläres Schilddrüsen-Ca** (15 %): v.a. hämatogene Metastasierung (Lunge, Knochen)

Undifferenzierte Karzinome = **anaplastisch** (10 %, spindelzellig, polymorph- oder kleinzellig): nehmen am Iodumsatz nicht teil (daher keine Radioiodbehandlung möglich) ⇨ insg. eher schlechte Prognose

C-Zell-Karzinom = **medulläres Karzinom** (5-10 %, weiteres s.u.)

Plattenepithelkarzinom

Sehr selten: Sarkome, Hämangiosarkome oder Metastasen anderer Tumoren (z.B. Nierenzellkarzinom, Non-HODGKIN-Lymphom, Pharynxkarzinom, Bronchialkarzinom)

<u>**Epid:**</u> ◊ <u>Inzidenz:</u> 7,5/100.000/Jahr, ca. 6.000 Neuerkrankungsfälle pro Jahr in Deutschland (in den letzten 20 Jahren hat sich die Inzidenz fast verdoppelt, meist im Stadium I ⇨ heute insb. mehr Fälle durch bessere Diagnostik), **w** > m (**2,5** : 1)

◊ <u>Prädisp.alter:</u> Altersgipfel um 55. Lj. bei den differenzierten Karzinomen (beim papillären ein Gipfel auch um 25. Lj.), bei den entdifferenzierten Karzinomen um 60. Lj.

<u>**Path:**</u> ♦ Jeder **kalte Knoten** in der Szintigraphie ist **malignitätsverdächtig**! ⇨ immer abklären.

♦ <u>Lok. u. Metastasierung:</u> Einteilung nach SMEDAL (1967), in Klammern entsprechende TNM

Stadium I:	Karzinom auf die Schilddrüse beschränkt (= $T_{1\text{-}3a}$, N_0, M_0)
Stadium II:	Karzinom auf die Schilddrüse beschränkt (= $T_{1\text{-}3a}$) +
IIA:	unilaterale Lk-Metastasen (= N_{1a})
IIB:	bilaterale oder mediastinale Lk-Metastasen (= N_{1b})
Stadium III:	Infiltration von Nachbarorganen (= T_4)
Stadium IV:	Fernmetastasen (M_1)

♦ <u>TNM-Klassifikation (2017):</u>

Primärtumor: T_{1a} Tumor <1 cm, T_{1b} Tumor 1-2 cm

T_2 Tumor 2-4 cm, begrenzt auf die Schilddrüse

T_{3a} Tumor >4 cm, begrenzt auf die Schilddrüse

T_{3b} Tumor mit Ausbreitung extrathyreoidal in M.sternohyoideus, M.sternothyroideus oder M.omohyoideus

T_{4a} Tumor mit Ausbreitung in subkutanes Weichgewebe, Larynx, Trachea, Ösophagus oder N.recurrens

T_{4b} Tumor infiltriert prävertebrale Faszie, mediastinale Gefäße od. Umschließung der A.carotis

Regionäre Lk: N_{1a} prä- u. paratracheale, paralaryngeale od. obere mediastinale Lk

N_{1b} uni-, bi- od. kontralaterale zervikale od. retropharyngeale Lk

<u>Stadiengruppierung:</u>	I: $T_{1\text{-}2}N_0M_0$	II: $T_3N_0M_0$ bis $T_{1\text{-}3}N_1M_0$
	III: T_{4a} $N_{0\text{-}1}M_0$	IV: T_{4b} $N_{0\text{-}1}M_0$, alle M_1, alle undifferen.Ca.
bei diff. u. Pat. <55 J.:	I: $T_{1\text{-}4}N_{0\text{-}1}M_0$	II: $T_{1\text{-}4}N_{0\text{-}1}M_1$

<u>**Klin:**</u> ⇒ Struma**knoten** von harter Konsistenz tastbar, **nicht schmerzhaft**

⇒ Evtl. schnelles Wachstum bei den anaplastischen Karzinomen od. langsameres Wachstum bei den differenzierten Karzinomen über Wochen oder Monate

⇒ Vergrößerung **zervikaler Lymphknoten** (können klinisch noch vor dem Primärtumor sichtbar werden!)

⇒ <u>Lokale Spätsymptome/Komplikationen:</u> derbe, fixierte (schlechte Verschieblichkeit) Struma, Lk-Schwellung, Heiserkeit (Rekurrensparese), HORNER-Syndrom, Atemnot u. Stridor, Schluckbeschwerden, obere Einflussstauung

<u>**Diag:**</u>

1. Anamnese (Radiatio im Halsbereich vor 10-20 Jahren?, MEN od. Schilddrüsenkarzinom in der Familie?) und klinische Untersuchung: derb palpabler Knoten, Verwachsungen mit der Haut, zervikale Lk-Schwellungen
2. **Sonographie:** Echostruktur (solide - zystisch?) ⇨ verdächtig sind solide echoarme Knoten, Mikrokalzifizierungen, Kapseldurchbruch, zentraler Fluss in der Farbdoppler-Sonographie
3. <u>**Schilddrüsenszintigraphie:**</u> ein **kalter Knoten** ist in 1-5 % d.F. ein Karzinom (Angabe gilt für Deutschland = Endemiegebiet für eine Struma; in Gebieten mit niedriger Strumarate, z.B. bei Trinkwasseriodierung ist die Karzinomwahrscheinlichkeit eines kalten Knotens viel höher, bis zu 30 %).

   <u>DD des kalten Knotens:</u> ausgebrannte Adenome, verkalkte Bezirke, große Kolloid- od. Blutungszysten, Thyreoiditis) ⇨ Feinnadelbiopsie!
4. **Feinnadelbiopsie** ⇨ Zytologie (in 60-90 % d.F. valide Diagnose mögl.)

5. Röntgen: CT-Hals (keine iodhaltigen Kontrastmittel verwenden), Lunge
6. Ganzkörperszintigraphie des Skeletts (Metastasen?), radioaktiv markierte Thyreoglobulin-Ak können szintigraphisch zur Metastasensuche eingesetzt werden
7. Labor: **Thyreoglobulin** und CEA als Tumormarker für follikuläres und papilläres Ca. (Tumormarker ist nur für die Verlaufskontrolle in der Nachsorge geeignet)

Ther:
- Konservativ: Bei kleinem papillären Schilddrüsen-Ca (bioptisch gesichert, low-risk, Pat. >60 J.) ist auch eine „nur" aktive Überwachung (6 Mon., dann jährlich) wegen der guten Prog. mögl.
- Operativ: Ind: jedes nachgewiesene Karzinom und jeder suspekte Bezirk (⇨ histologische Untersuchung des Op-Präparates)
  Palliativ: zur Tumormassenreduktion bei anaplastischen Tumoren
  - **Totale Thyreoidektomie** (inkl. Kapsel) + zervikozentrale Lymphonodektomie en bloc, eine Resektion weiterer Hals-Lk erfolgt Stadienabhängig (neck dissection = auch laterale Lk im Halsbereich bei gesichertem Karzinom T3/T4)
    Bei papillärem Karzinom <1 cm (= T1a, in Studien auch bis T2) u. N0 reicht eine **Hemithyreoidektomie** aus.
  - Minimal-invasive videoassistierte Chirurgie ist bei suspektem Knoten (bis max. 30 mm Größe) mögl., Vorteil: bessere Kosmetik, aber aufwändiger und teurer (und bei Malignitätsnachweis im Schnellschnitt muss dann doch umgestiegen werden).
  - Adjuvante Therapie: 10-14 Tage postoperativ ^{131}I-Ganzkörperscan zur Metastasensuche, danach **Radio-Iod-Therapie** bei follikulären/papillären (differenzierten) Schilddrüsenkarzinomen (die postoperative TSH-Steigerung, aufgrund des Fehlens der Schilddrüsenhormone, ist dabei vorteilhaft): hochdosiertes ^{131}I in mehreren Fraktionen, bis kein Iod-speicherndes Gewebe mehr szintigraphisch nachgewiesen werden kann. Bei nicht ansprechen auf radioaktives Iod: Lenvatinib (Lenvima®) mögl.
  - Externe Radiatio v.a. bei C-Zell-Karzinom u. bei anaplastischem Karzinom (nehmen nicht am Iod-Umsatz teil und sind daher für die ^{131}I-Therapie nicht zugänglich)
  - Hochdosierte T_4-Substitution (Euthyrox®, 150-200 µg) **lebenslang** nach Abschluss der Radioiodtherapie, um die TSH-Produktion so niedrig wie möglich zu halten (Ziel: TSH = 0 ⇨ verminderter Reiz auf evtl. noch vorhandene Metastasen = Rezidivprophylaxe)
- Palliative Polychemotherapie (z.B. Gemcitabin + Oxaliplatin) bei anaplastischem Karzinom bei Inoperabilität, ggf. auch Tyrosinkinase-Inhibitoren Sorafenib u. Lenvatinib
- Leitlinie: Schilddrüsenkarzinom, S3 geplant für 2023 (AWMF Registernr.: 031-056OL)
- Selbsthilfegruppen: Bundesverband Schilddrüsenkrebs e.V., Rungestr. 12, 10179 Berlin, Tel./Fax: 01805 646373, Internet: www.sd-krebs.de
  Schilddrüsen-Liga-Deutschland e.V., Waldstr. 73e, 53177 Bonn, Tel.: 0228 3869060, Internet: www.schilddruesenliga.de

Prog: Differenzierte Karzinome: **sehr gut**; beste Prognose hat das papilläre Karzinom (Stad. I-II) mit einer 10-JÜR von ca. 96 %, insb. bei Pat. <45 J. (100 %). Auch bei Metastasen noch relativ gute Prognose (Stad. IV 10-JÜR 65 %).

Anaplastische Karzinome: **sehr schlecht**, 6 Monate mittlere Überlebenszeit, 5-JÜR nur 1-10 % (bei Diagnose meist bereits inoperabel wegen Übergriff auf Nachbarstrukturen ⇨ evtl. palliative Op zur Beseitigung der Symptome, Tod v.a. durch Einbruch in die Trachea).

Kompl:
* Verdrängung/Infiltration von Nachbarorganen, Hypothyreose (durch Gewebsuntergang)
* In ca. 5 % d.F. liegt eine syndromatische vererbte Form vor: COWDEN-Syndrom (Hamartome der Haut, Darmpolypen), CARNEY-Komplex (Weichgewebsmyxome, Schwannome, endokrine Überfunktion) od. familiäre adenomatöse Polypose (multiple Polypen im Colon)
* Skip-Lk-Metastasen: Lk-Metastasen in lateralen Hals-Lk, ohne dass die zentralen Lk um die Schilddrüse herum befallen sind.

Op:
* **Hypoparathyreoidismus** (⇨ Hypokalzämie) häufiger (ca. 7 %) als bei normaler Struma-Op, da die Schilddrüsenkapsel und zentrale LK bei maligner Ind. mitentfernt werden!
* **Rekurrensparese** einseitig ⇨ Heiserkeit (vorübergehend in ca. 3 % d.F., bleibend 0,5-1 %) od. **beidseitige Rekurrensparese** (⇨ Stimmbänder stehen in Paramedianstellung, sehr selten 0,1 %) ⇨ postoperativer, inspiratorischer Stridor = Notfall!, da akute Erstickungsgefahr (Ther: Kortikoide, Antiphlogistika, evtl. Intubation od. Tracheotomie).

Zur Proph. sollte der N.laryngeus recurrens daher bds. immer intraoperativ dargestellt und per Neuromonitoring überwacht werden (u. Op auf der Befund-dominanten Seite beginnen und ggf. auf die Op der 2. Seite verzichten, wenn eine Parese intraop. auftritt).

* Blutung, kollares Hämatom, Tracheomalazie, Infektion, Serom, lokales Rezidiv
* Radioiodtherapie: Kontraindikation ist eine Gravidität! (sicher ausschließen), Sialadenitis, Sicca-Syndrom, Gastritis, Thrombo- u. Leukopenie, Azoospermie

Proph: ♥ Nachsorge: alle 6 Monate Szintigraphie-Kontrolle mit ^{201}Thallium (Vorteil: T_4-Medikation muss nicht abgesetzt werden), bei V.a. auf Rezidiv/Metastase mit ^{131}I-Ganzkörperscan

♥ Bestimmung der Tumormarker als Verlaufs- und Kontrollparameter

DD:
- RIEDEL-Struma (harte fibrosierte Struma)
- Schwellung der Halslymphknoten (Entzündungen, Mononukleose, HIV-Lymphadenopathie, Pharynx-/Larynxkarzinom-Metastasen, maligne Lymphome)

C-ZELL-KARZINOM

Syn: **Medulläres Schilddrüsenkarzinom**, ICD-10: C73

Ät:
- Sporadisch (meist unizentrisch)
- **Familiäres C-Zell-Karzinom** (25 % d.F.) = hereditär (meist multizentrisch in beiden Schilddrüsenlappen) oder in Kombination bei **MEN II** a oder b (II a: C-Zell-Karzinom + Phäochromozytom + Hyperparathyreoidismus, Path: autosomal dominant vererbte Mutation im RET-Protoonkogen auf dem Chromosom 10; II b: wie II a und zusätzlich Neurofibrome) ⇨ Familienangehörige kontrollieren (RET-Protoonkogen)

Path:
- Tumor ausgehend von d. **parafollikulären Calcitonin-bildenden Zellen** der Schilddrüse
- Produktion von Calcitonin (differenziertes Karzinom), keine Teilnahme am Iodstoffwechsel
- Relativ frühe Metastasierung in die lokoregionären Hals-Lk (zum Diagnosezeitpunkt haben bereits **50 % d. Pat. Lk-Metastasen**)
  weitere (hämatogene) Metastasierung: Leber, Knochen, Lunge, Nebenniere
- TNM-Etlg. ähnlich dem bei den Schilddrüsenkarzinomen (s.o.)

Epid:
◊ Macht ca. 5-10 % der Schilddrüsenmalignome aus
◊ Altersgipfel zw. 40. u. 50. Lj.

Klin:
⇒ Schilddrüsenvergrößerung, solitärer Knoten
⇒ Indolente Halslymphknotenschwellung
⇒ Diarrhoen (bei Sekretion vasoaktiver Substanzen des APUD-Zellsystems)

Diag:
1. Anamnese (Familienanamnese?) und klinische Untersuchung
2. Sonographie: solider echoarmer Knoten
3. Szintigraphie: mit ^{99m}Tc-Pertechnetat ⇨ kalter Knoten
   Spezialuntersuchung: ^{99m}Tc-Pertechnetat-markierte Dimercapto-Bernsteinsäure (DMSA) zeigt Traceranreicherung in Tumorgebiet und Metastasen
4. Labor: **Calcitonin** erhöht (w: >20 pg/ml, m: >50 pg/ml), pathologischer Pentagastrintest (patholog. Calcitoninanstieg, >100 pg/ml nach Stimulation)
   Tumormarker (zur Verlaufskontrolle): **Calcitonin**, Katakalzin, CEA und evtl. auch ACTH, Serotonin, Somatostatin, NSE und Prostaglandine (da Abstammung des Tumors vom APUD-Zellsystem)
   Familienuntersuchung: Kalzium- und Pentagastrintest ergeben pathologisch erhöhte Werte bei belasteten Familienangehörigen bei noch okkulten Tumoren. Nachweis einer Mutation im RET-Protoonkogen (10q11.2) ⇨ Genträger haben eine fast **100%ige** Wahrscheinlichkeit in ihrem Leben ein C-Zell-Karzinom zu entwickeln ⇨ Ind. für prophylaktische Op.

5. Punktionszytologie (gelingt häufig nicht)
6. Staging: CT von Hals und Mediastinum, Oberbauchsonographie und Skelettszintigraphie
7. Histologie: Immunhistochemischer Nachweis von Calcitonin

Ther:
- Operativ: Ind: steht an erster Stelle der Behandlungsmöglichkeiten
  - **Totale Thyreoidektomie** (mit Kapsel)
    + beidseitige **Hals-Lk-Entfernung** (prä-, paratracheale und laryngeale Lk sollten entfernt werden, bei Befall auch Lk im oberen vorderen Mediastinum)
- Postoperative Calcitoninkontrolle zur Frage der Metastasierung durchführen
  - Bei Metastasen: möglichst Nachoperation und ausgedehnte Lymphknotendissektion
  - Externe Radiatio von Lk-Metastasen bei älteren Patienten
- Konservativ: Bei gesicherter, nicht operabler Metastasierung Chemotherapie, mögl. ist auch ein Behandlung mit einem Protein-Tyrosinkinase-Inhibitor (300 mg/Tag Vandetanib oral, Caprelsa®) oder bei nachgewiesener RET-Mutation mit einem RET-Rezeptor-Tyrosinkinase-Inhibitor (Selpercatinib oral, Retsevmo®)
- Selbsthilfegruppen: Selbsthilfegruppe C-Zell-Karzinom e.V., Kastanienstr. 28, 67459 Böhl-Iggelheim, Tel.: 06324 970347, Internet: www.c-zell-karzinom-online.info

Prog: 5-JÜR zwischen 50 und 85 % je nach Tumorausbreitung und Lymphknotenmetastasierung zum Zeitpunkt der Diagnose.

Kompl: Op s.o., Kap. Schilddrüsenmalignome

Proph:
- ♥ Bei jedem entdecktem C-Zell-Karzinom sollte eine **Familienuntersuchung** (Gennachweis, Calcitoninbestimmung) durchgeführt werden! ⇨ bei Nachweis einer RET-Mutation wird eine prophylaktische Thyreoidektomie empfohlen, da das Lebenszeitrisiko für ein medulläres Karzinom bei fast 100 % liegt (Op-Zeitpunkt: je nach Art der Mutation zw. ½ – 10. Lj., bzw. Abhängig vom Anstieg des Calcitoninspiegels).
- ♥ Calcitoninbestimmung als Nachuntersuchung

NEBENSCHILDDRÜSEN

Anatomie

Die Nebenschilddrüsen (Syn: Glandulae parathyroideae, **Epithelkörperchen**, Beischilddrüsen engl. parathyroid glands), Zahl variabel (meist 4, aber auch bis zu 8 Stück) liegen dorsal der Schilddrüse an, haben eine gelbliche Farbe und liegen **innerhalb der Schilddrüsenkapsel**! Größe ca. 8 mm, Gewicht 20-50 mg. Sie werden von den kranial und kaudal eintretenden Gefäßen der Schilddrüse mit Blut versorgt.

Histo: helle und dunkle Hauptzellen für die Parathormonproduktion sowie oxyphile Zellen.

Kalziumregelkreis:

Parathormon: **erhöht Serum-Kalzium** durch Mobilisation von Kalzium aus Knochen (in Anwesenheit von Vit. D), Resorption aus MDT und verminderter renaler Ausscheidung. Gleichzeitig wird renal vermehrt Phosphat ausgeschieden (bei intakter Niere) ⇨ ein niedriger Phosphatspiegel stimuliert die Niere zur Bildung von Calcitriol (= aktives Vit. D).

Vitamin D: wirkt mit Parathormon am Knochen und ist essentiell für die Parathormonwirkung. Es steigert außerdem die Ca^{++}-Mobilisation aus dem GI-Trakt.

Die Aktivierung des Vit. D ist abhängig von der Funktionsfähigkeit der Niere, dort erfolgt die Umwandlung in ein aktives Vit. D (1.25 Dihydroxycolecalciferol) = Calcitriol.

Calcitonin: Gegenspieler des Parathormons aus den C-Zellen der Schilddrüse (s.o.); Kalzitonin senkt den Blut-Ca^{++} Spiegel und baut Ca^{++} in den Knochen ein.

HYPERPARATHYREOIDISMUS

Syn: **HPT**, Nebenschilddrüsenüberfunktion, ICD-10: E21.-

Ät:

Primärer HPT:	Erkrankung der Nebenschilddrüse ⇨ **Epithelkörperchenadenom** (meist solitär), unabhängig vom Kalziumregelkreis
Sekundärer HPT:	Reaktion auf eine **Hypokalzämie**, Ursache: chronische Niereninsuffizienz (⇨ Vit. D wird nicht mehr entsprechend umgebildet) oder intestinale Malabsorption ⇨ Hyperplasie aller Epithelkörperchen
Tertiärer HPT:	Sekundäre Form wird autonom (autonome Hyperplasie), unabhängig vom Kalziumregelkreis

Pseudohyperparathyreoidismus = **paraneoplastisches Syndrom**: Hyperkalzämie durch Parathormon-ähnliche Peptide (PTHrP), z.B. bei Malignomen der Lunge, Pankreas, Mamma

Path:
- Primärer HPT: Epithelkörperchenadenom (75 % d.F.) solitär / multipel (ca. 4 %)
  Hyperplasie aller vier Epithelkörperchen (15 %)
  hereditär, MEN I, II a, 4 (multiple endokrine Neoplasie, s.o.) 2-8 %
  Nebenschilddrüsenkarzinom (1 % d.F., 90 % davon sind hormonaktiv)
- Lok: Untere Epithelkörperchen häufiger von Adenom befallen, selten sind Epithelkörperchen auch im vorderen Mediastinum lokalisiert.

Epid:
- ◊ Prädisp.alter: >50. Lj., **w** > m (3-4:1, bedingt durch Stillperiode?)
- ◊ Inzidenz: 20/100.000/J., ca. 7.500 Operationen/Jahr in Deutschland wegen eines Hyperparathyreoidismus

Klin:
- ⇒ Heute häufig **Zufallsbefund** (zufällig entdeckte erhöhte Serumkalziumwerte)
- ⇒ Die klinischen Symptome entstehen als Komplikationen einer Hyperkalzämie
- ⇒ Die nächsten drei Symptome lassen sich zusammenfassen als:

Trias des HPT ⇨ Merksatz: **"Stein-, Bein- und Magenpein"**

- **Nierensteine** stehen im Vordergrund der Symptome (in 70 % Erstsymptom, allgemein bei Patienten mit Ca-Ox-Stein ⇨ in 5 % d.F. Hyperparathyreoidismus als Ursache!)
- Knochen ⇨ diffuse **Osteoporose** mit Kortikalisschwund (Osteodystrophia fibrosa generalisata), Akroosteolysen (Aufhellungen im Röntgen, „braune Tumoren" durch Zysten im Knochen), Gelenk- und **Knochenschmerzen**, Spontanfrakturen (4faches Risiko)
- **GI-Symptome** (Ulzera am Magen und Duodenum, Ursache evtl. erhöhtes Gastrin durch die Hyperkalzämie?), Übelkeit, Erbrechen

⇒ Pankreatitis (Ursache?)

⇒ Weitere Hyperkalzämie-Symptome:

- Polyurie, Polydipsie (osmotische Wirkung des Ca^{++})
- Herzrhythmusstörungen (neuromuskuläre Übertragung gestört)
- Obstipation ⇨ paralytischer Ileus
- Neurologisch/psychische Störungen (⇨ Antriebslosigkeit, Adynamie, Müdigkeit, Apathie, depressive Verstimmung, Angstzustände, amnestische Störungen, Myopathie), Liquorveränderungen
- Unspezifische Beschwerden durch Ca^{++}-Ablagerungen, z.B. Gelenke ⇨ Chondrokalzinose (Pseudogicht), Haut ⇨ Pruritus, Gefäße ⇨ Durchblutungsstörungen

Diag:

1. Anamnese und klinische Untersuchung
2. Labor: Primärer Hyperparathyreoidismus: **Serum-Ca^{++} erhöht**, im Urin Hyperkalzurie, Parathormon (RIA) erhöht (Norm: 15-65 pg/ml), Serum-Phosphat normal bis erniedrigt (Hypophosphatämie)
   Sek. Hyperparathyreoidismus: Normo-, Hyper- oder Hypokalzämie mögl., Parathormon erhöht, Phosphatkonzentration bei renaler Genese stark erhöht! (Phosphatstau vor der insuffizienten Niere), bei intestinaler Genese normal
3. Lokalisationsdiagnostik: **Sonographie**, ^{99m}Tc-MIBI-**Szintigraphie** mit Früh- und Spätaufnahmen, ggf. ^{11}C-Methionin- od. ^{18}F-Fluorocholin-PET-CT, evtl. auch MRT-Hals, Halsvenenkatheterisierung oder intraoperativ mit seitengetrennter Parathormonbestimmung ⇨ die letztlich zuverlässigste Lokalisationsdiagnose erfolgt intraoperativ!
4. DXA-Knochendichtemessung (T-Score) an der LWS, Femurkopf u. dist. Radius
5. Röntgen: generalisierte **Skelett-Demineralisation**,
   Hand-Röntgen ⇨ subperiostale Knochenresorptionen,
   lange Röhrenknochen und Becken ⇨ zystische "braune Tumoren"
6. Die Kombination eines HPT im Rahmen einer MEN (s.o., MEN I, MEN II a) sollte ausgeschlossen werden: Serumhormonwerte/-enzymwerte der Schilddrüse, der Hypophyse, der Nebenniere (Katecholamine) und des Pankreas bestimmen.
7. Präoperativ: **HNO-Untersuchung** mit Laryngoskopie, insb. bei vorbestehender Heiserkeit (Rekurrensparese?, wichtig aus forensischen Gründen), wichtig: **Aufklärung** über die Möglichkeit einer Rekurrensparese beim operativen Eingriff

Ther:

- Konservativ: Sekundärer HPT: Versuch der Therapie der Ursache (Niereninsuffizienz, intestinale Malabsorption)
  Renal: kalziumhaltige Phosphatbinder (Kalziumkarbonat 2-6 g/Tag), Substitution von Vit. D oral (der Phosphatspiegel muss aber dann zuvor in den Normbereich gesenkt sein, da es sonst zum Ausfall von Ca-Phosphat in den Geweben kommt!)
  Intestinal: Vit.-D-Substitution parenteral
  Bei primärem HPT ohne Symptome kann unter klinischer Kontrolle (alle 6 Mon.) zunächst abgewartet werden, bei Progression muss dann operiert werden.
- Operativ: Ind: primärer HPT durch Adenome mit Komplikationen (= Symptome) immer, da es keine wirksame medikamentöse Therapie gibt,
  asymptomatische Adenome werden oft auch operiert, da 50 % der Patienten innerhalb von 5 Jahren Symptome entwickeln,
  ein sekundärer HPT wird operiert, wenn er konservativ nicht zu beherrschen ist.
  - Bei solitärem Adenom: es wird nur das **betroffene** Epithelkörperchen entfernt (bei präop. sicher identifiziertem, solitärem Adenom videoassistierter minimal-invasiver Zugang

nur zu dem einen Epithelkörperchen, in Erprobung ist auch ein äußerlich narbenloser Zugang über den Mundboden, sog. NOTES = natural orifice translumenal endoscopic surgery). Der Op-Erfolg wird intraoperativ durch Parathormonmessung kontrolliert (mit Schnelltest: Quick-PTH-Test) ⇨ die Parathormonkonzentration muss nach Entfernung stark abfallen.

- Bei Hyperplasie: es werden alle Epithelkörperchen freigelegt und entfernt und ein 1/2 Epithelkörperchen davon wird in den M.brachioradialis des Unterarms verpflanzt, um einen Hypoparathyreoidismus (⇨ Hypokalzämie) zu vermeiden und um einen leichteren Zugang bei einem möglichen Rezidiv zu haben. Eine zusätzliche Kryokonservierung der entnommenen Epithelkörperchen erfolgt nur noch sehr selten. Postoperativ prophylaktische Gabe von Kalzium + Vit. D.
- Nebenschilddrüsenkarzinom: radikale Entfernung + ipsilaterale Lk-Entfernung, solange noch keine Metastasierung aufgetreten ist (1/3 d.F. hat schon lymphogene Metastasen ⇨ palliative Resektion und intermittierende Therapie mit medikamentöser Kalziumsenkung)

• Leitlinie: Operative Ther. des Hyperparathyreoidismus, S2k v. 12/2020 (AWMF Registernummer 088-009)

Prog: Bei Adenomen nach Op gut, alle Störungen bilden sich i.d.R. zurück. Bei sek. HPT Prognose fraglich ohne Behandlung der eigentlichen Ursache.

Kompl: * Komplikationen der Hyperkalzämie (s.o. bei Klin.)

Op: * Schädigung des N.laryngeus recurrens (verläuft unmittelbar dorsal an den Epithelkörperchen) ⇨ postoperative Laryngoskopie zur Kontrolle
* Übersehen eines Epithelkörperchens ⇨ Hyperkalzämie persistiert ⇨ Reoperation erforderlich
* Blutung, Infektion
* Hypokalzämie ⇨ Tetanie (bessert sich meist nach einiger Zeit)
* Nebenschilddrüsenkarzinom neigt häufig zu Lokalrezidiven

Proph: ♥ Bei chron. Niereninsuffizienz mit Dialysepflicht: Zur Vermeidung der Hypokalzämie ⇨ Dialysat mit hohem Kalziumgehalt

♥ Postop.: Kontrolle des Kalzium- und Phosphatspiegels, evtl. Substitution von Ca^{++} bei postop. passagerem Ca^{++}-Mangel (durch die Rekalzifizierung des Knochens)

DD: – **Hyperkalzämie-Syndrom:** nicht spezifisch für den Hyperparathyreoidismus, Ursachen für eine Erhöhung des Ca^{++} können neben dem HPT sein: Knochenabbau durch **osteoklastische Metastasen** (z.B. Mammakarzinom, Lungenkarzinom; manchmal auch Prostatakarzinom, das eher osteoplastische Metastasen macht), Knochentumoren, Sarkoidose, als paraneoplastisches Syndrom, selten Vit.-D-Intoxikation, Medikation mit Lithium

– Karzinom der Epithelkörperchen (sehr selten) ⇨ radikale En-bloc-Entfernung mit Hemithyreoidektomie und zentraler Lymphknotendissektion

Hyperparathyreoidismus-Jaw-Tumor-Syndrom: Keimbahnmutation im $HRPT_2$-Gen (Chrom. 1) ⇨ Risiko für ein Nebenschilddrüsenkarzinom 15-40 %, Osteofibrome, Nierenzysten

– MEN muss ausgeschlossen werden (Pankreas, Schilddrüse, Nebennierenmark)

NEBENNIEREN

Anatomie

Lage: Die **Glandulae suprarenales** (Syn: Epinephron, engl. adrenal gland) liegen vollständig retroperitoneal auf der Extremitas sup. der beiden Nieren (innerhalb der perirenalen Fettkapsel). Form: rechte Nebenniere dreieckig und reicht bis hinter die V.cava, linke Nebenniere halbmondförmig bis rechteckig und liegt anteromedial des kranialen Nierenpols. Gewicht: ca. 8-10 g.

Makroskopisch: es kann eine gelblich-braune Rinde u. das rotbraune Mark unterschieden werden:

- **Nebennierenrinde** (NNR, Cortex, mesodermaler Ursprung) mit 3 Zonen (von außen nach innen)
  1. Zona glomerulosa ⇨ Produktion von Aldosteron (Mineralokortikoid)
  2. Zona fasciculata ⇨ Cortison u. Cortisol (Glukokortikoide), geringe Menge Sexualsteroide
  3. Zona reticularis ⇨ Sexualsteroide: Androgene, Progesteron, Östrogene
- **Nebennierenmark** (NNM, Medulla, ektodermaler Ursprung aus der Sympathikusanlage, chromaffine Zellen): Produktion v.a. von Adrenalin (80 %), Noradrenalin (20 %) und Dopamin

Gefäßversorgung: A.suprarenalis sup. (aus A.phrenica inf.), A.suprarenalis med. (aus Aorta abd.), A.suprarenalis inf. (aus A.renalis); V.suprarenalis (links in d. V.renalis, rechts in d. V.cava inf.)

Nervale Versorgung: aus dem Plex.coeliacus

Physiologie

RAA-System (Renin-Angiotensin-Aldosteron): Regelkreis aus Niere (Rezeptor und Erfolgsorgan) und Nebennierenrinde (produziert das Aldosteron) zur Regulation des Na-, K- u. H_2O-Haushaltes. Der Kortisolspiegel zeigt einen zirkadianen Rhythmus mit einem Maximum in den frühen Morgenstunden und einem Minimum in den Abendstunden.

Funktionsstörungen

Nebennierenrindenüberfunktion: Primär = adrenale Genese, sekundär = übergeordnete Zentren defekt (z.B. Hypophyse)

Nebennierenrindenunterfunktion:

ADDISON-Krankheit, Ät: **primär**, z.B. autoimmunologisch (50 % d.F.), Arteriitis, Ausfall bei Entzündungen/Sepsis (Tuberkulose, WATERHOUSE-FRIDERICHSEN-Syndrom, AIDS), Adrenoleukodystrophien (X-chrom. erblich), AGS (s.u.), Karzinommetastasen, nach beidseitiger Adrenalektomie oder **sekundär** (= **zentrale** Insuffizienz), z.B. SHEEHAN-Syndrom (geburtsbedingte ischämische Nekrose des Hypophysenvorderlappens der Mutter), Panhypopituitarismus (Hypophyseninsuffizienz, "weißer Addison", da keine Braunfärbung der Haut), Hypophysentumoren, SHT

Klin: Ausfall v. Gluko-, Mineralokortikoiden und Androgenen, Dunkelpigmentierung der Haut (bei primärer Form Bronzehaut durch Regelkreis-Stimulation der Hypophyse mit vermehrter ACTH-, MSH-Ausschüttung), Hypotonie, Hypovolämie, Herzrhythmusstörungen, allgemeine Körperschwäche, Hypothermie, Bauchschmerzen (bis hin zum Bild eines Akuten Abdomens!)

Diag: Kortisol im Plasma und Urin ↓, ACTH im Plasma (↑ bei primäre Form), MRT der Hypophyse bei sekundärer Form

Ther: Substitution von Gluko- und Mineralokortikoiden, z.B. Hydrocortison 10-5-5-0 mg/Tag, Fludrocortison 0,05-0,1 mg/Tag

Addison-Krise (z.B. ausgelöst durch Infektion mit Fieber, operativer Eingriff, Trauma, Sepsis): Rehydrierung, Azidoseausgleich, Kortikoide höher dosieren (z.B. Hydrocortison i.v. 100-300 mg/Tag)

Nebennierenmarkunterfunktion: Klinisch meist völlig stumm, da der Ausfall von den sympathischen Paraganglien ausgeglichen wird.

Nebennierenunterfunktion: kompletter Ausfall der Nebennieren, z.B. bei beidseitiger Nebennierenblutung, beidseitige Adrenalektomie ⇨ klinisch führend sind die Symptome der Nebennierenrindenunterfunktion

PHÄOCHROMOZYTOM

Syn: Nebennierenmarküberfunktion, NNM-Überfunktion, ICD-10: E27.5

Ät:
- Sporadisch auftretender (90 % d.F.), endokrin aktiver Tumor des NNM oder der sympathischen Ganglien (im Retroperitonealraum)
- Hereditär: **MEN** (multiple endokrine Neoplasie, s.o. Kap. APUD-Zellsystem) II a (SIPPLE-Syndrom: Phäochromozytom + C-Zell-Karzinom + Nebenschilddrüsenadenome) oder II b (MMN-Syndrom: multiple Mukosaneurome, Syn: GORLIN-Syndrom mit Tumoren, wie bei MEN II a + zusätzlich Schleimhautfibrome u. intestinale Ganglioneuromatose) mit **familiärer Häufung** und auch bei anderen Tumoren des APUD-Zellsystems vorkommend (z.B. ZOLLINGER-ELLISON-Syndrom, Insulinom, Glukagonom, VERNER-MORRISON-Syndrom, Hypophysenadenome, Somatostatinom)
- Keimzellmutationen: Succinatdehydrogenase-Komplex-Mutation (SDH A-D, höherer Malignitätsanteil), Transmembranprotein-127-Mutation, Myc-assoziierter-Faktor-X-Mutation
- In Kombination mit anderen Organerkrankungen: bei Neurofibromatosis generalisata RECKLINGHAUSEN, v.HIPPEL-LINDAU-Syndrom, STURGE-WEBER-Syndrom
- Paragangliomsyndrome Typ 1-4 (aut.-dom. erblich)

Path:
- ♦ Gesteigerte, nicht regulierte Adrenalin- und Noradrenalinausschüttung durch Tumor der chromaffinen Zellen.
  - Adrenal: Adrenalin ⇨ Tachykardie, erhöhter Basalumsatz + Noradrenalin ⇨ Hypertonus
  - Extraadrenal: nur Noradrenalin
- ♦ Dignität: meist **benigne**, nur in 5-15 % d.F. maligne (Phäochromoblastom)
- ♦ Lok: 80-85 % in **Nebennierenmark** = adrenal (nicht nur einseitig!)
  5 % bilateral (wenn bilateral, dann an MEN-Syndrom denken!)
  5 % multipel
  10-15 % im **sympathischen Nervensystem** = extraadrenal im thorakalen/lumbalen sympathischen Grenzstrang (sog. **Paragangliome**), im APUD-Zellsystem (v.a. bei Erwachsenen; bei Kindern z.B. malignes Neuroblastom)

Epid:
- ◊ Inzidenz: 1-2/100.000/Jahr
- ◊ Prädisp.alter: 30.-50. Lj., bei hereditären Formen jünger

Klin:
- ⇒ Konstante oder paroxysmale Symptomatik (Anfälle von ca. 20 Minuten Dauer) mögl.
- ⇒ In 90 % d.F. **arterielle Hypertonie** (Kompl: ⇨ Arteriosklerose, Kardiomyopathie, Apoplexie), macht aber nur ca. 0,1 % d.F. bei Pat. mit einer art. Hypertonien aus
- ⇒ **Kopfschmerzen**
- ⇒ **Tachykardien, Palpitationen, Herzrhythmusstörungen**
- ⇒ **Schweißausbrüche**
- ⇒ Innere Unruhe, Tremor, Sehstörungen, Übelkeit, Erbrechen, Dyspnoe
- ⇒ Evtl. Abdominal- oder Flankenschmerzen
- ⇒ Kohlenhydrat-Stoffwechselstörung ⇨ Hypermetabolismus, Hyperglykämie, Glukosurie (= sekundärer Diabetes mellitus)
- ⇒ Fettabbau (katabole Stoffwechsellage) ⇨ Gewichtsabnahme
- ⇒ **'H'-Trias:** Hypertonie + Hyperglykämie + Hypermetabolismus (bez. Fett)

Diag: 1. Anamnese und klinische Untersuchung
Cave: Allein durch Druck auf den Bauch kann man einen 'Anfall' auslösen

2. Hormonbestimmung: Noradrenalin + Adrenalin, Dopamin, **Metanephrin und Vanillinmandelsäure im 24 Std.-Urin** und Plasma (die Provokationstests mit Kältesuppression, Glukagon oder Regitin sind heute obsolet, da Schockgefahr)

   Tumormarker: Chromogranin A, Calcitonin zum Ausschluss eines MEN II (C-Zell-Beteiligung), ein stark erhöhter Dopamin-Spiegel (>6fach) weist auf einen malignen Tumor hin

3. Lokalisationsdiagnostik: Dünnschicht-**CT** od. MRT (Thorax bis Becken) u. Sonographie ⇨ Raumforderung im Nebennierenbereich, beide Seiten beachten!

   Evtl. Angiographie zur Darstellung der Gefäßversorgung der Nebennieren und selektive Blutentnahme aus d. V.cava / seitengetrennt aus den beiden Vv.suprarenales

   Funktionelle Bildgebung: **^{18}F-DOPA-PET-CT** (= Positronen-Emissions-Tomographie + Computertomographie) oder MIBG-Szintigraphie (Methyl-^{123}Iod-Benzyl-Guanidin) ⇨ Spezifität fast 100 % für Adrenalin u. Noradrenalin

Ther: • Operativ: Ind: bei Diagnose stets gegeben

Die Entfernung einer oder beider Nebennieren wird Adrenalektomie genannt.

- Bei der operativen Entfernung Cave: bei Manipulation am Tumor ⇨ Gefahr von Kreislaufkrisen!, daher ist eine **Vorbehandlung** erforderlich: Alpha- (Phenoxybenzamin, Dibenzyran®, einschleichend dosieren) und Betablocker (Propranolol, Dociton®) über 10-14 Tage präoperativ
- Zugang: von dorsal (heute meist endoskopischer retroperitonealer Zugang; offene Op mit lumbalem Flankenschnitt bei Tumoren >6 cm), wenn sicher ist, dass nur 1 Nebenniere betroffen, sonst transabdominell (Oberbauchquerschnitt, bzw. heute meist laparoskopisch), um zu beiden Nebennieren u. den Lymphbahnen Zugang zu haben und die symp. Paraganglien erreichen zu können.
  Transabdominell ⇨ rechte Nebenniere: KOCHER-Mobilisation des Duodenums nach med.; ⇨ linke Nebenniere: Mobilisation v. Milz, Pankreasschwanz u. li. Kolonflexur nach med.
- Unterbindung der Nebennierenvenen ⇨ Kreislaufgefahr wird eingedämmt (hypertone Krise), gleichzeitig kann aber eine Kreislaufdepression eintreten, dann Unterbindung der Nebennierenarterien, unilaterale Adrenalektomie
  bzw. Entfernung des symp. Paraganglioms über transabdominellen Zugang
- Bei MEN: beidseitige subtotale Adrenalektomie, dann weitere Behandlung der anderen Tumoren

• Bessert sich der art. Hypertonus nach Op nicht, muss nach weiteren Adenomen gesucht werden (SPECT) u. ggf. nachoperiert werden

• Bei Nachweis von Malignität/metastasierendem Phäochromozytom: Radioiodtherapie mit ^{131}Iod-Metaiodbenzylguanidin, Polychemotherapie (Cyclophosphamid, Vincristin u. Dacarbazin), gezielte Bestrahlung von Metastasen, Somatostatin-Gabe

Prog: Normalisierung der art. Hypertonie nach Op in 90 % d.F., Op-Letalität ca. 2 %, 5-JÜR bei der benignen Form nahe 100 %, bei der malignen Form 50 %

Kompl: * Hypertone Krisen, Ther: α-Blocker (Phentolamin, Regitin®)
* Weitere Tumoren des APUD-Zellsystems (insb. C-Zell-Tumor) ⇨ stets ausschließen

Op: * Blutdruckabfall postoperativ

DD:
- DD der arteriellen Hypertonie: s.o. Kap. AVK der Nierenarterien
- Adrenomedulläre Hyperplasie (z.B. im Rahmen eines MEN-Syndroms)
- Glomustumoren: vom autonomen Nervensystem ausgehende Tumoren im Bereich von Hals u. Schädelbasis (sind hormoninaktiv)
- Karzinoid, MEN
- Hyperthyreose
- Kopfschmerzen anderer Genese
- Tabes dorsalis (Lues)

CUSHING-SYNDROM

Syn: CUSHING-Syndrom I, Hyperkortisolismus, Morbus CUSHING, ICD-10: E24.-

Ät:
- ACTH-bedingt (sekundäre Form): vermehrte Produktion bei **Hypophysenadenom** (= Morbus CUSHING) oder paraneoplastisch (kleinzelliges Bronchial-Karzinom, Schilddrüsen-, Leber-, Mamma-, Inselzellkarzinom ⇨ ektope Produktion)
- ACTH-unabhängig (primäre Form): hormonaktives **Nebennieren-Adenom**, -Karzinom, idiopathische Hyperplasie (selten)
- DD: ***Cushingoid*** = **medikamentös** bedingt (exogene Zufuhr) = **iatrogenes** CUSHING-Syndrom bei längerem Überschreiten der sog. Cushing-Schwellen-Dosis durch Steroide (s.u.)

Path:
- Primäre Form: autonome Überproduktion von Glukokortikoiden in der **NNR**
- Sekundärer Hyperkortisolismus = Störung des hypophysären/hypothalamischen Regelkreises ⇨ Hyperplasie der Zona fasciculata in der NNR

Epid: ACTH-bedingt:: Prädisp.alter 30.-40. Lj., **w** > m (= 4:1)

Klin:
- ⇒ Anamnese sehr lange (4 Jahre Dauer im Durchschnitt), initial uncharakteristische Beschwerden
- ⇒ **Gewichtszunahme,** vermehrtes Blut- u. Wasservolumen (Plethora), **Stammfettsucht** (Vollmondgesicht, Stier-/Büffelnacken, Striae rubrae distensae = rote Hautstreifen an Bauch, Brüsten und Oberschenkeln) in 95 %
- ⇒ **Arterielle Hypertonie** (90 % d.F.), Hyperglykämie (verminderte Glukosetoleranz, Steroiddiabetes), Hypercholesterinämie, Akne, Hypertrichose, Infektanfälligkeit, Hypokaliämie, Adynamie, Muskelschwäche, psychische Störungen
- ⇒ **Osteoporose** in 60 % d.F. (Fischwirbel im Röntgen der Wirbelsäule)
- ⇒ Männer: sexuelle Dysfunktion in 75 % d.F. (Libido-, Potenzverlust, Gynäkomastie)
- ⇒ Frauen: Zeichen eines AGS, wie Hirsutismus, Zyklusstörungen, Amenorrhoe u. Virilisierung (ACTH stimuliert auch die Zona reticularis), Sterilität
- ⇒ Kinder: Wachstumsverzögerung, Pseudopubertas praecox, Hirsutismus

Diag:
1. Anamnese und klinische Untersuchung, 24-Std-RR-Messung
2. Labor: **Kortisolspiegel** (Plasma oder im 24-Std-Sammelurin) erhöht und im Tagesprofil fehlt der abendliche Abfall
   ACTH im Blut (erhöht oder nicht?) + Dexamethason-Hemmtest bei erhöhtem ACTH (autonome Produktion oder nicht?)
   oft auch Leukozytose, Polyzythämie; BZ u. HbA_{1c} kontrollieren
3. Lokalisationsdiagnostik: CT oder MRT der NNR und der Hypophyse, evtl. auch DSA der Nebennieren, Iodocholesterol-Szintigraphie mögl.
4. Nierenvenenkatheterisierung ⇨ DD: Hyperplasie oder solitäres NNR-Adenom (Seitenlokalisation durch getrennte Kortisolspiegelbestimmung aus den Vv.suprarenales)
5. Tumormarker für paraneoplastischen CUSHING: Lipotropin (LPH), NSE

Ther:
- Palliativ: Bei inoperablen NNR-Karzinomen und paraneoplastischem CUSHING-Syndrom Radiatio, ggf. auch Chemotherapie in Einzelfällen mit Erfolg möglich.
  Bei inoperablem Hypophysen-Tumor: Medikamentöse Blockade der Kortisolsynthese (Ketoconazol, Nizoral®, NW: hepatotoxisch) mit gleichzeitiger Dexamethason-Substitution
  Zur Blockade der 11-Hydroxylase kann Osilodrostat (oral, Isturisa®) od. Metyrapon (Metopiron®) eingesetzt werden ⇨ Verminderung der Cortisol-Produktion.
- Operativ: Ind: bei Operabilität grundsätzlich gegeben
  - Nebennieren-Tumor ⇨ einseitige Adrenalektomie (heute auch über retroperitonealen endoskopischen Zugang)
  - Hypophysen-Tumor (Morbus CUSHING) ⇨ neurochirurgische transsphenoidale Entfernung des Adenoms im Hypophysenvorderlappen, evtl. auch Radiatio der Hypophyse
  - Zentraler CUSHING ohne Hypophysenadenomnachweis ⇨ bds. Adrenalektomie
  - NNR-Hyperplasie: Op indiziert, da Folgen schwerwiegender! (im Gegensatz zum Aldo-

steronismus)
- Nach beidseitiger Adrenalektomie müssen lebenslang Kortikosteroide substituiert werden (10-12 mg Hydrocortison/m²KOF/Tag)

- Leitlinie: Cushing im Kindesalter, S1 v. 2/2020 (AWMF Registernummer 174-010)

Prog: Unbehandelt schlechte Prog.

Kompl: In 10 % d.F. entsteht nach Adrenalektomie ein **NELSON-Syndrom** (ACTH + MSH-produzierender, hyperplasiogener Tumor der Adenohypophyse) durch CRH (= corticotropin releasing hormone)-Überstimulation durch den Hypothalamus ⇨ CT/MRT-Schädel (Sellavergrößerung?), Gesichtsfeldausfälle, Hyperpigmentierung

Proph: ♥ Vermeidung eines **medikamenteninduzierten CUSHINGS** durch Beachtung der sog. **CUSHING-Schwellen-Dosis** (= ca. 7,5 mg Prednisolonäquivalenz/Tag) bei längerer systemischer Applikation von Glukokortikoiden.

Äquivalenzdosen: Cortison 40 mg/Tag,
Cortisol (Hydrocortison) 30 mg/Tag,
Prednison (Decortin®, Rectodelt® Supp.) u. Prednisolon (Solu-Decortin H®) 7,5 mg/Tag,
Triamcinolon (Volon®) u. Methylprednisolon (Urbason®) 6 mg/Tag,
Dexamethason (Fortecortin®) und Betamethason (Betnesol®) 1 mg/Tag

HYPERALDOSTERONISMUS

Syn: CONN-Syndrom, ICD-10: E26.-

Physiologie: RAA-System (**R**enin-**A**ngiotensin-**A**ldosteron-Kaskade):
Regelkreis mit Messung in den juxtaglomerulären Zellen der Niere ⇨ Blutdruckabfall (Natriummangel, Hypovolämie, verminderte Nierenperfusion) bewirkt Ausschüttung von **Renin** ⇨ Angiotensinogen (aus der Leber) ⇨ **Angiotensin** I ⇨ durch ACE (= Angiotensin converting enzyme) ⇨ Angiotensin-II ⇨ Nebennierenrinde (Zona glomerulosa) produziert **Aldosteron** ⇨ Aldosteron wirkt auf die Niere mit Na- und H_2O-Retention und K-Sekretion ⇨ Blutdruckanstieg (Regelkreis geschlossen)

Ät:
- Primärer Hyperaldosteronismus: primäre NNR-Erkrankung = **CONN-Syndrom**
- Sekundärer Hyperaldosteronismus: übergeordnete Stimulation
  - Organisch: reninproduzierender Nierentumor, Nierenarterienstenose, maligne arterielle Hypertonie
  - Funktionell: Hypovolämie, Hyponatriämie, BARTTER-Syndrom (angeborene renale Tubulusstörung), verminderter Aldosteronabbau (Leberzirrhose), hepatisches Ödem
- Hormonaktive Tumoren (aldosteronproduzierendes Karzinom der NNR, sehr selten) oder als paraneoplastisches Syndrom

Path:
- CONN-Syndrom: in 1/3 % d.F. **NNR-Adenom** (Aldosteronom), bei 2/3 findet sich eine differenzierte **bilaterale Hyperplasie**, ein NNR-Karzinom im Bereich der Zona glomerulosa ist sehr selten (ca. 0,5 % d.F.)
- Lok: Adenome sind meist einseitig (li. > re.)

Epid: CONN-Syndrom: Vorkommen v.a. 30.-50. Lj., w > m (2:1)

Klin:
⇒ **Arterielle Hypertonie** in 85 % d.F. zu finden (macht aber nur ca. 0,1-5 % aller arteriellen Hypertonien aus)
⇒ **Hypokaliämie** ⇨ Muskelschwäche bis zur Lähmung, Muskelkrämpfe, Parästhesien, EKG-Veränderungen und Rhythmusstörungen, Obstipation, Kopfschmerzen, Müdigkeit die Hypokaliämie kann aber auch fehlen
⇒ Polyurie und Polydipsie mögl. durch hypokaliämisch bedingte Tubulopathie
⇒ Hypervolämie durch die H_2O-Retention, Alkalose
⇒ Hypernatriämie kann fehlen durch Anpassung der Niere

Diag: 1. Anamnese und klinische Untersuchung
2. Labor:
Aldosteron-Nachweis im Blut, vermehrte Aldosteron-Ausscheidung im 24-Std.-Urin
Renin: primärer Aldosteronismus = normal/erniedrigt (= Low-Renin-Aldosteronism)
sekundär Aldosteronismus = Renin erhöht
Elektrolyte: **Natrium erhöht**, **Kalium erniedrigt**
Kochsalzbelastungstest, Fludrocortison-Suppressionstest
3. Lokalisationsdiagnostik: einseitig, beidseitig?
CT und Szintigraphie bringen nicht immer gute Beurteilbarkeit, da die Adenome häufig sehr klein sind ⇨ Methode der Wahl: **MRT**
Selektive Nierenvenen-Katheteruntersuchung (über V.cava) mit getrennter Blutentnahme gibt beste Auskunft, ob die Aldosteronproduktion einseitig (= Adenom) oder beidseitig (= Hyperplasie) erhöht ist.

Ther:
- Konservativ: bei beidseitiger Hyperplasie **Aldosteron-Antagonisten** (Spironolacton, Aldactone®) lebenslang und meist auch Antihypertensiva erforderlich. Med. auch präoperativ zur Vorbereitung des Pat.
- Operativ: Ind: Adenom, Karzinom
  - Adenom-Entfernung durch einseitige Adrenalektomie (meist als endoskopische Op über retroperitonealen Zugang)
  - NNR-Hyperplasie: beidseitige subtotale NNR-Resektion und postoperative Nebennierenhormonsubstitution (Kortikosteroide)
  - Karzinom der NNR ⇨ Adrenalektomie + Chemotherapie
- Weiter Informationen (zu Studienzwecken wurde in Deutschland ein Register eingerichtet): www.conn-register.de

Prog: Die Hypertonie lässt sich in 70 % d.F. durch die Op beseitigen, der Rest muss weiter mit Antihypertensiva therapiert werden.

Kompl: * Koronare Herzerkrankung, Arteriosklerose u. Apoplexie durch die Hypertonie, es wird hierbei auch ein direkt auf das Gefäßsystem schädigender Effekt des Aldosterons angenommen.

DD: Hypertonie: essentielle arterielle Hypertonie (90 % d.F.), renale Form der Hypertonie (Nierenarterienstenose, maligne Nephroangiosklerose), Phäochromozytom, CUSHING-Syndrom I

ADRENOGENITALES SYNDROM

Syn: **AGS**, engl. adrenogenital syndrome, ICD-10: E25.-

Ät:
- Angeborene Enzymdefekte: **aut.-rez.** erblich (Mutationen auf Chrom. 1q, 6p, 8p, 8q, 10 bekannt) od. auch **Spontanmutation**
- Endokrin aktives Neoplasma in der NNR (Adenom, Karzinom in der Zona reticularis) oder den Gonaden
- Nebennierenrindenhyperplasie

Path:
- Angeborene NNR-Enzymopathien mit Störung der adrenalen Steroidsynthese (meist **21-Monooxygenasedefekt**, seltener 17α- od. 11ß-Monooxygenasedefekt oder 3-Steroid-dehydrogenasedefekt) ⇨ **verminderte Cortisolbildung** ⇨ durch den Regelkreis vermehrte ACTH-Ausschüttung ⇨ NNR-Hyperplasie mit vermehrter Bildung von Kortisolvorstufen und **Androgenen**
  Durch den hohen Androgenspiegel erfolgt durch negative Rückkoppelung eine verminderte Gonadotropinbildung (FSH ↓, LH ↓) ⇨ Hemmung der Entwicklung der Keimdrüsen = **hypogonadotroper Hypogonadismus**
- Adrenogenitales **Salzverlustsyndrom** = angeborenes AGS mit gleichzeitiger Störung der Mineralokortikoidbiosynthese ⇨ Addison-artige Krisen mögl. mit Na^+-Verlust u. K^+-Retention (Gefahr von Herzrhythmusstörungen)

Epid: ◊ Angeborenes AGS: Häufigkeit 1/10.000 (in 95 % d.F. 21-Hydroxylase-Mangel)
◊ 2/100 Menschen sind Merkmalsträger

Klin: ⇒ Säuglingsalter: Pseudohermaphroditismus bei Mädchen (intersexuelle Störung), verfrühte isosexuelle Entwicklung beim Jungen
⇒ Kindesalter starkes Wachstum (anabole Wirkung der Androgene) ⇨ dann aber vorzeitiger Epiphysenfugenschluss (um 10. Lj.) ⇨ Minderwuchs
⇒ Mädchen: **Virilisierung** mit maskulinem Habitus (Pseudohermaphroditismus femininus), Hirsutismus, Klitorishypertrophie, tiefe Stimme, wenig ausgebildete Mammae, Amenorrhoe, Sterilität
⇒ Jungen: vorzeitige Ausbildung männl. Geschlechtsmerkmale, **Pubertas praecox** (häufig klinisch unbemerkt) bei gleichzeitigem Hypogonadismus, Sterilität (Azoospermie)

Diag: 1. Anamnese und klinische Untersuchung
2. Labor: Nachweis von **17-Ketosteroiden** (Androgenmetabolite) im 24-Std.-Urin
Dexamethason-Hemmtest (kein Abfall der 17-Ketosteroide bei Dexamethason-Gabe bei endokrin aktivem Neoplasma)
3. Röntgen: frühzeitiger Epiphysenfugenschluss

Ther:
- Konservativ: bei angeborenem Enzymdefekt Dauermedikation mit Kortisol (Hydrocortison), bei gleichzeitigem Salzverlustsyndrom + Fludrocortison (Astonin®H)
bei Frauen evtl. zus. Antiandrogene zur Therapie der Virilisierung
- Operativ: Ind: Tumornachweis
  - Bei Tumornachweis unilaterale Adrenalektomie
  - ggf. plastische Korrektur der Klitorishypertrophie u. Erweiterung d. Vagina um das 1. Lj.
- Selbsthilfegruppen: AGS-Eltern- und Patienteninitiative, Baumschulenstr. 1, 89359 Kötz, Tel.: 08221 9635-37, Fax: -38, Internet: www.ags-initiative.de

Prog: Gut bei rechtzeitiger Diagnose u. Therapie, eingeschränkte Fertilität

Kompl: Erhöhten Substitutionsbedarf bei Infektionen, Operationen usw. beachten

DD: – Ovarialtumoren (androgenbildend)
– Polyzystische Ovarien (STEIN-LEVENTHAL-Syndrom)
– Pubertas praecox: Pinealom (Tumor der Epiphyse = Zirbeldrüse), Keimdrüsentumoren

HORMON-INAKTIVE NEBENNIERENTUMOREN

Syn: Inzidentome, Inzidentalome, engl. incidental tumour, ICD-10: benigne D35.0, maligne C74.9

Etlg: # NNM im Kindesalter: Neuroblastome
NNM im Erwachsenenalter: Ganglioneurom (benigne, aber infiltrierendes Wachstum mögl.), vor allem bei Frauen zw. 20.-30. Lj., häufiger in den paravertebralen Ganglien
NNR-Tumoren: am häufigsten ist das **benigne Adenom**, selten malignes Karzinom mögl.
TNM-Klassifikation und Stadieneinteilung (I-IV) des Nebennierenrindenkarzinoms (2017)

Stadium	TNM	Beschreibung
I:	$T_1N_0M_0$	– Tumor <5 cm ohne extraadrenale Invasion
II:	$T_2N_0M_0$	– Tumor >5 cm ohne extraadrenale Invasion
III:	$T_3N_0M_0$	– Tumor mit lokaler extraadrenaler Invasion
	$T_4N_0M_0$	– Tumor mit Invasion von Niere, Zwerchfell, Leber, Pankreas od. große Gefäße
	$T_{1-4}N_1M_0$	– Lk-Metastasen in hilären, abdominalen paraaortalen od. parakavalen Lk
IV:	alle M_1	– Fernmetastasen

<u>**Epid:**</u> ◊ Altersgipfel: 40.-60. Lj., seltene Tumoren (insb. der NNR)
◊ Inzidenz des Nebennierenkarzinoms: sehr selten, 0,1-0,2/100.000/Jahr
◊ Prävalenz: ca. 4 % (in radiologischen Studien)
◊ Familiäre Häufung mögl.

<u>**Klin:**</u> ⇒ Oft **Zufallsbefund** in der Sonographie (Begriff: Inzidentom = zufällig entdeckter Tumor)
⇒ Retroperitoneale Raumforderung ⇨ Verdrängung benachbarter Organe, Druckgefühl, Oberbauchschmerzen
⇒ Nebennierenkarzinome können auch (subklinisch) Hormon-produzierend sein ⇨ CUSHING-Symptome, Hyperandrogenämie od. Östrogen-produzierend

<u>**Diag:**</u>
1. Anamnese und klinische Untersuchung
2. Labor: immer Ausschluss einer Hormonaktivität (Adrenalin, Kortisol, Aldosteron) ⇨ DD
3. Bildgebung: CT bzw. besser **MRT** mit KM-Gabe (Gd-DTPA = Gadopentetat-Dimeglumin) Funktionelle Bildgebung: PET-CT mit ^{123}I-Iodmetomidat od. ^{18}F-FDG-PET (pos. bei Karzinom)
4. Histologische Untersuchung: Unterscheidung benigne/maligne kann schwierig sein

<u>**Ther:**</u>
- <u>Konservativ:</u> bis 4 cm ⇨ Beobachtung, Kontrolle alle 6 Monate
- <u>Operativ:</u> Ind: ≥6 cm ⇨ Karzinom-verdächtig (in 20-30 % d.F.) ⇨ Op (möglichst in einem spezialisierten Zentrum)
  - Zugang: bei Befund bis 6 cm endoskopisch retroperitoneal od. laparoskopisch (= transperitoneal), bei größerem Tumor konventionell offen (= transabdominell)
  - Radikale Entfernung der Nebenniere (= Adrenalektomie)
  - Bei Nachweis eines Nebennierenkarzinoms zusätzlich paraaortale/-kavale Lk-Dissektion und postoperative Chemotherapie: Gabe von Mitotane (vom DDT abgeleitete adrenotoxische Substanz, Dichlordiphenyldichloroethan, Lysodren®) oral für ca. 2 Jahre (unter Spiegelkontrolle, Ziel: 14-20 mg/l), ggf. + Streptozotozin (bei Invasion in die V.cava) und Bestrahlung des Tumorbettes (bei histologisch nachgewiesener Gefäß- u. Kapselinfiltration)
  - In Erprobung ist eine interne Strahlentherapie mit ^{131}I-IMAZA
- Bei nicht resektablem/metastasiertem Nebennierenkarzinom: Chemotherapie mit Etoposid + Doxorubicin + Cisplatin + Mitotane
- <u>Leitlinie:</u> Op von Nebennierentumoren, S2k v. 12/2017 (AWMF Registernr.: 088-008)
- In Deutschland gibt es zu Studienzwecken ein Register für diese seltene Erkrankung: Dt. Nebennieren-Karzinom-Register, Schwerpunkt für Endokrinologie, Universitätsklinik Würzburg, Tel.: 0931 201-39717, Internet: www.nebennierenkarzinom.de sowie ein europäisches Register (European Network for the Study of Adrenal Tumors), Internet: www.ensat.org

<u>**Prog:**</u> Beim Nebennierenkarzinom abhängig vom Tumorstadium: Tumor auf die Nebenniere begrenzt und vollständige primäre Resektion (**R**0) 60-80%ige 5-JÜR, bei **T**3 40 %, bei Metastasen mit <1 J. Überlebenszeit sehr schlecht.

<u>**Kompl:**</u> * Nebennierenkarzinom: frühzeitige Metastasierung in lokale Lymphknoten, Lunge, Leber od. Knochen
* Tumorrezidiv häufig
* Med: Mitotan, Lysodren® strikte Kontrazeption wegen fetotoxischer Wirkung

<u>**DD:**</u>
- Hormonaktive Nebennierentumoren (s.o.): adrenales Phäochromozytom, Cushing-Syndrom durch Adenom der Nebenniere, primärer Hyperaldosteronismus
- Nebennierenzyste (selten): können bei Nebennierenmalignomen od. Nebennierenmetastasen vorkommen ⇨ bei Zysten >5 cm Entfernung und Histologie indiziert.
- Die Nebenniere ist ein "<u>**Metastasenorgan**</u>" (gute Vaskularisation der Nebennieren) für andere Primärtumoren: insb. beim malignen Melanom, Nierenzell-, Bronchial-, Mamma-, Magen- und kolorektalem Karzinom vorkommend.

HERNIEN

Syn: lat. hernia = Bruch, engl. hernia, ICD-10: K40.- bis K46.-

Def: **Vorfall von Eingeweideanteilen** (= ***Bruchinhalt***) in eine **Vorbuchtung des parietalen Peritoneums** (= ***Bruchsack***) durch eine **Bauchwandlücke** (= ***Bruchpforte***).
DD: Prolaps = Vorfall von Eingeweiden durch eine Lücke des Peritoneums, also nicht von Peritoneum bedeckt (Syn: Hernia spuria = falsche Hernie)

Ät:
- Bindegewebsschwäche, inkompletter fetaler Bauchwandschluss (insb. bei Frühgeborenen)
- Erhöhter intraabdomineller Druck durch Pressen (chron. Obstipation), Husten (COPD), bei Dysurie (Prostataadenom), körperliche Belastung, Schwangerschaft, Trauma
- Aszites (Lebererkrankungen, portale Hypertension, Peritonealkarzinose), intraabdominelle Tumoren
- Adipositas
- Z.n. Op ⇨ Narbenhernie, parastomale Hernie neben einem Anus praeternaturalis

Epid:
◊ Eines der häufigsten chirurgischen Krankheitsbilder
◊ Häufigkeit: ca. 0,5-1 % der Gesamtbevölkerung (Männer 2 %, Frauen 0,3%), davon entfallen etwa ¾ aller Hernien auf die **Leistenhernien**.

Etlg:
Äußere Hernien:
- Leistenhernien .... 75 % d.F.
- Nabelhernie (umbilikal u. paraumbilikal) .... 9 %
- Epigastrische Hernie .... 3 %
- Schenkelhernie .... 3 %
- Becken- u. Lumbalhernien .... 5 %

Innere Hernien: v.a. Zwerchfellhernien .... 5 %
LITTRÉ-Hernie: Einklemmung eines MECKEL-Divertikels

Gleithernie: Vorgefallenes Organ ist Teil des Bruchsackes (Zäkum, Sigma, Harnblase = Organe sind nur teilweise mit Peritoneum überzogen, peritonealer Bruchsack fehlt daher teilweise)

RICHTER-Hernie (Darmwandhernie): Herniation eines Darmwandanteiles in die Bruchpforte ohne Auftreten einer Passagestörung (s. Abb.)

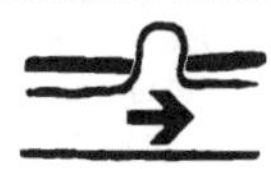

Eventerationshernie: Hernia permagna = großer Teil der Bauchorgane im Bruchsack, die sich hier organisiert haben und schwierig zu reponieren sind

Symptomatische Hernie: Hernie bei pathologischer Druckerhöhung im Abdomen (z.B. Tumor, Aszites)

Narbenhernie: Hernie als Folge einer Dehiszenz der Faszien einer Laparotomienarbe

Klin:
⇒ Oft nur geringe Beschwerden
⇒ Schmerzen beim Anspannen der Bauchmuskulatur (z.B. Heben schwerer Lasten, Pressen beim Stuhlgang)
⇒ Verminderte körperliche Leistungsfähigkeit
⇒ Peritoneale Reizung
⇒ **Bruchgeschwulst** ist das Hauptsymptom
⇒ Stuhlunregelmäßigkeiten, evtl. Blutabgang

Diag:
1. Inspektion, immer beidseits durchführen, da in 20-30 % d.F. doppelseitige Befunde zu erheben sind
Palpation der Bruchpforten unter Bauchpresse am stehenden Patienten
Hustenanprall gegen den tastenden Finger
Auskultation des Bruchinhaltes (Darmgeräusche?)

2. **Sonographie**, früher auch Diaphanoskopie (Durchleuchtung mit einer hellen Lampe)
3. Röntgen: Abdomen-Übersicht (Spiegel bei Ileus?), evtl. MDP, Kolon-KE
4. Bei jeder Hernie des Erwachsenen ist die **rektal-digitale Untersuchung** zum Ausschluss eines Rektumkarzinoms obligat (in manchen Kliniken wird routinemäßig auch eine Rektoskopie/Koloskopie durchgeführt)

Ther: • Konservativ:
- **Manuelle Reposition (= Taxis):** Ind: Bei kurzer Anamnese einer Einklemmung (<6 Std.) Technik: Pat. liegt auf harter Unterlage, Beine anziehen lassen, evtl. Analgesie: Ausmassieren des Darminhaltes mit beiden Händen u. behutsame Reposition ⇨ Cave! Reposition en bloc als Komplikation (s.u.)
- **Bruchbänder:** nur in Ausnahmen indiziert (strikte Ablehnung der Op, unvertretbar hohes Op-Risiko), da keine sichere Prophylaxe der Inkarzeration und die Bauchmuskulatur durch die Entlastung weiter atrophiert!

• Operativ: Prinzip ist die **Herniotomie + Hernioplastik**
- Darstellung der Bruchhüllen, des Bruchsackes und der Bruchpforte
- Versorgung des Bruchinhaltes (evtl. Darmresektion bei Inkarzeration)
- Beseitigung des Bruchsackes (alleinige Reposition des Bruchsackes bei Gleithernien)
- Verschluss der Bruchlücke, evtl. mit Verstärkung des Abschlusses (Fasziendoppelung, implantierbare Kunststoffnetze) und schichtweiser Wundverschluss
- Postop.: leichte körperliche Arbeiten nach 3-4 Wo., schwerere Tätigkeiten erst nach 3-6 Monaten

⚠ Relative Op-Kontraindikationen: übergroße Narben- u. Bauchwandhernien, Hernia permagna, alte Brüche mit großer Bruchpforte

Prog: Operationsletalität liegt unter 1 %, bei Inkarzeration kann sie bis auf 10 % steigen.
Rezidivrate: in 5 % d.F.

Kompl:
* **Inkarzeration:** Schwellung, Rötung, Spontan- u. Druckschmerz; anfangs Ileussymptomatik, später toxische Folgen der **Darmgangrän** mit Peritonitis u. vitaler Bedrohung
  Sonderform: **Elastische Einklemmung:** Mit der Bauchpresse erweitert sich zunächst der Bruchring ⇨ Peristaltik treibt Darmschlinge in den Bruchsack, mit nachlassender Bauchpresse schnürt der Bruchring die Darmschlingen ab.
* **Darmwandbruch (= RICHTER-Hernie):** Einklemmung eines Teiles der Darmwand bei erhaltener Darmpassage ⇨ lokale Darmwandnekrose/Darmgangrän (am häufigsten bei Femoralhernien)
* **Netzeinklemmung:** Inkarzeration des Omentum majus in einen Bruchring, Ther: Manuelle Reposition (= Taxis) bei kurzer Anamnese, danach Elektiv-Op zur Revision. Bei längerer Anamnese (>6 Std.) oder bei misslungener Taxis ⇨ sofortige Op (Revision des Bruches, bei Inkarzeration Resektion des nekrotischen Netzabschnittes)
* Koteinklemmung: Die zuführende Darmschlinge wird zunehmend mit Kot gefüllt ⇨ Abklemmung der abführenden Schlinge am Bruchhals durch den Druck der Kotmassen
* Reposition en bloc: Bruchsack wird ohne Beseitigung der Einklemmung **mit der Bruchpforte verlagert** (Bruchgeschwulst selbst ist von außen nicht mehr zu sehen, der Bruchhals mit Einklemmung bleibt aber bestehen!)
* Bruchentzündung (Inflammatio herniae)
* Irreponibilität (Hernia accreta) durch Verwachsungen der Darmschlingen oder bei gekammerten Hernien
* Bei Leistenhernien-Op: Hodenschwellung, Hodennekrose oder Hodenatrophie bei intraoperativer Verletzung des Samenstranggebildes

DD:
- Abszesse, Zysten
- Lymphome, Weichteiltumoren
- In der Leistenregion: ektoper Hoden, Hydrozele, Varikozele, Adduktorensehnentendopathie (Fußballspieler)
- Angeborener Bauchwanddefekt

LEISTENHERNIE

Syn: Inguinalhernie, **Hernia inguinalis**, "Leistenbruch", ICD-10: K40.-

Anatomie: Verlauf des Leistenkanals:

Von dorsal lateral kranial nach ventral kaudal medial in einem Winkel von 15°, 4-6 cm lang.
Anfang: innerer Leistenring (Anulus inguinalis internus/profundus), ca. 1 cm oberhalb der Mitte des Leistenbandes
Ende: äußerer Leistenring (Anulus inguinalis externus/superficialis) oberhalb d. Tuberculum pubicum

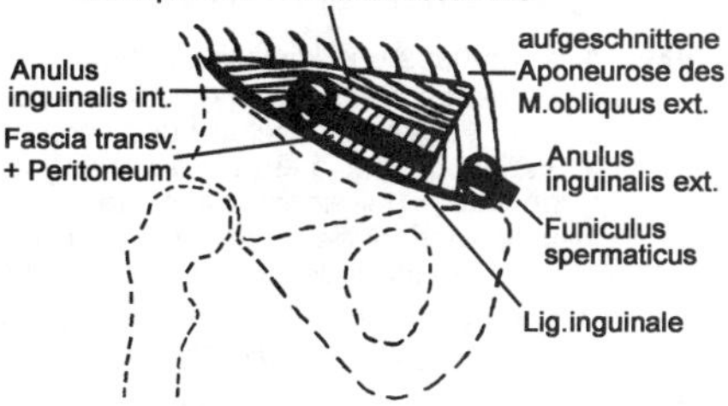

Wände des Leistenkanals:
Ventral: Aponeurose des M.obliquus externus
Dorsal: Fascia transversalis, Peritoneum parietale
Kranial: Unterrand des M.obliquus internus u. des M.transversus abdominis
Kaudal: Lig.inguinale (= POUPARTI-Band)

Inhalt: **Beim Mann:** Funiculus spermaticus (Syn: Samenstrang, engl. spermatic cord)
- Ductus deferens (Samenleiter)
- A.testicularis, A.ductus deferentis, A.musculi cremasteris
- Plexus pampiniformis (venöses Abflussgeflecht) u. Lymphgefäße
- Fascia spermatica interna (= Ausstülpung der Fascia transversalis)
- M.cremaster (kaudale Internusfasern)
- Fascia spermatica externa (= Ausstülpung der Externusaponeurose)
- R.genitalis des N.genitofemoralis, sensibler Endast des N.ilioinguinalis
- Plexus testicularis (sympathisch)

Bei der Frau: Lig.rotundum (Lig.teres uteri), IMLACH-Fettpfropf

Epid:
◊ **Häufigste Hernienform** (75 %) des Menschen. 65 % sind indirekte, 20 % direkte Hernien und in ca. 15 % d.F. liegt eine kombinierte Hernie vor. Beidseitige Hernien in 15 % d.F.
◊ Prävalenz beim Mann: 2 %, **m** >> w (8:1, bei Kindern 9:1)
◊ Lifetime Risk: für eine Leistenhernie beträgt 27 % beim Mann und 3 % für die Frau
◊ Prädisp.alter: 55.-75. Lj. und 1. Lj. (insb. bei **Frühgeborenen**)
◊ In Deutschland 250.000 Operationen/Jahr, 10 % der Eingriffe entfallen auf Kinder (<14 J.)

Etlg:

Direkte (mediale) Leistenhernie: Die Durchtrittsstelle liegt medial der Vasa epigastrica (Fossa inguinalis medialis, HESSELBACH-Dreieck), der Bruchsack durchsetzt **die Bauchdecke** (Fascia transversalis) **senkrecht auf direktem Weg** u. verläuft zum äußeren Leistenring (keine Beziehung zum Inneren des Samenstrangs), **erworben**, meist (ältere) Männer.
Indirekte (laterale) Leistenhernie: Verläuft aus dem **inneren Leistenring** (Anulus inguinalis profundus, liegt lateral der Vasa epigastrica) durch den Leistenkanal zum äußeren Leistenring (Anulus inguinalis superficialis). Der Bruchsack ist von Kremasterfasern umgeben und kann bis zum Skrotum reichen. Entsteht durch ausbleibende Obliteration (Verklebung) des Processus vaginalis peritonei nach dem Descensus testis (= kongenital, **angeboren**) oder durch Erweiterung des inneren Leistenringes u. Vorstülpung von Peritoneum in den Leistenkanal (= **erworben**), eher bei Kindern und Frauen.

direkter Leistenbruch

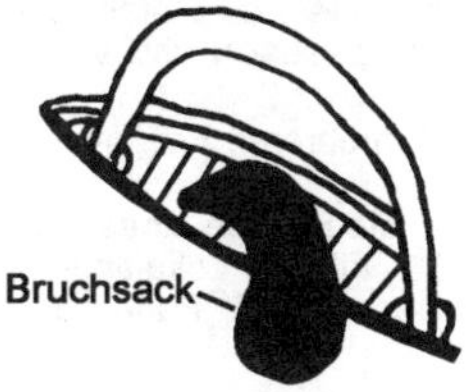

indirekter Leistenbruch

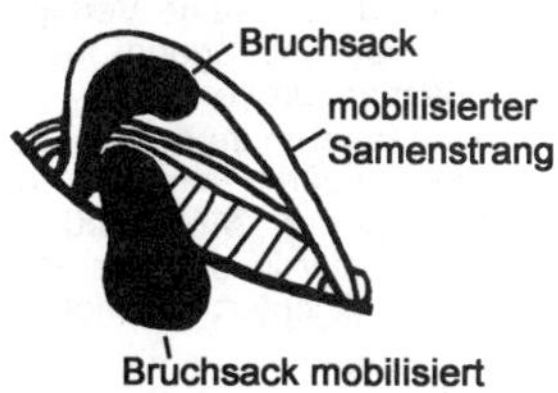

Klin: ⇒ **Schmerzen in der Leiste**
⇒ Ausmaß der Beschwerden korreliert nicht mit der Größe einer Hernie
⇒ Hernia incipiens: Bruchsack im Leistenkanal. Klinisch Beschwerden in der Leiste, meist noch keine Vorwölbung tastbar ⇨ abwartende Ther.
⇒ Hernia completa: Austritt des Bruchsackes am äußeren Leistenring
⇒ Hernia scrotalis: Vordringen des Bruchsackes bis ins Skrotum

Diag: 1. Anamnese und klinische Untersuchung: Inspektion: Vorwölbung in der Leiste
Palpation: beim Mann einstülpen der Skrotalhaut von unten um den untersuchenden Finger (wie ein Handschuh) und vorschieben bis vor den äußeren Leistenring am stehenden Patienten (der äußere Leistenring ist für die Fingerkuppe knapp passierbar) ⇨ **Hustenanprall** = bei einem manifesten Leistenbruch wölbt sich die Bruchgeschwulst gegen den untersuchenden Finger aus dem Leistenring hervor (bei Frauen kann die Diagnose bei nicht bestehender Bruchgeschwulst schwierig sein)
2. Bildgebung: **Sonographie** als dynamische Untersuchung (Anspannung des Bauches im Liegen), ggf. auch dynamisches MRT mögl.

Ther: • Operativ: Ind: ist mit der Diagnose wegen Gefahr der Inkarzeration gegeben (alternativ ist ein „watchful waiting“ = abwarten und kontrollieren möglich, da das Inkarzerationsrisiko insg. mit 0,2%/Jahr bei alleiniger Beobachtung nur sehr gering ist.). **Op-Prinzip:**
1.) Anästhesie: Eingriff ist in **Regionalanästhesie** (für Naht-Methoden), in Spinalanästhesie od. Vollnarkose (bei Kindern und bei den laparoskopischen Verfahren) mögl.
Regionalanästhesie: 20 ml Mepivacain 1%ig (mit Adrenalin 1:200.000) od. Ropivacain 0,75%ig (Naropin®) fächerförmig in die Bauchwandschichten entlang des Leistenkanals und Leitungsanästhesie des N.ilioinguinalis u. N.iliohypogastricus (10-20 ml), während der Op. ggf. Nachinjektionen an der Basis des Bruchsacks od. am Os pubis
2.) Leistenschnitt, Durchtrennung der Externusaponeurose, Freilegung und Mobilisation des Samenstranges, Aufsuchen des Bruchsacks, Eröffnen und Reposition des Bruchinhaltes, Abtragen u. Nahtverschluss des Bruchsackes
3.) Verschluss der Bruchpforte: Prinzip: **Verstärkung** der Hinterwand des Leistenkanals (= zum Abdomen hin), schichtweiser Wundverschluss, nach der Op Zug am Testis zur Reposition des mobilisierten Samenstranges (sog. "EKG" = Eier-Kontroll-Griff)

Verstärkungsmethoden:
Es werden 2 grundsätzliche Methoden unterschieden:
1. Verstärkung durch **raffende Naht** und Doppelung von Faszien
- **Nach Bassini:** Naht des M.obliquus internus und des M.transversus abdominis unter dem Samenstrang durch an die Innenfläche des Leistenbandes und als erster od. letzter Stich am Tuberculum pubicum. Dabei muss beachtet werden, dass die Samenstranggebilde an ihrer Austrittsstelle nicht zu stark eingeengt werden.
Der Samenstrang wird mit der Externusaponeurose gedeckt oder nach subkutan (vor die Externusaponeurose) verlagert (Methode nach Kirschner).
- **Nach Shouldice** (“Canadian repair“): Spaltung u. **Doppelung der Fascia transversalis** mit fortlaufender Naht + Naht des M.obliquus int. und des M.transversus an das Leistenband (wie Bassini)
- **Nach Desarda:** einfache Op für kleine Hernien, dabei wird die Hinterwand des Leistenkanals durch Einschneiden und Verschieben der Externusfaszie und Vernähen an die Internusfaszie verstärkt
- **Nach Lotheisen / McVay:** Naht des M.obliquus int. u. der Transversusfaszie an das Cooper-Band (Lig.pubicum superius)
- **Nach Halsted-Ferguson:** Naht des M.obliquus int. **über** dem Samenstrang an das Leistenband (Samenstrang liegt jetzt unter dem M.obliquus int.)
- Bei Frauen: hier kann der Leistenkanal fest um das Lig.rotundum verschlossen werden oder das Lig.rotundum kann durchtrennt werden
- Bei Kindern: keine Verlagerung des Samenstranges, da Gefahr der Hodenatrophie. Bruchsackabtragung, Methode nach Halsted-Ferguson und Vernähung der Externusaponeurose
- Bei Männern im hohen Alter: Ultima ratio nach mehreren Rezidiven ⇨ endgültige Sanierung durch Funikulo- und Orchiektomie
- Postoperativ: **Mobilisation noch am Op-Tag**, die Einlage eines kleinen Katheters intraoperativ in die Leistenregion, über den 3 x tgl. ein Lokalanästhetikum appliziert wird, erleichtert die Mobilisation (Entfernung am 3.Tag). Fäden ex am 10. Tag. Ar-

beitsunfähigkeit für ca. 2-3 Wochen, keine schweren Lasten für 10 Wochen tragen.

2. Verstärkung durch **spannungsfreie** (tension-free) **Implantation** eines **Kunststoffnetzes.** (dies kann offen oder endoskopisch / laparoskopisch erfolgen):
   - Op nach LICHTENSTEIN od. STOPPA: spannungsfreie Implantation eines **präperitonealen Netzes** aus Polypropylen (ca. 10 x 15 cm groß, Marlex®) od. Polyester (Mersilene®), das die Bauchwand verstärkt. Das Netz liegt auf den Muskelfaszien [Op. n. LICHTENSTEIN] bzw. zwischen Muskelfaszien und Peritoneum [Op. n. STOPPA].

     Zugang: konventionell (= Open Mesh Repair) od. auch präperitoneal endoskopisch mögl. (**TEPP** = totale extraperitoneale Plastik, der notwendige Präparationsraum wird mit einem Ballon geschaffen) + intraop. Antibiotikaprophylaxe (Cephalosporin).
   - Op nach RUTKOW (plug and patch): zusätzlich zum präperitonealen Netz (wie bei LICHTENSTEIN) wird zuvor noch ein Netzplug (sieht aus wie eine Blüte) in den Bruchkanal gedrückt und mit 1-3 Nähten dort fixiert (durch Verwachsen des Netzplugs mit dem Gewebe verstärkt dies die ehemalige Bruchpforte erheblich)
   - Op nach GILBERT: Implantation eines doppelten verbundenen Netzes (sieht aus wie ein **H**). Die beiden Netzanteile liegen wie bei LICHTENSTEIN + STOPPA und sind durch die Bruchpforte miteinander verbunden
   - Laparoskopischer Hernienverschluss (**TAPP** = transabdominelle präperitoneale Plastik): Inzision des Peritoneums und Verschluss der Hernie durch Naht oder Clips **von innen** + Implantation eines mind. 10 x 15 cm großen, beschichteten PTFE-Netzes (Gore-Tex®) über der Bruchpforte, Fixation mittels Kleber, danach Wiederverschluss des Peritoneums über dem Netz mit Naht/Clips + intraop. Antibiotikaprophylaxe. Vorteil: gleichzeitige Inspektion von Bauchraum und Gegenseite mögl., Belastbarkeit bereits nach 1 Wo. wieder gegeben.

- Leitlinie: Leistenhernie, S1 v. 10/2020 (AWMF Registernummer 006-030)

Prog: Letalität: 0,005-0,5 %, Rezidivrate: bei den Nahttechniken ca. 10 %, mit Netzverstärkung ca. 2 % (Nachteil der Netzverstärkung: Fremdmaterial, höhere Kosten)

Kompl: * **Inkarzeration**, Koteinklemmung, Bruchentzündung (Inflammatio herniae)

Op: * Postoperativer **Harnverhalt**
* **Hämatom, Serom** (bei großer postoperativer Flüssigkeitsansammlung im Leistenbereich ggf. perkutane Punktion), **Wundinfektion**
* Verletzung oder **Einengung** der Vasa spermatica (meist zu stark verengter innerer Leistenring) ⇨ Hodenschwellung durch Abflussbehinderung, im Extremfall ischämische Orchitis mit Hodennekrose oder -atrophie ⇨ Ther: frühzeitige Revision
* **Durchtrennung des Ductus deferens** ⇨ Ther: Adaptation über Catgut-Schiene
* Verletzung inguinaler Nerven ⇨ Sensibilitätsstörungen, inguinale Schmerzen
* Verletzung/Einengung der A./V.femoralis, V.iliaca ext. mit Thrombose oder Embolie
* Darm-, Blasenläsion od. weibliche Adnexverletzung (insb. bei Gleithernie des Ovars bei Mädchen) mit Peritonitis
* **Chronische inguinale Schmerzen**
* **Rezidiv** und Rerezidiv nach einer Rezidiv-Op
* Netzimplantation: Nervenläsion beim Befestigen des Netzes, Serom, chronische Entzündungsreaktion, Fisteln, Netzschrumpfung, Netzlockerung, Netzunverträglichkeit

  Zusätzlich beim laparoskopischem Vorgehen (TAPP): Trokarhernie, Darmverletzung, Verklebungen des Darmes (wenn das Netz nach Wiederverschluss des Peritoneum nicht völlig bedeckt ist) ⇨ Darmarrosion, Verwachsungen

DD: – **Adduktorensehnen-Zerrung** (Sportlerleiste, engl. sportsmen's groin): Druckschmerz am Ursprung der Adduktorensehnen am Os pubis, insb. bei Sportlern (z.B. Grätschbewegung beim Fußball od. Eishockey, Schießen mit der Fußinnenseite)
– **Leistenlymphome**: neoplastisch, entzündlich ⇨ Suche nach Fokus, z.B. Fußmykose
– Weichteiltumoren: Lipome, Malignome (Sarkom), Metastasen
– Senkungsabszess (Urogenitale Infektionen, Morbus CROHN)
– Varikosis der V.saphena magna, Aneurysma v. Becken-/Beinarterien
– Schenkelhernie
– Hernia scrotalis ⇨ DD: Hydrocele funiculi spermatici et testis, Varikozele, Lipome, Hodenhochstand, Hodentumoren

SCHENKELHERNIE

Syn: Femoralhernie, **Hernia femoralis**, Hernia cruralis, Merozele, ICD-10: K41.-

Anatomie: Die laterale Lacuna musculorum (mit Durchtritt des M.iliopsoas) wird durch den Arcus iliopectineus von der Lacuna vasorum getrennt. Medial ist die Lacuna vasorum durch das **Lig.lacunare** (GIMBERNATI) am Pecten ossis pubis (= Schambeinkamm) begrenzt. Die Bruchpforte liegt meist zwischen dem Leistenband (Lig.inguinale, kranial) und kaudal dem horizontalen Schambeinast (mit Lig./Fascia pectinea) in der medial gelegenen **Lacuna vasorum** medial d. Femoralgefäße.

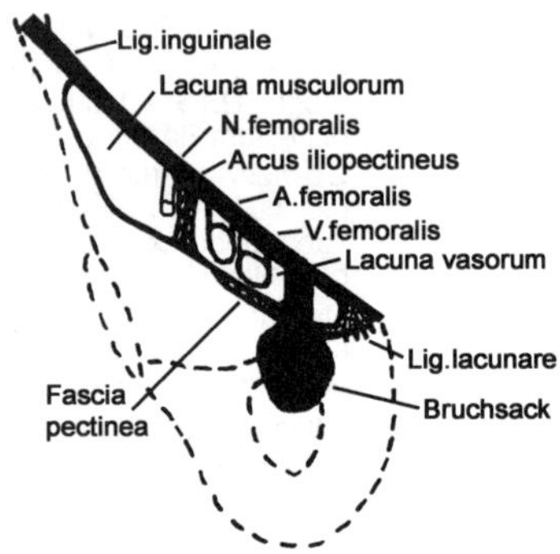

Epid: ◊ Überwiegend bei adipösen **Frauen** (**w** > m = 4:1)
◊ Prädisp.alter: >50. Lj.

Klin: ⇒ Oft klinisch latent bis zum Zeitpunkt einer Einklemmung mit Ileussymptomatik (Dünndarminkarzeration, bis zu 40 % der Pat.)
⇒ Tastbare Geschwulst unterhalb des Leistenbandes medial der A.femoralis
⇒ Dysurie u. Hämaturie (wenn Gleitbruch mit Blasenbeteiligung)

Diag: 1. Schwellung unterhalb des Lig.inguinale, mäßige Druckschmerzhaftigkeit
2. Sonographie

Ther: • Operativ: Ind: baldmöglichste Op wegen der Inkarzerationsgefahr
- Zugang von crural (= femoral): Bruch wird unterhalb des Leistenbandes freigelegt, der Bruchsack eröffnet, der Bruchinhalt reponiert, der Bruchsack abgetragen und nach intraperitoneal verlagert. Hierbei kann der Darm inspiziert werden, deshalb bei V.a. Inkarzeration diesen Zugang wählen. Anschließend Verschluss der Bruchpforte durch Naht des Leistenbandes an das Lig.lacunare am Pecten ossis pubis und der Fascia pectinea (COOPER) des horizontalen Schambeinastes. Alternativ kann ein kleiner Plug (sieht aus wie eine Blüte) aus einem Kunststoffnetz in den Femoralkanal geschoben und fixiert werden.
- Zugang von inguinal: Nach Eröffnung des Leistenkanals wird der Bruch nach oben gezogen, abgetragen und übernäht.
- Laparoskopischer Hernienverschluss: Verschluss der Hernie durch Naht oder Clips von innen (abdominal) + Implantation eines PTFE-Netzes (Gore-Tex®) über der Bruchpforte (wie bei der Leistenhernie, TAPP s.o.)

Prog: Letalität unter 1 %, Rezidive 2-10 %

Kompl: * Kombination mit Leistenhernie häufig (insb. bei Männern)
* **Inkarzeration** gefürchtet (v.a. Darmwandbruch, RICHTER-Hernie) mit Projektion der Schmerzen in die Leiste, Abdomen oder Oberschenkelinnenseite.
* **Ileussymptomatik!** Bei älteren Frauen mit einem Ileus immer an eine Schenkelhernie denken!

Op: * Infektion, Blutung, Verletzung der Femoralgefäße u. Nerven

DD: – Leistenhernie
– Varixknoten oder Ektasie der V.saphena magna, Aneurysma der A.femoralis
– Lipome u. andere Weichteilgeschwülste
– Lymphknotenschwellung, Senkungsabszesse

NABELHERNIE

Syn: Nabelbruch, engl. umbilical hernia, ICD-10: K42.-

Anatomie: Bruchpforte bildet der **Anulus umbilicalis** (= zirkuläre Faserzüge der Bauchwandaponeurose). Die nach der Geburt durch Obliteration der Nabelschnurgefäße entstehende kleine Bauchwandlücke schließt sich in 98 % d.F. bis zum 2. Lj.

Def: Vorwölbung von Baucheingeweiden durch die Faszienlücke des Nabels

Ät:
- Angeboren: Persistenz der physiologischen Nabelhernie (eine Rückbildung bis zum 2. Lj. kann abgewartet werden, da nur eine geringe Inkarzerationsgefahr in dieser Zeit besteht)
- Erworben:

  Beim Erwachsenen, v.a. Frauen (40.-50. Lj.), Prädisposition: Gravidität, Adipositas, erhebliche Gewichtsabnahme, körperliche Belastung, rezidivierender Aszites (Leberzirrhose, portale Hypertension ⇨ Alkoholanamnese?), gleichzeitige Rektusdiastase

  Beim Neugeborenen: Neuentwicklung einer Nabelhernie vor Ausbildung einer festen Nabelnarbe: Frühgeburtlichkeit, pulmonale Infekte, Passagestörungen des Darmes, starke Bauchpresse (vermehrtes Schreien, Husten)

Klin: Winziger bis kopfgroßer tastbarer Bruchsack (kann das große Netz, Dünn- oder Dickdarm enthalten) im Bereich des Bauchnabels

Ther:
- Operativ: Ind: im 1. Lj. nur bei relativ großen Bruchsäcken oder Größenzunahme
  Erwachsene: stets gegeben, da keine spontane Heilung, bei Einklemmung Notfall-Op!
  - Op n. SPITZY: infraumbilikale Inzision, Ablösung des Bruchsackes vom Hautnabel, Reposition des Bruchinhalts, Abtragung des Bruchsacks ⇨ Verschluss der Bruchpforte durch quere Naht
  - **Bei größeren Hernien:** longitudinale od. transversale Fasziendoppelung n. DICK-MAYO ⇨ größere Bauchwandfestigkeit. Anschließende Fixierung d. Hautnabels an der Faszie.
  - Ist ein spannungsfreier Verschluss nicht mögl. (Bruchlücke >2 cm) ⇨ Einnähen eines Polypropylen-**Netzes** in **Sublay-Technik** (Prinzip s.u., Kap. Narbenhernien)
  - Bei extrem adipösen Patienten: Omphalektomie (= Entfernung des Nabels), wenn gleichzeitig eine Fettreduktion angestrebt wird.

Prog: Letalität 1 %, bei Inkarzeration bis zu 20 %!, Rezidiv in 3-30 %

Kompl:
* **Inkarzeration** von eingeklemmten Darmabschnitten (insb. bei den Erwachsenen)
* Irreponibilität (Hernia accreta) durch Verwachsungen der Darmschlingen oder bei mehreren Kammern

Op:
* Wundinfektion, Wundhämatome
* Rezidivgefahr, insb. bei Adipositas

DD:
- Paraumbilikalhernie: Faszienlücke außerhalb des Nabelringes
- Neugeborene: Omphalozele = Nabelschnurbruch ⇨ kongenitale Hemmungsmissbildung, bei der die Baucheingeweide extraperitoneal liegen (s.u. Kap. Kinderchirurgie)
  Gastroschisis = Lücke der Bauchwand neben dem Nabel mit Prolaps von Darmteilen

EPIGASTRISCHE HERNIE

Syn: Hernia epigastrica, Hernia lineae albae (über dem Bauchnabel), Hernia ventralis, ICD-10: K43.60 (mit Einklemmung K43.70)

Def: Durch Lücken in der Faszie der **Linea alba** zwischen Xiphoid und Nabel können präperitoneale Fettbürzel prolabieren (s. Abb.). Wird hierbei das Peritoneum trichterförmig nachgezogen, dann entsteht eine echte Hernie. Nicht selten kommen diese Hernien multipel vor.

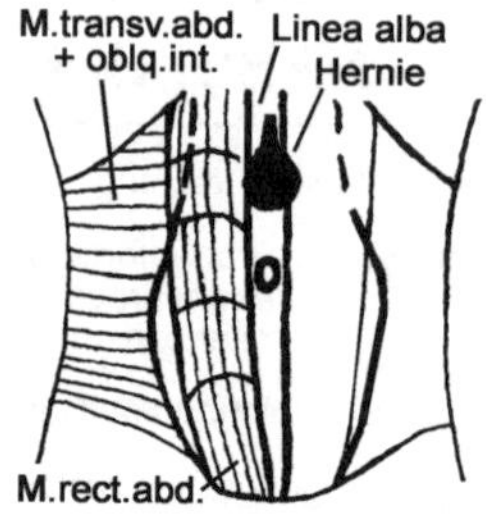

Klin: ⇒ Zum Teil erhebliche, aber uncharakteristische Oberbauchbeschwerden
⇒ Evtl. bewegungsabhängiger Schmerz

Diag: 1. Anamnese und klinische Untersuchung: bei fettreichen Bauchdecken kann der Nachweis erschwert sein
2. Vor Op Ausschluss von Erkrankungen der Gallenblase, Pankreas u. Magens

Ther: • Operativ: Verschluss der Faszienlücke nach Reposition des Bruchsackes, der nicht eröffnet werden muss durch Fasziendoppelung nach MAYO oder heute meist mit einer Netzeinlage (Prinzip s.u., Kap. Narbenhernien)

Prog: Gut, Rezidive können vorkommen

DD: – Rektusdiastase
– Ulkus duodeni od. ventriculi, Cholelithiasis, Pankreatitis

REKTUSDIASTASE

Anatomie: Die **Linea alba** ist die Durchflechtung der Aponeurosen der Mm.recti abdomines von rechter und linker Seite. Sie erstreckt sich vom Xiphoid bis zur Symphyse.

Def: Auseinanderweichen der Mm.recti abdomines ⇨ Verbreiterung der Linea alba, die sich bei Anspannung der Bauchdecken vorwölbt. Da kein Bruchring vorhanden ist (⇨ per definitionem also keine Hernie), besteht kaum Einklemmungsgefahr. ICD-10: M62.08

Klin: Bei Anspannung der Bauchmuskulatur ⇨ mehr oder weniger großer sicht- und tastbarer Wulst im Bereich der Linea alba

Ther: • Konservativ: Kräftigung der Bauchmuskulatur
• Operativ: Ind: nur sehr selten gegeben
- Adaptation der Mm.recti in der Medianlinie und Fasziendoppelung zur Verhinderung eines Rezidivs oder heute meist mit einer Netzeinlage (Prinzip s.u., Kap. Narbenhernien)

Prog: Op: Rezidiv bis 50 %, Letalität bei alten Pat. bis 10 %

LATERALE BAUCHWANDHERNIEN

Syn: **Hernia ventralis lateralis**, Hernia linea semilunaris, Spieghel-Hernie, , engl. spigelian hernia, ICD-10: K43.98

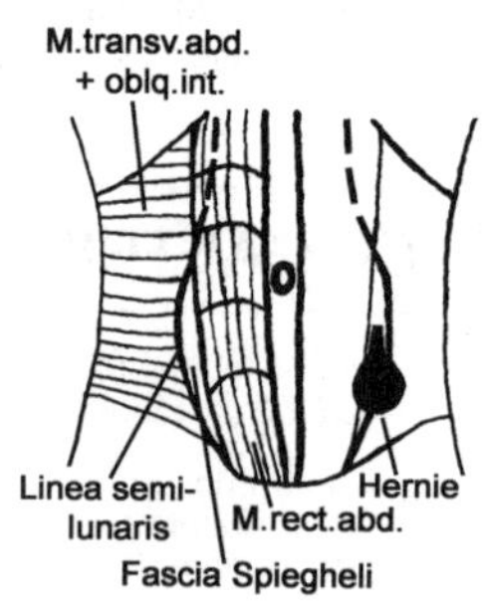

Anatomie: Die Hernie durchbricht die Aponeurose des M.transversus abdominis u. des M.obliquus int. medial begrenzt von dem Außenrand der Rektusscheide und lateral von der Linea semilunaris SPIEGHELI im unteren Mittelbauch (s. Abb.) und breitet sich unter der Externusaponeurose als interstitielle Hernie im präperitonealen Gewebe aus.

Epid: Sehr selten, aber Inkarzerationen häufig!

Klin: Ziehende Schmerzen auf der betroffenen Unterbauchseite

Diag: 1. Kann schwierig sein (kleine Hernie, Adipositas), an die Diagnose denken!
2. Evtl. Sonographie und CT

Ther: Operativ: Abtragung des Bruchsacks und Naht der Bauchwand oder heute meist mit einer Netzeinlage (Prinzip s.u., Kap. Narbenhernien)

DD:
- Andere intraabdominelle Schmerzursachen
- Bauchwandhämatom, Tumoren der Bauchdecken

NARBENHERNIEN

Syn: ICD-10: K43.0

Ät:
- Z.n. **Laparotomie** (durch Dehiszenz der Faszien, entwickeln sich meist innerhalb des ersten postoperativen Jahres in bis zu 10 % d.F.), parastomale Hernien (z.B. neben einem Anus praeternaturalis, 1/3 d.F.)
- Prädisponierend: postoperative Blutung od. **Wundinfektion,** Serom, **Adipositas,** Hypoproteinämie / Kachexie, **Aszites**, Faktor-XIII-Mangel, **Anämie** (Hb <10 g/dl), Diabetes mellitus, Nervenverletzungen, Schnittführung (**mediane Laparotomie**, knochennahe Durchtrennung an Xiphoid, Rippen od. Symphyse), schlechte Nahttechnik, abdominelle Drucksteigerung v.a. postop. (Husten, Obstipation/Pressen, Ileus, lange maschinelle Beatmung), Glukokortikoidmedikation, Alter >45 J., Nikotinabusus (4faches Risiko für Raucher)

Epid:
◊ Die Inzidenz einer Narbenhernie nach Laparotomie beträgt ca. 10-15 %, besonders hohes Risiko nach offenem Abdomen (z.B. bei abdominellem Kompartmentsyndrom, 30-40 %)
◊ Für Deutschland werden ca. 80.000 Narbenhernien/Jahr geschätzt, davon werden etwa 1/3 operiert.

Diag:
1. Anamnese (Voroperation) u. klinische Untersuchung: Pressversuch, tastbare Vorwölbung
2. Evtl. Sonographie zur Bestätigung oder bei unklaren Befunden

Ther:
- Operativ: Ind: mind. 3 Mon. - 1 Jahr nach der Vor-Op zuwarten (stabile Wundränder)
  Auch kleine Hernien sollten wegen der Gefahr der Einklemmung operiert werden (in einer Studie wird derzeit geprüft, ob auch nur „watchful waiting" ausreicht, www.aware-trial.de).
  Große Hernien benötigen intensive Vorbehandlung: Gewichtsreduktion, Atemgymnastik
  - Op: Bruchpfortenverschluss durch Naht und Fasziendoppelung nach MAYO-DICK
  - Bei größeren Defekten in der Bauchdecke oder bei erneutem Rezidiv wird durch Einnähen eines **Kunststoffnetzes** (Polypropylen, PP) in Underlay-/**Sublay-Technik** die Bruchpforte verstärkt und verschlossen (das Netz ist allseitig 5 cm größer als die Bruchpforte und wird zwischen Peritoneum und Muskel/Faszie eingebracht [= liegt **präperitoneal**] und wird mit Einzelknopfnähten am Rand befestigt, s. Abb.).

    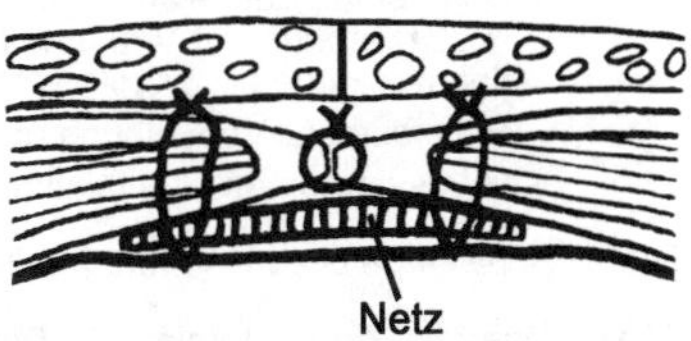

    Zugangsweg: **TAPP** (= laparoskopisch) od. **TEPP** (endoskopisch, Prinzip s.o. Kap. Leistenhernie)
  - Auch laparoskopische **IPOM**-Technik (= intraperitoneales Onlay-Mesh mit speziellen beschichteten Netzen, vermindern das Risiko für Darm-Verwachsungen) mögl., wenn das Peritoneum aufgrund von Voroperationen nicht mehr intakt ist.
- Postoperativ: Bauchwandbandage für 1 Wo., Schonung der Bauchwand für 6 Mon.

Prog: Op-Letalität 2 %; **Rezidive** n. MAYO-DICK-Op 25-50 %!, bei Netzverschluss 10 %

Kompl:
* Inkarzeration (= eingeklemmte Darmanteile ⇨ sofortige Op, *„die Sonne darf weder auf- noch untergehen"*)

Op:
* Wundinfektion (ist das Fremdmaterial = Polypropylen-Netz infiziert, kann es meist bei offener Wundbehandlung belassen werden), Serom, Hämatom, Fistelbildung
* Netzlockerung, Netzwanderung
* Darmarrosion bei Kontakt des Netzes mit dem Darm (insb. bei der IPOM-Technik)
* Rezidiv

LUMBALHERNIE

Syn: Hernia lumbalis, Lendenhernie, PETIT-Hernie, ICD-10: K45.-

Def: Austrittspforte ist das Lumbaldreieck (Trigonum lumbale PETITI) zwischen 12. Rippe/ M.obliquus ext. abdominis, dem Lateralrand des M.latissimus dorsi und der Crista iliaca

Epid: Sehr selten (erworben oder angeboren mögl.)

Klin: Bewegungsabhängige, lumbale Schmerzen

Diag: Anamnese und klinische Untersuchung: Palpation

Ther: Operativ: Ind: nachgewiesene Lumbalhernien sollten operiert werden
Abtragung des Bruchsacks und Implantation eines Netzes (Prinzip s.o., Kap. Narbenhernien) in TAPP-Technik

Kompl: Inkarzeration

DD:
- Senkungsabszesse
- Tumoren (Lipome, Fibrome)
- Andere Schmerzzustände (Myogelosen bei Lumbago, Bandscheibenvorfall)

HERNIA OBTURATORIA

Def: Austrittspforte ist zusammen mit den Vasa obturatoria und N.obturatorius das **Foramen obturatum** zwischen dem horizontalen Ast des Schambeines und dem Sitzbein. Der Bruch liegt dabei unterhalb des M.pectineus, ICD-10: K45.-

Epid: Vorwiegend **alte Frauen** (>60. Lj., Erschlaffung d. Beckenbodens, Untergewicht, Kachexie, "the little old lady's hernia"), häufig verkannt, sehr selten (ca. 0,1 % aller Hernien)

Klin:
⇒ Schmerzen oder Parästhesien an der **Innenseite des Oberschenkels** durch Irritation des N.obturatorius mit Verstärkung der Schmerzen durch Streckung, Adduktion u. Innenrotation der Hüfte (HOWSHIP-ROMBERG-Zeichen) oder beim Husten/Pressen
⇒ Evtl. tastbare Vorwölbung an der Innenseite des Oberschenkels
⇒ Ileussymptomatik bei Inkarzeration

Diag: Schwierige Diagnose: oft nur kleiner Bruch, da straffe Faszie, Ileus unklarer Genese

Ther: Operativ: Laparotomie: Die Bruchpforte ist von ventral unter dem Schambein zu suchen. Direkter Nahtverschluss oder Verschluss mit einem Polypropylen-Netz (Marlex®) in TAPP-Technik

Prog: Bei Inkarzeration 10-25 % Letalität!, selten Rezidive

HERNIA ISCHIADICA

Def: Bruchpforte durch das **Foramen ischiadicum majus** oberhalb oder unterhalb des M.piriformis (Hernia suprapiriformis, Hernia infrapiriformis) oder vor dem Lig.sacrotuberale (Hernia spinotuberosa). Der Bruchsack kann neben Darm u. Omentum majus auch Ovar u. relativ häufig auch einen Ureter enthalten, ICD-10: K45.-

Klin:
⇒ Selten tastbare Bruchgeschwulst unterhalb des M.gluteus maximus
⇒ Ischialgie, evtl. Zeichen der Harnstauung, Ileus

Ther: Operativ:
- Transperitonealer Zugang ist übersichtlicher u. weniger gefährlich als der gluteale Zugang (Gefährdung des N.ischiadicus!)
- Bruchpfortenverschluss mit Faszienplastik oder mit Kunststoffnetz in TAPP-Technik

HERNIA PERINEALIS

Syn: Beckenbodenhernien, Beckenbodenbrüche, ICD-10: K45.-

Def: Durch die Excavatio rectouterina (= DOUGLAS-Raum) od. Excavatio rectovesicalis des Beckenbodens hindurchtretende Hernie.

Ät:
- Erschlaffung der Beckenbodenmuskulatur (Schwangerschaften, Aszites, Infektionen)
- Iatrogen: nach abdomino-perinealer Rektumexstirpation

Epid: Frauen häufiger betroffen (5:1), insg. sehr selten

Etlg: # **Hernia perinealis anterior:** Bruchpforte vor M.transversus perinei profundus
Hernia vaginalis, Hernia labialis, Hernia pudendalis, Hernia praevesicalis

Hernia perinealis posterior: Bruchpforte hinter dem M.transversus perinei profundus: Hernia retrovesicalis
Hernia ischiorectalis: Durch den M.levator ani in die Fossa ischiorectalis

Klin: Evtl. tastbare Bruchgeschwulst am Beckenboden, meist wenig Beschwerden

Ther: Operativ: Reposition des Bruchinhalts (meist Dünndarm) und Verschluss der Bruchpforte über transperitonealem oder perinealem Zugang

Kompl: Selten Inkarzeration

DD:
- Lipom
- Zysten, Abszesse, Entzündung der Bartholin-Drüsen

INNERE HERNIEN

Anatomie: Prädilektionsorte:
- Am **Zwerchfell** (s.o. Kap. Zwerchfellhernien, Hiatushernien)
- Bursa omentalis (Foramen WINSLOWI = Foramen epiploicum)
- An der Flexura duodenojejunalis (TREITZ-Hernie) in d. Recessus duodenalis inf.
- Am Zäkum (ileozäkal)
- Am Mesocolon (insb. postoperative verbliebene Mesenterialschlitze)
- Am Sigma

Def: Bruchsack wird von Peritonealduplikaturen (durch embryonale Rotation oder Fixation entstanden) und -taschen innerhalb des Abdomens gebildet.

Klin: **Ileus**symptomatik ⇨ Diagnose ist sicher nur durch Laparotomie zu stellen

Ther: Operativ: Ind: alle symptomatischen Hernien (Ileus), Zufallsbefund bei Laparotomie
- Rückverlagerung der Eingeweide
- Verschluss der Bruchpforte oder Erweiterung der Bruchpforte, sodass keine Einklemmung mehr möglich ist

Kompl: Darm- u. Gefäßverletzungen intraoperativ

ALLGEMEINE TRAUMATOLOGIE

Def: Zur allgemeinen Traumatologie/Unfallchirurgie zählen Prellung = Kontusion, Zerrung, Dehnung oder Verdrehung = Distorsion, Verrenkung = Luxation, Bänderriss = Ligamentruptur und Frakturen als direkte oder indirekte Folge äußerer Gewalteinwirkung auf den Körper.

Diag: 1. Anamnese (Unfallmechanismus) und klinische Untersuchung (Inspektion, Palpation und Funktionsprüfung)
2. Bei bewusstlosen Patienten: immer Röntgen von Schädel, Thorax, Wirbelsäule und Becken! (in traumatologischen Zentren heute bereits oft als **Übersichts-Spiral-CT**)

Ther: 1. Hilfe: Nach der "**PECH**"-Regel
- **P** = Pause, Schonung der verletzten Region
- **E** = Eis, bzw. kühlen mit Leitungswasser (16° Celsius) od. Silikatmasse (Kryopack) (kein „Kältespray" verwenden, da keine Tiefenwirkung und Schädigung der Haut mögl.)
- **C** = Compression (elastischer Verband) zur Verminderung von Einblutung und Ödem in der verletzten Region
- **H** = Hochlagern der betroffenen Extremität zur Verminderung einer Schwellung

FRAKTURENLEHRE

Ät: – Trauma: Sturz, Distorsion, Stoß, Schlag, Geschoss, Aufprall
– Überbelastung (Ermüdungsfraktur, Stressfraktur)
– Tumor/Metastasen, hochgradige Osteoporose (pathologische Fraktur)

Etlg: # **Ätiologische Fraktureinteilung:**
- **Traumatische** Frakturen
- Ermüdungsfrakturen: schleichende Fraktur durch Überbelastung = sog. **Stressfraktur**, Marschfraktur, meist ohne Fragmentdislokation, meist kons. Therapie mit Entlastung
- **Pathologische** Frakturen (= Fraktur ohne adäquates Trauma): bei primären Knochentumoren, (meist osteolytischen) Metastasen anderer Primärtumoren (z.B. Mamma-, Nieren-, Bronchialkarzinom) im Knochen, hochgradiger Osteoporose

Formen von Frakturen:
- **Geschlossene Frakturen**: ohne offenen Weichteildefekt bis zur Fraktur
Einteilung des Weichteilschadens n. TSCHERNE u. OESTERN (1982):

G 0	Unbedeutende Weichteilverletzung
G 1	Oberflächliche Schürfung oder Kontusion durch Fragmentdruck von innen
G 2	Tiefe kontaminierte Schürfung, Muskelkontusion, drohendes Kompartmentsyndrom
G 3	Ausgedehnte Hautkontusion, Zerstörung der Muskulatur, subkutanes Décollement, Hauptgefäßverletzung oder dekompensiertes Kompartmentsyndrom

- **Offene Frakturen** n. TSCHERNE u. OESTERN (1982), im engl. Sprachraum wird eine ähnliche Etlg. nach GUSTILO u. ANDERSON (1976, 1984, Stad. I-IIIA-C) verwendet:

O 1	Durchspießung eines spitzen Knochenfragments durch die Haut **von innen** (⇨ punktförmige Verletzung)
O 2	Ausgedehnte Weichteilverletzung u. Gewebekontusion über dem Frakturgebiet
O 3	Ausgedehnte Weichteilzerstörung (tiefere Strukturen, wie Muskel, Gefäß, Nerven) mit **freiliegender** Fraktur
O 4	**Subtotale Amputation** (Extremität hängt nur noch an einer Weichteilbrücke)

- Inkomplette Frakturen (= ohne komplette Kontinuitätsdurchtrennung): Fissuren (Haarriss), subperiostale Infraktion
  Grünholz- (Kortikalis einseitig gebrochen) od. Bowingfraktur (fixierte Biegung mit plastischer Verformung, Kortikalis ist aber rundum intakt), typisch bei ***Kindern*** mit intaktem Periost
- Komplette Frakturen: Vollständige Durchtrennung des Knochens
- Nicht dislozierte und dislozierte Frakturen

Bruchformen:

Querfraktur

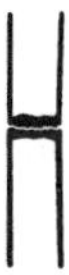

Stückfraktur (Zweietagenfraktur)

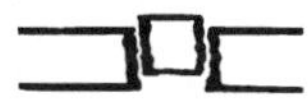

Schrägfraktur Bruchwinkel >30°

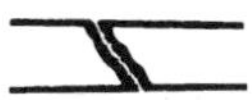

Abrissfraktur

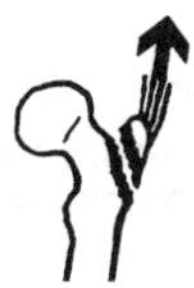

Kompressionsfraktur

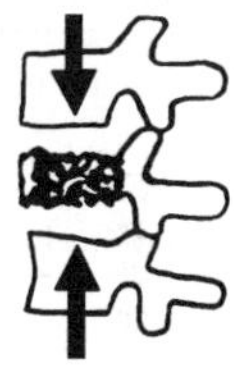

Biegungsfraktur mit Biegungskeil

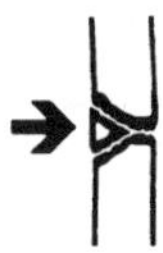

Mehrfragmentfraktur (4-6 Fragm.)

Trümmerfraktur (>6 Fragmente)

Spiralfraktur, Torsionsfraktur mit od. ohne Drehkeil

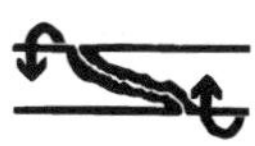

Defektfraktur

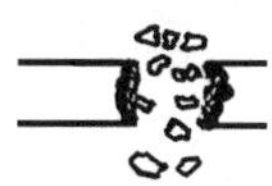

Einteilung der Frakturen nach der Lokalisation:

- Schaftfraktur 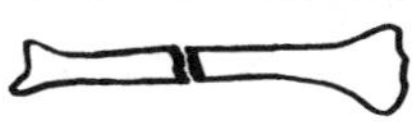
- Gelenkfraktur (mit Beteiligung der Gelenkfläche) 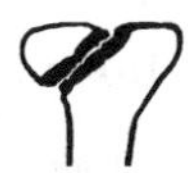
- Etagenfraktur (mehrere Frakturen eines Knochens) 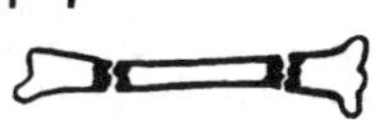

Mehrfachverletzungen:

- Serienfraktur: mehrere Frakturen an einer Extremität oder Rippen (mehrere Knochen, z.B. O-Arm + U-Arm einer Seite)
- Etagenfraktur: mehrere Frakturen an einem Knochen (in verschiedener Höhe)
- Polyfraktur: Frakturen mehrerer Extremitäten
- Polytrauma: Gleichzeitige Verletzung mehrerer Körperregionen oder Organsysteme, wobei wenigstens eine Verletzung oder die Kombination mehrerer lebensbedrohlich ist.

Etlg. der Arbeitsgemeinschaft für Osteosynthese (AO Foundation, Schweiz):

Jede Fraktur des Körpers kann mit der **AO-Klassifikation** beschrieben werden.
Es werden immer 4 Kategorien benannt:

I. Körperregion: 1 = Oberarm, 2 = Unterarm, 3 = Oberschenkel, 4 = Unterschenkel, 5 = Wirbelsäule, 6 = Becken, 7 = Hand, 8 = Fuß, 9 = Sonstige (Schädel, Schulter, Patella)
II. Position innerhalb der Region: 1 = proximal, 2 = diaphysär (Knochenschaft), 3 = distal
III. Kompliziertheit der Fraktur: A = einfache Fraktur, B = Keilfraktur od. partielle Gelenkfraktur, C = komplexe Fraktur, vollständige Gelenkfraktur
IV. Komplexität der Fraktur: 1 = leicht, 2 = mittel, 3 = schwer

Beispiele: Komplizierte Trümmerfraktur in der Mitte des Oberarms = 12-C3
typische distale Radiusfraktur (COLLES-Fraktur, häufigste Fraktur des Menschen) = 23-A2

Path: **Dislocatio:**

- ad axim: Achsenknick 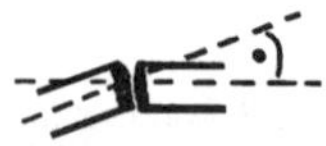
- ad latus: Seitliche Fragmentverschiebung 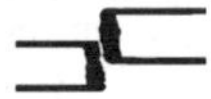
- ad peripheriam: Drehfehler durch Rotation der Fragmente 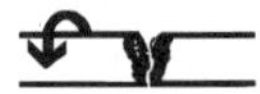
- ad longitudinem: cum contractione = Verkürzung 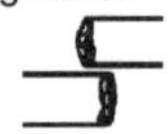
  cum distractione = Verlängerung 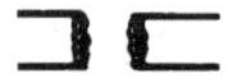

Epid: ◊ Inzidenz: 1.000/100.000 bei Erwachsenen pro Jahr in Deutschland, w > m
◊ Häufigkeit: Schenkelhalsfraktur > pertrochantäre Fraktur > dist. Radiusfraktur

Klin: **SICHERE FRAKTURZEICHEN**

⇒ Abnorme Beweglichkeit
⇒ Groteske Fehlstellung
⇒ Krepitation (Knochenknirschen bei Bewegung, meist schmerzhaft), **Prüfung obsolet!**
⇒ Sichtbare freie Knochenenden (offene Fraktur)
⇒ Röntgenologischer Nachweis

UNSICHERE FRAKTURZEICHEN
- Schmerz, Kompressionsschmerz, Schwellung, Hämatom
- Functio laesa (gestörte Funktionsfähigkeit der betroffenen Extremität durch Schonhaltung)

Diag:
1. Anamnese (Unfallhergang: Anprall, Sturz aus großer Höhe, Hochgeschwindigkeitsverletzungen) und körperliche Untersuchung (Begleitverletzungen, Weichteilschäden), immer **DMS**-Kontrolle (**Durchblutung, Motorik, Sensibilität**) der entsprechenden Region
2. Röntgen: immer in mind. **2 Ebenen**, ggf. auch CT (bei verschiedenen Frakturen heute Routine, z.B. Becken-, komplizierte Sprunggelenk-, Wirbelsäulen-, Schädelbasisfraktur)

Ther:
- Prinzip: **Anatomische Reposition + Fixation + Ruhigstellung**
  + funktionelle Übungsbehandlung zur Wiederherstellung der Funktion
  Keine Rotationsfehlstellungen belassen (bei Kindern sind geringe Achsenabknickungen od. Seitverschiebungen tolerierbar, da das weitere Wachstum geringe Fehlstellungen ausgleichen kann).
- **Funktionell:** ohne Fixation, z.B. bei subkapitaler Humerusfraktur od. eingestauchter Schenkelhalsfraktur mögl.
- **Konservativ** (Gips-Ruhigstellung, Schienung, Schlinge, Extension, stützende Verbände)
  - Gips/Kunststoff: Fixation der Fraktur in Funktionsstellung der benachbarten Gelenke
    Bei frischem Trauma immer gespaltener Gips! oder Gipsschiene ⇨ wegen mögl. Schwellungen. Polsterung vorstehender Knochenteile. Hochlagerung.
    Bei Beschwerden im Gips ⇨ **immer sofortige Kontrolle**! Regelmäßige **DMS**-Kontrolle (Durchblutung, Motorik, Sensibilität)!
    Cave! Druck-, Kompressionsschäden, Stauung, Ödembildung
    Leitlinie: Stützverbände bei Frakturen, S1 v. 3/2019 (AWMF Registernummer 012-009)
  - Extension: Einbringen eines KIRSCHNER-Drahtes distal der Fraktur (z.B. Calcaneus, Tibiakopf od. suprakondylär am Femur) ⇨ Zug am distalen Fragment und Lagerung der Extremität auf einer Lagerungsschiene (BRAUN-Schiene) oder mit Gips = Extensionsgips, heute meist nur noch als vorübergehende Maßnahme bis zur Op.
  - Ligamentotaxis: Intakte Bänder fixieren einen Bruch, z.B. bei Handgelenkfrakturen
- **Operatives Osteosynthese:**
  Prinzip: **Reposition + Adaptation** (ggf. mit Kompression des Frakturspaltes) **+ Fixation** des Ergebnisses mit einem der **Osteosyntheseverfahren**
  Op. innerhalb von 6-8 Std. nach dem Trauma noch sofort möglich, sonst erst nach Ab-

schwellung und Rückgang der akuten inflammatorischen Reaktion (mittels Hochlagerung, intermittierender Impulskompression und Kühlung) um die Fraktur nach 2-10 Tagen.
Die Osteosynthese sollte belastungsstabil sein (zumindest aber übungsstabil).
Heute gefordert: sog. "**biologische Osteosynthese**" = nur minimale zusätzliche Traumatisierung durch die Operation (kleinstmöglicher Eingriff) u. durch das Osteosynthesematerial (Schonung der periostalen Blutversorgung und des Weichteilmantels).

Fixationsmöglichkeiten: Intra- (Marknägel) oder **extramedulläre Kraftträger** (Platten, Fixateure externe, Spickdrähte) aus Chrom-Nickel-Molybdän-Stahl oder aus Titan (Vorteil: Titan hat kaum eine allergische Potenz), in Erprobung sind auch Schrauben und Platten aus **bioresorbierbarem** Material (Poly-L-Lactid od. bovine Knochenkompakta). Vorteil: keine operative Metallentfernung (ME) mehr nötig! Nachteil: Fremdkörperreaktion

- Spickdraht: **= Bohrdraht** (wird direkt in den Knochen eingebohrt zur Fixation der Fragmente gegeneinander), Ind: insb. Epiphysenfugenverletzungen (Abb.-Bsp.: Epiphyseolysis capitis femoris), abgekippte Radius- od. Mittelhandfrakturen.

  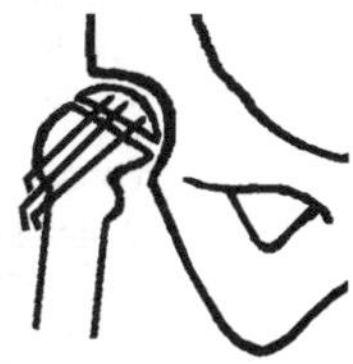

  Durchführung der Spickung: Darstellung der Fraktur, Reposition u. Spickung ⇨ erreichbare Stabilität: bis Übungsstabilität. Kann als offene Spickung (offene Op. = offene Darstellung der Frakturzone) od. als perkutane Spickung (Einbringen der Bohrdrähte unter Bildwandlerkontrolle durch die Haut) erfolgen.
- Schrauben:
  - Schrauben zur Plattenfixation
  - Zugschraube (solitär): zur Fixation und **Kompression** zweier Fragmente aneinander (mit Gewindebohrung nur im dist. Fragment), Abb.-Bsp.: Schraubenfixation einer Calcaneusfraktur

    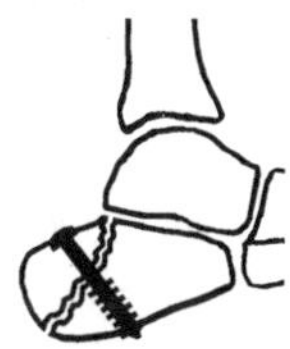
  - Stellschraube: zur **temporären Fixation** zweier Knochen in einer Stellung (z.B. Tibia und Fibula bei Sprengung der Syndesmose)
- Platten:
  - **Spann-Gleitlochplatten = DC-Platten** (= dynamic compression) mit exzentrischer Bohrung ⇨ die Schrauben gleiten auf einer schiefen Ebene im Plattenloch, dadurch wird eine dynamische Kompression auf den Frakturspalt erzeugt
  - **LC-Platten** (= limited contact), liegen nicht mehr komplett auf dem Knochen auf (nur zu ca. 50 %) ⇨ bessere Heilung, weniger Mikrozirkulationsstörungen am Periost. Heute in Kombination als LC-DC-Platten verwendet.
  - Anatomisch vorgeformte, **winkelstabile Platten** (z.B. LISS®-Platten = less invasive stabilization system): werden von einer Stichinzision aus entlang des Knochens eingeschoben (sog. MIPPO = minimierte invasive perkutane Plattenosteosynthese). Die Schrauben werden dann **perkutan** und nur auf einer Kortikalisseite eingedreht (⇨ weniger Traumatisierung) und sind durch ein zusätzliches Gewinde am Schraubenkopf und im Plattenloch winkelstabil (Ind: gelenknahe Frakturen, z.B. dist. Femur, prox. Tibia, prox. Humerus, Klavikula, distaler Radius - s. Abb.)

    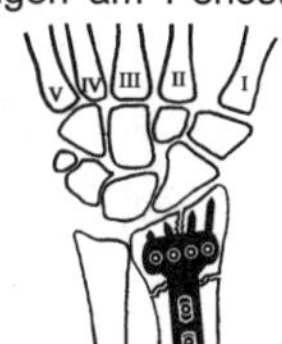

- Zuggurtung: an Spickdrähten u/od. Schrauben unter Spannung angebrachte Drahtschlinge = Zerklage (zur Kompensation der Zugkräfte von Muskelsehnenansätzen am Fragment, wandelt Zug- in Druckkräfte), Ind: z.B. Patellaquerfraktur, Olekranonfraktur
- Nägel: **Marknagel = intramedullärer Kraftträger** (Vorteil: meist **belastungsstabile** Osteosynthese), aufgebohrt oder nur eingebracht (ohne Vorbohrung), ohne od. mit Verriegelung (= quere frakturferne Schraube durch Knochen und Nagel ⇨ Stabilität gegen Verdrehung)

  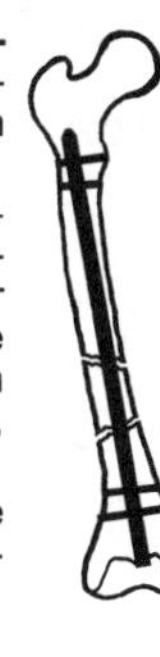

  Formen: Bündelnägel, Rush-pin, UHN = unaufgebohrter Humerusnagel (O-Arm), Gamma-Nagel (proximale Femurfrakturen), Verriegelungsnagel (gebohrt) und als UFN/UTN (Femur, Tibia) und neue Nagelsysteme mit der Möglichkeit der interfragmentären Kompression (T2-System). Eine weitere Variante für Kinder sind dünne (1,5-3 mm), etwas gebogene Nägel, die sich im Markraum abstützen, sog. ESIN (= elastic stable intramedullary nailing, Syn: Prevot-pins). Abb.-Bsp.: Verriegelungsnagel bei Femurstückfraktur

  Vorteil aller Nägel: Kein zusätzliches (Op-)Trauma an der Frakturstelle durch die Osteosynthese, da die Marknägel frakturfern eingebracht und vorgeschoben werden.

- Fixateur externe: insb. bei **offenen Frakturen** mit Weichteildefekten, septischer Patient
  Formen: Unilateraler Klammerfixateur, dynamischer Monofixateur (Orthofix®, Unifix®), V-förmiger Fixateur, zeltförmiger/triangulärer und Rahmenfixateur (starr, bilateral), Hoffmann-II-Fixateur (Pins sind beliebig zu befestigen), Zangenfixateur (= Pinless Fixateur, die Pins stützen sich nur am Knochen ab und werden nicht eingebohrt ⇨ kann für eine vorübergehende Fixation, z.B. auf der Intensivstation eingesetzt werden)
  Bewegungsfixateur (bei Handgelenk- od. Ellenbogenfrakturen), Hybridfixateur (Fixateur wird auf der einen Seite der Fraktur normal mit gebohrten eingedrehten Pins, auf der anderen bei weicher Spongiosa mit mehreren Spickdrähten befestigt, Ind: Tibiakopf-, Pilon-tibiale-Fraktur).

  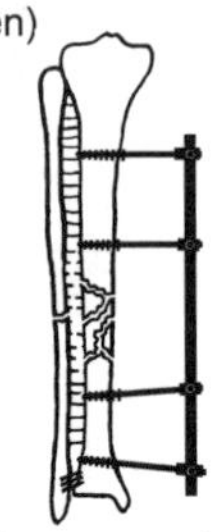

  Abb.-Bsp.: unilateraler Fixateur ext. bei komplizierter Tibiaschaftfraktur
  Vorteil: keine zusätzliche Traumatisierung an der Frakturstelle durch Fixierung fernab proximal u. distal der Frakturstelle, Möglichkeit der Korrektur
  Nachteil: Einschränkung der Muskelbeweglichkeit an den Schrauben/Pins (insb. bei den bilateralen Fixateuren), Kompl: Bohrlochosteitis (pin-tract infection)
  Fixateur interne: Fixateur liegt **im** Körper, Ind: Wirbelsäulenfrakturen
- Verbundosteosynthese: Kombination aus metallischen Osteosynthese-Implantaten und Knochenzement (Ind. ggf. bei pathologischen Frakturen oder Defektfrakturen)

• **Endoprothesen** = alloplastischer Gelenkersatz, als **Hemiendoprothesen** (HEP): nur ein Teil des Gelenkes wird ersetzt, z.B. Femurkopf u. als **Totalendoprothesen** (TEP): beide korrespondierenden Gelenkanteile (= Kopf + Pfanne) des Gelenkes werden ersetzt, heute Routine beim Hüft-, Knie- und Schultergelenk. Abb.-Bsp.: TEP (Kopf u. Pfanne) re. Hüftgelenk

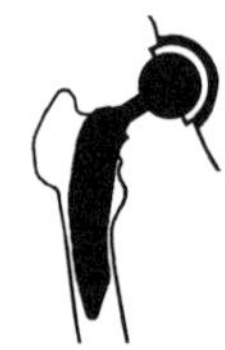

• **Knochentransplantation** autolog (aus dem Beckenkamm), homolog od. mit Knochenersatzmaterialien im Bereich der Fraktur ("Auffütterung", Spongiosaplastik) mögl.
  Ind: Defektfrakturen, hypovitale Fragmente, Defekt-Pseudarthrosen, Wirbelkörperfusion
  Nach ausgedehnter Resektion (z.B. bei Knochentumoren) ist ggf. eine Transplantation ganzer autologer Knochen (z.B. Fibula) als Ersatz erforderlich.
• **Knochensegmenttransport** = **Kallusdistraktion** n. ILIZAROV, Ind: große Defektfrakturen od. Beinlängendifferenz an OS od. US (>3 cm); ein vitales (abgetrenntes) Knochensegment wird über einen Verriegelungsnagel mit einem Transport-Fixateur-externe um 1 mm/Tag weitertransportiert, dahinter bildet sich Kallus, der sich im weiteren Verlauf in einen neuen tragfähigen Ersatzknochen umwandelt (Überbrückung bis 15 cm mögl.).
• Bei jeder Immobilisation (Gips od. Schiene im Bereich der unteren Extremität): grundsätzlich **Thromboseprophylaxe** (meist mit niedermolekularen Heparinspritzen 1 x tgl. s.c., auch zu Hause durch den Pat. selbst) bis zum Erreichen der freien Mobilisation.
• Perioperative Antibiotikaprophylaxe: bei offenen Frakturen od. endoprothetischem Gelenkersatz (Einmalgabe von z.B. Cefazolin 2 g i.v. od. Cefuroxim 1,5 g i.v. od. Flucloxacillin 2,0 g i.v., Staphylex®), bei ausgedehntem Weichteilschaden zusätzlich Piperacillin/Tazobactam 3 x 4/0,5 g i.v. u. Therapie für 1-3 Tage

Prog: **Frakturheilung:** ***Primär*** angiogen = Heilung durch Osteonüberbrückung ohne sichtbaren Kallus (Kontaktheilung) = **organtypische Regeneration**
Sekundäre Frakturheilung: Frakturhämatom ⇨ Organisation ⇨ Fibroblasteneinsprossung ⇨ **Kallusbildung** ⇨ Knochenremodeling

Kompl: * **Weichteilschaden** bei offenen und geschlossenen Frakturen
AO-Klassifikation zum gleichzeitigen Weichteilschaden bei Frakturen:

I. Geschlossene Hautverletzung: **IC1 - IC5** (Integument closed, Stadium 1-5 = keine Hautverletzung bis Nekrose durch Kontusion)
II. Offene Hautverletzung: **IO1 – IO5** (Integument open, Stadium 1-5 = Hautdurchspießung von innen bis ausgedehntes Décollement)
III. Muskel- und Sehnenverletzung: **MT1 - MT5** (muscle + tendon, Stadium 1-5 = keine Verletzung bis Logen- oder Crush-Syndrom)
IV. Neurovaskuläre Verletzung: **NV1 - NV5** (nerves + vessels, Stadium 1-5 = keine Verletzung bis subtotale Amputation mit neurovaskulärer Durchtrennung)

* **Wundinfektion** (geschlossene Frakturen 1-3 %, offene 5-10 %), **Osteomyelitis** (s.u.)

* Fettembolie (traumatisch oder intraoperativ bedingt durch Fettaustritt aus der Röhrenknochen und/oder Fettstoffwechselveränderung durch das Trauma)
* Crush-Syndrom (bei großen Weichteilverletzungen Rhabdomyolyse ⇨ Crush-Niere)
* Frakturkrankheit: durch Ruhigstellung und Gefäß-/Band-/Muskelschäden bedingte Schwellungsneigung, Gelenkversteifung, Schmerzen, Muskelatrophien und Kontrakturen ⇨ Ther. u. Proph. mit Krankengymnastik!
* **Kompartmentsyndrom** (s.u.), **SUDECK-Syndrom** (s.u.)
* **Überschießende Kallusbildung**, heterotope Ossifikationen
* Immobilisation: erhöhte Gefahr für Thrombosen und Thromboembolie, Lungenembolie, Drucknekrosen, Dekubitus, Harnweginfekte, Pneumonien, Entzugsdelir bei Alkohol-/Drogenpatienten, Verwirrtheitszustände
* Verzögerte Bruchheilung (engl. delayed union, wenn >4 Monate der Bruch noch nicht verheilt ist, Ursachen s. Abb.)
  Ther: Versuch von Magnetfeld- oder Ultraschallstoßwellenbehandlung (piezoelektrischer Effekt) zur Stimulation der Kallusbildung/Knochenheilung, ggf. Belastungssteigerung

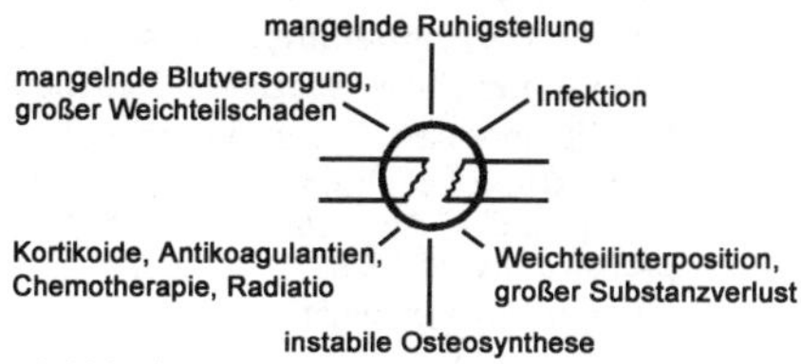

* Refraktur (Fraktur im vorherigen Bruchbereich) bei nicht vollständiger Konsolidierung
* Pseudarthrosenbildung (Syn: Falschgelenk, Scheingelenk, Fractura non sanata, Nearthrose, engl. non union), Definition: Wenn **>6 Monate** der Bruch noch nicht verheilt ist.
  Lok: bevorzugt Handwurzelknochen- (insb. Os scaphoideum) und Tibia-Frakturen.
  Formen, Etlg. nach WEBER u. CZECH (1973):
  · Vital = hypertrophe Form bei mangelnder Ruhigstellung (relativ gute Heilungstendenz)
  · Avital = atrophe Form bei Fragmentavitalität oder ausgedehntem Defekt
  Diag: Röntgen, kontrastverstärkte Sonographie (CEUS, SonoVue® ⇨ Infekt, Perfusion?)
  Ther: Operative Revision mit Resektion des Fragments (u. bestehendem Osteosynthesematerial), Knochentransplantation (autologe Spongiosa) und erneute Osteosynthese, versucht werden auch knochenwachstumsfördernde Proteine (Osigraft®).
* **Sekundäre posttraumatische Arthrose** (insb. bei Frakturen mit Gelenkbeteiligung (z.B. Stufe im Gelenk) oder starker Fehlstellung)
* **Metallimplantatbruch** durch Ermüdung, Frühbelastung und/oder Fehlbelastung (z.B. Nichtbeachtung biomechanischer Prinzipien)
* Zusätzliche Verletzung innerer Organe (z.B. Lunge bei Rippenfraktur)
* *Kinder:* Wachstumsstörungen nach Frakturen, bis zum 10. Lj. vermehrt Verlängerungen, nach dem 10. Lj. eher Verkürzungen

Heilungszeiten: Finger, Rippen ⇨ 3 Wochen; Mittelhand, Radius ⇨ 4-6 Wo.; Humerus ⇨ 6-8 Wochen; Unterarm ⇨ 8-10 Wochen; Femur, Schenkelhals, Tibia ⇨ 10-12 Wo.; Wirbelkörper ⇨ 12-14 Wochen

Allgemein: Frakturen bei Kindern heilen schneller als bei Erwachsenen.

Metallentfernung: (= ME) Entfernung bei allen jungen Patienten oder sehr großen od. störenden Implantaten indiziert. Bei alten Pat. oder Pat. mit eingeschränkter Lebenserwartung kann das Implantat meist belassen werden. Bei Kindern möglichst rasche ME durchführen.

Leitlinie: Implantatentfernung, S1 v. 7/2018 (AWMF Registernummer 012-004)

Zeitpunkt: Spickdrähte nach Konsolidierung der Fraktur (3-8 Wo.), Stellschrauben nach 6 Wo., Platten je nach Frakturart nach ca. 6-24 Monaten, Marknägel nach ca. 12-24 Mon.

OSTEOPOROSE

Syn: **Knochenschwund**, engl. osteoporosis, ICD-10: M81.9-, mit pathologischer Fraktur M80.9-

<u>Physiol:</u> Die größte Knochenmasse (peak bone mass) liegt zwischen dem 20.-30. Lj. vor. Die trabekuläre Knochenmasse nimmt innerhalb von 20 J. nach der Menopause um 50 % ab (physiologischer Mineralsalzverlust bei Frauen postmenopausal 1-2 % /Jahr, allgemeiner Mineralsalzverlust nach dem 35. Lj. 0,3-0,5 % pro Jahr = normale **Altersosteopenie**).

<u>Ät:</u>
- <u>Osteoporose in der Postmenopause/Senium:</u>
  Risikofaktoren: familiäre Disposition (Schenkelhalsfraktur eines Elternteils), Menopause <45. Lj. (Klimakterium praecox), **Östrogenmangel**, **Untergewicht** (BMI <18,5 kg/m²), Unterernährung, Anorexia nervosa, enterale Malabsorption, bariatrische Operationen, Morbus CROHN, Colitis ulcerosa, Zöliakie, chronische Niereninsuffizienz, Diabetes mellitus, **Bewegungsmangel** u. **Immobilisation**, Malignome (Plasmozytom, Lymphome), chronische Herzinsuffizienz, COPD, rheumatoide Arthritis, Morbus BECHTEREW, Alkohol- und **Nikotinabusus**
- Endokrin: **Hyperparathyreoidismus**, CUSHING-Syndrom, Hyperthyreose, Hypogonadismus
- Schwangerschaftsassoziierte Osteoporose (insb. im 3. Trimenon u. beim Stillen mögl.)
- Sportleranorexie (Anorexia athletica)
- <u>Med:</u> **Glukokortikoide**, überdosierte Schilddrüsenhormone, Protonenpumpeninhibitoren, Antiepileptika, Aromatasehemmer, Tamoxifen (prämenopausal), Antiandrogene, Immunsuppressiva, Zytostatika
- Iatrogen: Ovarektomie

<u>Epid:</u>
◊ Frauen sind wesentlich häufiger als Männer betroffen, **w** >> m [= 4 : 1], statistisch erkrankt **jede 3. postmenopausale Frau** an einer Osteoporose. Für Deutschland werden 6,3 Mio. Betroffene (davon 5,2 Mio. Frauen) geschätzt, **<u>Volkskrankheit!</u>**

◊ Mehr als die Hälfte der Osteoporose-Pat. erleidet mind. eine Fraktur.

<u>Klin:</u>
⇒ Allgemeine Symptome im fortgeschrittenen Stadium sind schmerzbedingte Immobilität mit **Rückenschmerzen** u. Gliederschmerzen, Schonhaltung

⇒ Deformierung der Wirbelkörper (Keilwirbel od. Fischwirbel im Röntgenbild), zunehmende Kyphose der Wirbelsäule ⇨ **Rundrücken**, sog. „**Witwenbuckel**", Rumpfverkürzung ⇨ quere Hautfalten am Rücken (Tannenbaumphänomen), **Körpergrößenabnahme**

⇒ <u>Typische osteoporotische **Frakturen**</u> (diese Frakturen können bei ausgeprägter Osteoporose auch ohne adäquates Trauma auftreten = **pathologische Fraktur**), <u>Lokalisation:</u>
- Sinterungsfrakturen der **Wirbelkörper** (BWS u. LWS)
- **Distale Radiusfraktur,** proximale **Humerusfraktur**
- **Hüftfrakturen**: med. **Oberschenkelhalsfraktur**, per-/subtrochantäre **Femurfraktur**
- Sonstige (seltener): Beckenringfrakturen, Rippenfrakturen

⇒ Parodontaler Zahnverlust

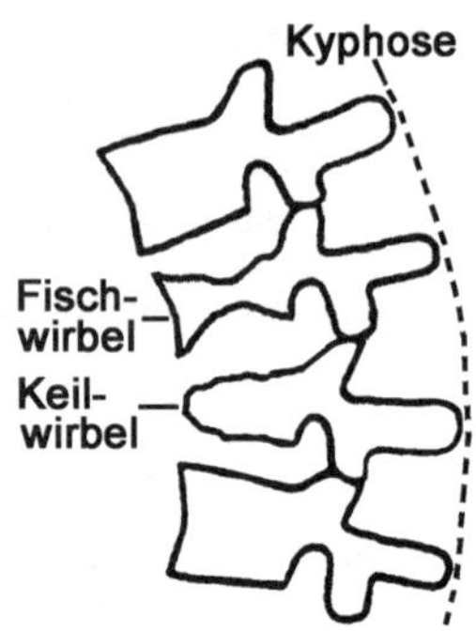

<u>Diag:</u>
1. Anamnese (Frakturen, Stürze, Medikamenteneinnahme?) und klinische Untersuchung: Größe, Gewicht, Haltungsschäden, Bewegungsmaße, neurologische Ausfälle?
   "Timed up and go" Test zur Beurteilung von Mobilität und Sturzrisiko: Zeit für aus Stuhl aufstehen und 3 m gehen, umdrehen, dann zurück und wieder setzen. Normal <10 Sek., pathologisch > 30 Sek.
2. <u>Labor:</u> Blutbild, BSG, CRP, Kalzium, Phosphat, Natrium. Alkalische Phosphatase, Vit.-D (Zielwert: >30 ng/ml bzw. >75 nmol/l), Kreatinin-Clearance, TSH, Eiweißelektrophorese
3. <u>Osteodensitometrie:</u> Standard ist eine Risikobewertung mittels **DXA-Knochendichtemessung** (<u>d</u>ual <u>X</u> ray <u>a</u>bsorptiometry) am Schenkelhals und der LWS (L1-4)
   oder mit quantitativer CT-Messung (QCT) an der oberen LWS (sehr genau, Nachteil: höhere Strahlenbelastung, teuer)
   oder mit Ultraschalldensitometrie (Syn: Ultrasonometrie) am Kalkaneus (Vorteil: keine Strahlenbelastung).
   Der Knochendichteverlust wird als **Standardabweichung** von der Knochendichte junger Erwachsener angegeben (z.B. **T-Score**: -2,5). Die Knochendichtemessung (DXA) wird in Deutschland nach einer Fraktur von den Krankenkassen bezahlt, zur Vorsorge bisher aber noch nicht (Kosten: ca. 50,-- EUR).

Stadien: beurteilt nach der Osteodensitometrie u. Röntgenbefund (nach WHO)

Grad 0:	Knochendichte -1,0 bis -2,5 SD/T-Score*, keine Frakturen (**Osteopenie**)
Grad I:	Knochendichte **<-2,5** SD/T-Score*, keine Frakturen (klinische **Osteoporose**)
Grad II:	Knochendichte <-2,5 SD/T-Score*, bis zu 3 pathologische Wirbelkörperfrakturen (manifeste Osteoporose)
Grad III:	Knochendichte <-2,5 SD/T-Score*, >4 Wirbelkörper- u. periphere Frakturen

* SD/T-Score = Standardabweichung vom Mittelwert der Knochendichte junger Erwachsener

Ther: • Bei klinischer od. manifester Osteoporose: (⇨ Ziel ist die Frakturvermeidung)
Ind: Bei bereits stattgehabte osteoporotische WS-Fraktur, Schenkelhalsfraktur od. Femurfraktur ist die Therapieindikation immer gegeben (Tertiärprophylaxe).
Ohne Fraktur erfolgt die Indikation nach Geschlecht/Alter in Abhängigkeit vom T-Score in der DXA-Messung (Tabelle nach DVO-Leitlinie, 2023; bei Diabetes Typ I od. Glukokortikoidgabe ⇨ zum T-Wert -1 dazu addieren ⇨ Ind. ist dann also früher gegeben).

Alter		T-Score (Standardabweichung) der DXA-Messung				
Frauen	Männer	**-2,0 bis -2,5**	**-2,5 bis -3,0**	**-3,0 bis -3,5**	**-3,5 bis -4,0**	**< -4,0**
50-60	60-70	nein	nein	nein	nein	**ja**
60-65	70-75	nein	nein	nein	**ja**	**ja**
65-70	75-80	nein	nein	**ja**	**ja**	**ja**
70-75	80-85	nein	**ja**	**ja**	**ja**	**ja**
>75	>85	**ja**	**ja**	**ja**	**ja**	**ja**

- Basistherapie: **Kalzium-** u. **Vit.-D-Zufuhr** (8 Wo. lang mit 1x/Wo. 20.000 IE beginnen, Dekristol®) und alle anderen, **prophylaktischen Maßnahmen** (s.u.)
- Zusätzlich **Bisphosphonate**, z.B. Alendronat [Fosamax® 70 mg Tbl. 1 x/Wo.] od. Risedronat [Actonel® 35 mg Tbl. 1x/Wo.], bei schlechter Compliance auch Ibandronat [Bonviva® 3 mg i.v. alle 3 Mon.] od. Zoledronat [Aclasta® 5 mg i.v. alle 12 Mon.] für eine Dauer v. **5 Jahren** (durch Bindung im Knochengewebe wirken diese **lange nach**, NW: Kieferosteonekrose u. Niereninsuffizienz mögl.).
- Zugelassen zur Therapie der Osteoporose sind auch selektive Östrogenrezeptor-Modulatoren (**SERM**, hemmen Osteoklasten u. verbessern die Knochenstruktur: Raloxifen, Evista®, Optruma® od. Bazedoxifen, Conbriza®), auch mögl. Parathormon s.c. (die intermittierende Gabe wirkt paradox osteoanabol, **Teriparatid**, Forsteo®, für 24 Mon.) od. monoklonale Antikörper: **Romosozumab** (osteoanabol, für 12 Monate, Evenity®, für postmenopausale Frauen) od. **Denosumab** (alle 6 Mon., Prolia®, XGEVA®, Ind: insb. für Männer mit Z.n. hormonablativer Ther. eines Prostatakarzinoms).

• Frakturen: werden mittels Osteosynthese, an der WS Kypho-/Vertebroplastie (Aufrichtung und Knochenzementaugmentation), Endoprothesen usw. behandelt (s. jeweiliges Kap.).
• Leitlinie: Osteoporose ab 50. Lj., S3 v. 9/2023 (AWMF Registernummer 183-001)
• Selbsthilfegruppen/Information: www.osteoporose-deutschland.de, www.osteoporose.org, www.dv-osteologie.org, www.iofbonehealth.org

Prog: Chronisch progredient, aber gute prophylaktische Beeinflussbarkeit (frühzeitig beginnen)

Proph: ♥ Osteoporoseprophylaxe: **regelmäßige körperliche Aktivität** (Krafttraining, Koordinationstraining, Ausdauersport), ausreichende **Kalzium-** (1.000 mg/Tag, z.B. 1 l Milch, kalziumreiches Mineralwasser od. Kalzium-Tbl.) u. **Vit.-D-Zufuhr** (oral 800 I.E./Tag = 20 µg Colecalciferol, Vigantoletten® od. alle 2-3 Wo. 20.000 I.E., Dekristol®), Alkohol-, Koffein- u. **Nikotinkarenz**, **Vermeidung von Untergewicht** (Ziel: BMI >20 kg/m², **proteinreiche Ernährung** mit 1,0-1,4 g/kgKG ab 65. Lj.), ausreichende **Sonnenlichtexposition** (insb. in den Monaten von Mai bis Oktober). Eine alleinige Kalzium- u. Vit.-D-Gabe vermindert das Frakturrisiko aber nicht, alle prophylaktischen Maßnahmen sollten kombiniert werden.
♥ Verbesserung von **Balance** und **Koordination** (z.B. mit speziellen Osteoporose-Sport-

gruppen, Krankengymnastik, Sturzprophylaxe-Training), Verbesserung der Muskelkraft (gegen die geriatrische **Sarkopenie** = zunehmender Muskelschwund, beginnend ab 50. Lj., verstärkt ab 70. Lj.) durch Kraft- und Ausdauertraining.

♥ **Regelmäßige körperliche Aktivität** (Ausdauersport) senkt darüber hinaus die allgemeine Mortalität. Bereits 15 Min./Tag leichte bis mittlere Aktivität, z.B. rasches Gehen wirkt präventiv bezüglich Diabetes mellitus, Herz-Kreislauf- u. Tumorerkrankungen. Eine weitere Steigerung der Aktivitäten bringt zusätzlichen positiven Effekt.

♥ Bei alten sturzgefährdeten Pat. Tragen von **Hüftprotektoren** (in eine Baumwollunterhose integrierte gepolsterte Kunststoffschalen um die Hüftgelenke, z.B. Safehip®)

DD:
- Knochenmetastasen, Plasmozytom, lymphoproliferative Erkrankungen ⇨ bei Verdacht Knochenbiopsie durchführen
- Osteomalazie (Knochenerweichung, z.B. durch Rachitis mit Knochenverbiegungen)

KOMPARTMENTSYNDROM

Syn: Muskellogensyndrom, engl. compartmental syndrome, VOLKMANN- **(ischämische) Muskelkontraktur** am Arm (Erstbeschreibung aus dem Jahr 1881), Tibialis-Logen-Syndrom am Bein, ICD-10: T79.6

Anatomie: 4 Kompartimente am Unterschenkel, oft sind mehrere gleichzeitig betroffen:
- Tibialis-anterior-Loge (ventrale Loge, N.peroneus profundus)
- Tibialis-posterior-Loge = tiefes hinteres Logensyndrom (N.tibialis)
- Laterale Loge (Mm.peronei, N.peroneus superficialis)
- Oberflächliche dorsale Loge (M.triceps surae)

Obere Extremität:
- Ellenbeuge (tiefe Unterarmbeuger) = VOLKMANN-Muskelkontraktur
- Handbinnenmuskeln (Mm.interossei)

Ät:
- **Frakturen**, großes Weichteiltrauma, Quetschverletzung, posttraumatisches Muskelödem
- Iatrogen: zu enger (nicht gespaltener) **Gips**, zirkuläre Verbände, Lagerungsschaden
- Logenraumforderung durch innere Blutung (Gerinnungsstörung), Gefäßverletzung, arteriellen Verschluss, zirkuläre Verbrennungen III. Grades mit Verbrennungsödem
- Nach arterieller Strombahnunterbrechung einer Extremität und Revaskularisierung (z.B. A.subclavia, A.poplitea) = Tourniquet-Syndrom (Reperfusionssyndrom)
- Nach Umstellungsosteotomien, zu starke Extension von Frakturen, Marknagelungen
- Funktionelles Kompartmentsyndr. (Marschsyndrom, Überbeanspruchung, zu enge Schuhe)
- Nephrotisches Syndrom mit sekundärer Kompartmentschwellung
- Schlangenbiss

Path:
- ♦ Hämatom, Ischämieödem ⇨ Raumforderung ⇨ Druckerhöhung in der durch Faszien eingeschlossenen Muskelloge ⇨ **Muskellogenkompression**, verminderter arterieller und venöser Blutfluss (Durchblutungsstörung) ⇨ **erhöhte Kapillarpermeabilität** ⇨ Verstärkung des Ödems **(Circulus vitiosus)**, neuromuskuläre Funktionsstörung ⇨ ischämische Muskelnekrose ⇨ narbige Muskelkontraktur
- ♦ Lok: insb. am **Unterschenkel** (Tibialis-anterior-Loge) und am Unterarm

Epid: ◊ Bevorzugtes Alter: <35 Lj., Inzidenz ca. 4/100.000/Jahr, **m** >> w (10 : 1)

Etlg:

Drohendes Kompartmentsyndrom:	dezente neurologische Symptome, intakte periphere Durchblutung, tiefer dumpfer Spannungsschmerz
Manifestes Kompartmentsyndrom:	Schmerz, Schwellung, **neurologisches Defizit**, **periphere Minderperfusion**

Klin: ⇒ Leitsymptom: bretthharte gespannte Muskulatur, **unverhältnismäßige Schmerzen**

⇒ Fuß: prätibiale Schmerzen, **Weichteilschwellung**, Spannungsgefühl, **Sensibilitätsstörungen** zwischen der ersten und zweiten Zehe beginnend, Zehen- und Fußheberschwäche (N.peroneus/N.tibialis-Läsion ⇨ Fallfuß, Steppergang)

⇒ Arm: Schmerz, Schwellung, Spannungsgefühl, Sensibilitätsstörungen, Muskelschwäche

⇒ Arterieller Puls meist noch vorhanden (fehlend ⇨ extremes Kompartmentsyndrom)

Diag: 1. Anamnese (Verletzungsmuster) und **klinische Symptomatik** entscheidend: Schwellung, **Muskeldehnungsschmerz**, später auch Sensibilitätsstörungen
Überprüfung der 4 "K": **Kontraktilität, Konsistenz, Kolorit, Kapillardurchblutung**

2. Subfasziale Druckmessung: bei unklaren Fällen direkt mit Mikrotip-Drucksensor (früher über Flüssigkeitsdruckmessung); Logendruck normal: <10 mmHg, eingeschränkte Perfusion ab 20-40 mmHg, Nekrosen ab >40 mmHg (der diastolische RR minus Kompartmentdruck sollte nicht ≤30 mmHg sein, sonst Mikrozirkulationsstörung ⇨ Ind. zur Fasziotomie)

3. Phlebographie: wird oft durchgeführt um die DD Phlebothrombose auszuschließen. Zeichen für ein Kompartmentsyndrom ist ein verengtes tiefes Venensystem.

Ther: • Konservativ: Bei drohendem Kompartmentsyndrom kühlen, Hochlagern der Extremität, Antiphlogistika, Kontrollen! ⇨ im Zweifel Op!

• Operativ: Wichtig ist **frühzeitiges Eingreifen! = chirurgischer Notfall**

- Entlastung der betroffenen Muskelloge durch Faszienspaltung (= **Fasziotomie**) innerhalb der **ersten 6 Std.** u. **offene** Wundbehandlung
- Zugang am Unterschenkel s. Abb., es werden meist alle 4 Logen über laterale u. mediane Längsinzision eröffnet (bilaterale Dermatofasziotomie), ggf. nur lat. Eröffnung
- Später Sekundärnaht oder Deckung des Defekts mit Spalthaut, bzw. Gittertransplant (mesh graft) bei größerer Fläche

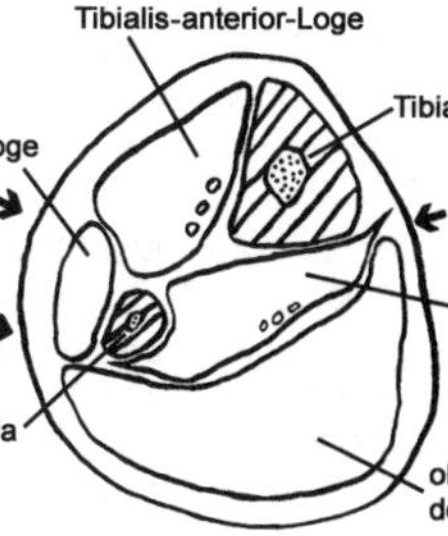

Prog: Nervenläsionen sind nach dem 1. Tag bereits irreversibel! ⇨ **Frühzeitige Therapie!** (möglichst innerhalb von 4 Std.), auch die Infektionsrate steigt mit zunehmender Zeit stark an (bis zu 50 % nach dem 1. Tag).

Kompl: * Cave! **Rebound-Kompartmentsyndrom:** 6-12 Std. postop. erneute Muskelschwellung durch die operative Verbesserung der Durchblutung und somit der Kapillarpermeabilität

* **Muskel-** und **Weichteilnekrosen** ⇨ Ther: Exzision des nekrotischen Gewebes
* **Muskelkontrakturen** (z.B. Krallen-Zehen-Stellung) ⇨ Ther: Sehnenverlängerungen, Sehnenverlagerungen
* **Rhabdomyolyse** ⇨ Crush-Niere (Myoglobinverstopfung, Nierenversagen), Hyperkaliämie, Schock ⇨ intensivmedizinpflichtige Erkrankung!
* **Nervenläsion** als Druckschaden (insb. gefährdet N.tibialis, N.peroneus)

Proph: ♥ So atraumatische Operationstechnik wie möglich

♥ Bei Osteosynthesen am Arm und Unterschenkel keine Faszienähte

♥ Bei starken Schwellungen keinen Hautverschluss erzwingen, ggf. ohne Hautnähte oder sogar Hautentlastungsschnitte

♥ Gipse spalten! und regelmäßige Gipskontrollen!
Pat. mit Beschwerden unter dem Gips immer ernst nehmen und kontrollieren!
Merke: "More is missed by not looking, than not knowing"

DD: - **Phlebothrombose**, Phlegmasia coerulea dolens ⇨ Diag: Phlebographie
- Thrombophlebitis
- Marsch-"Gangrän" (Muskelüberlastung)

KOMPLEXES REGIONALES SCHMERZSYNDROM

Syn: SUDECK-Syndrom, Morbus SUDECK, Algodystrophie, Kausalgie, **sympathische Reflexdystrophie**, maximale Ausprägung der Frakturkrankheit, (engl. reflex sympathetic dystrophy, complex regional pain syndrome = **CRPS**), ICD-10: M89.0-

Ät: Letztlich unklar, ein erhöhtes Risiko besteht bei:
- Brüske oder wiederholte **Repositionsmanöver** (insb. bei **Radiusfrakturen**), langdauernder Frakturschmerz, Quetschung, einschnürende Verbände, langdauernde Operationen
- Lokale Entzündungen, Herpes zoster, Langzeitmedikation mit Tuberkulostatika, Barbituraten
- In 20 % d.F. findet sich keine Ursache = idiopathisch

Path:
- Hypothese: **Neurovaskuläre Fehlregulation** mit inadäquater sympathischer, vasomotorischer Reflexantwort ⇨ lokale Perfusions- und Stoffwechselstörung, überschießende Entzündungsreaktion aller Weichteilschichten und des Knochens der betroffenen Extremität ⇨ erneute Reizung nozizeptiver Axone (Circulus vitiosus)
- Lok: vor allem Hand und Unterarm (insb. **distale Radiusfraktur**), Fuß, Unterschenkel

Etlg:

Stadium I:	**Entzündungsstadium** (schmerzhafte Funktionseinschränkung)
Stadium II:	**Dystrophie** ⇨ beginnende morphologisch bedingte Funktionseinschränkung
Stadium III:	**Atrophie** ⇨ bleibende starke Funktionseinschränkung bis zur völligen Unbrauchbarkeit, irreversibel

Epid:
- ◊ Inzidenz: 5-25/100.000/Jahr, ca. 15.000 Fälle/J. in Deutschland
- ◊ Prädisp.alter: 40.-70. Lj., **w** > m (3 : 1)
- ◊ Beginn: Ein Tag bis zwei Monate nach schädigendem Ereignis, die Schwere des Traumas korreliert dabei nicht mit den möglichen Verlauf eines SUDECK-Syndroms.
- ◊ Dauer: Stadium I: bis 3 Mon., II: 3 Mon. - 1 J. (bis Stad. II ist eine Rückbildung möglich), Stadium III ist irreversibel.

Klin:
- ⇒ Trias: motorische, sensorische und autonome Störung
- ⇒ Stadium I: Ruhe**schmerzen** (insb. nachts stärker) und **brennender**, tiefer Bewegungs-/Belastungsschmerz (nicht lokalisierbar), Schmerz auf Kältereiz, eingeschränkte Gelenkbeweglichkeit, übersteigerte Berührungsempfindlichkeit, teigig geschwollene (verstrichene Hautfalten), ödematöse, überwärmte und glänzende Haut ("rotes Stadium"), Hyperhidrose, Hypertrichosis und vermehrtes Nagelwachstum
- ⇒ Stadium II: Beginnende **Versteifung** der Gelenke und Kontrakturen, beginnende Fibrosierung und Weichteilschrumpfung, beginnende Muskelatrophie, Schonhaltung, blasse, kühle, glänzende Haut ("blaues Stadium")
- ⇒ Stadium III (chronisch >6 Mon.): Keine oder kaum Schmerzen, weitgehende **Gebrauchsunfähigkeit** der Extremität durch Gelenkeinsteifung, Weichteil- und Kapselschrumpfung und Muskelatrophie, Sehnenverkürzung, Muskelkraft stark reduziert, blasse, dünne, atrophische, gespannte Haut ("weißes Stadium")
- ⇒ Typisch ist die Abhängigkeit vom Wetter (= 'Wetterfühligkeit'), Angststörung

Diag:
1. Anamnese und klinische Symptomatik / Untersuchung: seitenvergleichende Hauttemperaturmessung/Thermographie (Überwärmung od. kalt), Schweißtest (Ninhydrintest)
2. Röntgen: Knöcherne Atrophie ⇨ **Demineralisation** (ggf. im Seitenvergleich röntgen)

Stadium I:	In den erste zwei Wochen keine Veränderungen, dann diskrete kleinfleckige Demineralisation der gelenknahen Spongiosa
Stadium II:	Rarefizierung der Kortikalis und zunehmende Demineralisation
Stadium III:	Ausgeprägte Osteopenie (Glasknochen), bleistiftartig-dünne Kortikalis

   ggf. CT-Densitometrie zur Verlaufsbeobachtung
3. Knochenszintigraphie in Drei-Phasen-Technik (für besondere Fragestellung)

Ther:
- **Erkennen und frühzeitig therapieren!** (Unterbrechen des Circulus vitiosus)
- Physiotherapie: nur kurzfristige Ruhigstellung in Funktionsstellung (⇨ Schmerzausschaltung), Hochlagern, Lymphdrainage, sobald als möglich **aktive Übungen** (innerhalb der Schmerzgrenzen), Ergotherapie
- Med: eingesetzt werden Analgetika (bis zu retardierten Opiaten) und Antikonvulsiva (wegen des neuropathischen Schmerzencharakters: Gabapentin), **Bisphosphonate** (z.B. Alendronat in hoher Dosierung), **Glukokortikoide** (initial 100 mg Prednisolon/Tag, ausschleichend), Antidepressiva, N-Acetylcystein (oral 3 x 600 mg/Tag, soll freie Radikale binden), Dimethylsulfoxid 50%ig lokal als Creme (soll freie Radikale abfangen)
- Interventionell: ggf. Sympathikolyse durch Stellatum- od. Grenzstrangblockade oder auch rückenmarknahe Elektrostimulation der Hinterstrangbahnen od. dorsalen Nervenwurzel
- Psychotherapeutische Behandlung (insb. bei Angst/Vermeidungsverhalten)
- Leitlinie: Komplexe regionale Schmerzsyndrome, S1 v. 1/2018 (AWMF Reg-Nr: 030-116)
- Selbsthilfegruppen: CRPS-Netzwerk, Neusser Str. 112a, 50670 Köln, Tel.: 0221 984315-98, Fax -99, Internet: www.crps-netzwerk.org u. Morbus SUDECK Selbsthilfe, Faulenstr. 31, 28195 Bremen, Tel.: 0421 704581, Internet: www.sudeckselbsthilfe.de

Prog: Stad. I u. II mit Therapie gut und auch spontan rückbildungsfähig, Stad. III ist irreversibel.

Kompl: * Ausweitung der Dystrophie ⇨ gesamte Extremität kann gefährdet werden.
* Chronifizierung, Vermeidungsverhalten

Proph: ♥ Insb. bei Radiusfrakturen **schonende Reposition!** und Vorsicht bei Re-Repositionen
♥ **Hochlagerung** bei verletzten Extremitäten!, keine abschnürenden Verbände/Gips

DD:
- Posttraumatische Schmerzen in Verbindung mit Inaktivitätsosteopenie
- Gelenk-, Weichteilentzündungen, Kristallarthropathien, aktivierte Arthrosen, Rheuma
- Ermüdungsfrakturen, aseptische Knochennekrosen, Morbus PAGET
- Knochen- od. Weichteiltumoren, Knochenmetastasen

EPIPHYSENFUGENVERLETZUNG

Syn: Epiphysenfugenlösung, Epiphysenfraktur, ICD-10: M93.9

Ät: Direkte oder indirekte Gewalteinwirkung

Anatomie: Die Wachstumsfuge ist zwischen Epiphyse und Metaphyse lokalisiert. In ihr findet das Längenwachstum durch proliferierenden Knorpel und schließlich die Verknöcherung statt. Sie ist eine Schwachstelle gegenüber Scherkräften. Die Apophyse ist die Ansatzstelle für die Muskelsehnen.

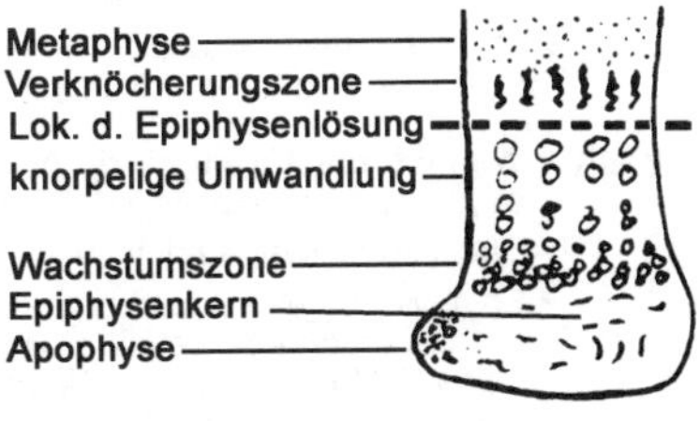

Etlg: # Verlauf der die Epiphysenfugenlösung begleitenden Fraktur in Bezug auf die Epi- und Metaphyse (AITKEN, 1935; SALTER und HARRIS, 1963)

AITKEN 0 = SALTER I:	Epiphyseolyse ohne Begleitfraktur
AITKEN I = SALTER II:	Partielle Epiphyseolyse mit Begleitfraktur gegen d. Metaphyse = Aussprengung eines metaphysären Fragments
AITKEN II = SALTER III:	Partielle Epiphyseolyse mit Begleitfraktur gegen die Epiphyse = Epiphysenfugenfraktur
AITKEN III = SALTER IV:	Fraktur durch Epi- und Metaphyse
AITKEN IV = SALTER V:	Axiale Stauchung der Epiphysenfuge = Crush-Verletzung

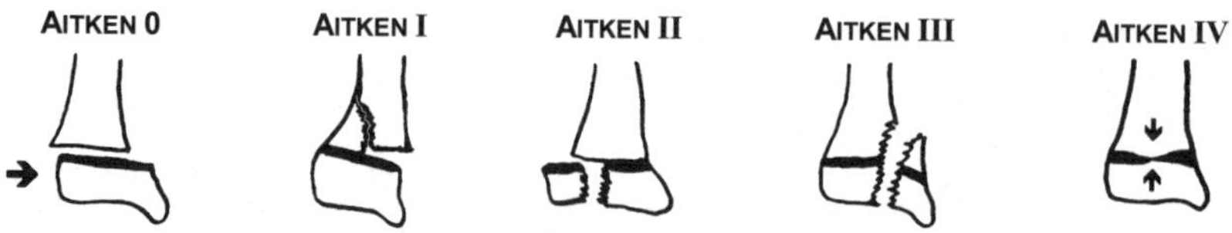

Apophysenverletzungen: meist als Ausrissfraktur (z.B. Epikondylenausriss, Abriss der Tuberositas tibiae, Trochanter major od. minor)
Sonderform: Übergangsfraktur beim Heranwachsenden (meist dist. Tibia), wenn die Epiphysenfuge bereits teilweise verknöchert ist ⇨ Fraktur in Richtung auf die Gelenkfläche

Path:
- Epiphysenfugenlösung durch Schermechanismus (Aitken 0) ⇨ keine Zerstörung der Wachstumszone (Stratum germinativum), Prog: gut
- AITKEN I durch Schermechanismus und zusätzliche Biegung/Torsion, Prog: gut
- AITKEN II u. III durch Scher- und Stauchungsmechanismus ⇨ abgesprengtes Fragment: Wachstumszone mitbetroffen + Gelenkbeteiligung ⇨ operative Revision unumgänglich
- AITKEN IV durch Stauchungsmechanismus ⇨ Quetschung der Wachstumszone mit irreversibler Zerstörung ⇨ Prog: Wachstumsstörungen, Fehlstellungen
- Apophysenausriss durch Zugtrauma ⇨ meist knöcherner Muskelsehnenausriss, die Apophyse ist nicht am Längenwachstum beteiligt ⇨ Prog: gut

Klin:
⇒ Oft wenig klinische Symptome ⇨ Gefahr einer falschen Diagnosestellung!
⇒ Evtl. Ruhe- und Bewegungsschmerz, Schwellung, Hämatom

Diag:
1. Anamnese und klinische Untersuchung
2. Bildgebung: **Sonographie** (sollte bei Kindern immer erfolgen)
   Leitlinie: Fraktursonographie, S2e v. 2/2023 (AWMF Registernummer 085-003)
   Röntgen: Wegen der noch unvollständigen Ossifikation ist die Beurteilung schwierig. Epiphysenstauchungen (AITKEN IV) sind kaum zu erkennen.
   ggf. **MRT** nach 2 Wochen bei unklarem V.a. Crush-Verletzung

Ther:
- Konservativ: AITKEN 0 und I ohne wesentliche Dislokation: Gipsruhigstellung
- Operativ: Ind: AITKEN 0 und I bei starker Dislokation oder Weichteilinterposition, AITKEN-II- und AITKEN-III-Frakturen und Apophysenausriss
  - Reposition und Spickdrahtosteosynthese und Ruhigstellung im Gips
  - bei Apophysenausriss ggf. auch Zugschraube
- AITKEN IV: keine kausale Therapie möglich, Ruhigstellung und Entlastung für 6 Wochen ⇨ insg. schlechte Prognose, häufig später Wachstumsverzögerung

Kompl:
* **Wachstumsstörung** (insb. AITKEN II, III) ⇨ Fehlwachstum durch halbseitig intakte Epiphysenfuge u. halbseitig defekte Wachstumsfuge, Früh-Arthrosen durch Fehlstellungen
* Wachstumshemmung (insb. AITKEN IV), aber auch überschießendes Wachstum mögl.
* Epiphyseolyse: Bei starker Dislokation (gefährdet insb. Femurkopf und Radiusköpfchen) ⇨ Zerstörung der Gefäßversorgung ⇨ Knochennekrose (z.B. Epiphysiolysis capitis femoris, Gefährdung des Hüftkopfes, bei Kindern 10-15. Lj., Ther: Fixierung des Kopfes mit KIRSCHNER-Drähten)

GELENKVERLETZUNGEN

Etlg:
Gelenkprellung = Gelenkkontusion
Zerrung und Drehung = Distorsion
Verrenkung = Luxation
Bandriss = Ligamentruptur, Kapselzerreißungen
Gelenkknorpelverletzungen, Gelenkfraktur = intraartikuläre Fraktur
Gelenkerguss

Path:
- Gelenkprellung: Durch stumpfe Gewalteinwirkung ⇨ evtl. blutiger Gelenkerguss = Hämarthros bei Einriss der inneren Gelenkhaut (Synovialis) oder Verletzung von Gelenkstrukturen
- Gelenkdistorsion: Indirekte Gewalt ⇨ evtl. Teileinrisse des Bandapparates
- Luxation: Direkte oder indirekte Gewalt ⇨ Diskontinuität der Gelenkpartner
  Häufigkeit: 45 % **Schultergelenk**, 20 % Ellenbogen, 10 % Hand; Hüfte, Sprunggelenk u. AC-Gelenk je 5 %
- Ligamentruptur: Direkte oder indirekte Gewalt ⇨ führt zur Instabilität des Gelenkes ⇨ vermehrte Aufklappbarkeit
- Gelenkknorpelverletzung: Anpralltrauma ⇨ chondraler Defekt, mit Verletzung des Knochens = osteochondraler Defekt
- Gelenkfraktur = Fraktur läuft durch die Gelenkfläche, Knorpelabscherverletzung (Flake fracture) ⇨ Stufenbildung ⇨ Cave: ohne Korrektur posttraumatische Arthrosegefahr!
- Gelenkknorpelverschleiß: durch Degeneration (Alter), chronische Überlastung oder Fehlbelastung bei unphysiologischer Fehlstellung ⇨ **Arthrose**, Stufenbildung in der Gelenkfläche bei Gelenkfrakturen (⇨ sekundäre, posttraumatische Arthrose)
- Gelenkerguss: Reaktion auf einen Reiz im Gelenkinnenraum ⇨ Diagnostische und therapeutische Gelenkpunktion durchführen (unter sterilen Kautelen!)

Diag:
1. Anamnese und klinische Untersuchung
2. Bildgebung: Rö-Gelenk in mindestens 2 Ebenen (und benachbarte Gelenke mit abbilden), nativ bei Verdacht auf Bandruptur (die gehaltenen Aufnahmen werden heute kaum noch durchgeführt), Knorpeldefekte können im MRT dargestellt werden.
3. Gelenkpunktion: blutig (⇨ Trauma), serös (⇨ Entzündung), abakteriell (z.B. rheumatisch), eitrig (⇨ Infektion), Fettaugen (⇨ Fraktur der Gelenkfläche)
4. Arthroskopie: Knorpelschaden?, Meniskusschaden?, Bandrupturen?

Gelenkinfektionen

Syn: **Gelenkempyem** (Infektion des Gelenkinnenraums), eitrige Synovitis / Synovialitis, Arthritis purulenta, engl. joint infection, ICD-10: M00.- bis M01.-*

Ät:
- **Trauma** mit Eröffnung des Gelenkes (gelenknahe offene Fraktur, penetrierende Verletzung)
- Iatrogen: **intraartikuläre Injektion, Punktion, Arthroskopie, Operation**
  Protheseninfektion, z.B. bei Hüft- od. Knie-TEP, Früh- (bis 4 Wochen) od. Spätinfektion
- Übergriff von periartikulären Infektionen, z.B. bei Osteomyelitis (s.u.), Panaritium, Phlegmone, Weichteilabszessen
- Endogen: Hämatogene Streuung septischer Herde (selten, z.B. Tonsillitis, Otitis, Harnweginfekt, Gonokokken, Tuberkulose, Sepsis), erhöhtes Risiko bei **Immunsuppression**

Path:
- Entzündungsreaktion der Synovialis durch bakt. Besiedlung d. Gelenkinnenraums ⇨ vermehrte Synovialflüssigkeitsproduktion ⇨ Gelenkerguss ⇨ Ausweitung auf paraartikuläres Gewebe (Sehnen, Bänder, Kapselapparat, Bursae, Weichteilgewebe) mögl. = Panarthritis
- Akute und chronische (wenig virulente Keime, gute Abwehrlage) Verlaufsform mögl.
- Keime: meist **Staphylococcus aureus** od. epidermidis, Streptokokken, E.coli, Pseudom.
- Lok: **Kniegelenk** am häufigsten, Schulter-, Ellenbogen-, Hand-, Hüft-, Sprunggelenk

Klin:
⇒ **Gelenkschwellung, Erguss, Überwärmung**, Rötung, starke Schmerzen, Schonhaltung
⇒ Fieber und schwere Allgemeinbeeinträchtigung möglich
⇒ Bei chronischer Form: rezidivierende Ergüsse, kaum Allgemeinsymptome

Diag:
1. Anamnese und klinische Untersuchung: palpabler Erguss (z.B. tanzende Patella), Überwärmung und Rötung der Gelenkumgebung, große Schmerzhaftigkeit, Fistel?
2. Labor: Erhöhung von BSG, CRP, Procalcitonin, Leukozytose, PMN-Elastase
3. Bildgebung: Röntgen: akut evtl. erweiterter Gelenkspalt sichtbar, bei der chronischen Form evtl. Unregelmäßigkeiten der Gelenkfläche, subchondrale Sklerosierungen, Verschmälerung des Gelenkspaltes (schwierige Abgrenzung zur Arthrose)
   Arthrosonographie (insb. bei schwer zugänglichem Gelenk: Hüftgelenk, Schulter)
4. **Gelenkpunktion: trübes, putrides Sekret** ⇨ Leukozyten >25.000/µl im Ergusspunktat (Norm: <200/µl), bakteriologische Untersuchung auf Erreger und Resistenz

Ther: • Operativ: Ind: Akutes Gelenkempyem = **Notfallindikation!**
- Methode der Wahl: diagnostische (Entnahme von Sekret u. Gewebeproben ⇨ Histologie und Antibiogramm) u. therapeutische **Arthroskopie mit Jet-Lavage** (Druckspülung mit großlumigem Ausgang), Einlage von Drainagen, ggf. auch Saug-Spül-Drainage od. antibiotikahaltiges Vlies. Postop. kontinuierliche passive Bewegung des Gelenkes und **systemische Antibiotikagabe** für 1-2 Wo. i.v. (z.B. 3 x 2 g/Tag Flucloxacillin, Staphylex®, bzw. gezielt nach Antibiogramm), dann noch für 2-4 Wochen per os.
- Evtl. Synovektomie bei Rezidiven oder chronischem Empyem (auch operatives Mittel der Wahl bei der konservativ therapieresistenten, chronischen Polyarthritis)
- Ultima ratio bei nicht ausheilbarer Infektion: Resektion der Gelenkflächen und Arthrodese (= Gelenkversteifung in Funktionsstellung, z.B. am Sprunggelenk) od. zweizeitige Op mit Implantation einer Prothese nach ca. 6 Mon. (z.B. am Hüft-/Kniegelenk)

Prog: Bei frühzeitiger Therapie gut

Kompl:
* Übergriff der Gelenkentzündung auf das umgebende Gewebe = **Panarthritis** mit schlechter Prognose bezüglich der Gelenkfunktionserhaltung
* Zerstörung des Knorpels/Gelenkes mit Funktionsverlust, Ankylose (Gelenkversteifung)

DD:
- Gelenkerkrankungen bei **rheumatischer Erkrankungen** (chronische Polyarthritis, Arthritis psoriatica, Vaskulitiden, Kollagenosen) ⇨ steriles Punktat!
- Arthrose und insb. **aktivierte Arthrose** (entzündlicher Reizerguss bei vorbestehender Arthrose, Chondropathia patellae oder freiem Gelenkkörper)
- **Arthritis urica** (Hyperurikämie = Gicht) ⇨ steriles Punktat mit Harnsäurekristallen
- **Para-/ postinfektiöse Arthritis** als **reaktive** Arthritis bei Infektionen mit Yersinien, Borrelien (LYME-Arthritis), Gonokokken, Streptokokken (rheumatisches Fieber), Hepatitis-B-Virus, Röteln, Mumps, Mononukleose, Coxsackie-Viren, Adeno-Viren, Filarien ⇨ im Gegensatz zur eitrigen Arthritis kein Nachweis eines Erregers im Gelenkpunktat
- Arthritis gonorrhoica (hämatogen gestreute Gonokokken), Ther: Antibiose
- Arthritis tuberculosa (hämatogen gestreuter Tuberkulose-Herd, befällt große Gelenke), Diag: steriles Punktat! Ther: Antituberkulotika, Ruhigstellung des Gelenkes, operative Entfernung von befallenen Gelenkanteilen
- Selten neoplastisch bedingter Gelenkerguss (z.B. Synovialom, Synovialsarkom, Leukosen, maligne Lymphome, paraneoplastisch, Metastasen)

Bursitis

Syn: **Schleimbeutelentzündung**, entzündliche Form der Bursopathie, ICD-10: M71.9-

Def: Entzündliche Reaktion der ausgestülpten Reserveräume/Verschiebeschichten der Gelenke

Ät:
- **Traumatisch** bedingt oder mechanische Überbeanspruchung des Gelenkes (z.B. chronische Reizung der Bursa praepatellaris beim knienden Plattenleger)
- Entzündlich: Gelenkinfektion, lokale Entzündung (Furunkel)
- Hämatogene Streuung, z.B. Gonorrhoe, Tuberkulose
- Systemisch: bei Arthritiden, z.B. chronische Polyarthritis
- Metabolisch: Hyperurikämie, Hyperparathyreoidismus

Path: Reiz ⇨ seröser Erguss in den Bursae ⇨ chronisch: Wandverdickung, Reiskornphänomen durch Fibrinniederschlag, knorpelartige Leisten

Etlg:
Bursitis **olecrani**
Bursitis **praepatellaris** und **infrapatellaris**
Bursitis trochanterica und iliopectinea
Bursitis subdeltoidea und subacromialis
Bursitis subachillea

Klin:
⇒ Schwellung, Rötung, Überwärmung
⇒ Evtl. tastbare Fluktuation, Lymphangitis
⇒ Reflektorische, schmerzbedingte Bewegungseinschränkung des Gelenkes

Diag: 1. Anamnese und klinische Untersuchung: Lokale Überwärmung, Druckschmerz

2. Röntgen: Ausschluss knöcherner Verletzungen od. knöcherner Veränderungen

Ther:
- Konservativ: akute Bursitis ⇨ Ruhigstellung (Gipsschiene, Druckverband), kühlende Umschläge für 7-10 Tage, z.B. mit Ethacridin, Rivanol®. Vermeidung der chronischen Reizung. Evtl. Punktion und Kortikoidinstillation bei nicht bakteriell bedingter Entzündung.
  Med: NSAR, z.B. Diclofenac (Voltaren®) od. Piroxicam (Pirobeta®)
- Operativ: Ind: chronisch rezidivierende Bursitiden, fluktuierende bakterielle Bursitis
  - Akute eitrige Bursitis: nur Entlastungsinzision (dann Bursektomie im Intervall)
  - Exstirpation der Bursa, ggf. Einlage einer Antibiotikakette
  - Postoperativ: Ruhigstellung des Gelenkes (Gipsschiene) für 10 Tage

Kompl: Op: Gelenkinfektion

DD:
- Gelenkempyem, Gelenkerguss, z.B. aktivierte Arthrose
- Insertionstendopathie, Tendovaginitis
- Xanthome der Bursa bei Hyperlipoproteinämien
- BAKER-Zyste am Kniegelenk dorsal
- Neoplasma (sehr selten)

MUSKEL-/SEHNENVERLETZUNGEN

Etlg:
Muskelprellung, Muskelquetschungen, Muskelkontusion
Muskelzerrung (Muskelfaserschädigung nur histologisch erkennbar)
Muskelriss (Muskelfaserriss, Muskelbündelriss, kompletter Muskelriss)
Faszienriss
Sehnenverletzungen, offen oder geschlossen

Path:
- **Muskelquetschungen/-kontusion**: durch direktes Trauma (z.B. Überrollen) ⇨ Hämatom, Ödem, Cave: Kompartmentsyndrom!
  Ther: Konservativ: PECH-Regel (s.o., allgem. Traumatologie), Schonung, NSAR
  Bei großen Hämatomen: Débridement, Faszienspaltung und Drainage der Muskelloge, Antibiose wegen Infektionsgefahr, Diurese wegen Crush-Nieren-Gefahr
- **Muskelzerrung** und **-riss** (oft am Muskel-Sehnenübergang): durch direktes (Fußtritt) oder indirektes Trauma (Überbelastung, "Over-use-Syndrom") ⇨ plötzlicher Schmerz, Funktionsverlust
  Ther: Konservativ ⇨ PECH-Regel, Schonung
  Operativ: Muskelnaht bei ausgedehnten Muskelrupturen (selten indiziert)
- **Faszienriss**: Fraktur- oder Muskelquetschungsbegleitverletzung ⇨ Muskelhernie kann entstehen
  Ther: bei ausgedehnten Defekten Naht oder plastische Deckung
- **Sehnenverletzungen**: offen ⇨ meist an der Hand (Schnitt-/Stichwunden), Ther. s.u.
- geschlossen ⇨ starkes Trauma (z.B. Adduktorensehnen-Zerrung) oder indirektes Bagatelltrauma bei degenerativ veränderter Sehne (z.B. bei Achillessehnenruptur, Quadrizepssehnenruptur, Bizepssehnenruptur; Ther. s.u. jeweiliges Kap.)

Diag:
1. Anamnese (Unfallhergang) und klinische Untersuchung
2. Sonographie: Hämatome od. größere Defekte können dargestellt werden.
3. Bildgebung: **MRT** (beste Beurteilbarkeit der Weichteile), Rö. in Weichteiltechnik

DD:
- **Insertionstendopathie** durch Überlastung od. chronische Belastung:
  Am Arm meist mit Epicondylitis humeri radialis od. ulnaris ("Tennisellenbogen, Golfspielerellenbogen"), Patellaspitzensyndrom, Schmerzen der Adduktorengruppe; Ther: konservativ mit Wärme, Ruhigstellung (z.B. elastischer Verband od. Epitrain®-Bandage), NSAR, evtl. lokale Lokalanästhetika- od. Kortikoidinfiltration
- Tibiakantensyndrom ("Schienbeinschoner"-Syndrom) durch Überlastung
- Entzündliche Fascio- oder Tendopathien, Tendovaginitis
- Stressfrakturen, Abrissfraktur der Muskelansäzte, Apophysenausriss bei Kindern

OSTEOMYELITIS

Syn: Knochenmarkentzündung, Osteitis, Knochenentzündung, ICD-10: M86.-

Ät:
- Endogene Osteomyelitis (primäre): **hämatogene septische Streuung** bakt. Herde (Staphylokokken, Pseudomonas, Proteus und andere Hospitalkeime), z.B. bei Furunkeln, Phlegmonen, Abszessen, Tonsillitiden, Otitis, Panaritien, Pyodermien, Akne fulminans
  bei Säuglingen durch Nabelschnurinfektion, Impetigo, Pneumonie
- Exogene Osteomyelitis: **posttraumatische** Osteomyelitis (offene Frakturen, direkte Penetration, per continuitatem), **iatrogen** (post operationem bei osteosynthetischer Versorgung, Endoprothesen/Gelenkersatz)

Path:
- Verlauf: Akute Entzündung und/oder chronische Form (>6 Wochen)
- Risikofaktoren für eine Osteomyelitis: direkte Verletzung (**offene Fraktur** oder operativer Eingriff), avitale Fragmente, schlechte Durchblutung, ausgedehnte Weichteilkontusion, Fremdkörper, **schlechte Abwehrlage** (Neoplasma, Zytostase, Immunsuppression), **Systemerkrankungen** (Diabetes mellitus, Arteriosklerose), Nikotin, Alkohol
- Keimspektrum: Staphylococcus aureus und epidermidis in 90 % d.F.
- Knochennekrosen im Bereich der Kortikalis durch die Entzündung und Verlegung der Aa.nutriciae können zur Absprengung von Knochenteilen führen = Sequester ⇨ dieser wird vom Organismus mit neugebildetem Knochen umgeben = sog. 'Totenlade'.
- Lok: Endogene Osteomyelitis: überwiegend Diaphyse der langen Röhrenknochen, bei Säuglingen Prädilektion der Epiphyse mit häufiger Gelenkbeteiligung, bei Kindern Prädilektion der Metaphyse. Meist mehrere Herde sichtbar, die vom Markraum ausgehen.

Epid: Prädisp.alter: endogene Osteomyelitis häufig bei Kindern und Jugendlichen (1.-16. Lj.), im Erwachsenenalter meist exogene Osteomyelitis

Klin:
- ⇒ Akute Osteomyelitis: hohes Fieber, Schüttelfrost, Leukozytose und Linksverschiebung
- ⇒ Lokale Druckschmerzhaftigkeit, begleitende teigige Weichteilschwellung
- ⇒ Lokale Fistelung und relativ wenig Allgemeinbeschwerden bei der chronischen Osteomyelitis

Diag:
1. Anamnese (Trauma, Op, Vorerkrankungen?) und klinische Untersuchung
2. Labor: BSG und CRP erhöht, Leukozytose und Linksverschiebung
   Blutkulturen im Fieberschub abnehmen (aerob und anaerob)
3. Bildgebung: Im Röntgenbild im akuten Stadium unauffällig oder Aufhellung im Bereich der Spongiosa, später Destruktionen, auch der Kortikalis und periostale Reaktion (Verdickung, periostale Auflagerungen), Sequesterbildung (⇨ ggf. CT, Sonographie, MRT, bei Fisteln Fisteldarstellung)
4. **Skelettszintigraphie** in Drei-Phasen-Technik (= Radionukleidangiographie sofort, Frühaufnahme und Spätaufnahmen), **Leukozytenszintigraphie**, PET-CT
5. Gewebeprobe u. intraoperativer Abstrich zur Keim- und Resistenzbestimmung

Ther:
- Konservativ: Endogene Osteomyelitis: Ruhigstellung der Extremität, Bettruhe, hochdosierte Breitbandantibiose i.v. + Sanierung des septischen Streuherdes
- Operativ: Ind: Abszess, Sequester, Osteomyelitis bei offener Fraktur
  - Abszess: Inzision der Abszesshöhle, **Ausräumung**, Abstrich (⇨ Antibiogramm + Histologie), Einlage einer Drainage und Spülung, **systemische Antibiose**
  - Sequester oder Fisteln: Sequesterektomie, Markraumdrainage, Einlage von **Antibiotika** (Gentamicin-haltige PMMA-Knochenzementkugeln als Antibiotikakette, Septopal®, Palacos®-Ketten oder Kollagenschwämme, Sulmycin®-Implant E)
    Defektauffüllung mit Spongiosaplastik (Spongiosa aus dem Beckenkamm) in einer späteren zweiten Sitzung (nach Sanierung des Infektes)
  - Osteomyelitis bei offenen Frakturen: Débridement der Weichteilwunde, Stabilisierung der Fraktur (frakturferner Fixateur), Drainage, ggf. Saug-Spüldrainage, Antibiotikaketten, systemische Antibiose. Nach Ausheilung Knochenkontinuitätswiederherstellung mit

Spongiosaplastik und/oder Knochenspanverpflanzung.

- Chronische Osteomyelitis: Ausschneidung der Fistel und des gesamten nekrotischen Gewebes und evtl. vorhandener Sequester, je nach Befund Saug-Spüldrainage, Einlage von Antibiotikaketten, systemische Antibiose (z.B. Piperacillin + Tazobactam (Tazobac®), bzw. gezielt nach Erreger- u. Resistenzbestimmung); Spongiosaplastik od. ggf. auch Knochensegmenttransport zum Defektersatz in späterer zweiter Sitzung
- Osteomyelitis bei liegendem Osteosynthesematerial: Bei Frühinfektion (<6 Wo.) kann fest sitzendes Osteosynthesematerial belassen werden, Nekrosektomie, Spülung, Einlage von PMMA-Ketten, systemische Antibiose für mind. 6 Wochen und ggf. mehrfache Revisionen bis zum sterilen Lokalbefund.
  Bei Spätinfektion od. Persistenz der Infektion (Problem ist der Biofilm an den Implantaten): Entfernung des Osteosynthesematerials, radikale Nekrosektomie u. Fixation mittels einem anderen Osteosyntheseverfahrens (meist Fixateur externe), längerfristige syst. Antibiose (12 Wo.), später dann Spongiosaplastik od. Knochensegmenttransport

Kompl:
* Markphlegmone, Sequesterbildung, osteolytische Destruktionen, Spontanfrakturen, Knochenabszess, Weichteilabszess
* Übergang der akuten Form in eine **chronische Osteomyelitis** (definitionsgemäß >6 Wo.) mit chronischer Eiterung und Fistelung in 10-30 % d.F., evtl. Ausbildung einer Amyloidose
* Bei Säuglingen und Kleinkinder Gefahr des Übergriffs der metaphysären Entzündung auf die Epiphyse und auf benachbarte Gelenke ⇨ Gelenkempyem, Gelenkdestruktion, Gelenkfehlstellung, Fehlwachstum
* Bei Frakturen ⇨ **Defektheilungen** und Infektpseudarthrosenbildung mögl.

Proph: ♥ Bei offenen Frakturen od. endoprothetischem Gelenkersatz **perioperative Antibiotikaprophylaxe** (Einmalgabe von z.B. Cefazolin 2 g i.v.), bei ausgedehntem Weichteilschaden zusätzlich Piperacillin/Tazobactam 3 x 4/0,5 g i.v. u. Therapie für 1-3 Tage

DD: Die Differentialdiagnose ist insb. schwierig bei V.a. eine chronische endogene Osteomyelitis

- **Knochenzysten** (z.B. juvenile Knochenzyste = Osteodystrophia fibrosa localisata)
- **Knochentumoren** (Osteoidosteom, eosinophiles Granulom, Osteosarkom, EWING-Sarkom, Metastasen, usw. s.u. Kap. Knochentumoren)
- **Aseptische Knochennekrosen** (z.B. PERTHES-Krankheit des Hüftkopfes, OSGOOD-SCHLATTER-Krankheit der Tibiakopfapophyse, traumatische Osteochondrosis dissecans)
- Stressfrakturen
- BRODIE-Abszess: bei wenig virulenten Keimen und guter Abwehrlage des Organismus Abkapselung des septischen Herdes, Kinder bevorzugt, Ther: operative Sanierung
- **Osteomyelitis sicca** (GARRÉ-Krankheit): sklerosierender, entzündlicher Prozess meist im Kieferbereich od. den langen Röhrenknochen durch wenig virulente Keime bedingt, vermehrte reaktive Knochenneubildung (aufgetriebener, radiologisch sehr dichter Knochen)
- Chronisch rezidivierende multifokale Osteomyelitis/Plasmazellenosteomyelitis: Kinder und Jugendliche, w > m (2:1) betroffen, ohne Erregernachweis (familiäres Auftreten mögl.), Ther: NSAR, ggf. + Glukokortikoide, Prog: gut (80 % heilen bis zum Ende der Pubertät spontan aus)
- Osteomyelitis tuberculosa (insb. Wirbelkörper, Femur), Spina ventosa (Syn: Winddorn = Auftreibung der Finger oder Zehendiaphyse) Ther: Tuberkulostatika, bei drohender pathologischer Fraktur Ausräumung des Prozesses und Spongiosaplastik
- Osteomyelitis luetica/syphilitica (bei Neugeborenenlues, insb. an der Medialseite der Tibia) Ther: Behandlung der Lues mit Penizillin
- PAGET-Krankheit (Osteodystrophia deformans, Ostitis deformans) Pat. >50. Lj., Knochenverformung (insb. Kopf mit Facies leontina, Tibia als Säbelscheidentibia) durch Knochenapposition bei insg. gesteigertem Abbau, Spontanfrakturen, Schwerhörigkeit, rheumatoide Schmerzen, Herzinsuffizienz
  Rö: aufgelockerte Verbreiterung der Kortikalis, evtl. sklerotischer Umbau des gesamten Knochens. Ther: keine kausale Behandlung mögl., Med: Bisphosphonate
- Osteodystrophia fibrosa cystica generalisata bei Hyperparathyreoidismus mit Ausbildung multipler Knochenzysten in den langen Röhrenknochen
- Fibröse Dysplasie (JAFFÉ-LICHTENSTEIN-Syndrom): Ersatz des Knochenmarks durch Bindegewebe im 5.-15. Lj. in Schüben mit Kompakta-Atrophie und Pseudozysten

AMPUTATIONEN VON GLIEDMAßEN

Def: Amputation = vollständige Absetzung eines endständigen Körperteiles ohne Möglichkeit der Kontinuitätswiederherstellung

Ind:
- Arterielle Durchblutungsstörungen: Stadium IV der **chronischen AVK** (arterielle Verschlusskrankheit), gangränöse Extremität (z.B. bei **Diabetes mellitus**, Ergotismus)
- Traumatisch: partielle, subtotale (Grad 4 einer offenen Fraktur) od. totale Amputation = Abtrennungswunde einer Gliedmaße ⇨ ggf. Versuch der Replantation (s.u.)
- Gefäßverletzung, akuter Gefäßverschluss
- Infektiös: lebensbedrohliche **nekrotisierende Fasziitis** einer Extremität durch Streptococcus pyogenes (Grp. A, Kompl: Streptokokkenmyositis, toxic shock-like syndrome) od. Mischinfektion mit Anaerobiern, konservativ nicht beherrschbare Gasbrandinfektion (Clostridium perfringens) mit Gangrän einer Extremität
- Tumoren: Ausgedehnte Knochen- od. Weichteiltumoren (Sarkome) ⇨ Amputationen sind heute seltener geworden durch die präoperative (neoadjuvante) Chemotherapie (sog. Down-Staging).
- Angeborene extreme Fehlbildungen

Epid:
◊ Notwendige Extremitätenamputationen sind in Deutschland/Industriestaaten in **80 % d.F. vaskulär** (durch AVK) und vaskulär/neuropathisch (durch Diabetes mellitus) bedingt.
◊ Lok: Amputationen der **unteren Extremität** sind 20fach häufiger als die der oberen.
◊ Für Deutschland ca. 35.000 Amputationen/Jahr geschätzt

Etlg:
Oberschenkelamputation, Unterschenkelamputation, Fußamputation (Amputationslinien am Fuß = CHOPART und LISFRANC, siehe Kap. Fußwurzelfrakturen), Zehenamputation Exartikulation im Kniegelenk, Exartikulation eines Beines im Hüftgelenk, Hemipelvektomie
Oberarmamputation, Unterarmamputation, Handamputation, Fingeramputation Exartikulation eines Armes im Schultergelenk, interthorakoskapuläre Amputation
(Der Begriff Amputation ist noch gebräuchlich für die Penisamputation und die Mammaamputation = Ablatio mammae.)

Klin:
⇒ Je nach Grunderkrankung
⇒ Beim Diabetes mellitus maskiert die Neuropathie die ischämische Schmerzsymptomatik ⇨ Malum perforans, Nekrosen, Fußdeformitäten ohne wesentliche Schmerzen.

Diag:
1. Anamnese und klinische Untersuchung, Gefäß-Doppleruntersuchung
2. Röntgen: Angiographie (DSA) zur Klärung des Gefäßstatus
3. Labor: je nach Schwere des Eingriffes ausreichend Blutkonserven anfordern

Ther:
- Operativ: Ind: ergibt sich durch die jeweilige Grunderkrankung.
  - Allgemein: Knochenränder abrunden und glätten, Gefäße gründlich versorgen (nicht zu weit proximal absetzen ⇨ sonst Nekrosen), **genügend Weichteilgewebe** zur Knochendeckung, **spannungsfreier Hautverschluss**, mehrfache großzügige Drainagen
  - **Zehenamputation:** Exartikulation im Grundgelenk + Entknorpelung des Metatarsalköpfchens (der Knorpel sezerniert sonst Flüssigkeit!)
  - **Vorfußamputation:** prox. Durchtrennung der Metatarsalknochen
  - **Fußwurzelamputation:** Amputationen in d. LISFRANC- od. CHOPART-Linie (s. Kap. Fuß)
  - **Fußamputation:** Nach PIROGOW-SPITZY, Amputation in der CHOPART-Linie, Entfernung des Talus, anschließend Arthrodese zwischen Calcaneus, Tibia und Fibula
  - Nach SYME: Exartikulation im oberen Sprunggelenk u. Resektion der beiden Malleolen
  - **Unterschenkel-/Oberschenkelamputation** (s. Abb.): Herstellen eines ausreichend großen und gut durchbluteten myokutanen Lappens, der über dem Knochenstumpf vernäht wird (dabei sollte ausreichend Muskulatur auf dem Knochenstumpfende liegen, um dieses abzupolstern ⇨ wichtig für den späteren Sitz einer Prothese). Knochenstumpfenden anschrägen ⇨

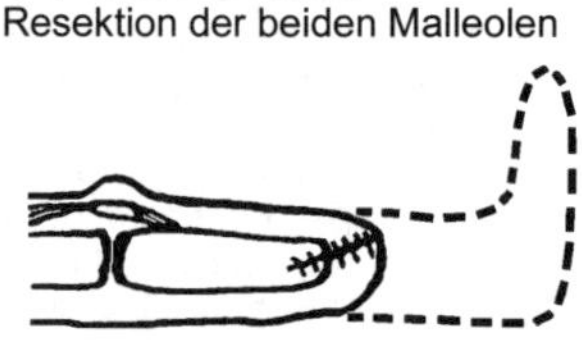

zum Entschärfen der Absetzungskante
- **Kniegelenkexartikulation:** Einfacher als die Oberschenkelamputation mit weniger Komplikationen, volle Endbelastbarkeit
- **Hüftgelenkexartikulation/Hemipelvektomie:** Ind. insb. bei malignen Tumoren
- Finger-, Teilhand- und Teilhand-Daumen-Amputation, Handgelenkexartikulation
- Unterarm-/Oberarmamputation
- Schultergelenkexartikulation, interthorakoskapuläre Amputation

- Postoperativ: ausreichende Ruhigstellung, Schmerztherapie (z.B. Periduralanästhesie, Ketamin i.v.), konische Wickelung des Stumpfes ⇨ gutes Weichteilpolster
- Immer auch konsequente Therapie der Grunderkrankung, z.B. Blutzuckereinstellung, Nikotinverbot, Antibiose bei infektiöser Erkrankung (Cephalosporin der III. Generation)
- **Prothetische Versorgung** sollte in Absprache mit dem Orthopädietechniker möglichst früh erfolgen, Interimsprothese nach ca. 2-6 Wo. anfertigen zur frühestmöglichen Mobilisation. Nach 4-6 Mon. intensive Rehabilitation anschließen (stationär 4-12 Wo.) mit Geh-, Gleichgewichtstraining usw. Nach ca. 6 Mon. erfolgt die endgültige Prothesenversorgung.
- Leitlinie: Rehabilitation nach Amputation, S2k v. 9/2019 (AWMF Registernr. 187-056)
- Selbsthilfegruppen: Bundesverband für Menschen mit Arm- oder Beinamputation e.V., Kleverkamp 24, 30900 Wedemark, Tel.: 089 4161740-10, Fax: -90, Internet: www.bmab.de mit einer Liste von lokalen Selbsthilfegruppen (bei Unterstützer, es gibt ca. 40 in Deutschland) und Rehaeinrichtungen usw. (unter AmpuKarte)

Kompl:
* **Wundheilungsstörungen** (bei AVK häufig durchblutungsbedingt), Stumpfödem
* Hautinfektionen (Mykosen), Hyperkeratosen, Ekzeme
* **Phantomschmerz** (Neurombildung, Minderperfusion, nach Amputation einer Extremität kommt es auch zur Atrophie des gleichseitigen Rückenmarkanteils), Ther: versucht werden Carbamazepin, Pregabalin od. Gabapentin, Calcitonin i.v., TENS (transkutane elektrische Nervenstimulation), Akupunktur, Spiegeltherapie
* Durchblutungsstörung des Stumpfes ⇨ evtl. höhere Amputation notwendig
* Nicht genügend abgerundete Kanten des Knochenstumpfendes ⇨ Druckläsionen

REPLANTATIONEN VON GLIEDMAẞEN

Def: Wiederanbringen einer traumatisch amputierten Extremität/Anteile

Ät: Traumatische Amputation (Prognose nimmt von oben nach unten ab)
- Glatte Amputation (Schnittverletzung)
- Zerfetzende Amputation (häufigste Form, z.B. Kreissägenverletzung)
  Zerquetschende Amputation (z.B. Überrolltrauma durch einen Zug, hydraulische Pressen) = offene Frakturen IV. Grades
- Ausriss-Amputation (z.B. Motorradfahrer, Walzen etc.)

Path:
- Direkte Replantation ohne Gefäßnaht möglich bei: Nasenspitze, Ohrläppchen, Lippen, Zungenspitze, Fingerkuppen
- Lok: am häufigsten obere Extremität (Finger, Hand) betroffen

Klin:
⇒ Schmerzen, Blutverlust bis hin zum Volumenmangelschock
⇒ Evtl. spritzende arterielle Blutung

Diag:
1. Anamnese (Unfallmechanismus, Verunreinigung) und klinische Untersuchung
2. Röntgen: Ausschluss weiterer knöcherner Verletzungen im Bereich proximal der Amputation, ebenfalls das Amputat röntgen zum Ausschluss von Amputattraumatisierung
3. Labor: Ausreichend Konserven anfordern und kreuzen.

Ther:
- **Akut am Unfallort:** Sicherung der Vitalfunktionen, Ausschluss von schwerwiegenden Begleitverletzungen, Kontaktaufnahme mit einer geeigneten Klinik zur Replantation

Amputationsstumpf am Patienten: steriler Kompressionsverband, keine Reinigung, keine Unterbindungen, keine Gefäßklemmen!
Amputat: Aufbewahren der Gliedmaße bei trockener Kälte (4 °C), z.B. in doppelwandigem Replantationsbeutel, keine Reinigung, kein Einlegen in Lösungsmittel!
Schneller Transport in die Klinik ⇨ wegen drohender Muskelnekrosen sollte die Ischämiezeit so gering wie mögl. sein (max. 4-6 Std.).

- Operativ: Ind: Absolut: **Daumen, mehrere Langfinger** (bei Mehrfachamputation und Zerstörung von Fingern ggf. heterotope Replantation, sodass zumindest Ersatz-"Daumen u. Mittelfinger" erhalten bleiben)
  Mittelhand u. Hand bei Kleinkindern
  Relativ: isolierter Langfinger, einzelne Endglieder
  K-Ind: Ausgeprägte Destruktion des Amputates, Amputation distal der Nagelwurzel, vital bedrohliche Begleitverletzungen („life before limb"), unsachgemäße Behandlung des Amputates (z.B. tiefgefroren, in Formalin eingelegt)

  Reihenfolge der Versorgung:
  - Stabilisierung des Skelettsystems ⇨ Osteosynthese
  - Sehnennaht
  - Venen-, Arterien- und Nervennaht
  - Weichteil- und Hautversorgung (evtl. Hautplastik, Kunsthaut od. offene Wundversorgung)
- Postoperativ: Ruhigstellung im Gips, Heparinisierung, rheologische Maßnahmen (Infusionen), Rehabilitationsbehandlung, nicht rauchen!
- In Erprobung: Es werden gezüchtete Organteile (sog. Tissue Engineering) transplantiert, z.B. ein Fingergelenk nach einer traumatischen Amputation.
- Transplantation: Im Versuchsstadium ist die Transplantation von Händen (erstmals 1998 durchgeführt, seither wurden über 100 Hände weltweit transplantiert) und Armen (erstmals 2005) ⇨ intensive Immunsuppression nötig (Prednison + Tacrolimus + Mycophenolatmofetil), Internet: www.handregistry.com

Prog: Stark abhängig von sorgfältiger Op-Technik und korrekter präoperativer Behandlung, eine sehr lange Rehabilitationszeit ist notwendig. Beste Prognose haben Kinder.

Kompl:
* Thrombosen im Replantat (arteriell/venös) ⇨ Revision, Vollheparinisierung
* Nachblutungen, Bildung von AV-Fisteln
* Nekrose des Replantates
* Infektion
* Verwachsungen der Sehnen ⇨ Ther: Tendolyse
* Ausbleiben der Reinnervation ⇨ evtl. Nerventransplantation
* Pseudarthrosenbildung, Ankylosen, instabile Gelenke ⇨ Revision, evtl. Arthrodese

VERBRENNUNGEN / VERBRENNUNGSKRANKHEIT

Syn: **Combustio**, Brandverletzungen, ICD-10: allgemein T30.0 (je nach betroffener Region: T20.- Kopf/Hals, T21.- Rumpf, T22.- Schulter/Arm, T23.- Hand, T24.- Hüfte/Bein, T25.- Fuß, T26.- Auge, T27.- Kehlkopf/Trachea/Lunge, T28.- Mund/Ösophagus/innere Organe, T29.- mehrere Körperregionen), zusätzlich Fläche kodieren T31.0-! bis T31.9-! (Angabe von .0 = <10 % bis .9 = >90 % Körperoberfläche betroffen)
Inhalationstrauma, Rauchvergiftung, Rauchintoxikation, ICD-10: T59.9

Ät:
- **Brand**: Flammeneinwirkung, brennende Kleidung, Explosionen (suizidale Handlungen)
- **Heiße**, feste Körper, **Flüssigkeiten** (Verbrühungen insb. bei Kindern), Dämpfe od. Gase
- Strahlen: Sonne, Solarium, Röntgenstrahlen usw.
- Mechanische Reibung ⇨ Hitzeentwicklung
- Stromeinwirkung, Hochspannungstrauma (Starkstromverletzung, innere Hitzeeinwirkung)
- Chemische „Verbrennungen": Säure- od. Laugenverätzung (z.B. Löschkalk)

<u>Anatomie:</u> Die **Haut** besteht aus der **Cutis** und der **Subcutis**. Die Cutis wird unterteilt in die Epidermis (oberste Schicht mit ständiger Zellerneuerung aus dem Stratum basale) und das Corium (Syn: Dermis od. Lederhaut, bindegewebige Verschiebeschicht mit Nerven, Gefäßen und Hautmuskeln). Die Subcutis (Unterhaut) ist ein mit Gefäßen durchsetztes Fettgewebe.
Dicke: 0,5-5 mm, variiert je nach Körperstelle
Gesamtfläche: beim Erwachsenen 1,5-1,8 m²

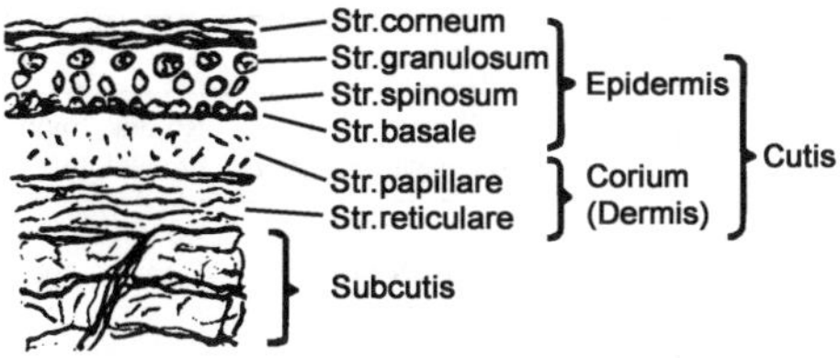

<u>Epid:</u> ◊ <u>Inzidenz:</u> 600/100.000/Jahr, schwere 2/100.000/Jahr = in Deutschland ca. 12.000 schwere Brandverletzungen/Jahr, davon ca. 10 % intensivpflichtig, an Verbrennungen sterben ca. 500 Personen/Jahr, ca. 10 % der Pat. sind Kinder bis 10 Jahre. **M** > w (3:1)

◊ In Deutschland gibt es z.Zt. 174 Verbrennungsbetten an 36 Kliniken, davon 46 Verbrennungsbetten speziell für Kinder.

◊ <u>Unfallursache:</u> 60-70 % der Verbrennungen erfolgen im häuslichen Bereich, 25 % d.F. sind Arbeitsunfälle (mit abnehmender Tendenz), 5 % sind Suizidversuche.

<u>Path:</u> ♦ <u>Einschätzung des Ausmaßes der Verbrennung:</u> Für Erwachsene gibt es die **NEUNERREGEL** (n. WALLACE, s. Abb., die %-Angaben für die Körperoberfläche (**KOF**) gelten jeweils für Vorder- und Rückseite zusammen). Säuglinge u. Kinder haben abweichend dazu einen **überproportional großen Kopf**. (s. Abb.).

Zusammengefasst werden die Verbrennungsflächen 3./4. Grades, Verbrennungen 2. Grades zählen zur Berechnung der Gesamtverbrennungsfläche jeweils nur zur Hälfte.

Als Anhalt zur Abschätzung der Verbrennungsfläche kann auch die Handfläche des Pat. dienen, pro Handfläche ist 1 % KOF zu berechnen.

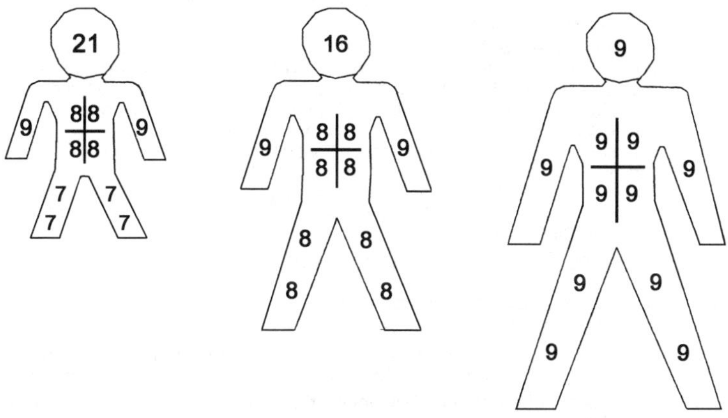

Körperteil	**0 - 1 Jahr**	**Kleinkind**	**Schulkind**	Erwachsene
Kopf u. Hals	**21 %**	**18 %**	**15 %**	9 %
Rumpf	30 %	32 %	32 %	36 %
Arme	18 %	18 %	18 %	18 % (2x9)
Hand	1 %	1 %	1 %	(2 x 1 %)
Genitalregion	0-1 %	0-1 %	1 %	1 %
OS	14 %	15 %	16 %	18 % (2x9)
US + Fuß	14 %	15 %	16 %	18 % (2x9)

♦ Die kritische / letale Verbrennungsfläche liegt heute bei ca. 50-70 % bei Erwachsenen, bei über 65-jährigen bei 30-40 %, bei Kindern bei ca. 60-80 % der Körperoberfläche.

- Die Verbrennungen werden in 4 Schädigungsgrade eingeteilt:

Schädigungsgrad	Symptomatik	Intensität der Schädigung
1. Grades (= Combustio erythematosa)	Rötung, Schmerz Schwellung	Oberste Epidermis, z.B. Sonnenbrand, Restitutio ad integrum
2. Grades (= Combustio bullosa)	Rötung, Schmerz Blasen (subepidermal)	Epidermis und Teile des Coriums
3. Grades: (= Combustio escharotica)	Nekrosen graue, weiße oder schwarze lederartige Haut, Analgesie	Epidermis, Corium u. Subcutis vollkommen zerstört, keine Spontanheilung
4. Grades:	Verkohlung	Weitere tiefere Schichten betroffen (Muskulatur, Knochen)

Die Verbrennungen **2. Grades** werden noch unterschieden in:

2 a = oberflächlich 2. Grades (Epidermis und obere Anteile des Coriums betroffen), typische Brandblase, Schmerz vorhanden ⇨ konservative Ther., Restitutio ad integrum

2 b = tief 2. Grades (hier sind die tiefen Schichten des Coriums mitbetroffen), Hypalgesie im Nadelstichtest ⇨ operative Abtragung erforderlich, Abheilung mit Narbenbildung

- Neben dem Primärdefekt sind die **Sekundärläsionen** wichtig (sog. Nachbrand): In der Umgebung des irreversiblen Schadens kommt es zu reversiblen Störungen der Mikrozirkulation. Die Ausbreitung eines irreversiblen Schadens in diesem Bereich hängt von der frühzeitigen Flüssigkeitstherapie ab.
- **Verbrennungskrankheit** = verschiedene Regulationsstörungen von Organen und Organsystemen neben der lokalen Schädigung durch die Wärmeeinwirkung.

  Schockgefahr und Gefahr der Entwicklung einer Verbrennungskrankheit besteht bei einer verbrannten Körperoberfläche von: **>8 % beim Kleinkind, >10 % beim Kind** und **>15 % beim Erwachsen**

  Primäre Phase: **Schock** (1.-3. Tag) durch **direkte Schädigung der Kapillaren** (Verbrennung im Bereich des Interstitiums) ⇨ **erhöhte Permeabilität** (kapilläres Leck) ⇨ **Volumenverlust** und Entstehung eines Ödems ⇨ Mikrozirkulationsstörungen, Erniedrigung des HMV, metabolische Azidose, Eiweißverlust mit zusätzlichem Effekt auf die Ödementstehung (Senkung des kolloidosmotischen Drucks (KOD), generalisiertes Ödem) ⇨ Circulus vitiosus ⇨ Volumenmangelschock. Das Kapillarleck bildet sich innerhalb von 24 Std. spontan zurück. Daraus ergibt sich die Wichtigkeit der primären Therapie: Wasser- und Eiweißersatz! Zusätzlich: Beeinträchtigung der Abwehrlage (Gefahr der Sepsis), Toxinanfall infolge der Hitzekoagulation des Gewebes und Belastung innerer Organe sowie katabole Stoffwechsellage

  Sekundäre Phase: Rückresorption des Ödems (2-3 Wochen)

Klin: Abhängig vom Stadium der Verbrennung:

⇒ 1. Grades: **Erythem**, schmerzhaft

⇒ 2. Grades, oberflächlich: Erythem + **Blasenbildung**, stark schmerzhaft, starke Blutungsneigung auf Berührung, Hautanhangsgebilde intakt = Haare fest verankert

⇒ 2. Grades, tief: Erythem + Blasenbildung, teilweise zerrissen, die **Schmerzempfindung nimmt ab!**

⇒ 3. Grades: verkohlte Haut, völlige **Schmerzlosigkeit**

⇒ 4. Grades: verkohlte Muskulatur, Faszien, Fettgewebe, Knochen

Diag:
1. Anamnese/Fremdanamnese (Unfallhergang) und klinische Untersuchung (Pat. immer komplett entkleiden und untersuchen)

   Nadelstichprobe: ab Verbrennungen Grad 2 b besteht Analgesie. Die Überprüfung sollte in der Intensivphase regelmäßig wiederholt werden, da die Klinik der Verbrennung zu Beginn täuschen kann.
2. Labor: Hb, Hkt, Gesamteiweiß, KOD, BGA (mit CO und Met-Hb)
3. Probeentnahme aus der verbrannten Haut zur exakten Bestimmung der Verbrennungstiefe (wichtig auch für die Op-Planung)

4. Laryngobronchoskopie und Trachealsekretgewinnung (Bakteriologie) zur Sicherung der Diagnose eines Inhalationstraumas
5. Regelmäßige Wundabstriche und bakteriologische Untersuchung in der Intensivphase
6. Röntgen: bei V.a. Frakturen, Thorax bei Inhalationstrauma

Ther:

- **Akut:** Retten aus der Gefahrenzone (Abschalten des Stroms bei Hochspannungstrauma!), **Entfernung der heißen/verbrannten Kleidung**, Sicherung der vitalen Funktionen, grobe Abschätzung der Ausdehnung (Transport in eine Spezialklinik notwendig?, s.u.),
  - **Lokaltherapie:** sterile **Abdeckung der Brandwunden** mit trockenen Kompressen und Metalline®-Folien. Kühlung nur bei sehr kleinen Verbrennungen und nur mit handwarmem Wasser (20-30 °C). **Auskühlung der Pat. vermeiden!**, zum Transport einpacken
    Bei chemischen Verätzungen Spülen mit Wasser, ggf. Chelatkomplexbildner Diphoterine®-Spüllösung, bei bekannter Substanz Giftnotruf abfragen.
    Cave: akut keine Anwendung von Salben!
  - **Volumensubstitution**: möglichst 2 großvolumige, peripher-venöse Zugänge legen (wenn nicht mögl., dann intraossärer Zugang), Gabe von initial 1.000 ml Ringeracetat-Lösung i.v. bei Verbrennungen >15 % der Körperoberfläche bei Erwachsenen (>8 % bei Kindern), weitere Gaben dann in der Klinik gem. u.g. Formel
  - **Schmerzbehandlung**: Morphin 0,05-0,1 mg/kgKG i.v. oder Analgosedierung mit Esketamin 0,25-0,5 mg/kgKG (Ketanest®) + Midazolam 0,02-0,1 mg/kgKG (Dormicum®) i.v.
  - Bei V.a. **Inhalationstrauma** (Verbrennungen im Gesicht, Rauchspuren im Mund- oder Rachenraum, Schwelbrand von Kunststoffen, Reiz- od. Giftgasintoxikation): O_2-Gabe, bei respiratorischer Insuffizienz **frühzeitige Intubation** (nasal) und Beatmung
- **Transport** in eine auf Verbrennungen spezialisierte Klinik sollte erfolgen bei:
  1. >10 % dermaler (= 2. Grades) oder Verbrennung 3. Grades
  2. Verbrennungen an Gesicht/Hals, Hand oder Ano-/Genitalregion
  3. Verätzungen durch Chemikalien
  4. Patienten mit einem Inhalationstrauma (in 30 % d.F. vorhanden)
  5. Verletzungen durch Strom/Blitzschlag (⇨ EKG-Monitorüberwachung für 24 Std.)

  Zentrale Vermittlungsstelle von Betten für Schwerbrandverletzte in Deutschland:
  20097 Hamburg, Beim Strohhause 31, Tel.: **040 42851-4950**, Fax: -4269
- **Erstversorgung in der Klinik:**
  Anlage eines großen venösen Zuganges / **ZVK**, Urinkatheter, Analgesie (Morphin i.v.) od. Analgosedierung (Fentanyl, Fentanyl® + Midazolam, Dormicum®), evtl. Intubation und Beatmung, falls nicht schon primär erfolgt (insb. beim Inhalationstrauma, evtl. nasale Umintubation), Bronchiallavage bei inhaliertem Fremdkörper, Reinigung des Pat. im Duschbad, Enthaarung der Verbrennungsareale

  Tetanusprophylaxe (aktiv mit Tdap und passiv) nicht vergessen!

  Steriles Bett, aseptische personelle Betreuung, semi-sterile isolierte Intensivbox, Raumtemperatur 30-32 °C und 60-95 % Luftfeuchtigkeit

  Flüssigkeitsersatz entsprechend dem Ausmaß der verbrannten Körperoberfläche (s.o.) über ZVK mit Ringeracetat-Lösung: PARKLAND-Formel nach BAXTER:

  4 ml Ringeracetat-Lösung x % verbrannte Körperoberfl. x kgKG

  Die berechnete Menge gilt für 24 Std., die Hälfte der Menge sollte in den ersten 8 Stunden infundiert werden, die zweite Hälfte in 16 Std.
  Bei Kindern, Inhalationstrauma od. Verbrennung >50 % KOF ist ein Flüssigkeitsersatz bis zur doppelten Menge notwendig (Anpassung über hämodynamisches Monitoring mittels SWAN-GANZ- u. Femoralarterienkatheter), ggf. auch Gabe von Humanalbumin

  Urinausscheidung sollte **30-50 ml/Std.** betragen (Ausfuhrkontrolle! über suprapubischen od. transurethralen Katheter).

  Im weiteren Verlauf: Substitution nach Bedarf von Humanalbumin (bei Gesamteiweiß <2,5 g/dl (bei großen Verbrennungsflächen), Humanalbumin 5%ig), Elektrolyten, Flüssigkeit, Kalorien u. Blutkonserven, ZVD-Monitoring, Ausgleich des Säure-Basen-Haushaltes nach dem individuellen Bedarf erforderlich, Thromboseprophylaxe. Katecholamine (Dobutamin u. Noradrenalin) bei Bedarf zur Kreislaufstabilisierung.

  Möglichst **frühzeitig** mit der enteralen Ernährung beginnen (ggf. per Duodenalsonde),

Kalorienbedarf nach der CURRERI-Formel: Grundumsatz (25 kcal/kgKG/Tag) + Zusatzbedarf (40 kcal/%vKOF/Tag)

Proph. v. Stressulzera im Magen/Duodenum mit PPI (Protonenpumpeninhibitoren)

Bei passagerer Niereninsuffizienz: Hämodialyse

Ist eine Langzeitbeatmung erforderlich, sollte ein Tracheostoma angelegt werden.

Evtl. zickzackförmige Entlastungsschnitte der Haut = **Escharotomie** (evtl. auch der Oberflächenfaszie) bei **zirkulären** Verbrennungen (dies ist wegen der Gefahr der Zirkulationsstörung, Nervenschädigung u. Kompartmentsyndroms im Haut-/Faszienkompartiment od. der Atembehinderung am Thorax erforderlich).

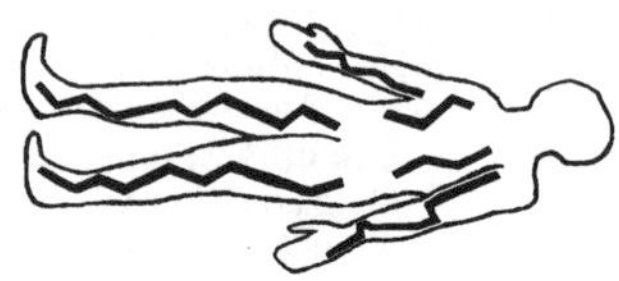

- **Oberflächenbehandlung der Brandwunden:**
  - Verbrennungen 1. Grades und oberflächlich 2. Grades heilen meist ohne Probleme aus und bedürfen keiner besonders aufwändigen Therapie. Frühzeitig werden die **Blasen eröffnet**. Zur Lokalbehandlung gibt es dann 2 Methoden:
    - Offene Behandlung (z.B. bei kleiner Brandblase): **trockene Wundverhältnisse** werden angestrebt und/oder zusätzliche Verschorfung durch die **Gerbungsmethode** (Aufbringen von 5%iger Tannin-Lösung) od. Tupfungen mit Povidon-Iod [Betaisodona®, Mercuchrom®]
    - Geschlossene Behandlung (bei größerer Fläche od. an den Gelenken): Applikation von Polylactid-Folien (können bis zur Abheilung verbleiben, z.B. Suprathel®), antimikrobielle Salben (Sulfadiazin-Silber-Creme, Flammazine®) auf die Wundfläche und Gazeverband erfordern hingegen einen täglichen Verbandswechsel.
- Operativ: Ind: ab 2.gradig tiefen Brandwunden nach Stabilisierung des Verletzten
  - Grundsätzlich ist eine möglichst **frühzeitige** (1.-2. Tag) **Nekrosektomie** und **Eigenhauttransplantation** anzustreben ⇨

    tiefe 2.-gradige Verbrennungen: **tangentiale Abtragung** (blutet viel), alternativ enzymatisches Débridement (z.B. an Händen od. Gesicht) mit Bromelaingel für 4 Std.

    3.-gradige Verbrennungen: komplette **Abtragungen aller Nekrosen** (ggf. bis zur Muskelfaszie = epifaszial und ggf. auch tiefer bis zum 6. Tag nach Trauma)
  - Transplantation: Ideal ist die Deckung mit Eigenhaut als **Spalthauttransplantat** (sog. THIERSCH-Transplantat, insb. im Gesicht, Händen und an den Gelenken zur Prophylaxe späterer Kontrakturen). Die Spalthaut wird an nicht verbrannten Körperstellen, die dem Hautmuster der verbrannten Region in etwa entsprechen, mit dem Reese-Dermatom entnommen (Dicke 0,2-0,3 mm).

    Bei unklaren oder sehr großen Wundverhältnissen temporäre Deckung mit synthetischen, Xeno- oder Allo-Hautersatzprodukten (z.B. Integra®, MatriDerm®, Suprathel®, TransCyte™, Schweinehaut od. Spenderhaut von Verstorbenen) bis sich eindeutig die Tiefe der Verbrennungen abgrenzen lässt (ca. 7-10 Tage) und sich ggf. ein gesunder Wundgrund für die endgültige Transplantation gebildet hat.

    Große Flächen (Rumpf, Extremitäten) werden mit Spalthaut gedeckt, die zu einem **Gittertransplantat** (= **Mesh graft**, ca. 3fach größere Flächendeckung mögl.) verarbeitet wird (nicht im Gesicht und an den Händen, dort nur Vollhauttransplantat), mit dem Meek-Verfahren (kleine Quadrate werden auf ein Plissee aufgebracht) bis 9fach mögl.

    Zuchthaut: wird bei extrem großen Verbrennungen benötigt (da dann nicht mehr genügend gesunde Haut für die Gewinnung von Spalthaut vorhanden ist). In mehreren Zuchtschritten (über insg. 3 Wo.) wird aus zuvor entnommenen (ca. 10 cm² Haut erforderlich) **körpereigenen** Keratinozyten in vitro ein Zellrasen (bis 7.500 cm² können so gewonnen werden) auf Trägergaze (sog. Sheets) angezüchtet, der dann als Epidermisersatz transplantiert werden kann. Nachteil: Die Zuchthaut ist wenig belastbar und sehr teuer. Zur Verbesserung der Stabilität kann zuvor noch ein künstlicher Dermisersatz bei ausgedehnten drittgradigen Verbrennungen transplantiert werden (Matriderm®, AlloDerm®).

    Bei tiefer Verkohlung ist (wegen der tiefen Gewebeschädigung periossärer Muskeln) ggf. eine gestielte od. freie Lappenplastik erforderlich.

    Bei Stromverletzung/Blitzschlag Nekrosektomie innerhalb der ersten 5 Tage, ggf. Lappenplastik, selten ist bei Extremitätenbeteiligung auch eine Amputation erforderlich.
- Frühzeitige Krankengymnastik zur Verhinderung von Narben-/Gelenkkontrakturen, insb. an den Händen, ggf. mit ausreichender Analgesie

- **Psychologische Betreuung** schwer Brandverletzter (Verarbeitung des Unfallschocks, des Schmerzerlebnisses, der entstellenden Narben, Selbstwertkrisen, Schwierigkeiten in der Partnerschaft, Sorge um Erhalt des Arbeitsplatzes)
- Leitlinie: Thermische Verletzungen, S2k v. 2/2021 (AWMF Registernummer 044-001)
- Selbsthilfegruppen: Bundesinitiative für Brandverletzte e.V., Dorfstr. 16b, 31020 Salzhemmendorf, Tel.: 05153 964429, Internet: www.brandverletzte-leben.de

  Phoenix Deutschland - Hilfe für Brandverletzte e.V., Dorfstr. 12, 19273 Amt Neuhaus-Sückau, Tel.: 038841 611-80, Fax: -81, Internet: www.phoenix-deutschland.de

  Elterninitiative brandverletzter Kinder - Paulinchen e.V., Segeberger Chaussee 35, 22850 Norderstedt, Tel.: 0800 0112123, Internet: www.paulinchen.de

  Weitere Infos bei: Deutsche Gesellschaft für Verbrennungsmedizin e.V., Langenbeck-Virchow-Haus, Luisenstr. 58-19, 10117 Berlin, Internet: www.verbrennungsmedizin.de

Prog: Verbrennungen 1. Grades heilen narbenfrei ab, Verbrennungen 2. Grades (oberflächliche) heilen meist ebenfalls ohne Narbe in ca. 14 Tagen ab, evtl. bleiben Pigmentstörungen.

Die **kritische** (im Ergebnis letale) **Verbrennungsfläche** liegt bei ca. 50-70 % der Körperoberfläche bei Erwachsenen (je älter der Pat., umso schlechter die Prog., insb. >60 J.), bei Kindern bei ca. 60-80 % (bei Kindern heilen die Verbrennungen besser, sie sind aber in der Phase der Verbrennungskrankheit durch die Flüssigkeitsverschiebungen mehr gefährdet). Als Faustformel gilt: vKOF + Lebensalter ⇨ bei Wert >100 ist die Prognose schlecht.

Inhalationstraumen sind mit einer höheren Letalität vergesellschaftet (bis 60 %).

Kompl:
* **Verbrennungskrankheit:** Schock, akutes Nierenversagen/passagere Niereninsuffizienz, Verbrennungslunge (ARDS), DIC, Multiorganversagen, Pneumonie, Stressblutungen aus Magen-/Duodenalulzera während der Intensivphase, reflektorischer Ileus, Cholezystitis, Perikarditis, Pankreatitis, immunologische Störungen
* **Inhalationstrauma:** alveoläres Lungenödem, nekrotisierende Bronchitis, Pneumonie, Atelektasen, Blutungen, CO-Intoxikation, steigender Lungenarteriendruck
* **Hochspannungstrauma:** Herzrhythmusstörungen (VES, Kammerflimmern), Nierenversagen (Crush-Niere wg. Myoglobinurie durch die verborgenen tiefen Muskelnekrosen ⇨ nicht von einer kleinen Stromeintrittsmarke täuschen lassen! ⇨ frühzeitige Escharotomie u. Nekrosektomien durchführen) ⇨ hohe Diurese (ca. 100 ml/Std. am ersten Tag) anstreben, osmotische Diuretika, Dobutamin
* **Wundinfektion:** 50 % der Todesfälle resultieren aus Infektionen durch protrahierte **Sepsis**. Nach Ablauf von 3 Tagen sind Verbrennungswunden als infiziert anzusehen, daher wiederholt Abstriche machen. Keime: Staph. aureus, Streptokokken, Enterokokken D, Pseudomonas aeruginosa, Candida albicans, Clostridien. Eine Sepsis entwickelt sich typischerweise 5-7 Tage nach dem Verbrennungstrauma. Ther: bei Entzündungszeichen Antibiose nach Antibiogramm.
* Katabolie durch Reparationsvorgänge, Einschwemmung der Pyrotoxine aus der Haut bei Wiedereinsetzen der Zirkulation im Verbrennungsgebiet (ab ca. 3. Tag)
* Nach Verbrennungen 1. u. 2. Grades verbleiben evtl. Hypo- od. Hyperpigmentationen (i.d.R. aber keine Narben)
* Kinder und Verbrühungen: Neigung zur **Keloid-Bildung** bei entsprechender genetischer Disposition, Ther: Kompressionsbehandlung
* Spätkomplikation (Intervall von ca. 30 J.): Entwicklung eines Narbenkarzinoms

Op:
* Hypertrophe Narben, Wulstnarben mit Spannungsgefühl, Bewegungseinbußen, Licht- und Hitzeempfindlichkeit, Juckreiz

  Ther: **Kompressionsbehandlung** nach JOBST durch spez. Trikotagen od. Silikonauflagen, die einen Druck auf die vernarbende Region ausüben (23 Std./Tag für 6-24 Mon.), 2 x tgl. fettende Salben, keine Lichtexposition, keine mechanische Beanspruchung.

  Korrekturoperationen: Ind. sehr zurückhaltend stellen, da neue Narben entstehen können, frühestens 1 Jahr nach dem Trauma ⇨ Dermabrasion (z.B. bei Mesh-Gitter-Narben), Laserung bei Pigmentstörungen, Verschiebeplastiken bei Kontrakturen

DD: Verbrennungsähnliche Symptome an der Haut durch: Säuren, Laugen, chemische Kampfstoffe und aufgrund toxischer Genese (LYELL-Syndrom, Streptokokkentoxine)

UNTERKÜHLUNG / ERFRIERUNG

Syn: Unterkühlung: Hypothermie, Kälteschaden, ICD-10: T68
Erfrierung: Congelatio, ICD-10: T33.- bis T35.-

Def: Unterkühlung ist ein Absinken der Körperkerntemperatur unter 35 °C.
Erfrierung ist ein lokaler Kälteschaden ohne Abkühlung des Körperkernes.

Ät:
- Untertemperatur bei Kollaps, Hypothyreose, Kachexie, Medikamenten (z.B. Barbiturate)
- Hypothermie durch Trauma: **Kälteexposition** (Ertrinken, Bergsteiger, Alkoholiker, Drogenabhängige)
- Neu-/Frühgeborene mit noch unreifer Temperaturregulation, schweres Schädel-Hirn-Trauma mit Zerstörung des Temperaturregelzentrums
- Künstliche (iatrogene) Hypothermie: bei Herzoperationen, Transplantationen
- Erfrierung: Nasserfrierung (Einwirkung v. Kälte u. Feuchtigkeit, "Trench Foot"), Wind
  Momenterfrierung (z.B. durch flüssige Luft od. Kohlensäureschnee)
  Lok: insb. Akren (Zehen, Finger, Ohren, Nase)

Etlg: Erfrierungen nach der Tiefe der Schädigung

Grad I (Congelatio erythematosa): nur oberflächliche Epidermis betroffen
Grad II (Congelatio bullosa): gesamte Epidermis betroffen
Grad III (Congelatio escharotica/gangraenosa): bis unter die Dermis ⇨ Defektheilung

Klin: ⇒ Hypothermie: (angegeben ist die Körperkerntemperatur)
<36 °C Leichte Hypothermie: Kältegefühl, Kältezittern
<35 °C Psychische Alteration mit Verwirrtheit, Desorientierung (Erregungsstadium)
<33 °C Beginnender Rigor, Apathie (Erschöpfungsstadium)
<30 °C Bewusstseinsverlust, Pupillenerweiterung, beginnende Lebensgefahr (fortschreitende Lähmungsstadien)
<28 °C Kreislaufversagen durch Kammerflimmern od. Asystolie
<27 °C Muskelerschlaffung
<18 °C Isoelektrisches EEG

⇒ Erfrierungen:
I. Grades: Blässe der Haut, Sensibilitätsstörungen, später Erythem (Hyperämie) nach Wiedererwärmung, leichte Schmerzen, Juckreiz
II. Grades: **Blasenbildung** mit blutig-serösem Inhalt, Haut schmerzhaft
III. Grades: **Hautnekrosen**, Mumifikation von Akren (z.B. Zehen) od. Blutblasen mit darunterliegenden nassen Nekrosen

Diag:
1. Anamnese (Schädigungshergang, Alkohol- od. Drogeneinfluss?) und klinische Untersuchung, rektale Temperaturmessung
2. EKG: Hypothermie: J-Welle im EKG (zusätzlich Ausschlag im absteigenden Teil der R-Zacke), Verlängerung der Überleitungszeit, Herzrhythmusstörungen, terminal Kammerflimmern od. Asystolie
3. Labor bei Hypothermie: Azidose, verminderte O_2-Sättigung, Hyperglykämie, CK-Erhöhung

Ther:
- Leichte Unterkühlung: passive Wiedererwärmung (warmer Raum, Entfernung aller nasser Kleidung, Wolldecken, heiße Getränke)

  Starke Unterkühlung: aktive Wiedererwärmung mit Applikation warmer Infusionslösungen (z.B. Glukose 5%ig mit 40 °C = aktive Erwärmung des Körperkernes) und warmem Bad (= aktive Erwärmung der Körperoberfläche, Cave: Gefahr von Azidose und Blutdruckabfalls durch den Einstrom des Blutes in die Peripherie ⇨ Intensivüberwachung u. Thera-

pie je nach Symptomatik)
Muss ein unterkühlter Pat. reanimiert werden, so ist die Reanimation fortzusetzen bis der Pat. eine normale Körperkerntemperatur erreicht hat (erst dann darf bei Misserfolg abgebrochen werden).

- Erfrierungen I. und II. Grades: Heilen spontan ab ⇨ I. Grades ohne Residuen, II. Grades evtl. mit Narbenbildung nach Ausbildung eines Schorfes am Boden der Blase.
  Erfrierungen III. Grades: Alleinige Demarkation oder operative Nekrosektomie (bei Mumifikationen von Zehen, Fingern ⇨ Amputation) und evtl. Defektheilung/Spalthauttransplantate wie in der Verbrennungschirurgie (s.o.)
  Tetanusprophylaxe (aktiv und passiv) nicht vergessen (sonst schwere Tetanusinfektion häufig)!

Kompl: * Hypothermie: Herzrhythmusstörungen, Kreislaufversagen
* Erfrierungen: Wundinfektion

DD: Frostbeulen (Perniones): **chronische** Frostschädigung mit teigig lividen, rundlichen Schwellungen, insb. an Finger und Zehen, ICD-10: T69.1

POLYTRAUMA

Syn: Mehrfachverletzung, ICD-10: T06.8

Def: **Gleichzeitige Verletzung von mindestens 2 Körperregionen oder Organsystemen, wobei wenigstens eine Verletzung oder die Kombination mehrerer lebensbedrohlich ist.**

Ät:
- Insb. **Verkehrsunfälle** (70 % d.F.) als Fußgänger, Fahrrad- / Motorradunfälle, PKW-Kollision
- Arbeitsunfälle, Unfälle im häuslichen Bereich, Sturz aus großer Höhe, Unfälle bei Extremsportarten, Suizidversuch, Tötungsdelikte, Kriegs-/Terroranschlagtrauma

Path:
- Schwere der Verletzung wird bestimmt durch: **Schädel-Hirn-Verletzung** (60-70 % haben ein SHT), **Thoraxtrauma, stumpfes Bauchtrauma, innere Blutungen**.
- Blutverlust bei geschlossenen Frakturen: Becken bis 4 Liter, Oberschenkel bis 2 Liter, Unterschenkel bis 1 Liter, Arm 0,5 Liter, einseitige Pleura-/Lungenverletzung bis 2 Liter, intraabdominelle Blutung bis 5 Liter!
- Verletzungskrankheit: systemische Reaktion auf das Polytrauma (ähnlich dem Postaggressionssyndrom), Oxygenierungsstörung, hämodynamische Störungen (Hypotonie, Störung der Mikrozirkulation), Gerinnungsstörungen, Azidose, Hypothermie, endokrinologische Reaktionen (insb. Katecholamin-Anstieg) ⇨ **Schock** ⇨ Multiorganversagen

Epid: ◊ Inzidenz: in Deutschland ca. 18.000 Fälle/Jahr, **m** > w (3:1)
◊ Prädisp.alter: 20.-35. und >60. Lj. (1/4 d. Pat. sind >70 J.)

Diag:
1. Anamnese (Unfallhergang) und klinische Untersuchung ⇨ schnelle Beurteilung im Schockraum, welche Notfalleingriffe durchgeführt werden müssen. Weitere Diagnostik erst nach Stabilisierung (Kreislaufsituation, Gerinnung) des Patienten
2. Bildgebung: Heute wird (wo immer vorhanden) nur noch ein **Spiral-CT** durchgehend v. Schädel bis Becken durchgeführt (mit der neuen Gerätetechnik geht dies extrem schnell und spart die vielen Einzelaufnahmen, ist damit auch schonender)
   Sonst immer gesamtes Achsenskelett röntgen = HWS + BWS + LWS in 2 Ebenen, Becken, Schädel, Thorax. Abdomenübersicht, Extremitäten od. retrograde Urethrographie je nach klinischem Befund + CT-Schädel u. CT-Thorax zur Orientierung.
   Sonographie (**FAST**-Schema = Focused Assessment with Sonography for Trauma, falls kein CT durchgeführt und im weiteren Verlauf): Intraabdominelle Blutungen (freie Flüssigkeit?), Organrupturen (Milz, Leber?), Pneumothorax?, Perikarderguss?
3. Labor: **Blutgruppe und Kreuzprobe!** (Blutkonserven anfordern), Blutbild (Hb, Hkt, Thromozytenzahl), Blutgasanalyse, Elektrolyte, Gerinnungsstatus (Quick, PTT, Fibrinogen), Nierenretentionswerte

Etlg: # Schweregrade n. **AIS** (Abbreviated Injury Scale) u. **ISS** (Injury Severity Score n. BAKER)

Körpersystem:	Verletzungsschwere (AIS-Punktewert)
Kopf/Hals Gesicht Thorax, BWS Abdomen, LWS Extremitäten und Becken Haut/Weichteile	0 = keine 1 = leicht 2 = mäßig 3 = ernsthaft 4 = schwer 5 = kritisch 6 = max. Verletzung, nicht überlebbar

Für jedes Körpersystem wird ein Punktewert vergeben (genaue Bewertung im Internet: www.traumascores.com). Bei dem ISS werden von den drei am schwersten betroffenen Systemen der Punktwert (0-5) jeweils quadriert und dann addiert. Damit ist ein Wert von 0 bis 75 Pkt. mögl., ein Polytrauma liegt ab ≥16 Punkten vor. Wird ein Körpersystem mit AIS 6 Pkt. bewertet, ist die Gesamtpunktzahl des ISS automatisch gleich 75 zu setzen.

Es gibt noch eine Vielzahl weiterer Scores für das Polytrauma, die für die einzelnen Organsystemverletzungen Punkte vergeben, die die Patienten in Kategorien einteilen und daraus eine Prognoseabschätzung geben. Gebräuchliche sind:
PTS (Polytraumaschlüssel n. OESTERN der Med. Hochschule Hannover), MOF (Multiple Organ Failure n. GORIS et al.), APACHE-II-Score (Acute physiology and chronic health evaluation n. KNAUS et al.), Schweregrade nach SCHWEIBERER

Ther:

- Akut (Unfallort): **Sicherstellung der Vitalfunktionen**, **Blutungen stoppen**! (Kompression, Tamponaden bis **Tourniquet** (= Abbinden) bei nicht stillbarer Blutung, Hämostyptika lokal einsetzen, Chitosan, Celox™), **Schockbehandlung** (venöser Zugang [13G], gelingt dies nicht dann intraossär, Ringer-Laktat-Infusion, Gabe von 1 g Tranexamsäure i.v.), ggf. Reanimation

  Frühintubation und kontrollierte Beatmung, Entlastung eines Spannungspneumothorax, Ruhigstellung von Frakturen, Beckengurt bei Beckenringverletzung, Halskrawatte anlegen, Auskühlen verhindern, Schmerzbehandlung, Ankündigung und schneller Transport in das nächste Traumazentrum
- Intensivtherapie (Schockraum in der Klinik, ATLS® = advanced trauma life support): Primärcheck (Vitalfunktionen) und Sekundärcheck (alle relevante Verletzungen), Anlage eines ZVK (ZVD-Messung), rechtzeitige Substitution von **Blut** (ausreichend viele Konserven von der Blutbank anfordern und kreuzen lassen!, bei vital-bedrohlicher Blutung ggf. auch ungekreuzte, blutgruppengleiche Konserven od. "0-negativ" infundieren) und **FFP** = fresh-frozen-plasma, Flüssigkeitssubstitution, Azidoseausgleich mit Natriumbicarbonat (BE x 1/3 x kgKG, davon die Hälfte), Überwachung der **Gerinnung** (ggf. Substitution von Fibrinogen, weiteren Faktoren u. AT III), später Antikoagulation (Heparin i.v., dann niedermolekulares Heparin s.c., wenn keine K-Ind. durch die Verletzungen gegeben sind), Auskühlung vermeiden, Bilanzierung der Ein- und Ausfuhr, Tetanusimpfung (Tdap)
- Operativ: Stufenplan modifiziert nach SCHWEIBERER et al. (1987)

  1. Phase: unaufschiebliche **Notoperationen** (vitale Indikation = Sofort-Op, sog. *damage control surgery, „treat first what kills first“, „stop the bleeding“*), z.B.:
  - Anlage einer Thoraxdrainage 24-32 Char. im 2. ICR in der Medioklavikularlinie (bei Thoraxtrauma mit V.a. intrathorakale Blutung, Rippenserienfraktur oder Pneumothorax)
  - Entlastungspunktion bei Herzbeuteltamponade
  - Laparotomie bei Milz- / Leberruptur mit intraabdomineller Massenblutung ⇨ Blutstillung, ggf. Abdominalpacking („Ausstopfen“ des Bauches), z.B. bei unstillbarer Leberblutung
  - Versorgung bei unstillbarer Blutung aus großen Gefäßen oder im Nasen-Rachenraum
  - Kraniotomie bei epiduraler (arterieller) Blutung (nicht bei subduralen Blutungen = sind venös, daher meist keine sofortige Trepanation notwendig)
  - Rückenmarkentlastung bei drohendem Querschnitt
  - Beckenzwinge od. Fixateur ext. bei instabiler Beckenringfraktur (Gefahr großen Blutverlustes), ggf. angiographische Embolisation bei großer Blutung
  - Fixateur externe bei vital gefährdeten Extremitäten (III.- bis IV.-gradig offene Fraktur)

  2. Phase: primär **definitive chirurgische Versorgung schwerer Verletzungen** (möglichst noch am 1.Tag = Früh-Op), z.B.:
  - Schädelimpressionsfrakturen, offene Schädel-Hirn-Verletzungen, Epiduralhämatom
  - Anhaltende thorakale Blutung (>0,5 l/Std. oder 2 l/Tag)

- Verletzungen der ableitenden Harnwege
- Magen- oder Darmverletzung, Augenverletzungen
- Offene Extremitätenfrakturen (II.- bis III.-gradig offene Frakturen)

<u>**3. Phase:**</u> primär definitive chirurgische Versorgung leichterer Verletzungen (innerhalb der 1. Woche nach abgeschlossener, intensivmedizinischer Stabilisierung des Patienten = **Spät-Op**), z.B.:

- Osteosynthese von Gesichtsschädelfrakturen, plastische Operationen
- Osteosynthese von einfachen Becken- und Extremitätenfrakturen

• Bei absehbarer Langzeitbeatmung frühzeitige Tracheotomie (s.u.)

• Frühzeitige intensive krankengymnastische Betreuung, Rehabilitation im Anschluss an die Akutbehandlung (mit sozialer und beruflicher Wiedereingliederung)

• <u>Leitlinie:</u> Polytrauma / Schwerverletzten-Behandlung, S3 v. 12/2022 (AWMF Registernummer 187-023)

<u>**Prog:**</u> Letalität zwischen 15 und 40 % (prognostisch negativ sind insb. das Vorliegen eines schweren SHT, intraabdominelle Massenblutung, notwendige langdauernde Beatmung)

<u>**Kompl:**</u> * Schocklunge (ARDS, s.o.), Ateminsuffizienz, Schockniere, Herz-Kreislauf-Versagen, **Multiorganversagen**

* Verletzungskrankheit, Postaggressionssyndrom und posttraumatisches Immundefektsyndrom, Verbrauchskoagulopathie, Blutungen, Kompartment-, Crush-Syndrom
* Infektionen (Pneumonie, Pleuritis, Peritonitis), Sepsis mit hoher Letalität
* Thrombosen, Lungenembolie durch die meist längere Immobilisation und wegen der häufigen Kontraindikationen für eine prophylaktische Antikoagulation, z.B. SHT, große Wundflächen, Verletzung parenchymatöser Organe usw. ⇨ bei hohem Risiko Einlage eines V.cava-Schirmchens (s.o., Kap. Lungenembolie)
* Zerebrale und/oder spinale Funktionsstörungen
* Massentransfusion: Infektionsrisiko (HIV, Hepatitis, bakterielle Kontamination), hämolytische Reaktionen, posttransfusionelle Purpura, transfusionsassoziiertes Lungenversagen, Graft-versus-Host-Reaktion

SCHÄDEL-HIRN-TRAUMA

<u>**Syn:**</u> **SHT**, SHV = <u>S</u>chädel-<u>H</u>irn-<u>V</u>erletzung, engl. head injury, traumatic brain injury, Commotio cerebri, Contusio cerebri, Compressio cerebri, *intrakranielle Verletzung* ICD-10: S06.-

<u>**Ät:**</u> – **Stumpfe Gewalt** (Sturz, Schlag, Anprall) ⇨ geschlossenes SHT
Am häufigsten sind es **Stürze** aus niedriger Höhe (häuslicher Unfall, aber auch Sturz aus größerer Höhe, z.B. Arbeitsunfälle), **Sportunfälle** (z.B. Ski- od. Fahrradunfall ohne Helm, Kopfkontakt beim Fußball, Eishockey usw.), ca. 1/3 d.F. sind **Verkehrsunfälle**

– **Perforierende Verletzung** (Pfählungs-, Schussverletzung, extrem starker Aufprall) ⇨ offenes SHT (machen nur ca. 3 % d.F. aus)

<u>**Etlg:**</u> # <u>Allgemein:</u> **Geschlossenes SHT** (keine Eröffnung des Schädels, Dura intakt)
Offenes SHT ⇨ Mitverletzung der **Dura** mater (= Verbindung zw. Gehirn u. Außenwelt)
⇨ **Jede offene Gehirnverletzung ist a priori als infiziert anzusehen!**
Indirekt offenes SHT ⇨ Schädelbasisfraktur mit Verbindung n. außen (über Nebenhöhlen)

<u>Hirntrauma:</u>

- **Commotio** cerebri: **Gehirnerschütterung** (engl. concussion, ist ohne bzw. mit nur minimalen Veränderungen ⇨ evtl. geringgradige Gliaproliferationen), ICD-10: S06.0
- **Contusio** cerebri: Hirnprellung (immer mit pathoanatomisch fassbaren Gewebeschädigungen = sog. *Rindenprellungsherden*), ICD-10: S06.3-
- **Compressio** cerebri: Hirnquetschung, Hirnkompression durch Hämatome oder umschriebene Ödeme, ICD-10: S06.2-

Frakturen des Schädels: **Schädelkalottenfraktur, Schädelbasisfraktur** (insb. der Frontobasis), Frakturformen: Lineare- (Berstfraktur), sternförmige- und **Impressionsfrakturen**

Path:
- Contusio cerebri: Beschleunigungs-, Rotations- od. Verzögerungstrauma führt zu **Coup** = Stoßherd durch den Anprall und **Contrecoup** = Gegenstoßherd durch Sog ⇨ **Rindenprellungsherde** (meist frontal, temporal und occipital) ⇨ Parenchymnekrosen, diese werden durch Gliaproliferationen ersetzt ⇨ **Glianarbe**. Daneben entstehen traumatische Ödeme ⇨ Zirkulationsstörungen, Hypoxie mit **sekundären**, reaktiven Gewebsschäden.
- Frakturen: Berstfrakturen (Gewalteinwirkung flächig von der Seite)
  Impressionsfrakturen (lokale, spitze Gewalteinwirkung, Schussverletzung)
- Schädelbasisfrakturen (engl. basal skull fracture): ICD-10: S02.1
  - Frontobasale Frakturen ⇨ Eröffnung von Sinus frontalis, ethmoidalis od. sphenoidalis mögl.
  - Laterobasale Frakturen ⇨ Fraktur im Bereich des Felsenbeins (quer, schräg od. längs)

Epid:
- ◊ Inzidenz: 200-350/100.000/Jahr ⇨ 225.000 SHT in Deutschland pro Jahr, davon 5 % mittelschwere u. 5 % schwere SHT mit ca. 8.000 Toten u. ca. 4.500 dauerhaften Pflegefällen
- ◊ **M** > w (2:1), bis zum Alter von 45 J. häufigste Todesursache in Deutschland
- ◊ 25-30 % der Pat. mit einem SHT haben ein **Polytrauma** (z.B. mit Pneumothorax, intraabdominellen Blutungen und Organverletzungen, Frakturen).
- ◊ Weitere Daten beim TraumaRegister der Dt. Gesellschaft für Unfallchirurgie (TR-DGU®)

Klin: ⇒ Zur schnellen Einschätzung des Schweregrades eines SHT: **GLASGOW Coma Scale**

Augenöffnen:	Spontan	4 Punkte
	Auf Ansprechen	3 Punkte
	Auf Schmerzreiz	2 Punkte
	Kein Augenöffnen	1 Punkt
Körpermotorik:	Bewegung auf Aufforderung	6 Punkte
	Gezielte Abwehr auf Schmerzreize	5 Punkte
	Flexionsbewegungen auf Schmerzreize	4 Punkte
	Abnormale Flexionsbewegungen auf Schmerzreize und spontan (Dekortikationshaltung = Beugesynergismen)	3 Punkte
	Extension auf Schmerzreize und spontan (Dezerebrationshaltung = Strecksynergismen)	2 Punkte
	Keine (auch nicht auf Schmerzreize)	1 Punkt
Verbale Reaktion:	Pat. orientiert und beantwortet Fragen	5 Punkte
	Pat. desorientiert, beantwortet aber Fragen	4 Punkte
	Inadäquate verbale Antwort auf Ansprechen	3 Punkte
	Unverständliche Laute	2 Punkte
	Keine	1 Punkt

Gesamtpunktzahl der 3 Gruppen = höchster Score ("normal") sind 15, tiefster Score 3 Punkte

- **Leichtes SHT (I. Grades, als Anhalt: Bewusstlosigkeit bis 15 Min.): 15-13 Punkte**
- **Mittelschweres SHT (II. Grades, Bewusstlosigkeit bis 1 Std.): 12-9 Punkte**
- **Schweres SHT (III. Grades, Bewusstlosigkeit >1 Std.): ≤8 Punkte**

⇒ Schädelprellung: Kopfschmerzen, evtl. Schwindel od. Übelkeit, keine Bewusstseinsstörung, keine neurologischen Symptome

⇒ Commotio cerebri: **Bewusstlosigkeit** (für Sekunden bis max. 1 Std.) und posttraumatische = **anterograde Amnesie** (Zeit während und nach dem Unfall, die Erinnerungslücke kann mehrere Stunden umfassen, evtl. auch eine Zeit kurz vor dem Unfall = kurze retrograde Amnesie), Übelkeit, **Erbrechen**, Kopfschmerzen, Schwindel, Nystagmus

⇒ Contusio cerebri: **Bewusstlosigkeit** >1 Std. (bis zu Tagen), amnestischer Dämmerzustand (>24 Std.), **neurologische Ausfälle** je nach Lokalisation der Anprallherde (epileptische Anfälle, Atem- und Kreislaufstörungen, traumatische Anosmie, Paresen, Augenmotilitätsstörungen) bis hin zum Koma

⇒ Schädelkalottenfrakturen: Evtl. tastbarer Frakturspalt, Impression

⇒ Schädelbasisfrakturen: Brillen- od. Monokelhämatom, retroaurikuläre Blutungen, **Liquorrhoe** aus Nase (frontobasale Frakturen) od. Ohr (laterobasale Frakturen), Hämatotympanon, Ausfall v. Hirnnerven (z.B. Anosmie, Augenmotilitätsstörungen)

⇒ Tentorielle Einklemmung: Bewusstseinstrübung bis Koma, Pupillenerweiterung, fehlende Lichtreaktion, Pyramidenbahnzeichen, Strecksynergismen, CHEYNE-STOKES-Atmung

Diag: 1. Anamnese (Unfallereignis, Eigenanamnese soweit möglich, Dauer der Amnesie und Fremdanamnese) und klinische Untersuchung: sichtbare äußere Verletzungen, Bewusstseinslage, Neurostatus mit Pupillenreaktion, Untersuchung häufig erschwert bei SHT mit Alkoholeinwirkung

2. Bildgebung: Die Röntgen-Schädelübersicht in 2 Ebenen + bei Bewusstlosigkeit zusätzlich HWS in 2 Ebenen + Dens axis ist heute durch das CT ersetzt (bessere Aussagekraft). Bei Kindern ist auch eine Schädelsonographie mögl.

CCT: bei **Bewusstlosigkeit** od. V.a. intrakranielle Raumforderung immer CCT (nativ) durchführen ⇨ Nachweis von Kontusionsherden (hypodense Läsionen), intrakraniellen Blutungen, Hämatomen, Hirnödem, Schädelbasisfrakturen (⇨ koronares CCT / Knochenfenster fahren), intrakranieller Luft (⇨ Duraverletzung = offenes SHT!)

Zur Verlaufsbeobachtung bei Bewusstlosigkeit ggf. MRT (je mehr Kontusionsherde umso schlechter die Prog., insb. bei Hirnstamm-, Basalganglien- od. Pons-Läsion)

3. **Neurologisches Konsil** mit genauer Befunddokumentation, ggf. Liquorpunktion (Cave: bei Hirndruck ⇨ Gefahr der Einklemmung): bei Kontusion evtl. blutiger od. xanthochromer Liquor, ggf. Liquornachweis durch ß-Transferrin-Bestimmung (z.B. bei Sekretion aus der Nase), MRT od. Liquorszintigraphie zur Lokalisation einer Liquorfistel

EEG: Allgemeinveränderung, ggf. Herdbefund, insg. aber sehr unspezifisch

Hirndruckmessung mittels Ventrikelkatheter oder epiduraler Drucksonde bei radiologischen Hirndruckzeichen (Ziel ist intensivmedizinisch ein ICP <20-25 mmHg)

Ther: • **Akut:** Sicherung der vitalen Funktionen an der Unfallstelle, **frühzeitige Intubation**, kontrollierte Beatmung und Schockbehandlung (großer Zugang, Infusion)

Minimierung zerebraler Sekundärschäden durch:

➲ **Oberkörperhochlagerung** (bis 30°), nicht bei protrahiertem Schock

➲ Anlage einer **Halskrawatte** (Stiff-neck-Orthese)

➲ Blutdruck sollte 120 mmHg systolisch nicht unterschreiten

➲ Analgosedierung (z.B. mit Benzodiazepin, Midazolam [Dormicum®] + Fentanyl)

➲ Fremdkörper präklinisch in situ in der Wunde belassen

➲ Anlage eines sterilen Verbandes bei offenen, blutenden Schädel-Hirn-Verletzungen

Primärtransport in die nächste geeignete Klinik mit Intensivstation, CCT u. ggf. Neurochirurgie (bei polytraumatisierten Pat. ist es evtl. erforderlich, diese erst in das nächstgelegene Akutkrankenhaus zu bringen zur Stabilisierung der Vitalfunktionen und die Patienten sekundär bei Bedarf in ein **neurochirurgisches Zentrum** zu verlegen).

• **Konservativ:**

- Commotio cerebri: **stationäre Überwachung für 24 Std.**, Bettruhe für einige Tage, symptomatische Therapie bei Kopfschmerzen (Paracetamol, Ben-u-ron® od. Metamizol-Natrium, Novalgin®, kein ASS in den ersten Tagen wegen der Möglichkeit einer übersehenen Blutung) und bei Übelkeit od. Erbrechen (Metoclopramid, MCP®)
- Bewusstlose Pat.: kontrollierte Beatmung (ggf. kurzfristig milde Hyperventilation zur Hirndruckprophylaxe, Zielwert: 30-35 mmHg pCO_2), Hirndruckmessung, bei Hirndruck Osmotherapie mit 4x tgl. Mannitol (125 ml 20%iges Mannitol über 20 Min. infundieren), Elektrolyt- u. Flüssigkeitssubstitution, gute Blutdruckverhältnisse (RR syst. >90 mmHg), bei längerer Bewusstlosigkeit dann auch parenterale Ernährung, Krankengymnastik zur Verhinderung von Gelenkkontrakturen
- Frakturen: Lineare Frakturen und Schädelbasisfrakturen ohne Dislokation bedürfen meist keiner Therapie (lediglich stationäre Beobachtung wegen mögl. meningealer Hämatombildung). Otogene Liquorrhoe bei Felsenbeinlängsfraktur konservativ (Antibiotikaschutz).

• **Operativ:** Ind: **Nach Stabilisierung der vitalen Funktionen** ist eine offene Fraktur immer eine Notfall-Op-Ind., intrakranielle Blutung/Hämatom mit Verdrängung.

- Großes intrakranielles Hämatom: Notfallkraniotomie zur Entlastung über eine temporoparietale, möglichst große **Trepanation** innerhalb von 2 Std. (hierzu werden mehrerer Löcher gebohrt und dazwischen der Knochen durchgefräßt, der Knochendeckel wird entnommen und der knöcherne Defekt offen belassen = osteoklastische Trepanation, s. Abb.)
- Offene Impressionsfrakturen ⇨ Entfernung stark verschmutzter Fragmente, Deckung des Defektes (= Verschluss der Dura mit lyophilisierter [= gefriergetrockneter] Dura), syst. Antibiose
- Impressionsfrakturen (geschlossen) ⇨ Hebung der Impression
- Schädelbasisfrakturen: Op-Ind. bei Mitbeteiligung v. Hirnnerven od. frontobasaler Liquorfistel ⇨ Duraverschluss der Liquorfistel, ggf. Débridement der Nasennebenhöhlen und systemischer Antibiotikaschutz
- Kopfschwartenverletzung: primärer Wundverschluss
- Blutungen, Hydrozephalus, Hirndruck ⇨ Ther. s. jeweiliges Kap.

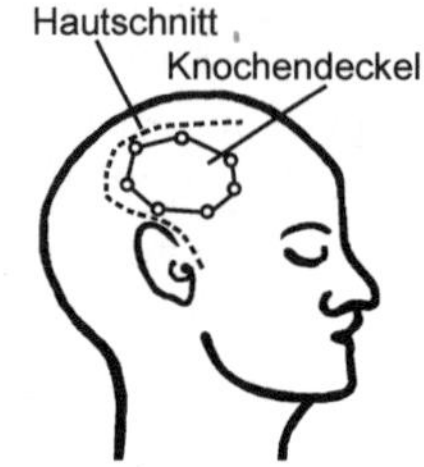

Notfalltrepanation

- **Rehabilitationsbehandlung** über Wochen bis Monate, möglichst **früh** beginnen mit mobilisierender Krankengymnastik, physikalischer Therapie, Ergotherapie (Wiedererlangung von Fähigkeiten und Fertigkeiten, die posttraumatisch gestört sind), logopädischer Behandlung (Sprachtherapie), gefolgt von beruflicher Rehabilitation (wenn mögl.)
- Leitlinie: SHT im Kindesalter, S2k v. 2/2022 (AWMF Registernummer 024-018), SHT im Erwachsenenalter (AWMF Registernummer 008-001) wird derzeit überarbeitet
- Selbsthilfegruppen: Schädel-Hirn-Patienten in Not e.V., Bayreuther Str. 33, 92224 Amberg, Tel.: 09621 63666, Internet: www.schaedel-hirnpatienten.de
  ZNS – Hannelore Kohl Stiftung, Fontainengraben 148, 53123 Bonn, Tel.: 0228 97845-0, Fax: -55, Internet: www.hannelore-kohl-stiftung.de

Prog: Je länger die Bewusstlosigkeit und je älter der Pat. umso schlechter die Überlebensprognose (grober Anhalt, schlechte Prog. bei: 60. Lj. - 1 Wo., 15. Lj. - 3 Wo. Bewusstlosigkeit).
Nach schwerem SHT versterben 4-50 % d. Pat., 2/3 der Überlebenden werden berufsunfähig. Bessere Prognose bei Jugendlichen, hier bleiben nur ca. 1/5 der Pat. arbeitsunfähig.

Kompl:
* Contusio cerebri: durch Shifting des Gehirns beim SHT **Kontusion/Ruptur kleiner Gefäße** ⇨ kleine Einblutungen in das Parenchym (charakteristischerweise im Bereich der Windungskuppen), sog. Rhexisblutungen, evtl. auch intraparenchymatöse Hämatome
* Bei Verletzung meningealer Gefäße (Kalottenfraktur) ⇨ **epidurales Hämatom**
* Hirnkontusion oder abgerissene Hirnvenen ⇨ **Subduralhämatom**, als Spätkomplikation auch das **chronische subdurale Hämatom** (nach einem längeren symptomfreien Intervall), Sinusvenenthrombose
* **Dissektion** der A.carotis int. oder A.vertebralis durch das Trauma mit der Gefahr einer späteren Thrombusembolisation und ischämischem Insult
* Posttraumatischer Hydrozephalus, Hygrome
* Postkommotionelle Beschwerden (Post-Concussion-Syndrome): oft noch über Wochen (bis Jahre) Kopfschmerzen, Schwindel, Konzentrationsstörungen, Gedächtnisstörungen, Reizbarkeit, Ermüdbarkeit (neurasthenisch-depressives Syndrom, Fatigue), Schlafstörungen, Lichtempfindlichkeit, Alkoholintoleranz
* Postkontusionelle Beschwerden: wie bei den postkommotionellen Beschwerden, jedoch intensiver und länger anhaltend, zusätzlich oft neurologische Defizite (z.B. aphasische Störungen, Paresen, Seh-, insb. Fusionsstörungen, Riechstörungen, epileptische Anfälle, Dystonien), posttraumatische Enzephalopathie (z.B. "Boxer-Enzephalopathie" Dementia pugilistica) mit hirnorganischem Psychosyndrom (HOPS, traumatische Psychose), KORSAKOW-Syndrom, Delir mögl.
* Sekundäre Entwicklung eines **Hirnödems** (nach ca. 12 Std. bis zum 3. Tag)
* Impressionsfraktur, Rindenprellungsherde ⇨ epileptogener Fokus (traumatische Frühanfälle mit erhöhtem Risiko für eine **posttraumatische Spätepilepsie**)
* Okzipitale Impressionsfrakturen ⇨ Verletzung des Sinus sagittalis sup.

* Blow-out-Fraktur: Sprengung des Orbitabodens ⇨ Einklemmung von Augenmuskeln
* Schädelbasisfrakturen: Karotis-Kavernosus-Fistel (⇨ arteriovenöse Verbindung zwischen A.carotis int. und Sinus cavernosus) mit pulssynchronem Ohrgeräusch, Chemosis (= Ödem) der Konjunktiven, Exophthalmus, Affektion der HN III-VI
* Liquorfistel: **frontobasale** (Verbindung zum Nasen-Rachen-Raum) oder **laterobasale** (Verbindung zum Mittelohr) Liquorfistel ⇨ Gefahr der **aufsteigenden Infektion** mit **Meningitis, Meningoenzephalitis, Hirnabszess**
* Offenes SHT:
  - **Pneumenzephalon** = Eintritt von Luft + Infektionskeimen bei offenem SHT
  - Eitrige **Meningitis**, subdurales Empyem, Pyozephalus internus (Eiter im Ventrikelsystem ⇨ Okklusivhydrozephalus), Enzephalitis, Hirnabszess (Frühabszess in unmittelbarer Folge des SHT), Mark-/Hirnphlegmone (diffuse Eiterung in der Hirnsubstanz)
  - Spätabszesse und Meningitis (noch nach mehr als 10 Jahren) durch Eitererreger in der Nähe von z.B. Knochensplittern, Geschossfragmenten etc.
  - Duranarbe ⇨ **posttraumatische Epilepsie** (Manifestation in den ersten 2 Jahren nach Trauma), lokaler Hydrocephalus e vacuo und Durchblutungsstörungen
* Koma: Einteilung der World Federation of Neurosurgical Societies
  BRÜSSELER-Klassifizierung

Koma I	**Bewusstloser Patient, normale Reaktion auf Schmerz**, Pupillenmotorik o.B., Augenmotorik erhalten, evtl. Anisokorie, Atmung intakt
Koma II	Bewusstloser Patient mit Paresen od. verlangsamter unkoordinierter Reaktion auf Schmerz, Pupillenmotorik intakt od. Anisokorie, Augenmotorik erhalten, Atmung intakt
Koma III	**Bewusstloser Patient mit Streckkrämpfen**, Pupillenmotorik intakt od. Anisokorie, evtl. mit Störungen der Augenmotorik, Atmung intakt
Koma IV	Bewusstloser Patient mit **initial beidseitig weiten Pupillen**, noch erhaltene Spontanatmung, Hypotonie u. **Reaktionslosigkeit auf Schmerzreize** aller Extremitäten, keine Augenmotorik
Hirntod	Keine Hirnstammreflexe (keine Spontanatmung, etc.), weite / lichtstarre Pupillen bds., keine Augenmotorik, spinale Reflexe können erhalten sein

* Dezerebrationssyndrom (Syn: **apallisches Syndrom**, Enthirnungsstarre, Syndrom reaktionsloser Wachheit, engl. persistent vegetative state) = neurofunktionelle Entkoppelung des geschädigten Großhirns vom intakten Hirnstamm, geht meist aus einem Koma hervor. Ät: **SHT** (Unfall), **akute Hypoxie** bei kardiopulmonaler Insuffizienz od. Reanimation, ausgedehnte Hirnblutung, Hirnkompression bei Hirndruck, Verschlusshydrozephalus od. tentorieller Herniation (Kontrolle im CCT: Weite der Cisterna ambiens?, AEP, VEP)

  Klin: Apallisches Syndrom = **Koma** mit **„offenen Augen"** aber ohne Blickkontakt, keine Fixierung von Objekten (Coma vigile, Wachkoma), Beuge- oder Streckhaltung der Arme, Streckstellung der Beine, evtl. orale Automatismen, pathologische/frühkindliche (primitive) Reflexe, Störung von Atmung, Temperatur- und Kreislaufregulation, Infektanfälligkeit. Dieser Zustand kann jahrelang andauern.

  Ther: Intensivtherapie, dann spezialisierte Langzeitpflegeeinrichtungen

  Prog: insg. schlecht (Rückbildung innerhalb von 12 Mon. mit meist erheblichen Defekten mögl., danach eher unwahrscheinlich), durchschnittliche Überlebenszeit 2 - 5 J., Tod durch Komplikationen wie Thrombosen od. pulmonale Infekte
* Locked-in-Syndrom (durch Hirnstammkontusion, Ponsblutung): Tetraparese, Hirnnervenlähmung, nur noch **vertikale Augenbewegung** und Blinzeln/Lidschluss bei voll erhaltenem! Bewusstsein mögl. (Großhirn ist intakt), sehr schlechte Prog.
* Dissoziierter Hirntod: **zerebraler Tod** mit Stillstand der Atmung, Koma, weite starre Pupillen, Ausfall des Kornealreflexes, fehlende Reaktion auf Schmerzreize, Diag: Null-Linien-EEG od. intrazerebraler Perfusionsstillstand in der Angiographie

DD: Für einen komatösen Patienten, der ohne sicheren Anhalt für ein SHT gefunden wird:
- Vigilanzstörungen durch internistische Erkrankungen: Herz-Kreislauf-Insuffizienz, Coma diabeticum, Intoxikationen; spontane intrakranielle Blutung
- Neurologisch: Grand-mal-Epilepsie, akinetischer Mutismus (Frontalhirnschädigung)
- Kinder: Schütteltrauma (engl. shaken baby syndrome, Kindesmisshandlung bei Säuglingen)

TRACHEOTOMIE

Syn: Luftröhrenschnitt, engl. tracheotomy

Ind:
- **Längerfristige Beatmung** bei respiratorischer Insuffizienz (Polytrauma, Schädel-Hirn-Trauma, große Verbrennungen, Koma), Anhalt: Wenn die Beatmung voraussichtlich über 14 Tage hinausgehen wird ⇨ Vermeidung der Komplikationen durch Langzeitintubation.
- Sicherung der Atemwege (bei neurologischer Störung, Schlaganfall, Atemlähmung)
- Operationen des Larynx, Laryngektomie (im Rahmen der Tumorchirurgie durch HNO-Arzt ⇨ Anlage eines endgültigen plastischen Tracheostomas)
- Notfalltracheotomie: **Verlegung der Atemwege** im Bereich des Mundes/Larynx, z.B. durch Wespenstich, Glottis-Ödem, Quincke-Ödem, Fremdkörper, Trauma

Etlg:
Koniotomie (Notfalltracheotomie, Inzision zwischen Schild- und Ringknorpel)
Obere/hohe Tracheotomie (2.-3. Trachealspange)
Untere/tiefe Tracheotomie (4.-5. Trachealspange)

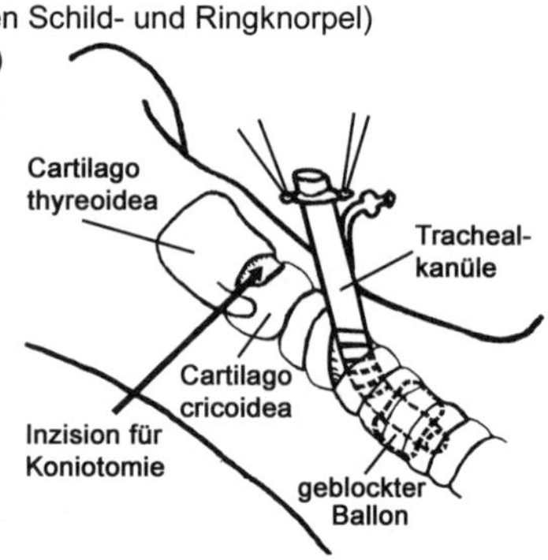

Ther:
- Operativ:
  - Lagerung: Kopf maximal rekliniert
  - Konventionelle **operative Tracheotomie:** Hautinzision und Darstellung der Trachealvorderwand in der Mittellinie (ggf. Spaltung des Schilddrüsenisthmus), Eröffnung der Trachea durch Querinzision und Anlage eines **plastischen Tracheostomas** (der ventrale Anteil der 2. od. 3. Trachealspange wird nach 2 Längsinzisionen nach kaudal umgeschlagen [sog. BJÖRK-Lappen] und mit der Haut vernäht = epithelialisiertes Stoma)
  - **Perkutane dilatierende Tracheostomie** (Punktionstracheostomie) nach CIAGLIA: Punktion der Trachea (unter bronchoskopischer Kontrolle) und Dilatation des Einganges über einen Führungsdraht (SELDINGER-Technik) mit Bougies bis auf Kanülengröße, erster Kanülenwechsel frühestens nach 10 Tagen. Vorteil: Kann auf der Intensivstation durchgeführt werden.
  - Koniotomie (**Notfalltracheotomie**): Durchtrennung des Lig.cricothyroideum (= Lig.conicum) zwischen Schild- und Ringknorpel
- Trachealtubus mit Ballon (= Cuff, muss mit Luft geblockt werden, zur Kontrolle ist an dem Anschluss ein kleiner Ballon), Fixierung mittels Band um den Hals
- Bei endgültigem Tracheostoma: Wechsel auf eine Silberkanüle nach abgeschlossener Wundheilung, ggf. auch als Sprechkanüle (hat eine Klappe, die sich beim Ausatmen verschließt, dadurch kann die Luft durch kleine Öffnungen in Richtung Larynx entweichen ⇨ Phonation möglich)
- Verschluss eines Tracheostomas: unkompliziert von alleine od. mittels Naht

Kompl:
* Verletzung der Schilddrüse, Blutung (Tr.brachiocephalicus, A./V.thyreoidea), Infektion
* Verletzung von Trachealhinterwand und Ösophagus, tracheo-oesophageale Fistel
* Dislokation des Tubus
* Spätkomplikation: Tracheomalazie (zu stark geblockter Ballon), Trachealstenose

SCHULTERGÜRTEL

Anatomie

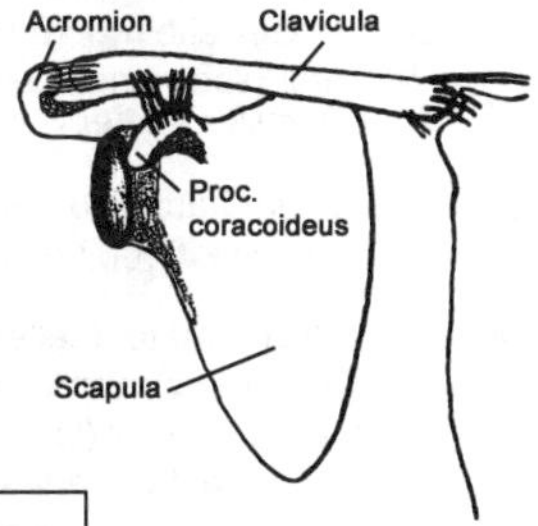

Knöcherne Bestandteile: Clavicula u. Scapula

Ligamentäre Bestandteile:

am **Sternoklavikulargelenk** das Lig. sternoclaviculare, Lig.costoclaviculare und das Lig.interclaviculare,

am **Akromioklavikulargelenk** (= ACG) das Lig.acromioclaviculare und das Lig.coracoclaviculare (bestehend aus Lig.trapezoideum u. Lig.conoideum)

STERNOKLAVIKULARGELENKLUXATION

Ät: Direkte oder indirekte (seitliche) Gewalteinwirkung auf die Klavikula, ICD-10: S43.2 (insg. sehr seltene Verletzung)

Etlg:
- # Luxatio praesternalis (häufigste Form): nach vorne oben
- # Luxatio suprasternalis: nach oben
- # Luxatio retrosternalis: nach hinten unten
- # Einteilung nach ALLMANN (1967) bez. Klinik und Röntgenbefund

Grad I	Kontusion oder Distorsion des Gelenkes ohne wesentliche Dislokation
Grad II	Subluxation des Gelenkes durch **Teilzerreißung** der sternoklavikulären Bänder
Grad III	Komplette **Zerreißung aller Bandstrukturen**, deutliche Stufenbildung, radiologisch leere Gelenkpfanne

Klin:
- ⇒ Bewegungsschmerz, Druckschmerz über dem Sternoklavikulargelenk
- ⇒ Luxatio praesternalis: tastbarer Vorsprung am Sternalrand
- ⇒ Luxatio retrosternalis: tastbare Eindellung am Sternalrand

Diag:
1. Anamnese und klinische Untersuchung
2. Röntgen: Normale p.a. Thoraxübersicht und Seitenbild bringen oft keinen sicheren Nachweis ⇨ Tomographie durchführen
   Rö. nach ROCKWOOD: Bei liegendem Patienten, Aufnahme in 40°-Winkel auf das Sternum (s. Abb.):
   ⇨ Luxatio praesternalis projiziert sich nach oben,
   ⇨ Luxatio retrosternalis projiziert sich nach unten.

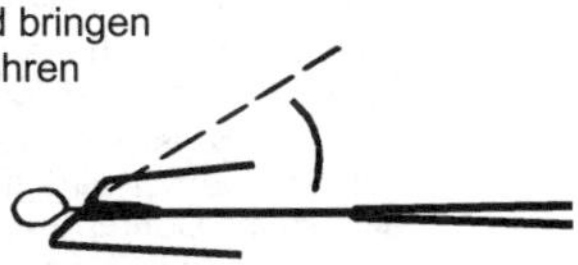

Ther:
- Konservativ: 1.) Reponieren in Lokalanästhesie (gelingt meist gut)
  2.) **Rucksackverband** für 4-5 Wochen (dieser übt Zug nach hinten aus), frühfunktionelle Behandlung (gute Mitarbeit des Pat. erforderlich)
- Operativ: Ind: Versagen der konservativen Therapie, funktionelle Beeinträchtigung, retrosternale Luxation
  - Op nach BUNELL: Fixation von Sternum und Klavikula, heute modifiziert mit **PDS-Banding** (Kordel, die sich nach ca. 3-5 Monaten selbst auflöst), früher durchgeführt mit Draht und Faszienstreifen, entsprechend des Verlaufes des Lig.sternoclaviculare
  - Resektion und Arthrodese als Ultima ratio bei sehr alten Patienten

Kompl:
- ∗ Verletzung von Trachea, Ösophagus, Duct.thoracicus, Aorta, V.cava, Lunge, Contusio cordis, Myokardverletzung insb. bei der Luxatio retrosternalis
- ∗ Mitverletzung des Akromioklavikulargelenks
- ∗ Reluxation ⇨ ggf. Operation notwendig

KLAVIKULAFRAKTUREN

Syn: Schlüsselbeinbruch, ICD-10: S42.0-

Ät:
- Meist indirekte Gewalteinwirkung: **Sturz** auf die Schulter oder den ausgestreckten Arm
- Direkte Gewalteinwirkung: Stoß, Schlag, Schuss ⇨ eher laterale Frakturen
- Perinatal (schwierige Geburt bei Schulterdystokie = nach Geburt des Kopfes bleibt die vordere Schulter an der Symphyse hängen) bei ca. 5/1.000 Geburten vorkommend

Epid:
◊ Eine der häufigsten Frakturen im Kindes- und Erwachsenenalter (3-5 % aller Frakturen)
◊ Inzidenz: 64/100.000/Jahr, m>w (Kinder w>m)

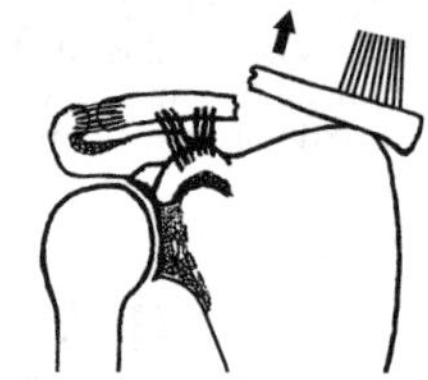

Etlg:
Mediale Fraktur (selten)
Fraktur in **Schaftmitte** (am häufigsten, ca. 80 % d.F.)
Laterale Fraktur (lateral des Lig.coracoclaviculare, 15-20 % d.F.)
Offene Fraktur (sehr selten)

Klin:
⇒ Weichteilschwellung, Schmerz, Functio laesa des Schultergürtels (Schonhaltung, Arm adduziert), Krepitation
⇒ **Fehlstellung**: Mediales Fragment steht nach oben durch den Zug des M.sternocleidomastoideus ab (laterales Fragment ist fixiert durch das Lig.coracoclaviculare, s. Abb.).

Diag:
1. Anamnese und klinischer Befund: Palpation, DMS prüfen!, Auskultation der Lungen
2. Bildgebung: Röntgen-Klavikula a.p. und tangential (wie Rö. n. ROCKWOOD, s.o.), ggf. CT

Ther:
- Konservativ: stabile oder gering dislozierte Frakturen in Schaftmitte u. mediale Frakturen: GILCHRIST-Verband für ca. 3-6 Wo., evtl. auch geschlossene Reposition bei stärkerer Dislokation in Bruchspaltanästhesie

  Frakturen bei Kindern od. Jugendlichen haben aufgrund des dicken Periostschlauchs sehr gute Heilungstendenz unter kons. Ther., ebenso perinatale Frakturen (meist Grünholzfraktur mit nur geringer Dislokation ⇨ keine Ther.)
- Operativ: Ind: Bei dislozierter Fraktur wird die Op-Ind. individuell abgewogen (Kosmetik, Funktion), der Trend geht bei Erwachsenen eher zur Op und frühfunktionellen Behandlung. Zwingende Op-Ind. bei Begleitverletzung des Plexus brachialis oder A.,V.subclavia, offener Fraktur od. drohender Durchspießung der Haut, Hämato-, Pneumothorax, sehr weit laterale Fraktur mit Gelenkinstabilität, gleichzeitige Skapulahalsfraktur ("floating shoulder"), fehlende Heilung/Pseudarthrose unter konservativer Ther nach >6 Wo.
  - Fraktur in Schaftmitte u. med. Frakturen, Frakturen mit Zwischenfragment: Plattenosteosynthese mit vorgebogener winkelstabiler Platte (s. Abb., MIPPO-System = unikortikale Schrauben)

    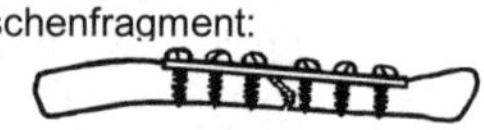

    Auch mögl. ist ein minimalinvasives Verfahren: ESIN (= elastic stable intramedullary nailing), hierbei wird in den Markraum ein elastischer 2,5-3 mm dicker Titannagel, über eine kleine Bohrung von medial eingebracht (kosmetisch günstig).
  - Laterale Fraktur ⇨ Spickdrähte und Zuggurtung (s. Abb.) oder spezielle Platte
  - Metallentfernung ggf. nach 18 Mon. (nicht zwingend)

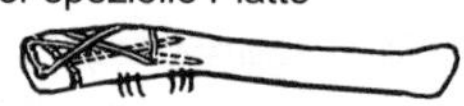

Prog: Sehr gute Heilungstendenz

Kompl:
* Pseudarthrosenbildung (5 % d.F.) ⇨ Revision operativ mit Knochenspantransplantation
* Plexus- u. Gefäßirritationen durch starke Kallusbildung od. hypertrophe Pseudarthrose

DD:
- Perinatal: kongenitale Pseudarthrose (intrauterine Entwicklungsstörung)
- Kleidokraniale Dysostose: durch erbliche membranöse Knochenbildungsstörung Lücken in der Klavikula (selten fehlt die Klavikula auch ganz)
- Pathologische Fraktur (Bagatelltrauma): Tumormetastase in der Klavikula?
- ACG-Luxation als DD zur lat., Sternoklavikulargelenkluxation als DD zur med. Fraktur
- Epiphysenfugenfraktur bei Kindern u. Jugendlichen als DD zur med. Fraktur (die Epiphysenfuge der Klavikula schließt sich erst ca. im 20. Lj.)

AKROMIOKLAVIKULARGELENKLUXATION

Syn: Luxatio acromioclavicularis, Schultereckgelenkluxation, ACG-Luxation, ICD-10: S43.1

Anatomie: Lig.coracoclaviculare übernimmt 80 % der Kraft im Schultereckgelenk, das Lig.acromioclaviculare nur 20 %. Bei Ruptur des Lig.coracoclaviculare ist meist auch das Lig. acromioclaviculare rupturiert (= TOSSY III) und es resultiert eine größere Instabilität.

Ät: Sturz auf die Schulter bei abduziertem Arm, starke Hebelwirkung am Schultergürtel

Etlg:

TOSSY I:	**Überdehnung** oder Zerrung der Ligg.acromioclaviculare u. coracoclaviculare
TOSSY II:	**Ruptur** des Lig.acromioclaviculare u. Überdehnung des Lig.coracoclaviculare ⇨ **Subluxation** im Schultereckgelenk
TOSSY III:	**Ruptur** der Ligg.acromioclaviculare **und** coracoclaviculare ⇨ **Luxation** im Schultereckgelenk

TOSSY I TOSSY II TOSSY III mit Klaviertastenphänomen

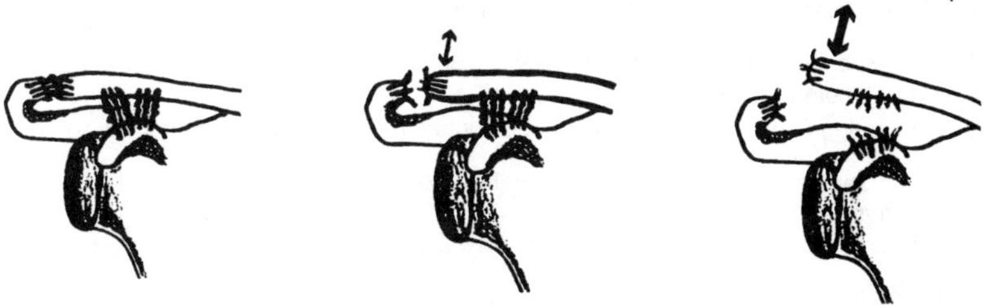

Nach ROCKWOOD werden noch 3 weitere Formen unterschieden:

Typ I-III wie bei TOSSY

Typ IV: wie bei TOSSY III, die Clavicula ist zusätzlich nach dorsal disloziert

Typ V: wie bei TOSSY III, Abriss des M.deltoideus u. trapezius vom distalen Klavikulaende, AC-Gelenkspalt 2-3 x so weit wie auf der Gegenseite, radiologisch sind der Arm und die Scapula nach inferior disloziert

Typ VI: wie bei Typ V, die Clavicula ist unter das Coracoid od. Acromion disloziert

Luxationsmöglichkeiten:
- Luxatio supraacromialis (häufigste) ⇨ nach oben
- Luxatio infraacromialis (selten) ⇨ nach unten
- Luxatio retrospinata (selten) ⇨ nach hinten

Klin: ⇒ Schmerz im Schultereckgelenk bei Bewegung, evtl. Schwellung
⇒ "Klaviertastenphänomen" (TOSSY III): federnder Widerstand der nach oben abstehenden Klavikula mit sichtbarer Stufenbildung (gering auch bei TOSSY II mögl.)

Diag:
1. Anamnese (Traumamechanismus) und klinischer Befund, Prellmarke über dem ACG
2. Röntgen: Schultergürtel a.p. zum Frakturausschluss, dann Aufnahme mit Belastung (sog. Panorama-Stressaufnahme) = mit einem Gewicht von je 5 kg an den Armen ⇨ Subluxation und Luxation werden im Seitenvergleich sichtbar.

Ther:
- Konservativ: Ruhigstellung bei TOSSY I, II ggf. auch bei III, z.B. mit DESAULT-/GILCHRIST- oder Tapeverband für 3 Wochen sowie Krankengymnastik
- Operativ: Ind: ab TOSSY III (ROCKWOOD IV + V), junge (<35. Lj.) Pat. mit Überkopfarbeit
  - Op nach BUNELL ⇨ heute modifiziert mit **PDS-Banding** (= Zuggurtung mit resorbierbarer 1 mm starker Polydioxanon-Kordel) zwischen Akromion und Klavikula sowie zwischen Korakoid und Klavikula und **Naht der Bänder**
  - Auch als arthroskop. Op mit speziellen Anker-/Fadenkombinationen (TightRope®)
  - Alternativ Bandnaht und temporäre Arthrodese des ACG mit Spickdraht für 6 Wochen

oder Hakenplatte nach BALSER od. WOLTER-Platte (dann ist aber später eine 2. Op. zur Metallentfernung nötig)

- Postoperativ: Schulter-Abduktionskissen für 6 Woche (kein Gips), krankengymnastische funktionelle Mobilisation von 30° bis 90° Abduktion über 6 Wochen

Prog: I.d.R. gleich gutes funktionelles Ergebnis nach konservativer od. operativer Therapie, daher wird die Op mit Zurückhaltung empfohlen. Volle Belastbarkeit nach ca. 3 Monaten.

Kompl:
* Nach Ther. bleibender Hochstand der lateralen Klavikula
* Persistierende Schmerzen, Arthrose des AC-Gelenkes
* Bewegungseinschränkung oder Instabilität im Schultereckgelenk
* Osteolyse der lateralen Clavicula

SKAPULAFRAKTUREN

Syn: Schulterblattfrakturen, engl. fracture of the scapula, ICD-10: S42.1-

Ät:
- Starke direkte Gewalteinwirkung: Sturz auf die Schulter
- Indirektes Trauma: Sturz auf den Arm
- Luxationen des Schultergelenkes, insb. nach unten ⇨ Pfannenrandausbruch

Klin:
⇒ Schmerzen bei Bewegung im Schultergelenk, lokaler Druckschmerz
⇒ Bewegungseinschränkung
⇒ Evtl. Absinken der Schulter ⇨ sichtbare Veränderung der Schulterkontur

Diag:
1. Anamnese und klinischer Befund
2. Röntgen: Schultergelenk in 2 Ebenen, evtl. Schrägaufnahmen und CT zum Ausschluss Gelenkbeteiligung

Ther:
- In der Regel konservativ: Ruhigstellung für 14 Tage im DESAULT-Verband od. GILCHRIST-Verband, danach Mobilisation
- Operativ: Ind: Pfannenbeteiligung, z.B. dislozierte Pfanne, Pfannenrandausbruch, starke Akromiondislokation
  - Reposition und Plattenosteosynthese

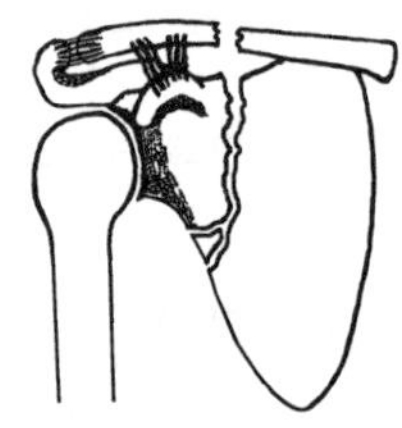

Kompl:
* Skapulahalsfraktur + ACG-Luxation od. Klavikulafraktur ⇨ instabile Schulter (floating shoulder, s. Abb.) ⇨ immer Op
* Verletzung des N.axillaris, Plexus brachialis, N.suprascapularis
* Thoraxverletzung

SCHULTERGELENKLUXATION

Syn: oft nur Schulterluxation genannt, engl. shoulder dislocation, ICD-10: S43.0-

Anatomie: Auf Grund des **großen Oberarmkopfes** und der dazu relativ zu **kleinen Pfanne** (Größenverhältnis 3:1) kommt es in diesem Gelenk leicht zu **Luxationen**, da die Fixierung des Oberarmkopfes nur durch eine Muskelsehnenhaube (= **Rotatorenmanschette**: M.supraspinatus, M.infraspinatus, M.teres minor und M.subscapularis) und den stabilisierenden Bandapparat (Labrum-Ligament-Komplex) erfolgt. Eine geringe Pfannenvergrößerung erfolgt durch das knorpelige Labrum glenoidale (Limbus).
Es fehlt eine knöcherne Führung. Es ist daher das **beweglichste** aber auch gleichzeitig anfälligste Gelenk des Körpers für Luxationen.

Bewegungsmaße des Schultergelenkes:
Ante-/Retroflexion: 170 - 0 - 40°, Ab-/Adduktion: 160 - 0 - 45° bei gleichzeitiger Außenrotation: 190 - 0 - 45° die Abduktion erfolgt dabei bis 70° nur aus dem Schultergelenk, ab 70° wird die Abduktion durch Rotation des gesamten Schultergürtels bewirkt, Rotation: 70 - 0 - 70°. Die Bewegung des Armes über die Horizontale hinaus (= ab 90°) wird Elevation genannt.

Ät:
- Traumatische Luxation: indirekt bei hebelnder Bewegung des Humerus (Außenrotation + Abduktion), z.B. **Sturz** auf den (nach hinten) ausgestreckten Arm, Kontaktsportarten wie Handball, Basketball, American Football, Rugby, Judo usw.
- Habituelle Luxation (ohne Gewalteinwirkung, gewohnheitsmäßige Lux.): Erstluxation **ohne adäquates Trauma**, Ursachen: angeborene Dysplasie oder Fehlstellung der Gelenkpfanne, Muskel-Kapsel-Band-Schwäche, Torsionsfehler des Humerus
- Rezidivierende Luxation = nach adäquatem Ersttrauma durch dann prädisponierende Faktoren: Verletzung des Pfannenrandes (BANKART-Läsion), Erweiterung d. Gelenkkapsel, Schädigung des Kapsel-Bandapparates, Impression am Humeruskopf. Besonders gefährdet für eine rezidivierende Luxation sind sportlich aktive, junge Patienten (<30. Lj. 50 % d.F., m>w).

Epid: ◊ **Häufigste Luxation** des Menschen! (50 % aller Luxationen)
◊ Inzidenz: ca. 400/100.000/Jahr

Etlg: # **Luxatio anterior/subcoracoidea** ⇨ nach **vorne**, Kopf steht ventral unter dem Proc. coracoideus (80 % d.F.).
Luxatio inferior/axillaris ⇨ nach unten (15 %)
Luxatio posterior/infraspinata ⇨ nach hinten (5 %)

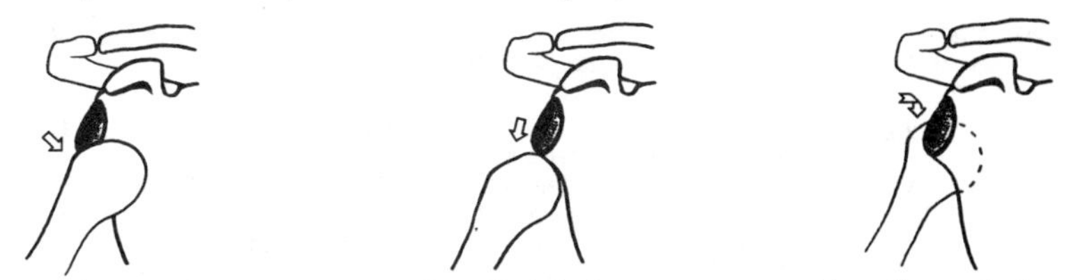

Luxatio anterior **Luxatio inferior** **Luxatio posterior**

Luxatio superior ⇨ nach oben, bei Abbruch des Akromions
Luxatio erecta ⇨ Kopf steht kaudal der Pfanne mit fixiertem eleviertem Arm
Luxatio intrathoracica (bei extremem Trauma mit Fraktur mehrerer Rippen) ⇨ in den Thoraxraum

Klin: ⇒ Federnde Fixation im Schultergelenk, Spontan- und Bewegungsschmerz
⇒ Leere Gelenkpfanne, tastbarer Oberarmkopf außerhalb der Pfanne
⇒ Abgeflachte Kontur des M.deltoideus, hervorstehendes Akromion

Diag:
1. Anamnese (Unfallmechanismus) und klinischer Befund (**DMS** dokumentieren!), Gegenseite auf eine vorliegende Hyperlaxität untersuchen
2. Röntgen: immer in mind. zwei Ebenen:
   - **Schultergürtel a.p.** (Frakturausschluss) und **transskapuläre Aufnahme** (Kopf projiziert sich normalerweise genau auf die Pfanne ⇨ ideal zur Beurteilung einer Luxation)
   - 45° verdreht (glenoidal-tangential): Gelenkspalt genau einsehbar
   - Nach Reposition bei jungen Pat. (<50. Lj.): Arthro-MRT (od. Arthro-CT im Doppelkontrastverfahren) in Abduktion u. Außenrotation (beste Beurteilung des Labrum glenoidale mögl.) zum Ausschluss von Dysplasien, Labrum- od. Glenoidläsionen

Ther:
- **Konservativ:** Wichtig! **VOR REPOSITION IMMER RÖNTGENKONTROLLE!** um Frakturen oder Fissuren auszuschließen. Vor und nach der Reposition DMS (wegen Gefäß- od. Nervenschäden) kontrollieren und dokumentieren!
  Die sofortige Reposition sollte unter **Sedierung** und **Analgesie**, evtl. auch unter Narkose durchgeführt werden (die relaxierte Muskulatur erleichtert das Reponieren). Die eigentliche Reposition muss langsam und schonend durchgeführt werden. Methoden:

- Reposition mit Spaso-Technik bei der Lux. anterior: Pat. liegt, Zug am Arm („deckenwärts“) und leichter Druck nach lateral, ein zweiter Helfer fixiert dabei den Brustkorb
- Reposition nach ARLT: Dauerzug am Arm über eine gepolsterte Stuhllehne als Hypomochlion (= Umlenkpunkt)
- Reposition nach HIPPOKRATES: Zug und Rotation am Arm, gegenstemmen mit der Ferse auf dem Brustkorb des Pat. oder Festhalten des Pat. durch einen Zweithelfer
- Selbsteinrichtung n. ISELIN (dies wenden die Pat. insb. bei häufiger habitueller Luxatio anterior selbst an): durch Zug u. Rotation an einem fixierten Gegenstand

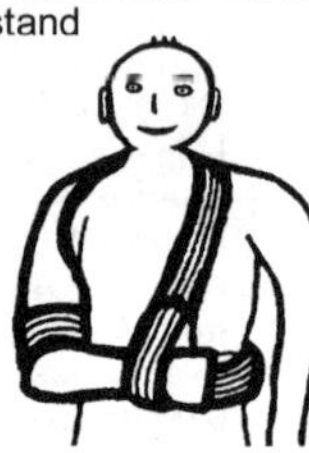

- Nach der Reposition für 2 Wochen (junge Pat. <40. Lj.) Ruhigstellung mit **GILCHRIST-** (s. Abb.) oder DESAULT-Verband. Mit speziellen Schienen auch Ruhigstellung in Außenrotation mögl.
  ⇨ Merke: **Je älter** der Pat. **umso kürzer** die Ruhigstellung (>40. Lj. nur 1 Wo. wegen Gefahr der Schultergelenk-Einsteifung), anschließend frühfunktionelle Behandlung.
- Allgemeine Nachbehandlung: Krankengymnastik zur Stärkung der schulterstabilisierenden Muskulatur, Meidung von extremen Bewegungen, Vollbelastung nach 2-3 Mon..
- Operativ: Ind: offene Reposition bei Gefäß-Nerven-Verletzungen, bei nicht Gelingen des konservativen Repositionsversuches und bei rezidivierenden Luxationen
  - Pat. <50. Lj. mit hoher sportlicher Aktivität (= relative Op-Ind. schon bei der Erstluxation): primär Op n. BANKART od. EDEN-HYBBINETTE (s.u.), auch arthroskopisch mögl.
  - Rezidivierende Luxation: verschiedene Operationen mögl., je nach zugrundeliegendem luxationsfördernden Faktor ⇨ arthroskopische Labrumfixierung mit Ankern, Sehnen- und Faszienplastiken, Gelenkkapselraffung od. Drehosteotomie des prox. Humerus

Prog: Hohe Rezidivneigung, insb. beim Sport. 2/3 d. Pat. mit einer Erstluxation <30 J. erleiden ein Rezidiv. Nach Op. Reluxationsrate ca. 5-10 %

Kompl:
* **BANKART-Läsion:** Abriss des Labrum glenoidale inferior (Limbus) ⇨ Hauptrisikofaktor für die **rezidivierende Schultergelenkluxation**
  Ther: Op nach BANKART: Bei kleinem Defekt Refixation des Limbus (heute meist als arthroskopische Op.): Refixation des Labrum glenoidale inferior am Pfannenrand (arthroskopische Naht mit Fäden an bioresorbierbaren Knochenankern, die in den Pfannenrand eingebracht werden), postop. GILCHRIST-Verband für 2 Wo.
  Op nach EDEN-HYBBINETTE: Anlagerung eines Knochenspans (vom Beckenkamm) am vorderen unteren Pfannenrand und Raffung des M.subscapularis bei größerem Defekt
  Op nach BRISTOW u. LATERJET: Anlagerung eines Knochenstücks, das aus ca. 1,5 cm Knochen des durchtrennten Coracoids besteht.
* S.L.A.P.-Läsion (superiorer Labrum-Schaden von anterior bis posterior), typisch bei Sturz auf den ausgestreckten Arm od. Wurfsportarten (z.B. Speerwerfen, Handball), Ther: arthroskopische Op. mit Refixation des Labrum superior, ggf. mit Bizepstenodese
* **HILL-SACHS-Läsion:** dorso-kraniale keilförmige Knochen-Knorpel-Impression am Humeruskopf, bei der Luxatio anterior
  Ther: subkapitale Derotationsosteotomie nach WEBER: 25-30° Außenrotation des Schaftes (zum Kopf) verhindert das Einrasten der Kerbe am Pfannenrand
* Reverse HILL-SACHS-Läsion (Syn: MALGAIGNE-Impression): ventro-kraniale keilförmige Knochen-Knorpel-Impression am Humeruskopf, bei der Luxatio posterior
* Komplette Oberarmkopfluxationsfraktur ⇨ kann zur Kopfnekrose führen
* **Rotatorenmanschettenruptur** (Zerreißung der Supraspinatussehne) od. Abrissfraktur des Sehnenansatzes am Tuberculum major bei der Lux. anterior od. des Sehnenansatzes des M.subscapularis am Tuberculum minor bei der Luxatio posterior
  Ursache: meist degenerativ (>50. Lj. mit Bagatelltrauma) od. traumatisch bei Schultergelenkluxation, Ther: arthroskopische operative Refixation (s. Orthopädiebuch)
* Verletzung des N.axillaris (⇨ Parese des M.deltoideus, Funktion immer prüfen!), Ther: neurochirurgische Wiederherstellung nach 4-6 Monaten
* Plexus-brachialis- od. A./V.axillaris-Verletzung, insb. bei Lux. inferior und erecta
* Einsteifung oder Bewegungseinschränkung der Schulter bei zu langer Ruhigstellung!
* Entwicklung einer späteren Schultergelenkarthrose (Syn: Omarthrose)

OBERE EXTREMITÄT

HUMERUSKOPFFRAKTUR

Syn: **Oberarmkopffraktur**, subkapitale Humerusfraktur (unpräzise Bezeichnung), ICD-10: S42.2-

Anatomie: Früher wurde zwischen anatomischem und chirurgischem Hals unterschieden. Heute wird der Oberarmkopf n. CODMAN od. NEER in 4 Segmente (Kalotte, Tub. majus, Tub. minus, Schaft) eingeteilt.
Wichtig ist die Kenntnis der **Blutversorgung**: Sie erfolgt über die Sehnenansätze am Tub.majus und minus und über die A.arcuata (die bei den Frakturen häufig zerrissen ist). Mögliche Segmentdislokationen s. Abb. mit Pfeilen, meist liegt eine **subkapitale Humerusfraktur** in Höhe des Collum chirurgicum vor.

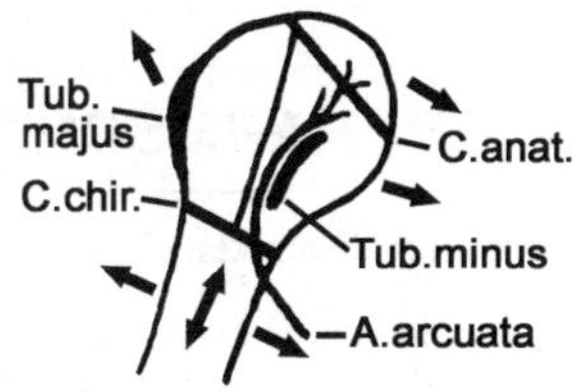

Ät:
- Meist indirektes Trauma: Sturz auf die ausgestreckte Hand oder Ellenbogen
- Ausgeprägte Osteoporose, Tumormetastasen, primäre Knochentumoren oder maligne Lymphome im Kopfbereich ⇨ pathologische Fraktur ohne adäquates Trauma mögl.

Epid:
◊ Inzidenz: 70/100.000/Jahr, typische Fraktur des **alten Menschen** mit **Osteoporose** (s.o., w > m = 2:1, mit dem Alter ansteigend, z.B. Frauen >70 J.: 400/100.000/Jahr)
◊ Macht 5 % aller Frakturen aus

Etlg:
Frakturen am Hals, Tubercula-Abrissfrakturen, Luxationsfrakturen (nach ant. od. post.), Gelenkfrakturen ohne od. mit Gelenkflächenbeteiligung (differenzierte Etlg. nach NEER)
Epiphysenfugenbeteiligung (bei Kindern und Jugendlichen): nur als Aitken I vorkommend (Epiphysenfugenlösung mit metaphysärem Keil)

Klin:
⇒ Schmerzhafte Bewegungseinschränkung, Druckschmerz über dem Oberarmkopf
⇒ Evtl. Bluterguss in der Axilla, an der lateralen Thoraxwand oder medial am Oberarm

Diag:
1. Anamnese und klinischer Befund (DMS prüfen und dokumentieren)
2. Bildgebung: Röntgen in 2 Ebenen: a.p. und transskapuläre Aufnahme sowie CT (mit 3D)

Ther:
- Konservativ (in 60-80 % d.F. mögl., insb. bei den alten Pat.):
  Ind: bei eingestauchter, wenig dislozierter Fraktur (<45° Abkippung, <1 cm Dehiszenz) im Collum chirurgicum = **subkapitale Humerusfraktur** ⇨ **keine Reposition!**
  GILCHRIST- oder DESAULT-Verband für 8 Tage, bzw. bis zur Schmerzfreiheit und regelmäßige Röntgenkontrolle, danach funktionelle Behandlung mit Pendelbewegungen und zunehmend aktiven Bewegungsübungen für insg. 6 Wo.
- Operativ (20 %): Ind: irreponible dislozierte Fraktur, Luxationsfraktur, Abrissfrakturen des Tuberculum majus mit subakromialer Interposition, offene Frakturen, Paresen des N.radialis
  - Offene Reposition und Fixation je nach Befund mit winkelstabiler Platte (z.B. PHILOS®) oder einem winkelstabilen intramedullären Nagel (z.B. PHN od. Targon®)
  - Bei irreversibler Zerstörung des Kopfes (nicht rekonstruierbare Trümmerfraktur = "Head-Split-Fraktur", Knochennekrose, Tumormetastasen) ⇨ Oberarmkopfprothese, die modernen Prothesen sind dabei durch Drehung und Neigung genau anpassbar oder inverse Schulterprothese (Kopf u. Pfanne sind vertauscht, z.B. DELTA Xtend™)
- Epiphysenfugenbeteiligung: in der Regel konservativ, bei Interposition der Bizepssehne Op: offene Reposition und Spickdrahtosteosynthese
- Leitlinie: Oberarmkopffraktur, S1 v. 10/2017 (AWMF Registernummer 187-026)

Prog: Eingestauchte Fraktur ⇨ konservative Therapie mit guter Prognose
Mehrsegmentfrakturen, Trümmerfrakturen und Luxationsfrakturen ⇨ Prognose hängt von der Güte der Operation ab und **verschlechtert sich mit der Anzahl der Segmente** (4-Segment-Frakturen haben eine zweifelhafte Prognose wegen der möglichen Störung der Blutversorgung des Kopfes ⇨ Kopfnekrose, dann Kopfprothese erforderlich).

Kompl:
* Begleitverletzung des Plexus brachialis, N.axillaris oder A.axillaris
* Kopfnekrose bei zerstörter Blutversorgung od. posttraumatische Arthrose im Schultergelenk (Syn: Omarthrose) ⇨ Ther: Oberarmkopfprothese
* Schmerzhafte Schultersteife, Pseudarthrose
* *Kinder:* bei Epiphysenfugenfrakturen/-lösungen ⇨ Wachstumsstörung bei Schädigung der Wachstumsfuge (selten)

OBERARMSCHAFTFRAKTUR

Syn: Humerusfraktur, Oberarmbruch, engl. fracture of the humerus, ICD-10: S42.3

Ät:
- Direktes Trauma: Schlag auf den Oberarm
- Indirektes Trauma: Sturz auf den Arm, Ellenbogen od. Hand ⇨ Spiralfrakturen

Klin:
⇒ Druckschmerz und Bewegungsschmerz
⇒ Schonhaltung (Pat. hält u. unterstützt den Arm am Ellenbogen mit der anderen Hand)
⇒ Evtl. neurologische Ausfallzeichen einer N.radialis-Läsion (Fallhand, Sensibilitätsstörung im zugehörigen Dermatom am dorsalen Unterarm und Handrücken Dig. I-III)

Diag:
1. Anamnese und klinischer Befund: DMS, insb. **N.radialis-Funktion** prüfen
2. Bildgebung: Röntgen: Oberarm in 2 Ebenen mit den angrenzenden Gelenken: Fraktur im proximalen Drittel, **mittleren Drittel** (häufigste Lok., hier Gefährdung des kreuzenden N.radialis) od. distalen Drittel. Bei V.a. Mitbeteiligung des Kopfes CT

Ther:
* Konservativ/funktionell: Stabile Fraktur im mittleren 1/3 ⇨ DESAULT-/GILCHRIST-Verband für 2-3 Wo., dann Baycast-Manschette (SARMIENTO-Brace) und funktionelle Beübung des Armes für 8-10 Wochen ⇨ konservativ insg. gute Heilungstendenz der Oberarmschaftbrüche (insb. auch bei Kindern)
* Operativ: Ind: II.- u. III.-gradig offene Fraktur, N.radialis- oder Gefäßbeteiligung
  Muskelinterponat im Frakturspalt, Pseudarthrosenbildung
  relative Ind: Fraktur des distalen 1/3
  - Marknagelung mit UHN = unaufgebohrter Humerusnagel (auf- od. absteigend eingebracht, mit Verriegelung, s. Abb.) od. T2-Nagelsystem (Möglichkeit der interfragmentären Kompression)
  - Plattenosteosynthese mit dorsaler Verplattung, mind. 6-Loch-breite LC-DC-Platte (bei N.radialis-, Gefäßbeteiligung od. offener Fraktur)
  - Fixateur externe unilateral (z.B. bei Polytrauma)
  - *Kinder:* Intramedulläre Schienung mit zwei leicht gebogenen Nägeln, sog. ESIN (= elastic stable intramedullary nailing). Diese werden nach ca. 3 Mon. wieder entfernt.
* Leitlinie: Oberarmschaftfraktur, S1 v. 12/2021 (AWMF Registernummer 187-038)

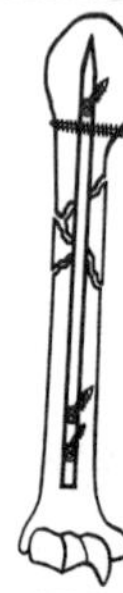
UHN

Prog: Im Allgemeinen sehr gute Heilungstendenz. Starke Bildung von Fixationskallus schon nach kurzer Zeit, der sich dann teilweise wieder zurückbildet = Knochenremodeling.

Kompl:
* **N.radialis-Verletzung** ⇨ Fallhand (der M.triceps brachii ist meist nicht betroffen, da der innervierende Ast schon zuvor in der Axillaregion abgezweigt ist); Ther: Bei Nervendurchtrennung primäre Naht (u. operative Osteosynthese), Nervenschäden durch Kompression (z.B. minimal versetzte Fraktur) erholen sich in 80-90 % d.F. spontan.
* Verletzung der A.axillaris oder A.brachialis
* Pseudarthrose

DISTALE OBERARMFRAKTUR

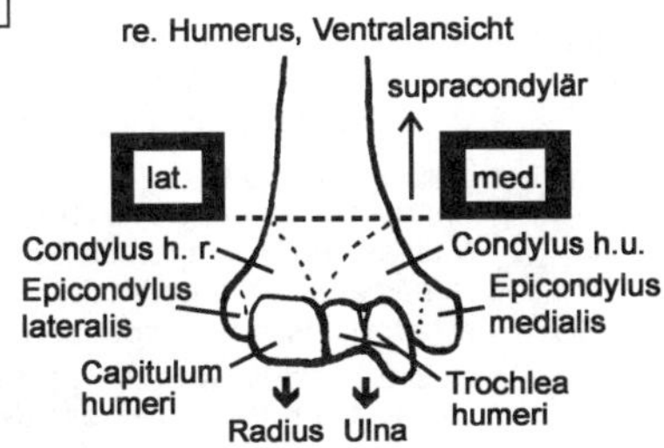

Syn: Distale Humerusfraktur, ICD-10: S42.4-

Anatomie: Die Gelenkfläche am Humerus für die Ulna wird gebildet durch die **Trochlea** (Teil des Condylus humeri ulnaris [medial]), für den Radius durch das **Capitulum humeri** (Teil des Condylus humeri radialis [lateral]).
Die Epikondylen dienen als Muskelsehnenansätze und liegen außerhalb der Gelenkfläche (s. Abb.).

Ät:
- Indirektes Trauma: Sturz auf den gestreckten Arm ⇨ **Extensionsfraktur**
- Direktes Trauma: Sturz oder Schlag auf den Ellenbogen ⇨ Flexionsfraktur (selten)

Etlg:
Extraartikuläre Frakturen: **supra-** oder **perkondyläre Fraktur** ohne Gelenkbeteiligung, **Abrissfrakturen der Epikondylen**
Intraartikuläre, unikondyläre Frakturen: **Condylus** humeri radialis (lateralis)- oder ulnaris (medialis)-Fraktur
Intraartikuläre bikondyläre Fraktur: **"Y"-förmiger Gelenkbruch**, Gelenktrümmerfraktur
Trochlea- od. Capitulum-humeri-Absprengung (bei Überstreckungstrauma, sehr selten): tangentiale Abscherfraktur im Gelenk
Kind: Suprakondyläre Extensionsfraktur (häufigste) oder Flexionsfraktur (Häufigkeitsgipfel zw. 5. u. 10. Lj.), Abrissfraktur des Epicondylus medialis (⇨ N.ulnaris-Läsion mögl.) mit und ohne Dislokation nach unten oder in den Gelenkspalt oder in Verbindung mit einer Ellenbogengelenkluxation, Abrissfraktur des Knochenkerns des Capitulum humeri (KOCHER-Fraktur) = Aitken III (Fraktur meta-epiphysär)

Klin:
⇒ Schmerzhafte Bewegungseinschränkung des Ellenbogengelenkes
⇒ Rasche Schwellung, starkes Blutungshämatom bei Verletzung der A.radialis möglich
⇒ Nervenbeteiligung von N.ulnaris, N.medianus (insb. bei Dislocatio ad peripheriam) und N.radialis möglich

Diag:
1. Anamnese und klinischer Befund: DMS prüfen
2. Bildgebung: Röntgen: a.p. und 2 zusätzliche Ebenen (je 45° versetzt) um mögliche Trochlea- oder Capitulum-humeri-Absprengungen nicht zu übersehen, ggf. CT
   Röntgenzeichen: **positives Fettkörperzeichen** (fat pat sign) = sichtbare Vorwölbung der ventralen oder dorsalen Fettlamelle/Gelenkkapsel durch intraartikuläre Flüssigkeit bei suprakondylären/intraartikulären Frakturen als indirektes Zeichen für eine Fraktur (auch bei Radiusköpfchenfraktur sichtbar), **suprakondyläre Nase:** bei Rotationsfehlern Überstehen des prox. Fragments
3. Bei Frakturen mit Gelenkbeteiligung Arthroskopie zur Beurteilung der Gelenkstufe

Ther:
- Konservativ:
  Nur bei nicht dislozierten u. stabilen Frakturen indiziert ⇨ Oberarmgips für 4-6 Wo.
  Kind: nicht dislozierte suprakondyläre Frakturen ⇨ Fixierung des Armes mit einer Halsschlinge in max. Flexionsstellung im Ellenbogengelenk (= BLOUNT-CHARNLEY-Schlinge)
- Operativ: Ind: dislozierte Frakturen
  - Unikondyläre Frakturen ⇨ Schraubenosteosynthese
  - Bikondyläre Frakturen ("Y"-Fraktur) ⇨ Osteosynthese mit speziell vorgeformter, winkelstabiler Platte der Kondylen + Zugschraube zur Trochlea ⇨ nur kurze Ruhigstellung (Abschluss der Wundheilung), Metallentfernung nach ca. 2 Jahren
  - Trochlea- oder Capitulum-humeri-Absprengungen: Reposition und Fixation der Fragmente mittels Minischraubenosteosynthese ⇨ OA-Gips für 4 Wochen
  - *Kind:* bei allen dislozierten Frakturen od. Epiphysenfugenbeteiligung: Reposition und Fixation der Fragmente mit Spickdrähten von den Epikondylen aus, evtl. + Vicryl-

Zuggurtung ⇨ OA-Gips für 4 Wochen und dann Spickdrahtentfernung
Leitlinie: suprakond. Humerus-# beim Kind, S1 v. 12/2014 (AWMF Registernr. 187-018)

Kompl:
* Starke Verkalkungstendenz und Kallusbildung in diesem Gelenk ⇨ Bewegungseinschränkung, Irritation von Nerven
* VOLKMANN-Muskelkontraktur (ischämische Kontraktur)
* Begleitverletzungen:
  A.brachialis bei supra- oder perkondylären Frakturen, insb. des Kindes
  N.ulnaris bei Frakturen im Bereich des Condylus oder Epicondylus humeri ulnaris
  N.medianus bei supra- oder perkondylären Frakturen
  N.radialis bei supra- oder perkondylären Frakturen
* Cubitus valgus (X-Stellung) bei Capitulum humeri Abrissfraktur, PANNER-Erkrankung = aseptische Knochennekrose des Capitulum humeri
* *Kind:* Fehlwachstum bei Epiphysenfugenbeteiligung, Rotationsfehler

BIZEPSSEHNENRUPTUR

Anatomie: Proximal:
- M.biceps brachii caput longum (lange Bizepssehne): Ursprung am Tuberculum supraglenoidale scapulae, zieht durch das Schultergelenk durch den Sulcus intertubercularis humeri am Oberarm
- M.biceps caput breve (kurze Bizepssehne): Ursprung am Proc.coracoideus scapulae

Distal: gemeinsamer Ansatz beider Bizepsköpfe an der Tuberositas radii und Fascia antebrachii

Ät:
– Lange Bizepssehne (proximale Ruptur, ICD-10: S46.1): fast immer **degenerative Veränderungen** ⇨ Ruptur bei Bagatelltrauma
– Distale Bizepssehne: traumatische Ruptur (sehr starkes Trauma erforderlich, z.B. Auffangen einer schweren Last mit gebeugtem und angespanntem Unterarm) od. degenerativ (Sport: Gewichtheben, Kraftsport, Doping mit anabolen Steroiden), ICD-10: S46.2

Etlg:
Ruptur der **langen Bizepssehne** (proximal), selten der kurzen Bizepssehne
Ruptur der Bizepssehne am distalen Ansatz

Klin:
⇒ Ruptur der langen (proximalen) Bizepssehne: **sichtbarer Muskelbauch**/-wulst kurz oberhalb der Ellenbeuge (= distaler Oberarm) zu sehen
⇒ Ruptur der distalen Bizepssehne: sichtbarer Muskelbauch am proximalen Oberarm
⇒ Verminderte Kraft bei Flexion im Ellenbogengelenk, bei dist. Bizepssehnenruptur zusätzlich eingeschränkte Kraft für die Supination

Diag:
1. Anamnese und klinischer Befund: im Palm-up-Test verminderte Kraft
2. Sonographie od. MRT: gute Darstellbarkeit des Muskelbauches
3. Röntgen: Ausschluss knöcherner Verletzungen

Ther:
- **Konservativ:** Bei proximaler Ruptur der langen Bizepssehnen ist die grobe Kraft auf Dauer nur gering vermindert ⇨ funktionelle Ther.
- Operativ: Ind: bei distaler Ruptur meist, bei Ruptur der langen Bizepssehne nur selten gegeben (Beschwerden od. sehr starke Minderung der groben Kraft)
  - Distale Ruptur: transossäre Fixation der dist. Bizepssehne an der Tuberositas radii mit Durchzug durch ein Bohrloch od. mit Knochenankern
  - Proximale Ruptur: "Schlüsselloch"-Op nach FROIMSON: Bizepssehne wird in einem Bohrloch im Sulcus intertubercularis fixiert (heute meist mit Fadenankern) oder Versetzung der langen Bizepssehne auf den Proc.coracoideus oder Adaptation der langen Bizepssehne an die kurze Bizepssehne
  - Postoperativ: Schonung für 5-6 Wo., volle Belastbarkeit nach ca. 3 Monaten

ELLENBOGENLUXATION

Anatomie: Das Ellenbogengelenk setzt sich aus zwei Gelenkkomplexen zusammen:

1. Humero-ulnar-Gelenk = Scharniergelenk ⇨ Flexion und Extension (150 - 0 - 5°) Stabilisation durch med. u. lat. Seitenband und Muskelsehnenmantel
2. Radio-ulnar- u. Humero-radial-Gelenk = Kugelgelenk für Flexion u. Extension und Pro- und Supination (⇨ Rotation 90 - 0 - 90°). Stabilisation des Radio-ulnar-Gelenks durch das Lig.anulare radii um das Radiusköpfchen herum (s. Abb.)

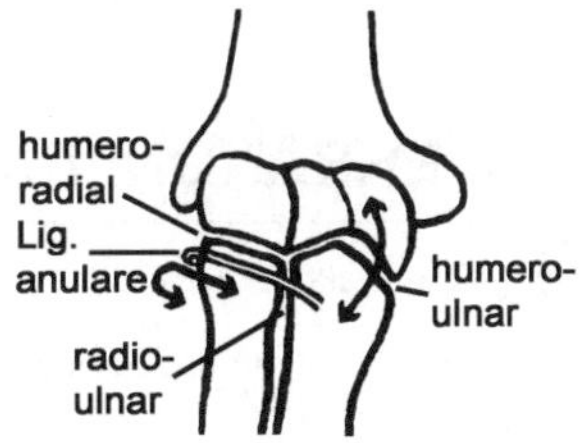

Def: Luxation im Humero-ulnar- (häufigste) oder im Radio-ulnar-humeral-Gelenk, ICD-10: S53.1-

Ät: – Indirektes Trauma: **Sturz** auf den abstützenden **ausgestreckten** (oder leicht gebeugten) **Arm**
– Sportverletzung: Handballer, Speerwerfer
– *Kleinkind:* Hochziehen des Kindes am Arm ⇨ Subluxation des Radiusköpfchens

Epid: ◊ Zweithäufigste Luxation des Menschen (nach der Schultergelenkluxation)
◊ Subluxation des Radiusköpfchens meist im 2.-6. Lj.

Etlg: # Humero-ulnare Luxation:
- dorsale = hintere Luxation (häufigste Form)
- dorso-laterale (radiale) = seitliche Luxation ⇨ nach radial
- ulnare (dorso-mediale) Luxation ⇨ nach ulnar
- ventrale = vordere Luxation
- divergierende Luxation ⇨ Ruptur der Membrana interossea

Radio-ulnare Luxation: isolierte Luxation des Radiusköpfchens ⇨ meist mit proximaler Ulnaschaftfraktur kombiniert (MONTEGGIA-Fraktur)

Subluxation des Radiusköpfchens (bei Kindern) = Pronatio dolorosa, CHASSAIGNAC-Lähmung ⇨ teilweises Herausluxieren des Radiusköpfchens aus dem Lig.anulare radii ⇨ Einklemmung des Bandes zwischen Radius und Capitulum humeri, Pseudoparese

Klin: ⇒ Tastbares Hervorstehen des Olekranons, federnde Fixation im Gelenk
⇒ Schmerzhafte Bewegungseinschränkung oder -blockade (Streck- oder/und Beuge-/Rotationshemmung)
⇒ MONTEGGIA-Fraktur: tastbares Radiusköpfchen in der Ellenbeuge, Achsenknick der Ulna

Diag:
1. Anamnese und klinischer Befund, DMS prä- und postoperativ, neurologischer Status!
2. Röntgen: Ellenbogengelenk in mind. 2 Ebenen zum Ausschluss knöcherner Verletzungen (besser a.p., seitl. und in 45°), posterior Fat-pat-Zeichen als Hinweis auf eine Läsion
3. CT in dünnen Schichten bei fraglicher Gelenksstellung, Instabilität, V.a. Interponat, Ausschluss Proc.coronoideus-Fraktur (wichtig für die Stabilität), MRT f. Bandstruktur
4. Arthroskopie: ggf. einige Tage nach Trauma mit Spülung, freier Gelenkkörper?

Ther:
- Konservativ: Geschlossene Reposition in Plexusanästhesie durch Zug am U-Arm bei fixiertem O-Arm ⇨ Rö-Kontrolle der Stellung und zum Ausschluss knöcherner Begleitverletzungen. Wenn das Ellenbogengelenk dann zwischen 30° u. 90° stabil und ohne Luxationstendenz ist ⇨ Bewegungsorthese für 3 Wo. mit Beweglichkeitsgrad 0-30-90°, dann 3 Wo. 0-0-frei

  Kind: Subluxation d. Radiusköpfchens: Reposition durch Zug am U-Arm, Rotation und gleichzeitigem Druck auf das Radiusköpfchen
- Operativ: Ind: offene Luxation, Luxationsfrakturen, Repositionshindernis od. Reluxationsneigung
  – Reposition in Narkose, Bandrekonstruktion, erforderliche Osteosynthese bei Frakturen
  – Postoperativ: Ruhigstellung im O-Armgips od. ggf. Anlage eines Bewegungsfixateurs (= Fixateur, der Extension u. Flexion erlaubt)

Kompl: * Luxation + Fraktur: **Radiusköpfchenfraktur**, Proc.coronoideus-Fraktur, Epicondylus-

ulnaris- od. -radialis-Abrissfraktur (insb. bei Kindern u. Jugendlichen), MONTEGGIA-Fraktur, Olekranonfraktur ⇨ immer zum Frakturausschluss in mind. 2 Ebenen röntgen!
* Verletzung des N.radialis od. N.ulnaris, A.brachialis-Läsion
* Evtl. bleibende Bewegungseinschränkung, Reluxation, Gelenkinstabilität
* Radiusköpfchennekrose
* Periartikuläre Verkalkung und Verknöcherung, Proph: NSAR, z.B. 2 x 50 mg Indometacin für 14 Tage

OLEKRANONFRAKTUR

Syn: Ellenhakenbruch, ICD-10: S52.01

Ät: – Direktes Trauma: Schlag oder **Sturz** auf das gebeugte Ellenbogengelenk
– Indirektes Trauma: Schermechanismen (selten)

Path: Olekranon bricht von der Ulna ab und wird durch den Zug des M.triceps brachii nach kranial **disloziert** (⇨ 99 % der Frakturen sind disloziert, s. Abb.).

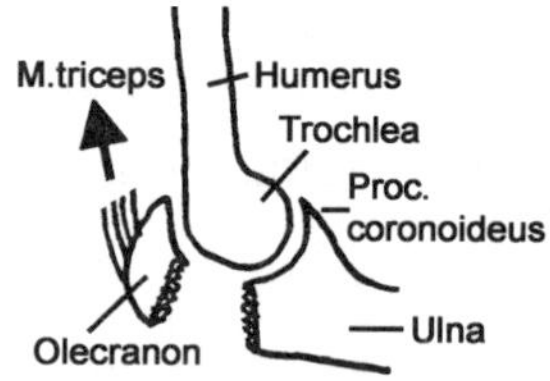

Klin: ⇒ Tastbarer Spalt durch Zug des M.triceps brachii
⇒ Fehlende Kraft bei Streckung des Armes (Prüfung gegen Widerstand)
⇒ Schmerzhafte Bewegungseinschränkung

Diag: 1. Anamnese und klinischer Befund
2. Röntgen: Ellenbogengelenk in 2 Ebenen

Ther:
* Konservativ: nur bei nicht dislozierter Fraktur (Kindesalter) mit Oberarmschiene
* Operativ: Ind: Operation (fast) obligat durch die Dislokation
  - Zugang von radial aus, um den N.ulnaris zu schonen
  - Abrissfraktur ⇨ **Zuggurtungsosteosynthese** oder Schraube
  - Trümmerfraktur ⇨ spezielle, anatomisch vorgeformte, winkelstabile Platte (s. Abb.), evtl. in Kombination mit einer Zuggurtung

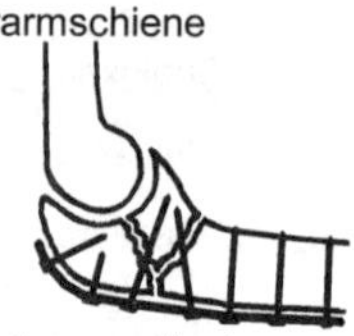

Kompl: persistierendes Bewegungsdefizit, Pseudarthrosen, Arthrose im Ellenbogengelenk

RADIUSKÖPFCHENFRAKTUR

Syn: ICD-10: S52.1-

Ät: – Sturz auf die ausgestreckte Hand
– Stressfraktur bei Wurfsportarten (pitcher´s elbow)

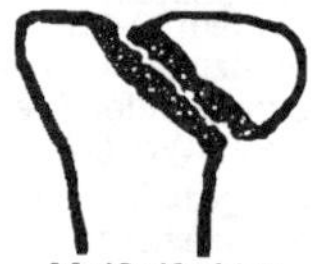

Meißelfraktur

Klin: ⇒ Druckschmerzen unterhalb des Epicondylus lateralis
⇒ Schmerz bei Rotation des Unterarms
⇒ Schwellung, Hämatom
⇒ Evtl. Instabilität im Ellenbogengelenk

Diag: 1. Anamnese und klinischer Befund
2. Röntgen: Ellenbogengelenk in 2 Ebenen, evtl. Fettkörperzeichen (s. Kap. distale OA-Fraktur): Meißelfraktur = Spaltbruch, Stauchungsfraktur, Trümmerfraktur, *Kind:* epiphysäre Fraktur (Aitken I) = Radiushalsfraktur

Ther:
* Konservativ: nicht dislozierte und gut reponible Frakturen (keine Fraktur in der Gelenk-

fläche) ⇨ OA-Gipsschiene für 5(-10) Tage, dann KG / funktionelle Behandlung

- Operativ: Ind: >1/3 der Gelenkfläche abgebrochen od. Dislokation >2 mm
  - Meißelfraktur ⇨ kleine Zugschraube von lateral
  - Trümmerfraktur ⇨ ggf. Versuch der Rekonstruktion mit winkelstabiler Radiuskopfplatte, sonst Resektion des Radiusköpfchens (bei Instabilität durch zusätzliche Zerstörung der Seitenbänder Implantation einer Radiusköpfchenprothese)
  - *Kind:* Radiusköpfchen >30-40° gekippt oder um mehr als 50 % disloziert ⇨ offene Reposition und Spickdrahtosteosynthese oder transartikuläre temporäre Arthrodese

Kompl:
* Bewegungseinschränkung (Pro- und Supination), Begleitverletzung des N.radialis
* Terrible-triad-Verletzung: Radiusköpfchenfraktur, Proc.coronoideus-Fraktur, Ruptur des med. Seitenbandes, Ellenbogenluxation ⇨ völlige Instabilität des Ellenbogengelenkes
* Radiuskopfnekrose, posttraumatische Arthrose, Pseudarthrose
* *Kind:* Wachstumsstörungen

UNTERARMFRAKTUREN

Ät:
- Direkte oder indirekte Gewalteinwirkung
- *Kind:* Unterarmprellung

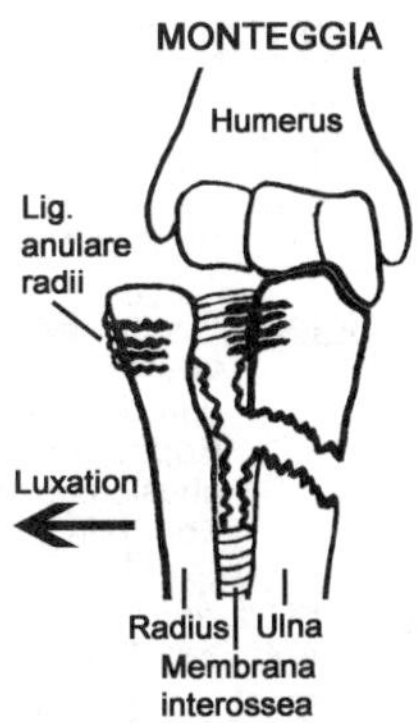

Etlg:
Nach der Lokalisation: Fraktur im proximalen, mittleren und distalen Drittel
Fraktur von **Radius**, ICD-10: S52.3- od. Ulna, ICD-10: S52.2- = Parierfraktur isoliert od. Fraktur von beiden = (komplette) **Unterarmschaftfraktur**, ICD-10: S52.4
Luxationsfrakturen:
1. MONTEGGIA-Fraktur (prox. Ulnafraktur + Radiusköpfchenluxation, s. Abb.)
2. GALEAZZI-Fraktur (dist. Radiusfraktur + Ulnaluxation, s.u.)

Offene Frakturen gerne an der **Ulna**, da an der Streckseite des UA kaum ein Weichteilmantel vorhanden ist (die Fraktur entsteht z.B. bei Parier-/Abwehrbewegungen)
Kind: häufig Grünholzfrakturen (= inkomplette Fraktur, Kortikalis ist einseitig gebrochen, die Kortikalis-Gegenseite ist verbogen), Bowingfraktur (Knochen ist nur verbogen)

Klin:
⇒ Ist nur ein Knochen frakturiert, können klinische Zeichen völlig fehlen.
⇒ Schmerzhafte Bewegungs-/Rotationseinschränkung
⇒ Druckschmerz, Schwellung, Hämatom

Diag:
1. Anamnese und klinische Untersuchung
2. Röntgen: Unterarm in 2 Ebenen inkl. Abbildung von Hand- u. Ellenbogengelenk zum Ausschluss von Begleitverletzungen

Ther:
- Konservativ:
  Erwachsene: nicht dislozierte und stabile Fraktur der Ulna (selten): Orthese (Sarmiento-Brace) für 4 Wochen und funktionelle Behandlung ⇨ Arm beüben
  Kind: Bowing- u. Grünholzfrakturen ⇨ OA/UA-Gips (90 % der kindlichen Frakturen können konservativ behandelt werden), leichte Achsenfehlstellungen werden durch das Wachstum ausgeglichen (nicht allerdings Rotationsfehlstellungen)
  Häufige Röntgenkontrollen, da die Gefahr einer späteren Dislokation erheblich ist.
- Operativ: Ind: dislozierte Frakturen, Trümmerfrakturen
  - Radius-Fraktur: DC-Platte (dorso-radial angebracht, damit die Rotation nicht eingeschränkt wird)
  - Ulna-Fraktur: DC-Platte (dorso-ulnar angebracht)
  - Trümmer-/Defektfraktur: evtl. Fixateur externe, Spongiosaplastik

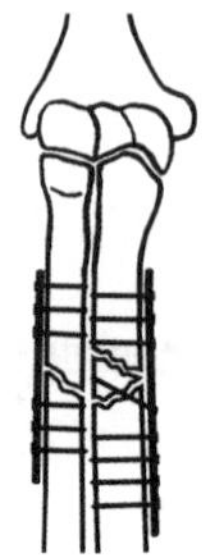

- Komplette Unterarmfraktur: Plattenosteosynthese an Ulna und Radius (s. Abb.)
- MONTEGGIA-Fraktur: an der Ulna eine DC-Platte + Naht des Lig.anulare radii ⇨ Gips in Supinationsstellung
- *Kind:* Op bei erheblicher Achsenfehlstellung oder Dislokation ⇨ offene Reposition und Fixation mit KIRSCHNER-Drähten oder elastische Markraumschienung mit einem Titanstift (ESIN) für 3 Monate. Bei Grünholzfrakturen mit starker Achsenfehlstellung ist das Brechen der nicht-frakturierten Gegenkortikalis ggf. für eine achsengerechte Reposition erforderlich.
- **Cave!** Immer Rö-Kontrolle nach Reposition: Das Spatium interosseum muss frei bleiben ⇨ sonst später Hemmung der Rotationsbewegung mögl.

Kompl:
* Cave: **Kompartmentsyndrom**, ischämische Muskelnekrosen
* Einschränkung der Rotation (Pro- u. Supination) bei Alteration (z.B. durch Schrumpfung, Kallus) der Membrana interossea
* MONTEGGIA-Fraktur: radio-ulnare Synostose mit Einschränkung der Rotation
* Pseudarthrose

DISTALE RADIUSFRAKTUR

Syn: Speichenbruch, Fractura radii loco typico sive classico, engl. radial fracture at typical location, ICD-10: S52.5-

Anatomie: Bei der Reposition muss die Anatomie beachtet werden. Die **BÖHLER-Winkel** des dist. Radius (s. Abb.) sollen nach Reposition in beiden Ebenen wieder in physiologischer Stellung stehen (Rö-Kontrolle intraoperativ).

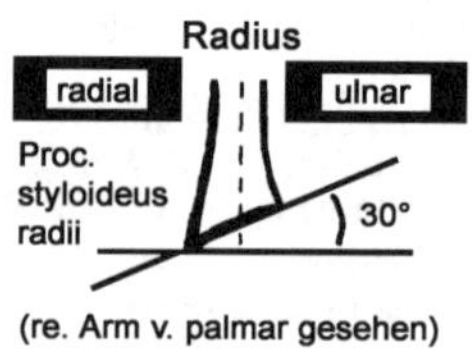

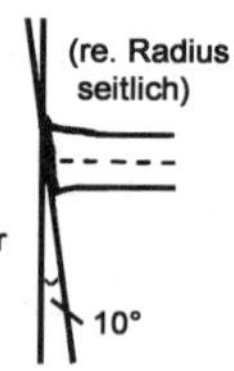

Ät:
– Sturz auf die 40-90° dorsalflektierte (= extendierte) Hand ⇨ **Extensionsfraktur** (COLLES, s. Abb.) mit Dislokation des distalen Fragments nach radial und dorsal
– Sturz auf die flektierte Hand ⇨ Flexionsfraktur (SMITH, s. Abb.) mit Dislokation des distalen Fragments nach radial und volar
– Luxationsfraktur (GALEAZZI-Fraktur) ⇨ Fraktur des distalen Radiusschaftes + Luxation d. distalen Ulnaköpfchens ⇨ völlige Instabilität des distalen Unterarmes

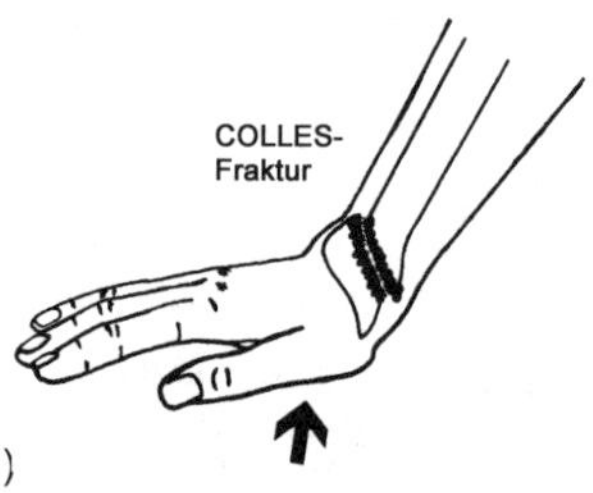

Epid:
◊ **COLLES-Fraktur = häufigste Fraktur des Menschen** (macht insg. 15-25 % aller Frakturen aus)
◊ Inzidenz: 200-300/100.000/Jahr
◊ Altersgipfel: 6.-10. Lj. und 60.-80. Lj. (**Osteoporose**, s.o.)

Etlg:
Etlg. gem AO-Klassifikation (s. Leitlinie)
COLLES-Fraktur = Extensionsfraktur, Fraktur loco typico
SMITH-GAYRAND-Fraktur = Flexionsfraktur
Distale Radiustrümmerfraktur
GALEAZZI-Fraktur = Luxationsfraktur (Abb. s.u.)

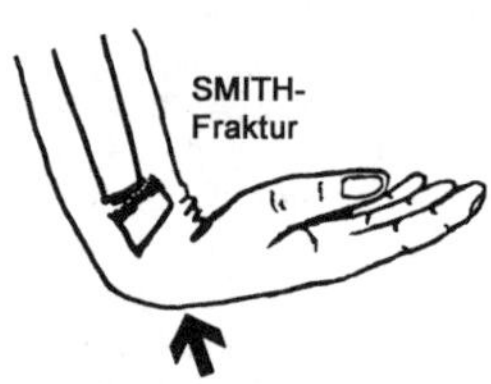

Klin:
⇒ Weichteilschwellung, Druckschmerz
⇒ Eingeschränkte Beweglichkeit im Handgelenk
⇒ Fehlstellungen (ggf. nur im Röntgenbild sichtbar):
- COLLES-Fraktur: Bajonett-Stellung infolge der radialen Abknickung, Fourchette-Stellung = Gabel-Stellung infolge der dorsalen Abknickung
- SMITH: vermehrte Abknickung nach volar

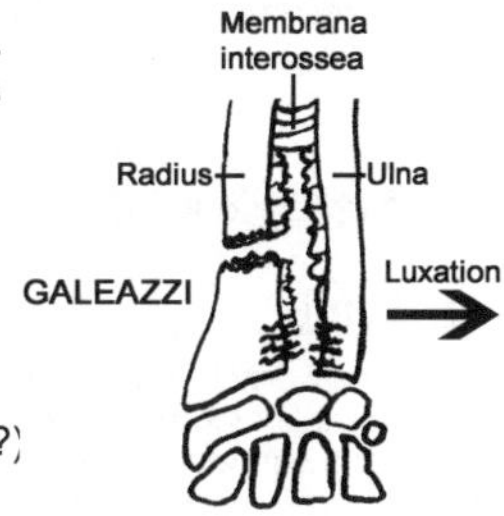

Diag: 1. Anamnese (Unfallhergang?), klinische Untersuchung (DMS)
2. Bildgebung: Röntgen-Unterarm (mit Ellenbogen) in 2 Ebenen + Handgelenk mit Handwurzelknochen ⇨ Stellung des distalen Radius beurteilen:
Abkippung nach dorsal ⇨ COLLES-Fraktur
nach volar ⇨ SMITH-Fraktur
⇨ Luxation von Radius oder Ulna, GALEAZZI-Fraktur?
⇨ Mögl. Zusatzverletzungen: Os-scaphoideum-Fraktur, Luxation d. Handwurzelknochen od. Abriss des Proc.styloideus ulnae ausschließen
Im Zweifel zusätzlich CT durchführen (intraartikuläre Fraktur?)
3. Bei alten Pat. Osteoporosediagnostik u. -ther. (s.o., Kap. Osteoporose)

Ther:
- Konservativ:
  - COLLES-Fraktur: Geschlossene Reposition in Lokalanästhesie durch axialen Zug an der Hand und volare Flexion, ggf. dorsaler Druck auf das distale Fragment ⇨ Stellungskontrolle unter dem Bildwandler, dorsale Unterarmgipsschiene für 4-6 Wochen
    Wichtig: regelmäßige Rö-Kontrolle zur Erkennung erneuter Dislokation! am 1. Tag, 3. Tag, 1. Woche, 2. Woche, 4. Woche und nach 6 Wochen
  - *Kind:* meist AITKEN-I-Fraktur oder Epiphysenfugenlösung (AITKEN 0) ⇨ konservativ
- Operativ: Ind: 2./3.-gradig offene Frakturen, konservativ nicht zu stabilisierende Reposition (ausgeprägte Trümmerzone, starke Dislokation), SMITH-, GALEAZZI- und Trümmerfrakturen müssen operativ versorgt werden
  - COLLES-Fraktur: Reposition + Osteosynthese mit anatomisch vorgeformter, volarer **winkelstabiler Platte** (z.B. 2,4 mm LCP = Locking Compression Plate, Abb.-Bsp: re. Hand von palmar gesehen, AO: 23-A2)
    Die Spickdrahtosteosynthese vom Proc.styloideus radii aus in Regionalanästhesie, mit Gips und Entfernung der Spickdrähte nach 6 Wo. wird wegen der Infektionsgefahr nur noch selten durchgeführt.

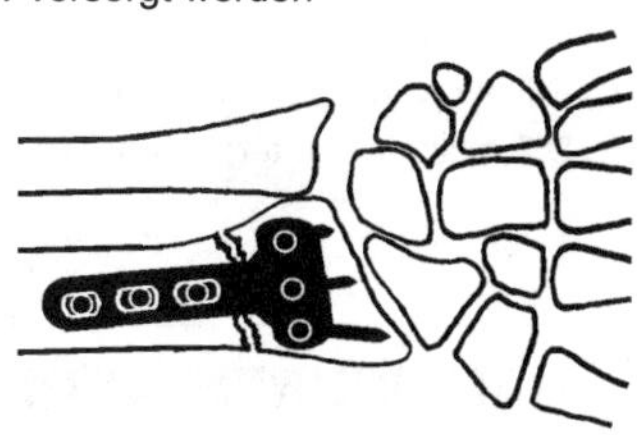

  - SMITH-Fraktur: volare winkelstabile Platte
  - GALEAZZI-Fraktur: DC-Platte + Radio-ulnar-Gelenk-Bandnaht ⇨ Gips in Pronationsstellung
  - Offene Trümmerfrakturen: Fixateur externe prox. u. dist. der Fragmente (sehr weit distal gelegen: dann gelenküberbrückend vom Radius auf Os metacarpale II) für 6-8 Wo. mit früh beginnender Krankengymnastik, evtl. auch mit Bewegungsfixateur
  - *Kind:* Spickdrahtosteosynthese bei kons. nicht stabilisierbarer Reposition
- Leitlinie: Distale Radiusfraktur, S2e v. 3/2021 (AWMF Registernummer 187-019)

Prog: Der Trend geht heute eher zu den operativen Verfahren, um Fehlstellungen zu vermeiden. In 90 % d.F. wird damit ein gutes Ergebnis erzielt. Bei Osteoporose schlechteres Outcome.

Kompl:
* Infektion von großen Hämatomen oder bei offenen Frakturen
* Sekundäre **Dislokation** (bis 2 Wochen nach der Reposition trotz Gips möglich, daher Rö-Kontrollen durchführen)
* SUDECK-Syndrom: insb. nach brüsker Reposition od. häufigen Nachrepositionen
* Posttraumatisches Karpaltunnelsyndrom, Verletzung des N.medianus
* Daumenstrecksehnenruptur
* Posttraumatische Arthrose ⇨ Ther: konservativ, nur bei Pat. mit schwerer körperlicher Arbeit ist eine Arthrodese zu empfehlen
* *Kind:* überschießendes Wachstum (⇨ Radiusvorschub), aber auch ein vermindertes Wachstum mögl. (Zurückbleiben des Radius ⇨ relativer Ulnavorschub)

Op:
* Verletzung des N.radialis (sensibel), N.medianus
* Spickdrahtosteosynthese: Infektions- und Dislokationsgefahr
* Volare Platten: fehlerhafte Schraubenlage, Sehnenreizung, SUDECK-Syndrom, Karpaltunnelsyndrom

HAND UND HANDWURZEL

Anatomie

Die Handwurzel (= **Carpus**) besteht aus 8 Knochen, die die Beweglichkeit im Handgelenk sicherstellen (Namen der Handwurzelknochen s. Abb. Das Os scaphoideum wird in der Klinik oft auch „Os naviculare" genannt)

Bewegungsmaße der Handwurzel:
Dorsalextension/ Palmarflexion 60 - 0 - 60°
Radial-/Ulnarabduktion: 25 - 0 - 40°

Der **Karpaltunnel** (Canalis carpi) ist ein Kanal, der sich durch das über die Handwurzelknochen gespannte Lig.carpi transversum (= Retinaculum flexorum) bildet. In ihm verlaufen die langen Beugesehnen und der N.medianus.

Gelenke der Phalangen:
Bewegungsmaße s. Anhang

1.) MCP = Metacarpo-Phalangealgelenk
2.) PIP = proximales Interphalangealgelenk
3.) DIP = distales Interphalangealgelenk

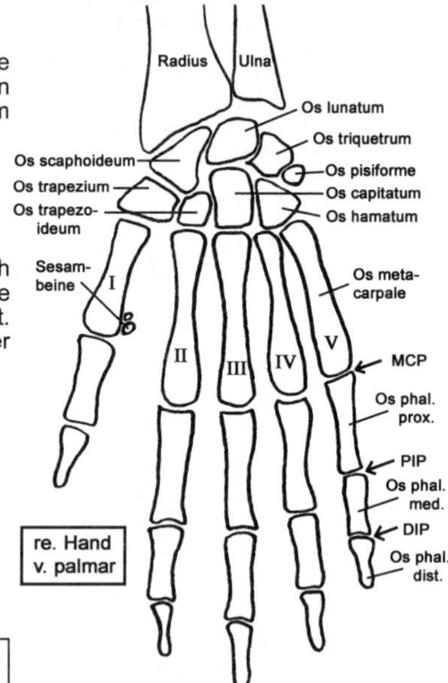

re. Hand v. palmar

HANDWURZELVERLETZUNGEN

Anatomie: Os scaphoideum und os lunatum sind am meisten gefährdet, da sie Radius bzw. Ulna direkt anliegen und somit die Kräfte, z.B. bei Sturz auf die Hand unmittelbar einwirken.

Ät: Indirektes Trauma: **Sturz** auf die **ausgestreckte** (extendierte) **Hand**

Etlg:
Os-scaphoideum-Fraktur (Syn: **Kahnbeinfraktur**, Os-naviculare-Fraktur - Os naviculare ist eigentlich nicht korrekt, das Kahnbein wird in der Klinik aber oft so wie der Fußwurzelknochen bezeichnet), ICD-10: S62.0, häufigste Fraktur der Handwurzel (ca. 80 % d.F.)
Os-lunatum-Luxation (Syn: Mondbeinluxation, **perilunäre Luxation** = Verrenkungen der übrigen Handwurzelknochen in Beziehung zum Mondbein), ICD-10: S63.0-
Perilunäre Luxation + Os-scaphoideum-Fraktur = DE QUERVAIN-Fraktur
Os-lunatum-Fraktur + Kahnbeinluxation

Klin:
⇒ Kahnbeinfraktur: Druckschmerz in der Tabatière (Syn: Fovea radialis) und Tabatièrenkontur verstrichen, Bewegungsschmerz im Handgelenk
⇒ Os-lunatum-Luxation: schmerzhafte Bewegungseinschränkung im Handgelenk, ggf. Parästhesien Dig. I-III (N.medianus), ggf. Bajonettstellung (Hand nach dorsal abgekippt)

Diag:
1. Anamnese (Unfallhergang) und klinische Untersuchung
2. Röntgen: Handgelenk in 2 Ebenen (p.a. = dorsopalmar u. seitl.) + STECHER-Aufnahme (Handgelenk p.a. in maximaler Ulnarabduktion und Faustschluss), ggf. Skaphoidquartett (2 Ebenen + 2 Schrägaufnahmen) u. evtl. konventionelle Tomographie des Kahnbeins
   Oft ist der **Nachweis initial schwierig** ⇨ **CT**, ggf. auch Extremitäten-MRT (E-MRI).
   Bei Os-lunatum-Luxation: Vorspringen des Os lunatum nach dorsal oder volar (im Seitenbild sichtbar)

Ther: • **Kahnbeinfraktur:** Nicht dislozierte Frakturen konservativ im Böhler-Gips: OA-Gips mit Einschluss von Daumen- u. Zeigefingergrundgelenk für 4-6 Wochen, dann für 4-6 Wo. UA-Gips, wegen der Gefahr der Pseudarthrose wird heute aber häufiger operiert:

Operativ: Ind: dislozierte Frakturen (alle prox. Frakturen, mittlere wenn Spalt >2 mm)

- Schwierige Op!, Zugang von palmar od. von dorsal minimalinvasiv
- Dislozierte Frakturen: Reposition und Schraubenosteosynthese (kanülierte Doppelgewindeschraube nach HERBERT od. konische Schraube, Acutrak®), ggf. + Spongiosaplastik (insb. bei verzögerter Bruchheilung od. Op einer Pseudarthrose)
- DE QUERVAIN-Fraktur: Reposition des Os lunatum und Schraubenosteosynthese des Os scaphoideum
- Postoperativ: OA-/UA-Gips für 4-6 Wo., evtl. Magnetfeld- od. Ultraschallstoßwellenbehandlung zur Beschleunigung der Knochenheilung. Die Schraube wird nicht entfernt.

• **Os-lunatum-Luxation:** Reposition in Leitungsanästhesie (vertikaler Dauerzug der Hand gegen den Oberarm für 15 Min., dann Druck v. palmar bei volarer Luxation) ⇨ Gipsschiene für 6 Wo.

Operativ: Ind: N.medianus-Beteiligung oder Nichtgelingen der Reposition

- Offene Reposition und temporäre Spickdrahtfixation

Prog: Die Os-scaphoideum-Frakturen heilen nur **sehr langsam** und neigen zur Pseudarthrosenbildung. Häufig sind Zweitoperationen notwendig.

Kompl:
* Skapholunäre Bandverletzung, weitere Handwurzelfrakturen, Instabilität des karpalen Gelenkes
* **Pseudarthrose!**, besonders gefährdet sind prox. Os-scaphoideum-Frakturen, da die Blutversorgung des Os scaphoideum retrograd (von distal) erfolgt
  Ther: immer Op erforderlich, MATTI-RUSSE-I-Plastik ⇨ Resektion avitaler Fragmente, Einfalzen eines kortikospongiösen Spanes und Schraubenosteosynthese, postoperative Ruhigstellung für 1-3 Monate
* Kahnbeinnekrose (bzw. Nekrose eines Fragmentes), Os-lunatum-Nekrose (KIENBÖCK-Krankheit, aseptische Knochennekrose, meist junge Männer betroffen)
* Schädigung des N.medianus, posttraumatisches Karpaltunnelsyndrom

MITTELHANDVERLETZUNGEN

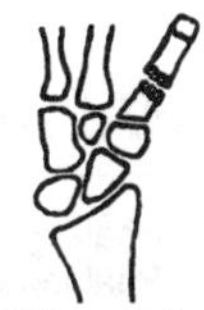
Winterstein

Syn: Frakturen: ICD-10: Dig. I: S62.2-, Dig. II-V: S62.3-, multiple Dig.: S62.4
Seitenbandrupturen-Hand: wichtigste ist die Ruptur des ulnaren Seitenbands in Höhe des Daumengrundgelenks, daneben noch Ruptur der radialen Seitenbänder am Zeigefinger, ICD-10: S63.4

Ät:
– Frakturen: direkte Gewalteinwirkung od. indirekte Gewalteinwirkung, z.B. Sturz auf die Hand, Faustschlag (MC-V-Fraktur)
– Seitenbandrupturen: indirektes Trauma, insb. durch **Abscherung des Daumens** nach radial (z.B. Skistock-Verletzung = Ski-Daumen)

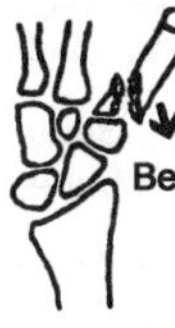
Bennett

Etlg:
Mittelhandknochenfrakturen: Basis-, Schaft- und Köpfchenfraktur mit od. ohne Beteiligung von Gelenkflächen
Os-metacarpale-I-Basisfrakturen (am Daumensattelgelenk = Basis MC I mit od. ohne Beteiligung der MC-I-Gelenkfläche zum Os trapezium):
- ***WINTERSTEIN-Fraktur:*** extraartikuläre (= ohne Gelenkbeteiligung), basisnahe Schrägfraktur
- ***BENNETT-Luxationsfraktur:*** intraartikuläre (= mit Gelenkbeteiligung), basisnahe Schrägfraktur mit **Subluxation im Daumensattelgelenk** (Dislokation nach radial und proximal durch Muskelzug)
- ***ROLANDO-Fraktur:*** intraartikuläre, basisnahe "Y"- oder "T"-Fraktur (= 3 Fragmente) mit Subluxation im Daumensattelgelenk (Dislokation nach radial und proximal durch Muskelzug)

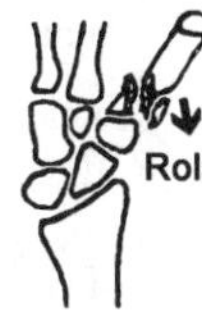
Rolando

Seitenbandrupturen: ulnares Seitenband am Daumengrundgelenk
Seitenbänder der Langfinger am Grundgelenk, PIP- od. DIP-Gelenk

Klin: ⇒ Druckschmerzhaft, Bewegungsschmerz, Weichteilschwellung, Hämatom
⇒ Bei Fraktur: Tast- oder sichtbare Deformität
⇒ Bei Luxation: Gelenkinstabilität

Diag: 1. Anamnese und klinische Untersuchung: Faustschluss prüfen (alle Langfinger müssen beim Faustschluss auf das Scaphoid zeigen ohne zu überkreuzen ⇨ bei Verkürzung od. Rotationsfehler Op-Ind.)
2. Röntgen: Hand in zwei Ebenen, ggf. betroffenen Gelenkabschnitt in 2 Ebenen od. CT u. zusätzlich gehaltene Aufnahme od. Funktionsaufnahme ⇨ vermehrte Aufklappbarkeit

Ther:
- **Mittelhandfrakturen:** Konservativ bei extraartikulären basisnahen Frakturen mit Unterarm-Daumengipsschiene für 2 Wo. + 2 Wo. Mittelhandbrace, bei nicht dislozierten Schaftfrakturen volare Unterarm-Gipsschiene/Mittelhandbrace für 4 Wo.

  Operativ: Ind: Dislozierte od. Trümmerfraktur, Torsionsfehlstellung, Verkürzung >6 mm
  - Dislozierte Schaftfrakturen od. dislozierte WINTERSTEIN-Fraktur: Miniplatte oder perkutane KIRSCHNERdrahtosteosynthese
  - Subkapitale Frakturen bei starker Abkippung und intraartikulären Köpfchenfrakturen: Mini-T-Platte
  - BENNETT- und ROLANDO-Fraktur: Op obligat, kleine Zugschraube, KIRSCHNER-Draht od. Miniplatte (bei BENNETT-Fraktur auch Op n. ISELIN ⇨ Fixation des MC I mit 2 Spickdrähten am MC II)
- **Seitenbandrupturen:** Funktionell mit Schienung durch Pflasterverband mit dem benachbarten Finger, bei Langfinger-Sehnenbandruptur Gipsverband für 4 Wo. in Funktionsstellung

  Operativ: Ind: knöcherne Bandausrisse, Seitenbandausriss am Dig. I und II
  - Durchflechtungsnaht der Sehne und transossäre Fixation

Kompl: * **Rotationsfehler**, Achsenknick, Verkürzung
* Gelenkkontrakturen, Pseudarthrose
* Wackeldaumen mit Instabilität

PHALANGENVERLETZUNGEN

Syn: Phalangenfraktur: ICD-10: Dig. I: S62.5-, Dig. II-V: S62.6-, multiple: S62.7
Phalangenluxation: Fingerluxation, ICD-10: S63.1-

Ät: – Direktes Trauma: Schlag, Stoß, Überbiegung, Quetschung (Einklemmung), Schnitt
– Pathologische Fraktur: Enchondrom (benigner Knochentumor, macht 2/3 der Knochentumoren an der Hand aus)

Etlg: # Basis-, Schaft- und Köpfchenfraktur mit und ohne Gelenkbeteiligung
Nagelkranzfraktur (insb. bei Quetschung)

Klin: ⇒ Fraktur: Schwellung, Druckschmerz, Bewegungseinschränkung
⇒ Luxation: federnde Fixation, Bajonett-Stellung, Knopflochdeformität (bei Strecksehnenruptur)

Diag: 1. Anamnese und klinische Untersuchung
2. Röntgen: betroffener Finger in 2 Ebenen mit angrenzendem prox. Gelenk

Ther:
- **Phalangenfrakturen:** konservativ mit dorsaler 2-Finger-Gipsschiene in Beugestellung für 4 Wochen oder BÖHLER-Schiene in Funktionsstellung

Endgliedfraktur: Schienung mit Strack ´scher-Schiene für 4 Wochen
Nagelkranzfraktur: bei Hämatom Nageltrepanation zur Hämatomentlastung (Nagel nicht entfernen, da dieser als Schiene dient)

Operativ: Ind: instabile Frakturen

- Reposition und Fixation mit Miniaturplatte oder Spickdrahtosteosynthese

- **Phalangenluxation:** Reposition des Fingers in OBERST-Leitungsanästhesie, Prüfung der Seitenbandführung ⇨ Ruhigstellen für 2-3 Wochen in Funktionsstellung, z.B. mit Faustverband od. Böhler-Schiene

  Operativ: Ind: Interposition v. Beugesehne/Kapselanteilen, insb. am Fingergrundgelenk
  - Operative Revision und Reposition

Kompl: Rotationsfehlstellung

HAND-SEHNENVERLETZUNGEN

Syn: ICD-10: S63.4

Anatomie: **MCP** = Metacarpophalangealgelenk
PIP = prox. Interphalangealgelenk
DIP = distales Interphalangealgelenk
Die Strecksehnen haben eine gegenseitige kreuzende Verbindung (Connexus intertendineus). Die Beugesehnen kreuzen untereinander und werden durch Ringbänder am Knochen fixiert.

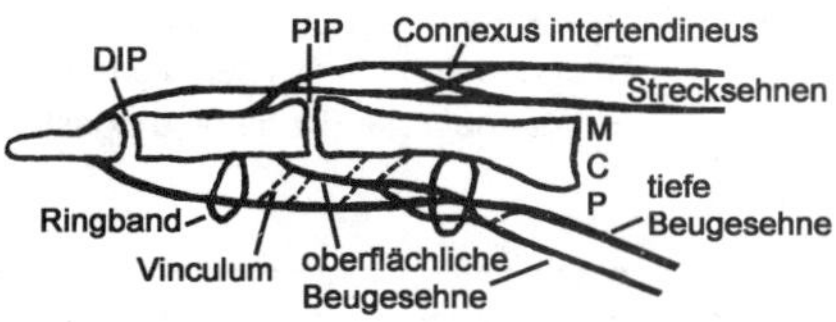

Ät: – **Trauma:** Sport, z.B. typisch beim Volleyball ⇨ Strecksehnenabriss am Fingerendgelenk
Überstreckung der Finger ⇨ Beugesehnenriss
Luxationstraumen, Begleitverletzung bei Frakturen (z.B. distale Radiusfraktur)
– Scharfes Trauma mit **direkter Durchtrennung** (z.B. Messerverletzung, Glasscherben)
– Degenerativ: rheumatische Arthritis, Ischämie bei Durchblutungsstörungen

Etlg: # **Beugesehnenverletzung** ⇨ schwierig zu behandeln wegen der Sehnengleitkanäle, Ringbänder, bindegewebigen Bänder mit Blutversorgung (Vincula tendinum) und der schlecht verschieblichen Haut (⇨ Hilfsschnitte notwendig)
Strecksehnenverletzung (oft mit knöchernem Ausriss am Ansatz = BUSCH-Fraktur)

Klin: ⇒ Durchtrennung der oberfl. Beugesehnen: fehlende Beugung im Fingermittelgelenk (PIP)
⇒ Durchtrennung der tiefen Beugesehnen: Fehlende Beugung im Fingerendgelenk (DIP)
⇒ Strecksehnenausfälle zeigen nicht immer eine deutliche Klinik wegen der Kreuzung im Connexus intertendineus (Kompensationsmöglichkeit)
⇒ Strecksehnendurchtrennung am Endglied: fehlende Endgliedstreckung
⇒ Strecksehnendurchtrennung am Mittelgelenk: Knopflochdeformität (s. Abb.) wegen fehlendem Zug am PIP und Zug am DIP ⇨ Überstreckung im DIP und Beugung im PIP (s. Abb.)

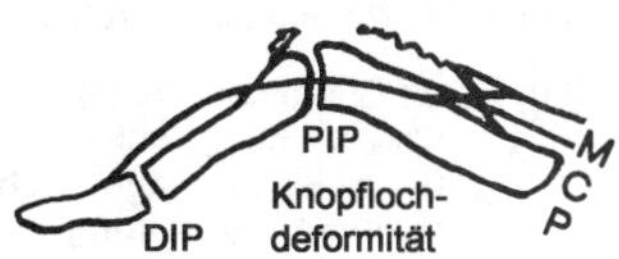

⇒ Strecksehnendurchtrennung am Grundgelenk: Streckung aufgehoben

Diag: 1. Anamnese und **Wichtig!**: klinische Untersuchung mit Funktionsprüfungen (**DMS** dokumentieren!), immer im Vergleich zur Gegenseite, Bewegung gegen Widerstand prüfen
2. Röntgen: Hand, Finger in zwei Ebenen zum Ausschluss knöcherner Verletzungen, knöcherner Sehnenausrisse
3. Bei jedem scharfen Trauma (Schnittverletzung) darstellen des Wundgrundes ⇨ Sehnenverletzungen, Nervenverletzung?

Ther:
- Konservativ: Bei knöchernem Strecksehnenausriss ⇨ STACK-Schiene für 6-8 Wochen; gelingt die Adaptation nicht, operative Fixation des Kleinfragments mit KIRSCHNER-Draht.
- Operativ: **Sehnennähte** erfordern eine sehr gute, **atraumatische Operationstechnik!**
  - Primäre End-zu-End-Adaptation der Sehnenstümpfe (KIRCHMAYR-KESSLER-Naht, Abb.)
  - Transossäre Ausziehnaht: Durchflechtungsnaht an der Sehne, Fixation durch einen transossären Minibohrkanal, der Faden wird dabei durch die Haut gezogen u. fixiert.
  - Z-Sehnenverlängerung (bei großen Sehnendefekten)
  - Sehnentransplantation: autologe Transplantation von Sehnen (z.B. Sehne des M.palmaris long., M.plantaris) bei alten Rupturen, PULVERTAFT-Naht: Durchflechtung einer Sehne durch eine andere Sehne (bei der Sehnentransplantation)

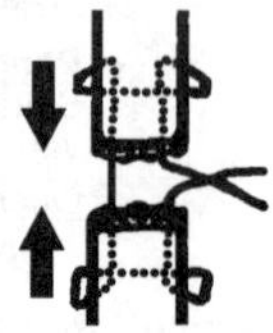

  - Sehnentransposition: Verlagerung einer weniger wichtigen Sehne an eine wichtigere Stelle (z.B. Dig.-IV-Sehne als Ersatz für fehlende Daumensehne)
  - Postoperativ: bei Beugesehnen-Op ⇨ **Frühmobilisation** (ab 1. postop. Tag), um die Gleitfähigkeit der Sehne zu sichern ⇨ **dynamische Schiene** nach KLEINERT mit Fixierung der Finger in Beugestellung an Gummizügeln (Streckung aktiv mögl., Beugung erfolgt passiv durch die Zügel) für 3-6 Wo., Teilbelastung ab der 6. Wo., voll nach 3 Mon.
  - Strecksehnen-Op ⇨ Ruhigstellung mit STACK-Schiene od. Gipsverband für ca. 6 Wo. od. evtl. temporäre Arthrodese (mit K-Draht, verhindert Flexion = Zug auf die Sehne)

Kompl:
* Verwachsungen zwischen Sehne und Sehnengleitlager ⇨ Bewegungseinschränkung, Beugekontraktur ⇨ Ther: Tendolyse nach ca. 6 Monaten
* Sehnennekrose (Durchblutungsstörung), Ruptur im Anastomosenbereich

TENDOVAGINITIS STENOSANS

Syn: **Schnellender Finger**, engl. trigger finger, ICD-10: M65.3, DE QUERVAIN-Krankheit (Daumen, ICD-10: M65.4)

Ät:
- Chronisch-degenerativ, rheumatisch, entzündlich durch lokale Noxen (Tierpfleger)
- Angeborene Fehlbildung der Hand (sehr selten), auch bei Pätau-Syndrom (Trisomie 13)

Path:
- **Chronisch entzündliche Veränderungen** im Bereich der Sehnenscheiden, Ringbänder (Lig.anulare) oder Retinacula ⇨ Vernarbungen mit Verengung des Sehnenhüllgewebes ⇨ Hemmung der Sehnengleitfähigkeit oder selten Verdickung der Sehnen selbst
- Lok: Daumen-**Strecksehnen** des M.extensor pollicis brevis u. abductor pollicis longus und evtl. Begleithypertrophie des Retinaculum extensorum
  Schnellender Finger: Ringbänder/**Beugesehnenscheiden**, insb. auch am Daumen od. Mittel-/Ringfinger ⇨ meist im Bereich der Hohlhand tastbare Verdickung

Epid: Prädisp.alter: im Durchschnitt 40.-50. Lj., **w** > m

Klin:
⇒ DE QUERVAIN-Krankheit: Schmerzen bei Extension/Abduktion des Daumens mit Ausstrahlung in Handgelenk u. Unterarm, Druckschmerzhaftigkeit im Sehnenverlauf
⇒ Schnellender Finger: Schnapp-Phänomen des Daumens/Fingers bei Extension, sichtbare/ **tastbare Verdickung** im Beugesehnenverlauf, druckschmerzhaftig

Diag: Anamnese und klinische Untersuchung: FINKELSTEIN-Test (Ulnarabduktion bei gebeugtem Daumen und Faustschluss der übrigen Finger ⇨ Schmerz über erstem Strecksehnenfach)

Ther:
- Konservativ: lokale Kortikoideinspritzungen v. palmar in den Bereich der Sehnenscheide
- Operativ: Durchführung der Op in intravenöser Regionalanästhesie u. Blutsperre
  - DE QUERVAIN-Krankheit: Längsspaltung des Retinaculum extensorum und/oder der Strecksehnenscheide
  - Schnellender Finger: Spaltung des prox. Ringbandes/Beugesehnenscheide und/oder Abtragung der Sehnenverdickung

Prog: Op führt bei 80 % d. Pat. zur völligen Beschwerdefreiheit

Kompl: * Op: Verletzung von Gefäßen, Nerven und Sehnen, Sensibilitätsstörung
* Postop.: Sehnenrupturen oder Luxation der Sehne aus dem eröffneten Sehnenfach

DD: – Tendinitis, Tendovaginitis hypertrophicans (bei Radialislähmung an den Strecksehnen des UA), Tendovaginitis purulenta (Panaritium)
– Ganglion, Sehnenscheidenhygrom, Dupuytren-Kontraktur, Styloiditis radii

DUPUYTREN-KONTRAKTUR

Syn: Beugekontraktur der Finger durch Palmarfibromatose, ICD-10: M72.0

Ät: – **Ungeklärt**, konstitutionelle Bindegewebeveränderung (**genetische Disposition**, 80 % d.F.)
– Prädisp: Diabetes mellitus, Alkoholismus, Leberzirrhose, Myokardschäden, Epilepsie, Trauma mit Verletzung d. N.ulnaris, Induratio penis plastica, rheumatische Erkrankungen

Path: ♦ **Fibromatose** der Palmaraponeurose (= DUPUYTREN-Kontraktur), des neurovaskulären Bündels und der Fettgewebsanhanggebilde ⇨ Verhärtung, Schrumpfung
Die gleiche Entität gibt es an der Plantaraponeurose am Fuß (= LEDDERHOSE-Syndrom I).
♦ Lok: meist an der Hand ulnarseitig (**Dig. IV**, V), bei 50 % bis 2/3 d. Pat. beidseits

Epid: ◊ **M** > w (5:1), Prädisp.alter: 50.-70. Lj., bei genetischer Disposition auch früher
◊ Prävalenz: **1-30 %** der Bevölkerung, praktisch nur weiße Bevölkerung betroffen

Etlg: Bezüglich der Klinik nach ISELIN (1965)

Stadium 0:	Kleine Indurationen/Knoten ohne Funktionsbeeinträchtigung der Hand
Stadium I:	Knoten/Stränge mit beginnender Streckhemmung der Fingergrundgelenke
Stadium II:	Kontraktur im Fingergrundgelenk bis 30°, beginnende Streckhemmung im Fingermittelgelenk
Stadium III:	Kontraktur einzelner Fingergelenke, in einem Gelenk >30°
Stadium IV:	Extreme Beugekontraktur, Krallenstellung, Gefühls- und Durchblutungsstörungen

Klin: ⇒ Typischer klinischer Befund: derb tastbare Knoten-/Stranggebilde in der Hohlhand über dem IV. Strahl, ggf. lokale trophische Störungen, Ödeme an den Händen
⇒ Beugekontraktur im Grund- und Mittelgelenk, Krallenfinger, Hyperextension des Fingerendgliedes, Beugestellung der gesamten Mittelhand (Endzustand)

Ther: • Konservativ: In Stadium 0 u. I **manuelle Dehnungen** durch Krankengymnastik, Nachtschienen, Kortikoideinspritzungen ⇨ können den Prozess aber meist nicht stoppen.
Im Frühstadium ist auch eine lokale **Radiatio** (10 x 2-4 Gy Elektronen- od. weiche Röntgenstrahlung) mit gutem Langzeiterfolg mögl. oder eine lokale Kollagenaseninjektion.
• Operativ: Ind: ab Stadium II (MCP-Beugekontraktur ab 30°)
- Perkutane Nadelaponeurotomie (Syn: Nadelfasziotomie): multiple Perforationen des betroffenen Stranges mit einer Kanüle (Nachteil: das pathologische Gewebe wird nur durchtrennt und nicht entfernt ⇨ Rezidiv häufig)
- Darstellung der Palmaraponeurose, **partielle** oder gesamte **Entfernung des betroffenen Fasziengewebes**, ggf. auch noch gesunder Anteile zur Rezidivprophylaxe (= Entfernung der gesamten Palmaraponeurose = Palmarektomie)
- Bei Befall d. Beugesehnen: Zusätzlich Sehnenverlängerung
- Ultima ratio: Amputation des Fingers (bei Stad. IV evtl. notwendig)
• Weitere Informationen u. Selbsthilfegruppen: Deutsche Dupuytren-Gesellschaft e.V., Westerbuchberg 60b, 83236 Übersee, Internet: www.dupuytren-online.de

Prog: Rezidive häufig, da keine Heilung mögl. Partielle Fasziektomie mit gutem Resultat mögl.

BECKEN

Anatomie

Os ilium = Darmbein = kranialer Pfeiler
Os ischii = Sitzbein = dorsaler Pfeiler
Os pubis = Schambein = ventraler Pfeiler

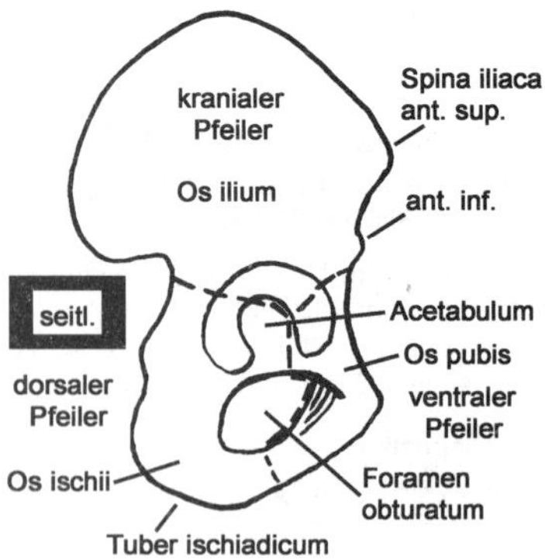

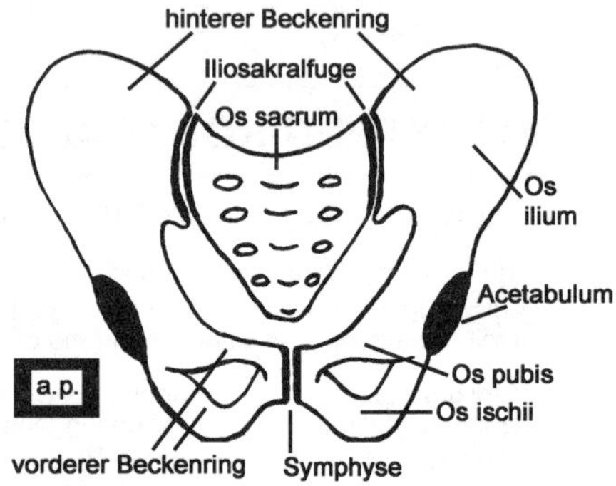

Symphyse: Discus interpubicus + Ligg.pubica
Iliosakralfuge: Lig.sacroiliacum ventrale et dorsale
Vorderer Beckenring: Os pubis + Os ischii
Hinterer Beckenring: Os ilium

BECKENVERLETZUNGEN

Syn: Engl. pelvic fractures, ICD-10: S32.83

Ät:
- Sehr **heftiges Trauma** (Hochrasanztrauma) od. Gewalteinwirkung: Verkehrsunfälle, Überrolltrauma, Sturz aus großer Höhe (Suizidversuch), Verschüttung unter schweren Lasten (Hauseinsturz) ⇨ in 80 % d.F. Begleitverletzungen (Polytrauma, SHT)!
- Bagatelltrauma bei ausgeprägter Osteoporose

Etlg:
Beckenrandfrakturen: Beckenschaufelfraktur, Steißbeinfraktur, Sitzbeinfraktur, Abrissfrakturen an den Sehnenmuskelansätzen: Tuber ischiadicum (Adduktoren), Spina iliaca anterior superior (M.sartorius), Spina iliaca anterior inferior (M.rectus femoris)

Beckenringverletzungen (s. Abb.):
- Einseitige Beckenfraktur am vorderen Beckenring (Schambein + Sitzbein) oder hinteren Beckenring (Os ilium)
- Beidseitige vordere Beckenringfraktur = Schmetterlingsfraktur
- Komplette Beckenringfraktur (MALGAIGNE-Fraktur) = vorderer und hinterer Beckenring auf einer Seite vertikal frakturiert
- Symphysenruptur (meist in Verbindung mit Verletzung des hinteren Beckenringes)
- Iliosakralgelenkruptur
- Sakrumfraktur

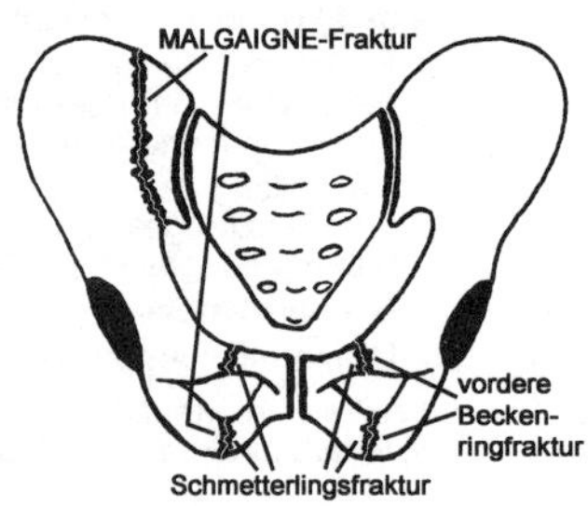

Beckenfrakturen, Einteilung nach MÜLLER (1978), Kriterium: Stabilität im Becken

Typ I	**Stabile Beckenringverletzung:** Einseitige vordere Beckenringfraktur oder nicht dislozierte Schmetterlingsfraktur oder Symphysenlockerung
Typ II	**Instabile inkomplette Beckenringverletzung:** Doppelseitige dislozierte Beckenringfraktur mit oder ohne Symphysensprengung oder Symphysensprengung + einseitige vordere Beckenringfraktur
Typ III	**Instabile komplette Beckenringverletzung:** MALGAIGNE-Fraktur oder hintere Beckenringfraktur + Symphysensprengung oder vordere Beckenringfraktur + Iliosakralgelenkruptur oder Symphysen- + Iliosakralsprengung (= "totale Beckenluxation")

ABC-Klassifikation nach AO u. TILE der Beckenfrakturen, Kriterium: Beckenstabilität und vertikaler Kraftfluss von der LWS auf die Hüftgelenke:

Typ A: **Stabile** Beckenfrakturen, hinterer Beckenring intakt, vertikaler Kraftfluss stabil (z.B. Randfrakturen, Beckenschaufelfraktur, tiefe Os-sacrum-Fraktur)

Typ B: Teilweise Verletzung am hinteren Beckenring, Rotationsinstabilität einer Beckenseite ⇨ Asymmetrie d. Beckenringes, aber vertikaler Kraftfluss stabil (z.B. einseitige Os-sacrum-Fraktur/Iliosakralgelenk**teil**ruptur + vordere Beckenringfraktur, sog. Open-book-Fraktur)

Typ C: **Komplette Instabilität** durch Verletzung des vorderen u. hinteren Beckenringes ⇨ Rotationsinstabilität einer Beckenseite, Asymmetrie des Beckenringes und vertikaler Kraftfluss unterbrochen (z.B. ein- od. beidseitige Iliosakralverletzung + vordere Beckenringfrakturen)

Epid: Prädisp.alter: 20.-30. Lj. (**Polytrauma**-Pat. haben in 20 % d.F. Beckenverletzungen) und >70. Lj. bei Frauen (Bagatelltrauma bei vorbestehender Osteoporose)

Klin:
- ⇒ Isolierte einseitige vordere Beckenringfraktur häufig asymptomatisch
- ⇒ Stauchungs-, Kompressions-, Bewegungsschmerz, eingeschränkte Hüft- und Hüftgelenkbeweglichkeit, asymmetrische Beckenkontur, Beckenschiefstand, Beinlängendifferenz
- ⇒ Hämatom: Perineal, inguinal, Skrotalhämatom
- ⇒ **Cave** bei **Miktionsstörungen** ⇨ kein Blasenkatheterismus bei V.a. Verletzung der ableitenden Harnwege

Diag:
1. Anamnese und klinische Untersuchung: periphere Pulse, Sensibilität und Motorik von Becken/Beinen, rektal-digitale Untersuchung, RR- und **Hb-Kontrolle** bei V.a. Blutung (mehrere Liter Blutverlust mögl.)
2. Röntgen: Beckenübersicht a.p., Inlet- u. Outletaufnahme (karniokaudal/kaudokranial gekippte Aufnahmen), ggf. Obturator- u. Ala-Aufnahme (bei V.a. Azetabulum-Beteilig., s.u.)
3. **CT** zum Ausschluss weiterer Verletzungen, z.B. Iliosakralgelenksprengung
4. Bei V.a. Verletzung der ableitenden Harnwege ⇨ **Ausscheidungsurographie** od. retrograde Urethrographie durchführen! Kein transurethraler Katheterismus (Gefahr zusätzlicher Verletzung), wenn Katheter erforderlich ⇨ suprapubischer Katheter

Ther:
- Konservativ: einseitige vordere Beckenringfraktur ⇨ 1 Wo. Bettruhe, KG, Analgesie
  Schmetterlingsfraktur ⇨ 2 Wo. Bettruhe, KG, Analgesie, Thromboseprophylaxe
  Symphysenruptur: frühfunktionelle Behandlung
  Abrissfrakturen: frühfunktionelle Behandlung
  (Früher wurde bei Diastase die Rauchfuß-Beckenschwebe angewendet = Hüfte schwebt in der Luft an überkreuzenden Aufhängern ⇨ Druck auf die Fragmente)
- Operativ: Ind: offene Frakturen, urologische Komplikationen, starke Blutung
  - Notfall-Op: Blutstillung am Becken, ggf. Tamponade, Fixateur externe/Beckenzwinge (s. Abb.)
  - MALGAIGNE-Fraktur: bei nicht ausreichender Reposition = Diastase der Fragmente ⇨ Plattenosteosynthese
  - Symphysenruptur: bei konservativ nicht reponierbarer Diastase od. Begleitverletzungen ⇨ Plattenosteosynthese, evtl. auch Fixateur externe
  - Abrissfrakturen: evtl. Zugschraube zur Fragmentfixation

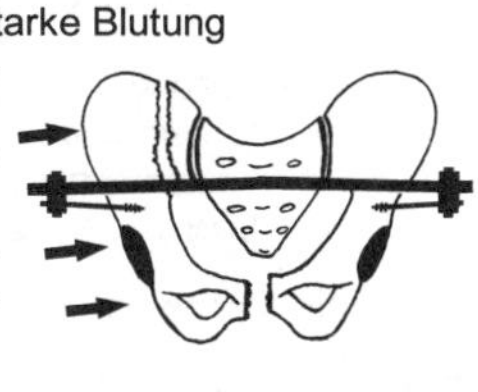

<u>**Prog:**</u> Abhängig von der Schwere der Begleitverletzungen, Letalität bei offenen Frakturen bis 50 %

<u>**Kompl:**</u>
* Schwere intra- und retroperitoneale **Blutungen** (A. und V.iliaca com. und ihre Äste, präsakraler Venenplexus, A. und V.femoralis sowie aus dem spongiösen Knochen) ⇨ **hämorrhagischer Schock**, Kompartmentsyndrom des Beckens (im Bereich der Faszienräume des M.psoas und der Glutealmuskulatur)
* Da meist heftiges Trauma ⇨ <u>häufig Zusatzverletzungen</u>: **Polytrauma**, SHT, Thoraxtrauma und insb. intrapelvine Verletzungen: **Blasen-** (meist extraperitoneal) und/oder **Harnröhrenverletzung** (Urethra meist im Bereich der 1-2 cm langen Pars membranacea rupturiert), Darmperforationen, septische Komplikationen
* hohe Thrombosegefahr ⇨ immer **Thromboseprophylaxe** durchführen
* Pseudarthrosenbildung (selten)

AZETABULUMFRAKTUR

<u>**Syn:**</u> Hüftpfannenfraktur, engl. acetabular fracture, ICD-10: S32.4

<u>**Ät:**</u>
- Schweres direktes Trauma (z.B. Sturz od. Schlag auf die Hüfte)
- Indirektes Trauma: Knieanprall (z.B. Anprall am Armaturenbrett bei einem Auffahrunfall = dashboard-injury)
- Häufig in Verbindung mit/durch eine **Hüftgelenkluxation** = Luxationsfraktur mit Verletzung entsprechender Struktur (z.B. dorsale Lux. ⇨ dorsale Pfannenrandfraktur)

<u>**Etlg:**</u> # Nach JUDET u. LETOURNEL (1964)

Typ	Beschreibung
Typ 1:	Dorsaler Pfannenrand frakturiert (häufigste Form)
Typ 2:	Dorsaler Pfeiler frakturiert
Typ 3:	Pfannenbodenquerfraktur (= Fraktur beider Pfeiler)
Typ 4:	Ventraler Pfeiler frakturiert

(nach WEISE u. WELLER (1987) gibt es noch Typ 5-8 = kombinierte Frakturen)

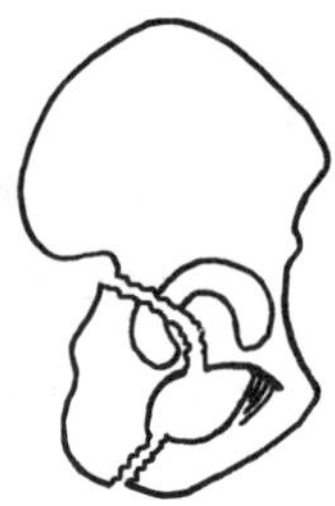

Abb.-Bsp.: dislozierte Azetabulumfraktur Typ 2, AO: 62-A-2

Fraktur des Pfannendaches/kranialer Pfeiler

<u>**Klin:**</u>
⇒ Stauchungs-, Zug-, Druckschmerz, Bewegungseinschränkung
⇒ Hämatom
⇒ Bei Luxationsfrakturen: fixierte Rotationsfehlstellung, Beinverkürzung

<u>**Diag:**</u>
1. Anamnese und klinische Untersuchung
2. <u>Röntgen:</u> Beckenübersicht a.p. und Hüftgelenk a.p. und zusätzlich immer **CT**
   Obturator-Aufnahme (45° angehobenes Becken auf der kranken Seite) ⇨ Beurteilung des dorsalen Pfannenrandes + vorderen Pfeilers
   Ala-Aufnahme (45° angehobenes Becken auf der gesunden Seite) ⇨ Beurteilung des vorderen Pfannenrandes + hinteren Pfeilers

<u>**Ther:**</u>
- <u>Konservativ:</u> nicht dislozierte, stabile Frakturen ⇨ frühfunktionelle Behandlung für 6-8 Wo.
- <u>Operativ:</u> Ind: junge Patienten, dislozierte Frakturen mit Stufenbildung in der Gelenkfläche, Fragment im Gelenk
  - Zugang: meist ilio-inguinaler Zugang nach JUDET (je nach Fraktur)
  - Hinterer Pfeiler: Reposition und Plattenosteosynthese
  - Luxationsfrakturen: Reposition der Luxation u. Rekonstruktion von Pfanne/Pfannenrand
  - Insg. 3-4 Monate postop. Entlastung des Hüftgelenkes

<u>**Prog:**</u> Sehr schwerwiegende Fraktur, die in einer Spezialklinik versorgt werden sollte.

<u>**Kompl:**</u>
* Mögliche Begleitverletzungen: N.ischiadicus - N.peroneus-Läsion durch Überdehnung

* Unbehandelt **posttraumatische Arthrose!** (insb. bei Stufenbildung in der Gelenkfläche), Knorpelkontusionsschäden
* Hüftkopfnekrose (bei Zerstörung der A.lig.capitis femoris), insb. bei Luxationsfrakturen, z.B. Typ 3 durch zentrale Luxation des Hüftkopfs, da das Azetabulum aufgesprengt ist
* Periartikuläre Verkalkungen ⇨ Bewegungsbehinderung

HÜFTGELENKLUXATION

Syn: Luxatio coxae, engl. hip joint dislocation, ICD-10: S73.0-

Anatomie: Das Hüftgelenk wird gebildet aus Acetabulum und dem Femurkopf. Stabilisiert wird das Gelenk durch die Ligg. iliofemorale, ischiofemorale und pubofemorale, die am Pfannenrand ansetzen. Durch die tiefe Gelenkpfanne besteht eine gute Knochenführung.

Gefäßversorgung des Hüftkopfes: A.circumflexa femoris lat. et med. und A.lig.capitis femoris.

Bewegungsmaße: Flex-/Extension 130 - 0 - 20°, Ab-/Adduktion 40 - 0 - 30°, Außen-/Innenrotation 40 - 0 - 50°

Ät:
- Heftiges Trauma: Stauchung oder hebelnde Bewegung am Femur
- Neugeborene: Hüftdysplasie (s. Pädiatrie- od. Orthopädie-Buch)

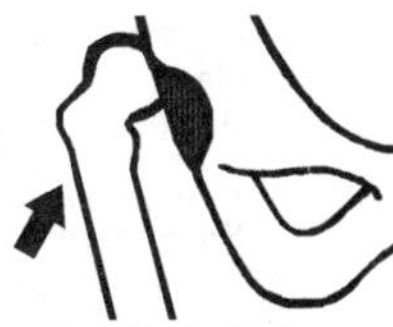

Luxatio posterior

Etlg:
Hintere (posteriore) Luxation: (75 % d.F.) Klin: Bein innenrotiert
  Luxatio iliaca ⇨ oben
  Luxatio ischiadica ⇨ hinten
Vordere (anteriore) Luxation: Klin: Bein außenrotiert
  Luxatio suprapubica ⇨ vorne oben
  Luxatio obturatoria ⇨ vorne unten
Zentrale Luxation ⇨ innen (nur möglich bei Fraktur des vorderen + hinteren Pfeilers)
Luxation + Fraktur an der Gelenkpfanne (Acetabulum) oder am Femur (Femurkopfimpressionsfraktur, PIPKIN-Fraktur, Oberschenkelhalsfraktur)

Klin:
⇒ Federnde Fixation des Gelenkes, Beinfehlstellung
⇒ Bewegungsschmerz

Diag:
1. Typische Anamnese (Auffahrunfall, Sturz aus großer Höhe) und klinische Untersuchung
2. Röntgen: Hüftgelenk in mindestens 2 Ebenen!
   Ala- und Obturator-Aufnahme, insb. auch nach der Reposition zum Ausschluss einer knöchernen Verletzung am Acetabulum
   CT zum Ausschluss einer Femurkopffraktur

Ther: Die **Reposition** einer Hüftgelenkluxation ist wegen der Durchblutung des Kopfes **dringlich!**
- Konservativ: Reposition in Vollnarkose und mit Muskelrelaxanzien ⇨ frühfunktionelle Behandlung mit KG, Teilbelastung für 2 Wo., Vollbelastung mit Sport ab 3. Monat
- Operativ: Ind: Interponat im Gelenk, dislozierte Azetabulumfrakturen, zentrale Luxation
  - Bei Interponat im Gelenk ⇨ offene Mobilisation des Interponates
  - Zentrale Luxation: Extension suprakondylär nach außen unten zur Entlastung des Gelenkes

Prog: In 5-10 % d.F. Hüftkopfnekrose, **frühe Reposition** bessert die Prognose!

Kompl:
* Luxationsfrakturen mit Beteiligung des **Pfannenrandes** oder des Femurkopfes (= PIPKIN-Fraktur, s.u. Kap. Hüftkopffrakturen)
* Hüftkopfnekrose bei Gefäßzerreißung (Diag: MRT im Verlauf)
* Dehnungsschäden N.ischiadicus, N.femoralis
* Hüftkopfknorpelschäden ⇨ Gefahr posttraumatischer Arthrose

KOXARTHROSE

Syn: Hüftgelenkarthrose, Arthrosis deformans coxae, engl. coxarthrosis, ICD-10: M16.-

Ät:
- Mechanische **Fehlbelastung** (z.B. angeborene **Hüftgelenkdysplasie** u. -luxation, Coxa vara, Coxa valga, Coxa plana), Durchblutungsstörung des Hüftkopfes, Hüftkopfnekrose, PERTHES-Krankheit
- **Degenerativ** (z.B. bei Adipositas, chronische körperliche Überlastung, hohes Alter)
- Traumatisch/**posttraumatisch** (Hüftkopffraktur, Schenkelhalsfraktur)
- Entzündlich: rheumatische Gelenkerkrankung (am Hüftgelenk eher selten)
- Familiäre Disposition, idiopathisch (primäre Form: die eigentliche Ursache ist nicht bekannt)

Epid:
◊ Prädisp.alter: alte und sehr **alte Menschen** (>70. Lj., „Malum coxae senile")
◊ Lebenszeitprävalenz: 20 % aller Menschen in Deutschland sind von einer Arthrose (irgendeines Gelenkes des Körpers) betroffen (Daten der DEGS1 v. 2013).
◊ In Deutschland werden jährlich ca. 235.000 Hüftgelenkprothesen implantiert.

Etlg:
Primäre Koxarthrose (ca. 25 % d.F.): Ätiologie unbekannt, Beginn: früher, im 50.-60. Lj.
Sekundäre Koxarthrose (ca. 75 % d.F.): Fehlstellungen, posttraumatisch, Durchblutungs- od. Stoffwechselstörungen, entzündlich

Klin:
⇒ Bewegungsschmerz, Belastungsschmerz, **morgendlicher Einlaufschmerz**
⇒ Gangbild: Schmerz-/Schonhinken
⇒ Bewegungseinschränkung: Beginn meist mit Einschränkung der Innenrotation

Diag:
1. Anamnese und klinische Untersuchung: Kapseldruckschmerz, Trochanterklopfschmerz, Einschränkung der Abduktion und Innenrotation
2. Röntgen: **Beckenübersicht** (beidseitiger Befund?), betroffene Hüftseite a.p. und axial, selten CT od. MRT erforderlich. Zeichen sind:
   - Verschmälerung des Gelenkspaltes, Randausziehungen an den Gelenkflächenrändern (**Osteophyten**, s. Abb.), Entrundung des Kopfes, Zysten im Kopfbereich (sog. Geröllzysten), Fehlstellungen
   - Pfannendachsklerosierungszone vergrößert (Sourcil), DD: nicht bei der Hüftkopfnekrose
   - Protrusion (Hüftkopf verschiebt sich in das Acetabulum)

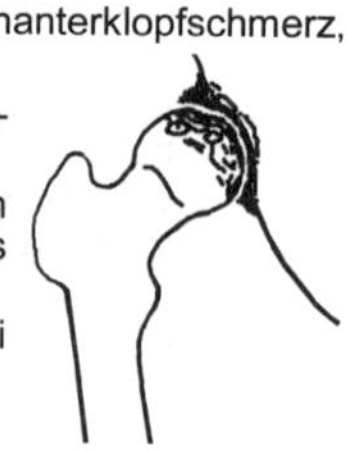

Ther:
- Konservativ: Entlastung des Gelenkes bei Adipositas ⇨ **Gewichtsabnahme**!
  - Physikalische Therapie: Wärme-/Kälteanwendungen, Massagen, Ultraschall, Bäder, krankengymnastische Bewegungsübungen, Gehschulung, Schwimmen, Radfahren
  - Medikamente: Antiphlogistika (**NSAR** aus der Gruppe der COX-2-Inhibitoren, z.B. Etoricoxib, Arcoxia®), Kortikosteroide als Salben, ggf. auch systemisch
  - Intraartikuläre Injektion von Glukokortikoiden oder hochmolekularer Hyaluronsäure
  - Orthopädische Hilfen: Einlagen od. Schuherhöhung bei Fehlstatik, Gehstock
- Operativ: Ind: fortgeschrittene therapieresistente Koxarthrose
  Mittel der Wahl ist heute der **endoprothetische Ersatz** (auch gleichzeitig beidseits mögl.)
  Zugang heute oft „minimalinvasiv" (AMIS-Methode, Zugang von vorne, Rotation des Beines mit einem Extensionstisch, Vorteil: Schonung v. Muskeln u. Sehnenansätzen), perioperative Antibiotikaprophylaxe, hochsterile Op-Bedingungen (Reinraum-Op).
  - **Totalendoprothese (TEP**, Planungsbild s. Abb.):
    Zementierte Prothese = mittels Knochenzement (PMMA, Palacos®, Simplex™P) befestigter Schaft und Pfanne; Ind: alte Menschen; Vorteil: sofortige Belastbarkeit ⇨ frühe Mobilisierung möglich (Mobilisierung am Gehwagen sofort, später Gehen mit Unterarmgehstützen), Nachteil: Toxizität und Allergie gegen den Knochenzement, Zemententfernung bei Wechsel-Op bei Prothesenlockerung erforderlich.

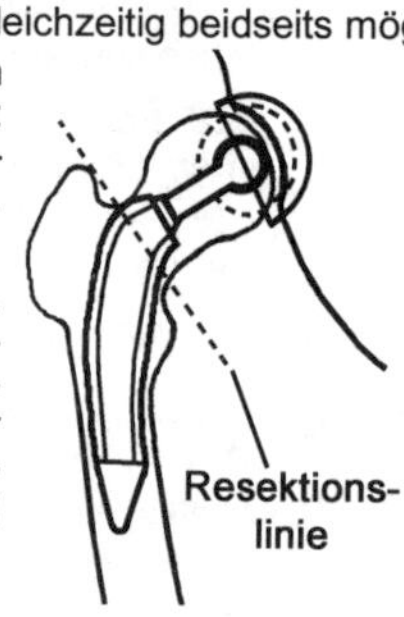

Zementfreie Prothese: Schaft und Pfanne halten durch Verklemmung (pressfit) + schwammartige Metalloberfläche ("Spongiosametall" aus Titan), in die der Knochen einwächst; Ind: jüngere Pat. <60. Lj.; Vorteil: lange Haltbarkeit; Nachteil: je nach Konzept Entlastung/Teilbelastung für einige Wo.

Häufig auch Verwendung eines **Hybridsystems = Kombination** eines zementierten Schaftes und einer unzementierten Pfanne (Schraubpfanne od. pressfit)

Postop.: perioperative Bestrahlung od. NSAR zur Prophylaxe periartikulärer Verkalkungen (s.u.), **Thromboseprophylaxe** mit Heparin (z.B. Nadroparin, Fraxiparin®) od. mit vollsynthetischen Xa-Hemmstoff Fondaparinux (1 x tgl. 2,5 mg s.c., Arixtra®) od. mit einem oralen Antithrombotikum (1 x 10 mg/Tag Rivaroxaban, Xarelto® od. 2 x 2,5 mg/Tag Apixaban, Eliquis®) für **5 Wo.**, sofort mit mobilisierender **KG** mit Bewegungsübungen u. Muskelaufbautraining beginnen, dann **Rehabilitation** u. Gangschulung

– Bei Fehlstellungen evtl. Femurkorrekturosteotomie (Umstellungsosteotomie)

- Leitlinie: Indikation zur TEP bei Coxarthrose, S3 v. 3/2021 (AWMF Registernr.: 187-001)

Prog: Die endoprothetische Versorgung hat heute eine sehr gute Langzeitprognose (die mittlere Standzeit einer Prothese liegt heute bei mind. 15-20 J.). Sozialmedizinisch: GdB von 10. Auf Dauer **kein!** Sport mit starker Belastung (Fußball, Tennis, Marathon, Trampolinspringen, Inlineskating, Eislaufen, Geräteturnen, Leichtathletik, Kampfsportarten, Skifahren usw.)

Kompl:
* **Aktivierte Arthrose** = Arthrose mit Zeichen einer abakteriellen Entzündung = Reizzustand: Überwärmung, Druck- und Bewegungsschmerz, Erguss, Weichteilschwellung
* Muskuläre und kapsuläre Kontrakturen, Einsteifung des Gelenkes
* Varus- oder Valgus-Fehlstellungen
* Einbruch der Gelenkflächen

Op:
* **Blutverlust** bei der Op, wenn mögl. präop. Eigenblutspende durchführen
* Gefäß- /Nervenschädigung (N.femoralis, N.ischiadicus)
* Emboliegefahr beim Einbringen des Knochenzements und Einschlagen des Prothesenschaftes in den Femurknochen ⇨ Proph: Verwendung von Markraumsperrern und distale Bohrung zur Markraumdruckentlastung
* Eingriff mit postoperativ **sehr hoher Thrombosegefahr** (besonderes Risiko bei Adipositas, Frauen)
* **Protheseninfektion**, Ther: bei Frühinfektion (bis 6 Wochen) Débridement, Gelenkspülung u. Saug-Spül-Drainage für einige Tage sowie gezielte Antibiose nach Antibiogramm. Bei Spätinfektion ist ein Prothesenwechsel erforderlich.
* **Periprothetische Fraktur** des Femurs beim Einschlagen der Prothese od. später, insb. bei Osteoporose. Ther: bei fester Prothese Osteosynthese mit speziellen Platten u. Zerklagen, bei lockerer Prothese Prothesenwechsel mit langem Prothesenstiel
* Luxationsneigung des Hüftgelenkes (insb. nach dorsalem Op-Zugang)
* Beinlängendifferenz
* Periartikuläre Verkalkungen (sog. heterotope Ossifikationen sind häufig, bis zu 50 %, meist aber nicht funktionsbeeinträchtigend), ggf. operative Revision bei Beschwerden nach 6-12 Mon.
  Proph: niedrigdosierte Radiotherapie (5-10 Gy ein Tag vor Op oder innerhalb von 3 Tagen nach Op) oder NSAR (Indometacin, Ibuprofen od. COX-2-Inhibitoren für 2-4 Wo.)
* **Aseptische Prothesenlockerung** ⇨ Ther: Prothesenwechsel erforderlich (ggf. mit speziellen Revisionsimplantaten, z.B. ovaläre Pfanne mit Lasche, Langstielprothese mit distaler Verriegelung)
* Prothesen: **Implantatbruch**, Inlaybruch, Verschleiß/**Abrieb** zwischen Kopf- und Pfannenmaterial ⇨ Fremdkörperreaktion, Vergiftung (z.B. Kobalt). In 2012 wurde ein freiwilliges Endoprothesenregister in Deutschland eingerichtet (Internet: www.eprd.de), um langfristig Komplikationen erkennen und auswerten zu können.

Proph: ♥ Klinische Untersuchung und **Hüftsonographie** nach GRAF (bei der Kinder-Früherkennungsuntersuchung **U3** in der 4.-6. Lebenswoche) bei **allen Säuglingen** zum Ausschluss einer angeborenen Hüftgelenkdysplasie od. -luxation (s. Pädiatrie-Buch)

DD:
- Hüftkopfnekrose (keine Pfannenbeteiligung)
- Rheumatologische Erkrankungen
- Koxitis (DD insb. zur aktivierten Arthrose)
- Femoro-acetabuläres Impingement ⇨ Diag/Ther: Arthroskopie des Hüftgelenkes

UNTERE EXTREMITÄT - FEMUR

Anatomie

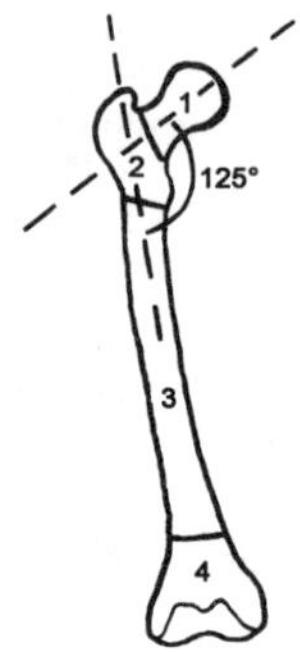

Das Femur setzt sich aus 4 Abschnitten zusammen (s. Abb.):

1. Hüftkopf und Schenkelhals
2. Trochantärer Abschnitt
3. Femurdiaphyse = Oberschenkelschaft
4. Supra- und diakondylärer Abschnitt

Winkel: **Centrum-Collun-Diaphysen-Winkel** (CCD-, Kollumdiaphysenwinkel): Erwachsene: 124-136°, Neugeborene u. Säuglinge bis 143°
Antetorsionswinkel: 10-15° (Kopf ist nach vorne gedreht), Neugeborene: 30° bis 50°

HÜFTKOPFFRAKTUREN

Syn: Femurkopffraktur, Caput-femoris-Fraktur, ICD-10: S72.08

Ät: – Begleitverletzung bei einer Hüftgelenkluxation
– Indirekte Gewalteinwirkung (Stauchung)

Etlg: # Nach PIPKIN (1957): Frakturverlauf in Bezug auf das Lig.capitis femoris

Typ I:	Horizontale Fraktur distal des Lig.cap.femoris
Typ II:	Vertikale Fraktur, Lig.capitis femoris im abgesprengten Knochenfragment enthalten
Typ III:	Typ I od. II + Schenkelhalsfraktur
Typ IV:	Typ I od. II + dorsokraniale Pfannenrandfraktur

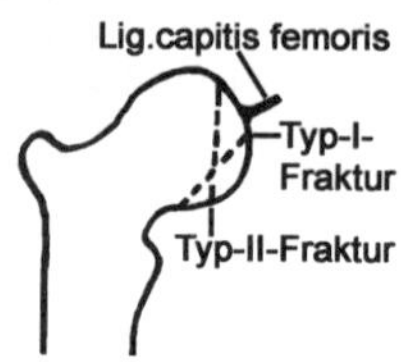

Impressionsfrakturen am Kopf

Klin: ⇒ Beinfehlstellung, federnde Fixation im Gelenk wie bei Hüftgelenkluxation
⇒ Bewegungsschmerz, evtl. Hämatom

Diag: 1. Anamnese und klinische Untersuchung
2. Röntgen: Beckenübersicht und Hüftgelenk a.p., Ala- und Obturator-Aufnahme

Ther:
- Konservativ: Bei kaudalen Kopffrakturen ⇨ Entlastung für 6 Wo., Thromboseprophylaxe
- Operativ: sehr schwierig, wegen Beeinträchtigung der Kopfdurchblutung
  - Sekundär: oft **prothetischer Gelenkersatz** als HEP [Hemiendoprothese = nur Femurkopfprothese] oder Kopf- + Pfannenprothese = TEP [Totalendoprothese]) erforderlich

Prog: Problematisch wegen Kopfdurchblutung durch das Lig.capitis femoris

Kompl: * Posttraumatische Arthrose (Koxarthrose),
* Knorpelschäden, Hüftkopfnekrose

DD: – **Hüftkopfnekrose**, insb. aseptische Knochennekrose des Kindes (PERTHES-Krankheit, s. Pädiatrie- od. Orthopädiebuch), **m** > w (= 4:1), Prädisp.alter: 4.-8. Lj., Klin: **Belastungsschmerz** u. Hinken bei körperlicher Aktivität
– **Koxitis** = septische Hüftkopfnekrose (bakteriell), Osteomyelitis

- Coxitis fugax („Hüftschnupfen", postinfektiöse (Virusinfekte) reaktive Arthritis bei Kindern, heilt spontan innerhalb von 1-2 Wo. ohne Schäden aus)
- Epiphyseolysis capitis femoris
- Tumoren (z.B. Chondroblastom, EWING-Sarkom, Metastasen)
- Koxarthrose ⇨ Gelenkspalt verkleinert!

SCHENKELHALSFRAKTUREN

Syn: Femurhalsfraktur, Oberschenkelhalsbruch, engl. fracture of the femur neck, ICD-10: S72.00

Ät:
- Direktes Trauma durch **Sturz** auf den Oberschenkel od. Hüfte
- Bagatelltrauma bei **Osteoporose** (typisch, s.o. Kap. Osteoporose) im höheren Alter

Path:
- ♦ Adduktionsfrakturen ⇨ Varusstellung (O) der Fragmente ⇨ fehlende Verkeilung der Bruchfragmente ⇨ **Op.-Indikation**
- ♦ Abduktionsfrakturen ⇨ Valgusstellung (X) der Fragmente ⇨ **Einstauchung** der Bruchfragmente ⇨ **konservative** frühfunktionelle Therapie mögl.

Epid:
- ◊ Prädisp.alter: typische Hüftfraktur des **alten, osteoporotischen Menschen** (>70. Lj.)
- ◊ **W** >> m (= 4 : 1), bei **Frauen** nach der **Menopause** verdoppelt sich das Risiko für eine Oberschenkelhalsfraktur durch die zunehmende Osteoporose alle 5-10 J. (bei 90-jährigen hat jede 5. Frau bereits eine Schenkelhalsfraktur erlitten).
- ◊ Inzidenz: 90/100.000/Jahr in Deutschland, >70. Lj. **sehr häufig**: 500/100.000/Jahr, in Deutschland ca. 60.000 Pat./Jahr

Etlg: # Mediale Oberschenkelhalsfrakturen (liegen **innerhalb** der Gelenkkapsel):
- **Adduktionsfrakturen** (80-90 % d.F.)
- Abduktionsfrakturen (selten, meist stabil mit Einstauchung des Kopfs)

Einteilung nach PAUWELS (1935): nach dem Winkel zwischen der Horizontalen und der Frakturlinie im a.p. Röntgenbild (s. Abb.)

PAUWELS Grad	
PAUWELS Grad I: PAUWELS-Winkel <30°	keine Scherkräfte, gute konservative Heilungstendenz
PAUWELS Grad II: PAUWELS-Winkel 30-50°	
PAUWELS Grad III: PAUWELS-Winkel >50°	erhebliche Scherkräfte, instabile Fraktur

Teilweise wird in Einteilungen statt 50° auch 70° angegeben.

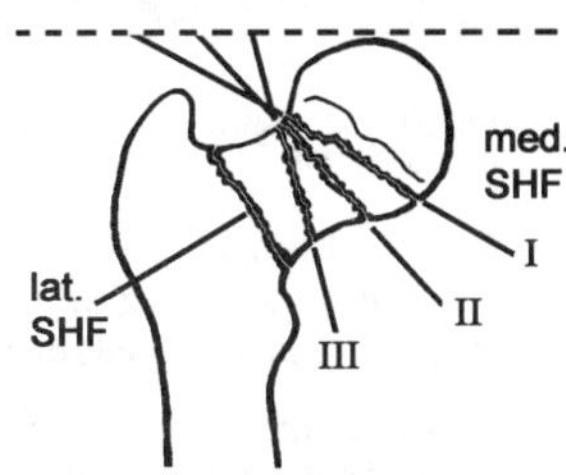

Laterale Oberschenkelhalsfraktur (selten, liegt außerhalb der Gelenkkapsel)

Klin:
- ⇒ Adduktionsfrakturen ⇨ keine Einstauchung ⇨ schmerzhafte Bewegungseinschränkung, Beinverkürzung (je nach Dislokation der Fragmente), Außenrotationsfehlstellung
- ⇒ Abduktionsfraktur ⇨ Einstauchung ⇨ wenig klinische Symptome, evtl. Stauchungs- und Klopfschmerz der Hüfte

Diag:
1. Anamnese (Unfallhergang, Sturzursache, Osteoporose) und klinische Untersuchung
2. Bildgebung: Röntgen-Beckenübersicht a.p. und Hüftgelenk in 2 Ebenen (seitl. u. axial = LAUENSTEIN-Aufnahme), bei unklarem Befund CT oder MRT

   Einteilung nach GARDEN (1964): Dislokationszustand der Fraktur im Röntgenbild

Stadium	
Stadium 1:	unvollständige oder eingestauchte Fraktur (Valgusstellung, Abduktionsfraktur)
Stadium 2:	vollständige Fraktur aber nicht dislozierte Fragmente
Stadium 3:	teilweise Dislokation der Fragmente, dorsale Kortikalis nicht zertrümmert
Stadium 4:	vollständige Dislokation, Kortikalis vollständig unterbrochen

3. Sonographie: insb. bei jüngeren Pat. u. Kindern zum Ausschluss eines Hämarthros

Ther: • Konservativ: Bei Abduktionsfrakturen (eingestaucht, stabil) sofortige Mobilisation, KG und kurzfristige Röntgenkontrollen (bei sekundärer Instabilität/Dislokation ⇨ Op)

• Operativ: Ind: Adduktionsfraktur, Dislokation, instabile Frakturen (PAUWELS II-III)
- Junge Pat. mit med. SHF: **kopferhaltende** Osteosynthese mit 2-3 **Zugschrauben** möglichst innerhalb von 6 Std. nach dem Trauma (frühe Op wichtig für den Erhalt der Kopfdurchblutung!) + Eröffnung der Gelenkkapsel zur Entlastung eines intrakapsulären Hämatoms
- Alte Patienten (>65. Lj.) mit med. SHF: **Femurkopfprothese** (HEP = Hemiendoprothese mit kurzem Schaft, heute als sog. Duokopfprothese = die 2 enthaltenen Kopfschalen können gegeneinander gleiten) od. **TEP** (bei zusätzlich arthrotisch veränderter Pfanne)
- Bei lat. Schenkelhalsfraktur DHS = Dynamische Hüftschraube (POHL-Laschenschraube, s. Abb.): Durch das Gleiten der Schraube in der Führung der Platte erfolgt Kompression auf den Frakturspalt ⇨ Vorteil: sofort belastungsstabil.
- Thromboseprophylaxe bis zum Erreichen der freien Mobilisation

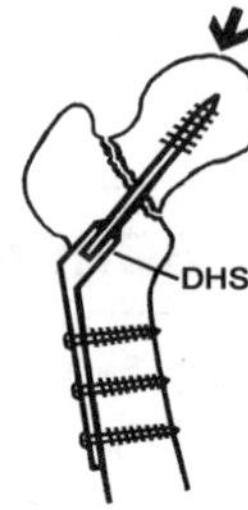

Prog: Die Prognose hängt davon ab, ob der Bruch eingestaucht (⇨ konservative Therapie) oder disloziert ist. Bei den med. Schenkelhalsfrakturen ist die Frakturheilung umso schlechter, je größer der PAUWELS-Winkel ist (fehlende Kompression der Fragmente).
Für das Ergebnis (Stabilität) ist letztlich nicht so sehr das Osteosyntheseverfahren sondern die Knochenqualität (Osteoporose) entscheidend. 20 % der Pat. mit osteoporotischer Fraktur erleiden innerhalb eines Jahres eine erneute Fraktur.
Perioperative Letalität: bis 6 % (bedingt durch das meist sehr hohe Alter).

Kompl: * **Hüftkopfnekrose** (insb. bei der medialen Schenkelhalsfraktur wegen gestörter Blutversorgung, GARDEN III-IV mit einem Risiko beim alten Patienten von 50-80 %)
* Schenkelhalspseudarthrose (insb. PAUWELS III)
* Luxationsneigung des Hüftgelenkes, Pfannenprotrusion bei HEP

FEMURFRAKTUREN

Syn: Oberschenkelfraktur, engl. fracture of the femur, ICD-10: trochantär S72.1, Schaft S72.3, distal S72.4

Ät:
– Trauma: **Sturz** auf die Hüfte, Knieanprall (z.B. Armaturenbrett = dashboard-injury)
– Abrissverletzungen: z.B. Sportverletzung (Stoß, Überbelastung)
– Bagatelltrauma bei **Osteoporose** im höheren Alter

Epid: **Pertrochantäre** und **subtrochantäre Oberschenkelfraktur** (s. Abb.) sind wie die Schenkelhalsfrakturen die typischen Frakturen des alten Menschen (Osteoporose), 90 % d. Pat. sind >65 J.

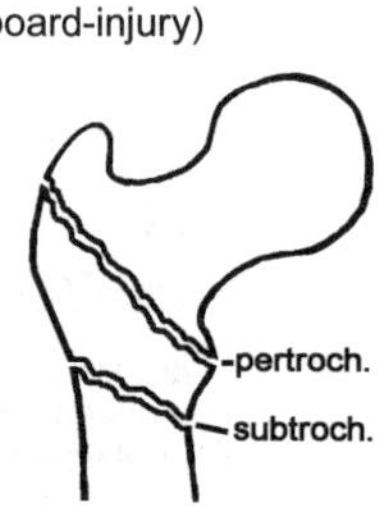

Etlg:
Pertrochantäre Oberschenkelfraktur: stabil oder instabil (medialer Tragpfeiler zerstört ⇨ keine Kraftableitung)
Abrissfrakturen des Trochanter major oder minor ⇨ dislozieren durch die Muskel-Sehnen-Ansätze.
Subtrochantäre Oberschenkelfraktur
Diaphysäre Oberschenkelfraktur = **Oberschenkelschaftfraktur**
Suprakondyläre Oberschenkelfraktur = ohne Gelenkbeteiligung
Diakondylär ohne Gelenkbeteiligung oder diakondylär mit Gelenkbeteiligung: Monokondylär, bikondylär ⇨ "Y"- (s. Abb.) oder "T"-Fraktur, HOFFA-Fraktur = dorsale tangentiale Kondylenfraktur

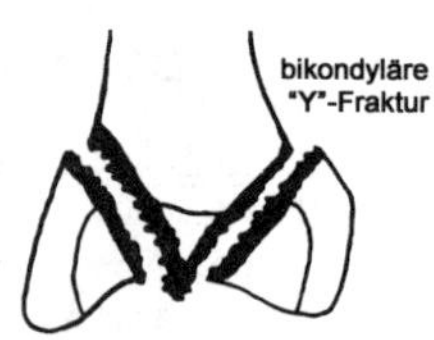

Klin:
⇒ **Beinverkürzung, Außenrotation**
⇒ Schmerzhafte Bewegungseinschränkung, lokaler Druckschmerz
⇒ Oberschenkelschaft: Schwellung, Hämatom, Bewegungsschmerz, evtl. abnorme Beweglichkeit, Crepitatio, Functio laesa ⇨ Cave: **Blutverlust!** (2-3 l möglich ⇨ Schockgefahr)

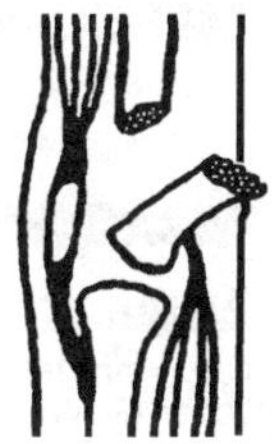

⇒ Bei Gelenkbeteiligung: ggf. Hämatom in der Kniekehle, häufig blutiger Kniegelenkerguss

⇒ Evtl. Fehlstellung: proximales Fragment luxiert nach medial durch Zug der Adduktoren, das distale Fragment nach dorsal durch Zug des M.gastrocnemius (s. Abb.) ⇨ Durchspießung der Fragmente durch den Weichteilmantel mögl.

Diag: 1. Anamnese (Unfallhergang, Sturzursache, Osteoporose) und klinische Untersuchung
2. Röntgen: Beckenübersicht a.p., Hüftgelenk, Oberschenkel u. Kniegelenk in 2 Ebenen (= **Femur ganz**, da auch zwei Frakturen mögl.)

Ther: • **Operativ:** Ind: In der Regel wird heute eine operative Osteosynthese durchgeführt.

- Per-/subtrochantäre Frakturen:

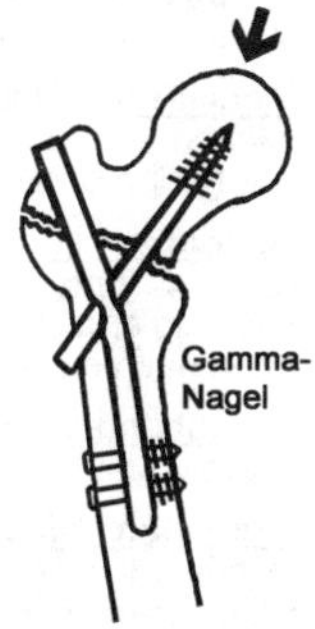

  - **Gamma-Verriegelungsnagel** (Syn: prox. Femurnagel, s. Abb.): Durch das Gleiten der Schraube in der Führung des intramedullären Kraftträgers im Femur (ggf. auch mit einem langen Schaft bei weit nach distal verlaufender subtrochantärer Fraktur), der zusätzlich verriegelt wird, erfolgt die Kompression auf den Frakturspalt ⇨ Vorteil: sofort belastungsstabil.
  - DHS = dynamische Hüftschraube (POHL-Laschenschraube, Abb. s.o.) = extramedullärer Kraftträger, die Kompression auf den Frakturspalt erfolgt durch das Gleiten der Schraube in der Führung der Platte ⇨ Vorteil: sofort belastungsstabil.
  - *Kind:* Konservativ bis 3 J. mit Becken-Beingips für 4 Wo., operativ mit winkelstabiler Platte od. auch PREVOT-Pins/ESIN
- Dislozierte Abrissfrakturen: Zuggurtungsosteosynthese, Zugschraube
- Oberschenkelschaftfrakturen:
  - **Marknagel** (insb. bei Frakturen im mittleren 1/3) vorgebohrt od. als **UFN** = unreamed femur nail = unaufgebohrter Femurnagel ⇨ dynamische intramedulläre Verklemmung
    Verriegelungsnagel (für Frakturen im proximalen oder distalen 1/3) ⇨ beidseitige Verriegelung ⇨ statische intramedulläre Verklemmung + Sicherung gegen Rotationsfehler, wird nach 6 Wo. durch Entfernen der (meist) prox. Verriegelung dynamisiert.
  - *Kind:* Konservativ bei stabiler Fraktur bis 3 J. mit Becken-Beingips od. Overhead-Extension für 2-3 Wo. (schnelle Bruchheilung), operativ ab 3 J. mit Reposition und intramedullärem Kraftträger (PREVOT-Pins/ESIN) od. Fixateur externe od. lateral eingebrachter Femurnagel (bei älteren Kindern >50 kg)
    Leitlinie: Femurschaftfraktur Kind, S1 v. 4/2023 (AWMF Registernummer 006-016)
- Trümmerfrakturen: Fixateur externe (insb. bei offenen Frakturen) oder Verriegelungsnagelung mit beidseitiger Verriegelung ⇨ statische Verklemmung oder **UFN** (dieser kann auch ggf. bei offenen Frakturen eingesetzt werden)
- Supra-/diakondyläre Oberschenkelfrakturen:
  - Spezielle anatomisch vorgeformte Platte (z.B. LISS®-, NCB®-DF-, AxSOS®-Platte), die über eine kleine Stichinzision eingeschoben werden, die Schrauben werden perkutan eingedreht (MIPPO-System) und sind winkelstabil ⇨ geringere Traumatisierung, bessere Durchblutung; od. 90°-Winkelplatte (Kondylenabstützplatte)
  - Retronail (distaler Femurspezialnagel, der retrograd eingebracht wird und als intramedullärer Kraftträger wirkt), suprakondylär auch normaler Marknagel möglich
  - "Y"-Fraktur: 2 Zugschrauben zur Adaptation des Kondylenmassivs + 90°-Kondylenplatte zur Fixierung am Femurschaft
  - HOFFA-Fraktur: ventrodorsale Verschraubung
  - *Kind:* Spickdraht- u. Zugschraubenosteosynthese ⇨ Metallentfernung nach 4-6 Wo.

Prog: i.d.R. gut

Kompl: * **Blutverlust** in den Oberschenkel durch ausgedehnte Hämatome aus dem Frakturspalt und Muskelzerreißung bis zu 3 Liter mögl. ⇨ **Schockgefahr!** (⇨ immer Infusion anlegen und Kontrolle von RR und Hb)
* Knieanpralltrauma ⇨ häufig kombiniert mit Hüftgelenkverletzungen!
* Rotationsfehler, Kompartmentsyndrom, posttraumatische Arthrose b. Gelenkbeteiligung

UNTERE EXTREMITÄT - KNIEGELENK

Anatomie

Das **Kniegelenk** ist ein "Scharniergelenk" mit zusätzlicher Gleitachse und in Beugestellung auch ein Drehgelenk (Dreh-Scharnier-Gelenk = Trochoginglymus).

Bewegungsmaße: Extension/Flexion: 5 - 0 - 140° aktiv, passiv bis 160°, Außen-/Innenrotation (in Beugestellung): 40 - 0 - 10°

Menisken: Gleichen die Inkongruenz der Gelenkflächen aus, lat. Meniskus (kreisförmig), med. Meniskus (halbmondförmig) fixiert am medialen Seitenband

Bandapparat: Kreuzbänder: Lig.cruciatum anterius (LCA, v. hinten lateral oben nach vorne medial unten) und Lig.cruciatum posterius (LCP, v. vorne medial oben nach mitte/hinten lateral unten)

Seitenbänder: Lig.collaterale fibulare (lateral), Lig.collaterale tibiale (medial)

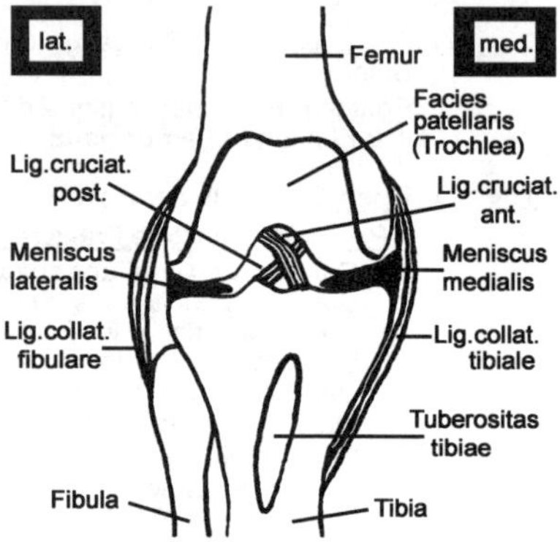

re. Knie von vorne, Patella entfernt

Muskuläre Stabilisierung: Streckseitig M.quadriceps femoris mit der Patella, lateral Tractus iliotibialis (des M.gluteus max. u. tensor fasciae latae) + M.biceps femoris, medial M.semimembranosus + Pes anserinus (Mm.-sartorius-, -gracilis-, -semitendinosus-Sehnen)

KNIE-BANDVERLETZUNGEN

Syn: ICD-10: S83.4-, Zerrung und Überdehnung = Distorsion; Zerreißung = Ruptur

Ät: Trauma: Abduktions-, Adduktions-, Rotationstrauma, Kniegelenkluxation (z.B. Ski, Fußball)

Epid: Inzidenz der Kreuzbandrupturen ca. 46/100.000/Jahr in Deutschland (meist vorderes = 10:1)

Klin: ⇒ Schmerzhafte Bewegungseinschränkung, Instabilitätsgefühl („Giving-way-Symptomatik")
⇒ Druckdolenz an den Kollateralbändern, Weichteilschwellung
⇒ Evtl. Erguss/Hämarthros

Diag: 1. Anamnese und klinische Untersuchung (Wichtig: immer im **Seitenvergleich!**)
- ***Seitenbänder:*** seitliche **Aufklappbarkeit** bei Ab- (⇨ med. Seitenband) und Adduktionsprüfung (⇨ lat. Seitenband) in Streckstellung (0°) und 30° Beugung
- ***Vorderes Kreuzband (LCA):*** **vordere Schublade**
Hinteres Kreuzband (LCP): **hintere Schublade**
(ausgeprägt zeigt sich das Schubladenphänomen jedoch erst bei Mitverletzung der Seitenbänder)
Durchführung der Tests: in 60-90° Beugestellung durch Zug am US nach vorne (s. Abb.) bzw. hinten, (auch als sog. LACHMAN-Test in 20-30° Beugestellung), pathologisch bei >3-5 mm Verschieblichkeit

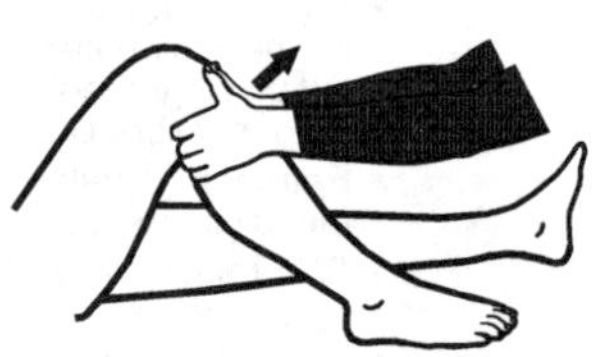
vordere Schublade

- Pivot-shift-Test positiv (in Streckstellung luxiert bei LCA-Insuffizienz die Tibia nach ventral, bei Beugung bei ca. 30° dann ruckartige Rückverlagerung nach dorsal)
- ***Rotationsinstabilität:*** Schublade in Außen- oder Innenrotationsstellung (Formen: anterolaterale, anteromediale, posterolaterale, posteromediale Instabilität)

2. Bildgebung Röntgen-Kniegelenk in mind. 2 Ebenen zum Ausschluss knöcherner Begleitverletzungen, Abrissfragmente in der Interkondylargrube (bei Kreuzbandausriss) od. laterale Kantenabrisse am Tibiaplateau (bei Seitenbandausriss, HUGHSTON-Kapselzeichen).

3. **MRT: sehr gute Beurteilbarkeit** der Kreuzbänder, Zusatzverletzungen?
4. Kniegelenkpunktion: Hämarthros, Fettaugen im Punktat ⇨ V.a. Knorpel-Knochenläsion
5. Arthroskopie: Beurteilung von Kreuzbändern, Menisken, Knorpelflächen, Seitenbändern und Kapselapparat mögl. (auch arthroskopische Op der Kreuzbänder dann mögl.)

Ther:
- Konservativ: Bei Distorsionen od. Ruptur eines Kreuzbandes **ohne Instabilität** (und insb. bei hinterer Kreuzbandruptur): kurzfristige Entlastung und intensives muskuläres Aufbautraining (M.quadriceps femoris und Ischiokruralmuskulatur)
  Bei Ruptur eines Seitenbandes ohne Begleitverletzungen und ohne Instabilität: seitenbandstabilisierende Knieorthese (z.B. DONJOY®-Schiene) für ca. 6 Wochen.
- Operativ: Ind: komplexe Bandrupturen (Kreuz- + Seitenbänder), Instabilität des Kniegelenkes (Giving-way-Symptomatik), Kreuzbandruptur bei sportlich aktiven Patienten
  - Kreuzbandrupturen: **Kreuzbandersatzplastik** mit autologer Sehne, der Ersatz kann mit mehrfachen Pes-anserinus-Sehnen (engl. hamstrings) des M.semitendinosus und/oder des M.gracilis oder mit dem mittleren Drittel des Lig.patellae erfolgen. Die Fixierung erfolgt (auch als arthroskopische Op mit dem Einsatz von Zielgeräten für die Bohrung in Tibia und Femur) mit Spezialschrauben, sog. Interferenzschrauben (s. Abb.) od. speziellen Fixationssystemen (z.B. RIGIDFIX®, TransFix®, TightRope®).

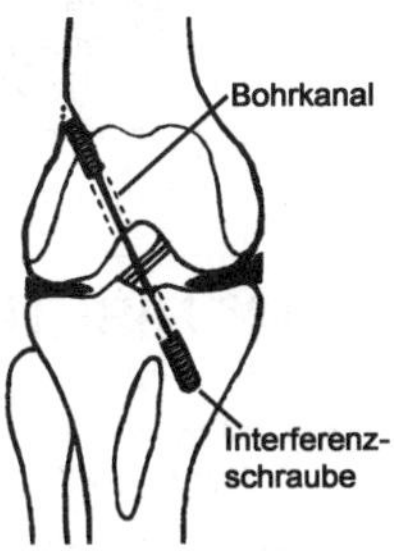

  - Postoperativ: bei Semitendinosus-/Gracilis-Plastik Orthese-Schiene für 4 Wo. in Streckstellung, bei Patellarsehnenersatz ohne Schienung. Ab 1. postop. Tag: Auftrainieren des M.quadriceps und volle Belastung in Abhängigkeit von Schwellung u. Schmerzen, kein rotationsbelastender Sport für 6 Mon.
- Leitlinie: Vordere Kreuzbandruptur, S1 v. 9/2018 (AWMF Registernummer 187-012)

Prog: 1/3 der Patienten mit Kreuzbandverletzung kompensieren durch Muskeltraining sehr gut, 1/3 müssen Aktivitäten einschränken, 1/3 entwickeln Komplikationen. Op in 80 % gut.

Kompl:
* Gleichzeitige **Meniskusläsion**
  Unhappy-Triad-Verletzung: mediale Seitenband-Zerreißung + vordere Kreuzbandruptur + mediale Meniskusläsion (⇨ antero-mediale Instabilität), Op-Indikation!
  MAISONNEUVE-Fraktur: knöcherner Ausriss des Lig.collaterale fibulare am Knie od. subkapitale Fibulafraktur + Längsriss der Membrana interossea + Innenknöchelfraktur (= Sonderform einer hohen WEBER-C-Sprunggelenkfraktur, s.u.)
* **Knorpel-**, Knorpel-Knochen-Schäden ⇨ **posttraumatische Arthrose** mögl.
* Nekrose des Kreuzbandapparates bei ausgedehnter Zerreißung

Op:
* Arthrofibrose, Zyklopsentwicklung (Pseudotumor)
* Ruptur der Restpatellarsehne nach Entnahme des mittleren Teils der Patellarsehne (7-12 mm werden entnommen) als Transplantat für den Kreuzbandersatz, Patellafraktur

KNIEGELENKLUXATION

Syn: Engl. luxation of the knee, ICD-10: S83.1-

Ät:
- Starke direkte entgegenwirkende Gewalteinwirkung auf OS und US
- Angeborene laterale Subluxation (Missbildungen, Lageanomalie in utero), sehr selten

Path: Verrenkung zwischen Oberschenkelrolle und Tibiakopf nach ventro- od. posterolateral ⇨ meist Ruptur der Kreuzbänder u. des medialen Seitenbandes, Begleitverletzungen (s.u.)

Epid: Kniegelenkluxationen sind sehr selten (2 % aller Luxationen), m>w (4:1)

Etlg: Unterschieden werden eine vordere und eine hintere Luxation.

Klin:
⇒ Selten federnde Fixation, meist **totale Instabilität**
⇒ Fehlstellung, Deformität

Diag: 1. Anamnese (Verletzungsmechanismus) und klinische Untersuchung: auf Durchblutungsstörungen und neurologische Ausfälle achten (DMS)
2. Bildgebung: Röntgen-Kniegelenk in 2 Ebenen, ggf. MRT
3. Doppleruntersuchung der Gefäße, ggf. CT-Angiographie od. DSA

Ther:
- Operativ: Ind: meist gegeben, da Begleitverletzungen von Nerven, Gefäßen und **Bandläsionen** (Komplexinstabilität) fast obligat vorhanden sind
  - Sofortige offene Reposition, Versorgung der Begleitverletzungen, je nach erreichter Stabilität bewegungslimitierte Schiene od. OS-Gips, Krankengymnastik
- Leitlinie: Kniegelenkluxation, S2e v. 8/2020 (AWMF Registernummer 187-028)

Kompl:
- * Häufig Begleitverletzungen: **Bandläsionen** sind fast obligat zu erwarten!, Kapselzerreißung, Knorpel-Knochenläsionen, Meniskusläsionen od. Tibiakopffraktur mögl.
  Gefäß- (A.poplitea) und **Nervenschäden** (und N.peroneus od. N.tibialis) beachten!
  Bei ausgedehnten Begleitverletzungen können eine Instabilität oder neurologische Ausfälle (N.peroneus-Lähmung) bestehen bleiben.
- * Bei Knorpelläsionen ⇨ posttraumatische Arthrose möglich

MENISKUSLÄSION

Syn: Meniskusverletzung, Meniskusriss, engl. meniscus tear, ICD-10: S83.2
Degenerative Meniskusschädigung, ICD-10: M23.39

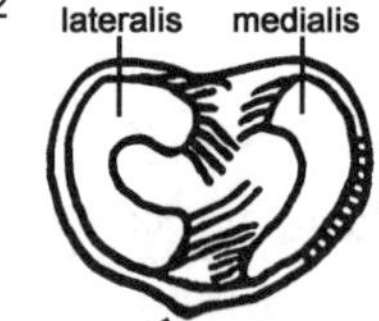

re. Tibiafläche von oben

Anatomie: Die Menisken sind Zwischenknorpel im Kniegelenk, sie bestehen aus Faserknorpel.
Funktion: Gleichen die Inkongruenz der Gelenkflächen aus. Meniscus lateralis (kreisförmig, frei), Meniscus medialis (halbmondförmig, fixiert am medialen Seitenband, s. Abb.)

Ät:
- **Degenerativ** (häufigste Ursache, Pat. >50. Lj.) ⇨ ein Bagatelltrauma kann zur Läsion führen,
  Prädisp: kniende Tätigkeit (z.B. Fliesenleger, Bergbau), Leistungssportler
- Traumatisch: **Torsionstrauma**, insb. beim Sport (z.B. typisches Verdrehen des gebeugten Kniegelenkes beim Fußball) ⇨ Scherkräfte an den Menisken
- Als Begleitverletzung bei "unhappy-triad" (s.o.) od. Tibiakopffraktur
- Angeboren: Scheibenmeniskus (insb. lat. Meniskus) ⇨ Beschwerden im Kindesalter

Path:
- ♦ Kreiselbewegungen (insb. Außenrotation) im Kniegelenk bei fixiertem Unterschenkel führen im Kniegelenk zu Dreh- und Scherkräften an den Menisken. Durch die Fixierung des **medialen Meniskus** am tibialen Seitenband ist dieser besonders gefährdet für Einrisse (95 % der Meniskusverletzungen) oder kann komplett abreißen.
- ♦ Häufig sind Längsrisse im Meniskus = sog. **Korbhenkelrisse** (s. Abb.), seltener Querrisse.

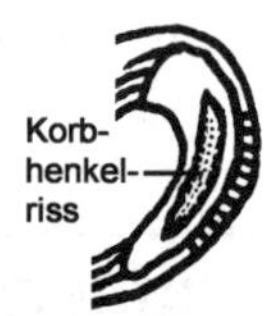

Klin:
- ⇒ **Schonhaltung** des Knies in Beugestellung, Streckungsschmerz
- ⇒ Kniegelenkschwellung, evtl. rezidivierende Kniegelenkergüsse ⇨ "tanzende Patella"
- ⇒ Federnde **Streckhemmung** bei 20-30° bei eingeklemmten Meniskusanteilen mögl.
- ⇒ Evtl. Hämarthros

Diag: 1. Anamnese (Unfallhergang?) und klinische Untersuchung:
- Druckschmerz über dem betreffenden Gelenkspalt
- **STEINMANN-Zeichen I:** Rotation des US in Beugestellung führt zu Schmerzen im Gebiet des geschädigten Meniskus: Außenrotationsschmerz ⇨ Innenmeniskus, Innenrotationsschmerz ⇨ Außenmeniskus
- **STEINMANN-Zeichen II:** Wanderung des Schmerzes und der Druckempfindlichkeit im Kniegelenkspalt von ventral nach dorsal bei Beugung im Kniegelenk
- BÖHLER-Zeichen: Ab- (Außenmeniskus) oder Adduktionsschmerz (Innenmeniskus) im betroffenen Meniskusgebiet

- APLEY-Zeichen: Pat. in Bauchlage, Knie 90° angewinkelt ⇨ Kompressions- und Rotationsschmerz (wie Steinmann I) im Kniegelenk
- PAYR-Zeichen: Yoga-Sitz ⇨ Schmerz im Kniegelenk (Innenmeniskus)

2. Röntgen: Kniegelenk in 2 Ebenen zum Ausschluss knöcherner Verletzungen
3. MRT: gute Darstellbarkeit der Menisken
4. **Arthroskopie** ⇨ sichere Diagnosestellung und gleichzeitig Ther. möglich

Ther:
- Konservativ: Verminderung der Aktivität und gleichmäßige Belastung, **Physiotherapie**, ggf. intraartikuläre Glukokortikoidinjektion, NSAR. Bei erstmaliger Einklemmung: Versuch der Reposition durch "Ausschütteln" bei aufgeklapptem Gelenkspalt der betroffenen Seite
- Operativ: Ind: Versagen der kons. Ther. >3 Mon., Gelenkblockierungen
  - **Arthroskopische Op**: je nach Situs Entfernung von veränderten Meniskusanteilen, Entfernen eines kleinen Korbhenkels (partielle Meniskektomie), bei degenerativen Veränderungen Glättung des Meniskusrandes mit dem Shaver, Naht bei Abriss des med. Meniskus vom med. Kapselbandapparat
  - Bei frischem Korbhenkelriss (und jungem Pat.) arthroskopische Refixation des Korbhenkels durch **Meniskusnaht** (U-Nähte mit resorbierbarem PDS-Faden in Inside-out oder Outside-in-Technik) od. All-inside-Technik mit speziellem Nahtsystem (Meniscal Cinch^{TM}) oder mit Meniscus-Arrows (kleine resorbierbare Pins mit Widerhaken) mögl., postop. Bewegungsorthese (0-0-30°) für 3 Wo.
  - Im Versuchsstadium: bei jungen Pat. mit völliger Meniskuszerstörung Implantation eines kollagenen Meniskusimplantates
  - Postoperativ: schmerz- und schwellungsadaptierte Entlastung für einige Tage, isometrische Übungen für M.quadriceps für 2 Wo., danach zunehmende Belastung und Beugung im Kniegelenk, Sport nach 3 Mon.

Kompl:
* Nach Meniskektomie: im Verlauf Knorpelschäden ⇨ **Arthrose**
* Rezidivierende Kniegelenkergüsse bei verbliebenem Restmeniskus (insb. Hinterhorn nach arthroskopischer Meniskektomie)
* Verletzung v. A.poplitea, N.peroneus, Kniegelenkinfektion, tiefe Beinvenenthrombose
* BAKER-Zyste: dorsale Synovialis-Ausstülpung infolge einer (meist med.) Meniskusläsion

DD:
- Meniskuszyste (Syn: Meniskusganglion): zystisch-degenerative Veränderung meist am lateralen Meniskus mit Prolabieren des zystischen Gewebes aus dem Gelenkspalt
- Scheibenmeniskus (Meniscus disciformis, anatomische Normvariante bei bis zu 2,5 % der Kinder, meist lat. Meniskus, kann hypermobil sein und zu Blockierungen führen)
- Hypertropher HOFFA-Fettkörper (Hyperplasie des subpatellaren Fettkörpers)
- Plica-Syndrom: Einklemmung der Plica mediopatellaris
- Knorpel-Knochenverletzungen, Chondropathie, Gonarthrose

KNIE-KNORPELSCHÄDEN / GONARTHROSE

Syn: Chondropathie, Chondromalazie / **Kniegelenkarthrose**, (retropatellare) Arthrose, engl. osteoarthritis of the knee, ICD-10: M24.16 / M17.9; Patella M22.4 / M17.9

Ät:
- Traumatisch: Kontusion, Quetschung (**Anpralltrauma**), Patellaluxation, Kniedistorsion, Abschertrauma (= flake fracture) ⇨ Knorpelfissuren, Knorpelfragmentation, **Knorpelimpression** (⇨ Stufe in der Gelenkfläche, z.B. durch Tibiakopffraktur)
- Degenerativ: Überbelastung (unverhältnismäßige sportliche Aktivität) oder **chronische Belastung** (z.B. kniende Tätigkeit bei Fliesenlegern), Übergewicht ⇨ Knorpelverschleiß
  Achsenfehlstellung (Genu varum, valgum, recurvatum) od. **Inkongruenz** der Gelenkflächen od. **Meniskusschaden** ⇨ lokale Fehlbelastung des Knorpels
  genetische Disposition (multigenetisch in Kombination mit den o.g. Risikofaktoren)

Path: Lok: bevorzugt an der **Retropatellarfläche** und an den **Femurkondylen** vorkommend

Epid: ◊ Prädisp.alter: retropatellare Knorpelschäden oft schon bei **jungen Patienten** (20.-30. Lj.),

typische Gonarthrose an den Femurkondylen bei **älteren Menschen** (>60. Lj.)

◊ Inzidenz: Gonarthrose bei >70-jährigen 1 %/Jahr, die Prävalenz beträgt ca. **10 %** (bei >70-jährigen mit klinischen Beschwerden, radiologische Zeichen haben fast 40 %).

◊ In Deutschland werden jährlich über 140.000 Knieendoprothesen implantiert.

Klin: ⇒ **Bewegungsschmerz**, z.B. beim Kniebeugen (insb. Treppensteigen)
⇒ **Reizerguss**, evtl. Hämarthros, Schonhaltung (⇨ Atrophie des M.quadriceps), Bewegungseinschränkung
⇒ Abgelöste Knorpelstücke ⇨ freie Gelenkkörper ⇨ Einklemmung mögl.

Diag:
1. Anamnese (Einlaufschmerz, Schmerz bei Belastung, Steifigkeit) und klinische Untersuchung: Krepitation, Prüfung der Bandstabilität, Gelenkerguss?, Bewegungseinschränkung, Gangbild, ZOHLEN-Zeichen (Schmerz bei aktivem Heben des Beines bei mit der Hand des Untersuchers kranial fixierten Patella ⇨ pos. bei retropatellarer Arthrose)
2. Bildgebung: **Röntgen-Knie** in 2 Ebenen (Gelenkspaltverschmälerung, Osteophyten an den Rändern, Achsenfehlstellung?) + **Patella-Tangentialaufnahme**, (Patellagleitlager, subchondrale Veränderungen, Gelenkstufen, freier Gelenkkörper?), ggf. Ganzbeinstandaufnahme (Beinachse?), evtl. Arthrographie (heute durch Arthroskopie weitgehend ersetzt)
   MRT: heute Standard zum Nachweis eines Knorpelschadens
3. **Arthroskopie**: direkte Betrachtung u. „Fühlen" der Knorpelfläche mit dem Tasthäkchen

Ther:
- Konservativ: lokale Eisanwendung, isometrische Kräftigung d. M.quadriceps, Antiphlogistika (**NSAR** aus der Gruppe der COX-2-Inhibitoren, z.B. Celecoxib (1-2 x 100-200 mg/Tag, Celebrex®) od. Etoricoxib (1 x 30-90 mg/Tag, Arcoxia®), **Gewichtsreduktion**
  Entlastung für 4-8 Wochen bei traumatischer Knorpelkontusion
  Akut intraartikuläre Glukokortikoidinjektion (Triamcinolon 10-40 mg, steriles Arbeiten!), versucht werden bei chron. Beschwerden Injektionen v. hochmolekularer Hyaluronsäure
- Operativ: Ind: frischer Knorpelschaden/knöcherne Beteiligung, fortgeschritt. Gonarthrose
  - Trauma: sorgfältige Reposition von ausgesprengten Knorpel-, Knorpel-Knochenstücken (zuvor lokal mehrfaches Anbohren des Knochens [Bohrung nach PRIDIE] od. kleine Perforationen mit dem Spitzmeisel [sog. Mikrofrakturierung] ⇨ fördert Kapillar- und Bindegewebeeinsprossung), Fixation mit Fibrinkleber u. Spickdrähten oder resorbierbaren Stiften (Polylactid), die auf Knorpelniveau abgeknipst werden.
    Impressionsfrakturen mit Stufenbildung werden angehoben (s.u. Tibiakopffraktur).
    Gleichzeitig Op begleitender Schäden, wie Bandläsionen od. Meniskusverletzung.
  - Gonarthrose: Ist der Knorpel lokal völlig zerstört, kann an anderer Stelle im Kniegelenk ein Knorpelknochenzylinder mit einer Diamanthohlschleife entnommen und transplantiert werden (**osteochondrale autologe Transplantation**, OATS).
    Alternativ: Implantation künstlichen Knorpels aus Hydrogel (SaluCartilage™) in vorgebohrte kleine Vertiefungen. Versucht wird auch eine PRIDIE-Bohrung (**Mikrofrakturierung**) + Implantation einer speziellen Kollagenmembran (Chondro-Guide®), die das Wachstum autologer Stammzellen zu Chondrozyten induziert.
    Autologe Chondrozytentransplantation (ACT): Entnahme von Knorpelzellen an unbelasteter Stelle, dann Anzüchtung von Chondrozyten im Labor (Spherox®) und später Implantation dieser an der Stelle des Defektes.
  - Retropatellare Arthrose: Medialisierung und Vorverlagerung des Lig.patellae oder laterale Retinakulumspaltung (laterales Release, Ansatz des M.vastus lat.) ⇨ Patella wird von ihrem Gleitlager abgehoben bzw. verschoben (auch als arthroskopische Op).
  - Bei Fehlstellungen Korrekturosteotomie (s. Orthobuch)
  - Fortgeschrittene, destruierende Gonarthrose: **endoprothetischer Ersatz** mit einem künstlichen Kniegelenk (nur unikondylärer Ersatz med. od. lat. oder totaler Oberflächenersatz = Knie-TEP, s. Abb.). Die Prothesen haben heute eine sehr gute Haltbarkeit (mittlere Standzeit 12-15 J., zu Op-Prinzipien und Kompl. s.o., Kap. Koxarthrose). Postoperativ: Ruhigstellung für einige Tage, danach frühfunktionelle Bewegungsübungen unter **Entlastung** für ca. 6-8 Wo., auf Dauer kein Sport mit starker Belastung/Rotationen (kein Ski, Kampfsport, Fußball usw.)!

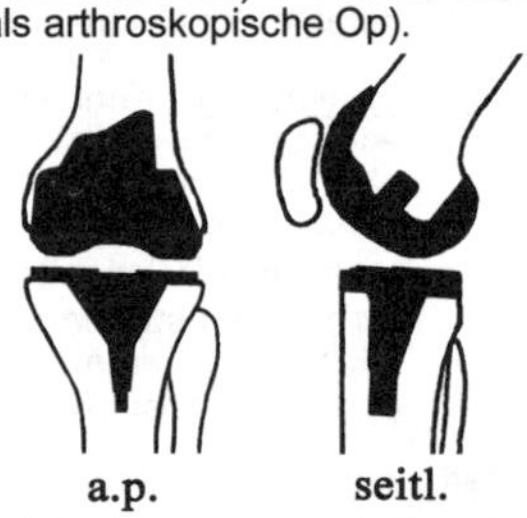

- Leitlinie: Indikation Knieendoprothese, S2k v. 4/2023 (AWMF Registernummer: 187-004)

Kompl: * Intraartikuläre Injektionen ⇨ Cave: steriles Arbeiten wegen Gefahr d. septischen Arthritis
* **Posttraumatische Arthrose**, Destruktion der Gelenkfläche ⇨ künstliches Kniegelenk

DD:
- **Meniskusläsionen** (s.o.)
- Plica mediopatellaris (medial-shelf syndrome): Synovialfalte medial der Patella ⇨ bei Hypertrophie Einklemmung + Schmerzen im Kniegelenk; Ther: arthroskopische Resektion
- Arthritis, rheumatische Gelenkerkrankungen, Arthrose
- Kinder/Jugendliche: Osteochondrosis dissecans (KÖNIG-Syndrom, subchondrales nekrotisches Knochenfragment, meist medial ⇨ Mausbett u. freier Gelenkkörper [Gelenkmaus])
- AHLBÄCK-Krankheit: asept. Knochennekrose des med. Femurkondylus im Erwachsenenalter

BAKER-ZYSTE

Syn: Poplitealzyste, Kniegelenkhygrom, Arthrozele, engl. Baker's cyst, ICD-10: M71.2

Def: Ausstülpung der dorsalen Gelenkkapsel am Kniegelenk = Synovialzyste/Synovialhernie

Ät:
- Primäre Zyste = angeboren, idiopathisch
- Sekundäre Zysten: **Kniebinnenschaden** (z.B. Läsion des medialen Meniskus), degenerativ (Gonarthrose, Chondropathie), systemische Erkrankungen (z.B. rheumatoide Arthritis) ⇨ Stimulation der Produktion von Synovialflüssigkeit

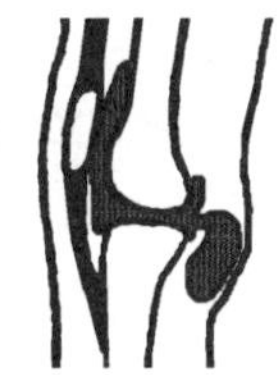

Etlg:
Distensionszyste = Zyste mit Verbindung zum Kniebinnenraum (s. Abb.)
Dissektionszyste = Ruptur einer Zyste u. Austritt von Synovialflüssigkeit in die Kniekehle

Klin:
⇒ Dorsale Schwellung, Fluktuation, rezidivierende posteriore Schmerzen im Kniegelenk, insb. bei Streckung
⇒ Evtl. begleitender Kniegelenkerguss

Diag:
1. Anamnese (Knietrauma?) und klinische Untersuchung (tastbare Schwellung)
2. Sonographie (Darstellung der Zyste), Duplexsonographie zum Ausschluss Gefäßprozess
3. Röntgen: Kniegelenk in 2 Ebenen zum Ausschluss knöcherner Verletzungen
4. **Arthroskopie** bei allen sekundären Zysten zur Diagnostik u. Ther. der Grunderkrankung

Ther:
- Operativ: Ind: nur bei Verdrängungsbeschwerden von Nerven od. Gefäßen gegeben
  - Querinzision dorsal in der Kniekehle, Präparation und Resektion der Zyste und Verschluss des Zystenstumpfes am Kniegelenk
  - Arthroskopie in gleicher Sitzung durchführen und ggf. Ther. der Grunderkrankung (z.B. Teilresektion des Meniskus, Knorpelshaving)

Prog: Nach operativer Exstirpation primärer Zysten sehr gut, bei sekundären Zysten sind Rezidive häufig (insb. wenn die eigentliche Grunderkrankung am Kniegelenk nicht saniert wird).

Kompl: Op: Erguss, Hämatom, Hypästhesie am Unterschenkel, **Rezidiv**

DD:
- Zyste der Bursa des M.semimembranosus od. M.biceps femoris, Ruptur des M.gastrocnemius
- Phlebothrombose, arterielles Aneurysma, Hämangiom
- Vergrößerte Lymphknoten, popliteales Lipom/Liposarkom, Synovialsarkom

PATELLAVERLETZUNGEN

Syn: Patellafraktur: Fraktur der Kniescheibe, engl. fracture of the patella, ICD-10: S82.0
Patellaluxation: engl. dislocation of the patella, ICD-10: S83.0

Ät: – Fraktur: durch direktes Trauma: Anpralltrauma (z.B. PKW-Unfall) oder Sturz auf das Knie Indirekte Gewalteinwirkung durch extreme Kontraktion des M.quadriceps femoris
– Luxation: **Habituelle**, konstitutionelle Bindegewebsschwäche, angeborene Formveränderung der Patella (Abflachung, Hypoplasie der Patella u. Genu valgum) od. abgeflachter lateraler Femurkondylus (⇨ patellares Maltracking = fehlende Zentrierung in der Trochlea), Patellahochstand, Genu valgum ⇨ Luxation meist nach lat., bereits durch ein **Bagatelltrauma**
Erworben: Wachstumsstörungen durch Trauma, Osteomyelitis, Tumor
Traumatisch (grobe Gewalt, Sportverletzung) ⇨ kombiniert meist mit Knochen-, Knorpel-, Muskel- und/oder Bandverletzungen, rezidivierend traumatisch

Path: ♦ Durch den Zug des M.quadriceps dislozieren die frakturierten Patellaanteile (Querfraktur, Abrissfraktur) = Traktionsfraktur ⇨ klassische Indikation für Zuggurtungsosteosynthese
♦ Durch die Retinacula patellae (beidseits seitlich der Kniescheibe von M.vastus lat./Tractus iliotibialis und M.vastus med. zu den Tibiakondylen ziehend) und den Pes anserinus ist noch eine geringe Unterschenkelstreckung mögl. (sog. Reservestreckapparat)

Etlg: # Patellafraktur: **Querfraktur** (häufigste, 80 % d.F.), Längsfraktur, Schrägfraktur, Mehrfragmentbruch, Sternfraktur, Trümmerfraktur, obere od. untere Polabrissfrakturen = knöcherner Ausriss, Fissuren oder osteochondrale Absprengungen (auch bei Luxation)
Patellaluxation: nach **lateral** od. medial

Klin: ⇒ Patellafraktur: Weichteilschwellung, tastbarer Frakturspalt, Hämarthros
⇒ Schmerzhaft eingeschränkte Kniestreckung (Zerreißung des Streckapparates)
⇒ Patellaluxation: Schmerz, Ergussbildung, tastbare luxierte Kniescheibe

Diag: 1. Anamnese (Unfallhergang) und klinische Untersuchung
2. Bildgebung: Röntgen-Knie in 2 Ebenen + Patella axial (tangential) mit Gleitlager, ggf. CT
3. Evtl. Arthroskopie: zur Feststellung, ob Knorpelschäden an der Retropatellarfläche durch das Trauma od. die Reposition entstanden sind

Ther: • **Konservativ:** Bei nicht dislozierten Frakturen (Fissuren, Längsfraktur, subaponeurotische Frakturen) bewegungslimitierende Orthese für ca. 4 Wo.
Patellaluxation: Reposition in Überstreckung des Kniegelenkes ⇨ funktionelle Behandlung mit Patellaluxationsbandage, KG: Muskelaufbautraining des M.quadriceps (insb. des M.vastus med.)
• **Operativ:** Ind: Jede **dislozierte Fraktur** muss operiert werden, da durch Zug des M.quadriceps keine Knochenadaptation möglich ist.
– Querfraktur: stufenfreie Reposition, **Zuggurtungsosteosynthese** = Einbringen von 2 Spickdrähten, über deren Enden eine 8er-förmige Zerklage gelegt wird (s. Abb.).
– Längsfraktur und Schrägfraktur: Zugschraubenosteosynthese
– Trümmerfrakturen: Spickdrähte und umlaufende Zerklage + 8er-förmige Zerklage oder Adaptation der Fragmente mit resorbierbarem Nahtmaterial über Bohrkanäle
Bei völliger Zertrümmerung evtl. auch Patellektomie erforderlich.
– Postoperativ: Frühmobilisation

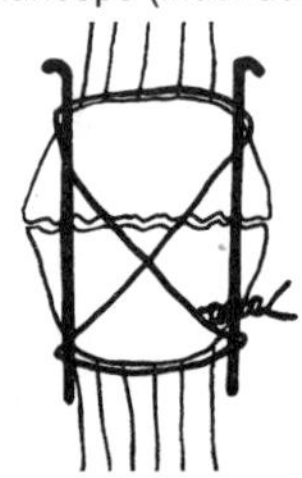
Zuggurtungs-osteosynthese

Patellaluxation: Op-Ind: rez. Luxationen, viele verschiedene Op-Methoden mögl.
- Laterales Release: Spaltung des lateralen Retinakulums (heute meist arthroskopisch), Raffnähte des medialen Retinakulums und proximale Rekonstruktion
- Op nach ALI KROGIUS: Annähen eines gestielten Streifens des Lig.patellae von med. nach lateral ⇨ der laterale Wulst verhindert die Luxation
- Op nach GOLDTHWAIT: Verlagerung und Fixation der lat. Patellasehnenhälfte nach med.
- Op nach MAYO-VIERNSTEIN: med. Raffung und Umsetzung der med. Muskelansätze
- Nach Wachstumsabschluss (Erwachsene): Op n. ELMSLIE-TRILLAT: Verlagerung der Tuberositas tibiae n. med., ggf. zusätzlich Korrekturosteotomie bei starkem Genu valgum
- MPFL-Rekonstruktion (mediales patello-femorales Ligament): Verpflanzung der M.gracilis-Sehne an die mediale Seite der Patella ⇨ Zug nach medial
• Leitlinie: Patellafraktur, S2k v. 8/2020 (AWMF Registernummer 187-021)

Kompl: * Knorpelverletzungen der Femurkondylen, Verletzung der Bursa

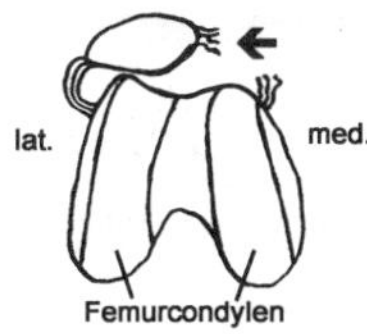

- ∗ Bei heftiger Luxation: Ruptur des fixierenden seitlichen Bandes (= Retinaculum patellae) der Patella an den Femurkondylen, meist ist die Zerreißung medial (s. Abb.), Ther: Bandnaht
- ∗ Fraktur-Op: Pseudarthrose, Lockerung der Zerklage Posttraumatische Chondropathie der Retropatellarfläche (⇨ Arthrose)
- ∗ Knorpelschäden und später Arthrose im femoropatellaren Gleitlager bei rezidivierenden Luxationen

<u>DD:</u>
- Hypermobile Patella, Ther: KG Muskelaufbautraining
- **Patella bipartita** und tripartita meist im oberen äußeren Quadranten (DD zur Längsfraktur)
- Ruptur der Quadrizepssehne, Zerreißung des Lig.patellae, Abrissfraktur der Tuberositas tibiae (= Streckapparatverletzung)

STRECKAPPARATVERLETZUNG

Syn: ICD-10: S76.1

Anatomie: Der Streckapparat besteht aus dem **M.quadriceps femoris**, seiner Sehne, die zur Patella zieht, aus der Patella selbst und dem Lig.patellae, das von der Patella bis zum Ansatz an der Tuberositas tibiae zieht.
Die Retinacula patellae beidseits seitlich der Kniescheibe (von M.vastus lat./Tractus iliotibialis und M.vastus med. zu den Tibiakondylen ziehend) sind an der Streckung im Kniegelenk ebenfalls beteiligt (sog. Reservestreckapparat)

Ät:
- Quadrizepssehnenruptur: meist **degenerativ** bedingt (u. starke Anspannung d. Quadriceps)
- Extrem starke Anspannung des M.quadriceps ⇨ Lig.patellae-Ruptur, Patellafraktur oder Abrissfraktur der Tuberositas tibiae möglich

Path: Durch den Zug des M.quadriceps führt eine Zerreißung des Streckapparats an einer Stelle zu starker **Dehiszenz** ⇨ Op-Indikation stets gegeben.

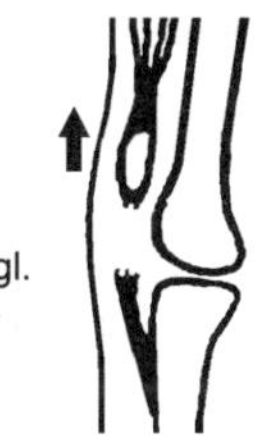

Etlg:
Quadrizepssehnenruptur (meist ca. 1 cm oberhalb der Patella)
Patellaquerfraktur (s.o.)
Zerreißung des Lig.patellae (meist direkt am distalen Patellapol, s. Abb.)
Abrissfraktur der Tuberositas tibiae (insb. bei Kindern vorkommend)

Klin:
⇒ Streckausfall = aktive Streckung im Kniegelenk eingeschränkt od. nicht mögl.
⇒ Tastbare Dehiszenz im Bereich der Quadrizepssehne oder des Lig.patellae
⇒ Weichteilschwellung und Bluterguss

Diag:
1. Anamnese und klinische Untersuchung: Streckdefizit, Patellastand tasten
   Quadrizepssehnenruptur ⇨ **Patellatiefstand**
   Lig.patellae-Ruptur od. Abrissfraktur an der Tuberositas tibiae ⇨ **Patellahochstand**
2. <u>Sonographie:</u> Darstellung muskulärer oder ligamentärer Dehiszenzen
3. <u>Röntgen:</u> Kniegelenk a.p. und seitlich (Frakturausschluss)

Ther:
- Konservativ: Bei inkompletter Ruptur funktionelle Behandlung mit Orthese mögl.
- <u>Operativ:</u> Ind: bei kompletter Ruptur durch die Dehiszenz obligat gegeben
  - Frische Quadrizepssehnenruptur: End-zu-End-Naht + Augmentation mit PDS-Kordel
  - Bei ausgeprägter Degeneration: plastische Rekonstruktion
  - Lig.patellae-Zerreißung: End-zu-End-Naht bei interligamentärer Ruptur, transossäre Reinsertion bei Riss nahe an der Tuberositas tibiae + Augmentation mit PDS-Kordel
  - Abrissfraktur der Tuberositas tibiae: Zuggurtungsosteosynthese über Spickdrähte, Trümmerfragment ⇨ transossäre Reinsertion des Lig.patellae
  - <u>Postoperativ:</u> Orthese mit Bewegungslimitierung (0-0-30°, 0-0-60°, 0-0-90° für jeweils 2 Wo.), krankengymnastische Mobilisation, volle Belastbarkeit nach 3-4 Mon.

DD: OSGOOD-SCHLATTER-Krankheit = aseptische Knochennekrose der Tuberositas tibiae im Kindesalter (kann zur Abrissfraktur führen) ⇨ kons. Therapie mit Entlastung oder BECK-Bohrung

UNTERE EXTREMITÄT - UNTERSCHENKEL

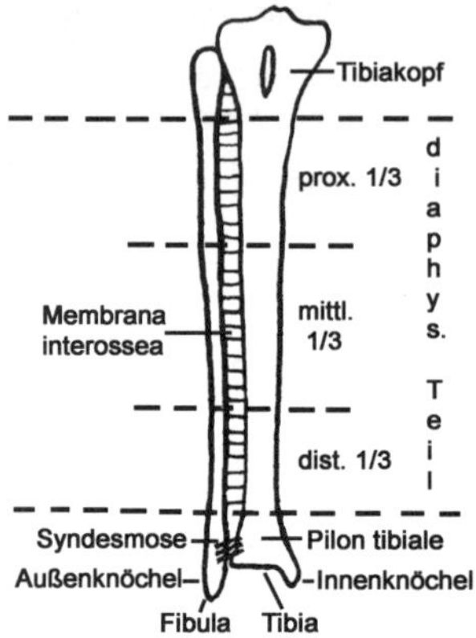

Anatomie Tibia und Fibula sind durch die Membrana interossea verbunden. Ventro-medial ist die Tibia nur von Haut bedeckt ⇨ hier leicht **offene Frakturen** und Heilungsstörungen mögl. Die Muskelgruppen des US sind von straffen Faszien umgeben ⇨ **Muskellogensyndrome** als Komplikation möglich. Im Bereich des Sprunggelenkes sind Tibia und Fibula zusätzlich über Bänder verbunden = vordere und hintere Syndesmose.

TIBIAKOPFFRAKTUR

Syn: Proximale Tibiagelenkfraktur, ICD-10: S82.18

Ät: – Indirektes Trauma durch Sturz auf das Bein (z.B. von der Leiter ⇨ führt zur Plateaufraktur)
– Direktes Trauma auf das Kniegelenk (⇨ führt zu Trümmer- und Luxationsfrakturen)

Path: Meist Stauchungskräfte entlang der Längsachse des Beines durch Sturz auf das Bein ⇨ **Impression** und Frakturierung der Kondylen, die nach seitlich abgesprengt werden können (das laterale Plateau ist häufiger betroffen, da geringere Knochendichte als das mediale)

Etlg: nach TSCHERNE (berücksichtigt den Unfallmechanismus)
Plateaufrakturen (durch Kräfte entlang der Beinlängsachse)
- Spaltbruch (Meißelfraktur) ohne Dislokation
- Spaltbruch mit Dislokation = Depressionsfraktur: mono- / bikondylär ("V"- / "Y"-Fraktur)
- Impressionsfraktur
- Kombiniert: Impressionsfraktur + Depressionsspaltbruch (s. Abb.)
Trümmerfrakturen (durch Rasanztrauma)
Luxationsfrakturen (durch Rotations- und Scherkräfte)

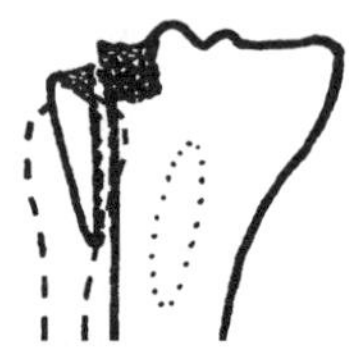

Klin: ⇒ Weichteilschwellung und Hämatom, fast immer **Hämarthros** ⇨ Abpunktieren! (evtl. sichtbare Fettaugen im Punktat)
⇒ Schmerzhafte Bewegungseinschränkung, Druckschmerz

Diag: 1. Anamnese und klinische Untersuchung
2. Röntgen: Kniegelenk in 2 Ebenen, zur sicheren Diagnose u. Op-Vorbereitung bei Impressionsfrakturen ist ein **CT** des Tibiakopfes notwendig. Angio-CT bei V.a. Gefäßläsion.
3. Ggf. Arthroskopie zum Ausschluss Gelenkflächenbeteiligung od. intraartikulärer Verletzung

Ther:
- Konservativ: Ein Hämarthros sollte auf jeden Fall abpunktiert werden.
- Operativ: Ind: alle dislozierten Frakturen
Wichtig ist, dass nach der Reposition die Gelenkfläche exakt steht! (Einige Kliniken kombinieren daher die Op. mit einer Arthroskopie zur Kontrolle der Gelenkfläche.)
  - Impressionsfrakturen >2 mm: Anhebung und Unterfütterung d. Impression mit Spongiosa von einem Knochenfenster aus + Einbringen zweier Abstützschrauben, evtl. unter gleichzeitiger arthroskopischer Kontrolle (bessere Beurteilung der Gelenkfläche)
  - Kondylenfrakturen: Plattenosteosynthese mit T-Abstützplatte

- Impressions-Depressionsbruch: Anhebung u. Unterfütterung der Impression + Plattenosteosynthese mit T-Platte als Fixations- und Abstützplatte
- Trümmerfrakturen: Fixateur externe, evtl. auch Hybridfixateur
- Postoperativ: frühfunktionelle Mobilisation unter Entlastung des Kniegelenkes für 6-8 Wo. mit KG, Bewegungsschiene
- Leitlinie: Tibiakopffraktur, S1 v. 10/2021 (AWMF Registernummer 187-042)

Kompl: * Zusätzliche traumatische Kapsel-Band-Rupturen, Knorpelläsionen, Meniskusquetschung
* Zusätzliche Fibulaköpfchenfraktur, Läsion des N.peroneus, A.poplitea-Verletzung
* Postoperativer Infekt mit Osteomyelitis und Gelenkempyem
* Kompartmentsyndrom
* Posttraumatische Arthrose bei bestehendem Gelenkflächendefekt

UNTERSCHENKELFRAKTUREN

Syn: Schaftfrakturen des Unterschenkels, ICD-10: S82.-

Anatomie: Durch die **geringe Weichteildeckung** (insb. am med. Anteil der Tibia) kommt es häufig zu **offenen Frakturen** und postoperativen Komplikationen. Der Unterschenkel wird eingeteilt in ein proximales, mittleres und unteres Drittel.

Ät: Trauma: Anprall (Stoßstangenverletzung) ⇨ Biegungsbruch, Stauchung, Torsion (Skiunfall)

Etlg: # Isolierte Fibulafraktur
Isolierte Tibiafraktur
Fraktur von Tibia und Fibula = (komplette) Unterschenkelschaftfraktur (s. Abb.)

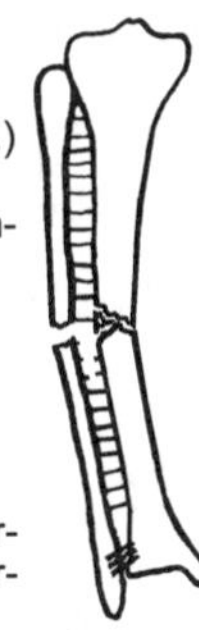

Klin: ⇒ Häufig Weichteilschäden ⇨ **offene Fraktur** mit Hautwunde, Hämatom, Weichteilschwellung, sichtbare Knochenenden, Knochensplitter
⇒ Gut tast- und sichtbare Fehlstellung, Krepitation, Schmerz bei Bewegung

Diag: 1. Anamnese und klinische Untersuchung
2. Röntgen: US in 2 Ebenen inkl. Kniegelenk und Sprunggelenk

Ther:
- Funktionell: isolierte Fibulafraktur (ohne OSG-Beteiligung) evtl. mit Unterschenkelzinkleimverband oder Unterschenkelgehgips für 4 Wo. od. ohne Verband und Entlastung bis Pat. beschwerdefrei
- Konservativ: isolierte nicht dislozierte Tibiafraktur u. nicht dislozierte Unterschenkelschaftfrakturen: Fixation im gespaltenen Oberschenkelliegegips (= OS + US) od. OS-Gipsschiene für 10 Tg., dann zirkulärer Gips für 2-4 Wo., danach Gehgips für 4 Wo. oder besser mit SARMIENTO-Brace (Beweglichkeit im Kniegelenk mögl.), Thromboseprophylaxe
- Operativ: Ind: 2.- + 3.-gradig offene Frakturen, dislozierte od. Trümmerfrakturen, fehlende Knochenbruchheilung (>4 Mon.), Polytrauma (zur Pflegeerleichterung)

  In der Regel wird nur die Tibia operativ versorgt, ggf. muss die Fibula mit einer Platte versorgt werden (bei Tibiafraktur + Fibulafraktur im distalen 1/3 od. mit OSG-Beteiligung, zur korrekten Einstellung der US-Länge u. Rotation).
  - Schaftfrakturen im proximalen Drittel: Marknagelung und ggf. Verriegelung; auch laterale + mediale winkelstabile Platte für Tibia od. Fixateur externe mögl.
  - Schaftfrakturen im mittleren Drittel: besonders gut geeignet für die (gebohrte) **Marknagelung** der Tibia, postoperativ: Belastung schon nach wenigen Tagen mögl.
  - Schaftfrakturen im distalen Drittel: Marknagelung und ggf. Verriegelung; auch mediale winkelstabile Platte für die Tibia mögl.
  - Etagenfraktur: Verriegelungsnagel (= Marknagel und Verriegelung mittels Schrauben proximal **+** distal ⇨ statische Verriegelung) für Tibia od. Fixateur externe
  - Trümmerfraktur und 2.-/3.-gradig offene Frakturen: Fixateur externe als unilateraler

Klammerfixateur, Monofixateur od. V-förmiger Fixateur oder zeltförmiger Fixateur (Nachteil: muss durch die lateralen Weichteile geführt werden), evtl. zusätzliche Versorgung der Fibula mit Plattenosteosynthese
Ggf. auch unaufgebohrter Tibianagel mit Verriegelung
Sekundär ist bei verzögerter Heilung eine Reosteosynthese (Nagel, Platten, offene Spongiosaplastik) erforderlich. Bei großen Defekten ggf. Kallusdistraktion
- Plattenosteosynthese postoperativ: 4 Wo. Entlastung, danach Teilbelastung, Thromboseprophylaxe, Vollbelastung nach ca. 10-12 Wochen
- *Kinder:* Bei Achsenfehler <10° u. Rotationsfehler <10° kons. Ther. mit Gips, sonst ESIN

Kompl:
* Cave! **Kompartmentsyndrom** durch Raumforderung in den straffen Muskellogen des Unterschenkels (s. allg. Traumatologie), tiefe Beinvenenthrombose
* Verletzung des N.peroneus
* Verzögerte Knochenbruchheilung und Pseudarthrosenbildung, insb. bei devitalen Fragmenten
* Implantatbruch (bei den Marknägeln od. Platten)
* Achsenfehler ⇨ Arthrose durch Fehlbelastung
* *Kinder:* Reizung der Wachstumsfuge ⇨ Beinverlängerung (Kleinkinder) od. vorzeitiger Wachstumsfugenverschluss (ab. 10. Lj.) ⇨ Beinverkürzung

PILON-TIBIALE-FRAKTUR

Syn: Distale Tibiagelenkfraktur, engl. intra-articular fracture of distal tibia, ICD-10: S82.38

Ät: Heftiges Trauma: Sturz aus großer Höhe = hochenergetische Stauchungsfraktur

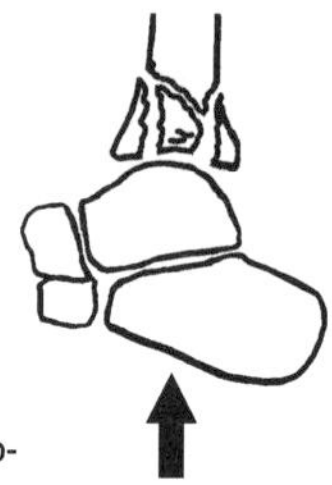

Path: **Axiale Gewalteinwirkung** auf das distale Tibiaplateau ⇨ Kompressions-/**Stauchungsfraktur** mit Beteiligung d. **Gelenkfläche** (Knorpelkontusion, Spongiosadefekt od. Trümmerfraktur), s. Abb.

Klin:
⇒ Bewegungs-, Druck- und Stauchungsschmerz, schmerzhafte Bewegungseinschränkung
⇒ Weichteilschwellung, Hämatom

Diag:
1. Anamnese (typischer Unfallhergang) und klinische Untersuchung
2. Röntgen: Unterschenkel und Sprunggelenk in 2 Ebenen, dreidimensionales CT der Gelenkfläche, ggf. weitere Frakturen ausschließen

Ther:
- Konservativ: geschlossene, nicht dislozierte, stabile Frakturen **ohne** Gelenkflächenbeteiligung ⇨ Gips für ca. 8 Wochen mit Entlastung des Gelenkes, dann KG und steigende Belastung oder alternativ frühfunktionelle Behandlung mit Sprunggelenkschiene und Vollbelastung ab dem 3. Tag
- Operativ: Ind: dislozierte Frakturen, Beteiligung der Gelenkfläche, offene Frakturen
  - Offene Reposition, **anatomische Wiederherstellung der Gelenkfläche**, evtl. Spongiosaunterfütterung (mit Beckenkammspongiosa), Stabilisierung mit Zugschrauben und Hybridfixateur, je nach Befund auch Plattenosteosynthese (sog. Pilon-Platten od. DC-Platte). Bei gleichzeitiger Fibulafraktur wird diese mit Plattenosteosynthese versorgt.
    Bei ausgedehnten Weichteilschäden kann es erforderlich sein, erst eine Reposition u. Ruhigstellung mit Fixateur durchzuführen und dann in einer 2. Op nach 7-10 Tagen die definitive Wiederherstellung des Gelenkes durchzuführen.
  - Postoperativ: Ruhigstellung durch den Fixateur od. im Gips für 4-6 Wochen, frühfunktionelle Beübung ohne Belastung, Teilbelastung n. 8 Wo., Vollbelastung n. 10-14 Wo.
  - Bei völlig irreponiblen Frakturen (Trümmerfrakturen) oder posttraumatischer Arthrose kann eine sekundäre Arthrodese (= Versteifung des Gelenkes) notwendig werden.
  - *Kind:* Aitken 0 und I: geschlossene Reposition und Gips für 4 Wochen
    Aitken II und III: offene Reposition und Spickdrahtosteosynthese, Entfernung der Drähte nach ca. 4 Wochen, Gips und Entlastung für 4 Wochen

Prog: **Schwerwiegende Fraktur** wegen schlechter Weichteildeckung, sehr häufig Komplikationen

Kompl:
* Durch das ursächliche starke Unfalltrauma häufig Mitverletzung von **Fibula** (in 75 % d.F.), Talus, Knorpel, Kalkaneus, Tibiaschaft, Tibiakopf, Becken od. Wirbelsäule
* Probleme macht die oft erhebliche **Weichteilschädigung**.
* Gefäßverletzung, Kompartmentsyndrom
* Vordere u. hintere Syndesmose sind oft mitverletzt (knöcherner Ausriss), die Außenbänder bleiben meist intakt.
* Infektion bei offenen Frakturen (Weichteilinfektion, Knocheninfektion)
* *Kind:* Bei nicht exakter Reposition der Epiphysenfuge ⇨ Wachstumsstörungen

Op:
* **Wundheilungsstörungen**, Pin-Infekt bei Fixateur
* **Posttraumatische Arthrose** durch verbliebene Gelenkflächeninkongruenz, Knorpelverletzung (Flake fracture = osteochondrale Fraktur), Varusfehlstellung, Pseudarthrose

SPRUNGGELENKFRAKTUREN

Syn: Knöchelfrakturen, Malleolarfrakturen, malleoläre Frakturen, **OSG-Frakturen**, ICD-10 Innenknöchel: S82.5, Außenknöchel: S82.6

Anatomie:

OSG (oberes Sprunggelenk, Articulatio talocruralis) wird gebildet vom Außenknöchel (Malleolus lat.) = distale Fibula, Innenknöchel (Malleolus med.) = dist. Tibia und dem Talus. Der Außenknöchel hat Leitfunktion für das OSG und muss die erheblichen Scherkräfte über den Bandapparat auffangen. Die Gewichtsübertragung erfolgt zu 80-90 % von der Tibia auf den Talus. Im OSG erfolgt überwiegend die Dorsalextension u. Plantarflexion.

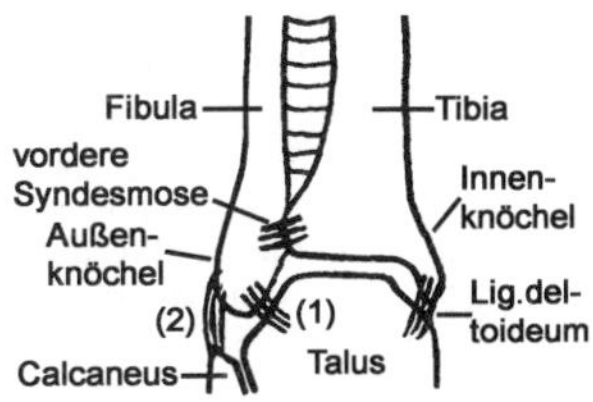

(1) Lig.fibulotalare ant.
(2) Lig. fibulocalcaneare

Bandapparat: Vordere u. hintere Syndesmose (Lig.fibulotibiale) und die Membrana interossea verbinden die Tibia mit der Fibula.
- Lig.deltoideum verbindet Tibia mit Talus.
- Lig.fibulotalare ant. u. post. verbinden Fibula und Talus.
- Lig.fibulocalcaneare verbindet Fibula und Calcaneus.

USG (unteres Sprunggelenk, Articulatio subtalaris = hintere Kammer u. Articulatio talocalcaneonavicularis = vordere Kammer) liegt zwischen Talus u. Kalkaneus und dem Os naviculare. Im USG erfolgt überwiegend die Pro- u. Supination.

Bewegungsmaße: Dorsal-/Plantarflexion: 25-0-50°, Pro-/Supination: 20-0-35°

Ät: Trauma mit Rotationskomponente und Luxation durch "**Fußumknicken**" od. Tritt gegen den Unterschenkel bei fixiertem Fuß (z.B. typische Verletzung beim Fußball od. Verkehrsunfall)
- Supinations-/Adduktionstrauma ⇨ Innenknöchelfrakturen und eher WEBER A, B
- Pronations-/Abduktionstrauma ⇨ eher WEBER C
- Distorsionstrauma ⇨ MAISONNEUVE-Fraktur

Etlg: # Nach WEBER bzw. DANIS (1949): Außenknöchelfraktur im Verhältnis zur Syndesmose

WEBER A:	Fraktur **unterhalb der Syndesmose** / unterhalb des Gelenkspaltes, Syndesmose intakt
WEBER B:	Fraktur **in Höhe der Syndesmose**, meist Teilruptur der Syndesmose
WEBER C:	Fraktur **oberhalb** der Syndesmose, **Syndesmose immer zerrissen**, Membrana interossea bis zur Fraktur rupturiert

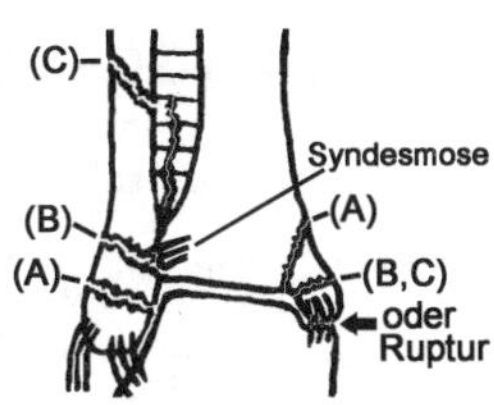

Die Frakturen sind häufig kombiniert mit Abscher- (A) oder Abrissfraktur (B, C) des unteren Teils des Innenknöchels oder Zerreißung des Lig.deltoideum und/oder einer Abscher-/Abrissfraktur (B, C) an der dorsalen Tibiakante (hinterer Teil des Innenknöchels) durch den Zug der hinteren Syndesmose = hinteres **VOLKMANN-Dreieck** (s. Abb.)

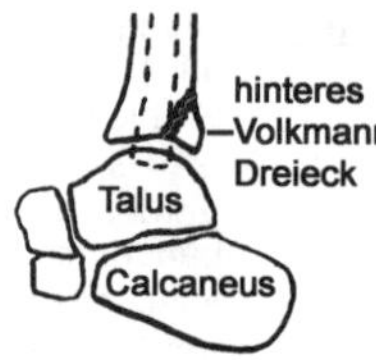

MAISONNEUVE-Fraktur: Sonderform der WEBER-C-Fraktur = hohe WEBER-C-Sprunggelenkfraktur als subkapitale Fibulafraktur (od. knöcherner Ausriss des Lig.collaterale fibulare am Knie) + Längsriss der Membrana interossea und Ruptur der Syndesmosen + Innenknöchelfraktur oder Riss des Lig.deltoideum

Sprunggelenkluxationsfraktur = bimalleoläre Fraktur ⇨ Sprengung der Sprunggelenkgabel, Talusluxation, völlige Instabilität

Epid: Häufigste Fraktur an der unteren Extremität, Inzidenz: 174/100.000/Jahr

Klin:
⇒ Hämatom und Druckschmerz über dem Außen- und evtl. Innenknöchel
⇒ Schmerzhafte Bewegungseinschränkung
⇒ Sprengung der Sprunggelenkgabel ⇨ Fuß ist seitlich versetzt zum US

Diag:
1. Anamnese (Unfallhergang?) und klinische Untersuchung: Hämatom, Krepitation, DMS?
2. Röntgen: Sprunggelenk in 2 Ebenen (a.p. u. lateral), ggf. CT und ggf. zum Ausschluss von proximalen Frakturen den ganzen Unterschenkel in 2 Ebenen röntgen.

Ther:
- Akut: Bei grober Fehlstellung sofortige Reposition unter Längszug (unter Analgesie)
- Konservativ: WEBER A (= ohne Syndesmosenruptur) u. ohne Dislokation ⇨ Sprunggelenkorthese (z.B. Vakuumschuh) od. Unterschenkelgips für ca. 6 Wochen, Rö-Kontrollen
- Operativ: Ind: WEBER B + C (und dislozierte WEBER A-Frakturen)
  - Außenknöchel: Osteosynthese mit Zugschraube u. dorsolateral angebrachter 1/3 Rohr-Platte od. spezieller winkelstabiler Platte od. nur mit Schrauben, Naht der Syndesmose und mögl. anderer Bandrupturen, evtl. Fixation der Stellung d. Syndesmose durch temporäre Stellschraube für 6 Wo. (nach 6 Wo. wird dann nur die Stellschraube entfernt)
  - Innenknöchel: Abscherfraktur od. VOLKMANN-Dreieck mit Zugschraube, Abrissfraktur mit Zuggurtungsosteosynthese
  - Sprunggelenkgabelsprengung: Osteosynthese der Frakturen wie oben und temporäre Stellschraube (fixiert Fibula an die Tibia) für ca. 6 Wochen
  - Bei offenen Frakturen: Débridement u. Fixateur externe
  - Postoperativ: Ruhigstellung für ca. 6 Wochen (wegen der Bandrupturen), Bewegungsübungen ohne Belastung (Dorsalflexion im Gips), dann Teilbelastung ab 6. Woche steigern, Vollbelastung ab 8. Woche, Sportfähigkeit wieder nach 12-16 Wochen

Kompl:
* Knorpelabscherungen am Talus = Flake fracture, Abrissfraktur des VOLKMANN-Dreieckes ⇨ posttraumatische Arthrose
* Gelenkinstabilität bei nicht versorgten Bandrupturen
* Gefäß- und/oder Nervenläsionen (N.peroneus superf. od. N.saphenus), Kompartmentsyndrom, **Wundinfektion** (dünner Weichteilmantel über der Frakturregion)
* Spätere **Sprunggelenkarthrose** bei Knorpelschäden oder Fehlstellung (10 % d.F.)

SPRUNGGELENKDISTORSION/AUßENBANDRUPTUR

Ät: Typisches **Umknicktrauma** insb. beim Sport (Fußball, Volleyball, Basketball, Ski) od. Stolpern

Path:
- Trauma i.d.R. in Supination und Adduktion ⇨ Überdehnung bis Ruptur des Außenbandapparates (**lateral**) am OSG
  Als erstes rupturiert das **Lig.fibulotalare anterius** (90 % d.F.), als nächstes dann meist das Lig.fibulocalcaneare (60 % d.F.), s. Abb. folgende Seite.
- Trauma in Pronation ⇨ WEBER-Frakturen, evtl. mit Riss des Lig.deltoideum

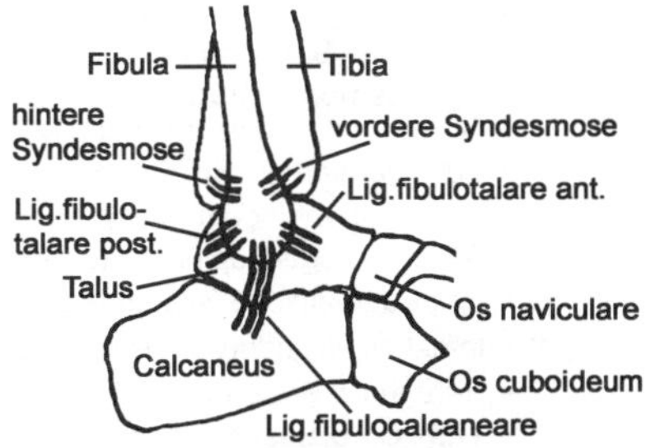

Epid: Häufigste Bandverletzung des Menschen

Etlg: # Akute **OSG-Distorsion** = Überdehnung und Zerrung, ICD-10: S93.40
Chronisch rezidivierende Distorsion = Außenbandapparatinsuffizienz
Ligamentruptur = Bandriss (als Einband-, Zweibandverletzung od. komplette Außenbandverletzung), ICD-10: S93.2

Klin: ⇒ **Weichteilschwellung**, **Bewegungseinschränkung** und **Hämatom** (bei Verletzung der Bänder und/oder Gelenkkapsel)
⇒ Druckschmerz über dem Außenknöchel und Überdehnungsschmerz (Supination)
⇒ Chronische Instabilität: Rezidivierendes Umknicken, Instabilität, Belastungsschmerzen

Diag: 1. Anamnese (Unfallhergang, Supinationstrauma?) und klinische Untersuchung: Prüfung des Talusvorschubes und der seitlichen Aufklappbarkeit (immer im Vergleich zur Gegenseite), Druckschmerz über dem Verlauf der Bandstrukturen, sichtbares Hämatom
2. Röntgen: **Sprunggelenk in 2 Ebenen nativ** zum Ausschluss knöcherner Verletzungen.
Die gehaltenen Aufnahmen (Stressaufnahme) sind heute obsolet (das Gelenk wird hierzu in ein Haltegerät eingespannt und in 2 Ebenen geröntgt, pathologisch: a.p. >8° laterale Aufklappbarkeit [Taluskippung], im Seitenbild >8 mm Talusvorschub, Untersuchung ist schmerzhaft!).
Ggf. MRT bei unklarem Befund (Syndesmosenruptur?) oder fehlender Besserung
3. OSG-Sonographie: Darstellung von Hämatomen mit/ohne Gelenkraumverbindung, evtl. inhomogene Bandstruktur sichtbar (auch als Stress-Sono wie bei gehaltener Aufnahme)

Ther:
- Akut: Kühlung, Kompression, Hochlagerung und Entlastung der Extremität
- **Konservativ/Funktionell:** Distorsionen ohne Instabilität ⇨ elastischer Stützverband
Bei geringer Instabilität: Ruhigstellung d. Gelenkes mit einer **Sprunggelenkorthese** (Aircast®-Schiene, MHH-Schiene n. ZWIPP usw.) für 5-6 Wo. (Tag u. Nacht, ersetzt den früher angewendeten Gips) mit normaler Alltagsbelastung, danach für 1 Monat noch pronierende Stützverbände (z.B. Malleotrain®), Schuhaußenranderhöhung, Krankengymnastik (Muskelaufbautraining, Schulung der Koordination und Eigenreflexe = **Propriozeptorentraining**). Nachteil der kons. Ther.: hohe Pat.-Compliance nötig, wichtig ist das funktionelle Propriozeptorentraining, evtl. verbleibende Restinstabilität ⇨ dann ggf. Op.
- *Kinder:* Verletzung typischerweise meist mit knöchernem Ausriss ⇨ Ruhigstellung im Gips/US-Schiene für 3 Wo. meist ausreichend
- Operativ: Ind: nur in 0,5-4 % gegeben, z.B. gravierende Instabilität des Sprunggelenkes (großer osteochondraler Bandausriss, chronische Instabilität, Reruptur), sonstige knöcherne Begleitverletzungen
  - Zeitpunkt: Op sofort (bis 6-8 Stunden) oder nach ca. 4-6 Tagen (Abschwellung des Op-Gebietes durch Hochlagerung und Ruhigstellung)
  - Op: Adaptation der Bänder: interligamentäre Ruptur ⇨ **End-zu-End-Naht**, knochennaher Riss ⇨ Naht an Bandstumpf/Periost; bei knöchernem Ausriss (insb. Jugendliche) ⇨ Minischraube od. **transossäre Refixation**
  - Chronische Bandinstabilität: **Bandplastik** als Periostzügelplastik nach KUNER (mit einem Periostsreifen von der Fibula, der umgeschlagen und als Bandersatz verwendet wird) oder mittels autologer Sehne (Peroneus brevis) nach WATSON-JONES oder Plantarissehnentransplantation nach WEBER
  - Postoperativ: Ruhigstellung im Unterschenkelliegegips (Steigbügel) für ca. 1-2 Wo. in Dorsalflexion- und leichter Pronationsstellung (⇨ Bänder entlastet), dann Unterschenkelgehgips für weitere 3-4 Wochen, danach für 1 Monat pronierende Stützverbände (s.o.), volle Belastung (Sport) erst nach insg. 3 Monaten mögl.

Prog: Mit der konservativen Ther. in 90-95 % d.F. gutes Ergebnis (auch bei Sportlern), bei bleibender Instabilität ist eine Op mit ebenfalls guten Ergebnissen möglich.

Kompl: ∗ Supinationstrauma ⇨ Abscherfraktur am Innenknöchel ausschließen

* Ausriss der Sehne des M.peroneus brevis am Ansatz des 5. Mittelfußknochens oder Peroneus-Sehnen-Luxation am Außenknöchel nach ventral
* **Syndesmosenruptur**, Ther: temporäre Stellschraube (fixiert Fibula an die Tibia) und Gips für ca. 6 Wochen, dann ME, Bandage für ½-1 J.
* Schlottergelenk / **chronische Instabilität**
* Weichteil-Impingement-Syndrom (⇨ Engensymptomatik)
* Second-stage-Ruptur (= erneute Ruptur bei schlechter Ausheilung früherer Ruptur)
* Posttraumatische Sprunggelenkarthrose bei Knorpelschäden oder Fehlbelastung

Op:
* Infektion, Wundheilungsstörungen, Dystrophie, Nervenläsion
* Reruptur = Ruptur eines früher operativ versorgten und gut ausgeheilten Bandes
* Trotz Op bleibendes Instabilitätsgefühl, Schmerzen bei Belastung

DD:
- **Sprunggelenkfraktur**, MAISONNEUVE-Fraktur
- Peronealsehnenluxation (die Sehne des M.peroneus longus u. brevis laufen unter dem lat. Malleolus im Sulcus malleolaris fibulae und werden dort vom Retinaculum peroneorum superius gehalten. Bei Luxation Schmerz dorsal am SG (im Gegensatz zur Lig.fibulotalare-anterius-Ruptur). Ther: Gips od. Tapeverband oder operative Raffung des Retinaculums.
- Sehnenruptur der kurzen Peroneussehne od. Abrissfraktur am Os metatarsale V

ACHILLESSEHNENRUPTUR

Syn: Achillessehnenriss, engl. Achilles' tendon rupture, ICD-10: S86.0

Anatomie: Die Achillessehne (= Tendo calcaneus) verbindet den M.triceps surae (M.gastrocnemius, M.soleus) mit dem Tuber calcanei. Sie ist die **stärkste Sehne** des Menschen, unter (physiologischer) Belastung treten Kräfte vom 6- bis 8-fachen des Körpergewichts auf (≥500 kg, bei Sprüngen bis 12,5-fach).

Länge: reine Sehne 10-12 cm (bis 25 cm mit der Muskulatur verwoben), Durchmesser an der dünnste Stelle: 0,5-1 cm (ca. 4 cm vom Ansatz am Calcaneus entfernt)

Ät:
- **Indirektes Trauma**: extreme Muskelanspannung, z.B. Sportverletzung beim Fußball, Tennis od. Federball (es ist aber keine typische Verletzung des Hochleistungssportlers), Abrutschen von einer Treppe, Fehltritt in ein Loch
- **Degenerative Veränderungen + indirektes Trauma**
  Prädisp.: Hyperurikämie, chronische Polyarthritis, längere Glukokortikoidmedikation, Immunsuppressiva ⇨ Bagatelltrauma reicht für eine Ruptur aus (Spontanruptur).
- Selten direktes Trauma: Schnittverletzung, Stoß, Schlag
- Iatrogen: seltene Med.-NW bei Fluorchinolonen-Antibiotika (z.B. Ciprofloxacin, Levofloxacin), Glukokortikoidinjektionen an Sehne/Sehnenansatz

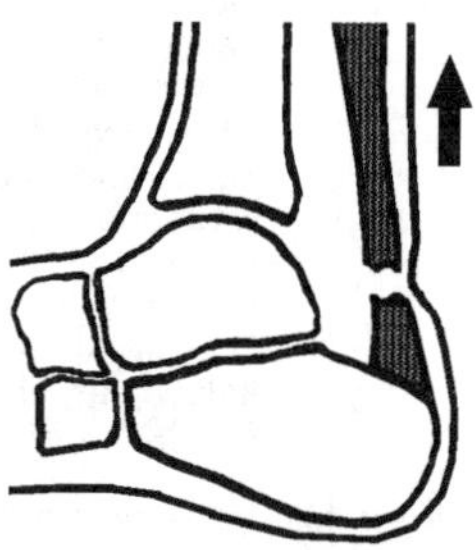

Epid:
◊ **M** >> w (5 : 1), re. > li.
◊ Prädisp.alter: sportlich aktive Männer (30.-50. Lj.) und degenerativ (>50. Lj.)
◊ Inzidenz: 20/100.000/Jahr, für Deutschland 16.000 Fälle/Jahr geschätzt

Etlg:
Komplette Ruptur (meist 2-6 cm über dem Kalkaneusansatz, s. Abb., dies ist die Region mit der schlechtesten vaskulären Versorgung) oder Teilruptur der Sehne (selten)
Abrissfraktur der Achillessehne am Kalkaneus = sog. Entenschnabelfraktur (selten)

Klin: ⇒ **Peitschenartiger reißender Schmerz** im Augenblick der Ruptur, ggf. hörbares Rupturgeräusch

⇒ **Tastbare Dehiszenz** im Verlauf der Sehne (Delle, s.o. Abb.), Druckschmerzhaftigkeit
⇒ Schonhinken
⇒ Schwellung/Hämatom im Bereich der Sehne

Diag: 1. Anamnese (Hergang der Verletzung) und klinische Untersuchung: Zehenspitzenstand kann am betroffenen Bein nicht durchgeführt werden, tastbare Lücke im Verlauf der Achillessehne

THOMPSON-Test: Zusammenkneifen der Wade in Bauchlage führt zur (mechanischen) Plantarflexion bei intakter Sehne, Plantarflexion fehlt bei rupturierter Sehne.

2. **Sonographie:** Darstellung der Achillessehne (die Ruptur imponiert als Lücke)
3. Röntgen: Fersenbein in 2 Ebenen zum Ausschluss eines knöchernen Ausrisses oder anderer Begleitverletzungen
4. MRT: bei älteren Pat. indiziert, zeigt gut die vorliegende Degeneration der ganzen Sehne

Ther:
- Konservativ: Die funktionelle Ther. wird immer häufiger durchgeführt ⇨ Gips in **Spitzfußstellung** für 1 Woche (sonographische Kontrolle, ob in der 20°-Spitzfußstellung die Sehnenenden aneinanderliegen), dann (oder gleich von Anfang an) **Spezialschuh** (mit ventraler Verstärkung, hohem Schaft und interner Absatzerhöhung um 3 cm ⇨ verhindert die Dorsalflexion, z.B. Orthotech®Vario-Stabil) für 6 Wochen Tag + Nacht tragen und dann noch 2 Wochen nur tagsüber (wöchentliche Sono-Kontrolle), Thromboseprophylaxe bis zur freien Mobilisation, ab 4. Woche KG mit isometrischem Krafttraining, volle Sportfähigkeit nach 6-9 Mon.
- Operativ: Ind: Wenn in der Sono in Spitzfußstellung keine Annäherung der Sehnenenden erfolgt ⇨ unverzügliche Versorgung!
  - Sehnenruptur: minimalinvasive perkutane Naht über 4-6 kleine Stichinzisionen an den Rändern der Achillessehne (Vorteil: geringes Op-Trauma)

    Ebenfalls möglich ist eine zusätzliche (oder auch alleinige) Fibrinklebung

    Sind die minimalinvasiven Methoden nicht erfolgreich, dann offene Op: medialer Zugang, feinadaptierende Naht oder **Durchflechtungsnaht** (8er-förmige Gänge durch die beiden Sehnenenden mit PDS = resorbierbare Polydioxanon-Kordel), evtl. + Umkippplastik bei alten Pat. (ein Teil der proximalen Sehne wird gestielt, umgekippt und auf das distale Ende aufgenäht).
  - Entenschnabelfraktur: Reposition und Verschraubung oder Zuggurtung
  - Postoperativ: frühfunktionelle Nachbehandlung mit **Orthese** (Spezialschuh, z.B. VACO®ped, Orthotech®Vario-Stabil) in 30° Plantarflexion (Spitzfußstellung ⇨ Entlastung der Sehne, Tag u. Nacht tragen) und KG für 2 Wochen, dann noch 15° für 2-4 Wo., danach Erhöhung des Absatzes (1 cm) zur Entlastung der Sehne für einige Mon. und propiozeptives Training, Thromboseprophylaxe bis zur freien Mobilisation. Alltagsbelastung nach ca. 2 Monaten (leichtes Lauftraining ab 4 Mon., Extrembelastungen wie Fußball aber noch vermeiden ⇨ Kontakt- od. Ballsportarten erst nach ca. 6-9 Mon.).
  - Alte Sehnenrupturen: Sehnenplastik und längerfristige Ruhigstellung

Prog: Die konservative (ambulante) **frühfunktionelle Therapie** hat eine fast gleich gute Prognose wie die operative Therapie und wird daher überwiegend angewendet. Bei Leistungssportlern wird noch die operative Ther. bevorzugt (in perkutaner Technik).

Nach Ausheilung bleibt die Sehne an der Ruptursstelle ungefähr doppelt so dick im Vergleich zur Gegenseite.

Kompl:
* Reruptur (2 % d.F., meist in den ersten 3 Monaten, etwas höheres Risiko bei der konservativen Ther.)
* Tiefe Beinvenenthrombose
* Tendinosis calcanei mit Verkalkungen

Op:
* Nervenläsion (N.suralis)
* Wundheilungsstörung (insb. bei offener Op, sehr wenig umgebendes Gewebe) ⇨ kann zur Achillessehneninfektion u. Reruptur mit schlechter Heilungstendenz führen.

DD:
– **Achillodynie**: Schmerzen im Bereich der Achillessehne od. am Achillessehnenansatz (Tuber calcanei) bei chronischer Belastung/Überlastung
– Sprunggelenkfraktur

UNTERE EXTREMITÄT - FUß

TALUSVERLETZUNGEN

Syn: Talusfraktur, Sprungbeinfraktur, ICD-10: 92.1
Talusluxation, ICD-10: S93.3-

Anatomie: Gefäßversorgung des Sprungbeins: A.sinus tarsi aus der A.dorsalis pedis und A.canalis tarsi aus der A.tibialis posterior ⇨ die posttraumatische Durchblutung ist wichtig für die Beurteilung der Entstehung einer Talusnekrose.

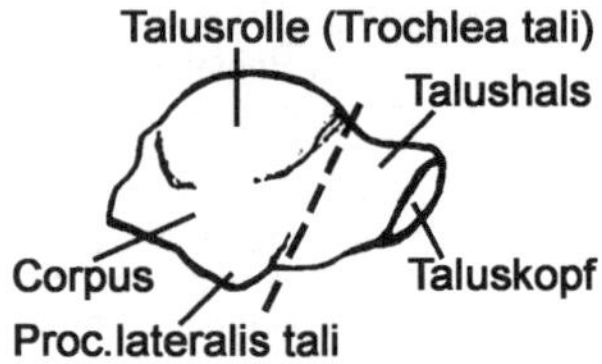

Ät: Heftiges Trauma: axiale Gewalteinwirkung (z.B. Sturz von Leiter, Auffahrunfall), Abschertrauma, evtl. mit Luxation des OSG und/oder USG

Etlg: # Talusfraktur: nach HAWKINS, 1970 (bezüglich der Nekrosegefahr)

Gruppe I:	vertikale Fraktur im Halsbereich, nicht disloziert, keine Luxation
Gruppe II:	vertikale Fraktur im Halsbereich, disloziert, Luxation des Corpus (mit OSG) nach dorsal, Subluxation od. Luxation im subtalaren Gelenk (USG)
Gruppe III:	vertikale Fraktur des Talus mit Luxation im OSG und USG ⇨ am meisten gefährdet für eine Talusnekrose

Talusluxation: vordere und hintere Luxation
Seitliche Luxationen sind wegen der straffen Führung des Talus in der Malleolengabel nur als Luxationsfrakturen (= mit Knöchelfraktur) möglich.
Subtalare Luxation: Talus verbleibt in der Malleolengabel, es luxieren alle subtalaren Anteile des Fußes (Calcaneus, Os naviculare).

Klin: ⇒ Talusfraktur: Schwellung und Hämatombildung, schmerzhafte Bewegungseinschränkung
⇒ Talusluxation: Federnde Fixation, Deformität, Schwellung, schmerzhafte Bewegungseinschränkung

Diag:
1. Anamnese und klinische Untersuchung
2. Röntgen: Sprunggelenk und Fußwurzel in 2 Ebenen, CT (evtl. mit 3-D-Rekonstruktion)
3. Evtl. Arthroskopie nach Frakturkonsolidierung zur Beurteilung der Gelenk-/Knorpelfläche

Ther:
- Konservativ: Frakturen ohne Dislokation und Gelenkflächenbeteiligung ⇨ Ruhigstellung und Entlastung im Unterschenkelgips für 6 Wo.
  Talusluxation: Reposition in Analgesie und Muskelrelaxation + evtl. Narkose, dann Entlastung des Sprunggelenkes für 4 Wo., passive Mobilisation
- Operativ: Ind: dislozierte Frakturen mit **Stufenbildung** der Gelenkfläche, offene Fraktur
  - Schwieriger Zugang: Osteotomie des Innenknöchels als Zugang zum Talus, dann Reposition und **Schraubenosteosynthese** des Talus, anschließend Wiederherstellen des Innenknöchels mittels Zuggurtung, ggf. je nach Fraktur Talusverschraubung auch von ventral od. dorsal mögl. (spart die Osteotomie)
  - Schwere Trümmerfrakturen ⇨ Entfernung des Talus und Arthrodese zwischen Tibia und Calcaneus
  - Postoperativ: Entlastung für 6 Wo., ggf. länger bei Nekrosegefahr

Kompl: * Aufgrund des Pathomechanismus Sturz ist eine zusätzliche Kompressionsfraktur der **Wirbelsäule** möglich und muss ausgeschlossen werden!

* Zusätzlich Kalkaneusfraktur (s.u.)
* Knorpelfrakturen/-impressionen (Flake fracture) am Talus ⇨ posttraumatische Arthrose
* Gefäßschaden (A.tibialis posterior), Nervenverletzung
* Aufgrund der relativ schlechten Blutversorgung und Revaskularisation des Talus ist dieser für eine **posttraumatische Knochennekrose** besonders stark gefährdet! ⇨ Pseudarthrose, höher Rate an Infektionen

KALKANEUSFRAKTUR

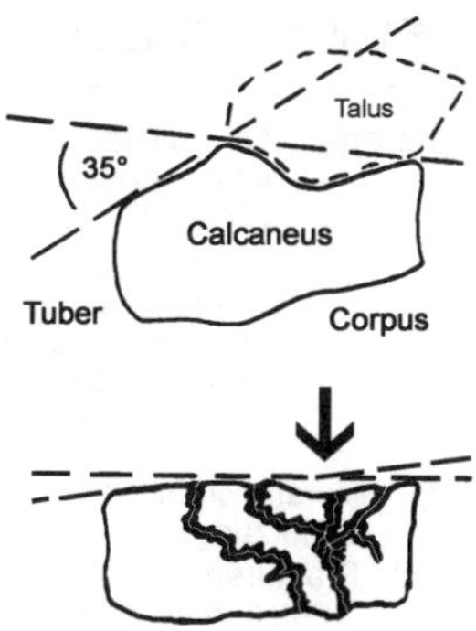

Syn: Fersenbeinfraktur, ICD-10: S92.0

Ät: Trauma: Sturz aus **großer Höhe** auf das Bein (z.B. Leitersturz)

Path:
- Absturztrauma ⇨ axiale Stauchung ⇨ **Kompressionsfraktur** des relativ weichen Calcaneus durch den härteren Talus
  Ausmaß der Kompression kann an dem Tubergelenkwinkel (nach BÖHLER, s. Abb.) abgelesen werden: physiologisch sind 35° ⇨ bei Kompression Abflachung bis 0° (s. Abb.) oder sogar negativer Tubergelenkwinkel möglich.
- Aufgrund des Pathomechanismus ist eine zusätzliche Kompressionsfraktur der **Wirbelsäule** mögl.!

Epid: Häufigste Fraktur der Fußknochen

Etlg: Nach ESSEX-LOPRESTI (1952)

Frakturen **ohne** Beteiligung des subtalaren Gelenks (USG, in Richtung Talus)
- Frakturen des Tuber calcanei
- Frakturen mit Beteiligung des Kalkaneokuboidgelenks

Frakturen **mit** Beteiligung des subtalaren Gelenks (USG, in Richtung Talus)
- Tongue Type Fracture (vertikale Fraktur unterhalb des Proc.lateralis tali + horizontale Fraktur in Richtung Tuber calcanei ⇨ großes zungenförmiges Tuberfragment)
- Joint Depression Type Fracture (vertikale Fraktur unterhalb des Proc.lateralis tali + konzentrische Frakturen hinter der dorsalen kalkaneotalischen Gelenkfläche, wie in der Abb. oben)
- Frakturen mit massiver Dislokation

Klin: ⇒ Schwellung, Hämatom, Deformität, schmerzhafte Bewegungseinschränkung
⇒ Druckschmerz, Kompressionsschmerz, Fersenbeinklopfschmerz

Diag:
1. Anamnese und klinische Untersuchung
2. Röntgen: Sprunggelenk in 2 Ebenen, Fersenbein tangential, CT (evtl. mit 3-D-Rekonstruktion)

Ther:
- Konservativ: Wenn eine Wiederherstellung der Gelenkfläche nicht möglich ist (alte Pat., schlechte Weichteilverhältnisse) ⇨ Entlastung des Gelenkes unter Hochlagerung zur Abschwellung, dann frühfunktionelle Behandlung, Entlastung des Beines für ca. 6 Wo. (z.B. mit ALLGÖWER-Gehapparat: Gewicht wird am Tibiakopf abgefangen od. Calcaneusfraktur-Orthese, Fersen-Entlastungs-Orthese n. SETTNER, die sich im Wadenbereich abstützen), Thromboseprophylaxe.
- Operativ: Ind: Dislokation, Gelenkstufen, negativer BÖHLER-Winkel
  - Lateraler Zugang, Anhebung und Unterfütterung der Gelenkfläche mit Spongiosa, Stabilisierung des Repositionsergebnisses mit Spickdrähten, H-, T- od. speziellen Kalkaneus-Platten oder Schrauben, Gips für 4 Wochen und Entlastung für 2-3 Monate je nach Stabilität mit frühfunktioneller Nachbehandlung
  - Bei rezidivierenden therapieresistenten posttraumatischen Beschwerden evtl. subtalare Arthrodese (= Versteifung des USG u. ggf. des Kalkaneokuboidgelenks)

Kompl: * Begleitverletzungen der Wirbelsäule ausschließen!
* Durch Abflachung des Tubergelenkwinkels ⇨ posttraumatischer Plattfuß, **posttraumatische Arthrose**, die Schmerzen verursachen kann ⇨ Anpassen von Einlagen und orthopädischem Schuhwerk notwendig.
* Trophische Störung bis hin zur SUDECK-Dystrophie, Kompartmentsyndrom
* Selten posttraumatische Knochennekrose des Kalkaneus

DD: – Aseptische Knochennekrose des Kalkaneus (Apophysitis calcanei des Achillessehnenansatzes im Jugendalter, SEVER-Krankheit), Klin: Fersenschmerz, Ther: Fersenpolsterung
– HAGLUND-Ferse: schmerzhafte Exostose der oberen hinteren Ecke des Tuber calcanei

FUßWURZELVERLETZUNGEN

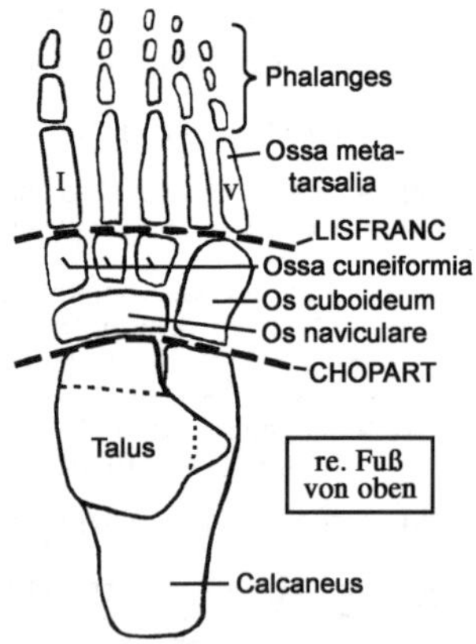

Anatomie: Os naviculare, Os cuboideum, Os cuneiforme mediale, intermedium u. laterale bilden die Fußwurzel (**Tarsus**).
Gelenklinien (gleichzeitig **Amputationslinien**):
CHOPART-Linie: Zwischen Talus / Calcaneus und dem Os naviculare / cuboideum
LISFRANC-Linie: Zwischen Os cuboideum / Ossa cuneiformia und den Ossa metatarsalia

Ät: – Verstauchung der Fußwurzel- u. Mittelfußgelenke (Sportverletzung)
– Frakturen: direktes Trauma (schwerer Gegenstand, Quetschung) oder indirektes Trauma (Sturz) als Quer-, Schräg- und Trümmerfrakturen, ICD-10: S92.28
– Luxationen: Sturz auf die Fußspitze, ICD-10: S93.31

Klin: ⇒ Frakturen: Hämatom, Schwellung, schmerzhafte Bewegungseinschränkung ⇨ Fersengang noch möglich
⇒ Luxation: tastbare Deformität, federnde Fixation

Diag: 1. Anamnese und klinische Untersuchung
2. Röntgen: Fußwurzelknochen in 2 Ebenen u. 45° Schrägaufnahme, ggf. Feinschicht-CT

Ther: • Konservativ: Versuch der Reposition einer Luxation in Vollnarkose (sehr schwierig ⇨ meist offene operative Reposition erforderlich), anschließend Ruhigstellung für 6 Wo. im US-Gips
• Operativ: Ind: dislozierte Frakturen und Luxationsfrakturen sowie ggf. Luxationen
– Op nach Abschwellung (kann 1-2 Wo. dauern)
– Anatomisch korrekte Reposition, passagere Gelenkfixation mit K-Drahtosteosynthese oder Schrauben ⇨ postoperativ US-Gips für 6 Wo., dann K-Drahtentfernung und schmerzadaptierte zunehmende Belastung

Kompl: * Fußkompartmentsyndrom
* Posttraumatische Arthrose, Knochennekrose, Plattfuß

DD: Aseptische Knochennekrosen (KÖHLER-I-Krankheit des Os naviculare v. a. bei Jungen und KÖHLER-II-FREIBERG-Krankheit des Metatarsalköpfchens II [–IV] v. a. bei Mädchen, ISELIN-Krankheit des Os metatarsale V), zusätzliche Knochenkerne (nicht pathologisch)

MITTELFUßFRAKTUREN

Syn: Metatarsalfrakturen (MT-#), ICD-10: S92.3

Ät: – Direktes Trauma (schwerer Gegenstand, Quetschung, z.B. Überrollen durch ein Auto)
– Indirektes Trauma: forcierte **Supination** (z.B. Abrutschen vom Gehsteig) ⇨ Os metatarsale V: knöcherner Ausriss an der lat. Basis (durch den plötzlichen Zug der ansetzenden M.peroneus-brevis-Sehne und Plantaraponeurose) od. metaphysäre prox. Fraktur MT V
– **Stressfraktur**/Ermüdungsbruch: Marschfraktur (meist Os metatarsale II-III) oder bei Leistungssportlern (proximales Os metatarsale V, JONES-Fraktur)

Epid: ◊ 50 % aller Mittelfußfrakturen betreffen das MT V, 2/3 davon am proximalen Anteil

Etlg: # Quer-, Schräg- und Trümmerfrakturen
Serienfrakturen (= mehrere Mittelfußknochen frakturiert)

Klin: Schwellung, Hämatom, Bewegungsschmerz, Belastungsschmerz

Diag: 1. Anamnese und klinische Untersuchung
2. Röntgen: Fuß in 2 Ebenen, ggf. Schrägaufnahmen. Bei V.a. auf Marschfraktur ohne Frakturnachweis im Rö. ggf. Szintigraphie durchführen

Ther:
- Konservativ: Nicht dislozierte Frakturen, Marschfrakturen: Unterschenkelgehgips od. Orthese (z.B. VACO®pedes) für 6 Wochen
- Operativ: Ind: dislozierte und offene Frakturen, Luxations-, Serienfrakturen
  - Dislozierte Einzel- oder Serienfrakturen: Nur die Randstrahlen (Os metatarsale I und V) werden mit Miniplatten versorgt, II-IV erhalten axiale Spickdrähte
  - MT-V-Fraktur mit Gelenkbeteiligung ⇨ Zugschraube od. Zuggurtungsosteosynthese
  - Postoperativ: Gipsruhigstellung für 4-6 Wochen

Kompl: ∗ Ausgeprägte Weichteilschwellung od. Infektion, insb. bei Verletzungen durch Quetschung ⇨ Gefahr eines Kompartmentsyndroms oder einer SUDECK-Dystrophie, dies kann eine Amputation notwendig machen
∗ Posttraumatische Arthrose, Pseudoarthrose und Senkfuß mit Belastungsschmerzen

ZEHENVERLETZUNGEN

Ät: – Fraktur: direktes Trauma (schwerer Gegenstand ⇨ Quetschung, Überfahren), ICD-10: Dig. I: S92.4, Dig. II-V: S92.5
– Luxation: Hängenbleiben, Aufsprung auf die Zehenspitze, ICD-10: S93.10

Klin: ⇒ Fraktur: Schwellung, Bewegungsschmerz, Hämatom, Krepitation
⇒ Luxation: Deformität (Bajonettstellung), federnde Fixation

Diag: 1. Anamnese und klinische Untersuchung: sichtbare Zehenverletzung, Hämatom?
2. Röntgen: Vorfuß in 2 Ebenen

Ther:
- Konservativ: Luxation ⇨ Reposition, anschließend Dachziegelverband für 2-3 Wochen (ebenfalls bei nicht dislozierten Frakturen)
- Operativ: Ind: dislozierte oder offene Frakturen, Gelenkbeteiligung
  - Spickdrahtosteosynthese oder Kleinstfragmentplatte (T-Platte)
  - Ausgedehnte Trümmerbrüche: Trümmerentfernung der kommt einer Amputation gleich
  - Postoperativ: Ruhigstellung im US-Gehgips für 4 Wo.

Kompl: ∗ Subunguales Hämatom (bei Quetschung häufig) sollte frühzeitig entlastet werden (Anbohren des Nagels oder Punktion mit glühender Nadel)
∗ Nekrosen, Infektion bei fehlender Durchblutung ⇨ können zur Amputation führen

DD: – Hallux valgus: pathologische Stellung der Großzehe = Abspreizung des Os metatarsale I nach med. (sieht aus wie eine Exostose, ist aber keine) und Abknickung der Großzehe im Großzehengrundgelenk zur Kleinzehenseite hin (s. Orthopädiebuch)

RUMPFSKELETT

Anatomie

Wirbelsäule (Columna vertebralis): besteht aus **7 HWK** (Abkürzung: C), **12 BWK** (Th), **5 LWK** (L), **Os sacrum** (S, Syn: Kreuzbein, bestehend aus 5 fusionierten WK) und **Os coccygis** (Syn: Steißbein, Kuckucksbein, 3-5 Wirbelkörperrudimente, nach ventral gekrümmt).

C_1 = **Atlas** mit Lig.transversum atlantis um den Dens axis, C_2 = **Axis** mit dem ventral gelegenem Dens axis, C_7 = **Vertebra prominens** (gut tastbar)

Form: HWS: Lordose, BWS: Kyphose, LWS: Lordose, Os sacrum: Kyphose; Wirbelsäule als federndes System mit den **Disci intervertebrales** (Bandscheiben) zur Kompensation v. Stauchungen

Beweglichkeit: am größten in der HWS in allen Ebenen, gering in der BWS (schräg gestellte Dornfortsätze und Ansatz der Rippen), in der LWS gut für Beugung und Streckung, sonst ebenfalls gering (insb. fast keine Rotation)

Bänder von ventral nach dorsal: Lig.longitudinale ant. (an den Wirbelkörpern ventral) und post. (an den Wirbelkörpern dorsal und an den Bandscheiben fest verbunden), Lig.flavum (am Wirbelbogen ventral), Lig.interspinale u. supraspinale (zw./über den Dornfortsätzen) und Ligg.intertransversaria (zw. den Querfortsätzen)

Rippen (Costae): insg. 12 Rippenpaare; die 7 oberen Rippen = **Costae verae** gehen mit den Rippenknorpeln (Cartilagines costales) direkt bis zum Sternum und sind dort gelenkig verbunden (Articulatio sternocostalis),

die Rippen 8 bis 10 = **Costae spuriae** sind knorpelig an der nächst oberen Rippe befestigt und bilden den Rippenbogen (Arcus costalis),

die Rippen 11 und 12 = **Costae fluctuantes** sind rudimentär und enden frei in der Bauchmuskulatur.

Costa: aus Caput (am Wirbelkörper ansetzend mit Articulatio capitis costae), Collum (reicht bis in die Höhe des Querfortsatzes mit Querfortsatzgelenk = Articulatio costotransversaria) und Corpus

An der Innenseite/Unterkante der Rippen verlaufen die Interkostalnerven und -gefäße.

Sternum (Brustbein): kranial am **Manubrium sterni** Ansatzstelle für die Clavicula u. Costa I, darunter am **Corpus** sterni für die Costae verae II-VII, das freie Ende bildet der **Proc.xiphoideus**.

HWS-TRAUMA

Syn: HWS-Beschleunigungsverletzung, HWS-Distorsion, engl. whiplash injury = Peitschenschlagverletzung, posttraumatisches Zervikalsyndrom, ICD-10: S13.4

Def: Verbiegung/**Überbiegung** der Wirbelsäule durch Zug- und Scherkräfte mit od. ohne Kopf-Kontakt-Wirkung (z.B. Verkehrsunfälle, per definitionem: Beschleunigungsverletzung, umgangssprachlich "Schleudertrauma" genannt = **Auffahrunfall von hinten**, sonst **HWS-Distorsion** genannt)

Ät:
- **Beschleunigungsverletzung**: Auffahrunfall von hinten (non-contact injury)
- **Distorsion** der HWS durch direkte Gewalteinwirkung = mit Kopf-Kontakt (z.B. Lenkradanprall, Schlägerei, Sturz, Sprung in flaches Wasser)

Path: **Überbiegung** (= Distorsion): Nach ventral = **Hyperflexion** und/oder nach dorsal = **Hyperextension** führt zur Distorsion und Subluxation der kleinen Wirbelgelenke ⇨ Schmerz in den Gelenken und daraus resultierende reflektorische Myogelosen (Muskelverspannungen im betroffenen Segment), Lok: insb. $C_4 - C_6$

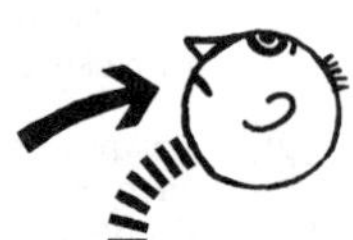

Epid: Inzidenz: mit 70-190 Fällen/100.000/Jahr häufiges Krankheitsbild, meist Grad I u. II

Etlg: Schweregrade modifiziert nach ERDMANN u. KEIDEL (1998)

Grad I:	**HWS-Distorsion ohne neurologische Ausfälle,** Röntgen: unauffällig, beschwerdefreies Intervall >1 Std. (meist 12-16 Std.)
Grad II:	Gelenkkapselrisse, Muskelzerrungen, retropharyngeales Hämatom ohne neurologische Ausfälle, Röntgen: **HWS-Steilstellung**, beschwerdefreies Intervall <1 Std.
Grad III:	Frakturen, Luxationen, isolierter Bandscheibenriss, Bandrupturen, mit **neurologischen Defiziten!**, Röntgen: abnorme Aufklappbarkeit, Fehlstellung, kein beschwerdefreies Intervall
Grad IV:	hohe Querschnittlähmung, Medulla-oblongata-Schädigung, Tod noch am Unfallort

Klin:
⇒ Allgemein: Die Beschwerden haben häufig ihr Maximum erst nach 1-3 Tagen (typischer **Crescendo-Verlauf**) und ein beschwerdefreies Intervall im Durchschnitt von 5 Std. bis zu den ersten Symptomen
⇒ **Nacken-** und **Kopfschmerzen** von dumpf-drückendem/ziehendem Charakter (Spannungskopfschmerz) und Bewegungsschmerz, evtl. in den Hinterkopf, Schulter od. Arme ausstrahlend
⇒ Bewegungseinschränkung (schmerzbedingte Zwangshaltung) und tastbare Myogelosen (Muskelhartspann) in der Schulter-Nacken-Region
⇒ Parästhesien in Armen/Händen
⇒ Schwindel, Übelkeit, Erbrechen, Müdigkeit, Schlafstörungen, Tinnitus, Konzentrationsstörungen

Diag:
1. Anamnese (typischer Unfallhergang) und klinische neurologische Untersuchung: Druck- und Klopfschmerzhaftigkeit über der HWS, tastbare Myogelosen, eingeschränkte segmentale Beweglichkeit, neurologische Ausfälle und Status dokumentieren!
2. Bildgebung: bei Grad I keine!, sonst Röntgen-**HWS** (a.p. und seitlich) + Dens-Aufnahme, Pathologisch: **Steilstellung**, Gefügestörung, verbreiterter prävertebraler Weichteilschatten (Einblutung!)

   CT-HWS zur Beurteilung des Wirbelkanals bei neurologischem Defizit (Ausschluss von Kalibereinengungen durch Fragmente, Protrusionen oder intraspinalem Hämatom)

   MRT bei V. a. auf Hämatom, Ödem des Myelons od. discoligamentärer Verletzung

   Doppler-Sonographie bei V.a. Verletzung der Halsgefäße

Ther:
- Konservativ: Grad I und II: **krankengymnastische Behandlung** mit detonisierenden Übungen und Kräftigungsübungen (wird in den meisten Studien vorteilhafter als die früher durchgeführte Ruhigstellung mit einem Schanz-Verband (= Halskrawatte) angesehen, wenn Ruhigstellung dann max. 7-10 Tage, keine "chiropraktischen Mobilisationen")
  Physikalische Ther: trockene Wärmeanwendung (Rotlicht, Heißluft), Massage
  Med: NSAR (z.B. Diclofenac, Voltaren®) od. Acetylsalicylsäure (Aspirin®), Muskelrelaxanzien (z.B. Tizanidin, Sirdalud® od. Methocarbamol, Ortoton®), Neuraltherapie mit Hautinfiltration ("quaddeln" z.B. mit Lidocain, Xyloneural®) im Bereich der Myogelosen bei Bedarf
  Bei chronifiziertem Kopfschmerz: Amitriptylin (Amitriptylin®, 25-100 mg/Tag abends)
- Operativ: Ind: Grad III (Wirbelfrakturen, Bandscheibenriss) ⇨ Ther. s. jeweiliges Kapitel
- Leitlinie: Beschleunigungstrauma HWS, S1 v. 8/2020 (AWMF Registernummer 030-095)

Prog: Grad I gut, Ausheilung im Durchschnitt nach 3 Wo. Grad II u. III: oft **lange Ausheilungszeit** von Monaten bis Jahren möglich, 20 % d.F. haben noch nach Jahren Kopfschmerzen.

Kompl:
* Hyperflexion (Überbiegung nach ventral) ⇨ **Wirbelkörperfrakturen**, Ruptur des Lig.longitudinale posterius
* Hyperextension (Überbiegung nach dorsal) ⇨ Wirbelbogen- oder Wirbelgelenkfortsatzfrakturen, Ruptur des Lig.longitudinale anterius
* **Bandscheibenverletzung**, Bandscheibenzerreißung
* Wirbelluxation, Dens-axis-Fraktur, atlantookzipitale Dislokation
* Gleichzeitiges **Schädel-Hirn-Trauma** (s.o.)

* Commotio spinalis, Contusio spinalis, Quetschungen des Rückenmarks (Compressio spinalis) bis hin zum spinalen Schock mit Querschnittlähmung
* Posttraumatische zervikale Myelopathie
* Spinalnerv-Verletzung mit neurologischen Ausfällen und meist brennenden Schmerzen
* Retropharyngeales Hämatom ⇨ **Schluckbeschwerden** möglich
* A.vertebralis-Abscher-Syndrom (Dissektion der A.vertebralis) bis hin zum Territorialinfarkt im Versorgungsgebiet ⇨ Klin: Sehstörungen
* A.carotis-int.-Dissektion bis hin zum Territorialinfarkt im Versorgungsgebiet ⇨ Halbseitensymptomatik
* Cave: **psychogene Fixierung** der Beschwerden, ggf. Ausbildung einer Entschädigungs-/Rentenneurose durch erhoffte Schadenersatzansprüche (der Begriff „Schleudertrauma" sollte daher vermieden werden, da er eine nicht vorliegende substantielle Schädigung impliziert und häufig Erwartungen auf eine Entschädigung weckt)

RÜCKENMARKTRAUMA

Syn: Engl. spinal cord damage, ICD-10: T09.3

Ät:
- Stumpfes Trauma, **Sturz** aus großer Höhe oder Schlag, Stoß
- **Luxation** (insb. der HWS)
- **Wirbelfrakturen** mit Fragmentdislokation
- direkte Verletzung durch Schussverletzung od. Stich
- Elektrotrauma (Starkstromverletzung mit irreversibler Vorderhornnekrose und schlaffer Lähmung)
- Ionisierende Strahlung (z.B. Radiatio bei Tumoren, Grenze: 40 Gy, neurologische Ausfälle und brennende Schmerzen mit einer Latenz von ½-1 Jahr)
- Iatrogen: Chirotherapie (z.B. Densfraktur bei "Mobilisationsversuch" der HWS)

Path:
♦ Primär mechanische Läsion oder sekundär gefäßbedingte/ischämische Schädigung, die durch ein Ödem verstärkt werden kann.
♦ Hämatomyelie: Einblutung meist in das Rückenmarkgrau
♦ Untergang von Rückenmarkgewebe führt zu Glianarben oder Höhlen.

Etlg:
Commotio spinalis (Rückenmarkerschütterung, engl. spinal cord concussion)
Spinaler Schock (Diaschisis, engl. spinal shock) = akute Querschnittläsion
Contusio spinalis (Substanzschädigung, engl. spinal cord contusion)

Klin:
⇒ Commotio spinalis: flüchtige Gefühlsstörungen der Extremitäten, Reflexdifferenzen, die innerhalb von Stunden **komplett reversibel** sind
⇒ Spinaler Schock: kompletter Ausfall aller Rückenmarksfunktionen, **schlaffe** Parese, keine Pyramidenbahnzeichen, Blasen- und Mastdarmlähmung, meist für einige Tage bis Wo. bestehend, dann Übergang auf Symptome einer Contusio spinalis
⇒ Contusio spinalis: Symptome abhängig vom Ausmaß der Substanzschädigung und der Lokalisation ⇨ bleibende Querschnittlähmung (s.u.), Sensibilitätsstörungen, Blasen- und Mastdarmstörungen

Diag:
1. Anamnese (Unfallhergang) und klinische Untersuchung: DMS, Reflexe, Vegetativum
2. Bildgebung: Röntgen-Wirbelsäule in 2 Ebenen nativ zum Ausschluss von Frakturen, CT od. MRT zur Beurteilung des Rückenmarks (Ödem, Nekrosen, Höhlenbildung)
3. Neurologisches Konsil, SEP (sensibel evozierte Potentiale)

Ther:
- Akut: Es gelten die gleichen Aussagen wie beim SHT (s.o., Kap. Allg. Traumatologie).
- Konservativ: Spezialbett zur Lagerung, Bettruhe, Krankengymnastik, Rehabilitation, Thromboseprophylaxe (Heparin, später ggf. NOAK od. Markumarisierung)

- Bei Blasenstörung akut Katheter oder suprapubische Ableitung
- Operativ: Ind: bei Wirbelsäulenfrakturen (s.u.) ⇨ Dekompression des spinalen Raumes

Kompl: * **Querschnittlähmung** (s.u.), bleibende neurologische Defizite mit Paresen, Sensibilitätsstörungen, vegetativen Störungen (Blasen-, Darmentleerungs-, Potenzstörungen)
* Vaskulär: A.spinalis-anterior-Syndrom durch das Trauma
* Gleichzeitiges **Schädel-Hirn-Trauma** (s.o.)

QUERSCHNITTLÄHMUNG

Syn: Querschnittläsion, Paraplegie, ICD-10: G82.-, HWS: S14.11, BWS: S24.11, LWS: S34.10

Ät:
- Stumpfes Trauma (ein **Verkehrsunfall** ist die häufigste Ursache, Arbeitsunfall)
- Sturz aus großer Höhe od. Sprung in zu seichtes Gewässer
- Direkte Verletzung durch Schlag, Stoß, Schuss- od. Stichverletzung
- Nicht traumatisch: vaskuläre od. neoplastische Ursache, Bandscheibenmassenvorfall

Path:
♦ Durch ein Trauma kommt es zu **Wirbelfrakturen** mit Fragmentdislokation od. Luxation (insb. an der HWS) ⇨ lokale Kompression od. Zerstörung des Myelons
♦ Vollständige (und bleibende) Querschnittssymptome mit **spastischer Parese** u. **Sensibilitätsverlust** unterhalb der Verletzung (= beginnend ab Höhe der Läsion nach unten)
♦ Spinale Automatismen (unwillkürliche Streck- und/od. Beugesynergismen), Hyperreflexie, Pyramidenbahnzeichen (= pathologische Reflexe); Vegetativ: Störung der Darm-/Blasen-/Potenzfunktion, Störung der Thermoregulation, Störung der RR-Regulation (hypertone Krisen durch Vasokonstriktion unterhalb der Läsion), Bradykardie

Epid:
◊ Inzidenz: 1-3/100.000/Jahr, ca. 1.100 traumatische Querschnittlähmungen pro Jahr in Deutschland, Prävalenz (Gesamtzahl) für Deutschland beträgt ca. 50.000 Patienten
◊ **M** > w (3:1), Durchschnittsalter: 38 J.

Etlg:
Kompletter Querschnitt: vollständiger Verlust unterhalb der Läsion (typisch bei Unfall)
Central Cord Syndrom (HWS): Arme motorisch mehr betroffen als Beine (ältere Pat. mit arthrotischen Veränderungen der HWS ⇨ Spinalkanalstenose)
BROWN-SÉQUARD-Syndrom: halbseitige Querschnittläsion (selten, z.B. Stichverletzung)

Klin:
⇒ **Paraparese** = nur 2 Extremitäten betroffen (bei Läsion unterhalb C8 ⇨ Arme voll beweglich, 2/3 d.F.), **Tetraparese** = alle 4 Extremitäten betroffen
⇒ Darm-/Blasenlähmung (zuerst atone Überlaufblase, später dann Übergang zu spastischer Blasenstörung, sog. Reflexblase ⇨ intermittierender Katheterismus erforderlich)

Diag:
1. Anamnese und klinische Untersuchung: die neurologischen Ausfälle mit **ASIA-Schema** (American Spinal Injury Association, 2002, Internet: www.isncscialgorithm.com/form, elektronisch od. als kostenloser Download) dokumentieren.
2. Bildgebung: **MRT** der betroffenen Region

Ther:
- Bis heute **keine** kausale Ther. mögl., an der Regeneration neuronaler Strukturen od. der Implantation elektronisch-neuronaler Stimulatoren wird intensiv geforscht.
- Symptomatisch: gute Pflege, umfassende Rehabilitation (Behandlung in einem **Querschnittverletztenzentrum**), Thromboseprophylaxe (zumindest in den ersten 3 Monaten)
  - Krankengymnastik: Erhaltung der Gelenkbeweglichkeit, Rollstuhlsport, Ergotherapie
  - Versorgung mit **orthopädischen Hilfsmitteln** (Pflegestehbett, Rollstuhl, behindertengerechte Wohnung, Handsteuerung für PKW usw.)
  - Urologisch: Blasentraining, suprapubischer Katheter od. **Selbstkatheterisierung** erlernen, Botulinuminjektion in den Detrusor, auf Harnweginfektionen achten.
  - Einläufe bei Obstipation (Darmlähmung mit Stuhlüberlaufinkontinenz)
  - Bei Spastik: Baclofen (Lioresal®), ggf. auch intrathekal

- Bei neuropathischen Schmerzen: Pregabalin (Lyrica®), Neurostimulationsverfahren
- Operativ: Ind: bei Wirbelsäulenfrakturen (s.u.) ⇨ Dekompression des spinalen Raumes
- Leitlinien: es gibt eine große Anzahl von Leitlinien zu Rehabilitation, Darmfunktion, Thromboseprophylaxe, obere-/untere Extremität, Schwangerschaft usw. (s. AWMF)
- Selbsthilfegruppen: Fördergemeinschaft der Querschnittgelähmten in Deutschland e.V., Neurott 20, 74931 Lobbach, Tel.: 06226 960-211, Fax: 032 221094155, Internet: www.fgq.de mit einer Liste der spezialisierten Kliniken (Stützpunkte)
  Bundesverband Selbsthilfe Körperbehinderter e.V., Altkrautheimer Str. 20, 74236 Krautheim, Tel.: 06294 4281-0, Fax: -79, Internet: www.bsk-ev.org
  Deutschsprachige medizinische Gesellschaft für Paraplegie e.V., Internet: www.dmgp.de
  Dt. Stiftung Querschnittlähmung, Internet: www.dsq.de

Prog: Die Pflegebedürftigkeit und langfristige Prognose hängt ab von der Höhe der Läsion:
C0-C3: Atemlähmung ⇨ maschinelle Beatmung, 24-Std.-Pflege
C4-C5: Weitgehend pflegeabhängig, E-Rollstuhl (Kinnsteuerung)
C6-C8: Teilweise selbstständig, Handfunktion teilweise möglich (Verbesserung durch operative Eingriffe mögl., z.B. durch Muskel-/Sehnentransfers, Nerventransposition), Rollstuhlfahren in der Ebene
Th1-L3: Selbstständig, Rollstuhlfahren ohne Einschränkungen
L4-L5: Selbstständig, Rollstuhlfahren ohne Einschränkungen, Gangschule mit Orthesen
Unterhalb S1: Gehfähig, Blasenstörung
Bei "lediglich" Paraparese besteht heute kaum noch eine eingeschränkte Lebenserwartung.

Kompl:
* Akut: Begleitverletzungen, wie Thoraxtrauma, Schädel-Hirn-Trauma, Polytrauma
* Aszendierende **Harnweginfektionen**, Druckerhöhung ⇨ Hydronephrose, Urosepsis
* Gefahr der **Dekubitusentwicklung** (Sakrum, Fersen)
* **Thrombosen**, Lungenembolie
* Aspiration, Inaktivitätspneumonie, insb. bei Tetraplegie
* Langfristig: Kontrakturen, Spastik, periartikuläre Verkalkungen, Skoliose, Schulterbeschwerden, Arthrosen

WIRBELSÄULENFRAKTUREN

Syn: ICD-10: T08.-, möglich sind Wirbelkörperfrakturen, Wirbelkörperkompressionsfrakturen (= crush fracture), Wirbelbogenfrakturen, Wirbelgelenkfortsatzfrakturen, Quer- und Dornfortsatzbrüche, Luxationsfrakturen sowie zusätzlich Wirbelluxationen, Bänder- und Bandscheibenverletzungen.

Ät:
- Indirektes Trauma: Sturz auf die ausgestreckten Beine, Gesäß (**Sturz aus großer Höhe**) oder den Kopf (**Badeunfall** mit Kopfsprung in zu flaches Wasser oder herabfallende Lasten) ⇨ Stauchung der Wirbelsäule
- Extreme Verbiegung/Überbiegung der Wirbelsäule, z.B. **Verkehrsunfall** mit Lenkradanprall
- Direktes Trauma: Schlag, Stich-, Schussverletzung
- **Pathologische Frakturen** (= Fraktur ohne adäquates Trauma): bei manifester **Osteoporose**, **Knochenmetastasen**, Plasmozytom, Myelosen, Leukämien

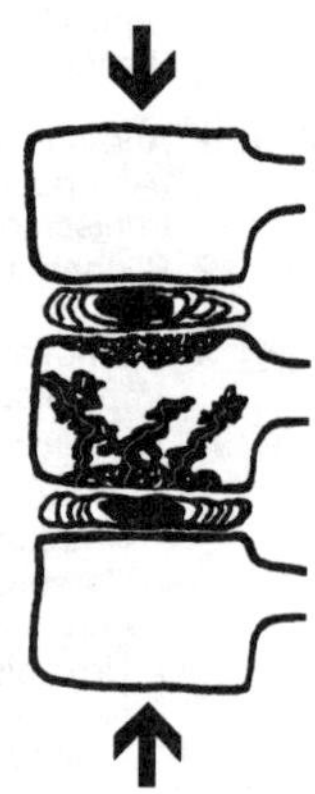

Path:
- **Stauchungsfrakturen:** betreffen die Wirbelkörper ⇨ **Wirbelkörperkompressionsfraktur** (s. Abb.)
  Lok: **L1** und Th12, seltener L2, C5-7 und untere LWS
- **Überbiegungen:** nach ventral (Hyperflexion) können zu Wirbelkörperfrakturen, Ruptur des Lig.longitudinale posterius mit und ohne Wirbelluxationen führen.

Nach dorsal (Hyperextension) können zu Wirbelbogen- oder Wirbelgelenkfortsatzfrakturen, Ruptur des Lig.longitudinale anterius mit und ohne Wirbelluxationen führen.
Tear-drop-Fraktur: Absprengung eines Knochenfragments bei extremer Überbiegung aus der Wirbelkörpervorder- oder –hinterkante
Lok: C4-6 (aber meist nur HWS-Distorsion ohne Frakturen, s.o.)

- Spezielle Frakturen der HWS:
  JEFFERSON-Fraktur: Atlasberstungsfraktur (C1)
  Hang-man-Fraktur (bei Erhängen oder Hochgeschwindigkeitsunfällen): Abriss der Axisbogenwurzel (C2) u. Luxation des Axiskörpers nach ventral
  Densfraktur (C2, Etlg. n. ANDERSON u. D´ALONZO)
  Typ I: kleines Fragment an der Densspitze (keine Op erforderlich, DD: Os odontoideum, s.u.)
  Typ II: Fraktur der Densbasis (hohe Pseudarthroserate, absolute Op.-Ind.)
  Typ III: Fraktur des Dens im Wirbelkörper C2 (guter Spongiosakontakt, eher keine Op)
- Pathologische Frakturen: entstehen durch Bagatelltrauma bei vorgeschädigtem Knochen (z.B. Knochentumor, Metastase, extreme Osteoporose)

Etlg: # **Wirbelfrakturen** können als Wirbelkörperfrakturen, Wirbelbogenfrakturen od. Wirbelfortsatzfrakturen auftreten ⇨ diese können stabil (90 %) oder instabil (10 %) sein.
Frakturen mit Beteiligung von Bandscheiben od. **Ligamentzerreißungen** und Luxationen
Os-sacrum-Frakturen
3-Säuleneinteilung der Wirbelsäule nach DENIS (s. Abb.), die Etlg. der Wirbelsäulenverletzung n. WOLTER (1985) benutzt diese Buchstaben für die Verletzungsregion und 0-3 für die Einengung des Spinalkanals (0=keine; 1=1/3; 2=2/3; 3=>2/3)

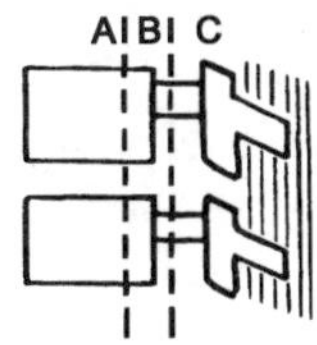

A Ventrale Säule: Wirbelkörper
B Mittlere Säule: Wirbelkörperhinterwand u. Bogenwurzel
C Hintere Säule: Wirbelbögen und Fortsätze
(Bei der WOLTER-Etlg. gibt es noch D = diskoligamentäre Strukturen)

AO-Spine-Klassifikation der Wirbelfrakturen (modifiziert n. MAGERL, 2014)
- Typ A: **Kompressionsverletzung** (meist durch axiale Druckkräfte, stabil, selten neurologische Begleitverletzung)
  A1: Impaktionsbruch (A1.1 Deckplatte, A1.2 Keil-#, A1.3 gesamter Wirbelkörper)
  A2: Spaltbruch (A2.1 sagittal, A2.2 frontal, A2.3 Kneifzangenfraktur)
  A3: Berstungsbruch (A3.1 inkomplett, A3.2 sagittal, A3.3 komplett)
- Typ B: **Distraktionsverletzung** (instabil, zu 30 % neurologische Begleitverletzung)
  B1: dorsale Zerreißung v. Ligamenten od. Fortsätzen (Flexionsverletzung)
  B2: dorsale Zerreißung durch den Wirbelbogen (Flexionsverletzung)
  B3: ventrale Zerreißung durch die Bandscheibe (Hyperextensionsscherbruch)
- Typ C: **Rotations- / Dislokations- / Translationsverletzung** mit kompletter Kontinuitätstrennung (⇨ instabil, zu 50 % neurologische Begleitverletzungen)
  C1: Typ-A-Verletzung mit Rotation, C2: Typ-B-Verletzung mit Rotation
  C3: Rotationsscher- od. -schrägbrüche (hochgradig instabil)

Epid: Verteilung: **osteoporotisch** bedingt (80 % d.F., **w** > m), Tumormetastasen u. traumatisch

Klin: ⇒ Cave: Bei **polytraumatisierten Patienten** od. Schädel-Hirn-Trauma werden Wirbelsäulenfrakturen häufig übersehen!
⇒ Stabile Verletzungen können gelegentlich völlig symptomlos sein!
⇒ Druck-, Klopf- und **Stauchungsschmerz** im betroffenen Abschnitt
⇒ Evtl. sichtbarer Gibbus (= Buckelbildung), tastbare Lücke in der Dornfortsatzreihe, paravertebrales Hämatom
⇒ Neurologisches Defizit: unterhalb der Läsion pathologische Reflexe, motorische und sensible Ausfälle bis hin zum kompletten Querschnittsyndrom, schmerzbedingte Bewegungseinschränkung, Schonhaltung, Myogelosen (Muskelhartspann)
⇒ Weitere Klinik abhängig von möglichen Komplikationen (s.u.) u. von Begleitverletzungen

Diag: 1. Anamnese (Unfallhergang, Richtung des Traumas) und orientierende neurologische Untersuchung, wichtig: neurologischer Status (Motorik, Sensibilität, Reflexe) dokumentieren!

2. Bildgebung: Röntgen: **gesamte Wirbelsäule** (a.p. und seitlich) und **Becken**, Zielaufnahmen (z.B. transorale Aufnahme bei V. a. Densfraktur), evtl. Schrägaufnahmen der HWS (= 3. u. 4.-Ebene ⇨ zeigen Foramina intervertebralia)

CT zur Beurteilung von Frakturlinien und des ***Wirbelkanals*** (Kalibereinengung durch Fragmente, Protrusionen, intraspinale Blutung?)

MRT: gute Beurteilung des Myelons und begleitender Weichteilschädigung mögl., ebenfalls indiziert bei V.a. osteoporotischer Fraktur (STIR-Sequenzen der BWS + LWS)

Ther:
- Akut am Unfallort: vitale Funktionen sichern, **HWS-Schutz** mit Stiff-neck-Orthese (z.B. Tricodur®Vertebrace), Lagerung auf der Vakuummatratze, schonender Transport (Rettungshubschrauber). Die Gabe von Glukokortikoiden, Methylprednisolon 30 mg/kgKG (zum Schutz des Myelons vor sekundärem Schaden) noch am Unfallort ist umstritten und wird nicht mehr allgemein empfohlen.
- Konservativ: Wirbelsäulenvorderkantenabbruch, frühbelastbare Frakturen in guter Stellung ohne Dislokation, Densfraktur an der Spitze oder tief im Wirbelkörper ohne Dislokation ⇨ funktionelle Therapie, gute Schmerztherapie, im HWS-Bereich ggf. Extensionsbehandlung (Halo-Fixateur/Weste) u. regelmäßige radiologische Stabilitätskontrolle. Stützkorsett, Rucksackorthese, 3-Punkt-Mieder der BWS/LWS usw. zeigen in Studien keine Vorteile und werden bei knochengesunden Pat. nicht empfohlen.
- Interventionell: Bei Wirbelkörperfraktur durch **Osteoporose** od. Metastase minimalinvasive **Vertebroplastie** = Auffüllen des Wirbelkörpers mit Knochenzement (PMMA od. CaP) über eine transkutan-transpedikulär eingeführte Nadel; dies kann zuvor mit einer Aufrichtung des komprimierten Wirbelkörpers durch einen aufblasbaren Ballon (sog. **Kyphoplastie**) kombiniert werden, periinterventionelle Antibiotikaprophylaxe.
- Operativ: Ind: Wirbelsäulenverletzung mit **neurologischem Defizit** (zunehmende Lähmungen), Verlegung des Spinalkanales um mehr als 1/3 (meist bei Frakturen der Wirbelsäulenhinterkante), grobe Dislokationen (Luxationen und Luxationsfrakturen, Kyphose >20°, Kompression >50 % der Wirbelhöhe) od. Instabilität, basale Densfraktur (Typ II), offene Rückenmarkverletzung
  - Allgemeines Ziel: **Stellungskorrektur** und **Stabilisierung der Wirbelsäule**, Revision, Dekompression und **Rekalibrierung des Wirbelkanals**. Bei HWS-Verletzungen möglichst endoskopische Intubation, um ein zusätzliches Trauma zu vermeiden.
  - Methoden: Vordere (ventrale) oder/und hintere (dorsale) Fusion (= **Spondylodese**, je größer die Instabilität, umso eher muss ventral und dorsal fusioniert werden) durch **Spanverblockung** (Knochen vom Beckenkamm, nach Entfernen der zerstörten Bandscheibe bei ventraler Fusion) + Plattenosteosynthese (an den Wirbelkörpern), Spongiosaanlagerung, Drahtcerclage (an den Fortsätzen) oder Wirbelsäulenfixateur (als Fixateur interne mit transpedikuklär eingebrachten Schrauben, s. Abb.-Bsp.: Fixateur int. bei LWK-2-Fraktur, Typ A3.3 nach AO)

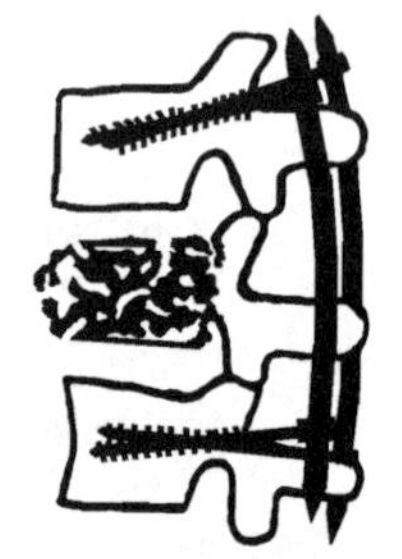

    Ein Wirbelsäulenfixateur kann bei osteoporotischer Fraktur auch mit der Knochenzementaugmentation (Kypho- u. Vertebroplastie) kombiniert werden (sog. Hybridstabilisierung).
    Bei völliger Zerstörung eines Wirbelkörpers auch minimal-invasive thorakoskopische Implantation aufspreizbarer Titanimplantate od. expandierbarer Cages als Wirbelkörperersatz (von BWK3 bis LWK3 mögl.)
  - Densfrakturen: Verschraubung von ventralem (anterolateralem) Zugang aus, ist dies nicht möglich werden die HWK C1 + C2 miteinander von dorsal verschraubt (= atlantoaxiale Fusion durch transartikuläre Verschraubung + Anlagerung autologer Knochenspäne zwischen den beiden Dornfortsätzen), ggf. kann auch eine Fusion von C0 bis C3/4 mit dorsalem Stabilisationsystem (CerviFix®) erforderlich sein.
  - **Mobilisierung** so früh wie mögl., isometrische Krankengymnastik, Bewegungsbad, bei HWS-Frakturen weiche Halskrawatte für 2-3 Wo., gute Schmerztherapie
- Nachbehandlung durch frühzeitige und umfassende Rehabilitation, z.B. in einem Querschnittgelähmten-Zentrum
- Leitlinie: Reha bei BWS-/LWS-Frakturen, S2k v. /2021 (AWMF Registernr. 187-002)

- Selbsthilfegruppen: Bundesverband Selbsthilfe Körperbehinderter e.V., Postfach 20, 74236 Krautheim/Jagst, Tel.: 06294 4281-0, Fax: -79, Internet: www.bsk-ev.org

Prog: Rückbildung eines primär kompletten Querschnitts in ca. 20 % d.F., bei teilweisem Querschnitt in 60-80 % d.F., unabhängig von der Therapie (operativ oder konservativ)

Kompl:
* C1/C2: Fraktur des Dens axis, Ruptur des Lig.transversum atlantis, Verrenkung des Atlas/Axis ⇨ **Kompression des Myelons**
  Pseudarthrosenbildung nach Dens-axis-Fraktur (insb. bei basalen Frakturen ⇨ Op bei basaler Fraktur auch ohne Dislokation indiziert)
* Commotio, Contusio spinalis, spinaler Schock: **neurologische Ausfälle** (ca. 1/3 d.F.) bis komplette Querschnittlähmung, Vasodilatation distal der Querschnittläsion, Priapismus, schlaffe Blasen-/Mastdarmlähmung (akuter Harnverhalt, sog. „Schockblase")
* **Retropharyngeales Hämatom** bei Wirbelkörperfrakturen im Bereich der HWS oder bei HWS-Distorsion ⇨ Schluckbeschwerden möglich
* **Retroperitoneales Hämatom** bei Wirbelkörperfrakturen im Bereich der BWS/LWS (thorakolumbaler Übergang) ⇨ Irritation des Sympathikus bis hin zum paralytischen Ileus
* Wirbelkörperhinterkantenverletzung ⇨ **Rückenmarkverletzung** mögl.
* Hohe Rückenmarkschädigung ⇨ Atemdepression
* Plötzliche Sehstörung (A.vertebralis-Dissektion)
* Intraspinale Blutungen durch Verletzung von Meningeal- und Spinalgefäßen
* Lumbale Querschnittlähmung bei Verletzung der A.radicularis magna (ADAMKIEWICZ-Arterie, kommt direkt aus der Aorta abdominalis in Höhe Th9)
* Bei Stauchungsfrakturen (Sturz aus großer Höhe): auf zusätzliche Fraktur des Kalkaneus, im Beckenbereich und der Schädelbasis achten!
* Bei Kompressionsfrakturen Ausheilung mit posttraumatischer Höhenminderung od. keilförmiger Deformierung od. Skoliose- und Gibbusbildung (vermehrte Kyphose) mögl., chronische Rückenschmerzen
* Osteoporose: Insb. postmenopausale Frauen betroffen, das Risiko für eine weitere Wirbelkörperfraktur innerhalb eines Jahres beträgt dann 20 %.

Op:
* Schädigung des Myelons (neurologische Verschlechterung) od. Blutung, insb. beim Einbringen der dorsalen Pedikelschrauben (s. Abb. oben) ⇨ gute Op.-Planung u. guter Operateur wichtig!, in manchen Kliniken werden zur Schraubenplatzierung auch 3D-C-Bogen-Navigationssysteme benutzt.
* Dorsale Fusionen: Weichteiltrauma, Denervierung der autochthonen Rückenmuskulatur
* Pseudarthrose der Spanverblockung, insb. bei Schraubenlockerung (bei ventraler Fusion mit Gefahr der Ösophagusperforation) oder Implantatbruch
* Vertebroplastie/Kyphoplastie: intraspinaler Knochenzementaustritt, intravasaler Zementübertritt (Gefahr der Lungenembolie)

DD:
- Fehlender angeborener Schluss eines Wirbelbogens, Spina bifida, anlagebedingte Wirbeldeformitäten, Wirbelgleiten = Spondylolisthesis
- Atlantoaxiale Luxation bei rheumatoider Arthritis
- Os odontoideum = freies Knochenstück an der Stelle der Dens-axis-Spitze (durch früheres Trauma in der Kindheit od. Anlagestörung), bindegewebig mit C2 verbunden
- Querschnittlähmung: atraumatisch ⇨ Infektion, Tumoren, Gefäßmissbildung, intraspinale Blutung, iatrogene Schäden

RIPPEN-/RIPPENSERIENFRAKTUR

Def: Einfache **Rippenfraktur**, ICD-10: S22.3-
Rippenstückfraktur = eine Rippe 2x frakturiert ⇨ frakturiertes Segment frei beweglich
Rippenserienfraktur, ICD-10: S22.4- = Fraktur von mind. **3** Rippen in derselben Ebene

Ät: – Stumpfes Thoraxtrauma (z.B. Lenkradanprall, Gurtprellung bei Verkehrsunfall)
– Perforierende offene Thoraxverletzung (z.B. Pfählungsverletzung, Schussverletzung)
– Iatrogen: bei Lungeneingriffen (Fraktur durch Rippensperrer, z.B. bei Herz-Op) oder Z.n. Reanimation (Thoraxkompression)

Path: ♦ Einspießung der Bruchenden bei Rippenfrakturen ⇨ Gefahr der Gefäß- und Lungenverletzung
♦ Lok: meist mittlerer Bereich des Thorax (**Costa 5-9**)

Klin: ⇒ **Schmerzen** bei Atmung und Husten, Thoraxkompressionsschmerz, lokaler Druckschmerz
⇒ **Schmerzbedingte Schonatmung**, Dyspnoe und evtl. sichtbare Zyanose
⇒ Evtl. palpable Stufe, Hautemphysem

Diag: 1. Anamnese (Unfallhergang?) und klinische Untersuchung: seitendifferente Atemexkursionen, paradoxe Atmung?, Prellmarken
Auskultation: seitendifferente Atemgeräusche?
2. Röntgen: Thorax-Übersicht (p.a. und seitlich) zum Ausschluss intrathorakaler Begleitverletzungen (Pneumothorax, Blutungen, Lungenverletzung, Schocklunge, Sternumfraktur), zusätzlich knöcherner Thorax und ggf. Zielaufnahmen einzelner Rippen
Cave: **Ein zunächst negativer Röntgenbefund schließt eine Rippenfraktur nicht aus!** ⇨ ggf. später Knochenszintigraphie
3. Pulsoxymetrie bereits präklinisch durch den Notarzt (zur Erkennung einer Hypoxie)
4. Sonographie: Ausschluss abdomineller Begleitverletzungen (Milz-, Leberruptur bei Frakturen der unteren Rippen)

Ther: • Konservativ:
- Bei Rippenfrakturen ohne Komplikationen: ausreichende **Analgesie**
- Atemgymnastik, Röntgenkontrolle zum Ausschluss eines Pneumothorax

• Operativ: Ind: Begleitverletzungen, z.B. Lungenverletzung, Milzruptur
- Entfernung von perforierenden Fragmenten

Prog: Einfache Frakturen heilen in ca. 3-6 Wochen aus.

Kompl: * Rippenserienfraktur, Rippenstückfraktur: **Thoraxinstabilität** und paradoxe Atmung (inspiratorische Einziehung und exspiratorische Auswärtsbewegung des verletzten Thoraxanteiles, insb. bei beidseitigen Frakturen) ⇨ "Pendelluft" (Totraumatmung), respiratorische Insuffizienz
Ther: BÜLAU-Drainage und Intubation, maschinelle Beatmung mit PEEP (ist eine „interne“ Schienung), Op bei ausgeprägter Instabilität des Thorax mit Begleitverletzungen
* **Pleuraverletzung** ⇨ Hämato-, Pneumo-, Spannungspneumo-, Hämatopneumothorax
* Frakturen der unteren Rippen: **Milzruptur, Leberruptur**
* Ausbildung einer Pleuraverschwartung (⇨ respiratorische Insuffizienz mögl.) ⇨ Ther: Frühdekortikation der Verschwartung
* Lungenkontusion ⇨ respiratorische Insuffizienz, hämorrhagischer Lungeninfarkt, ARDS
* Contusio cordis ⇨ zum Ausschluss EKG, Echokardiographie, Labor (CK)
* Pneumoniegefahr durch die Schonatmung

DD: – **Rippenprellung** (ist genauso schmerzhaft wie eine Fraktur ⇨ ausreichende Analgesie)
– Sternumfrakturen (als Impressions- oder Stückfraktur), Ther: i.d.R. konservativ, EKG- u. Enzym-Kontrolle (Ausschluss einer Contusio cordis), Rö. Thorax u. BWS zum Ausschluss von Begleitverletzungen
– Rippenusuren: bei PANCOAST-Tumor (druckbedingt) oder Aortenisthmusstenose (druckbedingt durch Umgehungskreislauf über die Interkostalarterien, die dabei dilatieren)

GESICHT

GESICHTSSCHÄDELFRAKTUREN

Syn: ICD-10: S02.9

Ät: – **Direktes Trauma** (z.B. Verkehrsunfall, Lenkradanprall, Polytrauma, Tätlichkeitsdelikt, Sportunfall)
– Pathologische Frakturen (bei Tumoren, z.B. Basaliom, Spinaliom, Zungenbodenkarzinom, Mundbodenkarzinom, Parotistumor oder Entzündungen)

Path: ♦ Je nach Unfallmechanismus werden Biegungs-, Stauchungs-, Abscher- oder Abrissfrakturen unterschieden ⇨ Quer-, Längs-, Schräg-, Trümmer- oder Defektfrakturen.
♦ Lok: häufig **Nasenbein, Unterkiefer**, Kiefergelenk, Oberkiefer, Jochbogen/-bein, Orbitaboden, Siebbein

Etlg: # **Nasenbeinfraktur**
Mandibulafrakturen (insb. Collum- u. Kieferwinkelfrakturen)
Kiefergelenk-, Kiefergelenkfortsatzfrakturen, Kiefergelenkluxation
Jochbein-/-bogenfrakturen (häufig zusätzlich bei Mittelgesichtsfrakturen)
Frakturen des Processus alveolaris maxillae (eine komplette Absprengung des Alveolarkamms = LEFORT-I-Fraktur)
Orbitawandfrakturen (insb. Orbitaboden = Blow-out-Fraktur, oder bei Jochbeinfrakturen)
Mittelgesichtsfrakturen (Oberkieferfrakturlinien) nach LEFORT

LeFort I:	Fraktur verläuft quer durch die Maxilla u. durch beide Sinus maxillares, Absprengung des Alveolarkamms (auch als GUÉRIN-Fraktur bezeichnet).
LeFort II:	Fraktur verläuft durch den Processus zygomaticus maxillae in die Orbita, von dort durch den Proc.frontalis maxillae auf die Gegenseite, sog. **Pyramidenfraktur**. Die Sinus maxillares sind nicht eröffnet.
LeFort III:	Fraktur verläuft durch die lat. Orbitawand in die Orbita, dann durch den Proc.frontalis maxillae auf die Gegenseite. Jochbogen meist mitfrakturiert, Ethmoidalzellen eröffnet = Abriss des Gesichtsschädels von der Schädelbasis. Evtl. zusätzlich Schädelbasisfrakturen

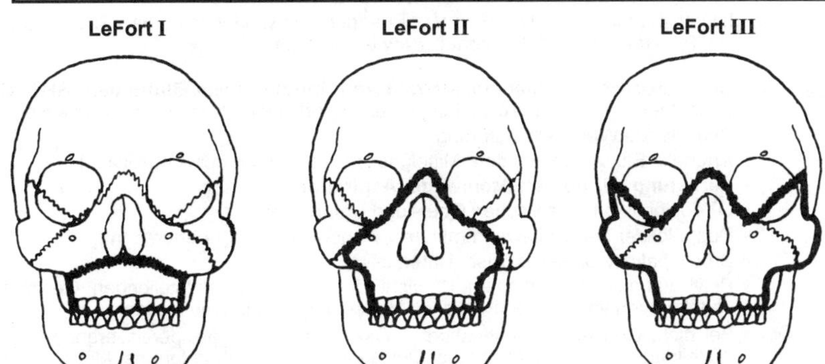

Klin: ⇒ Allgemein: Hämatom, Blutung, Schwellung, Sensibilitätsstörungen

⇒ Nasenbeinfraktur: Schief-, Sattel- oder Plattnasendeformität, abnorme Beweglichkeit, Nasenbluten, behinderte Nasenatmung, Einschränkung des Riechvermögens

⇒ Kieferfrakturen: Frakturzeichen, Stufenbildung, Okklusionsstörung

⇒ Kiefergelenkfrakturen: Funktionsbeeinträchtigung der Kieferöffnung/Schluss ⇨ Kieferklemme, evtl. Blutung aus dem äußeren Gehörgang

⇒ Mittelgesichtsfrakturen: Okklusionsstörungen, Stufenbildung, Abflachung des Mittelgesichts, abnorme Beweglichkeit, Krepitation, evtl. Rhinoliquorrhoe

LeFort I: Basale Absprengung der Maxilla

LeFort II: Pyramidale Absprengung der Maxilla + knöcherne Nase

LeFort III: Absprengung des gesamten Mittelgesichtsskeletts von der Schädelbasis

⇒ Jochbeinfrakturen: Stufenbildung am Infraorbitalrand, Abflachung der Jochbeinkontur

⇒ Orbitawandfrakturen: Stufenbildung im Bereich der Orbitalränder, Verlagerung des Bulbus ⇨ Doppelbilder

Diag:
1. Anamnese (Unfallhergang) und klinische Untersuchung ⇨ insb. bei polytraumatisierten Patienten an nicht so offensichtliche Begleitverletzungen denken: SHT, stumpfes Thorax- oder Abdominaltrauma, Extremitätenfrakturen
2. Bildgebung: Röntgen-**Schädelübersicht** in 2 Ebenen, **CT** bei Augenbeteiligung oder Schädelhirntrauma, Spezialaufnahmen je nach Fragestellung: z.B. Orthopantomogramm (OPTG), digitale Volumentomographie (DVT), Orbita, NNH aufgeblendet, Nasenbein isoliert seitlich od. auch MRT für Kiefergelenkdiskus, Leitlinie: Radiologische Diagnostik im Kopf-Hals-Bereich, S1 v. 11/2020 (AWMF Registernummer 039-093)

Ther:
- Akut: Fremdkörper präklinisch belassen, sterile Abdeckung, bei Augenverletzungen beide Augen steril abdecken
  Indikation zur Intubation und Beatmung großzügig stellen, wegen Gefahr der Aspiration
- Konservativ:
  - Kiefergelenkluxation: Reposition in Allgemeinnarkose
  - Nasenbeinfraktur: Reposition und Fixierung mit Nasengips u. Nasentamponade
- Operativ:
  - Unterkieferfrakturen: Drahtbogenkunststoffschiene, die an den Zähnen befestigt wird, Miniplatten-Osteosynthese und Drahtbogenkunststoffschiene bei Mehrfachfrakturen
    Unterkieferfraktur = offene Fraktur ⇨ immer Antibiotikaprophylaxe!
  - Mittelgesichtsfrakturen: Miniplatten-Osteosynthese, Drahtbogenkunststoffschiene mit intermaxillarer Verdrahtung (Immobilisation zur Sicherung der Okklusion), kraniofaziale Aufhängung
  - Jochbeinfrakturen: Miniplatten-Osteosynthese, Orbitawandfrakturen: indirekte Reposition bei Korrektur einer gleichzeitigen Jochbeinfraktur
    Blow-out-Fraktur: Reposition des Orbitabodens u. Stabilisierung mit lyophilisierter (gefriergetrockneter) Dura oder Abstützung durch transantrale Tamponade der Kieferhöhle
- Selbsthilfegruppen: TULPE e.V., Friedrich-Ludwig-Jahnstr. 8a, 39240 Calbe, Tel.: 039291 51568, Fax: -20, Internet: www.t-u-l-p-e.de

Kompl:
* Schädelkalotten-, **Schädelbasisfrakturen**, **intrakranielle Blutungen**, SHT, Commotio oder Contusio cerebri, Ausbildung einer Liquorfistel (s. Kap. Neurotraumatologie)
* Begleitende Weichteilzerstörung
* Arterielle Blutungen aus dem Mittelgesicht (Verletzung der A.maxillaris)
* **Verlegung der oberen Atemwege, Aspiration**
* Okklusionsstörung zwischen Ober- und Unterkiefer
* Doppelbilder bei Orbitawandfrakturen, Augenverletzung/-perforation
* Bruchspaltosteomyelitis (insb. Unterkiefer)
* Polytraumatisierte Patienten ⇨ nicht durch die ggf. entstellenden Gesichtsschädelverletzungen von vital bedrohlichen Verletzungen ablenken lassen!

Op:
* Bei nicht exakter Rekonstruktion ⇨ Okklusionsstörungen, persistierende Doppelbilder, Ausbildung einer Pseudarthrose, Deviationen des Unterkiefers bei Mundöffnung, ästhetische Entstellung

TUMOREN DES SKELETTS UND DER WEICHTEILE

KNOCHENTUMOREN

Path: ♦ Primäre Knochentumoren (Skeletttumoren): Ausgangsgewebe kann der Knorpel, Knochen, Knochenmark, Periost oder Bindegewebe sein.
Sekundäre maligne Knochentumoren: Metastasen anderer Tumoren im Knochen

♦ Etlg. der Knochentumoren/Knochenveränderungen nach ihrer bevorzugten Lokalisation
Epiphyse = gelenknah, Wachstumsfuge; Metaphyse = Übergang; Diaphyse = langer Knochenschaft

Epiphyse	Chondroblastom, Riesenzelltumor (nach Schluss der Epiphysenfuge)
Metaphyse	Osteosarkom, Chondrosarkom, Fibrosarkom, nichtossifizierendes Fibrom, Riesenzelltumor (vor Schluss der Epiphysenfuge), Knochenzysten
Diaphyse	Plasmozytom, EWING-Sarkom, Retikulosarkom

Epid: ◊ Inzidenz: Maligne primäre Knochentumoren sind alle **sehr selten**, 1/100.000/Jahr.

◊ Prädisp.alter: Benigne Knochentumoren u. tumorähnliche Knochenveränderungen sowie das Osteosarkom und das EWING-Sarkom kommen insb. zw. **10. u. 30. Lj.** vor, sonstige maligne Knochentumoren u. insb. Metastasen meist in höherem Alter (>30. Lj. bis 70. Lj.).

◊ 20 % der Knochentumoren im **Kindesalter** sind maligne!

Etlg: # **Benigne Knochentumoren** (in Klammern bevorzugte Lok., nach Häufigkeit geordnet)

- **Osteochondrom** (Syn: kartilaginäre Exostose, Lok: Metaphyse v. Femur u. Humerus), auch multipel vorkommend (aut.-dom. erblich)
- **Enchondrom** (durch versprengte Knorpelzellen, Lok: Phalangen)
- **Osteoidosteom** (Femur, Tibia, relativ klein, in der Kortikalis gelegen)
- Chondroblastom (Syn: CODMAN-Tumor, Lok: Epiphyse von Femur u. Humerus)
- Osteom (insb. Nasennebenhöhlen),
- Chordom (Schädelbasis od. Sakrum, auch maligne mögl.)
- Hämangiom (Wirbelkörper, Schädel)
- Benignes Osteoblastom (untere Extremität)
- Chondromyxoidfibrom (Tibia u. Femur)

Tumorähnliche Knochenveränderungen (sind meist benigne)

- **Nicht-ossifizierendes Knochenfibrom** (Metaphyse der unteren Extremität, exzentrisch, weintraubenartige Formation) ⇨ nach Abschluss des Wachstums meist Spontanheilung
- **Solitäre / juvenile Knochenzyste** (proximaler Humerus, Femur u. proximale Tibia) ⇨ pathologische Fraktur mögl., spontane Ausheilung meist bis zum 20. Lj.
- Aneurysmatische Knochenzyste (lange Röhrenknochen, Wirbelkörper)
- Eosinophiles Granulom (Schädelkalotte, gehört zur Histiocytosis X)
- Fibröse Dysplasie (JAFFÉ-LICHTENSTEIN-Syndrom, Femur, Tibia)
- Hyperparathyreoidismus (sog. "Brauner Tumor", Wirbelkörper, Rippen u. Becken)

Maligne Knochentumoren, ICD-10: C40.- [Extremitäten] bis C41.9 [sonstige Knochen]

- **Plasmozytom** (Syn: Multiples Myelom, gehört zu den Non-Hodgkin-Lymphomen, maligne B-Lymphozyten mit Paraproteinämie, eigentlich kein Knochentumor, ICD-10: C90, Lok: Wirbelkörper, Rippen, Schädel u. Becken, Alter >60. Lj., s. Innere-Bücher)
- **Osteosarkom** (Metaphyse langer Röhrenknochen, häufigster maligner Knochentumor im Kindesalter)
- **Chondrosarkom** (proximaler Humerus, Femur, Tibia u. Rippen, Becken u. Scapula, Altersgipfel 50.-60. Lj.)

- **EWING-Sarkom** (untere Extremität, Becken, insb. bei Kindern und Jugendlichen, wird histologisch immer hochmaligne = G4 klassifiziert)
- Fibrosarkom (Femur u. Tibia)
- Malignes fibröses Histiozytom des Knochens
- Malignes Non-HODGKIN-Lymphom, Retikulumzellsarkom (alle Knochen mögl.)
- Riesenzelltumor (Syn: Osteoklastom, semimaligne, Epiphyse langer Röhrenknochen, semimaligne Lungenmetastasen mögl.)

♦ TNM-Klassifikation (2017) für Extremitäten, Rumpf u. Schädel (Wirbelsäule u. Becken haben eine eigene Etlg.): T_1 Tumor <8 cm, T_2 Tumor >8 cm,
T_3 diskontinuierliche Ausbreitung im primär befallenen Knochen
N_1 regionäre Lk-Metastasen (entsprechend der Lage des Primärtumors)
M_1 Fernmetastasen (M_{1a} Lunge, M_{1b} andere Fernmetastasen)

Stadiengruppierung: I: $T_{1\text{-}3}N_0M_0$ niedriggradig (G_1-G_2) II: $T_{1\text{-}2}N_0M_0$ hochgradig (G_3-G_4)
III: $T_3N_0M_0$ IV: alle N_1, alle M_1

♦ Metastasierung von malignen Knochentumoren:
Osteosarkome metastasieren früh, insb. in die Lunge
EWING-Sarkom: Lunge, Lk, übriges Skelett

\# **Knochenmetastasen:** ausgehend von anderen Primärtumoren (= sekundäre maligne Knochentumoren), meist erstes Zeichen einer diffusen Organmetastasierung, s.u.

Klin: ⇒ Benigne Knochentumoren sind meist asymptomatisch (Zufallsbefund im Röntgen).
⇒ Leitsymptom maligner Knochentumoren: **Knochenschmerzen**
⇒ **Tastbarer Tumor**, Schwellung
⇒ Evtl. **pathologische Fraktur** (= Fraktur nach Bagatelltrauma, in 10-25 % d.F. der malignen Knochentumoren, meist Femur, Humerus od. Wirbelkörper)
⇒ Bei Lok. in Schädel oder Wirbeln ⇨ evtl. neurologische Ausfälle, rhinologische od. ophthalmologische Beschwerden
⇒ Bei gelenknaher Lok. Gelenkerguss u. Bewegungseinschränkung mögl.
⇒ Evtl. schubartiges Fieber (EWING-Sarkom)
⇒ Allgemeinsymptome (B-Symptome) meist erst bei Metastasierung, wie z.B. Fieber, Abgeschlagenheit, Gewichtsverlust, Blässe, Nachtschweiß

Diag: 1. Anamnese (anderer Primärtumor bekannt = Knochenmetastase?) und klinische Untersuchung: Lokalbefund, Schwellung, Bewegungseinschränkung, DMS
Die weitere Diag. muss klären, ob es sich um einen benignen od. malignen Befund handelt.

2. Bildgebung: konventionelle **Röntgenaufnahme** der betroffene Region in mind. 2 Ebenen, evtl. zusätzlich konventionelle Tomographie
Zeichen für maligne Tumoren (s. Abb.): unscharfe, unruhige Transparenzerhöhung (= **Osteolysen**), **Kortikalisunterbrechung** (der Tumor durchbricht die Knochenstruktur), **Spiculae** (feine Knochenzacken), fehlender gut abgrenzbarer Sklerosierungsrand im Knochen, zwiebelschalenartige Struktur (Lamellen) mit CODMAN-Dreieck (dreieckiger Sporn am Rand) des Periosts, Weichteilaffektion, bei Plasmozytom „Mottenfraßbild" in der Schädelübersicht. Aber: Aus dem Röntgenbild alleine kann nicht zuverlässig auf die Dignität des Tumors geschlossen werden!

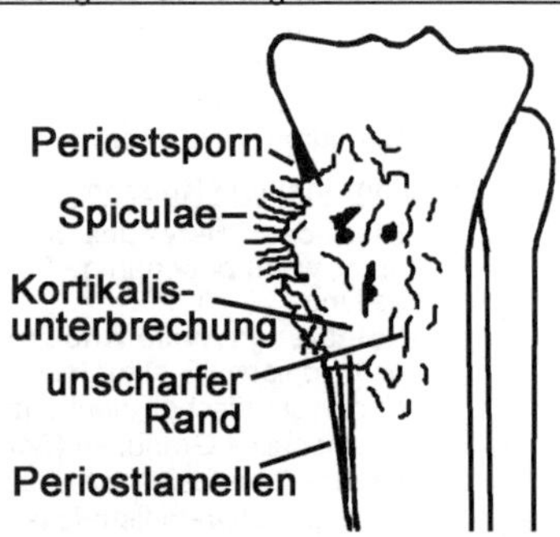

Bei V.a. malignen Tumor dann **CT** (Knochendestruktion?) u. **MRT** (Weichteilinfiltration, intramedulläre Ausbreitung im Knochenmark, Tumorbefall des Spinalkanales?) mit KM, ggf. auch Angiographie (pathologische Gefäße, Möglichkeit der präoperativen Embolisation bei stark vaskularisierten Tumoren) der betroffenen Region durchführen.

3. Szintigraphie: Vermehrte oder verminderte Anreicherung ⇨ immer mit dem entsprechenden Röntgenbefund vergleichen.
4. Labor: evtl. Erhöhung der alkalischen Phosphatase, LDH u. der CRP/BSG, evtl. Anämie
BENCE-JONES-Protein im Urin beim Plasmozytom

5. **Biopsie:** Als offene **Inzisionsbiopsie** (direkter Zugang im Bereich der mögl. späteren Op, da die Biopsie zu einer potenziellen Verschleppung von Krebszellen führt!) und **histologische Untersuchung** (für die malignen Knochentumoren erfolgt das Grading nur noch zweistufig in niedrig- [low-grade, G1-G2] oder hochmaligne [high-grade, G3-G4]).
6. Bestätigt sich ein maligner Tumor, ist zum weiteren **Staging** noch ein CT-Thorax und Sono- od. CT-Abdomen (Metastasensuche) erforderlich u. zur Knochenmetastasensuche alternativ zur Szintigraphie auch ein Ganzkörper-MRT mit KM (guter Einblick in das Knochenmark) od. **PET-CT** möglich.

Ther:
- Diagnostik (insb. die Biopsie) u. Behandlung bei malignen Knochentumoren sollten in einem **spezialisierten Zentrum** mit interdisziplinärem Tumorboard erfolgen!
- Radiatio: EWING-Sarkom, Plasmozytom gut strahlensensibel, palliativ bei Osteosarkom, palliativ schmerzlindernd und rekalzifizierend bei Knochenmetastasen (insg. 20-40 Gy, 2 Gy/Tag), Radiofrequenzablation über eine im Tumor platzierte Sonde bei Osteoidosteom, Ossifikationsförderung bei aneurysmatischer Knochenzyste
- Chemotherapie: Präoperativ (**neoadjuvant**) zur Tumorverkleinerung (Down-Staging) beim High-grade-Osteosarkom und EWING-Sarkom. Damit kann meist eine extremitäterhaltende Tumorgröße erreicht werden. Verschiedene Kombinationen (Polychemotherapie) werden eingesetzt (die Abstimmung erfolgt im **Tumorboard**).
- Med: Bei Knochenmetastasen Bisphosphonate (hemmen die Knochenresorption, Zoledronat, Zometa® od. Clodronat, Ostac®), wirken auch schmerzlindernd (palliative Ind.).
- Operativ: Ind: Jeder **unklare Befund sollte abgeklärt** werden ⇨ operative Biopsie und Histologie.
  - Benigne Knochentumoren ⇨ lokale Ausräumung (Kürettage)
  - Maligne Knochentumoren ⇨ **Resektion im Gesunden** (prox. u. distal **5 cm** Sicherheitsabstand) und Osteosynthese/Einlage einer Spongiosaplastik oder Rekonstruktion z.B. durch eine entnommene Fibula oder, falls der Defekt zu groß ist, mit einer Tumorprothese (s.u., Kompl.).
  - Pathologische Frakturen bei singulärer Knochenmetastase ⇨ Metastasenresektion (wenn möglich) + stabilisierende langstreckige Osteosyntheseverfahren oder Tumorprothesenimplantation und postoperative Radiatio. Bei multiplen Metastasen ist eine Lokaltherapie meist nicht mehr mögl., Radiatio zur Schmerzreduktion und ggf. Chemotherapie je nach zugrundeliegendem Primärtumor.
  - Ultima ratio: Extremitätenamputation od. Exartikulation (Durch das Down-Staging muss dies heute insg. seltener durchgeführt werden.)

Prog: Benigne Knochentumoren und tumorähnliche Knochenveränderungen haben eine sehr gute Prognose (100%ige 5-JÜR).
Maligne Knochentumoren: haben heute mit Chemotherapie und Operation insb. bei Kindern eine 50- bis 70%ige Heilungsrate. 5-JÜR aller malignen Knochentumoren ca. **60 %**.
Knochenmetastasen: im allgemeinen **sehr schlecht**, da Teil systemischer Metastasierung

Kompl:
* **Pathologische Fraktur** (in 10-25 % d.F. der malignen Knochentumoren)
* Sehr selten maligne Entartung benigner Knochentumoren mögl.
* Eosinophiles Granulom ⇨ Übergang in HAND-SCHÜLLER-CHRISTIAN-Krankheit (Zellhistiozytose)
* Osteosarkom: Metastasierung in die Lunge ⇨ Nachsorge mit regelmäßiger Rö-Thorax-Kontrolle
* Plasmozytom: Paraproteinämie, Nierenfunktionsstörung, Amyloidose

Op:
* Ggf. aufwändige **Defektrekonstruktionen** nach Tumorresektion erforderlich (daher sollten Planung und Op auch in einem spezialisierten Zentrum erfolgen!):
  - Knochentransplantation, z.B. „Fibula pro Humero“, „Clavicula pro Humero“, „Fibula pro Femur“, „Fibula pro Tibia“, zusätzlich immer lange Osteosyntheseplatte zur Stabilisierung, Kompl: Transplantatfraktur, Pseudarthrose, Fibulakopfnekrose
  - Ein Knochensegmenttransport (Kallusdistraktion n. ILIZAROV) zur Verlängerung eines Knochenrestes nach Tumorresektion ist mögl., aber aufgrund der postop. Chemother. erschwert (Pininfekte, fehlende knöcherner Durchbauung ⇨ eher selten angewendet).
  - Tumorprothesenimplantation, z.B. Kniegelenk-Endoprothese oder Teil-Femur, Teil-Humerus, Kompl: Infektion der Prothesenregion (zur Proph. ist der freiliegende Teil der Prothese heute Silber-beschichtet), aseptische Prothesenlockerung, Knochenatrophie

am Prothesenansatz (Stress-shielding), periprothetische Fraktur, Implantatbruch, im Wachstumsalter Beinlängendifferenz (es gibt dafür spezielle Verlängerungsprothesen)
- Umstellungsoperationen, z.B. gedrehter Unterschenkel als Oberschenkel bei kniegelenknahen Tumoren (Voraussetzung: N.ischiadicus muss tumorfrei erhaltbar sein) ⇨ das Fußgelenk wird zum "Kniegelenk" (sog. BORGGREVE-Plastik) und damit später gute Gehfunktion mit einer Prothese am beweglichen Stumpf.
- Beckenteilresektionen ⇨ Hemipelvektomie mit Amputation des Beines

DD:
- **Osteomyelitis** (kurze Anamnese <2 Wo., metaphysäre Lage, ggf. Focus (z.B. Tonsillitis), CRP erhöht), Knochenabszess, Knochentuberkulose, Myositis ossificans
- Osteochondrosis dissecans (mechanische Ursache mit subchondralen Knochendefekten)
- PAGET-Krankheit (Syn: Osteodystrophia deformans): vermehrter Knochenumbau

Osteosarkom

Ät: Meist unklar, selten auch bei hereditären Keimbahnmutationen (z.B. Retinoblastom, LI-FRAUMENI-Syndrom) od. chronischen Skeletterkrankungen (z.B. Osteodystrophia deformans), nach einer Strahlentherapie

Path: Meist anaplastischer, schnell wachsender Tumor hoher Malignität (**high-grade**, auch gut differenziert = low-grade mit geringem Metastasierungspotential vorkommend), bildet sog. Tumorosteoid (unreifes Knochengewebe ohne Kalkeinlagerung), das aggressiv umliegendes, gesundes Knochengewebe zerstört und aus dem Knochen ausbricht (Periostabhebungen = sog. CODMAN-Dreieck), Infiltration von Weichteilgewebe.
Lok: meist **Metaphysen langer Röhrenknochen** (gelenknah, in 50 % d.F. am dist. Femur, prox. Tibia, Humerus), Becken
Metastasierung: **frühzeitig** (10-20 % haben bei Diag. bereits Metastasen) hämatogen (v.a. **Lunge** in 2/3 d.F., im gleichen Knochen = Skip-Metastasen, übriges Skelett)

Etlg: Zentrales (medulläres) Osteosarkom: klassisch osteoblastisch (80 %), chondroblastisch, fibroblastisch, teleangiektatisch, kleinzellig u. (selten) Low-grade-Osteosarkom
Oberflächliches (peripheres) Osteosarkom: parossal, periostal und high-grade

Epid: Häufigster primärer, **hochmaligner** Knochentumor **im Kindesalter**
Prädisp.alter: 12.-20. Lj. und >40 J., **m** > w (= 1,4:1)
Inzidenz: sehr selten, 0,3/100.000/Jahr (ca. 40 Kinder u. Jugendliche/Jahr in Dtl.)

Klin: **Lokale Schmerzen**, anfangs wenig, dann zunehmend, auch belastungsunabhängig, lokale Schwellung und Bewegungseinschränkung im benachbarten Gelenk (oft **Knie**!), pathologische Fraktur mögl., Allgemeinsymptome meist erst bei Metastasierung

Diag: Bildgebung: im Nativröntgenbild unscharf begrenzte **Osteolyse**, Periostabhebung, kleine ausstrahlende Verkalkungen (Spiculae), **MRT mit KM**: Ausdehnung gut beurteilbar
Labor: erhöhte alkalische Phosphatase
Biopsie (offene Inzisionsbiopsie) zur histologischen Typisierung im Tumorzentrum
Staging-Untersuchungen: CT-Thorax u. -Abdomen (Metastasensuche), 3-Phasen-Knochenszintigraphie, ggf. SPECT od. ^{18}Fluorid-PET-CT ⇨ zeigt intensive Mehranreicherung

Ther: Heute **multimodale Therapie** aus präoperativer (= neoadjuvanter) Chemotherapie mit Cisplatin, Adriamycin [Syn: Doxorubicin] und Methotrexat, dann vollständige Entfernung des Primärtumors mit weiten Resektionsgrenzen (3 cm Sicherheitsabstand und evtl. bestehende Metastasen, Rekonstruktionen je nach Resektion) und anschließend adjuvante Chemotherapie (Kombinationschemotherapie wie bei der präop. Chemo). Bei Rezidiv Chemokombinationen (Tumorboard) aus Carboplatin, Ifosfamid, Etoposid, Gemcitabine, Docetaxel
Bei inoperablen Herden Bestrahlung (insg. aber schlechte Strahlensensibilität)
Leitlinie: Osteosarkom, S1 v. 6/2021 (AWMF Registernummer 025-005)

Prog: 5-JÜR aller Osteosarkome 70 %, bei Chemotherapieresistenz <50 %, bei Lungenmetastasen schlechte Prog., 30%ige Rezidivrate od. Metastasierung, insb. in den ersten 2 J., **Nachsorge** für mind. 10 J. nötig (mit regelmäßiger Rö-Thorax-Kontrolle)

Kompl: Chemotherapie: hohe Toxizität (Blutbild-, Elektrolyt- u. Nierenwerte kontrollieren, Audiogramm wegen Hörverlust, Herz-Echo) u. erhöhtes Risiko für spätere Zweitmalignome

DD: Insb. Osteomyelitis, andere benigne od. maligne Knochentumoren, Knochenzyste

Chondrosarkom

Ät: Meist unklar, primär im Knochen (selten auch in den Weichteilen) entstehend oder sekundäre maligne Entartung einer/s Chondromatose, Enchondroms, Enchondromatose (Morbus OLLIER), Osteochondroms, PAGET-Krankheit, fibrösen Dysplasie

Etlg: Nach der Prognose (absteigend): Klarzellchondrosarkom (runde, gut differenzierte Knorpelzellen), periostales Chondrosarkom, mesenchymales (eher im Jugendalter), entdifferenziertes Chondrosarkom (frühe Metastasierung)

Path: Tumor ausgehend vom **Knorpelgewebe**, eher **langsames Wachstum**
Lok: **Becken**, proximaler Humerus, Femur, Tibia, Rippen u. Scapula
Metastasierung: eher spät, Lunge

Epid: Zweithäufigster primärer, maligner Knochentumor
Prädisp.alter: **Erwachsene**, 40.-60. Lj., m > w

Klin: Lokale Schmerzen insg. eher wenig, langsam progrediente lokale Schwellung

Diag: Bildgebung: Im Nativröntgenbild unscharf begrenzte **Osteolysen**, Kortikalisdurchbrüche, Verkalkungen der Tumormatrix, die Tumoren können sehr groß werden (>10 cm, sieht im Rö. wie eine Wolke aus). MRT/CT: Ausdehnung gut beurteilbar, Kortikalisdurchbruch
Biopsie (offene Inzisionsbiopsie) zur histologischen Typisierung
Staging-Untersuchungen: CT-Thorax u. -Abdomen (Metastasensuche), 3-Phasen-Knochenszintigraphie, ggf. SPECT od. PET-CT

Ther: Nur **operative Entfernung** mögl. (keine Sensibilität für Chemo- od. Strahlentherapie)

Prog: 5-JÜR bei differenzierten Chondrosarkomen 90-100 %, bei entdifferenzierten 30-40 %

DD: Knochenmetastasen

Ewing-Sarkom

Syn: EWING-Tumor, ASKIN-Tumor, engl: Ewing´s sarcoma

Ät: Meist unklar, selten auch bei Skelettanomalien (familiär bedingte) od. hereditärer Keimbahnmutation (z.B. Retinoblastom), Tumorzellen der Ewing-Sarkome tragen in 95 % d.F. eine Veränderung auf Chrom. 22 (**chromosomale Translokation** 11/22, 21/22 od. 7/22).

Path: **Hoch maligner** Knochentumor (sog. Rundzellsarkom), histologisch immer G4 = high-grade
Primär Ausbreitung im Markraum ohne Einbruch in die Kortikalis, infiltriert dann HAVERS-Kanäle, hebt Periost ab, reaktive mehrschichtige Periostverkalkungen, insg. **schnelles Wachstum**.
Lok: v.a. **Becken**, **Thoraxwand**, **Femur**, Wirbelkörper, Tibia, Humerus und als extraossäres EWING-Sarkom im Weichteilgewebe (auch immer G4)
Metastasierung: **frühzeitig** hämatogen (insb. **Lunge**), Weichteilgewebe, übriges Skelett

Etlg: Sog. EWING-Sarkom-Familie: unterschieden werden klassisches EWING-Sarkom, primitiver neuroektodermaler Tumor (PNET, makroskopisch kein Unterschied, mikroskopisch neuroektodermale Zellen), ASKIN-Tumor an der Brustwand, Weichteil-EWING-Tumor

Epid: Prädisp.alter: im **Kindesalter**, 5.-15. Lj., m > w (= 1,5:1)
Inzidenz: sehr selten, 0,2-0,3/100.000/Jahr (ca. 40 Kinder u. Jugendliche/J. in Dtl.)

Klin: **Lokale Schmerzen**, lokale **Schwellung**, lokale Entzündungszeichen
Bewegungseinschränkung (häufigste DD: Sportverletzung), Funktionseinschränkungen bis zur Lähmung mögl., pathologische Fraktur (ohne Unfallereignis)
Fortgeschritten: Fieber, Abgeschlagenheit, Gewichtsverlust, Blässe, Nachtschweiß

Diag: Bildgebung: im Nativröntgenbild initial unscharf begrenzte Osteolyse im Markraum, im späteren Stadium „Zwiebelschalenmuster“ (verkalkte Periostlamellen), CODMAN-Dreiecke (Periostabhebungen), Weichteilreaktion
MRT mit KM: Verfahren der Wahl zur lokalen Diagnostik, Beurteilung von Tumorausdehnung, Infiltration der Weichteile, Nachbarstrukturen, lokalen Lk-Metastasen
Labor: BSG, CRP u. LDH oft erhöht, Eisen u. Gesamteiweiß erniedrigt
Biopsie (offene Inzisionsbiopsie) zur histologischen Typisierung, Nachweis des typischen

p30/32-MIC2-Antigens mit monoklonalen Antikörpern, ggf. NSE, S-100, Synaptophysin
Staging-Untersuchungen: CT-Thorax, 3-Phasen-Skelettszintigraphie, Knochenmark-Biopsie, ggf. SPECT od. PET-CT, Ganzkörper-MRT

Ther: Heute **multimodale Therapie** (Tumorboard) aus präoperativer (neoadjuvanter) Chemotherapie mit Doxorubicin, Ifosfamid, Vincristin u. Etoposid, ggf. + präoperative Bestrahlung, dann vollständige Entfernung des Primärtumors mit **weiten Resektionsgrenzen** (5 cm Sicherheitsabstand, Rekonstruktionen je nach Resektion) und anschließend adjuvante Chemotherapie, ggf. + postoperative Bestrahlung (EWING-Sarkome sind gut strahlensensibel).
Bei Metastasierung / Rezidiv wird in Studien auch eine Hochdosischemotherapie u. Stammzelltransplantation versucht, bei Lungenmetastasen auch Bestrahlung.
Leitlinie: Ewing-Sarkom, S1 v. 1/2022 (AWMF Registernummer 025-006)

Prog: 5-JÜR aller EWING-Sarkome 70 % (ohne Chemotherapie 10 %), bei Metastasierung 20 %
Rezidivwahrscheinlichkeit 30-40 %, insb. in den ersten 2 J. ⇨ engmaschige Nachsorge

Kompl: Chemotherapie: hohe Toxizität und erhöhtes Risiko für spätere Zweitmalignome

DD: Insb. Osteomyelitis, andere benigne od. maligne Knochentumoren, Knochenzyste

KNOCHENMETASTASEN

Syn: Sekundäre bösartige Neubildung des Knochens, ICD-10: C79.5

Path:
- ♦ Knochenmetastasen sind Zeichen einer diffusen **Organmetastasierung**, der Knochenbefall kann **osteolytisch** = mit Knochenabbau oder **osteoplastisch** = mit Knochenneubildung sein.
- ♦ Lok: insb. **Wirbelkörper** (2/3 d.F., insb. BWS + LWS, pathologische Frakturen jedoch selten), Os sacrum, Beckenknochen, Femur, Rippen, Sternum, Humerus, Tibia, Schädel, häufig auch multipel vorkommend

Epid:
- ◊ Prädisp.alter: meist **>50. Lj.** (entsprechend d. höheren Prädisp.alters der Primärtumoren)
- ◊ Häufigkeit: Ein Knochentumor im höheren Alter ist meist eine Metastase und nur selten ein primärer Knochentumor (bis auf das Chondrosarkom kommen primäre Knochentumoren meist alle eher im Kindesalter vor).

Etlg: # **Primärtumoren** (Knochenmetastasen sind sekundäre maligne Knochentumoren):
- W: **Mammakarzinom** (osteolytisch od. osteoplastisch mögl.), Uteruskarzinom (osteoplastisch)
- M: **Prostatakarzinom** (***osteoplastisch***, selten pathologische Frakturen)
- **Bronchialkarzinom** (osteolytisch)
- **Nierenzellkarzinom** (osteolytisch)
- Schilddrüsenkarzinom (osteolytisch)
- Gastrointestinale Karzinome (Magen, Kolon, osteolytisch)
- Plasmozytom (multiples Myelom, osteolytisch)
- *Kinder:* **Leukämien** u. **Lymphome** (im Knochenmark), WILMS-Tumor, Neuroblastom
- In 3-10 % d.F. findet sich kein Primärtumor (sog. Primarius), ICD-10: C80.0

Beurteilung des Frakturrisikos langer Röhrenknochen n. MIRELS (1989)

	1 Punkt	2 Punkte	3 Punkte
Lok.	obere Extremität	untere Extremität	pertrochantär
Schmerz	gering	moderat	stark
Läsion	osteoplastisch	gemischt	osteolytisch
Ausdehnung	<1/3 des Knochens	1/3-2/3	>2/3

Risiko: Summe der Punkte; 8 Punkte 15 %, 9 Pkt. 30 %, 10 Pkt. 70 %, >10 Pkt. 100 %

Klin: ⇒ Leitsymptom aller Knochenmetastasen: **Knochenschmerzen** (die Metastasen sind davor aber meist schon längere Zeit ohne Symptome vorhanden)
⇒ **Tastbarer Tumor**, Schwellung
⇒ Evtl. **pathologische Fraktur** (= Fraktur nach Bagatelltrauma)
⇒ Neurologische Ausfälle (insb. bei instabiler Wirbelsäule)

Diag:
1. Anamnese (**Primärtumor bekannt**? = Knochenmetastase?) und klinische Untersuchung: Lokalbefund, Schwellung, Bewegungseinschränkung, DMS prüfen
2. Bildgebung: Röntgen/CT des betroffenen Knochenabschnittes, zur weiteren Knochenmetastasensuche Szintigraphie, bzw. heute ein **Ganzkörper-MRT mit KM** (guter Einblick in das Knochenmark) od. PET-CT
   Wirbelsäule: MRT zur Beurteilung möglicher Rückenmarkkompression, Nervenirritation
3. Labor: bei osteolytischen Tumoren Hyperkalzämie, bei diffusem Knochenmarkbefall Panzytopenie mögl. (Anämie, Leukopenie, Thrombozytopenie)
4. Ist der Primärtumor noch nicht bekannt (engl. **CUP**-Syndrom = cancer of unknown primary) ⇨ offene od. CT-gesteuerte Biopsie und histologische Untersuchung (mit Immunhistochemie zur Bestimmung der möglichen Tumorentität)

Ther:
- Konservativ/palliativ:
  Bei multiplen Metastasen ist eine kurative Lokaltherapie meist nicht mehr mögl. ⇨ **Radiatio** zur Schmerzreduktion und/oder **Chemotherapie** je nach zugrundeliegendem Primärtumor. Bei drohender Fraktur Ruhigstellung mit Schiene od. im Gips.
  Med: bei diffusen Knochenmetastasen Bisphosphonate (hemmen die Knochenresorption, Zoledronat, Zometa® od. Clodronat, Ostac®), wirken auch schmerzlindernd
  Schmerztherapie nach dem WHO-Stufenschema (s.o.), im fortgeschrittenen Stadium meist auch starke Opioide erforderlich.
- Leitlinie: Palliativmedizin, S3 v. 9/2020 (AWMF Registernummer 128-001OL)
- Operativ: Ind: Singuläre Metastase, MIRELS-Score >8 Pkt., pathologische Fraktur, Instabilität der Wirbelsäule
  - Bei singulärer Metastase u. behandeltem Primärtumor ist eine Resektion mögl., alternativ auch gezielte Bestrahlung einzelner Metastasen
  - Bei pathologischer Fraktur oder nach Metastasenresektion: stabilisierende **langstreckige Osteosyntheseverfahren**, Verbundosteosynthese (= Auffüllen des Defektes mit Knochenzement + ein stabilisierendes Osteosyntheseverfahren) oder Implantation spezieller (langer) **Tumorprothesen**
    An der Wirbelsäule Ausräumen der Metastase, dann Vertebroplastie = Auffüllen des Wirbelkörpers mit Knochenzement (PMMA od. CaP), ggf. kombiniert mit einer Kyphoplastie (Aufrichtung des Wirbelkörpers mit einem Ballon), bei völliger Zerstörung Ersatz des Wirbelkörpers mit einem Titancage und übergreifende dorsale Stabilisierung (Fixateur interne)
  - Postoperativ: Radiatio einige Wochen (bis Monate) danach durchführen.

Prog: Meist **schlecht**, da die Knochenmetastasierung Teil der systemischen Metastasierung des Primärtumors ist (= Stadium IV, M1). Im Durchschnitt wird nur eine 3- bis 20-monatige Überlebenszeit erreicht (am schlechtesten beim Bronchialkarzinom, am besten beim Mammakarzinom).

Kompl:
* **Instabilität** eines Wirbelkörpers (>50 % befallen oder Pedikel befallen)
* Weitere Metastasierung des Primärtumors in Lymphknoten, Nachbarorgane, diffus
* Strahlenresistenz des Tumors (insb. Nierenzellkarzinom, gastrointestinale Tumoren)

Op: * Versagen des Osteosyntheseverfahrens ⇨ Fraktur, **Refraktur**

DD:
- Primärer (maligner) Knochentumor, benigne Knochentumoren, maligner Weichteiltumor mit Verkalkungen
- **Osteomyelitis**, Knochenabszess, Knochentuberkulose
- Myositis ossificans (Muskelverkalkungen), heterotope Ossifikationen (gelenknahe Verkalkungen)
- Osteochondrosis dissecans (mechanische Ursache mit subchondralen Knochendefekten)

BENIGNE KNOCHENTUMOREN

Epid: ◊ Bei **Kindern** insg. häufigeres Auftreten im Vergleich zu Erwachsenen
◊ Verteilung: **80 %** aller Knochentumoren im Kindesalter sind benigne, es sind mehr als 100 verschiedene Entitäten bekannt (Klassifikation nach WHO, 2002).
◊ Prädisp.alter: Benigne Knochentumoren u. tumorähnliche Knochenveränderungen kommen insb. vom **10.-30. Lj.** vor, die häufigsten **kindlichen** sind fett markiert.
◊ Insg. sind mehr **Jungen** betroffen (1,4-2:1).
◊ Lok: Die häufigste Lok. ist die untere Extremität (**lange Röhrenknochen**).

Etlg: # **Benigne Knochentumoren** (in Klammern bevorzugte Lok., nach Häufigkeit geordnet):
- **Osteochondrom** (Syn: kartilaginäre Exostose, Lok: Metaphyse v. Femur u. Humerus), auch multipel vorkommend (aut.-dom. erblich): verknöchernde Knorpelwucherungen
- **Osteoidosteom** (Lok: Femur, Tibia, relativ klein, in der Kortikalis gelegen), benignes Osteoblastom (Wirbelkörper, untere Extremität)
- Enchondrom (Syn: Chondrom, Lok: Phalangen), selten aut.-rez. erblich, dann im Säuglingsalter beginnend als generalisierte Enchondromatose
- **Chondroblastom** (Syn: CODMAN-Tumor, Lok: Epiphyse von Femur u. Humerus)
- Osteom (Lok: insb. Nasennebenhöhlen)
- Chordom (von persistierendem embryonalen Chordagewebe ausgehend, Lok: Schädelbasis od. Sakrum, auch maligne mögl.)
- Hämangiom (Wirbelkörper, Schädel, Rippen)
- Chondromyxoidfibrom (Tibia u. Femur)

Tumorähnliche Knochenveränderungen (tumorlike lesions, meist benigne):
- **Nicht-ossifizierendes Knochenfibrom** (Metaphyse der unteren Extremität, exzentrisch, weintraubenartige Kortikalisdefekte) ⇨ nach Abschluss des Wachstums meist Spontanheilung
- **Solitäre / juvenile Knochenzyste** (proximaler Humerus, Femur od. proximale Tibia) ⇨ pathologische Fraktur mögl., spontane Ausheilung meist bis zum 20. Lj.
- **Aneurysmatische Knochenzyste** (lange Röhrenknochen, Wirbelkörper)
- Fibröse Dysplasie (JAFFÉ-LICHTENSTEIN-Syndrom, Femur, Tibia)
- Metaphysäre Dysplasie (PYLE-Syndrom, aut.-rez. erblich, Erlenmeyerkolben-Auftreibungen an langen Röhrenknochen, insb. dist. Femur, Wirbelkörpersinterungen)
- Langerhans-Zellhistiozytose (früher Histiocytosis X genannt): eosinophiles Granulom (osteolytische Herde insb. in der Schädelkalotte), HAND-SCHÜLLER-CHRISTIAN-Krankheit (Zellhistiozytose u. zusätzlich Exophthalmus u. Diabetes insipidus)

Hyperparathyreoidismus (sog. "Brauner Tumor", Wirbelkörper, Rippen u. Becken)

Klin: ⇒ Meist asymptomatisch (= **Zufallsbefund**, z.B. bei Röntgen nach Trauma)
⇒ Bei allen **Knochenschmerzen** ⇨ immer auch an Knochentumoren denken
⇒ Lokale Schwellung, bei Gelenkbeteiligung auch Gelenkerguss mögl.
⇒ Pathologische Fraktur (bei benignen Tumoren eher selten)

Diag: 1. Anamnese (Art u. Dauer der Beschwerden, Familienanamnese?) u. klinische Untersuchung: Lokalbefund, Lk-Stationen?
2. Bildgebung: **Röntgen:** betroffene Extremität in 2 Ebenen ⇨ bei auffälligem Befund CT / MRT. Typische radiologische Zeichen und typische Lage im Verhältnis zur Wachstumszone (Epiphyse/Metaphyse) s. Abb. (prox. Tibia):

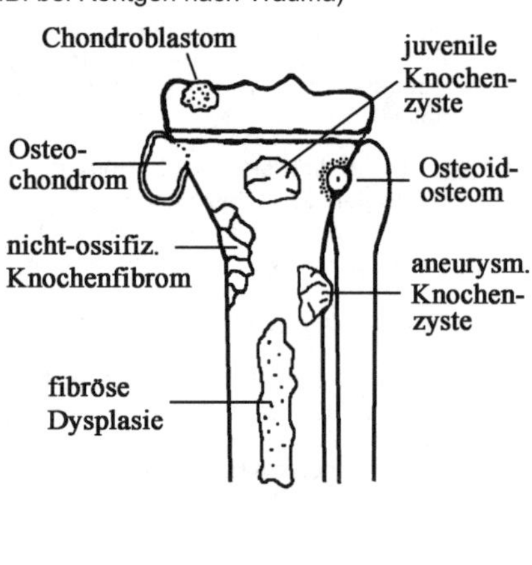

DD: – **Maligne Knochentumoren** (s.o.) od. **Knochenmetastasen** anderer Primärtumoren (s.o.) Riesenzelltumor (Syn: Osteoklastom, ist semimaligne, lokal aggressiv, Epiphyse langer Röhrenknochen, semimaligne Lungenmetastasen mögl.)
- **Osteomyelitis** (insb. chronische), Knochenabszess, Knochentuberkulose
- Myositis ossificans (Muskelverkalkungen), heterotope Ossifikationen (gelenknahe Verkalkungen)
- PAGET-Krankheit (Syn: Osteodystrophia deformans, Ostitis deformans): Pat. >55. Lj., **vermehrter Knochenumbau** (Zunahme v. Osteoklasten u. Osteoblasten, erhöhter Turnover bei insg. gesteigertem Abbau und damit Verminderung der Knochenstabilität). Ät: unbekannt, vermutet wird eine Slow-virus-Infektion (Paramyxovirus) u. genetische Disposition (aut.-dom. erbliche Form, Chrom. 5q35). Epid: insb. in Europa/Nordamerika vorkommend (selten hingegen in Afrika und Asien)
  Klin: Knochenverformung und -verdickung (insb. Kopf mit Facies leontina, Schädelbasisläsionen, Tibia als Säbelscheidentibia, LWS), pathologische Frakturen, Schwerhörigkeit, Schmerzen, sekundäre Arthrose
  Röntgen: aufgelockerte Verbreiterung der Kortikalis, evtl. sklerotischer Umbau des gesamten Knochens (Baumwoll-Schädel, Bilderrahmen-Wirbel), in der Szintigraphie vermehrte Anreicherung der Umbauzonen
  Ther: keine kausale Behandlung mögl., Med: Bisphosphonate
  Kompl: maligne Entartung mögl. (Osteosarkom, Fibrosarkom, Chondrosarkom od. gemischtes Sarkom, sog. PAGET-Sarkom mit schlechter Prog.)
- Synoviale Chondromatose (Chondrome in der Gelenkkapsel), s. Kap. Myositis ossificans
- Pigmentierte villonoduläre Synovialitis: 20.-50. Lj., Arrosion des Gelenkes (insb. Knie) u. des angrenzenden Knochens durch proliferierende Synovialzellen u. osteoklastäre Riesenzellen, Klin: Gelenkschmerzen, Gelenkerguss, sekundäre Arthrose, Ther: Synovektomie
- Wachstumsschmerzen, muskuläre Schmerzen (Sportverletzungen, Überlastung)

Osteochondrom

Syn: **Kartilaginäre Exostose**, Ekchondrom, ICD-10: D16.9, angeboren Q78.6

Ät: Spontan od. familiär vorkommend (aut.-dom. erblich, Chrom. 8q23-q24.1, dann multipel)

Path: **Benigne** Störung der enchondralen Ossifikation an den Enden **langer Röhrenknochen** ⇨ **blumenkohlartige** Wucherung an der Knochenoberfläche mit oberflächlichem **Knorpel** (vom Knorpel der Wachstumsfuge ausgehend), ossärer Anteil ist gestielt (pedikulär) oder breitbasig (sessil), die Wucherung wandert mit dem Knochenwachstum diaphysenwärts.
Lok: insb. **kniegelenksnah** (Metaphyse) am distalen Femur u. proximalen Tibia, distaler Radius, distale Tibia, Fibula, proximaler Humerus, Ossa metacarpalia od. metatarsalia, seltener auch flache Knochen (Scapula, Sternum, Os ilium, Schädel)
Histo: proliferierende, säulenartig angeordnete Chondrozyten, darunterliegende Verknöcherung, teilweise auch verkalkter Knorpel

Epid: **Häufigster gutartiger Knochentumor** (40 % d.F.), Häufigkeit 0,2/10.000, **m** > w (1,8:1)
Prädisp.alter: ab 5. Lj. vorkommend, Altersgipfel **10.-20. Lj.**

Klin: Meist **asymptomatisch** (Zufallsbefund), ggf. tastbare Schwellung
Evtl. Schmerz od. Funktionsbeeinträchtigung bei Irritation/Druck auf Sehnen (Bursitis), Muskeln, Nerven (z.B. Fallfuß) od. Gefäße (Thrombose, arterieller Verschluss)
Kann das Knochenwachstum hemmen ⇨ Minderwuchs, Verkürzung/Verkrümmung mögl.

Diag: Bildgebung: Röntgen: pilzartige Exostose mit breitbasigem Stiel, gut abgrenzbar, nahe der Wachstumsfuge lokalisiert (Abb. s.o.), im CT/MRT auch Darstellung der „Knorpelkappe" mögl. (0,5-1 cm dick, DD: beim Chondrosarkom Knorpelkappe >2 cm)
Knochenszintigraphie: in der Wachstumsphase intensive ^{99m}Tc-Anreicherung

Ther: Meist keine Therapie erforderlich ⇨ regelmäßige Kontrolle bis Ende Pubertät, mit Schluss der Wachstumsfuge sistiert auch das Wachstum der Exostose.
Operativ: Ind: neurologische Symptome, Bursitis, Deformität, Bewegungseinschränkung
⇨ Exzision mit Periost bei Symptomen oder bei V.a. Malignität
⇨ „Kosmetische" Op erst **nach der Pubertät** (wegen hoher Rezidivrate), auch zur Prophylaxe einer späteren malignen Entartung

Informationen u. Selbsthilfegruppen im Internet: www.exostosen.de (private Seite)

Prog: Gut, eine maligne Entartung ist in 0,25-1 % d.F. mögl. (familiäre Form häufiger).

Kompl: Maligne Entartung ⇨ plötzliches Wachstum im Erwachsenenalter, neue Schmerzen

DD: Malignes Chondrosarkom (schnelles Wachstum, Symptome, dicke Knorpelkappe)

Osteoidosteom

Syn: Kortikalisosteoid, BERGSTRAND-Syndrom, ICD-10: D16.9

Path: **Beniger osteoblastischer** Tumor (bildet auch Prostaglandine)
Lok: Metaphyse der **langen Röhrenknochen** (Femur, Tibia, Humerus), Wirbelkörper
Histo: gut vaskularisierter, typischerweise **intrakortikal** gelegener „Kern" (Nidus), umgeben von einer rundlichen od. spindelförmigen Zone sklerotischen Knochengewebes (Osteoid bzw. Perifokalsklerose)

Epid: Prädisp.alter: Altersgipfel **20.-30. Lj.**, **m** > w (= 2-3:1)
Häufigkeit: ca. 10 % aller Knochentumoren sind Osteoidosteome.

Klin: Umschriebene Schmerzen, v.a. **Nachtschmerz**, ggf. lokale Schwellung od. Reizerguss bei gelenknahem Herd, Skoliose bei Befall eines Wirbelkörpers mögl.

Diag: Klinische Untersuchung: druckschmerzhafte, tastbare kleine Knochenanhebung
Röntgen/**CT**: ovale, zentral gelegene Aufhellung (**Nidus**), ggf. mit zentraler Verdichtung, mit Randsklerosierung (= ossäre Verdichtung), lokale Auftreibung der Kortikalis (Abb. s.o.), Durchmesser i.d.R. max. **1,5 cm**, ggf. MRT mit KM (Nachweis der guten Vaskularisierung)
Knochenszintigraphie: fokale Anreicherung v. ^{99m}Tc, ggf. typisches „double-density-sign"
CT-gesteuerte Punktion zur Gewinnung einer Histologie

Ther: Konservativ: Typisch ist ein gutes Ansprechen der Schmerzen auf ASS („Aspirin-Test"). Da spontane Heilung mögl. ist, kann abgewartet werden (mit ASS-Medikation).
Minimalinvasive Entfernung: **CT-gesteuerte Radiofrequenzablation** od. MRT-gesteuerte Laser-Ablation der Läsion über einen Bohrkanal in Narkose (offene Op heute nicht mehr Standard, da höhere Rezidivrate).

Prog: Gut (keine maligne Entartung, keine Metastasierung), spontane Heilung nach ca. 5 J. mögl., Rezidivrate nach Ablation <10 %

DD: Osteoblastom (eher Wirbelkörper, mit Nidus >1,5 cm, wenig Randsklerose, spricht nicht auf ASS an), Ther: Resektion durch Kürretage und Spongiosaplastik
Enchondrom, Osteochondrom, benigne kortikale Defekte, EWING-Sarkom
Chronische Osteomyelitis, **BRODIE-Abszess** (abgekapselter septischer Herd)
Wachstumsschmerzen

Enchondrom

Syn: Chondrom, ICD-10: D16.9

Ät: Einzelne versprengte Knorpelzellen, auch als Spontanmutation od. selten aut.-dom. erblich (OLLIER-Krankheit u. MAFFUCCI-Syndrom, dann multipel Herde = generalisierte Enchondromatose und bereits im Säuglingsalter beginnend, ICD: Q78.4)

Path: **Benigner** Knochentumor von embryonalen Resten der Wachstumsfuge ausgehend.
Lok: Phalangen, macht 2/3 der Knochentumoren an der **Hand** aus.
Histo: differenzierte Chondrozyten, hyaliner Knorpel, Verkalkungen

Epid: Prädisp.alter: 20.-40. Lj.

Klin: Meist **asymptomatisch** (Zufallsbefund), ggf. tastbare Schwellung an den Phalangen, selten pathologische Fraktur

Diag: Bildgebung: Röntgen: runde Osteolysen zentral im Markraum gelegen, Knochenauftreibung ohne Kortikalisdurchbruch (DD: bei Durchbruch V.a. Malignität)
MRT: gute Darstellbarkeit in der T2-Wichtung, „popcorn-like" Hyperintensitäten

Ther: Meist keine Therapie erforderlich ⇨ regelmäßige Kontrolle

Operativ: Ind: Kortikalisdurchbruch (= V.a. Malignität), pathologische Fraktur
- Inzisionsbiopsie bei V.a. Malignität
- Kürettage und Auffüllung mit Spongiosa bei pathologischer Fraktur

Prog: Gut, mit Ende des Wachstums sistiert auch das Wachstum der Enchondrome u. verkalken dann zunehmend. Maligne Entartung ist in 1 % d.F. mögl. (multiple Form 10-fach häufiger).

Kompl: Maligne Entartung zum Chondrosarkom mögl. (Klin: Auftreten neuer Schmerzen)
Bei Op im Kindesalter häufig Rezidiv.

DD: Chondrosarkom

Chondroblastom

Syn: CODMAN-Tumor, kalzifizierende Riesenzellgeschwulst, ICD-10: D16.9

Path: **Benigne** Sonderform eines Chondroms ausgehend von den Apo-/**Epiphysen**, langsames **osteolytisches** Wachstum (Auflösung der Kortikalis), Ausbreitung durch die Wachstumsfuge in umgebendes Gewebe od. Gelenk mögl. (aggressive Form)
Lok: **lange Röhrenknochen** (Femurkondylus, prox. Tibia, prox. Humerus)
Histo: scharf begrenzte, polygonale Chondroblasten und **osteoklastäre Riesenzellen**, Verkalkungen, Zysten

Epid: Prädisp.alter: **10.-15. Lj.** (vor dem Epiphysenfugenschluss), m > w
Häufigkeit: **selten**, ca. 1-5 % aller Knochentumoren

Klin: Schmerzen, evtl. **Gelenkbeschwerden**
Gelenkerguss, pathologische Fraktur mögl.

Diag: Bildgebung: Röntgen: scharf begrenzte exzentrische Osteolyse, feine Randsklerose, meist klein (2-4 cm), zystische punktförmige Verkalkungen (salz- und pfefferartige Flecken), Kortikalisausdünnung (Abb. s.o.), bei aggressiv-expansiver Form auch Kortikalisdurchbruch
CT: gute Darstellbarkeit bei Wachstumsfugendurchbruch od. Gelenkeinbruch
Szintigraphie: Mehranreicherung, aber schwierig von der Wachstumsfuge abgrenzbar

Ther: Operativ: **Kürettage** (und Histologie zur Abgrenzung eines malignen Tumors!) und Auffüllung mit Spongiosa, ggf. zusätzlich Phenolverödung und temporäre Zementplombe

Prog: Gut, Lokalrezidivrate 5-10 % (bei aggressiven Chondroblastomen aber bis 50 %, maligne Entartung mit Lungenmetastasen mögl.)

DD: Benigne: Chondromyxoidfibrom, nicht-ossifizierendes Knochenfibrom, aneurysmatische Knochenzyste, intraossäres Ganglion, pigmentierte villonoduläre Synovialitis
Semimaligne: Riesenzelltumoren (Syn: Osteoklastom, Lok: Epiphyse langer Röhrenknochen ⇨ liegen gelenknah, lokal aggressiv wachsend, semimaligne Lungenmetastasen mögl.). Ther: Op, bei Rezidiv od. nicht resektablem Tumor wird die Gabe von Denosumab getestet.
Maligne: Klarzellchondrosarkom od. Osteosarkom

Nicht-ossifizierendes Knochenfibrom

Syn: Gutartiges histiozytäres Fibrom, fibröser Kortikalisdefekt, ICD-10: D16.9

Ät: Vermutlich kein Tumor, sondern gutartige Wachstumsstörung des Knochens

Path: **Benigner**, exzentrisch gelegener, metaphysärer Kortikalisdefekt
Lok: distaler Femur, distale u. proximale Tibia, auch multipel mögl.
Histo: faserreiches Bindegewebe, eingestreute mehrkernige Riesenzellen, spindelförmige Zellkerne

Epid: Häufigkeit: Bei ca. 20 % aller Kinder zu einem Zeitpunkt des Wachstums vorhanden, ist die **häufigste gutartige Knochenveränderung** überhaupt.
Prädisp.alter: Kinder, **5.-15. Lj.**, m = w

Klin: Meist asymptomatisch (z.B. **Zufallsbefund** beim Röntgen nach einem Trauma)
Selten Schmerzen od. pathologische Fraktur (nur wenn >50 % der Metaphyse betroffen)

Diag: Röntgen: multiple ovale, traubenartige **Osteolysen**, feiner reaktiver Randsaum, Kortikalis-

auftreibung möglich, Abb. s.o. (als DD: kein Kortikalisdurchbruch, keine Periostreaktion)
Szintigraphie: Aktive Läsionen zeigen eine Mehranreicherung.

Ther: **Keine** erforderlich, bei pathologischer Fraktur Ruhigstellung (heilt i.d.R. auch ohne Operation aus)
Operativ: Ind. >50 % des Knochendurchmessers betroffen ⇨ Kürettage und Spongiosaplastik zur Stabilisierung

Prog: Sehr gut, **selbstlimitierend**, im Wachstumsalter ggf. Größenzunahme, nach Wachstumsabschluss Konsolidierung

DD: McCUNE-ALBRIGHT-Syndrom: Kombination v. Knochenfibromen (Fibröse Dysplasie, s.u.), Pubertas praecox u. Café-au-lait-Flecken, Spontanmutation im GNAS1-Gen, Chrom. 20q13.2
Chondromyxoidfibrom, fibröse Dysplasie (im Markraum über lange Strecke gelegen)
Maligne Knochentumoren (haben als DD Kortikalisdefekt/-durchbruch)

Solitäre / juvenile Knochenzyste

Syn: Einfache Knochenzyste, Osteodystrophia fibrosa localisata, MIKULICZ-Krankheit-II, ICD-10: M85.49

Ät: Letztlich unklar, diskutiert werden vaskuläre Genese und lokale Wachstumsstörungen.

Path: **Benigne**, primär einkammerige, flüssigkeitsgefüllte Höhle, meist in der **Metaphyse**
Lok: in 80 % d.F. **proximaler** Anteil **langer Röhrenknochen**, insb. **Humerus**, Femur, Tibia

Epid: Prädisp.alter: **5.-12. Lj.**, **m** > w (= 3:1)
Häufigkeit: 3 % aller Knochentumoren, ca. 1/10.000

Klin: Meist keine Beschwerden od. Schmerzen (z.B. **Zufallsbefund** beim Röntgen nach Trauma)
Pathologische Fraktur (in 40 % d.F. führt dies zur Erstdiagnose)

Diag: Bildgebung: Röntgen: scharf begrenzte **Osteolyse**, ein- oder mehrkammerige Aufhellung (Abb. s.o.), kolbige Auftreibung, „fallen-fragment-sign“ (in der Zyste sichtbares Knochenfragment n. patholog. Fraktur), (DD: Epiphysenfuge wird nie durchbrochen, Kortikalis intakt)
MRT: dünne Zystenwand, flüssiger oder solider Inhalt, genaue Zystenausdehnung
Szintigraphie: bei aktiver Zyste Mehranreicherung, verringert sich mit abnehmender Aktivität

Ther: Konservativ: **Beobachtung**, auch nach pathologischer Fraktur kann die konservative Therapie mit Ruhigstellung ausreichen (v.a. obere Extremität ⇨ Fraktur führt zur Ausheilung).
Steroidinjektion (Methylprednisolonazetat) in die Zyste (wird nicht mehr empfohlen)
Operativ: Ind: rezidivierende Frakturen, hohe Frakturgefahr
Debridement + Füllung der Zyste mit Knochenersatzmaterial (z.B. aus dem Beckenkamm, Calciumsulfat-Granulat od. demineralisierter humaner Knochenmatrix)
Bei Rezidiv Kürettage und Spongiosaauffüllung (wenn möglich erst in der latenten Phase), bei hoher Frakturgefahr (insb. am Schenkelhals) mit Interposition der körpereigenen Fibula in die Höhle oder Stabilisierung mit ESIN.
Notwendige Stabilisierung bei patholog. Fraktur: intramedulläre Osteosynthese (PREVOT-Marknägel/ESIN zur Frakturstabilisierung, ist gleichzeitig ein Reiz zur Ausheilung der Zyste)
Leitlinie: Knochenzysten, S1 v. 3/2019 (AWMF Registernummer 006-029)

Prog: **Gut**, spontane Ausheilung im Erwachsenenalter, bei notwendiger Op in der aktiven Zystenphase bis 50 % Rezidivgefahr

DD: Aneurysmatische Knochenzyste, Chondromyxoidfibrom, fibröse Dysplasie
Osteodystrophia fibrosa cystica generalisata (V.RECKLINGHAUSEN): multiple Knochenzysten („Brauner Tumor“) in den langen Röhrenknochen durch Hyperparathyroidismus

Aneurysmatische Knochenzyste

Syn: ICD-10: M85.59

Ät: Primär: unklar, chromosomale Translokation (t[16;17][q22;p13])
Sekundär: vermutlich reaktiv (Reparaturvorgänge)

Path: **Benigne**, exzentrische, blasig aufgetriebene, mehrkämmerige Zysten mit fibrovaskulärer

Membran ⇨ wächst lokal verdrängend und **destruktiv** (Verdünnung der Kortikalis), Ausbreitung in die Weichteile mögl.

Lok: **Metaphyse** der **langen Röhrenknochen**, Wirbelkörper, Becken

Histo: blutgefüllte Höhlen, osteoklastische Riesenzellen mit Hämosiderineinlagerungen, spindelförmige Fibroblasten, Osteoidbälkchen, aber keine Zellatypien (= benigne)

Epid: Prädisp.alter: **10.-20. Lj.**, m = w

Häufigkeit: Selten, 3-4 % aller Knochentumoren, kommt in 30 % d.F. als sekundäre Zyste zusammen mit anderen Läsionen vor (Osteoblastom, Chondroblastom, Osteosarkom usw.).

Klin: Derbe tastbare, z.T. schmerzhafte Schwellung

Pathologische Fraktur (in 1/3 d.F. Erstdiagnose)

Diag: Bildgebung: Röntgen: größere bis sehr große, scharf begrenzte, exzentrische **Osteolyse** („blow out", Abb. s.o.), ggf. intraläsionale Septen, eierschalenartiger Sklerosesaum

CT/MRT: typische **Flüssigkeitsspiegel** (Blut), nur geringer solider Anteil (DD maligner Tumor), Szintigraphie: Mehranreicherung, ggf. zentral Minderanreicherung (Bluthöhle)

Ther: Konservativ: Sklerosierung und Ausheilung durch direkte Injektion von Steroiden oder Okklusionsemulsion (Ethibloc®) in die Zyste haben sich nicht bewährt

Operativ: **Offene Biopsie** (zur Histologie!, da DD Osteosarkom), Kürettage und Spongiosaauffüllung. Bei sehr großem Defekt ggf. zuvor Embolisation, da starke Blutungsneigung und Auffüllung mit Kalziumphosphat-Knochenzement u. subchondrale Unterfütterung mit autologer Spongiosa, nach 2 J. dann Zemententfernung und Spongiosaauffüllung.

Leitlinie: Knochenzysten, S1 v. 3/2019 (AWMF Registernummer 006-029)

Prog: Gut, bei langsam fortschreitender Zyste ist eine schrittweise Ossifizierung und Rückbildung mögl. (bei schnell wachsenden Zysten keine spontane Rückbildung ⇨ immer Op), Rezidivbildung in bis zu 1/3 d.F.

DD: Riesenzelltumor (geht eher von der Epiphyse aus, selten Unterbrechung des Sklerosesaums, semimaligne), juvenile Knochenzyste, Chondroblastom, fibröse Dysplasie

Maligne: teleangiektatisches Osteosarkom

Fibröse Dysplasie

Syn: JAFFÉ-LICHTENSTEIN-Syndrom (polyostotische Form), Osteofibrosis deformans juvenilis, ICD-10: Q78.1

Ät: Spontanmutation im GNAS1-Gen, Chrom. 20q13.32 mit genetischer Prädisposition (je früher die Mutation im Fetal- od. Embryonalalter, umso ausgeprägter die Symptome)

Etlg: **Polyostotische** (= mehrere Knochen betroffen) und **monoostotische** Form (10 x häufiger)

Path: Fibröse Dysplasie des spongiösen Knochens = Ersatz des **Knochenmarks** durch **Bindegewebe**, verläuft in Schüben mit Kompaktaatrophie und Pseudozysten.

Lok: prox. Femur, Tibia, Humerus, Rippen, Becken, Schädelknochen und Kiefer

Histo: proliferierende Fibroblasten und Kollagenablagerungen, isolierte Hyalininseln, Trabekel und Osteoid im fibrösen Stroma (Bild einer „Buchstabensuppe")

Epid: Prädisp.alter: **5.-15. Lj.** (polyostotische Form, monoostotische später), w > m = 1,2:1

Häufigkeit: 1/10.000

Klin: Meist asymptomatisch (Zufallsbefund), z.T. Knochenschmerz

Knochendeformitäten bei größerer Läsion: Hirtenstabdeformität (verbogener und verdickter prox. Femur), Säbeldeformität (verbogene und verdickte Tibia), bei polyostotischem Befall ausgeprägte Deformitäten mögl.

Gesichtsschädeldeformitäten, Nasennebenhöhlenverlegung, Hirnnervenkompression

Pathologische Fraktur v.a. an der unteren Extremität mögl.

MCCUNE-ALBRIGHT-Syndrom: Kombination v. fibröser Dysplasie, Pubertas praecox u. Café-au-lait-Flecken. MAZABRAUD-Syndrom: fibröser Dysplasie und intramuskuläre Myxome

Diag: Röntgen/CT: milchglasartige Osteolysen im Bereich der Spongiosa mit Randsklerose, Knochenauftreibung und fleckförmigen Verkalkungen

Szintigraphie: massive Mehranreicherung

Labor: Ca- u. Phosphatspiegel normal, alkal. Phosphatase oftmals erhöht

Ther: Konservativ: Monoostotische Läsionen ossifizieren nach Wachstumsende, symptomatische Ther. (Analgetika, Bisphosphonate), pathologische Frakturen heilen schnell, Kallus jedoch von fibrösem „Ersatzknochen“ durchsetzt.

Operativ: Ind: Frakturprophylaxe, patholog. Fraktur, Deformitätenkorrektur (nach Wachstumsabschluss) ⇨ Biopsie für Histologie, Kürettage und Spongiosaplastik (mit Fremdknochen, da eigener Knochen sonst wieder in Bindegewebe umgewandelt wird)

Selbsthilfegruppen: Forum auf www.fibroesedysplasie.de

Prog: Gut, maligne Entartung in 0,5 % d.F. mögl. (Osteosarkom, Fibrosarkom)

DD: Enchondrom, aneurysmatische Knochenzyste, Chondromyxoidfibrom, Ameloblastom (Syn: Adamantinom, Läsion der Mandibula), osteofibröse Dysplasie (Tibiaschaft), Osteom, Chordom (Schädelbasis od. Sakrum)

Langerhans-Zellhistiozytose

Syn: Histiocytosis X, ICD-10: unifokal C96.6, multifokal C96.5, multisystemisch C96.0

Ät: Letztlich unklar, virale Genese?, Hypersensitivität?, Autoimmunerkrankung?

Etlg: Nach der Schwere der Krankheit (von oben nach unten zunehmender systemischer Befall und früheres Erkrankungsalter)

Eosinophiles Granulom: v.a. **Schädelkalotte**, Femur, Wirbelsäule, Rippen, Becken, Haut, meist monosystemisch (nur in 20 % d.F. Läsionen in parenchymatösen Organen)

HAND-SCHÜLLER-CHRISTIAN-Krankheit: Chronisch disseminierte Form, betroffen können Knochen (“Landkartenschädel“), Haut, Leber, Niere, Milz u. Hypophyse sein.

ABT-LETTERER-SIWE-Syndrom: Akut disseminierende schwerste Verlaufsform, macht ca. 10 % der LANGERHANS-Zell-Histiozytosen aus, Lok: Haut, Leber, Niere, Milz, Knochen (selten).

Path: Hyperplastische **granulomatöse Entzündungsreaktion** mit Proliferation von Histiozyten (dendritischen LANGERHANS-Zellen) ⇨ Granulome entstehen, lokal destruierend, nekrotisierend ⇨ Narbenbildung. Genetisch BRAFV600-Mutation häufig.

Histo: LANGERHANS-Zellen (pathognomonische Zellen mit eingekerbtem Kern), eosinophile Granulozyten-Nester, wenig Lymphozyten u. Plasmazellen, **immunhistochemischer CD1-Antigen-Nachweis** auf der Zelloberfläche, elektronenoptischer Nachweis von BIRBECK-Granula (sehen aus wie Tennisschläger) in d. LANGERHANS-Zellen

Epid: Prädisp.alter: eosinophiles Granulom: 5.-20. Lj., HAND-SCHÜLLER-CHRISTIAN-Krankheit: 2.-5. Lj. u. Jugendliche, ABT-LETTERER-SIWE-Krankheit: 1.-2. Lj.

Häufigkeit: sehr **selten**, Inzidenz: ca. 0,5/100.000 (40-50 Kinder/Jahr in Dtl.), m > w

Klin: Eosinophiles Granulom: in 30 % d.F. asymptomatisch (Zufallsbefund), Schmerzen, tastbare Schwellung, pathologische Fraktur, Hauterscheinungen

HAND-SCHÜLLER-CHRISTIAN-Krankheit: Polyurie (Diabetes insipidus), Wachstumsstörung, Exophthalmus/Strabismus/Sehverlust, Hepatosplenomegalie, erythematöser Hautausschlag

ABT-LETTERER-SIWE-Syndrom: kachektisches, chronisch krankes Kind, ekzematoide und seborrhoische Hautinfiltrate, Juckreiz, Hepatosplenomegalie, Fieber, Anämie, Gewichtsverlust, Lk-Schwellung, Nachtschweiß (B-Symptomatik)

Diag: Röntgen/CT: „Chamäleon“ = kann viele Erkrankungen imitieren. Am Schädel wie ausgestanzte Osteolysen, dünne Randsklerose; an den Röhrenknochen Osteolysen in zentraler Lage umgeben von dicker Randsklerose, Wirbelkörperkompression (Vertebra plana)

Szintigraphie: lokale Mehranreicherung, aber: bei ca. 30 % auch keine Mehranreicherung

Labor: Blutbild, Leberfunktion (GOT, GPT, alk. Phosphatase, Albumin usw.), Gerinnung

Etlg: **Monosystemisch** („single system disease“): Manifestation nur an einem Organ od. Organsystem (dort uni- oder multifokaler Befall mögl.)

Multisystemisch („multisystem disease“): Befall zweier od. mehrerer Organe und Systeme mit/ohne Beteiligung von "Risikoorganen" (hämatopoetisches System, Lunge, Leber, Milz) ⇨ zum Ausschluss eines systemischen Befalls immer **Ganzkörper-MRT** durchführen

Ther: Konservativ: Beim eosinophilen Granulom spontane Ausheilung möglich, Probeentnahme u. Histologie, dann Instillation von Glukokortikoiden intraläsional (40-200 mg Depot-Methylprednisolon) bei isolierten Herden

Bei systemischer Verlaufsform: Glukokortikoide systemisch + Vinblastin hochdosiert für 6 Wo., dann Erhaltungstherapie für eine Dauer von 12 Monaten

Bei Risikoorganbefall: Initialtherapie mit Dreimittelkombination (Prednisolon + Vinblastin + Etoposid) + Trimethoprim/Sulfamethoxazol-Prophylaxe, 5 mg/kgKG an 3 Tagen/Woche

Strahlentherapie: Selten bei manchen Lokalisationen indiziert, wenn chirurgisches Komplikationsrisiko höher eingeschätzt wird, Dosis sollte kumulativ 6-10 Gy nicht überschreiten.

Operativ: Ind: bei Frakturgefahr ⇨ Kürettage und Spongiosaplastik

Leitlinie: Langerhanszell-Histiozytose, S1 v. 4/2023 (AWMF Registernummer 025-015)

Selbsthilfegruppen: HistiozytoseHilfe e.V., Goerdelestr. 6, 65197 Wiesbaden, Internet: www.histiozytose.org

Prog: Eosinophiles Granulom: **sehr gut**, Ausheilung nach Monaten/Jahren möglich
HAND-SCHÜLLER-CHRISTIAN-Krankheit: kann sich auch noch selbstständig zurückbilden, gutes Ansprechen auf Chemotherapie
ABT-LETTERER-SIWE-Syndrom: schlecht, unbehandelt rasch letal, mit Chemotherapie/ Stammzelltransplantation gute Überlebensrate, aber Tod noch in früher Kindheit aufgrund Leberversagens mögl.

Kompl: Störung der Hämatopoese ⇨ Panzytopenie (Anämie, Leukozytopenie, Thrombozytopenie)
Befall der Hypophyse ⇨ Diabetes insipidus, Wachstumsretardierung
Gastrointestinale Symptome ⇨ Gingivostomatitis, Magen-Darm-Ulzera, Hepatosplenomegalie, Leberinsuffizienz
Lungen-LANGERHANS-Zellhistiozytose: bei jungen Rauchern ⇨ multiple Lungenzysten, Spontanpneumothorax, Ther: nicht rauchen!

DD: Lymphome, Plasmozytom, EWING-Sarkom, Osteomyelitis
Hämophagozytische Lymphohistiozytose: aut.-rez. erblich, bereits im Säuglingsalter multisystemischer Befall mit Panzytopenie, Ther: Knochenmarktransplantation, Prog: schlecht

WEICHTEILTUMOREN

Syn: Weichgewebetumoren, engl. soft tissue tumors

Etlg: # Benigne Weichteiltumoren (ca. 97 % aller Weichteiltumoren): **Lipom, Fibrom**, Leiomyom, Rhabdomyom, Hämangiom, Lymphangiom, Neurofibrom, Schwannom, Mesenchymom
Maligne Weichteiltumoren (**Weichteilsarkome**, engl. soft tissue sarcoma, ICD-10: C49.9):
- **Pleomorphes Sarkom** (Syn: **malignes fibröses Histiozytom**, Tumor ohne Zelllinien-differenzierung), häufigster maligner Weichteiltumor
- **Liposarkom** (atypisch lipomatöser Tumor), Spindelzell-Liposarkom, Lipoblastom
- **Rhabdomyosarkom** (alveolär od. embryonal) häufigster maligner Tumor im Kindesalter, Leiomyosarkom (von der glatten Muskulatur ausgehend)
- **Fibrosarkom**, fibromyxoides Sarkom
- Malignes Synovialom (Synovialsarkom, meist periartikulär gelegen)
- Chondrosarkom (Knorpeltumor, entsteht meist im Knochen, s. Kap. Knochentumoren)
- Malignes Hämangioperizytom, Angiosarkom
- Neuroblastom, primitiver neuroektodermaler Tumor (PNET, immer G4), malignes Schwannom (= maligner peripherer Nervenscheidentumor), malignes Paragangliom (z.B. Glomus-caroticum-Tumor), Neurofibrosarkom
- Malignes Mesenchymom
- Mesotheliom
- Extraossäres EWING-Sarkom (immer histopathologisch hochmaligne, G3)

Ät: – Benigne Weichteiltumoren: teilweise familiäre Disposition (z.B. bei Lipomen)
– Maligne Weichteiltumoren: I.d.R. ist keine Ursache feststellbar, mögl. Ursachen können ionisierende Strahlung (Bestrahlungsfeld anderer Tumortherapien), chemische Noxen (Dioxin, Chemotherapie), chronische Entzündungen, Mutationen von Tumorsuppressorgenen (TP53, RB, INK4A/B, Cyclin D1) od. Chromosomentranslokation sein.

Path: ♦ Lok: Unterschieden werden periphere Weichteiltumoren (**Extremitäten** u. Hüfte, Rumpf, Hals und Kopf) und zentrale Weichteiltumoren (**Retroperitoneum**, Mediastinum, Abdomen). Häufigste Lok. sind die Extremitäten, insb. der **Oberschenkel** (Adduktorenloge).

Benigne Tumoren liegen meist oberflächlich (epifaszial, subkutan) u. sind verschieblich. Maligne liegen tiefer (**subfaszial**), eher fixiert, druckschmerzhaft und derbe Konsistenz.

- Metastasierung: lokal in Haut, Knochen und (eher selten) in regionäre Lymphknoten
  Fernmetastasen insb. in den **Lungen**, seltener in Leber, Skelett, Gehirn
- TNM-Klassifikation (2017) für Extremitäten, Stamm u. Retroperitoneum (Kopf-Hals hat eine eigene Etlg.): **T**1 = Tumor <5 cm in größter Ausdehnung, **T**2 = Tumor 5-10 cm,
  T3 = Tumor 10-15 cm, **T**4 = Tumor >15 cm
  N1 = regionäre Lk-Metastasen, **M**1 = Fernmetastasen

  Stadiengruppierung: I: **T**1-3**N**0**M**0 niedriggradig (**G**1) II: **T**1**N**0**M**0 hochgradig (**G**2-**G**3)
  III: **T**2-4**N**0**M**0 hochgradig, alle **N**1**M**0 IV: alle **M**1
- Histologisches Grading: Maligne Weichteiltumoren werden nur noch in niedrig- (**low-grade** = **G**1-2, bzw. nur **G**1, wenn ein dreistufiges Gradingsystem vom Pathologen benutzt wird) u. **hochmaligne** (high-grade = **G**3-4, bzw. **G**2-3) Tumoren eingeteilt.

Epid: ◊ Inzidenz: Maligne Weichteiltumoren sind insg. **sehr selten** (ca. 5/100.000/Jahr), sie machen insg. nur 1 % aller malignen Tumoren beim Menschen aus. In Deutschland ca. 2.500 Fälle/Jahr ⇨ daher sollte schon bei Verdacht die weitere Diagnostik (Biopsie) u. Behandlung in einem **spezialisierten Tumorzentrum** erfolgen!

◊ Häufigkeitsgipfel: Kinder um das **10. Lj.** (insb. Rhabdomyosarkome), Erwachsene um das **60-70. Lj.** (malignes fibröses Histiozytom), m = w

Klin: ⇒ Sicht- od. tastbare **Schwellung** (3/4 der Tumoren sind bei Diagnose bereits >5 cm)

⇒ Evtl. lokale Schmerzen (ca. 1/3 d.F.), schmerzhafte Bewegungseinschränkung

⇒ Fortgeschrittene maligne Tumoren: Müdigkeit, subfebrile Temperaturen, Leistungsverlust, Gewichtsabnahme

Diag:
1. Anamnese (Größenprogredienz?) und klinische Untersuchung führend: tastbarer Tumor
   Die weitere Diag. muss klären, ob es sich um einen benignen od. malignen Befund handelt.
   (Der Verdacht auf Malignität ist bei Tumoren >5 cm stets gegeben.)
2. **Sonographie**: solider Tumor darstellbar (DD: zystische Veränderungen)
3. Bildgebung: **MRT mit Gadolinium-Kontrastmittelgabe** (genaue Beurteilung der Tumorausdehnung/Infiltration, maligne Tumoren zeigen meist eine Kontrastmittelanreicherung), ggf. Angio-MRT, ggf. auch CT bei knöchernem Prozess/Verkalkungen
   Röntgen: ossäre Destruktionen, Knochentumor?, evtl. lokale Weichteilaufnahme in Mammographietechnik zum Nachweis von Verkalkungen
   Spiral-CT des Thorax zum Staging (Metastasierung?), ggf. PET-CT zur Metastasensuche
4. **Biopsie:** als **offene Inzisionsbiopsie** (Zugang im Bereich des späteren definitiven Resektionszugangs, damit dieser dann mitexzidiert werden kann) und **histologische Untersuchung** (mit immunhistologischen u. molekular-genetischen Methoden zur genauen Differenzierung des Tumortyps ⇨ Zuordnung zu einer Zelllinie u. Malignitätsgraduierung)
   Oberflächliche (subkutane, epifasziale) Tumoren <5 cm werden primär direkt entfernt als sog. Exzisionsbiopsie (= der komplette Tumor wird mit einem knappen Sicherheitsabstand entfernt) ⇨ histologische Untersuchung, bei malignem Befund muss dann ausgedehnt nachreseziert werden (meist sind Tumoren <5 cm aber benigne).

Ther:
- Operativ: Ind: stets gegeben (K-Ind: Fernmetastasen ⇨ dann Chemotherapie)
  - Benigne Tumoren: Exstirpation mit der Kapsel und Histologie
  - Maligne Tumoren: **radikale Tumorentfernung** weit im Gesunden = 1-2 cm Sicherheitsabstand rundum, als sog. „**no touch**"-Exzision (= „der Operateur soll den Tumor bei der Op nicht sehen" ⇨ also R0 als Ziel, sonst hohe Lokalrezidivgefahr)
    Bei ausgedehntem Befund **Kompartimentresektion** (= En-bloc-Entnahme von Muskelgruppe + Faszie der betroffenen Region) mit anschließender plastischer **Weichteilrekonstruktion** (z.B. Verschiebeplastiken, Muskelhautverpflanzungen [myokutane Lappenplastiken], funktionelle Sehnenverpflanzungen, Spalthauttransplantation usw.), wurde zuvor eine Biopsie durchgeführt, muss der Bereich um den Biopsiekanal komplett mitentfernt werden.
    Eine Lymphknotendissektion ist nur bei gesicherter Lk-Metastasierung indiziert.
    Eine Amputation ist heute nur noch Ultima ratio (Amputationen können durch Down-

Staging der Tumoren mittels neoadjuvanter [= präoperativer] Chemotherapie und/oder Radiatio meist vermieden werden).

Bei Tumoren am/im Kniegelenk (Synovialsarkom) kann eine (segmentale) Amputation notwendig sein, dazu wird ein Teil des Unterschenkels mit Fuß verdreht an den Oberschenkel replantiert (sog. BORGGREVE-Plastik = das Sprunggelenk bildet verdreht eine Art Kniegelenk, damit ist später dann eine gute Gehfunktion mit einer Prothese am somit beweglichen Stumpf mögl.).

- Chemotherapie: bei Histiozytom, Lipo-, Leio-, Rhabdomyosarkom, EWING-Sarkom und undifferenzierten Weichteilsarkomen neoadjuvant (= präop. zur Verkleinerung des Tumorvolumens = **Down-Staging**) u. adjuvant (= postop.) einsetzbar (z.B. Adriamycin [Syn: Doxorubicin], Ifosfamid, Dacarbazin),

  auch als isolierte hypertherme Extremitätenperfusion (mit Tumor-Nekrose-Faktor TNF-α + Melphalan bei 40-42 °C über die vorübergehend ausgeschaltete A.+V.femoralis bzw. A.+V.axillaris mit einer Herz-Lungen-Maschine als Pumpe).

  Aufgrund der geringen Fallzahlen ist der Einsatz der Chemo-/Radiotherapie immer eine Einzelfallentscheidung und wird in einem interdisziplinären **Tumorboard** festgelegt und meist wird sie im Rahmen von Studien durchgeführt.
- Strahlentherapie: palliativ bei Inoperabilität (75 Gy) oder als präop. (neoadjuvant zur Tumorverkleinerung, 50 Gy, Nachteil: stark vermehrte Wundheilungsstörungen) oder postop. Radiatio (66 Gy, wenn keine R_0-Kompartimentresektion, high-grade Tumoren = **G**2-3)
- Leitlinie: Adulte Weichgewebesarkome, S3 v. 6/2022 (AWMF Registernr. 032-044OL)

Prog: Maligne Weichteiltumoren: In 95 % d.F. ist heute ein Extremitätenerhalt möglich.
5-JÜR: 85 % bei Low-grade-, 60 % bei High-grade-Tumoren, 10 % bei Metastasierung
Insg. hohe Rezidivrate (lokale Exzision 20-30 %, Kompartimentresektion 5-20 %), insb. in den ersten 2 Jahren ⇨ Nachsorge wichtig
Weichteilsarkome am Stamm haben insg. eine schlechtere Prog.
Sarkome mit Fernmetastasierung haben eine nur noch ca. 15-monatige Überlebensrate.

Kompl: * Maligne Entartung gutartiger Weichteiltumoren extrem selten
Op: * Wundheilungsstörungen, Hämatom, Serom
* Lappennekrose nach Rekonstruktion
* **Tumorrezidiv** bei den malignen Weichteiltumoren häufig ⇨ Nachsorge wichtig (in den ersten 2 Jahren alle 3 Mon., dann 5 J. alle 6 Mon. Kontrolluntersuchungen durchführen)

DD: Cave: "Schwellungen", die länger als 4 Wo. bestehen, sollten immer einer Diagnostik zugeführt werden (auch wenn z.B. ein vorhergehendes Trauma angegeben wird).

- "Tumorartige" nicht-neoplastische Läsionen: **Atherome**, Lipomatosen, Fibromatosen, noduläre Fasziitis, proliferative Myositis, ossifizierende Pseudotumoren, Myositis ossificans, tumoröse Kalzinose (TEUTSCHLÄNDER-Krankheit), Ganglion, Sehnenscheidenhygrom
- Abszess, Fremdkörpergranulom, Bartonella-Granulom (Katzenkratzkrankheit)
- Keloid, Xanthom, Desmoid, Hamartom
- Serom, Hämatom, Zysten
- Neurofibromatose v.RECKLINGHAUSEN (multiple Neurofibrome mit typischem klinischem Bild, aut.-dom. erblich, Chrom. 17_{q11}, 22_{q12} od. Neumutation) ⇨ gehäuft Nervenscheidentumoren
- Andere maligne Tumoren: Leukämie, Lymphome, WILMS-Tumor, Knochentumoren, **Metastasen** solider Tumoren im Weichteilgewebe
- Keimzelltumoren: gonadal od. extragonadal (versprengtes embryonales Gewebe) mögl., sind sehr selten (Inzidenz: 0,3/100.000/Jahr, machen 3 % der Tumoren im Kindesalter aus)
  - Embryonales Karzinom
  - Dottersacktumoren (hochmaligne, insb. in Testis od. Ovar, Tumormarker: α-Fetoprotein)
  - Chorionkarzinom (hochmaligne, insb. im Ovar u. Mediastinum, Tumormarker: ß-HCG)
  - Seminom (insb. Hoden), Dysgerminome (insb. Ovar u. ZNS, meist im Jugendlichenalter)
  - Teratome (Lok: bei Neugeborenen insb. am Steißbein, sonst auch Retroperitoneum, Mediastinum, ZNS, Gonaden; meist benigne, können maligne entarten), Teratokarzinom (Hoden)
  - Dermoide (typisch im Kindesalter, benigne, Lok: parapontin, parapituitär, Oberkiefer-Augen-Schlusslinie, meist als Dermoidzyste mit differenziertem Gewebe, z.B. Haare, Zähne, Knochen), Epidermoidzyste (enthält Hornlamellen)
  - Hamartome (fehlerhaftes embryonales Gewebe ohne Proliferationstendenz)

NEUROCHIRURGIE

Anatomie und Physiologie

Liquorsystem: I. u. II. Ventrikel = **Seitenventrikel** sind jeweils über ein Foramen interventriculare (MONROI) mit dem unpaaren **III. Ventrikel** verbunden. Dieser ist über den Aquaeductus cerebri (SYLVII) mit dem **IV. Ventrikel** verbunden.

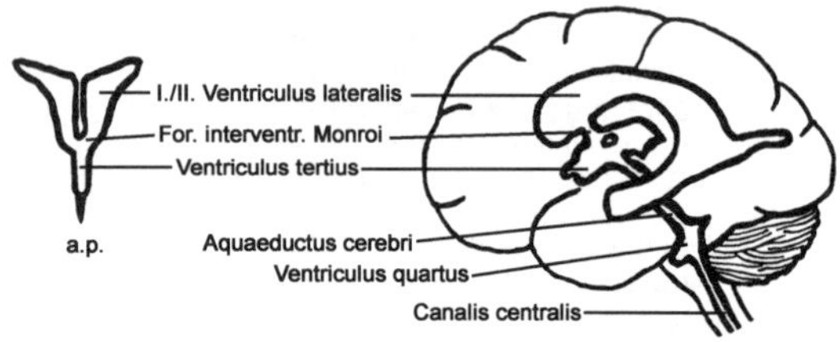

Inhalt des gesamten Liquorsystemes ca. **150 ml**, davon ca. ¼ in den Ventrikeln, der Rest umgibt das Gehirn und das Rückenmark.

Liquorproduktion: pro Tag ca. 500 ml im **Plexus choroideus**, insb. in den Seitenventrikeln

Liquorabfluss: Vom IV. Ventrikel über die unpaarige Apertura medialis (MAGENDII) nach hinten und die (paarige) Aperturae laterales (LUSCHKAE) nach vorne in die basalen Zisternen (Cisterna cerebellomedullaris und pontis) und von dort um das Gehirn und das Rückenmark in das **Cavum subarachnoidale**. Resorption über die **Granulationes arachnoidales** (PACCHIONI-Granulationen, Foveolae granulares) in das Venen- und Lymphsystem, insb. im Bereich des Sinus sagittalis sup.

Liquordruck: Syn: intrakranieller Druck, 15-25 cm H_2O [Wassersäule] im Sitzen gemessen (6-20 cm H_2O im Liegen = ca. 10 mmHg od. 0,5-2,0 kPa)

Funktion: Der Liquor schützt das Gehirn mechanisch gegen Stöße von außen, Ausgleich von hydrostatischen Druckänderungen in den Gefäßen, Ausgleich von Temperaturschwankungen, Lymphsystem des Nervensystems, Transportmedium für wasserlösliche Substanzen vom Blut in den Extrazellular-Raum der Gehirnzellen.

Liquorpunktionsbefunde: Spez. Gewicht 1,005-1,015 g/cm³, Protein <42 mg/dl, Glukose ca. 50 % der Blutglukose, **Zellzahl** 0/3-**12/3** Zellen (= 0-4 Zellen pro mm^3 = µl), Na^+, K^+, Cl^- wie im Blut.

HYDROZEPHALUS

Syn: Volksmund: "Wasserkopf", engl. hydrocephalus, ICD-10 erworben/angeboren: G91.-/Q03.-

Def: Progressive **Erweiterung der liquorhaltigen Räume** des Gehirns

Etlg: **Nach der Genese**

- # **Hydrocephalus occlusus** ⇨ Abflussstörung aus dem Ventrikelsystem
- # **Hydrocephalus malresorptivus** / aresorptivus ⇨ Resorptionsstörung des Liquors
- # **Hydrocephalus hypersecretorius** ⇨ vermehrte Liquorproduktion
- # **Hydrocephalus e vacuo** ⇨ Vergrößerung d. Liquorräume durch primär hirnatrophischen Prozess
- # **Idiopathischer Normaldruckhydrozephalus** ⇨ vergrößertes Ventrikelsystem unklarer Genese bei normalem (intermittierend nächtlich erhöhtem) Liquordruck (engl. idiopathic normal pressure hydrocephalus of the elderly, 60.-70. Lj.)

Nach der Lokalisation

- # Hydrocephalus internus: Vergrößerung der Ventrikelräume (z.B. bei Hydroceph. occlusus)

Hydrocephalus externus: Vergrößerung der äußeren Liquorräume (Zisternen und Subarachnoidalraum)

Hydrocephalus communicans: Vergrößerung der inneren u. äußeren Liquorräume bei erhaltener Verbindung (bei Hydrocephalus malresorptivus und e vacuo)

Ät: – Hydrocephalus occlusus (= Verschlusshydrozephalus): Blockade des Foramen MONROI = Foramen interventriculare (Zysten oder Tumoren im Bereich des III. Ventrikels), Aneurysma der V.magna cerebri GALENI, Stenose des Aquaeductus cerebri (Entzündungen, Tumoren im Bereich der Vierhügelregion), Okklusion der Apertura LUSCHKAE od. MAGENDII (Tumoren im Bereich der hinteren Schädelgrube, entzündliche Verklebungen, Ventrikelblutung unter der Geburt od. bei Frühgeborenen, ARNOLD-CHIARI-Syndrom Typ II = Herniation von Gehirnteilen in das Foramen magnum infolge eines Zuges von kaudal durch Meningomyelozele, DANDY-WALKER-Krankheit = Atresie der Apertura MAGENDII und LUSCHKAE durch zystische Verdickung und Ausbuchtung von Kleinhirnanteilen)

– Hydrocephalus malresorptivus: Resorptionsstörung durch Verklebung der basalen Zisternen, des Subarachnoidalraumes oder insb. der Granulationes arachnoidales, nach **Subarachnoidalblutung**, eitriger Meningitis, SHT

– Hydrocephalus hypersecretorius: entzündliche Prozesse, toxische Reize, (angeborenes) Plexuspapillom

– Hydrocephalus e vacuo: hirnatrophischer Prozess durch Untergang von Hirnsubstanz, frühkindliche Enzephalitis, Abszesse

Path:
- ♦ Hydrocephalus occlusus ⇨ Hirndruck proximal der Abflussstenose erhöht
- ♦ Hydrocephalus malresorptivus et hypersecretorius ⇨ Hirndruck oft über lange Zeit noch normal, dann erhöht
- ♦ Hydrocephalus e vacuo ⇨ Hirndruck normal

Epid:
- ◊ Inzidenz: kongenitaler Hydrozephalus bei 1-3/1.000 Geburten
- ◊ Prädisp.alter: die Hälfte der Pat. sind Säuglinge/Kleinkinder, die andere Hälfte Erwachsene, meist >60. Lj.

Klin:
- ⇒ Allgemein: Kopfschmerzen, Übelkeit und Erbrechen, psychische Veränderungen (Merkfähigkeits- und Konzentrationsstörungen)
- ⇒ Spätere Trias: **Gangstörungen** (kleinschrittiger Gang und Starthemmung, aber normale Motilität der oberen Körperhälfte = „Parkinsonismus der unteren Körperhälfte"), **Blasenentleerungsstörung** mit Harninkontinenz, psychoorganische Veränderungen mit **dementieller Entwicklung** (Verlangsamung, Gedächtnisschwäche, Störung d. Antriebs, Erschöpfbarkeit, Anosognosie = Pat. nimmt seine eigenen Störungen nicht wahr)
- ⇒ Endstadium: Bewusstseinstrübung, akinetischer Mutismus bis hin zum Koma
- ⇒ Hydrocephalus e vacuo: psychische Veränderungen u. dementieller Verfall im Vordergrund da hirnatrophischer Prozess
- ⇒ Säuglinge und Kleinkinder (bis 4. Lj.): Schädelnähte sind noch nicht synostosiert ⇨ "der Kopf gibt nach" ⇨ gespannte Fontanellen, erweiterte **klaffende Schädelnähte** (s. Abb.), **Zunahme des Kopfumfangs** bis zum ballonförmigen Schädel („Wasserkopf"), Sonnenuntergangszeichen (= Pupillen sind nach unten gerichtet und verschwinden unter dem Unterlid), ohne Ther. Entwicklung von Spastik, Nystagmus, motorische und geistige Retardierung

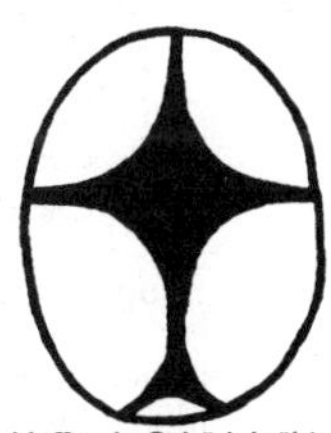

klaffende Schädelnähte

Diag:
1. Anamnese: vorangegangenes Trauma, Meningitis, Blutungen?, Fremdanamnese: Psychische Veränderungen? und klinische/neurologische Untersuchung: Spiegelung des Augenfundus: Stauungspapille? (dann auch vergrößerter blinder Fleck in der Perimetrie), Kopfumfang bei Säuglingen im Verlauf messen
2. Bildgebung: **CCT** ⇨ Größe der Ventrikel (Evans-Index >0,3 = Ventrikelweite Vorderhörner : Durchmesser Schädel innen), der Zisternen und der äußeren Liquorräume, periventrikuläre Ödemzonen

   MRT: Veränderungen im Marklager, periventrikuläre saumartige Hyperintensität durch Übertritt von Liquor in das Hirnparenchym

   Ventrikulographie bei V. a. Stenose des Aquaeductus cerebri

<u>Sonographie:</u> bei noch nicht verknöcherten Fontanellen (die große Stirnfontanelle verknöchert physiologisch bis zum 1½ Lj.) und pränatal mögl. ⇨ Ventrikelweite messbar
Norm: beim Neugeborenen <u>S</u>eiten<u>v</u>entrikel<u>w</u>eite (SVW) <13 mm, III.-Ventrikel-Weite <10 mm, äußerer Liquorraum (CCW = <u>c</u>ranio<u>c</u>orticale <u>W</u>eite) <4 mm, <u>I</u>nter<u>h</u>emisphärenspalt<u>w</u>eite (IHW) <6 mm

3. Neurologisches Konsil mit EEG: Allgemeinveränderungen, verlangsamte Grundaktivität
4. Lumbalpunktion und Liquordruckmessung über einen lumbalen Katheter
5. Liquorszintigraphie: anhaltende Aktivität in den Ventrikeln bei Resorptionsstörung des Liquors (24 Std. nach Injektion der radioaktiven Isotope ist normalerweise keine Aktivität mehr im Ventrikelsystem nachweisbar)

<u>Ther:</u>
- <u>Konservativ:</u> Hydrocephalus e vacuo ⇨ keine Therapie möglich und erforderlich
- <u>Operativ:</u> Ind: Hydrocephalus occlusus et malresorptivus = Druckhydrozephalus, idiopathischer Normaldruckhydrozephalus mit intermittierenden Druckanstiegen
  - Behandlung einer mögl. Grunderkrankung, z.B. Tumorentfernung
  - **<u>Liquorableitendes System:</u> Katheter + Ventil** (verhindert Rückfluss mit Ballonpumpe zur Funktionskontrolle) vom **Ventrikel** (über eine Bohrlochtrepanation wird ein Katheter in das Vorderhorn eines Seitenventrikels eingeführt, das Ventil wird unter der Kopfhaut platziert) in den **rechten Herzvorhof** (ventrikulo-atrialer **Shunt** über die V.jugularis ext., auch ventrikulo-aurikuläre Drainage / Ventrikuloaurikulostomie genannt, nach SPITZ-HOLTER, s. Abb.) oder in das **Peritoneum** (ventrikulo-peritonealer Shunt)

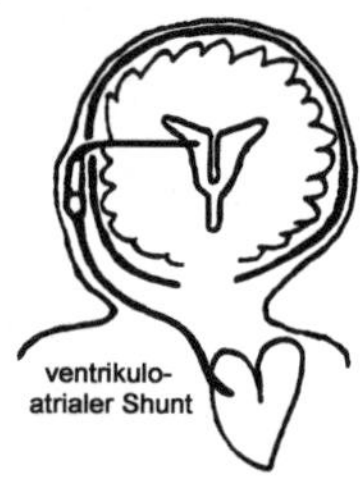

  - Ventrikeldrainage nach TORKILDSEN: Ventrikulozisternostomie = Ableitung aus einem Seitenventrikel in die Cisterna magna
- Postoperativ: antikonvulsive Prophylaxe (Phenytoin, Zentropil®), neurologische Kontrollen und regelmäßige Kontrolle des ableitenden Liquordrainagesystems (Pumpmechanismus, Ventil)
- <u>Leitlinie:</u> Normaldruckhydrozephalus, S1 v. 3/2018 (AWMF Registernummer 030-063)
- Selbsthilfegruppen: Arbeitsgemeinschaft Spina bifida u. Hydrocephalus e.V., Grafenhof 5, 44137 Dortmund, Tel.: 0231 861050-0, Fax: -50, Internet: www.asbh.de

<u>Prog:</u> Bei rechtzeitiger Ventrikeldrainage gute Langzeitprognose, die klinischen Symptome bilden sich rasch zurück, wenn noch kein Hirnschaden entstanden ist. Eine Revisionsoperation ist nach 5 J. in 25 % d.F. erforderlich.

<u>Kompl:</u>
* <u>Shunts:</u> Ventilinsuffizienz, Verlegung od. Thrombose des Shuntlumens, Infektion des Liquorraumes (Meningitis/Enzephalitis), Nierenstörungen, epileptische Anfälle, Hirnblutung od. Hygrome bei Unterdruck (Überdrainage durch fehlerhafte Ventilfunktion oder zu häufige Ballonbetätigung ⇨ die hydrostatische gravitationsgesteuerte Ventile verhindern dies, da sie im Stehen keine Drainage zulassen)
* Intrazerebrale Blutung oder ischämischer Hirninfarkt, subdurale Hämatome

<u>DD:</u>
- Säuglinge und Kleinkinder: Makrozephalie (idiopathisch, familiär, Marmorknochenkrankheit, Neurofibromatosis generalisata) und Megalenzephalie (frühkindlicher Hirnschaden mit Gehirnvergrößerung bei Thesaurismosen [Stoffwechselerkrankungen mit Ablagerungen], z.B. Mukopolysaccharidosen, ZELLWEGER-Syndrom = aut.-rez. zerebro-hepato-renales Syndr.)
- Infantile Zerebralparese durch frühkindlichen Hirnschaden mit spastischen Lähmungen, Athetose, Epilepsie, psychomotorischer Entwicklungsverzögerung, evtl. Mikrozephalie
- Otitischer Hydrozephalus: nach Otitis media oder Mastoiditis durch Sinusvenenthrombose, Ther: Mastoidektomie u. Antibiose, Ventrikeldrainage nur selten notwendig
- Ventrikelblutung = hypertone Massenblutung mit Einbruch in das Ventrikelsystem
- Cavum septi pellucidi (Syn: Septum-pellucidum-Zyste, sog. „V. Ventrikel"): Erweiterung des Septum pellucidum zwischen den Vorderhörnern, evtl. mit Fortsetzung nach okzipital als Cavum vergae, hat keine pathologische Bedeutung (haben ca. 20 % aller Menschen)
- Atrophische Hirnerkrankung, senile Demenz, vaskuläre Enzephalopathie
- Liquorunterdrucksyndrom (Ät: spinale durale Liquorfisteln)
- Symptome durch erhöhten Hirndruck / Hirnödem (s.u.)

KRANIOSYNOSTOSEN

Syn: Stenozephalie, Kraniostenose, Schädeldysostose, Dyszephalie, engl. stenocephaly, dyscephaly, craniosynostosis, ICD-10: Q75.0

Anatomie: Knöcherner Schädel: Insg. 21 Knochen + Mandibula. Für Kraniosynostosen wichtig sind die Schädelnähte (s. Abb.): (Zwei) **Os frontale** getrennt durch Sutura frontalis, die aber bereits im 2. Lj. verknöchert = ein Os frontale. Zwischen Os frontale u. Os parietale die Sutura coronalis.
Zwei **Ossa parietalia** getrennt durch Sutura sagittalis
Os occipitale abgegrenzt durch d. Sutura lambdoidea

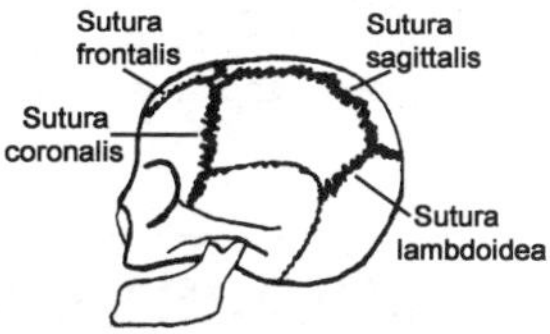

Fontanellen: Große anteriore (Fonticulus ant., Stirnfontanelle, verknöchert im 10.-18. Lebensmonat) und eine kleine posteriore (Fonticulus post., Hinterhauptsfontanelle, verknöchert in den ersten 3. Monaten nach der Geburt)

Ät: Unbekannt, in 40 % d.F. mit unterschiedlichen genetischen Syndromen assoziiert (s.u. DD)

Path:
- ♦ **Vorzeitige pathologische Verknöcherung** von Schädelnähten ⇨ **kompensatorisches Wachstum** noch offener Nähte ⇨ **Deformität** des Schädels (**Dyskranie**)
- ♦ Physiologisch ist der Schluss der Schädelnähte vom 2. bis zum 40. Lj.

Epid:
- ◊ Häufigkeit: 0,6 Fälle / 1.000 Lebendgeburten
- ◊ Lok: am häufigsten die Sutura sagittalis betroffen, meist schon bei Geburt vorhanden.

Etlg: Bei **vorzeitiger** Verknöcherung können unterschieden werden:
- # Synostosierung der Sutura sagittalis (Pfeilnaht) ⇨ **Kahnschädel/Langschädel** (Skaphozephalus), häufigste Form
- # Beidseitige Synostosierung der Sutura coronalis (Kranznaht) ⇨ **Breitschädel** (Brachyzephalus) od. der Suturae lambdoideae ⇨ Breitschädel (Pachyzephalus)
- # Einseitige Synostosierung der Sutura coronalis ⇨ **Schiefschädel** (Plagiozephalus)
- # Synostosierung der Sutura frontalis (Stirnnaht) ⇨ **Kiel-/Dreiecksschädel** (Sphenozephalus, Trigonozephalus, Oozephalie)
- # Synostosierung der Sutura sagittalis, coronalis u. lambdoidea ⇨ **Turmschädel**, Spitzschädel (Akrokranium, Turrizephalus, Oxyzephalus, s. Abb.)
- # Synostosierung aller Nähte (Pansynostosis) ⇨ Kleeblattschädel, abnorm kleiner Schädel, erhöhter intrakranieller Druck
- # Synostosierung der drei Schädelbasisknochen ⇨ Tribasilarsynostose, mangelnde Gehirnentwicklung

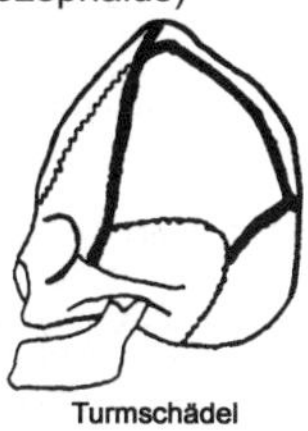
Turmschädel

Klin:
- ⇒ Schädeldeformität entsprechend des kompensatorischen Wachstums
- ⇒ Gefahr der geistigen Minderentwicklung durch intrakranielle Drucksteigerung

Diag:
1. Anamnese und klinische Untersuchung: Schädelform als Hinweis auf die betroffene Naht
2. Bildgebung: Sonographie (bereits pränatal), Röntgen-Schädelübersicht, MRT
3. Humangenetische Untersuchung

Ther:
- Diag. u. Ther. sollten in einem spezialisierten kinderneurochirurgischen Zentrum erfolgen.
- Operativ: **Wiedereröffnung** der vorzeitig verknöcherten Schädelnähte im 4.-7. Lebensmonat, heute meist als volumenvermehrender Eingriff durch zusätzliche Osteotomie, sog. **fronto-orbitales Advancement**. Die entstehende Lücke verschließt sich von alleine durch Reossifikation von der Dura mater aus.
- Leitlinie: Kraniosynostosen, S2k v. 9/2023 (AWMF Registernummer 007-108)

Prog: Bei rechtzeitiger operativer Therapie gut

Kompl:
- ∗ Liquorzirkulationsstörung mit **Hirndruckentwicklung** (Ther: Liquorshunt-Anlage), Verminderung der zerebralen Durchblutung, Schädigung des N.opticus, epileptische Anfälle

* **Teilleistungsschwächen** bis zur geistigen Retardierung mögl.

DD: – Dysostosis craniofacialis (CROUZON-Syndrom, aut.-dom. erblich, Chrom. 10 od. Spontanmutation): Kleeblatt-/Turmschädel durch Synostosierung von Sutura sagittalis u. coronalis sowie zusätzlich Gesichtsdeformitäten: veränderte Mandibula, Oberkieferdysplasie
– Kraniosynostosen + Polydaktylien od. Syndaktylien = zusätzliche Verwachsungen von Fingern od. Zehen (APERT-Syndrom, CHOTZEN-, NOACK-, PFEIFFER- und CARPENTER-Syndrom = erbliche Akrozephalopolysyndaktylie-Syndrome)
– Dolichozephalus (hoher schmaler Langschädel, hoher Gaumen) bei kongenitaler Myopathie

BASILÄRE IMPRESSION

Syn: Basale Impression, engl. basal impression, basiläre Invagination, Konvexobasie, Platybasie, ICD-10: Q75.8

Ät: – Anlagebedingte Entwicklungsstörung
– Sekundär durch Knochenerweichung: Osteomalazie (z.B. Rachitis), Osteoporose, Osteodystrophia deformans (PAGET-Krankheit), Osteolysen (z.B. durch Knochentumoren), Chondrodystrophie, rheumatische Erkrankungen, Hyperparathyreoidismus

Path: Impression (der Kondylen und des Dens axis des Wirbelkörpers C2) in der **hinteren Schädelgrube** im Bereich des Foramen magnum ⇨ Einengung des Gehirns im Hinterhauptbereich und Einengung des Rückenmarks im Bereich des Foramen magnum

Epid: Symptomentwicklung häufig erst im 30.-40. Lj.

Klin: ⇒ Äußerlich: **kurzer Hals**, eingeschränkte Beweglichkeit des Kopfes/HWS
⇒ Bei geringer Impression keine Symptome (50 % d.F.)
⇒ Anfallsartige **okzipitale Kopfschmerzen**, Schwindel, Übelkeit und Erbrechen mögl.
⇒ Symptomatisch: **Ausfall kaudaler Hirnnerven** (Kaumuskel-, Gaumensegelparese, Schluckstörungen, Zungenlähmung), Nystagmus bei Hirnstammaffektion, spastische Paraparese und Pyramidenbahnzeichen, Sensibilitätsstörungen, sensible Ataxie (Hinterstrangbahnen), HORNER-Syndrom
⇒ Provokation/Verstärkung der Symptome evtl. durch Drehbewegung des Kopfes

Diag: 1. Anamnese und neurologische Untersuchung: Gesteigerte Muskeleigenreflexe, pathologische Reflexe, Sensibilitätsstörungen, Stauungspapille (= Hydrozephalus)?
2. Bildgebung: Röntgen-Schädelübersicht in 2 Ebenen, HWS-Aufnahme mit Dens-axis-Darstellung, CT des zerviko-kranialen Übergangs und CCT/MRT (insb. Beurteilung des Hirnstamms)

Ther: • Operativ: Resektion eines Teils des okzipitalen Knochens hinter dem Foramen magnum ⇨ Erweiterung des Foramen magnum
• Bei Hydrozephalus Shunt-Anlage

Prog: Langsam progredienter Verlauf, akute Verschlechterung bei HWS-Trauma mögl.

Kompl: * **Hydrozephalus occlusus** durch Behinderung der Liquorpassage
* Adhäsion der Meningen, Durchblutungsstörung der A.vertebralis/A.basilaris
* Zusätzliche Fehlbildungen: Atlasassimilation, Atlasdysplasie, KLIPPEL-FEIL-Syndrom, ARNOLD-CHIARI-Syndrom, Syringomyelie mögl.

DD: – Hirntumoren im Bereich der hinteren Schädelgrube oder des zervikalen Rückenmarks
– Multiple Sklerose, amyotrophische Lateralsklerose, funikuläre Myelose
– Atlasassimilation: Verschmelzung des Atlas mit dem Os occipitale, meist verbunden mit einer Verkleinerung des Foramen magnum, Ther: bei Symptomatik, wie bei basilärer Impression
– Atlantoaxiale Instabilität/Luxation, Densfraktur

DYSRHAPHISCHE STÖRUNGEN

<u>Syn:</u> Dysrhaphiesyndrome, Myelodysplasie, engl. dysrhaphic syndromes, spinal dysrhaphism, ICD-10: Q05.-

<u>Def:</u> Angeborene Entwicklungsstörung (**Hemmungsmissbildung**) der Neuralanlage ⇨ unvollständiger Verschluss des Neuralrohres (**Neuralrohrdefekt**)

<u>Ät:</u> Meist sporadisch od. selten auch familiäres Auftreten

<u>Etlg:</u> # **Spina bifida (dorsalis) occulta** (knöcherner **Spalt des Wirbelbogens**, lumbo-sakral oder zerviko-thorakal, ohne Öffnung = Rückenmarkhäute sind über dem Spalt geschlossen)

Spina bifida (dorsalis) aperta (= Rückenmarkhäute eröffnet)
- **Dermalfistel**
- **Meningozele**
- **Myelozele, Meningomyelozele**, Meningomyelozystozele, Hydromyelozele

Fisteln/Zysten, z.B. Syringomyelie (Höhlenbildung im Myelon, s.u.)

Tethered-spinal-cord-Syndrom (tethered = angeheftet, Syn: Filum-terminale-Syndrom, Cord-traction-Syndrom)

Schädeldachdefekte, Gesichtsspalten, Kranioschisis

KLIPPEL-FEIL-Syndrom (Blockwirbelbildung der HWS + Bogenschlussstörung mit Spina bifida cervicalis, w > m)

DANDY-WALKER-Krankheit (Zyste bei Aplasie des Kleinhirnunterwurms)

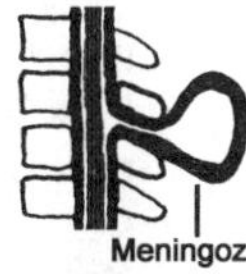

Meningozele

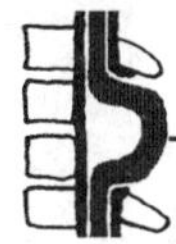

Myelozele

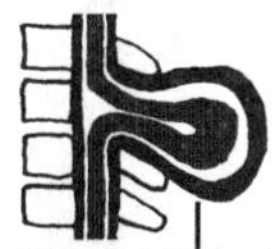

Meningomyelozele

<u>Epid:</u> ◊ Inzidenz/Prävalenz: 0,1 % haben eine klinisch manifeste Spina bifida (aperta) bei Geburt, eine occulta kommt bei bis zu 15 % der Bevölkerung vor (und ist meist klinisch stumm)

◊ <u>Lok:</u> häufigste **L5/S1**, aber auch okzipital/zervikal od. zervikal/thorakal mögl.

<u>Klin:</u> ⇒ <u>Spina bifida occulta:</u> häufig **Zufallsbefund** im Röntgen **ohne entsprechende Klinik**, wenn symptomatisch: Rückenschmerzen, Sphinkterschwäche, Enuresis nocturna, Wadenmuskelatrophie, Pes equinovarus (Klumpfuß) mögl., lokal: Hautveränderungen mit Hypertrichose, Teleangiektasien, Lipome mögl.

⇒ <u>Dermalfistel:</u> Verbindung zwischen Dura/intraduralem Raum und Cutis mit kleiner knöcherner Spaltbildung. Häufig zusätzliche Missbildungstumoren (Dermoid, Teratome) Kompl: Infektion, Ther: frühzeitige Fistelentfernung (noch im Säuglingsalter)

⇒ <u>Meningozele:</u> Vorwölbung der Dura aus dem Spinalkanal, das Rückenmark und die Spinalnerven sind aber an Ort und Stelle. Intakte äußere Haut, keine neurologischen Ausfälle. Ther: Abtragung des Duralsacks und schichtweiser Wundverschluss

⇒ <u>Myelozele</u> (Rückenmark ohne Meningen liegt offen) und <u>Meningomyelozele</u> (Spaltbildung und Vorwölbung der Dura + Rückenmark mit äußerem Hautdefekt) ⇨ das **Rückenmark liegt offen** außerhalb des Wirbelkanals, **neurologische Ausfälle** obligat: **Blasen- und Mastdarmstörungen**, reithosenförmige sensible Ausfälle der Beine, schlaffe Parese der Beine, Beugekontrakturen im Hüftgelenk, X-Beine, Klumpfuß, trophische Störungen an den Füßen

⇒ <u>Tethered-spinal-cord-Syndrom:</u> mit der Wirbelsäule verwachsener od. fixierter (z.B. durch intraspinales Lipom) Conus medullaris/Filum terminale ⇨ Beweglichkeit des Rückenmarks eingeschränkt. Neurologische Ausfälle mit distalen Beinparesen und Sensibilitätsstörungen, Lumbalgie/Ischialgie, Miktionsstörungen, trophischen Ulzera an den Füßen, Fußdeformitäten, Skoliose, Naevi in der Lumbosakralregion

⇒ <u>KLIPPEL-FEIL-Syndrom:</u> Verschmelzung von 2-3 HWK zu einem **Blockwirbel** ⇨ abnorm **kurzer Hals** mit tiefer Haargrenze, häufig kombiniert mit Spina bifida cervicalis, evtl. auch mit Atlasassimilation und basilärer Impression. Neurologische Ausfälle mit Hirnstammsymptomatik, inkompletter Querschnittlähmung, Hydrozephalus meist erst im mittleren Lebensalter

⇒ <u>DANDY-WALKER-Krankheit:</u> Atresie/Verlegung der Apertura medialis (MAGENDII) u. Aperturae laterales (LUSCHKAE) des IV. Ventrikels durch zystische Ausbuchtung im Bereich des Kleinhirnwurms ⇨ **Hydrocephalus** occlusus mit Hirndruck, beginnend ca. 20. Lj.

Diag: 1. Anamnese (familiäres Auftreten?) und neurologische Untersuchung: **Lokalbefund** bei Hautdefekt, manchmal lokal **Hypertrichose** od. Hauteinziehung über dem Defekt, neurologische Ausfälle, Blasenfunktionsstörungen
2. Sonographie: bei Neugeborenen sind die Wirbelbögen noch nicht voll verknöchert, sodass der Spinalkanal gut eingesehen werden kann, pathologisch ist ein Tiefstand des Conus medullaris (tiefer als L2/L3), fehlende atem- od. pulsabhängige Beweglichkeit des Myelons, Fixierung des Myelons. Heute oft bereits **pränatale Diagnose** bei d. Schwangerschaftsultraschalluntersuchungen (insb. **Ultraschallfeindiagnostik** in d. 20.-22. SSW)
3. Bildgebung: **MRT**, CT, Röntgen des lumbosakralen Übergangs

Ther:
- Spina bifida occulta: i.d.R. keine Ther. erforderlich, Op nur bei neurologischen Ausfällen
- Offene Myelozele und Meningomyelozele: **sofortige Op** nach der Geburt (mit geplanter Sectio caesarea, wenn der Defekt schon pränatal diagnostiziert wurde) wegen der **Infektionsgefahr** und der Ausbildung eines ARNOLD-CHIARI-Syndroms. Schonende Zurückverlagerung des Rückenmarks in den Spinalkanal und schichtweiser Wundverschluss bzw. plastische Deckung
- Tethered-spinal-cord-Syndrom: Durchtrennung der bindegewebigen Verwachsungen bzw. Neurolyse zwischen Conus medullaris/Filum terminale und der Wirbelsäule
- KLIPPEL-FEIL-Syndrom: Laminektomie im Bereich des Blockwirbels, ggf. partielle Resektion der oberen Rippen zur Verbesserung der Beweglichkeit der HWS
- Bei Hydrozephalus Ventrikeldrainage mit Shunt-Op (s.o.)
- Hilfsmittel: z.B. Orthesen für Gangentwicklung, Harnableitung bei neuropathischer Blase, Krankengymnastik nach BOBATH und VOJTA zur Bewegungsschulung, psychosoziale Begleitung von Kind und Eltern
- Leitlinie: spinale Dysrhaphie - Blasenstörung, S2k v. 3/2019 (AWMF Registernr. 043-047)
- Selbsthilfegruppen: Arbeitsgemeinschaft Spina bifida u. Hydrocephalus e.V. (s.o.)

Prog: Leichte Formen einer Spina bifida haben eine gute Prog., bzw. sind klinisch stumm. Bei schweren Formen ist der Verlauf davon abhängig wie viel Myelon geschädigt ist.

Kompl:
* Zusätzliche Komplikationen und Missbildungen häufig: Hydrozephalus, urogenitale Missbildungen (z.B. einseitige Nierenagenesie), Fußdeformitäten (Pes equinovarus = Klumpfuß), Hüftdysplasien, Ventrikelseptumdefekt, Lippen-Kiefer-Gaumenspalten, Gesichtsdysmorphien, Zwerchfelldefekte, Ösophagusatresien
* **ARNOLD-CHIARI-Syndrom/-Malformation** = Herniation von Gehirnteilen: Tiefstand der Kleinhirntonsillen durch zu großes Foramen magnum (Typ I), Kaudalverlagerung der Medulla oblongata in das Foramen magnum (**Typ II**, am häufigsten) durch Zug der kaudal verwachsenen Myelozele/Meningomyelozele beim Wachstum der Wirbelsäule ⇨ Liquorwegeverlegung (IV. Ventrikel), **Hydrocephalus occlusus**, evtl. zusätzlich Verlagerung des gesamten Kleinhirns u. Hirnstammes (Typ III) od. Missbildung/Hypoplasie des Kleinhirnes (Typ IV), Kompl: Einklemmungssymptome bis hin zum Tod, Ther: Liquorableitung bei Hydrozephalus u. Op. d. Meningomyelozele, ggf. okzipitale Dekompression
* Sekundäres Tethered-spinal-cord-Syndrom (= angeheftetes Band): Verwachsungen des Conus medullaris/Filum terminale nach Op. von Meningomyelozelen mit neurologischen Ausfällen an der unteren Extremität (s.o.)

Proph: ♥ Zur Protektion von Neuralrohrdefekten sollte direkt ab Beginn der Schwangerschaft (besser noch bei geplanter Schwangerschaft 4 Wo. **davor** beginnen) bis zur 14. SSW 400 µg/Tag **Folsäure** substituiert werden (Lafol®, Folsan®0,4mg), bei bekanntem Neuralrohrdefekt eines Geschwisterkindes 10fach höhere Dosis geben (Folsan®5mg).

DD:
- Assimilation = lumbosakrale Übergangswirbel, meist symptomlos, evtl. Lumbalgien
  Lumbalisation: 1. Sakralwirbel ist frei = überzähliger Lendenwirbel
  Sakralisation: 5. Lendenwirbel ist mit dem Kreuzbein teilweise oder ganz verschmolzen
- Spondylolisthesis = Abgleiten eines Wirbels (mit der Wirbelsäule darüber) nach ventral durch dysplastische Spaltbildung an den Wirbelgelenken (Spondylolyse), in 80 % zwischen LWK5 und S1 und häufig ohne Symptome (= Zufallsbefund im Röntgen), Epid: 2-4 % der Bevölkerung haben eine Spondylolisthesis

SYRINGOMYELIE

Syn: Syrinx = die Flöte, engl. syringomyelia, ICD-10: G95.0

Ät:
- Anlagebedingte Fehlbildung (gehört zu den dysrhaphischen Syndromen, fehlender Schluss des Neuralrohres) durch gestörte Embryogenese
- Selten durch Meningitis, Blutungen im Rückenmark, posttraumatisch nach Rückenmarkkontusion/SHT (= symptomatische Syringomyelie/Syringobulbie), Tumoren

Path:
- ♦ Fehlbildung des Rückenmarks mit **Höhlenbildung** in der **grauen Substanz** ⇨ Zerstörung von Rückenmarkgewebe (zentrale Rückenmarkschädigung), die Nervenbahnen (weiße Substanz) sind nicht betroffen, werden jedoch sekundär durch den Druck geschädigt
- ♦ Evtl. Wucherung von Gliazellen (Gliosis spinalis) und Ausbildung von Septen in der Syrinx
- ♦ Lok: Meist im **HWS-** und **oberen BWS**-Bereich, sehr selten in der LWS

Epid: **M** > w (2 : 1), Manifestationsalter: Beginn der Symptome meist im 20.-40. Lj.

Etlg:
Syringomyelie = Höhlenbildung im Rückenmark
Syringobulbie = Höhlenbildung im Bereich d. Hirnnervenkerne (Medulla oblongata, Pons)

Klin:
- ⇒ Motorisch: auf der Höhe der Syringomyelie **schlaffe**, atrophische (periphere) **Lähmung** (= Untergang der Vorderhornzellen) meist der **Hände**/Arme, darunter **spastische** (zentrale) **Paraparese der Beine** (= Schädigung der Pyramidenbahnen) ⇨ im Endstadium inkomplette Querschnittlähmung
- ⇒ Dissoziierte Sensibilitätsstörung: **aufgehobener Schmerz-** und **Temperatursinn** (Schädigung im Bereich der Commissura alba) insb. an den Armen (in den betroffenen Segmenten), bei erhaltener Tiefensensibilität u. Berührungsempfinden
- ⇒ **Diffuse Dauerschmerzen** in den Armen, Schultern und Thorax (= Untergang der Hinterhornzellen)
- ⇒ Vegetativ (Untergang der sympathischen Seitenhornzellen): **trophische Störungen** vorwiegend im Bereich der oberen Extremität mit brüchigen Fingernägeln, teigig geschwollener Haut (sog. Tatzenhand, main succulente), Knochenentkalkung, Arthropathien, Kyphoskoliose, Störung der Schweißsekretion, **HORNER-Syndrom** (Ptosis, Miosis, Enophthalmus)
- ⇒ Syringobulbie: horizontaler rotierender Nystagmus ohne subjektiven Schwindel, Paresen der Kau-, Gaumen- und Zungenmuskulatur, Dysarthrophonie, Sensibilitätsstörung im Gesicht

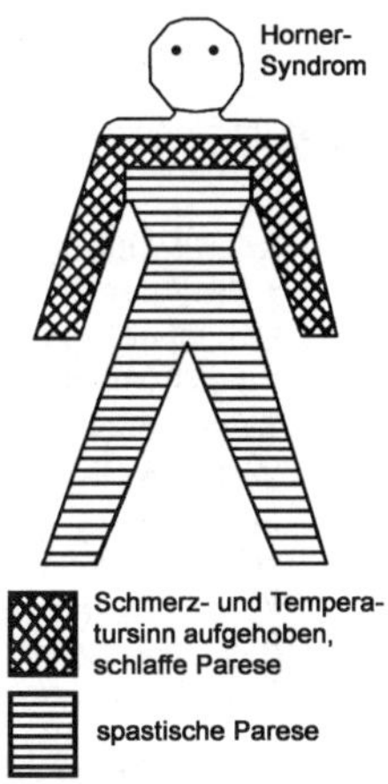

Diag:
1. Anamnese (Schmerzen im Arm, häufige Verbrennungen, schlecht heilende Wunden an den Händen?) und neurologische Untersuchung: BSR, TSR, RPR abgeschwächt od. völlig erloschen, Muskelatrophien an Händen/Armen, ASR, PSR gesteigert, pathologische Reflexe an den Beinen. Syringobulbie: Abgeschwächter/aufgehobener Kornealreflex.
2. Neurologisches Konsil: EMG: faszikuläre Zuckungen der paretischen Muskulatur an der oberen Extremität; Liquorpunktion: Normalbefund, allenfalls leichte Eiweißvermehrung
3. Bildgebung: **MRT** ⇨ deutliche Darstellung der Höhlenbildung im Rückenmark

Ther:
- **Keine kausale Ther.** mögl., Krankengymnastik gegen Spastik der Beine
- Med: Gegen Spastik Baclofen (Lioresal®), gegen Schmerzen Analgetika
- Operativ: Ind: progrediente Symptomatik
  - Dorsaler Zugang, Op sekundärer Ursachen, z.B. Resektion arachnoidalen Narbengewebes, Tumorresektion, Stabilisierung der Wirbelsäule
  - **Syringostomie** = Einlage eines Katheters von der Höhle zum spinalen Subarachnoidalraum (= syringosubarachnoidaler Shunt)
- Selbsthilfegruppen: Dt. Syringomyelie und Chiari Malformation e.V., Jean-Paul-Straße 9, 95615 Marktredwitz, Tel.: 09231 87970-20, Internet: www.deutsche-syringomyelie.de

Prog: Chronischer Verlauf über Jahre.

Kompl:
* **Verbrennungen** an den Armen/Händen bis hin zu **Verstümmelungen** durch den aufgehobenen Temperatursinn und die schlechte Heilungstendenz durch die trophischen Störungen (schmerzlose Fingereiterungen = MORVAN-Syndrom)
* **Spontanfrakturen** an entkalkten Knochen
* Blasenlähmung bei lumbaler Syringomyelie
* Gleichzeitig dysrhaphische Störungen, ARNOLD-CHIARI-Syndrom, DANDY-WALKER-Krankheit, NOONAN-Syndrom, fixierter Torticollis mögl.

DD:
- Hydromyelie = vergrößerter Zentralkanal, mit Ependym ausgekleidet
- Diplomyelie = angeborene Rückenmarkverdoppelung, meist thorakal und klinisch stumm
- Rückenmarktumoren, A.spinalis-anterior-Syndrom, zervikale Myelopathie, amyotrophische Lateralsklerose (ohne Sensibilitätsstörungen)
- Polyneuropathie, "Schulter-Arm-Syndrom", z.B. Periarthropathia humeroscapularis

HIRNDRUCK / HIRNÖDEM

Syn: Gutartige intrakranielle Drucksteigerung ICD-10: G93.2, Hirnödem ICD-10: G93.6

Phys: Intrakranieller Druck: 15-25 cm H_2O [Wassersäule] im Sitzen gemessen (6-20 cm H_2O im Liegen = ca. 10 mmHg od. 0,5-2,0 kPa)

Ät:
- **Raumfordernde Prozesse** (Hirntumor, intrazerebrale Massenblutung, Hämatom, Abszess) + **Hirnödem perifokal** (= in der Umgebung) um Hirntumoren, Blutungen (sog. Penumbra)
- Hirnödem **postischämisch** (nach Apoplexie, zytotoxisch bedingt), bei Intoxikationen, nach Starkstromunfall, als Komplikation einer Meningoenzephalitis
- Sinusvenenthrombose
- Verlegung der ableitenden Liquorwege ⇨ **Hydrocephalus** occlusus/communicans
- Idiopathische intrakranielle Hypertension ("Pseudotumor cerebri") unklarer Genese (Ausschlussdiagnose)
- Kinder: REYE-Syndrom (4.-9. Lj., akute Enzephalopathie mit Hirnödem und fettiger Leberdegeneration unklarer Genese [Gabe von Acetylsalicylsäure (ASS, Aspirin®) bei Infekten (insb. bei Varizellen), Intoxikation, genetische Disposition], Letalität 25-70 %)

Path:
- Hirnödeme um Raumforderungen entstehen durch mechanische Schädigung der Blut-Hirn-Schranke im Bereich der Kapillaren u. Störung des Sauerstofftransportes (vasogenes Ödem). Maligne Tumoren und Metastasen haben ausgeprägtere Ödeme als benigne Raumforderungen.
- Lok: Hirnödeme vorwiegend im Marklager (weiße Hirnsubstanz)
- Anfängliche Kompensation des gestiegenen Hirndruckes durch Abnahme des intrakraniellen Blut- und Liquorvolumens (funktionelle Reserve) ⇨ danach steiler Anstieg
- Intrakranieller Druckanstieg ⇨ Kompression und **Verlagerung** des Ventrikelsystems (= Mittellinienverlagerung, Falxherniation, s. Abb.), tentorielle **Herniation** des medialen Temporallappens nach kaudal in den Tentoriumschlitz und die Cisterna ambiens, bei weiterer Druckzunahme lebensbedrohliche Herniation der Kleinhirntonsillen u. der Medulla oblongata in das Foramen magnum

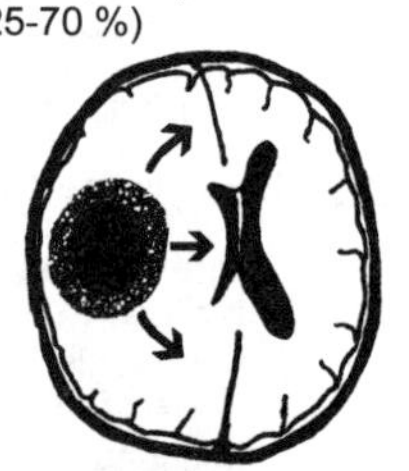

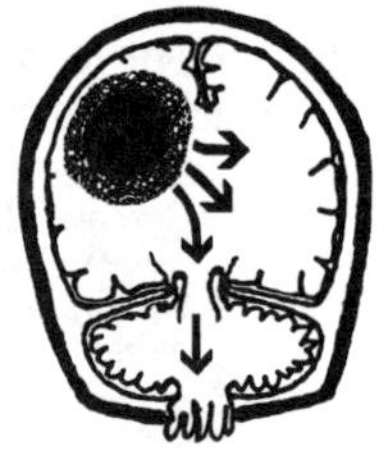

Etlg:
Vasogenes Hirnödem (um Raumforderungen)
Zytotoxisches Hirnödem (nach Apoplexie durch Gewebezerfall)

<u>Klin:</u> ⇒ **Kopfschmerzen**, Übelkeit, **Erbrechen**, Schwindel, Zwangshaltung des Kopfes
⇒ Neurologische Defizite, Sehstörungen (Abduzensparese)
⇒ Singultus (Syn: Schluckauf, Zeichen der Hirnstammschädigung)
⇒ Bewusstseinsstörung, Somnolenz bis Koma (bei Einklemmung des Hirnstammes)
⇒ Atemstörungen (BIOT-Atmung intermittierend mit Atempausen)
⇒ Psychopathologische Symptome: Verlangsamung, Affektverflachung
⇒ Druckpuls (durch Blutdruckanstieg als Erfordernishochdruck, sog. CUSHING-Reflex)

<u>Diag:</u>
1. Anamnese, Fremdanamnese und neurologische Untersuchung: Augenhintergrund zeigt eine Vorwölbung der Papille (= **Stauungspapille**), Gesichtsfeldausfälle (vergrößerter blinder Fleck), auslösbare Greifreflexe (Hand und Mund), Druckschmerzhaftigkeit der oberen Trigeminus-Austrittspunkte
2. <u>Bildgebung:</u> **MRT/CCT** zur Diagnose des Grundleidens, perifokale Ödeme gut sichtbar
3. Neurologisches Konsil mit EEG: Herdbefund und Allgemeinveränderungen mögl.
   <u>KEINE Lumbalpunktion!</u> wegen der Gefahr der Einklemmung bei Druckabfall durch die Punktion (daher vor Lumbalpunktion immer Augenhintergrund zum Ausschluss einer Stauungspapille spiegeln!)
4. Hirndruckmessung mittels Ventrikelkatheter od. epiduraler Drucksonde

<u>Ther:</u>
- <u>Konservativ:</u> 30° **Oberkörperhochlagerung**, milde **Hyperventilation** (Ziel: pCO_2 30 mmHg), **Osmotherapie** mit Mannitol (4 x 125 ml 20%ig/Tag) über zentralen Zugang, alternativ auch NaCl 10%ig 125 ml mögl.
- <u>Med:</u> **Glukokortikoide** (Dexamethason, Fortecortin® 4 x 4 mg/Tag) präoperativ und einige Tage postoperativ bei vasogenem Ödem (Hirntumoren). Bei inoperablen Gehirntumoren auch als Glukokortikoid-Dauermedikation mit ¼ der Dosis. Barbiturate (Pentobarbital) als kurzfristige Medikation zum Abfangen von Druckspitzen mögl.
  Bei idiop. intrakranieller Hypertension: Gewichtsabnahme + Acetazolamid + Furosemid
  Bei Schluckauf: Metoclopramid, Baclofen, Haloperidol, Chlorpromazin, Triflupromazin, Carbamazepin, Clonazepam (Rivotril® i.v.) od. Nefopam (Acupan® i.v.)
- <u>Operativ:</u>
  - Operable Raumforderungen werden immer neurochirurgisch entfernt
  - Liquorableitung durch Shunt-Anlage bei inoperablem Tumor im Bereich von Hirnstamm od. Kleinhirn
    Trepanation (osteoklastisch), ca. 12 cm groß im Durchmesser bei Versagen der kons. Therapie
- <u>Leitlinie:</u> Idiopath. intrakranielle Hypertension, S1 v. 3/2019 (AWMF Registernr. 030-093)

<u>Prog:</u> Abhängig von der Grunderkrankung

<u>Kompl:</u>
* Bei Steigerung des Hirndruckes auf die Höhe des arteriellen Blutdruckes kommt es zum zerebralen Kreislaufstillstand und damit zum Hirntod
* Massenverschiebung (Herniation von Gehirnteilen) führt zu Einklemmungserscheinungen: In den Tentoriumschlitz (Klin: Strecksynergismen) oder das Foramen magnum (Klin: Apnoe bei Affektion des Atemzentrums in der Medulla oblongata)

HIRNABSZESS

<u>Ät:</u>
- **Offenes Schädel-Hirn-Trauma** (direkte Keimverschleppung)
- Fortgeleitete Infektion: Eitrige Sinusitis frontalis, Schädelknochenosteomyelitis, otogene Infektion, eitrige Mastoiditis
- **Hämatogene Streuung** (z.B. bronchopneumonische Infekte, Endokarditis), oft multiple Herde (Mikroabszesse in der grauen Substanz)
- Iatrogen: nach neurochirurgischen Eingriffen, Trepanation bei Blutung od. Hydrozephalus

<u>Path:</u>
- ♦ <u>Keimspektrum:</u> Streptokokken, Staphylokokken, Pneumokokken, Bacteroides
- ♦ <u>Prädisp:</u> **schlechte Abwehrlage** des Organismus, z.B. Diabetes mellitus, konsumierende

Prozesse, Tumoren, Sarkoidose, HIV-Infektion, Tuberkulose, Immunsuppression, Chemotherapie (⇨ dann auch seltene Keime: Aspergillus, Candida, Listerien usw.)

Etlg: # Epiduraler Abszess, subdurales Empyem
Hirnabszess (abgekapselter Prozess), phlegmonöse Enzephalitis (Hirnphlegmone)

Klin: ⇒ Meningitische Reizung, **Kopfschmerzen**, Lichtscheu, Übelkeit ⇨ **rasche Entwicklung** als DD zu Hirntumoren
⇒ Fieber, **Bewusstseinstrübung**, psychische Verlangsamung
⇒ Epileptische Anfälle, Hemiparesen, Hirndruckzeichen bei chronischem Prozess

Diag:
1. Anamnese (vorangegangenes Trauma od. Infektion, Immunsuppression?) und klinische Untersuchung: Meningismus?
2. Neurologisches Konsil: EEG: Herd mit Deltawellen, Allgemeinveränderungen
   Liquorpunktion (primär nicht erforderlich): trüber Liquor, Pleozytose, Eiweiß vermehrt, Glukose erniedrigt, Laktat erhöht (nur wenn der Abszess in den Liquorraum eingebrochen ist, sonst Normalbefund)
3. Bildgebung: **MRT** mit KM ⇨ unscharfer Herdbefund, nach Kontrastmittelgabe typisches **ringförmiges Enhancement** (Kontrastmittelanreicherung in der Abszesskapsel)
4. Stereotaktische Biopsie über Bohrlochkraniotomie ⇨ Erreger- und Resistenzbestimmung

Ther:
- Konservativ: Akute Abszesse <2,5 cm u. noch ohne Kapsel **systemische Antibiose** ⇨ Kombination aus i.v. Cephalosporin (z.B. Cefotaxim, Claforan®) + Metronidazol. + Vancomycin. Reserveantibiotika sind Meropenem u. Linezolid, bei Pilzinfektion Voriconazol. Nach Erreger- und Resistenzbestimmung gezielte Antibiose. Dauer: 4-8 Wochen
- Operativ: Ind: sichere, bakterielle abgekapselte Abszesse, Empyem
  - Bei Abszessen und Empyem Kraniotomie und Ausräumung des Abszessgebietes, möglichst mit der Abszesskapsel, evtl. Einlage einer Spüldrainage + systemische Breitspektrumantibiose
  - Operative Sanierung des Keimherdes (z.B. Mastoiditis, offenes SHT)
- Leitlinie: Hirnabszess, S1 v. 1/2021 (AWMF Registernummer 030-108)

Prog: Letalität 5-20 % (bei Pilzabszessen bis 60 %), 50 % d. Pat. behalten neurologische Defizite

Kompl:
* Septische Ausbreitung, Einbruch in das Ventrikelsystem (Pyozephalus internus) bis zur phlegmonösen Enzephalitis (Hirnphlegmone) mit einer sehr schlechten Prognose (Hirnschwellung, Einklemmungszeichen)
* Septische Thrombophlebitis der intrakraniellen Venen
* Spätabszesse noch nach Jahren mögl. (z.B. bei Geschosssplittern)

DD:
– **Eitrige Meningitis**, tuberkulöse Meningitis, Toxoplasmose, Enzephalitis durch Viren
– Phlegmone der Kopfschwarte, Osteomyelitis des Schädelknochens
– Hirntumoren (mit zentraler Nekrose)

INTRAKRANIELLE BLUTUNGEN

Etlg: Von außen (Schädelknochen) nach innen (Gehirn) geordnet:
Epiduralblutung, Epiduralhämatom, ICD-10: I62.1
Subduralblutung, Subduralhämatom, ICD-10: I62.0-
Subarachnoidalblutung, ICD-10: I60.-
Intrazerebrale Blutung, ICD-10: I61.- = intraparenchymatöse Massenblutung (machen ca. 15 % d. apoplektischen Insulte aus) und intraventrikuläre Blutung

Ät:
– Traumatisch: als Früh- oder Spätmanifestation nach **SHT** als subdurale Blutung (50 % d.F.), epidurale Blutung (30 % d.F.), Subarachnoidalblutung (10 % d.F.) oder intraparenchymatöse Blutung (10 % d.F.)
– Spontan: **Arteriosklerose, arterielle Hypertonie**, Angiome, Aneurysmen (insb. Subarachnoidalblutung), Gerinnungsstörungen (Hämophilie, Antikoagulanzientherapie, HELLP-Syndrom), **Tumorblutungen**, Vaskulitiden

Diag: 1. Anamnese, Fremdanamnese bei bewusstlosem Patienten, Beginn und Entwicklung der Bewusstlosigkeit? und klinische Untersuchung

2. Bildgebung: **CCT** (akut primär zunächst nativ) ⇨ zeigt Blutung und evtl. Einbruch in das Ventrikelsystem, MRT-Angiographie, evtl. zerebrale Angiographie (arterielle DSA), Röntgen-Schädelübersicht in 2 Ebenen bei SHT ⇨ Frakturausschluss

3. Neurologisches Konsil mit Liquorpunktion: Gefahr der Hirnstammeinklemmung bei der Punktion durch erhöhten Hirndruck bedenken! ⇨ blutiger Liquor bei Einbruch einer Blutung in das Liquorsystem

Ther:
- Konservativ: Kleine intrazerebrale Blutungen werden lediglich beobachtet und kontrolliert.
- Operativ: Ind: progrediente Eintrübung oder primär bewusstlose Patienten und nachgewiesene Blutung ⇨ Notfall-Op; intrazerebrale Hämatome >4-9 cm
  - Kraniotomie und Entlastung
  - Bei Hydrocephalus occlusus ⇨ Ventrikeldrainage

Kompl: * Einbruch einer Blutung in das Ventrikelsystem ⇨ Hydrocephalus occlusus, bzw. Hydrocephalus malresorptivus bei Verklebung der PACCHIONI-Granulationen

* Cave: 2-3 Tg. nach Trauma/Aneurysmablutung ⇨ zerebraler Vasospasmus, Proph: Kalziumantagonist Nimodipin (Nimotop®) für 14 Tg.

Op: * Insb. bei Ausräumung großer intrazerebraler Blutungen ⇨ neurologische Ausfälle

DD:
- Zerebrovaskuläre Insuffizienz und Apoplex (**ischämischer Infarkt** bedingt durch arterielle Embolie oder Thrombose, s.o. Kap. zerebrovaskuläre Insuffizienz)
- **Arteriovenöse Gefäßmissbildungen (Angiome)**: mit oder ohne intrazerebrale Blutung od. Hämatom (rindennah)
  als: arteriovenöse Rankenangiome, Kavernome (venöse Gefäßräume mit Bindegewebesepten, in bis zu 50 % d.F. aut.-dom. erblich, Chrom. 7q21-22, 7p13-15, 3q25-27), venöse Angiome, Teleangiektasien, kraniozerebrale Hämangiome, Mikroangiome, erbliche Phakomatosen (STURGE-WEBER-KRABBE-Syndrom mit Naevus flammeus im Trigeminusbereich und meningealen Angiomen)
  Epid: m > w (= 2:1), <30. Lj.
  Klin: Epilepsie, neurologische Ausfälle, Steal-Syndrom bei arteriovenösem Shuntvolumen
  Diag: Angiographie und MRT (2-3 Wochen nach einer Blutung gute Sensitivität, akut schlecht = Angiom ist von einem Hämatom noch nicht abgrenzbar)
  Ther-Ind.: immer gegeben, da keine spontane Rückbildung
  Ther: operative Entfernung (bei akuter Blutung nach ca. 6 Wo.), ggf. bei Inoperabilität Embolisation oder stereotaktische Radiatio
- **Karotis-Kavernosus-Fistel:** Kurzschluss zwischen A.carotis int. und Sinus cavernosus durch Verletzung bei einer Schädelbasisfraktur oder spontan
  Klin: pulsierender Exophthalmus, Chemosis (Schwellung der Konjunktiven), konjunktivale Injektion, Stauungsblutungen in die Netzhaut und Glaskörper, pulssynchrones Ohrgeräusch, pulssynchrones Auskultationsgeräusch über dem Augenbulbus der betroffenen Seite, Affektion der HN III-VI; Diag: Angiographie
  Ther: interventioneller Verschluss mittels Ballonkatheter (ggf. mehrere Ballons)
- **Sinusvenenthrombose**
- Hypertensive Enzephalopathie (Status lacunaris)
- Hirntumoren (insb. Meningeome, intrazerebrale Metastasen und Glioblastome)

EPIDURALBLUTUNG

Syn: Epiduralhämatom, ICD-10: I62.1

Ät:
- **Schädel-Hirn-Trauma** (SHT) mit Schädelfraktur, insb. temporal (80 % d.F.)
- Selten bei Knochentumoren mit Gefäßarrosion

Path: ♦ Lok: Riss einer **A.meningea** (meist media, temporoparietal) durch Trauma, selten auch epidurales Hämatom durch Blutung aus einem Frakturspalt, einem verletzten Venensinus oder verletzten PACCHIONI-Granulationen mögl.
♦ Die Blutung liegt zwischen Schädelknochen und der Dura mater (die Dura wird dabei abgehoben).

Epid: ◊ Meist jüngere Patienten (20.-45. Lj.)
◊ **M** > w (= 5:1)

Klin: ⇒ **Kurzes freies Intervall:** Commotio cerebri mit Bewusstlosigkeit – dann wach (kurzes freies Intervall für Minuten bis Stunden) – danach zunehmende Bewusstlosigkeit = sekundäre Verschlechterung der Bewusstseinslage durch Compressio cerebri
⇒ Kontralaterale Paresen, **homolaterale Pupillenerweiterung** (Hirnnerv-III-Lähmung), Hirnnerv-VI-Parese, Streckkrämpfe

Diag: 1. Anamnese (Trauma) und klinische Untersuchung: Bewusstseinslage, Anisokorie
2. Bildgebung: **CCT** (nativ): hyperdense, scharf abgegrenzte, linsenförmige konvexe Raumforderung unter der parietalen Schädelkalotte
Röntgen-Schädelübersicht ⇨ temporale Fraktur oder Schädelbasisfraktur
Ggf. MRT-Angiographie od. konventionelle Angiographie
3. Neurologisches Konsil mit EEG: Abflachung d. betroffenen Halbseite

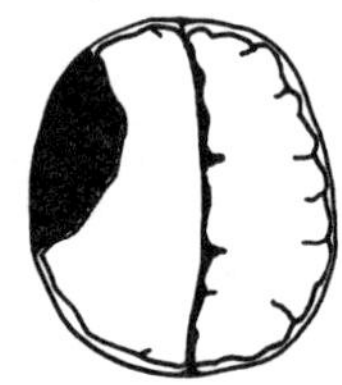

Ther: • Operativ: Ind: **sofortige Op** indiziert
- Notfallmäßige Trepanation und Entlastung des Hämatoms
- Bei notfallmäßiger Op in einem peripheren Krankenhaus ⇨ KÖHNLEIN-Bohrung = Entlastungslöcher vor und hinter dem Ohr auf der betroffenen Seite in der Höhe der Augenbrauen bohren

Prog: Bei rechtzeitiger Entlastung des Epiduralhämatomes günstig. Letalität 30 %, 20 % d. Pat. bleiben behindert.

Kompl: Hirndruck, Einklemmung des Hirnstammes in den Tentoriumschlitz ⇨ Dezerebrationssyndrom mit Streckhaltung

DD: Subduralblutung, intrazerebrale Blutung

SUBDURALBLUTUNG

Syn: Subduralhämatom, ICD-10: I62.0-

Ät: – Starkes Schädel-Hirn-Trauma (SHT)
– Antikoagulanzien- oder Lyse-Therapie

Path: ♦ Zerreißung von **Brückenvenen** (spannen sich zwischen Gehirnoberfläche und den Venensinus aus)
♦ Hämatom liegt zwischen Dura mater u. der Gehirnoberfläche/Arachnoidea (Leptomeninx)

Etlg: # **Akutes Subduralhämatom** ⇨ starkes SHT mit ausgeprägten Kontusionen
Chronisches Subduralhämatom ⇨ nach Bagatelltrauma, meist alte Pat. (60.-80. Lj.), auch bei Antikoagulation (Phenprocoumon, Marcumar®) od. Streptokinasetherapie (dann auch beidseitig mögl.)

Klin: ⇒ Akut: starkes SHT ⇨ Pat. oft initial schon bewusstlos, kontralaterale Hemiplegie, Streckkrämpfe, ipsilaterale Ophthalmoplegie, Mydriasis

⇒ Chronisches Subduralhämatom (Symptome erreichen ihr Maximum erst nach 2-3 Monaten nach einem Bagatelltrauma) ⇨ Kopfschmerzen, Druckgefühl, Merkschwäche, Konzentrationsstörungen, Desorientiertheit, "Alterspsychose"

Diag: 1. Anamnese (Trauma vor längerer Zeit bei chron. Form) und klinische Untersuchung, Bewusstseinslage

2. Bildgebung: **CCT** (nativ): Konkave, sichelförmige, nicht scharf begrenzte Form subduraler Hämatome entlang der Schädelkalotte, Mittellinienverlagerung, je nach Alter des Hämatoms (von frisch – alt) hyper-, iso- oder hypodens, oft auch verschiedene Dichte bei kleinen frischen Blutungen in das Hämatom

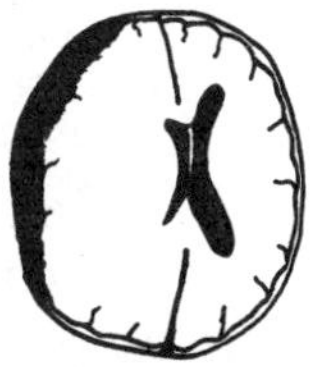

Ther:
- Akutes Subduralhämatom ⇨ notfallmäßige Kraniotomie, Duraeröffnung und Entlastung
- Chronisches Subduralhämatom ⇨ Bohrlochkraniotomie, Eröffnung der Hämatomkapsel und Ausräumung, Spülung u. subdurale Drainage für 2-4 Tage

Prog: Akutes Subduralhämatom: meist schlechte Prognose (Mortalität bis zu 90 %)
Chronisches Subduralhämatom: sehr gute Prognose (meist keine neurologischen Ausfälle)

Kompl: Ein chronisches Subduralhämatom bildet nach einiger Zeit eine Kapsel aus.

DD:
- Pachymeningeosis haemorrhagica interna = subdurales Hämatom bei Alkoholikern
- Subdurales Hygrom (Flüssigkeitsansammlung nach traumatischer Verletzung der Arachnoidea)

SUBARACHNOIDALBLUTUNG

Syn: **SAB** = Subarachnoidalblutung, engl. subarachnoid haemorrhage or bleeding, ICD-10: I60.-

Ät:
- **Angeborene Aneurysmen** (Manifestationsalter früh, familiäre Disposition): Fehlbildung der Tunica media der Gefäßwand ⇨ umschriebene Ausstülpung der Gefäßwand
- **Arteriovenöse Angiome** (insb. im A.cerebri-med.-Gebiet über d. Konvexität einer Hemisphäre) = angeborene Gefäßmissbildung mit Kurzschluss zwischen erweiterten Arterien und Venen ohne zwischengeschaltete Kapillaren
- Arteriosklerotische Aneurysmen (Manifestationsalter: Senium)
- Selten entzündliche Gefäßerkrankung, bakterielle Embolie der Vasa vasorum („mykotische" Aneurysmen), Arrosion durch Hirntumoren oder Metastasen, hämorrhagische Diathese

Path:
- Lok: **Hirnbasisarterien** (Circulus arteriosus cerebri WILLISII, s. Abb.), frontobasal die A.communicans ant., A.carotis int., A.cerebri media u. anterior, seltener vertebrobasilär
- In 85 % im vorderen Anteil des Circulus arteriosus cerebri, meist an den **Gabelungsstellen**
- Ausbreitung der Blutung im Subarachnoidalraum
- In 10-15 % d.F. findet sich ein Zweitaneurysma, auch multiple Aneurysmen mögl.

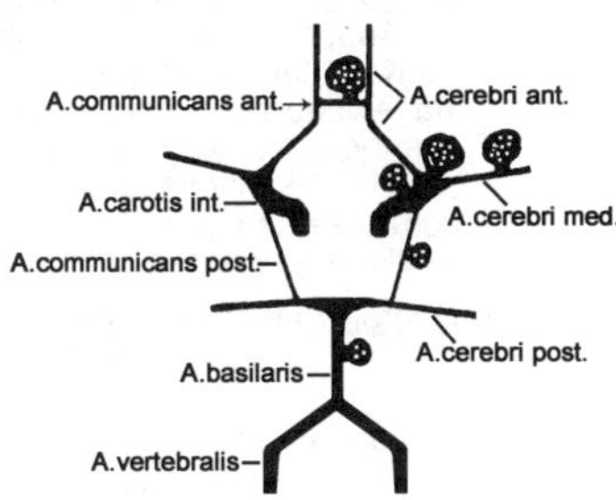

Epid: ◊ Prädisp.alter: 30.-60. Lj., w > m
◊ Inzidenz: 6-20/100.000/Jahr

Klin:
⇒ Kleine, nicht rupturierte Aneurysmen oder Angiome können klinisch stumm sein
⇒ Rezidivierende Kopfschmerzen mit flüchtigen neurologischen Hirnnervenausfällen bei nicht rupturierten Aneurysmen oder Angiomen

⇒ Aneurysmaruptur: schlagartiger **Vernichtungskopfschmerz** ("wie noch nie") okzipital/nuchal od. diffus (2/3 d.F. ohne besonderes Ereignis, 1/3 d.F. nach besonderer Anstrengung, z.B. Pressakt, Heben schwerer Lasten, Koitus)

⇒ 1/3 d. Pat. initial bewusstlos, 1/3 benommen

⇒ Übelkeit, Erbrechen, Schweißausbruch, **Meningismus,** LASÈGUE-Zeichen pos., BABINSKI pos. (50 % d.F.), neurologische Ausfälle je nach Lok. (Hemiparesen, Aphasie, fokale Anfälle, Blasenstörung, Gangataxie, einseitige Ophthalmoplegie, Hirnnervenstörungen, insb. II., **III.** (N.oculomotorius häufig betroffen wegen der Nähe zur A.carotis int., A.com. ant. u. A.cerebri post.), IX., X. u. XI., Sehstörungen, psychoorganische Symptome)

Etlg: Nach HUNT u. HESS (1968) bez. der Klinik des Patienten

Grad I	Patient wach, **minimale Kopfschmerzen**, evtl. leichter Meningismus
Grad II	Patient wach, starke Kopfschmerzen, **Meningismus**
Grad III	Patient **somnolent** und desorientiert
Grad IV	Patient **soporös** bis komatös, ausgeprägte **fokale neurologische Ausfälle** (Halbseitensymptome, Dysphasie) oder beginnende Dezerebrationserscheinungen, Pupillenreaktion und Schmerzreaktion noch vorhanden, vegetative Dysregulation
Grad V	Patient tief **komatös, Dezerebration**, evtl. Einklemmungserscheinungen, keine Pupillenreaktion

Diag:
1. Anamnese, bzw. Fremdanamnese bei Bewusstlosigkeit
2. Klinische Untersuchung: neurologischer Status, Augenhintergrund: papillennahe lachenförmige Blutungen oder großflächige Glaskörperblutung (TERSON-Syndrom)
3. Bildgebung **CCT:** nativ ⇨ Nachweis von Blut in den basalen Zisternen, ggf. auch MRT
   Angiographie (DSA) zur genauen Aneurysmalokalisation (in gleicher Sitzung kann dann ggf. der interventionelle Eingriff erfolgen), bei 10 % d. Pat. lässt sich auch damit keine Blutungsquelle finden ⇨ diese Pat. haben aber i.d.R. eine gute Prog. (Letalität <5 %)
4. Neurologische Untersuchung mit Liquorpunktion: **blutiger Liquor**, bei älterer SAB (>8 Std.) xanthochromer (gelblicher) Liquor mit Nachweis von freiem Hämoglobin, Siderophagen (hämosiderinspeichernde Erythrophagen)
5. EKG-Veränderungen (ST-Strecke, U-Welle, Ursache dafür nicht bekannt)
6. Transkranieller Doppler: Diagnostik u. Verlaufskontrolle der blutungsbedingten Spasmen
7. Evtl. Anlage einer epiduralen Drucksonde zur Kontrolle des Hirndrucks

Ther:
- Akut: Sicherung der Vitalfunktionen, Analgetika (Buprenorphin, Temgesic®) und Tranquilizer (Diazepam, Valium®), Bettruhe, ggf. maschinelle Beatmung, RR syst. <140 mmHg
- Bei sicherer SAB ⇨ sofortige Verlegung des Patienten in eine **neurochirurgische Klinik**
- Konservativ/interventionell/endovaskulär:
  Bei Aneurysmen <10 mm können über einen vorgeschobenen speziellen Katheter mehrere kleine, ablösbare **Platinspiralen** in das Aneurysma eingebracht werden und dieses wird damit verschlossen (sog. Aneurysma-Coiling, s. Abb.). Nachteil: Rezidiv mögl. ⇨ angiographische Nachkontrolle nach 6 u. 24 Mon. erforderlich.
  Vorteil: keine Op notwendig, mit diesem Verfahren können heute 70-80 % aller Aneurysmen behandelt werden.

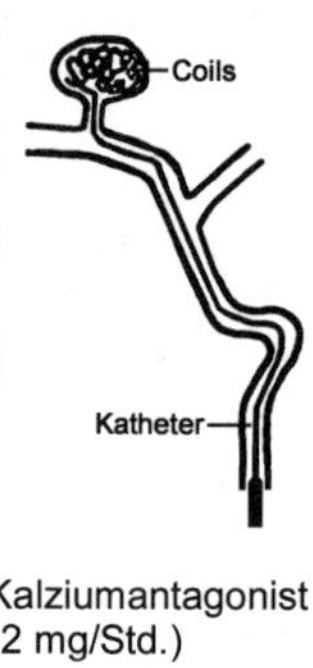

- Operativ: Ind: wenn eine interventionelle Ther. nicht mögl. ist, bei Grad I-III Früh-Op. in den ersten 48-72 Std., Grad IV und V nach 2-3 Wochen (keine Gefäßspasmen mehr)
  - Zugang: Kraniotomie
  - Darstellung des Aneurysmas und Anbringen eines **Aneurysma-Clips**
- Prophylaxe zerebraler Vasospasmen nach Subarachnoidalblutung mit Kalziumantagonist Nimodipin (Nimotop®) für 14 Tage (initial 1 mg/Std. für 2 Stunden, dann 2 mg/Std.)
- Selbsthilfegruppen: Verein für Hirn-Aneurysma-Erkrankte e.V., Brüelstr. 15, 78462 Konstanz, Tel.: 04456 899182, Internet: www.hirn-aneurysma.de

Prog: Frühmortalität 15 % d.F., bei Nachblutung sehr schlechte Prognose (Mortalität bei Rezidiv ca. 60-70 %!), Gesamtmortalität ca. 30-45 %, Grad I-III Mortalität 6-8 %.
Die Überlebenschance wird durch Op etwa verdoppelt!

Kompl:
* **Nachblutung** (in den ersten 14 Tagen) mit hoher Mortalität (60 %)
* **Gefäßspasmen** (Beginn am 2.-3. Tag, Maximum zw. 7. u. 10. Tag, Dauer bis 3 Wo., Kontrolle durch transkranielle Dopplersonographie) mit der Gefahr der Ischämie
* Hirntamponade durch die Blutung in das Ventrikelsystem u./od. Liquorraum ⇨ hohe Letalität
* **Hydrocephalus** communicans occlusus + aresorptivus durch Verklebungen im Bereich der PACCHIONI-Granulationen ⇨ Ther: Ventrikeldrainage
* Hirnorganisches Psychosyndrom, Anosmie, Epilepsie
* Gleichzeitiges Vorliegen von Zystennieren (4-6 % d. Pat.)
* Chronische Subarachnoidalblutung (die Blutungsquelle lässt sich in 50 % d.F. nicht finden): superfizielle Siderose (Eisenablagerung auf Gehirn, Hirnnerven und Rückenmark) ⇨ progredienter Hörverlust, Demenz, zerebellare Ataxie, Myelopathie mögl.

DD:
- **Arteriovenöse Angiome** (arteriovenöse Gefäßmissbildungen) ohne Blutung, Epid: M > w (= 2:1), Symptome meist in der Pubertät beginnend, insb. mit fokalen Anfällen, Diag: MRT u. Angiographie, Ther: Interventionelle (präoperative) Embolisation + operative Entfernung, fokale stereotaktische Radiatio (bei inoperablen Angiomen)
- Starker Migräneanfall, Donnerschlagkopfschmerz (schlagartiger extremer Kopfschmerz, wie bei einer SAB; Ät: Vasospasmus intrakranieller Gefäße)
- TOLOSA-HUNT-Syndrom (retroorbitale Entzündung mit HN III-, IV-, VI-Parese und einseitige Kopfschmerzen, Ther: Glukokortikoide)

INTRAZEREBRALE BLUTUNG

Syn: Hirnmassenblutung, hämorrhagischer Insult, engl. intracerebral bleeding, ICD-10: I61.-

Ät:
- 80 % haben eine **arterielle Hypertonie**, **Arteriosklerose** ⇨ hypertensive Krise als Auslöser
- Traumatisch: meist in Verbindung mit epiduralen-/subduralen Hämatomen bei starkem **Schädel-Hirn-Trauma**
- Selten: **Antikoagulanzientherapie** (7- bis 10faches Risiko), hämorrhagische Diathese, Alkoholismus, sekundäre Einblutung in einen ischämischen Hirninfarkt oder Hirntumor / Metastase (Melanom, Nierenzellkarzinom), blutendes Angiom, Eklampsie, perinatale Blutung, Drogen (Ecstasy, Kokain, Crack, Amphetamine), iatrogen: Lysetherapie

Path: Lok: 65 % d. Hämatome liegen medial od. lateral der **Capsula interna** im Bereich der **Stammganglien** (Thalamus), im temporoparietalen oder temporofrontalen Marklager, parietookzipital, seltener Kleinhirn/Hirnstamm (10 % d.F.)

Epid:
◊ Prädisp.alter: 50.-70. Lj., **m** > w, Inzidenz: 30/100.000/Jahr
◊ Intrazerebrale Blutungen machen ca. 15 % der apoplektischen Insulte aus (Rest sind ischämische Insulte, s.o.)

Klin:
⇒ **Kopfschmerzen**, Erbrechen
⇒ Ca. 50 % d. Pat. **bewusstlos** und Streckkrämpfe ⇨ schlechte Prognose
⇒ Je nach Lok. neurologische Ausfallerscheinungen (**Halbseitensymptomatik**, Hirnstammsymptomatik s.u. Kapitel Hirnstammsyndrome, epileptische Anfälle)
⇒ Thalamusnahe Herde: brennende halbseitige Schmerzen, Temperaturempfinden gestört, ipsilaterales HORNER-Syndrom (Ptosis, Miosis, Enophthalmus)
⇒ Subthalamische Herde: Störung der thermoregulatorischen Schweißsekretion (Läsion der ungekreuzten, absteigenden zentralen Sympathikusbahnen), Lichtüberempfindlichkeit

⇒ Pseudobulbärparalyse = Schädigung der supranukleären Bahnen zu den Hirnnervenkernen mit Zwangslachen, Zwangsweinen, Dysarthrie, pathognomonisch ist die Steigerung des Masseterreflexes (Läsion ist im 1. Motoneuron oder im Trac.corticonuclearis [vor dem 2. Motoneuron = Hirnnervenkerne] lokalisiert)

⇒ Operkulum-Syndrom (pathologischer Prozess im Bereich des Operculum über der Insula) mit Gesichtslähmung, Schluckstörung, Gaumensegelparese, Zungenparese bei normalen unwillkürlichen Bewegungen wie Gähnen, Lachen, Husten, Lidschlag

Diag: 1. Anamnese und klinische Untersuchung: Pyramidenbahnzeichen, Pupillenstörung (miotische, aber noch auf Licht reagierende Pupillen)
2. Bildgebung **CCT** nativ immer durchführen ⇨ Raumforderung (oft auch erst nach Tagen sichtbar) + perifokales Ödem, im Verlauf später Zystenbildung; wichtig ist die Abgrenzung zum ischämischen Insult!
MRT-Angiographie, ggf. Angiographie zur Blutungslokalisation
3. Neurologisches Konsil mit Liquorpunktion: bei ventrikelnaher oder oberflächlicher Blutung xanthochromer, bei Ventrikeleinbruch blutiger Liquor

Ther:
- Konservativ: Kleine Hämatome werden nur **beobachtet** u. kontrolliert, bei größerem perifokalem Ödem Glycerosteril i.v., eine bestehende Antikoagulantientherapie unterbrechen, ggf. Tranexamsäure 1 g i.v., Thromboseprophylaxe, RR syst <140 mmHg einstellen
- **Mobilisierende Krankengymnastik** und optimale Lagerung zur Vermeidung von Kontrakturen und Lungenfunktionsstörungen, ggf. logopädische Behandlung
- Psychosomatische Begleitung, Gesprächstherapie, da die Pat. häufig depressiv werden.
- Operativ: Ind: große Hämatome
  - Neurochirurgische Ausräumung (insb. bei Kleinhirnhämatomen)
  - Externe Ventrikeldrainage bei Ventrikeleinbruchsblutung mit Liquorstau und ggf. intrathekale Thrombolyse des Hämatoms mit Alteplase
- Leitlinie: Spontane intrazerebrale Blutung, S2k v. 4/2021 (AWMF Registernr. 030-002)

Prog: Kleine Hämatome resorbieren sich von selbst in ca. 2 Monaten.
Intrazerebrale Blutungen mit initial bewusstlosem Pat. haben eine schlechte Prognose. Ein Jahr nach einem Blutungsereignis sind 40-60 % d. Pat. verstorben.

DD:
- **Ischämischer Insult** (s.o., Kap. zerebrovaskuläre Insuffizienz)
- Hämangiome, angeborene Gefäßmissbildungen, Hirntumoren, Tumormetastasen
- Hypertensive Krise mit neurologischen Symptomen, Ther. akut Nifedipin (Adalat®)

HIRNTUMOREN

Syn: Intrakranielle Tumoren, ZNS-Tumoren, engl. brain tumours, *bösartige Neubildung der Meningen und des Gehirns*
ICD-10-Einteilung je nach Lok.: alle Hirntumoren C71.0 - C71.9, Meningeome C70.-

Ät: Genaue Ätiologie letztlich unklar, diskutiert werden u.a.
- Spontane Neubildung, onkogene Viren, Karzinogene, ionisierende Strahlung
- Entwicklungsgeschichtliche Fehlbildungen
- Familiäre, genetische (hereditär) und hormonale Faktoren

Epid:
◊ Inzidenz: 10/100.000/Jahr, ca. 7.600 Neuerkrankungen/Jahr in Deutschland
◊ Altersgipfel: bei der Mehrzahl der Gehirntumoren zwischen **40.-70. Lj.** und im **Kindesalter** (ca. jeder 12. Hirntumor kommt bei einem Kind unter 15 Jahren vor)
◊ Kinder: zweithäufigste Tumorentität (nach den Leukämien)

Path: Histologisches Grading (Einteilung bezüglich der Malignität nach KERNOHAN und WHO):
Dignität: **niedriggradig**: G1 - gut differenziert (I), G2 - mäßig differenziert (II)
hochgradig: G3 - schlecht differenziert (III), G4 - undifferenziert (IV)

Die weitere Zuordnung des Tumors erfolgt dann durch **molekulargenetische Histologie** gem. WHO-Etlg. (2016, 2021), s.u. Kap. Astrozytome

Etlg: **Nach der entwicklungsgeschichtlichen Herkunft**

Neuroepitheliale Tumoren (ca. 50 % d.F., auch als **Gliome** zusammengefasst): Astrozytome, Glioblastome, Oligodendrogliome, Medulloblastome, Neurinome, Gangliozytome und -blastome, Spongioblastome, Ependymome, Plexustumoren, Pinealome

Mesodermale Tumoren (ca. 20 %): **Meningeome**, Sarkome, Angioblastome

Ektodermale Tumoren (ca. 10 %): **Hypophysentumoren**, Kraniopharyngeome

Keimzelltumoren (2-3 %): Germinome, Epidermoide, Dermoide, Teratome, Hamartome

Intrazerebrale Metastasen (ca. 6-20 %): Bronchialkarzinom, Mammakarzinom, Nierenzellkarzinom, malignes Melanom, Lymphome, Prostatakarzinom, Karzinome des Magen-Darm-Traktes

Klinische Etlg. in Beziehung zur Lage zum Tentorium cerebelli (= bildet eine Trennlinie zwischen Großhirn und Hirnstamm mit Kleinhirn):

- ⮝ Supratentoriell ⇨ Klin: häufig Herdsymptome
- ⮟ Infratentoriell ⇨ Klin: häufig Störung der Liquorpassage, Kleinhirnfunktionsstörungen

Häufigkeitsverteilung der bevorzugten Tumoren bei Kindern und Erwachsenen in Bezug zur Lage zum Tentorium cerebelli:

Erwachsene

Bevorzugt:
Meningeome
Gliome
Metastasen

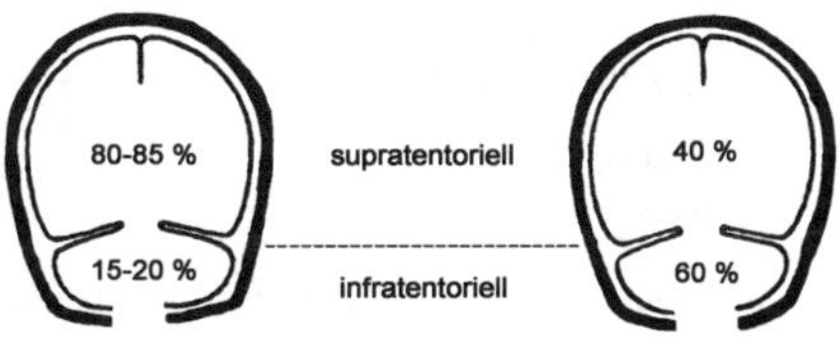

Kinder

Bevorzugt:
Medulloblastome
Kleinhirnastrozytome
Ependymome

TNM-Klassifikation: diese wurde für Hirntumoren 1998 von der UICC (Union Internationale Contre le Cancer) gestrichen, da sie kaum angewandt wurde und sich nicht bewährt hatte.

Klin: **Frühsymptome einer intrakraniellen Raumforderung** ⇨ immer Diagnostik durchführen!

⇒ Neu aufgetretene, ungewohnte **Kopfschmerzen**
⇒ Neu aufgetretene **epileptische Anfälle** (besonders jenseits des Kindesalters)
⇒ **Wesensänderung, Verhaltensänderung**, Ermüdbarkeit, Konzentrationsstörungen, Antriebslosigkeit, Dysphorie
⇒ Neurologische Herdsymptome: Hemiparesen, Sensibilitätsstörungen, Sehstörungen, Sprachstörungen, Geruchsstörungen, Apraxie

Alarmsymptome von Hirntumoren

- Störungen des Bewusstseins
- Doppelbilder (Hirnstamm-Affektion), Stauungspapille
- Atem- und Kreislaufregulationsstörungen (Medulla oblongata)
- Positives Babinski-Zeichen

"Klinische Malignität" (= intrakranielle Komplikationen unabhängig von d. Dignität) von Hirntumoren wird bestimmt durch folgende Auswirkungen:

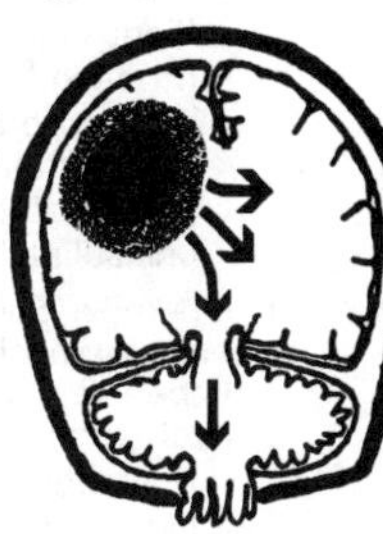

- ➲ Primäre Raumforderung + **weitere Raumforderung** (insb. durch perifokales Ödem)
- ➲ **Massenverschiebungen** und Herniationen (s. Abb.) ⇨ **Einklemmungssymptome** bis hin zur Dezerebration
- ➲ Direkte oder indirekte Beeinträchtigung der **Durchblutung** ⇨ Apoplexie mögl., Hirnmassenblutung durch Gefäßarrosion im Tumorgebiet („apoplektisches Gliom")
- ➲ Beeinträchtigung der **Liquorzirkulation** (Hydrozephalusbildung)
- ➲ Direkte oder indirekte Beeinträchtigung der **vitalen Zentren** im Hypothalamus und Hirnstamm (insb. bei den infratentoriellen Tumoren)
- ➲ Vorschädigungen (z.B. TIA, Infarkte)

Allgemeine klinische Symptome der Hirntumoren in Abhängigkeit von der Lokalisation

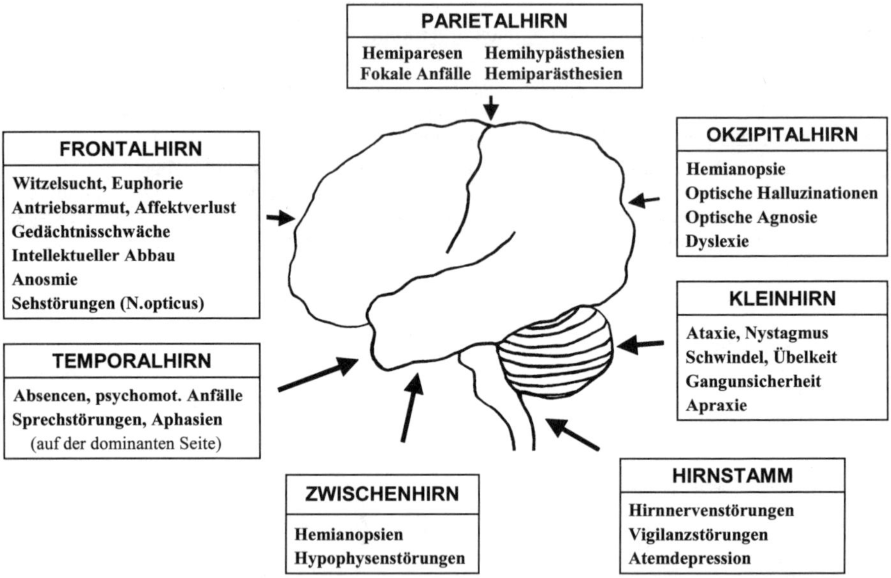

Diag:
1. Anamnese (auch Fremdanamnese, z.B. Anfälle, Wesensänderung), Alter des Pat.
2. Neurologische Untersuchung: Reflexstatus, neurologische Defizite, Augenhintergrund spiegeln (Stauungspapille als Hirndruck-Zeichen?), EEG, evtl. mit Brain-Mapping ⇨ fokale Herde, Allgemeinveränderungen
3. Bildgebung: **MRT** (T1, T2, FLAIR) mit KM ⇨ Raumforderung, perifokales Ödem, ggf. CCT ⇨ Verkalkungen. MRT-Angiographie (od. konventionelle Angiographie) ⇨ Vaskularisierung des Tumors. Aminosäure-PET-CT (Tumorvitalität?)

   Rö-Schädel in 2 Ebenen (zur Diagnostik obsolet): Wolkenschädel, Sellaerweiterung, Entkalkung des Dorsum sellae, Mittellinienverlagerung einer verkalkten Glandula pinealis?
4. **Stereotaktische Biopsie** (nach vorheriger exakter Ausmessung im CT) mit Zielgerät über ein kleines Bohrloch (in Lokalanästhesie mögl.) ⇨ Histologie (bei sehr großen, primär inoperablen Tumoren indiziert, um die Diagnose zu sichern) + **Molekulargenetik**
5. Intraoperatives Monitoring: Durchgeführt werden z.B. NLG, VEP, SEP zur Kontrolle möglicher Ausfälle, evtl. auch intraoperative Reizungen des Kortex zur Bestimmung wichtiger Zentren (um diese dann zu umgehen)

Ther:
- Konservativ: Radiatio (50 Gy, mit Schonung der Hippocampusregion) bei inoperablen Tumoren. Bei nur subtotal resezierten Tumoren Grading III od. IV ggf. Chemotherapie durch Einlage v. BCNU (1,3-bis(chlorethyl)-1-nitrosourea, Carmustine) in das Tumorbett.
  - Med: Glukokortikoide zur Behandlung des Hirnödems 4 x 4 mg Dexamethason/Tag (Fortecortin®)
  - Wurden präoperativ Antiepileptika wegen zerebralen Anfällen gegeben, sollten diese postoperativ noch ein ½ Jahr weiter gegeben und dann ausgeschlichen werden
  - Schmerztherapie bei Tumorschmerzen mit normalen Analgetika + Opiate (z.B. Morphinsulfat, MST®) nach einem festen Stufen- und Zeitplan (s.o., Kap. Schmerztherapie)
- Operativ: Subtotale oder möglichst **totale Tumorexstirpation**: Kraniotomie und makro- oder **mikrochirurgische Op**, neuerdings auch endoskopisch (mit speziellen Miniendoskopen und Spezialinstrumenten/Laser, z.B. für Op am Ventrikelsystem bei Okklusivhydrozephalus) mögl. Perioperative Antibiotikaprophylaxe mit einem Cephalosporin.
  - Postoperativ: Intensivtherapie für meist 1-2 Tage, MRT-Kontrolle nach 2 Tagen
  - Liquordrainage bei Hydrozephalus und Gefahr der Einklemmung

- Allgemeine Verhaltensregeln nach Hirntumoren-Op: Längere Ruhephasen, ausreichend Schlaf, kein Alkohol, Nikotin oder Drogen, zentral wirksame Medikamente haben meist einen verstärkten Effekt! (⇨ Dosisreduktion)
- Leitlinie: ZNS-Tumoren, S1 v. 9/2016 (AWMF Registernummer 025-022)
- Selbsthilfegruppen: Deutsche Hirntumorhilfe e.V., Karl-Heine-Str. 27, 04229 Leipzig, Tel.: 03437 7027-00, Fax: -27, Internet: www.hirntumorhilfe.de

Kompl: * Einblutung in das Tumorgebiet ("apoplektisches Gliom") mit akuter klinischer Verschlechterung des Zustandes des Pat.
* Radiatio: neurokognitive Einschränkungen (Gedächtnis, Konzentration usw.)

DD: – **Keimzelltumoren** (Missbildungstumoren): **Germinome, Teratome, Epidermoide** (25.-45. Lj., Lok: Schädelbasis), **Dermoide** (Kindesalter, Lok: parapontin, parapituitär, Oberkiefer-Augen-Schlusslinie), **Hamartome** (fehlerhaftes embryonales Gewebe ohne Proliferationstendenz), Ther: Totalexstirpation ⇨ Prog. im Allgemeinen gut
– **Retikulumzellsarkome** (sind **maligne Lymphome** des ZNS (gehören zu den Non-HODGKIN-Lymphomen), ca. 2 % aller Hirntumoren, ICD-10: C83.3): hoch maligne (G IV), diffus infiltrierend wachsend, gehäuft bei HIV-Infektion oder Immunsuppression (z.B. nach Transplantationsmedikation), Ther: Chemotherapie mit Cytosin-Arabinosid + Methotrexat und Strahlentherapie (40 Gy) sowie Gabe von **Glukokortikoiden** (Dexamethason, Fortecortin®), keine Op. indiziert (keine Überlebenszeitverlängerung), insg. schlechte Prog.
– Chordome und Chondrosarkome der Schädelbasis
– **Arachnoidalzysten,** enthalten Liquor-ähnliche Flüssigkeit. Lok: Zisternen, SYLVII-Furche (= Sulcus lat.), Großhirnkonvexität, CCT: Raumforderung niedriger Dichte (oft Zufallsbefund), Ther: Nur bei Symptomatik erforderlich ⇨ Marsupialisation (Zysteneinnähung) oder Ableitung über einen Shunt in das Peritoneum
– **Kolloidzysten** (meist im III. Ventrikel ⇨ können das Foramen interventriculare MONROI verschließen ⇨ Verschlusshydrozephalus mit Dilatation der Seitenventrikel, Ther: bei Größe >2 cm Zugang auf der nicht-dominanten Hirnseite und Exstirpation)
– Septum-pellucidum-Zyste (Syn: Cavum septi pellucidi, sog. „V. Ventrikel"): Erweiterung des Septum pellucidum zwischen den Vorderhörnern, evtl. mit Fortsetzung nach okzipital als Cavum vergae, hat keine pathologische Bedeutung
– Entzündlich: Enzephalitis, Hirnabszesse, Tuberkulome, Granulome, Gummata, parasitäre Zysten (z.B. Hydatidenzysten, Zystizerkose)
– Vaskulär: zerebrovaskuläre Insuffizienz, intrakranielle Blutungen, intrazerebrale Hämatome, chron. subdurales Hämatom, angeborene Gefäßmissbildungen, Angiome, Kavernome, Sinusvenenthrombose
– LI-FRAUMENI-Syndrom: familiäres Krebssyndrom mit TP53-Gendefekt (Tumorsuppressorgen, aut.-dom. erblich, Chromosom $17_{p13.1}$) ⇨ Risiko für Hirntumoren, Mammakarzinom, Sarkome, Leukämien
– Granulome bei Sarkoidose
– Umschriebene hirnatrophische Prozesse

ASTROZYTOME

Anatomie: Tumoren aus der Reihe der Neurogliazellen = **Gliome**. Astrozyten sind die größten Gliazellen mit zahlreichen zytoplasmatischen Zellfortsätzen. Sie bilden das Stützwerk des Nervengewebes.

Path: ♦ Dignität: je nach Entdifferenzierung G I-III, G IV = Glioblastom (s.u.)
G I u. II ⇨ langsames Wachstum, in der Randzone gelegentlich infiltrierend wachsend, geringer Masseneffekt
G III ⇨ schnelles Wachstum, starkes perifokales Ödem
♦ Histo: Gliazellen mit bläschenförmigen Kernen, je nach Malignität buntes Bild aber mit weniger Zellen und Mitosen/Atypien als das Glioblastom
Fibrilläre Astrozytome: Bipolare, faserreiche Astrozyten
Protoplasmatische Astrozytome: Große Zellen mit homogen-eosinophilem Zytoplasma

- <u>Lok:</u> Marklager von **Frontalhirn** und Temporallappen bevorzugt, seltener Parietal- od. Okzipitallappen

<u>Epid:</u> ◊ Prädisp.alter: insg. Gipfel um 40. Lj., Astrozytome G I u. II mittleres Lebensalter, G III höheres Lebensalter
◊ **M** > w (= 2:1)
◊ 25 % der primären Hirntumoren sind Astrozytome (häufigster primärer Hirntumor), bei Kindern 50 % der Hirntumoren, ca. 15 % aller primären Hirntumoren sind Glioblastome

<u>Etlg:</u> # Nach der Dignität: G I bis IV (das Astrozytom G IV entspricht dabei histologisch dem Glioblastoma multiforme, s.u.)
Nach dem pathoanatomischen Aspekt: fibrilläre Astrozytome ⇨ feste Konsistenz
protoplasmatische Astrozytome ⇨ weiche Konsistenz
Sonderformen: pilozytisches Astrozytom und Spongioblastom (s.u. bei DD)

<u>Klin:</u> ⇒ Bei den niedrig malignen Astrozytomen Beschwerdeentwicklung über einen langen Zeitraum möglich, z.B. Kopfschmerzen, psychische Alterationen
⇒ **Krampfanfälle**, insb. fokale Epilepsie, z.B. JACKSON-Anfälle
⇒ Später: Neurologische Herdsymptome, z.B. Hemiparesen, Hemianopsie, Sprachstörungen (Aphasie), Ataxie

<u>Diag:</u>
1. Anamnese und klinische, neurologische Untersuchung (s.o.)
2. <u>Bildgebung:</u> Im **MRT mit KM** oft Zone verminderter Dichte, mit dem Grad der Entdifferenzierung nimmt die Kontrastmittelanreicherung zu, zystische Strukturen möglich, Kalzifizierungen kommen gelegentlich vor. Im frühen Stadium niedrig maligner Astrozytome kann der radiologische Nachweis noch negativ sein!
   In der ^{1}H-MR-Spektroskopie ist eine Differenzierung der Dignität mögl.
3. Biopsie und **molekulargenetische Histologie** (z.B. auf IDH1-Mutationen, 1p/19q-Kodeletion, MGMT-Promotor-Methylierung, EGFR-Amplifikation, BRAFV600-Mutation und viele weitere, s. Leitlinie) ⇨ damit Zuordnung gem. WHO-Etlg. (2016, 2021)

<u>Ther:</u>
- <u>Operativ:</u> Ind: grundsätzlich indiziert, oft aber wegen der intrazerebralen Lokalisation an wichtigen Stellen nicht durchführbar. Besprechung im **Tumorboard**.
  - Resektion im Gesunden, wenn neuroanatomisch ohne großen Funktionsverlust mögl.
- Bei G-II-Tumoren: Radiatio postoperativ + 4-6 Zyklen Chemotherapie (PCV-Schema)
- bei G-III-Tumoren: Radiatio postoperativ + 12 Zyklen Chemotherapie Temozolomid
- <u>Leitlinie:</u> Gliome, S2k v. 2/2021 (AWMF Registernummer 030-099)

<u>Prog:</u> 5-JÜR bei G I 50-95 %, bei G II 30 %, bei G III 10 %. Bei niedrig-malignen Astrozytomen auch Dauerheilung mögl. und auch radikal entfernte Astrozytome können rezidivieren (noch nach bis zu 20 Jahren).

<u>Kompl:</u> * Übergang (maligne Entartung) in ein Glioblastom mögl.
* Gliomatosis cerebri: diffuses anaplastisches Astrozytom/Gliom im gesamten Gehirn ausgebreitet = plurifokale Herde unterschiedlicher Malignität
* Rezidiv noch nach Jahrzehnten mögl. und Phänomen der **malignen Progression** = Rezidive haben häufig eine höhere Malignität als der Primärtumor

<u>Op:</u> * Bleibende neurologische Defizite, je nach Resektion wichtiger Strukturen

<u>DD:</u>
- Spongioblastome (auch Mittelliniengliome genannt): benignes Astrozytom G I-II mit Lok. im Fasciculus **opticus** od. Chiasma (Optikusgliom) oder **Hypothalamus** bei jungen Pat. (5.-15. Lj.), Ther: eine Resektion ist wegen der Lage in der Mittellinie (neurofunktionell wichtige Verbindungen) manchmal nicht möglich, ist eine Op. durchführbar, dann sehr gute 5-JÜR mit 95 %
- Pilozytisches Astrozytom: bei jugendlichen Pat. (macht 25 % der Hirntumoren im Kindes- und Jugendalter aus), Lok: **Kleinhirn** (auch als Kleinhirnspongioblastom bezeichnet), Mittelhirn oder Hypothalamus. Ther: Totalexstirpation, Prog: sehr gut, 5-JÜR 85-100 %
- Oligodendrogliome stellen sich im Röntgenbild gleich dar
- Glioblastoma multiforme (s.u.)
- Hirnmetastasen anderer Tumoren, Lymphom, Abszess

GLIOBLASTOME

Syn: **Glioblastoma multiforme** (entspricht einem Astrozytom G IV), entdifferenziertes Glioblastom, Gliosarkom, Schmetterlingsgliom (beidseitig im Marklager)

Ät:
- Meist spontane Neubildung mit letztlich **unklarer** Ätiologie, gefunden wurden bis heute z.B. IDH-, ATRX-, H3F3A-Genmutationen, TP53-Mutation, Chrom. 1p/19q-Kodeletionen usw.
- In 1-5 % d.F. hereditär = familiäre genetische Faktoren
- Ionisierende Strahlung (dann ca. 20-fach höheres Risiko)

Path:
- Glioblastoma multiforme entspricht histologisch einem **Astrozytom G IV**
- Dignität: **hoch maligne**, rasches Wachstum, Bildung von neuen Gefäßen und arteriovenösen Anastomosen, starke Neigung zu **perifokalem Hirnödem** ⇨ schnelle Entwicklung von Hirndruck und Massenverschiebungen
- Histo: **vielgestaltiges Bild** mit Zellpolymorphie, mehrkernigen Riesenzellen, Nekrosen, Blutungen und zystischen Tumorzerfallshöhlen (**Leopardfellstruktur** d. Schnitte)
- Lok: **Marklager** (auch beidseits vom Corpus callosum ausgehend = Schmetterlingsgliom) der frontalen und parietalen Großhirnhemisphären, Stammganglien, Hirnstamm, (Hirnstammgliome, s.u.) od. auch diffus

Epid:
- ◊ Inzidenz: 3-4/100.000/Jahr, in Deutschland ca. 3.000 Fälle pro Jahr
- ◊ Prädisp.alter: 40.-60. Lj., **m** > w (= 2:1) , ca. 15 % aller primären Hirntumoren

Klin:
- ⇒ Beschwerdenentwicklung **kurzfristig** innerhalb von Wochen - Monaten, rasche Entwicklung einer Hirndrucksymptomatik mögl.
- ⇒ Kopfschmerzen, **Krampfanfälle** und zerebrale Herdsymptome (z.B. Hemiparesen), Bewusstseinsstörungen

Diag:
1. Anamnese und klinische, neurologische Untersuchung: **Stauungspapille**, neurologische Ausfälle je nach Lokalisation
2. Neurologisches Konsil mit EEG: Herdbefund und mittelschwere Allgemeinveränderungen
3. Bildgebung: **MRT mit KM** zeigt Raumforderung mit **ausgeprägtem Randödem**, zentralen Nekrosen (erniedrigte Dichte, evtl. zystische Strukturen), unregelmäßigen (ringförmigen) Anreicherungen bei Kontrastmittelgabe, Verlagerungen der Ventrikel / Mittellinie MR-Angiographie: arteriovenöse Kurzschlüsse (pathologische Gefäße), Blutungen
4. Biopsie und **molekulargenetische Histologie** (s. Leitlinie)

Ther:
- Konservativ = palliativ (bei Inoperabilität): Radiatio mit Hochvoltbestrahlung + Chemotherapie, Glukokortikoide (Dexamethason, Fortecortin®), Antikonvulsiva bei Krampfanfällen
- Operativ: Ind: grundsätzlich indiziert, oft aber wegen der Lokalisation an neurofunktionell wichtigen Stellen **nicht od. nur teilweise durchführbar**
  - Versuch der maximal mögl. operativen Tumorenukleation (heute mit intraoperativem Mapping, um funktionell wichtige Strukturen sicher zu schonen). Die intraoperativ Einlage von BCNU (1,3-bis(chlorethyl)-1-nitrosourea, Carmustine) in das Tumorbett als adjuvante Chemotherapie hat nur geringen Vorteil gebracht und wird kaum mehr eingesetzt.
  - Postoperativ: **Radiatio** (60 Gy in 2 Gy-Fraktionen) + Chemotherapie mit bis 12 Zyklen Temozolomid (Temodal®, wenn der Tumor eine MGMT-Promotor-Methylierung hat).
  - Bei Progression Besprechung im **Tumorboard** und meist Einschluss in Studien: eingesetzt werden z.B. Nitroseharnstoffe (CCNU) od. Angiogeneseinhibitor Bevacizumab (Avastin®) und experimentell wird auch eine „Impfung" s.c. mit tumorspezifischen immunogenen Strukturen (induzieren eine Immunantwort) erprobt.
- Leitlinie: Gliome, S2k v. 2/2021 (AWMF Registernummer 030-099)

Prog: Insgesamt **extrem schlechte** Prognose, **5-JÜR 0-3 %**, mittlere Überlebenszeit ohne Ther. 4-5 Mon., auch mit maximaler Ther. nur 12-20 Monate.

Kompl:
- ∗ Frühe Hirndruckentwicklung, rasche Progredienz
- ∗ Einblutung in das Gliom ("Apoplektisches Gliom") mit zusätzlicher akuter Verschlechterung der Symptomatik

Op: ∗ Durch die intraparenchymatöse Lage sind neurologische Defizite kaum zu vermeiden.

∗ Selbst bei radikal entfernten Glioblastomen kommt es fast ausnahmslos zum **Rezidiv!**

HIRNSTAMMGLIOME

<u>Path:</u> Dignität: hoch **maligne** (G IV) mit Infiltration der Dura mater und extrakranieller Metastasierung mit <u>Lok:</u> Hirnstamm

<u>Epid:</u> Prädisp.alter: 10.-20. Lj., sind selten

<u>Klin:</u> Hirnstammsymptome (Hirnnervenausfälle, Extremitätenparesen u. Pyramidenbahnzeichen, Verschlusshydrozephalus durch Verlegung der Liquorwege)

<u>Diag:</u> 1. Anamnese (schnelle Entwicklung der Symptome) und klinische Untersuchung: Hirnnervenstatus (Fazialisparese, Schluckstörungen, Augenmotilitätsstörungen)
2. <u>Bildgebung:</u> **MRT** mit KM

<u>Ther:</u> Versuch der Exstirpation (meist nicht mögl.) und Radiatio

<u>Prog:</u> Sehr schlecht

OLIGODENDROGLIOME

<u>Anatomie:</u> Die Oligodendrozyten bilden die Myelinlamellen im Bereich der weißen Substanz des ZNS (analog den SCHWANN-Zellen der peripheren Nervenfasern)

<u>Path:</u>
- <u>Dignität:</u> meist ausgereift, gefäßarm, gut abgegrenzt, langsames Wachstum (G I-II)
  ⇨ **Verkalkungen** sprechen für langsames Wachstum, nur geringes Hirnödem
  Höher maligne Oligodendrogliome sind den Astrozytomen / Glioblastom ähnlich
- <u>Histo:</u> Zellen hell, mit großem Zytoplasmasaum, häufig verkalkt, **Honigwabenstruktur**
- <u>Lok:</u> **Frontalhirn**, Temporal- und Parietalhirn, im Jugendalter häufig auch im Thalamus

<u>Epid:</u>
◊ Prädisp.alter: 35.-45. Lj., m > w
◊ ca. 10 % der primären Hirntumoren sind Oligodendrogliome

<u>Klin:</u>
⇒ Bei den wenig malignen Oligodendrogliomen Beschwerdenentwicklung über lange Zeit (Jahre) möglich, z.B. Kopfschmerzen, psychische Alterationen, oft ist ein **fokaler Anfall** dann das Erstsymptom (50 % d.F.)
⇒ Später: Neurologische Herdsymptome (z.B. Hemiparesen, Ataxie, Sprachstörungen je nach Lokalisation)

<u>Diag:</u> 1. Anamnese und neurologische Untersuchung
2. <u>Bildgebung:</u> **MRT**/CCT ⇨ Raumforderung häufig mit **Verkalkungen** (70-90 % d.F.)

<u>Ther:</u>
- <u>Operativ:</u> Ind: grundsätzlich indiziert, wegen der intrazerebralen Lokalisation an wichtigen Stellen aber oft nicht möglich
  - **Tumorexstirpation** in toto oder zumindest partielle Exzision
  - postoperative Chemotherapie nach dem PCV-Schema (Procarbacin, CCNU, Vincristin)
- Radiatio nur bei hoch malignen Oligodendrogliomen mögl.

<u>Prog:</u> 5-JÜR niedrig maligner Oligodendrogliome bei 60 %, anaplastische haben eine 5-JÜR von 35 %. Langfristige Remission möglich, aber Rezidivrate insgesamt hoch.

<u>Kompl:</u> ∗ Einblutung in das Gliom ("Apoplektisches Gliom"), dann mit akuter Verschlechterung der Symptomatik
<u>Op:</u> ∗ Da radikale Op meist nicht mögl. ⇨ hohe **Rezidiv**rate

<u>DD:</u> Astrozytome (sind in der Bildgebung schwer von den Oligodendrogliomen zu differenzieren)

MEDULLOBLASTOME

Path:
- Dignität: hoch maligne (G IV), infiltrierend wachsend
- Frühe Metastasierung über den Liquor cerebrospinalis
- Histo: kleine runde u. ovale Zellen mit sehr schmalem Zytoplasmasaum, zell- u. **mitosenreich**, embryonale Geschwulst (entdifferenziertes Gliom), Pseudorosetten ohne Blutgefäß in der Mitte, , Mutationen an Chrom. 6q, 9q od. 10q
- Lok: hintere Schädelgrube vom unteren Teil des Vermis cerebelli = **Kleinhirnwurm** ausgehend (90 % d.F.) ⇨ früh Okklusivhydrozephalus

Epid:
◊ Prädisp.alter: **Kindesalter** 3.-10. Lj., **m** > w (= 2:1)
◊ ca. 5 % aller primären Hirntumoren sind Medulloblastome, bei Kindern und Jugendlichen 20 % der Hirntumoren

Klin:
⇒ Kurze Anamnese mit **schneller Symptomentwicklung** aufgrund früher Liquorstauung ⇨ Übelkeit, **Erbrechen**, Kopfschmerz
⇒ **Ataxie** durch zerebellare Funktionseinschränkung, selten: Hirnnervenausfälle
⇒ Nackensteifigkeit als Zeichen einer beginnenden Einklemmung
⇒ Vergrößerter kindlicher Schädel

Diag:
1. Anamnese (kurz: Woche - Monate) und klinische Untersuchung: **Stauungspapille**?
2. Bildgebung: **MRT mit KM** ⇨ in der Mittellinie des Kleinhirnes gelegene, leicht hyperdense Raumforderung, deutliches Kontrastmittelenhancement hinter dem IV. Ventrikel, Hydrocephalus internus, evtl. Tumorabsiedlungen in den Liquorräumen, ggf. MRT-Angio
   Röntgen-Schädelübersicht zeigt Vergrößerung mit klaffenden Nähten
3. Neurologisches Konsil mit Liquorpunktion: ggf. Nachweis von Tumorzellen
4. Biopsie und **molekulargenetische Histologie** (z.B. auf WNT, SHH, TP53, s. Leitlinie)

Ther:
- Operativ: Ind: grundsätzlich gegeben, insb. bei akutem Verschlusshydrozephalus
  - Versuch der radikalen Tumorexstirpation
  - Bei Hydrozephalus ⇨ Entlastung durch Liquorableitung
- Zusätzlich: Radiatio (bei Kinder >3 J.) und systemische Polychemotherapie (Cisplatin, CCNU u. Vincristin), bei Kinder <3 J. auch intrathekale Zytostase (Methotrexat)
- Leitlinie: Medulloblastom, S1 v. 4/2018 (AWMF Registernummer 025-00973)

Prog: Mit maximaler Therapie 80%ige 5-JÜR, mit Metastasierung 40%ige 5-JÜR

Kompl:
* Vom Kleinhirnwurm ausgehend in Kleinhirnhemisphären, Hirnstamm und Medulla oblongata infiltrierend wachsend
* Hydrocephalus internus occlusus ⇨ Einklemmungsgefahr der Medulla oblongata
* Metastasierung über den Liquor cerebrospinalis (Abtropfmetastasen) ⇨ Seitenventrikel oder Spinalkanal (⇨ Rückenmarks-/Kaudasymptome mögl.)

DD:
– Kleinhirnastrozytome (Spongioblastom des Kleinhirnes, pilozytisches Astrozytom)
– Allgemeine DD des Hydrozephalus occlusus, hier z.B. DANDY-WALKER-Syndrom

PINEALOME

Syn: Epiphysen-Tumoren, engl. pinealoma, ICD-10: D44.5

Anatomie: Corpus pineale (Syn: Glandula pinealis, Zirbeldrüse, Epiphysis cerebri) liegt auf der Lamina tecti (Vierhügelplatte des Mesencephalon)

Path:
- Dignität: gutartig, hochdifferenziert, abgekapselt (G II) = Pineozytom
  zytäre und blastäre Anteile beim Pinealismischtumor
  bösartig, anaplastisch, infiltrierend (G IV) = Pineoblastom

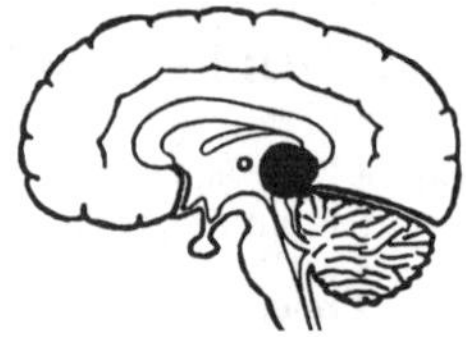

- Histo: häufig verkalkend
- Lok: vom Corpus pineale ausgehend, kann das Mittelhirn und den Aquädukt komprimieren (s. Abb.)

Epid: ◊ Prädisp.alter: Kinder und 10.-30. Lj.
◊ **M** >> w (12:1)
◊ Sehr seltener Hirntumor

Klin: ⇒ Häufig Störung des Kerngebiets des III. Hirnnerven (N.oculomotorius) im Mittelhirn ⇨ PARINAUD-Syndrom (**vertikale Blickparese** = Blicklähmung nach unten und Konvergenzlähmung), Nystagmus, evtl. auch Ptose und Mydriasis
⇒ **Pubertas praecox** mögl.
⇒ Kopfschmerzen, psychoorganische Symptome (Verlangsamung, Affektverflachung) bei Behinderung des Liquorabflusses und resultierender Hirndruckanstieg

Diag:
1. Anamnese und neurologische Untersuchung, Stauungspapille bei Hirndruck, ggf. Liquorpunktion (zuvor Hirndruckerhöhung ausschließen)
2. Bildgebung: **MRT mit KM** ⇨ hyperdense, scharf begrenzte Raumforderung am Hinterrand des III. Ventrikels mit Verkalkungen, spinales MRT (Abtropfmetastasierung?)
3. Labor: in Blut und Liquor AFP, ß-HCG bestimmen zum Ausschluss eines sezernierenden Keimzelltumors (s.u. DD)

Ther:
- Operativ: mikrochirurgische Exstirpation, postoperativ: Radiatio (54 Gy)
- Bei Hydrozephalus: interne Ventrikulozisternostomie od. Ventrikeldrainage (Shuntanlage)

Prog: Bei Pineoblastom 5-JÜR 50 %, bei Pineozytomen gut, langfristige Remission bei kompletter Entfernung mögl.

Kompl:
* Verlegung des Aquaeductus SYLVII ⇨ Liquorzirkulationsstörung mit **Hirndrucksymptomatik** (Hydrocephalus occlusus internus)
* Ektope Pinealome durch Abrissmetastasierung in den III. Ventrikel und spinal

DD:
- Keimzelltumoren: **Germinom**, Germinoblastom, embryonales Karzinom, Chorionkarzinom (sezerniert AFP, ß-HCG), Teratom, Dermoid, Epidermoid od. Hamartom sind in dieser Region häufig, Ther.: Germinome nur Bestrahlung, ggf. + platinhaltige Chemotherapie
  Leitlinie: Keimzelltumoren des ZNS, S1 v. 12/2021 (AWMF Registernummer 025-028)
- Gliom, Lipom, Arachnoidalzysten (Pinealiszysten)

NEURINOME

Syn: Neurilemmom, Schwannom, häufigstes: ***Akustikusneurinom,*** ICD-10: D33.3

Path:
- Ausgehend von den SCHWANN-Zellen (= Neurolemm, bilden die Myelinscheiden um die Nervenfasern) eines Hirnnerven oder peripheren Nerven, neuroepithelialer Tumor
- Dignität: G I-II (= relativ **benigne**), **expansiv verdrängend, sehr langsam wachsend**, selten kommen auch hoch maligne Schwannome vor
- Histo: spindelkernige Zellen, **palisadenförmige** od. fischzugförmige Anordnung der Zellen (s. Abb.), derb weißliche Schnittfläche
- Lok: am häufigsten **VIII. Hirnnerv** (N.vestibulocochlearis = N.statoacusticus, vom Vestibularisanteil ausgehend, 50 % aller Neurinome) betroffen, vom Meatus acusticus int. bis zum **Kleinhirnbrückenwinkel** wachsend,
  selten V. Hirnnerv (N.trigeminus) od. XII. Hirnnerv (N.hypoglossus).
  Peripher: Hinterwurzel des Rückenmarks, Plexus brachialis, einzelne periphere Nerven

- Bei Neurofibromatosis generalisata (v.RECKLINGHAUSEN, multiple Neurofibrome am gesamten Körper) ⇨ doppelseitiges Akustikusneurinom mögl.

Epid: ◊ Inzidenz: ca. 1/100.000/Jahr
◊ Prädisp.alter: 35.-60. Lj., **w** > m (= 2:1)

Etlg: # Nach dem **Ort** der Entstehung und dem Wachstum der Akustikusneurinome:
- Laterale Akustikusneurinome: nur im inneren Gehörgang = intrameatales Wachstum
- Mediolaterale Akustikusneurinome: innerer Gehörgang/Porus + Kleinhirnbrückenwinkel = intrameatales + extrameatales Wachstum
- Mediale Akustikusneurinome: direkt im Kleinhirnbrückenwinkel entstehend = extrameatales Wachstum

Nach der **Größe** des Akustikusneurinoms:
- Intrameatale Tumoren <8 mm ⇨ früher diagnostische Schwierigkeiten (⇨ heute MRT)
- Intrameatal-intrakranielle Tumoren <2,5 cm
- Intrakraniell-intrameatale Tumoren >2,5 cm

Klin: Allgemein: Symptome entwickeln sich langsam über Jahre
Akustikusneurinome:
⇒ Progrediente **einseitige Hypakusis** (= Hörminderung), **Tinnitus** (Ohrgeräusche)
⇒ **Schwindel**, Gleichgewichtsstörungen, evtl. Fallneigung zur betroffenen Seite
⇒ **Ataktische Störungen**, insb. **Gangunsicherheit**, Nystagmus und kontralaterale Pyramidenbahnzeichen bei Druck auf Pons oder Kleinhirn, okzipitale Kopfschmerzen
⇒ Evtl. diskrete einseitige (periphere) Fazialisparese, Gesichtszuckungen
⇒ Hyp- und Parästhesien im Versorgungsgebiet des V. Hirnnerven (N.trigeminus), Paresen der kaudalen Hirnnerven (IX.-XI.) bei großen Tumoren
⇒ Bei sehr großen Tumoren ⇨ Kopfschmerzen, Zwangshaltung des Kopfes zur erkrankten Seite, Hirndruckzeichen durch Liquorstopp
⇒ Kleinhirnbrückenwinkel-Syndrom (= CUSHING-Syndrom II): ipsilaterale Hirnnervenausfälle, zerebellare Symptome, Hirndruckzeichen

Periphere Neurinome:
⇒ Schmerzen, sensible/sensorische Ausfälle, Parästhesien

Diag:
1. Anamnese (**meist sehr lange** schon geringe Veränderungen, z.B. des Hörvermögens)
2. Neurologische Untersuchung: **einseitiger Hörverlust**, Ausfall des Kornealreflexes, Spontannystagmus und evtl. Fehlen des kalorischen Nystagmus (= einseitiger Vestibularisausfall), negatives Recruitment (= Fowler-Test ⇨ Lautstärkeangleichung für beide Ohren bei sehr lauten Tönen gelingt bei Akustikusneurinom nicht), Stauungspapille (bei Hirndruck)?
   Liquorpunktion: **typische Eiweißvermehrung** (>100 mg/dl) bei größeren Akustikusneurinomen (Störung der Blut-Liquor-Schranke)
3. Bildgebung: **MRT** zeigt homogenen, leicht hyperintensen Tumor (in 95 % d.F. Nachweis erfolgreich). Röntgen nach Stenvers und Schüller (HNO-Spezialaufnahmen, zeigen ggf. eine Erweiterung des inneren Gehörganges = Porus acusticus int.) und CCT (aber nur 50 % der Tumoren sichtbar, leicht hyperdens). Bei peripherem Nerventumor MRT mit KM mit 3T-Gerät.
4. **AEP** (Akustisch evozierte Potentiale, auch BERA = brainstem evoked response audiometry): verlängerte Latenz bei der Überleitung von akustischen Erregungen zum Gehirn
5. EMG: Denervierungszeichen der mimischen Muskulatur (N.facialis-Alteration)
6. HNO-Konsil: Audiogramm zeigt Hörverlust, Gleichgewichtsprüfung zeigt eine vestibuläre Untererregbarkeit der betroffenen Seite

Ther:
- Operativ: Ind: grundsätzlich gegeben
  - Akustikusneurinom: Zugang translabyrinthär oder transtemporal bei kleinen, auf den inneren Gehörgang beschränkten Akustikusneurinomen, bei großen Akustikusneurinomen transkranieller (subokzipitaler) Zugang ⇨ Tumorexstirpation mit der Tumorkapsel
  - Periphere Schwannome: mikrochirurgische Separation des betroffenen Nervenfaszikels

aus dem Gesamtnerv und Tumorexstirpation mit dem betroffenen Faszikel
- Leitlinie: Periphere Nerventumoren, S2k v. 5/2022 (AWMF Registernummer 008-024)
- Selbsthilfegruppe: Vereinigung Akustikus-Neurinom e.V., Internet: www.akustikus.de

Prog: Insgesamt sehr gut. Beim Akustikusneurinom Gehörerhaltung in ca. 20-60 %, Fazialiserhaltung in 40-80 % d.F., Mortalität 0-2 %

Kompl:
* Op: Akustikusneurinom: bei translabyrinthärem Zugang Hörverlust, Verletzung des N.facialis mögl. (Senkung der Rate durch intraoperatives Fazialismonitoring), Liquorfistel
* Ein Kleinhirnbrückenbefall macht ggf. einen größeren Eingriff erforderlich ⇨ neurologische Ausfälle mögl.

DD:
- Hörverlust/Gleichgewichtsstörungen: Hörsturz, kongenitales oder erworbenes Cholesteatom (kann intrakraniell v.a. im Kleinhirnbrückenwinkel od. im Bereich des Corpus pineale sowie im Mittelohr vorkommen), MENIÈRE-Krankheit
  ⇨ **bei jedem einseitigen Hörverlust sollte an ein Akustikusneurinom gedacht werden!**
- Meningeome, Epidermoidzyste, Arachnoidalzyste in der Region des Kleinhirnbrückenwinkels
- Neurofibrome, plexiforme Neurofibrome, Neurofibromatose v.RECKLINGHAUSEN (gehört zu den Phakomatosen, maligne Entartung mögl., Risiko beträgt 15 %)
- Pseudozysten peripherer Nerven (muzingefüllte Zysten meist in Gelenknähe)

EPENDYMOME

Syn: ICD-10: D43.2 (benigne) und C71.9 (maligne)

Anatomie: Ependym = Einschichtige Zellauskleidung des Ventrikelraumes und Spinalkanales

Path:
- Dignität: von G I-IV mögl., **Abtropfmetastasen** über den Liquorweg häufig
- Chromosomenaberrationen sind häufig (Chrom. 22, 1, 11q, 6q)
- Histo: girlandenförmige Tumorzellanordnung mit typischen tumorzellfreien Bezirken, blumenkohlartige Oberfläche
- Lok: vom Ependym der Ventrikel ausgehend, im Ventrikelsystem wachsend ⇨ bevorzugt im **IV. Ventrikel** (Erwachsene), Seiten- od. III. Ventrikel (Kinder) und **Spinalkanal** (Filum terminale)

Epid: Prädisp.alter: Kinder 8.-15. Lj., seltener Erwachsene

Klin:
⇒ Liquorzirkulationsstörung früh ⇨ **Hirndrucksymptomatik** mit Kopfschmerzen, Übelkeit und Erbrechen
⇒ Zwangshaltung des Kopfes, Ataxie

Diag:
1. Anamnese und neurologische Untersuchung
2. Bildgebung: **MRT** zeigt leicht hyperintensen Tumor von der Ventrikelwand ausgehend mit Zysten und (im CCT) Verkalkungen
3. Biopsie u. **molekulargenetische Histologie** (z.B. auf ZFTA-, YAP-Fusion, s. Leitlinie)

Ther:
- Operativ: radikale Exstirpation und für G II-IV postoperative Radiatio (mit 54 Gy)
- Bei Hydrozephalus Anlage eines Shunts
- Leitlinie: Ependymome, S1 v. 9/2023 (AWMF Registernummer 025-025)

Prog: 5-JÜR bei vollständiger Resektion 80-90 %, bei Metastasierung/Rezidive 5-JÜR 50 %

Kompl: Hydrozephalus occlusus

DD:
- Ependymkolloidzysten (embryonale Fehlbildung im Bereich des III. Ventrikels, insb. in der Nähe des Foramen interventriculare MONROI, daher auch MONRO-Zyste genannt)
- Subependymale Blutung (insb. intrauterin) ohne od. mit Ventrikeleinbruch
- Plexuspapillome

PLEXUSPAPILLOME

Syn: Choroidepitheliom, ICD-10: D33.0 (I.-III.), D33.1 (IV. Ventrikel)

Anatomie: Liquorproduktion pro Tag 500 ml durch den **Plexus choroideus** in den Ventrikeln. Inhalt des Ventrikelsystems 150 ml.
Abfluss über den IV. Ventrikel in die Apertura med. (MAGENDII) u. lat. (LUSCHKAE) u. die Zisternen (Cisterna cerebellomedullaris u. pontis).

Path:
- Dignität: gutartig, langsam wachsend
- Histo: Blumenkohlartig geformt
- Lok: Papillom ausgehend vom Plexus choroideus im IV., Seiten- od. III. Ventrikel
- Liquorzirkulationsstörung (**intermittierender Hydrocephalus occlusus** durch Verlegung der Liquorwege bei bestimmten Kopfhaltungen) od. Überproduktion (Hypersekretion) von Liquor cerebrospinalis ⇨ Hirndrucksymptomatik

Epid: Prädisp.alter: fast ausschließlich im Kindesalter, sehr seltener Tumor

Klin:
⇒ Hirndrucksymptomatik mit anfallsweise Kopfschmerzen, Übelkeit und Erbrechen
⇒ Atem- und Kreislaufstörungen, Urinabgang, Ataxie, Myoklonien, Paresen der kaudalen Hirnnerven

Diag:
1. Anamnese und neurologische Untersuchung
2. Bildgebung: **MRT** ⇨ hyperdense Raumforderung im Ventrikelsystem, Verkalkungen mögl., Erweiterung des Ventrikelsystems
3. Liquorpunktion: Starke Eiweißvermehrung

Ther: Operativ: Exstirpation über einen okzipitalen Zugang
Bei inkompletter Resektion od. Rezidiv: Strahlentherapie

Prog: Gut bei kompletter Entfernung (10-JÜR 85 %)

DD:
- Ependymkolloidzysten (embryonale Fehlbildung im Bereich des III. Ventrikels, insb. in der Nähe des Foramen interventriculare MONROI, daher auch MONRO-Zyste genannt)
- **Ependymome** (s.o.), Ventrikelmeningeom, Hämangioblastom

MENINGEOME

Syn: ICD-10 je nach Lok.: C70.0 (Hirnhäute), C70.1 (Rückenmarkhäute)

Anatomie: **Mesodermaler** Tumor mit Ursprung von den Hirnhäuten (insb. von den **Granulationes arachnoidales** ausgehend).

Ät:
- Spontanes Auftreten, Radiatio des Gehirns (z.B. bei Leukämie, dann Risiko 10fach)
- Deletion des Chromosoms 22 häufig (NF2-Tumorsuppressorgen)
- Familiär: Neurofibromatose Typ 2

Path:
- Dignität: 95 % sind **benigne** (G I-II, selten III-IV)
- In der Regel **sehr langsam wachsend** über Jahre (ggf. Zufallsbefund bei der Obduktion)
- **Vom Gehirn gut abgegrenzt** (mesodermaler Tumor), von der Arachnoidea ausgehend, mit der Dura verhaftet, das Gehirn verdrängend wachsend, gut vaskularisiert (über erweiterte Duragefäße), evtl. mit reaktiven Hyperostosen (sog. Spiculae) / Infiltration des Schädelknochens
- Histo: konzentrische Anordnung von Tumorzellen (Zwiebelschalenformationen) mit Verkalkungen, sog. Psammomkörper, im Zentrum

- Lok (s. Abb.): **Parasagittalregion** (Dura – Falx cerebri - Winkel, neben Sinus sag. sup.), medialer od. lateraler **Keilbeinflügel**, Großhirnkonvexität, Tuberculum sellae, Olfaktoriusrinne, hintere Schädelgrube, selten im Spinalkanal oder Foramen magnum
- Meningeome ***en plaque*** wachsen epidural ⇨ intraossäre Ausbreitung und führen zu lockerer Knochenauftreibung (häufig im Keilbeinflügel)

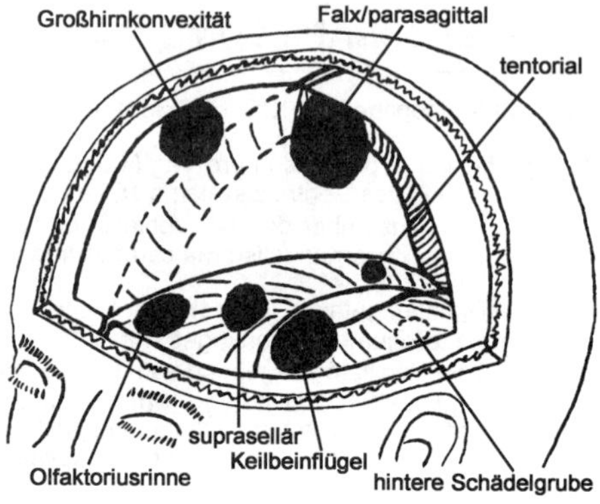

Epid: ◊ Das Meningeom ist der **häufigste intrakranielle Hirntumor** (ca. 20 %)
◊ Häufigkeitsgipfel: 35.-60. Lj.
◊ **w** > m (= 2:1), spinal sogar 9:1
◊ Prävalenz: 1:1.000 geschätzt

Etlg: Nach der Histologie (WHO, 2016): bei Meningeomen keine molekulargenetische Etlg.
WHO Grad I: niedrige mitotische Aktivität (<4 Mitosen pro Gesichtsfeld), lokal begrenzt, dazu zählen endotheliomatöses Meningeom (= meningeotheliomatöses, solide, bindegewebig, runde Zellkerne, häufigste Form), fibromatöses Meningeom (Zwiebelschalenformation, spindelkernig, faserreich), psammomatöses Meningeom (kalkhaltige Psammomkörper), angiomatöses Meningeom (mit angiomatösen Formationen, viele Kapillaren)
WHO Grad II: erhöhte mitotische Aktivität (4-19 Mitosen pro Gesichtsfeld), mit Nekrosen, invasives Wachstum, hohe Zelldichte, kleine Zellen (aber relativ dazu große Kerne)
WHO Grad III: maligne Form (G III od. IV, selten, ca. 2-6 % d.F.), hohe mitotische Aktivität (>20 Mitosen pro Gesichtsfeld) = anaplastisches Meningeom (häufig frontal lokalisiert, in jedem Alter möglich., rasch progredient mit schlechter Prognose)

Klin: ⇒ **Langsam progrediente Kopfschmerzsymptomatik**
⇒ **Epileptische Anfälle** (symptomatische Epilepsie, fokal bei Großhirnkonvexitätsmeningeomen oder auch generalisiert möglich, insb. bei basaler Lok.)
⇒ **Psychische Veränderungen** fremdanamnestisch erhebbar (Verwandte, Arbeitskollegen etc.), z.B. Dysphorie, zunehmende Aggressivität, inadäquate Reaktionen, Wesensänderung, später Antriebsverlust, Apathie
⇒ Einseitige- oder Paraparese der Beine (Mantelkantensyndrom), ggf. Blasenstörungen bei Falxmeningeom
⇒ Geruchsstörungen bis Anosmie und Amaurosis mit Pupillenstarre bei Olfaktoriusrinnenmeningeomen
⇒ FOSTER-KENNEDY-Syndrom (ipsilaterale Optikusatrophie, kontralaterale Stauungspapille) bei Keilbeinflügelmeningeomen
⇒ Sehstörungen (Visusverschlechterung, Gesichtsfeldeinschränkung) bei medialen Keilbeinflügelmeningeomen, Tuberculum-sellae-Meningeomen
⇒ Exophthalmus durch Verkleinerung der Orbita bei Hyperostose des Keilbeinflügels
⇒ Hörminderung bei Einbruch in das Innenohr bei Kleinhirnbrückenwinkelmeningeomen
⇒ Kleinhirnbrückenwinkel-Syndrom (= CUSHING-Syndrom II): ipsilaterale Hirnnervenausfälle, zerebellare Symptome, Hirndruckzeichen
⇒ Querschnittlähmung bei Lokalisation im Rückenmark

Diag: 1. Anamnese (Dauer, neurologische od. psychische Veränderungen, Fremdanamnese)
2. Neurologische Untersuchung: Tastbare Hyperostosen?
EEG: zeigt bei Lokalisation auf der Großhirnkonvexität einen Fokus
3. Bildgebung: **MRT mit KM** ⇨ nativ homogene, leicht hyperintense Raumforderung, mit KM starke Hyperintensität, zum Gehirn scharf abgegrenzt, mit Beziehung zu den Meningen, perifokales Ödem, ggf. CCT: Schädelknochen (ossäre osteoplastische Auftreibungen), Verkalkungen im Tumor, ggf. PET-CT, MRT- od. konventionelle Angiographie (ggf. präoperative Embolisation bei stark vaskularisiertem Tumor erforderlich)

Ther:
- Kleine Meningeome (ohne Symptomatik): **Beobachtung** (bei eindeutigem bildgebendem Befund auch keine Biopsie), Kontrolle nach 6 Mon., dann 1x/Jahr
- Operativ: Ind: bei Symptomatik od. Größenprogredienz gegeben
  Totalexstirpation des Tumors mitsamt seiner Matrix
- Postoperative Radiatio bei Teilresektion (insb. bei anaplastischen Formen, 54-60 Gy) oder Rezidiv.
  Ist eine Resektion nicht mögl. (schwierige Lage an der Schädelbasis) kann auch eine primäre intensive Bestrahlung (bis 3 cm Größe, sog. **Radiochirurgie**, 16 Gy) durchgeführt werden.
- Eine Chemotherapie hat bis heute keinen positiven Effekt gezeigt.

Prog: Prognose nach operativer Therapie typischer Meningeome (WHO Grad I) **sehr gut** (15-JÜR 88 %). Rezidiv nach Totalexstirpation WHO Grad I in ca. 10% d.F., WHO II 30-50 %, WHO III 50-90 % (WHO Grad III medianes Überleben 2-3 Jahre)

Kompl: * Maligne Entartung, Aussaat als Meningeomatose mögl.

Op: * Verletzung von Gehirnstrukturen bei ungünstiger Lage (Keilbeinflügel, Tuberculum sellae, hintere Schädelgrube)
* Rezidiv durch verbliebene Zellnester (z.B. im Knochen oder an großen venösen Blutleitern, die nicht im Gesunden reseziert werden können)

DD:
- Meningeales Sarkom (Fibrosarcoma durae matris): Lok. meist supratentoriell, sehr selten vorkommend, maligne, rasch progredient mit schlechter Prognose
- Meningeales Melanom, Metastasen anderer Tumoren (z.B. Mammakarzinom usw.)
- Meningeom en plaque ⇨ DD: Osteodystrophia fibrosa JAFFÉ-LICHTENSTEIN

HÄMANGIOBLASTOME

Syn: Angioblastom, LINDAU-Tumor, ICD-10: D18.0-

Ät:
- Familiäre Disposition oder spontanes Auftreten
- HIPPEL-LINDAU-Syndrom (gehört zu den Phakomatosen, aut.-dom. erblich, Chrom. 3p26) = Hämangioblastome in Kombination mit Angiomatosis retinae cystica, Nieren-, Leber- (Leberkavernome) und Pankreaszysten

Path:
- ♦ Gehören zu den mesodermalen Tumoren
- ♦ Histo: Netz kapillärer Gefäße + Zysten (mit eiweißreicher Flüssigkeit)
- ♦ Lok: **Kleinhirnhemisphäre**, Großhirn, Pons, Rückenmark

Epid:
◊ Prädisp.alter: 35.-45. Lj.
◊ **M** > w

Klin:
⇒ Zerebellare Ataxie (beinbetont), intermittierende Liquorzirkulationsstörungen mit Einklemmungszeichen, Kopfschmerzen, Nystagmus
⇒ Bei Frauen evtl. Auftreten der Symptome während einer Schwangerschaft
⇒ Paraneoplastisches Syndrom: Erythropoetin-Sekretion ⇨ Polyglobulie

Diag:
1. Anamnese und neurologische Untersuchung: Stauungspapille?
2. Liquorpunktion: Eiweißvermehrung
3. Bildgebung: **MRT**/CCT nativ ⇨ hypointense Zysten, **mit KM** ⇨ kräftiges Enhancement im Wandbereich (Gefäßanteil des Tumors)

Ther:
- Operativ: Tumorentfernung in toto
- Ggf. präoperative Vertebralisangiographie mit Embolisation der zuführenden Gefäße

Prog: Gut, Rezidivrate bei ca. 20 %

Kompl: Subarachnoidale Blutung

HYPOPHYSENTUMOREN

Syn: Benigne: Hypophysenadenome (ICD-10: D35.2), dazu gehören Prolaktinom, Morbus CUSHING = Kortikotropinom (CUSHING-Syndrom I), NELSON-Syndrom, Akromegalie und hormoninaktive Hypophysenadenome. Maligne: Hypophysenkarzinom (ICD-10: C75.1)

Anatomie: Die Hypophyse (Glandula pituitaria) setzt sich zusammen aus der **Adenohypophyse** (Lobus anterior und **Pars intermedia** = Hypophysenzwischenlappen) u. der **Neurohypophyse** (Lobus posterior). Die Neurohypophyse ist über das Infundibulum (= Hypophysenstiel) mit dem Hypothalamus (gehören zum Diencephalon) verbunden.

Physiologie:

Adenohypophyse produziert folgende Hormone (Syn. in Klammer):
- **ACTH** (Adrenocorticotropes Hormon, Kortikotropin): wirkt auf die Nebennierenrinde
- **TSH** (Thyreoideastimulierendes Hormon, Thyreotropin): wirkt auf die Schilddrüse
- **FSH** (Follikelstimulierendes Hormon, Follitropin): Gonadotropin
- **LH** (Luteinisierendes Hormon, ICSH = interstitial cell stimulating hormone): Gonadotropin
- **Prolaktin**: wirkt direkt auf Brustdrüsenwachstum und Laktation
- **STH** (Somatotropes Hormon, Somatotropin, GH = growth hormone): direkt wirkendes Wachstumshormon (DNA-Synthese ↑, Proteinbiosynthese ↑, Blutzucker ↑, Glukoneogenese ↑)
- **MSH** (Melanozytenstimulierendes Hormon, Melanotropin, Melanophorenhormon aus der Pars intermedia): wirkt auf Melanin-Synthese und Pigmentdispersion

Neurohypophyse: Erhält die Hormone aus den Nuclei supraoptici und paraventriculares des Hypothalamus über neurosekretorischen Transport. Diese werden in der Neurohypophyse gespeichert (HERRING-Körper) und bei Bedarf abgegeben:
- **ADH** (Antidiuretisches Hormon, Adiuretin, Vasopressin): wirkt antidiuretisch durch Wasserrückresorption in den Sammelrohren der Niere und wirkt außerdem direkt vasokonstriktorisch
- **Oxytocin**: wirkt auf die Muskulatur des Uterus und der Brustdrüse (Milchejektion)

Path:
- ♦ Dignität: G I, Tumoren der Hirnanhangdrüse sind meist benigne = **Adenome** (85 % d.F.)
- ♦ Lok: Hypophysentumoren gehören zu den ektodermalen Hirntumoren, sie entstehen in der Regel in der **Adenohypophyse**
  Lokale Ausbreitung (s. Abb.) ⇨ Anheben des Diaphragma sellae (⇨ Kopfschmerzen), Druck auf das Chiasma opticum (⇨ Gesichtsfeldausfall: bitemporale Hemianopsie oder einseitig temporal), Druck auf den III. Ventrikel

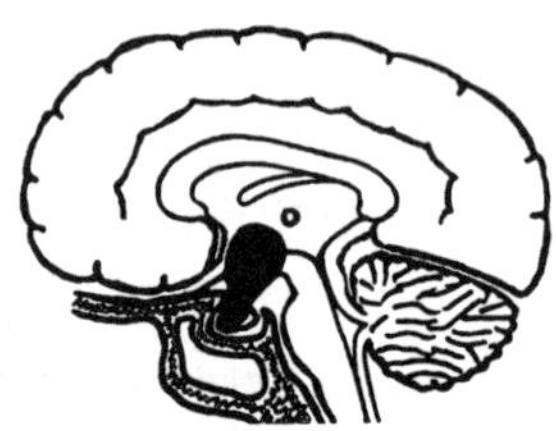

- ♦ NELSON-Syndrom (ACTH + MSH-produzierender Tumor) entsteht in 10 % d.F. nach Adrenalektomie. Der Hypophysentumor hat bei diesen Pat. wahrscheinlich schon vor der Adrenalektomie bestanden und wächst dann durch CRH (= corticotropin releasing hormone) Überstimulation durch d. Hypothalamus. MSH führt dann zur Hyperpigmentierung d. Haut.

Epid:
- ◊ Inzidenz: 3-4/100.000/Jahr, Prävalenz: bis 10 % der Bevölkerung (meist klinisch stumm)
- ◊ Prädisp.alter: Adenome 30.-50. Lj., w = m
- ◊ Hypophysenadenome machen ca. 5 % der Hirntumoren aus

Etlg:
Dignität: benigne (92 % d.F.), meist Hypophysenadenome
Adenokarzinom der Hypophyse, selten ⇨ invasiv wachsend, frühe Metastasierung

Größe: Adenome des Hypophysenvorderlappens
<10 mm = **Mikroadenome** (sind nicht raumfordernd)
>10 mm = **Makroadenome**

Hormonverhalten: Adenome des Hypophysenvorderlappens
- **Hormonaktiv: Prolaktinom** (häufigstes, ca. 45-50 % d.F.), **Akromegalie** (STH, 20 %), **Morbus CUSHING** (Kortikotropinom, ACTH, 5-10 %), NELSON-Syndrom (ACTH- + MSH-produzierender Tumor, selten)

- **Hormoninaktiv** (gleichzeitig hypophysäre Insuffizienz, ca. 25-30 % d.F.)

Färbeverhalten in der Histologie: Adenome des Hypophysenvorderlappens
- Basophile Adenome: **ACTH**, FSH, LH, TSH-produzierende Adenome
- Eosinophile Adenome: **Prolaktin, STH**-produzierende Adenome
- Chromophobe Adenome: **hormoninaktive** Adenome

Klin: ⇒ Zufallsbefund (= Inzidentalom) ohne Symptome, z.B. im CT/MRT-Schädel

⇒ **Kopfschmerzen**

⇒ **Gesichtsfeldstörungen:** einseitige oder **bitemporale Hemianopsie**, Visusabnahme bis zur Optikusatrophie bei Druck des Tumors auf das Chiasma opticum, bei weiterer Ausbreitung Kompression des Sinus cavernosus ⇨ Doppelbilder durch Augenmuskelparesen bei Alteration des N.oculomotorius mögl.

⇒ Prolaktinom: Frauen ⇨ Oligo-/Amenorrhoe, Galaktorrhoe, Libidoverlust, Sterilität
Männer: Libido- u. Potenzverlust

⇒ Akromegalie: Wachstum der Extremitäten (Hände, Füße) und des Gesichtsschädels (Nase, Kinn), Arthrose der Gelenke, Karpaltunnelsyndrom, Hirsutismus, Hyperhidrose, Hautfibrome, Struma diffusa, Herzhypertrophie, Diabetes mellitus, sekundärer Hypogonadismus; Kinder: Gigantismus

⇒ Cushing-Syndrom I: Stammfettsucht, Striae medullaris, Mondgesicht, Büffelnacken, arterielle Hypertonie, kleinflächige Hautblutungen (Ekchymosen), Glukoseintoleranz, Osteoporose, Myopathie
Zusätzlich: Frauen: Zyklusstörungen, Amenorrhoe, Hirsutismus
Männer: Libidoverlust, Impotenz
Kinder: verzögertes Wachstum, verspätete Pubertät

⇒ MSH-produzierende Tumoren: Hyperpigmentation der Haut

⇒ TSH-produzierende Tumoren: thyreotoxische Krise

⇒ **Hypophysäre Insuffizienz** (Panhypopituitarismus = komplette Hypophysenvorderlappeninsuffizienz = SIMMONDS-Krankheit oder partieller Hypopituitarismus):
- **Sekundärer Hypogonadismus** (Libido- u. Potenzverlust, Oligo-/Amenorrhoe)
- Sekundäre Hypothyreose (Kälteempfindlichkeit, Obstipation, raue Haut)
- Sekundäre Nebennierenrindeninsuffizienz (Adynamie, Hypotonie)

Weitere Zeichen: Fehlen der sekundären Geschlechtsbehaarung, Falten um Mund und Auge, verminderte Leistungsfähigkeit, Antriebsarmut, blasse Hautfarbe (durch Anämie)

⇒ Ausfall der Neurohypophyse ⇨ Diabetes insipidus

Diag:
1. Anamnese, endokrine Symptome und klinische Untersuchung
2. Bildgebung: **MRT** nativ und mit KM ⇨ Nachweis kleinster Mikroadenome mögl.
   Rö-Schädelübersicht, Sella-Zielaufnahme u. konventionelle Tomographie od. CCT mit koronaren Schichten (sind heute alle bei Vorliegen eines MRT nicht mehr erforderlich) ⇨ erweiterte Sella turcica ("Ballonsella"), Auflockerung der Schädelbasis bei großem Adenom (Knochenerosion)
   ggf. Angiographie präoperativ
3. Labor (nüchtern und früh morgens bestimmen): STH, LH, FSH, ACTH, Cortisol, TSH, T3, T4, Prolaktin, IGF-1
   ➲ Morbus CUSHING ⇨ ACTH und Cortisol erhöht
   ➲ Prolaktinom ⇨ Prolaktin erhöht (>200 ng/ml)
   ➲ Akromegalie ⇨ STH (>0,5 ng/ml) u. folgend IGF-1 (insulin-like growth factor) erhöht
4. Augen-Konsil: Perimetrie (= Gesichtsfeldbestimmung), ggf. OCT zur Verlaufskontrolle bei Sehstörungen, ggf. neurologisch VEP (visuell evozierte Potentiale) ableiten

Ther:
- Konservativ: Prolaktin-produzierende Mikroadenome werden mit Dopaminagonisten (Prolaktinhemmer Bromocriptin, Pravidel® od. Cabergolin, Dostinex®) lebenslang behandelt ⇨ Tumorverkleinerung (bei Progression Op), Zyklusnormalisierung, Schwangerschaft mögl.
  Kommt es unter der konservativen Therapie bei Prolaktin-produzierendem Mikroadenom zur Schwangerschaft ⇨ regelmäßige Prolaktin-Serumspiegel-, Schilddrüsenwerte- und Visuskontrolle (Gesichtsfeld). Falls MRT erforderlich, dann ohne KM, falls Op erforderlich, dann im 2. Trimenon.
  Primäre Radiatio nur bei sehr alten Patienten mit zu hohem Op-Risiko indiziert.

- Hormoninaktive Mikroadenome werden primär nur beobachtet (anfangs jährlich MRT)
- Operativ: Ind: Makroadenome (>10 mm), Sehstörungen
  - Zugang: **transsphenoidal** (über den Nasen- oder Mundvorhof zur Keilbeinhöhle, deren Vorder- und Hinterwand (= Sellaboden) eröffnet wird) oder transkraniell ⇨ bei großen Adenomen, die para- oder retrosellär oder nach frontal ausgedehnt sind.
  - Mikrochirurgische bzw. heute meist endoskopieassistierte Entfernung: bei Mikroadenomen Entfernung des Adenoms unter Schonung der restlichen Hypophyse
  - Prolaktin-produzierende Makroadenome: Vorbehandlung und Nachbehandlung mit Bromocriptin, operative Entfernung
  - Makroadenome mit invasivem Wachstum ⇨ operative Entfernung, bei Rezidiv oder Progression ggf. Bestrahlung od. ggf. Chemother. mit Temozolomid
- Leitlinie: Hypophysentumoren, S2k v. 12/2019 (AWMF Registernummer 089-002)
- Selbsthilfegruppen: Netzwerk Hypophysen- & Nebennierenerkrankungen e.V., Waldstr. 53, 90763 Fürth, Tel.: 0911 9792009-0, Fax: -79, Internet: www.glandula-online.de

Prog: Auch nach Op sind Rezidive mögl., Op-Risiko bei transsphenoidalem mikrochirurgischem Eingriff am geringsten (Letalität 0,5 %), Heilungsrate ca. 80 %.

Kompl:
* **Hypophyseninsuffizienz** bei sehr großen Adenomen, Diabetes insipidus
* **Verschlusshydrozephalus** bei Kompression des Foramen interventriculare MONROI
* Hämorrhagische Infarzierung, Tumorblutung ("Hypophyse:- Apoplexie")
* Med: die Dopaminagonisten können zu Op-pflichtigen Herzklappenfibrosen führen!

Op:
* **Hypophyseninsuffizienz** bei der Op von Makroadenomen (bei Mikroadenomen kann die Hypophysenfunktion meist erhalten werden)
* Bestrahlung ⇨ Entwicklung einer Hypophyseninsuffizienz mit einer Latenz von 3-5 Jahren

Proph:
♥ Bei Patienten mit Hypophyseninsuffizienz müssen folgende Hormone substituiert werden (eine Kontrolle des Hormonstatus erfolgt 6-8 Wo. u. ½ Jahr postop., dann jährlich): Kortison, L-Thyroxin, Testosteron bei Männern, Östrogen bei Frauen, bei Kindern STH
♥ Bei Diabetes insipidus: Desmopressin-Nasenspray (Minirin®)

DD:
- **Kraniopharyngeome** (ERDHEIM-Tumor, insb. im Kindes- u. Jugendalter), **Meningeome**
- Metastasen (insb. Mamma-, Bronchial-, Nieren-, Prostatakarzinom), Lymphome
- CUSHING-Syndrom: Nebennieren-Adenom, -Karzinom, -Hyperplasie, paraneoplastisch (kleinzelliges Bronchial-Karzinom, Schilddrüsen-, Leber-, Mamma-, Inselzellen-Karzinom), medikamentös bedingt (Cushingoid durch Überschreiten der sog. CUSHING-Schwellen-Dosis bei Steroiden), Störung des hypothalamisch-hypophysären Regelkreises
- Hormonproduzierende Tumoren: Karzinoide, Paraneoplasie
- SHEEHAN-Syndrom: postpartale Störung der Hypophysenvorderlappenfunktion durch ischämische Nekrose ⇨ akute Hypophysenvorderlappen-Insuffizienz
- CHIARI-FROMMEL-Syndrom nach Gravidität: postpartal persistierende Laktation über Monate bis Jahre ⇨ Uterusatrophie u. sekundäre Amenorrhoe durch unterdrückte Ovarialfunktion (Regulationsstörung im Hypothalamus-Hypophysen-System, Prolaktin ↑, FSH ↓)
- Empty-Sella-Syndrom: in ca. 2 % der Bev., kann mit od. Hormonstörung vorkommen.

KRANIOPHARYNGEOME

Syn: ERDHEIM-Tumor, SCHMINKE-Tumor, RATHKE-Taschen-Tumor, ICD-10: D44.4

Ät:
- Missbildungstumor
- Mutationen CTNNB1-Gen, BRAF-V600-Gen
- Virusgenese mit EPSTEIN-BARR-Virus-Infektion

Epid: ◊ Prädisp.alter: 5.-10. Lj. und 50.-75. Lj.
◊ Etwas mehr Männer betroffen (= 3:2)

Path:
- ♦ Dignität: G I (benigne), Kalkeinlagerungen und Zysten (cholesterinreiche Flüssigkeit) häufig, haben eine feste Kapsel, langsames Wachstum, gehören zu den Missbildungstumoren (**embryonales Gewebe** = dysontogenetischer Tumor von Resten des **Ductus craniopharyngeus** = RATHKE-Tasche mit epithelartigen Zellen)
- ♦ Histo: zystische Schnittfläche mit Mikroverkalkungen
- ♦ Lok: gehen vom **Rachendach** aus und liegen intra- oder suprasellär (s. Abb., oder selten in beiden Gebieten = sanduhrförmig)

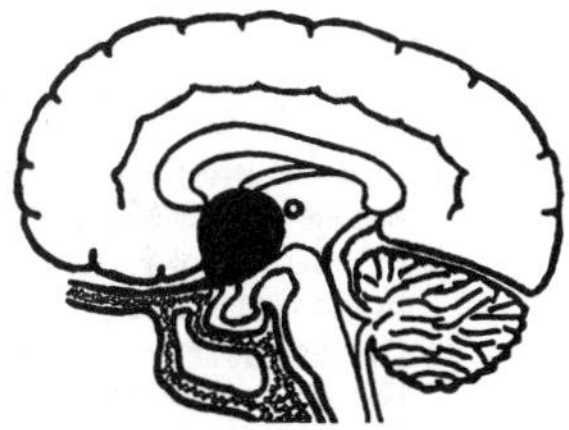

Klin:
- ⇒ **Kopfschmerzen**, insb. in der Stirnregion, Übelkeit
- ⇒ **Gesichtsfeldausfälle:** Skotome, Quadrantenanopsie, Chiasmasyndrom ⇨ bitemporale Hemianopsie bis zur beidseitigen Optikusatrophie
- ⇒ **Hypophysenvorderlappeninsuffizienz**, **Diabetes insipidus**, Frauen: Amenorrhoe
- ⇒ Hypothalamuskompression (BABINSKI-FRÖHLICH-Syndrom ⇨ Adipositas, Hypogenitalismus, Minderwuchs, Sehstörungen)
- ⇒ Verschlusshydrozephalus (internus) bei Kompression des Foramen MONROI (Übelkeit, Stauungspapille)
- ⇒ *Kinder:* verzögertes Wachstum (STH-Mangel durch Hypophysenvorderlappeninsuffizienz), vergrößerter Schädel mit klaffenden Schädelnähten

Diag:
1. Anamnese und klinische Untersuchung: Stauungspapille, Gesichtsfeldausfälle?
2. Bildgebung: **MRT**/CCT **mit KM**: solider/zystischer Tumor mit **Verkalkungen** (im CCT) und KM-Enhancement. Rö-Schädel zeigt aufgeweitete Sella mit fleckigen intra-/suprasellären Kalkeinlagerungen.
3. Labor: Hormonbestimmung wie bei Hypophysentumoren (s.o.)
4. Augen-Konsil: Perimetrie (= Gesichtsfeldbestimmung)

Ther:
- Operativ: transkranieller frontotemporaler Zugang, Totalexstirpation
- Evtl. Nachbestrahlung bei nicht vollständiger Entfernung (Gesamtdosis 54 Gy)
- Leitlinie: Kraniopharyngeom, S1 v. 1/2019 (AWMF Registernummer 025-026)
- Selbsthilfegruppen: Kraniopharyngeom-Gruppe c/o Deutsche Kinderkrebsstiftung, Adenauerallee 134, 53113 Bonn, Tel.: 0228 688460, Internet: www.kraniopharyngeom.de

Prog: Gut bei Totalexstirpation, 5-JÜR 80 %, bei Kindern 90 %, Op-Letalität 0-2 %

Kompl: Op: hypothalamische Essstörung ⇨ Adipositas, je nach Resektionsausmaß weitere ophthalmologische, neuropsychiatrische od. endokrine Störungen mögl.
Bei Hypophyseninsuffizienz Substitution der Hormone wie bei Hypophysentumoren (s.o.)

DD: Hypophysentumoren, Meningeome

INTRAZEREBRALE METASTASEN

Syn: *Sekundäre bösartige Neubildung des Gehirns und der Gehirnhäute*, ICD-10: C79.3

Ät: Fernmetastasen im ZNS in der Reihenfolge ihrer Häufigkeit
- **Bronchialkarzinom** (Männer, insb. kleinzelliges Bronchialkarzinom)
- **Mammakarzinom** (Frauen)
- **Malignes Melanom** (höchste relative Metastasierungsrate in das ZNS)
- **Lymphome**, Leukosen

- Nierenzellkarzinom
- Karzinome des Urogenitaltraktes, Prostatakarzinom, Hodentumoren, Chorionkarzinom
- Schilddrüsenkarzinome
- Karzinome des Magen-Darm-Traktes (selten, metastasieren meist zuerst in die Leber)
- Kindesalter: Neuroblastom, WILMS-Tumor (Nephroblastom)

Path:
- ♦ Dignität: **maligne**, meist sind die Hirnmetastasen entdifferenzierter als der Primärtumor mit vielen Gefäßen und Nekrosen
- ♦ In 50-75 % d.F. sind die Metastasen bei klinischer Manifestation bereits **multipel** (und damit inoperabel)
- ♦ Die Metastasierung erfolgt meist **hämatogen**, selten per continuitatem im Bereich des Rückenmarks bei Bronchial- oder Mammakarzinomen oder cerebral bei Tumoren des Gesichts oder des Halses
- ♦ Lok: **Marklager** des Groß- (¾ d.F.) und Kleinhirnes (¼), an den **Hirnhäuten** (Meningeosis carcinomatosa od. leucaemica, insb. bei fortgeschrittenem Stadium mit Bevorzugung der Hirnbasis)

Epid:
- ◊ Die Metastasen machen je nach Alter **5-20 %** aller Hirntumoren aus
- ◊ Prädisp.alter: 40.-60. Lj., m > w

Klin:
- ⇒ Keine spezifischen Symptome, sie sind abhängig von der Lokalisation, entwickeln sich im Allgemeinen **schnell** mit Bewusstseinstrübung, Verwirrtheit, organischen Psychosen
- ⇒ Supratentoriell ⇨ Kopfschmerzen, epileptischen Anfällen, neurologische Ausfälle (Hemiparesen, Hemihypästhesie, Aphasie)
- ⇒ Infratentoriell (Kleinhirn) ⇨ Ataxie, Nystagmus, Dysarthrophonie, Störung der Feinmotorik, Verlegung der Liquorwege durch Okklusion ⇨ Hydrozephalus mögl.
- ⇒ Meningeosis leucaemica od. carcinomatosa ⇨ Hirnnervenausfälle, Meningismus, Kopfschmerzen, Liquorstauung

Diag:
1. Anamnese: bekannter Primärtumor, auch schon länger zurückliegend?
2. Neurologische Untersuchung: Ausfälle?, EEG: je nach Lage Herdbefund und Allgemeinveränderungen mögl., ggf. Liquorpunktion: bei V.a. eine Meningeosis carcinomatosa ⇨ Tumorzellen im Liquor?, hoher Eiweißgehalt
3. Bildgebung: **MRT mit KM** starkes Enhancement und ausgeprägtes **perifokales Ödem**, die Metastasen können solide sein, aber auch zystische Formationen (Nekrosen, hämorrhagische Infarzierungen, ringförmige Kontrastmittelanreicherung) enthalten
4. **Diagnostik entsprechend des Primärtumors** und Staging bez. anderer Metastasierungsstationen: CT-Thorax, CT-/Sono-Abdomen, Skelett-Szintigraphie, Bronchoskopie, Gastroskopie, Koloskopie, gynäkologische Untersuchung
5. Bei unbekanntem Primärtumors (Syn: Primarius, **CUP**-Syndrom = carcinoma of unknown primary): Entnahme von Gewebe durch stereotaktische Biopsie und Histologie, ggf. Bestimmung von Tumormarkern (CEA, NSE, CYFRA 21-1, ß-HCG, $ß_2$-Mikroglobulin)

Ther:
- Festlegung der Therapie im interdisziplinären **Tumorboard** erforderlich.
- Konservativ: Bei radiosensitiven Primärtumoren (z.B. Lymphomen) ⇨ **Radiatio** (30 Gy, fraktioniert 10 x 3 Gy) des gesamten Hirngewebes und/oder gezielt nur auf die Metastase als fraktionierte = mehrfache stereotaktische Bestrahlung mit einem Linearbeschleuniger od. als sog. „Radiochirurgie“ = mit nur einer einzigen Bestrahlung (15-24 Gy) bei Tumoren bis max. 4 cm Größe
  - Polychemotherapie systemisch, wenn der Primärtumor chemosensibel ist.
    Intrathekale Chemotherapie bei Meningeosis carcinomatosa mit Methotrexat, liposomal verkapseltem Cytosin-Arabinosid (DepoCyte®, wirkt bis zu 3 Wo.) od. Thiotepa, Gabe über einen ventrikulären Port mit Reservoirs od. auch über Lumbalpunktion mögl.
  - Spezifisch (sog. Target-Therapien): z.B. Erlotinib od. Alectinib beim Bronchialkarzinom, Lapatinib beim Mammakarzinom, Dabrafenib + Trametinib beim Melanom
    Tropomyosin-Rezeptor-Inhibitor Larotrectinib (Vitrakvi®) bei NTRK-Genfusion-Nachweis und Immuntherapien entsprechend des Primärtumors können versucht werden.
  - Med: **Glukokortikoide** (Dexamethason, Fortecortin® 4 x 4 mg/Tag p.o.) zur Verminderung des Hirnödems

- Operativ: Ind: **solitäre** Gehirnmetastase ohne weitere disseminierte systemische Metastasierung und wenn die Prognose des Primärtumor nicht infaust ist
  - Solitäre Großhirnmetastase ⇨ transkranieller Zugang und Resektion soweit mögl.
  - Solitäre Kleinhirnmetastase ⇨ subokzipitaler Zugang und Resektion soweit mögl.
- Bei Hydrozephalus/Hirndruck ⇨ Anlage eines ventrikuloatrialen/-peritonealen Shunts

Prog: Abhängig vom Primärtumor, insgesamt aber **sehr schlecht**, nur ca. 5%ige 5-JÜR. Mittlere Überlebenszeit ohne Op. 2-3 Mon., mit Op. u./od. Radio-/Chemotherapie 5-11 Mon.
Eine extrem schlechte Prognose liegt bei einer Meningealkarzinose vor (mittlere Überlebenszeit 1 Monat, mit intrathekaler Chemotherapie um 6 Monate).

Kompl: * **Meningeosis** blastomatosa / carcinomatosa / sarcomatosa / leucaemica (= Meningealkarzinose), Befall der Liquorräume (insb. bei Lymphomen, Leukämie, Bronchial-, Mammakarzinomen und Melanomen), Ther: intrathekale Chemotherapie und Radiatio
* Hirnmassenblutung durch Arrosion von Gefäßen

Op: * Neurologische Defizite durch die Resektion

DD:
- Primäre Hirntumoren
- Hirnabszess, Granulome, parasitäre Raumforderungen
- Multiple Sklerose
- Metastasen am knöchernen Schädels (osteoklastisch = osteolytisch oder osteoplastisch = knochenanbauend)

SPINALE TUMOREN

Syn: Rückenmarktumoren, engl. spinal cord tumours, ICD-10: Gutartig D33.4, bösartig C72.0

Anatomie: Je nach Lokalisation im Rückenmark können unterschiedliche Bahnen (efferente Bahnen = absteigend/motorisch od. afferenten Bahnen = aufsteigend/sensibel, s. Abb.) mit verschiedener Klinik betroffen sein. Segmental kann auch die graue Substanz geschädigt werden ⇨ neurologische Ausfällen des betroffenen Segmentes (schlaffe Lähmung).

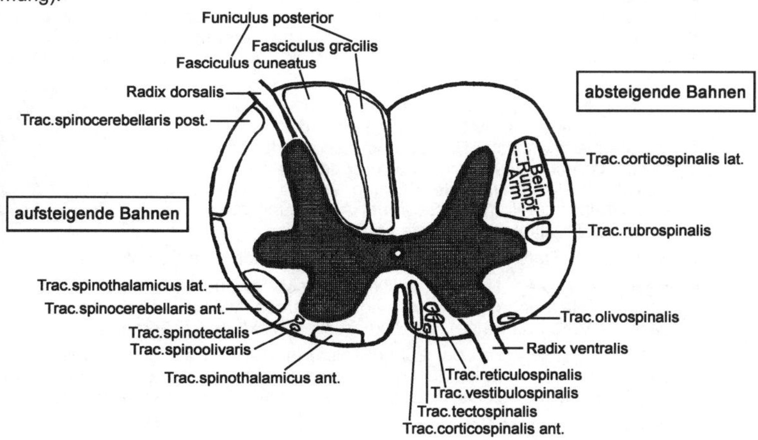

Path:
- Allgemein: spinale Tumoren sind seltener als intrakranielle (Verteilung 1:6) und häufiger in der Dignität gutartig
- Kompression ⇨ direkte, primäre **Markerweichung** und durch Minderdurchblutung (= sekundäre) bei Kompression der spinalen Arterien

- Lok: 50 % im **Thorakalmark**, 25 % lumbal, 25 % zervikal
  Intramedullär (10 %), meist Gliome und Ependymome
  Extramedullär - intradural (60 %), meist Neurinome und Meningeome
  Extramedullär - extradural (30 %), meist maligne Wirbelkörperprozesse

Etlg: **Primäre Tumoren** (nach der Häufigkeit):

Neurinome (im Hals- u. Brustmark, meist von der Radix dorsalis ausgehend, als „Sanduhrgeschwulst", wenn intradural und aus dem Foramen intervertebrale herauswachsend), Neurofibrome (multipel)

Meningeome (im Hals- u. Brustmark, meist dorsolateral über mehrere Segmente erstreckend)

Ependymome (intramedullär)

Gliome: Astrozytome, Oligodendrogliom, Glioblastom (alle intramedullär)

Sekundäre Tumoren = **Metastasen:**

Metastasen in den Wirbelkörpern sind häufig aufgrund des hohen Knochenmarkanteils in den Wirbelkörpern (= alle liegen primär extramedullär, extradural), ausgehend von Mamma-, Prostata-, Bronchial-, Uterus-, Magen-, Nieren- od. Schilddrüsenkarzinom, Plasmozytom, Sarkome, PANCOAST-Tumor

Metastasen anderer Primärtumoren im Rückenmark (intramedullär) oder einer Meningeosis carcinomatosa (extramedullär, intradural) sind sehr selten

Epid: ◊ Prädisp.alter: 30.-60. Lj.

◊ Primäre Rückenmarktumoren sind mit einer Inzidenz von 1/100.000/Jahr sehr selten.

Klin: ⇒ Metastasen: radikuläre (segmentale, gürtelförmige) **Schmerzen** einer Körperseite bei Tumor in der Nähe einer sensiblen Rückenmarkwurzel (Radix dorsalis), evtl. Provokation durch Husten od. Pressen, bei Progredienz schlaffe Lähmung (Wurzelkompressionssyndrom, Radix ventralis) der dem Segment zugeordneten Muskulatur (typisch für extramedulläre, extradurale Prozesse = Wirbelprozesse durch maligne Knochenmetastasen) sowie spastische Lähmung, Sensibilitätsstörung unterhalb der Läsion und Blasenentleerungsstörung (absteigende Bahnen)

⇒ **Querschnittlähmung** langsam progredient entwickelnd, spinale Automatismen bei Tumoren zentral im Rückenmark ⇨ spastische Parese, Hyperreflexie, Pyramidenbahnzeichen, Blasenlähmung

⇒ A.spinalis-anterior-Syndrom mit Blasenstörung bei Tumor ventral im Spinalkanal = segmental schlaffe Parese und kaudal spastische Paresen und bilaterale dissoziierte Sensibilitätsstörung (= Störung des Schmerz- und Temperaturempfindens durch Schädigung des Trac.spinothalamicus, intaktes Druck- und Berührungsempfinden sowie Tiefensensibilität, da intakte Hinterstränge)

⇒ BROWN-SÉQUARD-Syndrom bei lateralen Tumoren im Spinalkanal (s. Abb.) ⇨ unterhalb der Läsion ipsilaterale spastische Parese und dissoziierte Sensibilitätsstörung (ipsilaterale Störung der Tiefensensibilität und kontralaterale Störung von Schmerz- und Temperatursinn), im Segment Aufhebung aller sensiblen Qualitäten u. schlaffe Lähmung

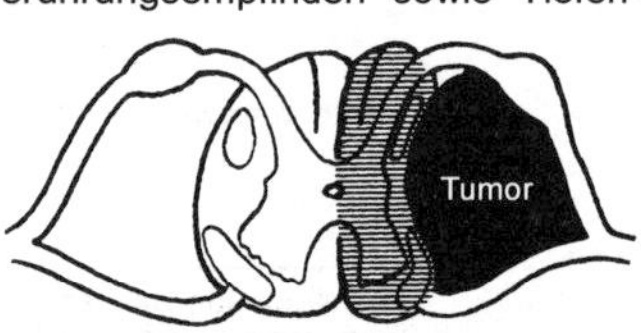

⇒ Störung der Tiefensensibilität bei dorsalen Tumoren im Spinalkanal

⇒ Halsmarktumoren: Nacken- u. Hinterkopfschmerzen, Schmerzen in den Armen/Händen, positives Nackenbeugezeichen, hohe Querschnittlähmung (oberhalb HWK 6) mit Tetraparese (Arme und Beine), ggf. Hirndruckentwicklung u. Lähmung kaudaler Hirnnerven

⇒ PANCOAST-Tumor: von der Lungenspitze ausgehend auf den Armplexus und später auf die untere Halswirbelsäule übergreifend ⇨ Armschmerzen, Plexuslähmung, HORNER-Syndrom (Ptosis, Miosis, Enophthalmus), später Querschnittsymptomatik

⇒ Brustmarktumoren: Paraparese der Beine, gürtelartige Schmerzen im betroffenen Segment, strumpfhosenförmige Sensibilitätsstörung

⇒ Lumbalmarktumoren: periphere Lähmung der Beine

⇒ Konussyndrom (Syn: Conus-medullaris-Syndrom): Tumoren im Bereich des Conus medullaris (in Höhe LWK 1-2) mit schlaffem Sphincter ani, Urin- und Stuhlinkontinenz, Ausfall des Analreflexes, perianalen Sensibilitätsstörungen und Reithosenanästhesie (keine Paresen der Beine, Lähmung der Mm.glutei)

⇒ Kaudasyndrom (Syn: Cauda-equina-Syndrom): Tumoren im Bereich der Cauda equina (in Höhe LWK 3 bis S5) mit peripherer schlaffer Lähmung der Beine (je nach Höhe der Raumforderung), doppelseitigem Ischiasschmerz, reithosenartiger Hypästhesie, Blasen- und Mastdarmentleerungsstörung, Impotentia coeundi (erektile Impotenz u. Ejakulationsunfähigkeit).

Diag: 1. Anamnese (langandauernde Beschwerden, Tumorerkrankung bekannt?) und klinische Untersuchung: Paresen, Sensibilitätsstörungen, Pyramidenbahnzeichen

2. Bildgebung: **MRT mit KM** zur genauen Höhenlokalisation, insb. von intramedullären Tumoren, ggf. **CT** (Wirbelkörpermetastasen sind osteolytisch oder auch osteoplastisch bei Mamma- u. Prostatakarzinomen) od. spinale Angiographie bei Gefäßprozessen

   Röntgen-Wirbelsäulenabschnitt in 2 Ebenen, HWS in 4 Ebenen (mit Foramina intervertebralia, sog. Schrägaufnahmen) u. Myelographie (⇨ Füllungsdefekte, Ind: heute selten, z.B. nur wenn eine MRT wegen Implantaten eingeschränkt beurteilbar ist)

3. Skelettszintigraphie: Bei V. a. Wirb elsäulenmetastasen, ggf. auch PET-CT

4. Neurologisches Konsil mit SEP des N.tibialis und N.medianus und Liquorpunktion: Eiweißvermehrung bei Neurinomen und bei Liquorstopp, maligne Zellen im Punktat

Ther:
- Med: Glukokortikoide (Dexamethason, Fortecortin® 4 x 4 mg/Tag p.os) zur Minderung eines Ödems
- Operativ:
  - Ependymome und Gliome: Versuch der operativen Entfernung und postoperative Radiatio
  - Neurinome und Meningeome: Operative Entfernung
  - Wirbelsäulenmetastasen: Radiatio (lokal 20-40 Gy), Chemotherapie je nach Primärtumor, ggf. partielle osteosynthetische Wirbelsäulenverblockung (Resektion, Ersatz mit autologem Knochenspan, Fixateur interne) zur Stabilisierung und Schmerzlinderung, auch mögl. ist die sog. „Radiochirurgie", CyberKnife = Ausschaltung des Tumors mit einer hochdosierten Bestrahlung, Med: Glukokortikoide, Bisphosphonate
  - PANCOAST-Tumor: Präoperative Radiatio, Operation, postoperative Radiatio bei meist nicht vollständig möglicher Tumorentfernung
  - Postoperativ: Krankengymnastik, Reha-Maßnahmen, Hilfsmittel

Prog: Neurinome haben eine sehr gute, Wirbelsäulenmetastasen eine schlechte Prognose.

Kompl:
* Kompression der spinalen Arterien (insb. d. A.spinalis ant.), insb. bei extramedullären Tumoren ⇨ akute Querschnittsymptomatik durch **sekundäre Markerweichung** mögl.
* Destruktion der Wirbelkörper bei Wirbelsäulenmetastasen ⇨ pathologische Frakturen, Knickkyphose, Subluxation mit akuter Querschnittsymptomatik mögl.
* Querschnittlähmung: Kontrakturen der spastischen Muskulatur, Inaktivitätspneumonie, paralytischer Ileus, Harnweginfekte, Dekubitus

Op: * Meningeale Narben mit neurologischen Ausfällen

DD:
- „Einfacher" Rückenschmerz (Myogelosen), Bandscheibenprotrusion, Bandscheibenprolaps
- Granulome der Wirbel, Spondylitis tuberculosa mit Gibbus
- Dermoide, Epidermoide (meist extradural), Lipome intradural
- Epidurale Abszesse (hämatogene Streuung, Staphylococcus aureus): Rückenschmerzen, Schonhaltung der Wirbelsäule, paravertebrale Myogelosen, Querschnittlähmung bei intraspinaler Ausbreitung, Ther: Operative Ausräumung und systemische Antibiose
- Entzündliche Myelitis (Querschnittmyelitis, Myelitis transversa, meist thorakal)
- Spinale Gefäßprozesse: spinale Angiome, arteriovenöse Fehlbildungen, Varicosis spinalis (spinale arteriovenöse Durafistel), Hämangioblastom, vaskuläre Myelopathie
- Zervikale Myelopathie, Syringomyelie, Arachnopathie (Verwachsungen der Arachnoidea)
- Spastische Spinalparalyse (ERB-CHARCOT-Krankheit) durch Degeneration des 1. motorischen Neurons im Cortex mit Paraspastik, Hyperreflexie, Pyramidenbahnzeichen

- Funikuläre Myelose, Amyotrophische Lateralsklerose
- Spinale Form einer Multiplen Sklerose
- Chronische Polyneuropathie der Cauda equina (ELSBERG-Syndrom)

WURZELKOMPRESSIONSSYNDROME

Syn: Spinale radikuläre Syndrome, Bandscheibenvorfall, Bandscheibenprotrusion, Bandscheibenprolaps, Nucleus-pulposus-Prolaps (**NPP**), Diskusprolaps, Diskushernie, Hernia nuclei pulposi, engl. slipped disc, disc prolaps, *Bandscheibenschäden*
ICD-10: zervikal M50.2, thorakal + lumbal M51.2

Anatomie: Die Bandscheiben (Disci intervertebrales) bestehen aus einem faserverstärkten bindegewebigen **Ring** (Anulus fibrosus) u. zentralen **Gallertkern** (Nucleus pulposus) mit hoher Mukopolysaccharidkonzentration, die viel Wasser bindet (⇨ Elastizität), s. Abb.

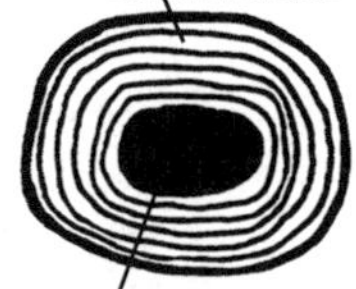

Ät:
- **Degenerative Prozesse** (Degeneration der Bandscheiben, spondylotische Veränderungen), genetische Disposition, Bewegungsmangel und ständiges Sitzen, Heben schwerer Lasten, plötzliche Drehbewegungen (Golfspieler)
- Traumatisch (z.B. HWS-Distorsion, Wirbelfrakturen)
- Knochenmetastasen, Rückenmarktumoren

Path:
- **Protrusio** ⇨ Vorwölbung einer Bandscheibe, z.B. mechanisch durch Verbiegung der Wirbelsäule nach ventral (s. Abb.)
- **Diskusprolaps** ⇨ Vorfall einer Bandscheibe, bzw. des gallertigen Nucleus pulposus (dieser durchbricht dabei den Anulus fibrosus). Dadurch **Einengung** des **Foramen intervertebrale mit dem Spinalnerven** (lateraler Prolaps) oder Einengung und Kompression des Spinalkanales (medialer Prolaps)

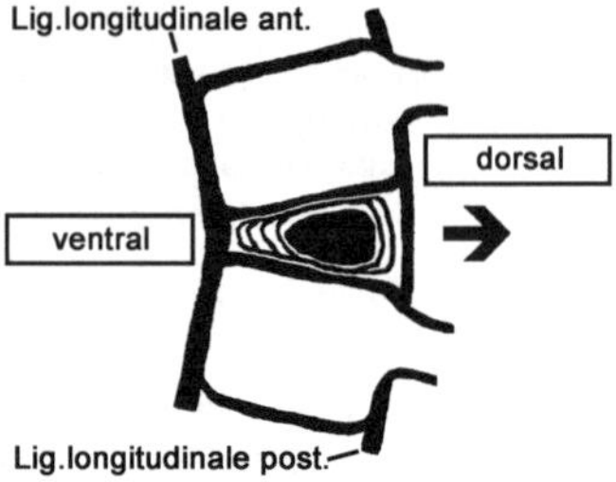

- **Arthrotische Veränderungen** an den Grund- und Deckplatten der Wirbelkörper (Spondylose, Osteochondrose) oder Zwischenwirbelgelenken (Spondylarthrose) oder den Unkovertebralgelenken der HWS (Unkarthrose) ⇨ **Osteophyten** (Randwülste) ⇨ Einengung der Foramina intervertebralia oder des Spinalkanales (= Wirbelkanalstenose)
- Lok: NPP ⇨ 90 % **lumbal**, 10 % **zervikal**, 1 % thorakal
  - Lumbal: **L5**- häufigstes und **S1**- häufig, L4-Syndrom seltener ⇨ alles meist Bandscheibenpathologie
    L4-Syndrom ⇨ Bandscheibe zw. LWK 3 und 4 betroffen (die Nervenwurzel selbst tritt zwischen LWK 4 u. 5 seitlich aus, wird aber im Verlauf ein Segment höher geschädigt)
    L5-Syndrom ⇨ Bandscheibe zwischen LWK 4 und 5 betroffen
    S1-Syndrom ⇨ Bandscheibe zwischen LWK 5 und Os sacrum (S1) betroffen
  - Zervikal: **C6** und **C7** je ca. 35 %, C8-Syndrom 25 % ⇨ alle eher spondylotische Veränderungen als Bandscheibenvorfälle
    C6-Syndrom ⇨ Spondylose/Bandscheibe zwischen HWK 5 und 6 betroffen
    C7-Syndrom ⇨ Spondylose/Bandscheibe zwischen HWK 6 und 7 betroffen
    C8-Syndrom ⇨ Spondylose/Bandscheibe zwischen HWK 7 und BWK 1 betroffen

Epid:
- ◊ Prädisp.alter: 30.-50. Lj., schon junge Erwachsene betroffen, mit dem Alter zunehmend (bei 30-Jährigen finden sich im CT/MRT bei **1/3 der Bevölkerung** Bandscheibenvorfälle, meist jedoch völlig ohne Beschwerden), Spinalkanalstenose bei >60-jährigen in 20 % d.F.
- ◊ Häufigster operativer Eingriff an der Wirbelsäule, mit zunehmender Tendenz in den letzten Jahren (ca. 70.000 lumbale Bandscheibenoperationen/J. in Deutschland)

Etlg: # Nach der Lokalisation der Schädigung (s. Abb.):
- Medialer Prolaps: Kompression des Rückenmarks ⇨ Myelopathie, Kaudasyndrom
- Mediolateraler Prolaps: Kompression des Rückenmarks und Spinalnerven
- Lateraler Prolaps: Kompression der Spinalnerven ⇨ Radikulopathie

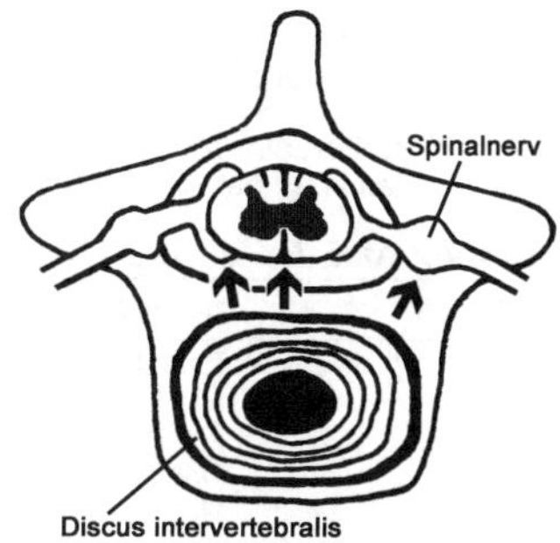

Nach der Art der Schädigung:
Soft disc = Nucleus-pulposus-Prolaps
Hard disc = Kompression von Spinalnerven oder dem Spinalkanal durch knöchernen Prozess, z.B. Spondylarthrose mit Osteophyten der Wirbelplatten od. kleinen Wirbelgelenke

Klin: ⇒ Allgemein: **Schmerzen** (LWS: Lumbalgie, Ischialgie, HWS: Nackenschmerzen), Parästhesien ("Ameisenlaufen"), sensible (im betreffenden Dermatom Hypästhesie u. Hypalgesie) und motorische **Ausfälle** (Paresen der Kennmuskeln, Abschwächung anderer Muskeln), Reflexabschwächung/-verlust
⇒ Provokation radikulärer Syndrome, z.B. durch Kopfverkippung, Husten
⇒ Spinalkanalstenose: typische zunehmende Gehstreckenverkürzung (Claudicatio spinalis)
⇒ **Cave:** Alarmzeichen sind beginnende **Lähmungen**, plötzliches Verschwinden des Schmerzes mit zunehmender Hypästhesie (⇨ ***Wurzeltod***) oder **Blasen-** (Retention)/ **Mastdarmstörungen** (Sphinkterlähmung)!

Diag: 1. Anamnese (Trauma, Rotationsbewegung, schweres Heben, Sprung aus großer Höhe, frühere Lumbago od. Ischialgien, chiropraktische Behandlung, Lähmungen, Störung der Blasen- und Mastdarmfunktion?) und klinische Untersuchung: tastbare Myogelosen (Muskelverspannungen mit Circulus vitiosus: Verspannung führt zu Schmerz, der wiederum zu mehr Verspannungen), Klopfschmerzhaftigkeit, schmerzhafte Bewegungseinschränkung u. Schiefhaltung (Skoliose) od. Steilhaltung (HWS) der Wirbelsäule

Kennmuskelschwäche, **Sensibilitätsstörung** im betroffenen Segment (s. Abb.) und **Muskeleigenreflexabschwächung** (s.u., Übersicht)

LASÈGUE-Zeichen (= Flexion im Hüftgelenk bei L5- u. S1-Syndrom) od. umgekehrtes LASÈGUE-Zeichen (= Hyperextension im Hüftgelenk bei L4-Syndrom) pos. (= schmerzhaft)

SCHOBER- (LWS) od. OTT-Zeichen (HWS) vermindert.

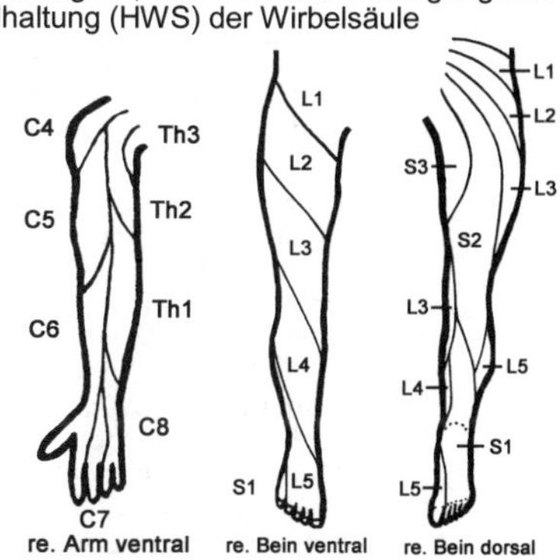

L4: Bein anheben, z.B. um auf einen Stuhl zu steigen, nicht mögl.

L5: Steppergang (Fallfuß) ⇨ Hackengang nicht mögl., M.gluteus-med.-Schwäche ⇨ Stehen auf dem Bein der betroffenen Seite nicht möglich (bei beidseitigem Ausfall ⇨ TRENDELENBURG-Hinken)

S1: Stehen auf den Zehenspitzen (Plantarflexion) auf der betroffenen Seite nicht möglich, Bügeleisengang (Abrollen und anheben des Fußes erschwert)

2. Bildgebung: Betroffener Wirbelsäulenabschnitt **Röntgen nativ** in 2 Ebenen (a.p. u. seitlich), bei HWS in 4 Ebenen (zusätzlich 2 Aufnahmen, sog. Schrägaufnahmen von den re. u. li. Foramina intervertebralia ⇨ spondylotische Randzacken, Einengung der Foramina?)

MRT: sehr gute Weichteil-/Myelonbeurteilung, CT (gut für knöcherne Beurteilung, z.B. bei V.a. Fraktur)

Aber: Größe eines Bandscheibenvorfalles in der Bildgebung und Symptome müssen nicht korrelieren! (Große Vorfälle können völlig ohne Beschwerden sein und kleine können bereits erhebliche neurologische Ausfälle aufweisen.) Dies ist auch wichtig für die Op-Indikation ⇨ **keine "CT/MRT-Bilder" operieren** ⇨ entscheidend ist die Klinik!

Relative Spinalkanalstenose bei 10-14 mm, absolute bei <10 mm Spinalkanaldurchmesser (normal sind lumbal 16-18 mm p.a.). Allerdings korreliert der Grad der Stenose ebenfalls nicht zwingend mit der klinischen Symptomatik.

3. Neurologische Untersuchung mit **EMG** und **NLG**: Bestimmung der Erregungsleitung der betroffenen Nervenwurzel, SEP: verzögerte Überleitung, Schweißsekretionstest: bei radikulären Syndromen normal, da sich die sympathischen Fasern für die Schweißsekretion außerhalb der Nervenwurzel an den peripheren Nerven anlegt (bei peripheren Nervenläsionen pathologisch = vermindert).

ZERVIKALE RADIKULÄRE SYNDROME

Wurzel	Sensibilitätsstörung	Kennmuskeln	Kennreflex
C6	Radialseite Ober- und Unterarm, Dig. I	M.biceps M.brachioradialis	Bizepssehnenreflex
C7	Unterarm-Vorderseite Dig. II bis IV	M.triceps	Trizepssehnenreflex
C8	Ulnarseite Unterarm Dig. IV u. V	Mm.interossei	(TSR)

LUMBOSAKRALE RADIKULÄRE SYNDROME

Wurzel	Sensibilitätsstörung	Kennmuskeln	Kennreflex
L4	Außenseite Oberschenkel Innenseite Unterschenkel	M.quadriceps M.tibialis ant.	Patellarsehnenreflex
L5	Außenseite Unterschenkel Fußrücken, Großzehe	M.extensor hallucis long., M.ext.digitorum M.gluteus medius	Tibialis-posterior-reflex
S1	Unterschenkel laterodorsal laterale Fußkante	M.triceps surae M.gluteus max.	Achillessehnenreflex

Ther:
- Konservativ: Med: **Analgetika**/Antiphlogistika (z.B. Paracetamol, Diclofenac od. Ibuprofen), Neuraltherapie intrakutan paravertebral mit Xylocain- od. Lidocain-Injektionen (Xyloneural®), Myotonolytika (z.B. Tizanidin, Sirdalud® od. Methocarbamol, Ortoton® od. Pridinol, Myditin®)

  Physiotherapie: akut lokale **Wärme**applikation, Hydrotherapie, Massage, Bewegung und normale Alltagstätigkeiten sollten empfohlen werden,
  Bettruhe hat einen negativen Effekt u. wird nicht mehr empfohlen,
  später intensive **Krankengymnastik** und Bewegungstherapie (**aktives Rückentraining**), Haltungsschule ⇨ Stärkung der Rücken- und Bauchmuskulatur, Vermeidung von Fehlhaltungen und -belastungen (z.B. beim Tragen von Lasten)

  LWS: **Stufenbett** (= Würfel unter den Unterschenkeln, sodass diese rechtwinklig zu den Oberschenkeln liegen ⇨ Entlastet die Wirbelsäule) stundenweise am Tag

  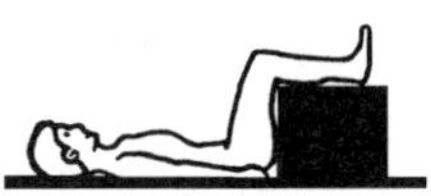
  Stufenbett

  HWS: Halskrawatte (SCHANZ-Verband) nur vorübergehend zur Entlastung der Wirbelsäule
- Interventionell: sog. periradikuläre Therapie (PRT, lumbale Spinalnervenanalgesie) = Injektion mit Carbostesin + Dexamethason unter Röntgen-Durchleuchtungskontrolle
- Operativ: Ind: nachgewiesener NPP mit eindeutigen **motorischen Ausfällen, Blasen- od. Mastdarmstörungen** ⇨ zeitnahe Op. innerhalb von 24-48 Std.
  Spinalkanalstenose mit neurologischem Defizit od. starken Schmerzen
  Relative Op-Ind: therapieresistenter Schmerz >6 Wo. od. rez. Beschwerden
  - LWS-NPP: mikrochirurgische offene Op. (sog. **Mikrodiskektomie**) durch dorsalen Zugang mit 3 cm langer Längsinzision der Haut, Verwendung eines Op-Mikroskopes mit Vergrößerung, Darstellung des Wirbelkanals (Entfernung des Lig.flavum) und Entfernung des prolabierten Bandscheibensequesters, auch als endoskopischer Eingriff durch das Foramen intervertebrale (8 mm, in 10 % d.F. mögl.) oder Verwendung von Dilatator/Hülsensystemen zur Minimierung des Zugangtraumas (14 mm Durchmesser)

    Eine weitere Alternative ist ein links lateraler Zugang, Entfernen des Bandscheibengewebes und Einbringen eine Cages, der zusammen mit einer lateralen Verplattung der zwei Wirbelkörper zu einer Spondylodese (= knöcherne Durchbauung) führt.

- HWS-hard-disc: Erweiterung der Foramina intervertebralia (Foraminotomie)
- HWS-soft-disc: Zugang v. ventral, Entfernung des Bandscheibensequesters, ggf. Verblockung mit kortikospongiösem Span od. Implantation eines Cage. Möglich ist auch die Implantation einer Bandscheibenprothese (mit einem beweglichen Polyäthylen-Kern) an der Stelle des entfernten Bandscheibengewebes.
- Spinalkanalstenose: **Hemi-/Laminektomie** (Entfernung eines Teils des Wirbelbogens, ggf. mit Dornfortsatz, Ligamentum flavum und einem Teil der Facettengelenke). Alternativ minimalinvasive Implantation eines **Spacers** zwischen den Dornfortsätzen zweier Wirbel ⇨ wirkt segmental entlordosierend u. somit indirekt Spinalkanal erweiternd (Langzeiterfolg geringer u. Reoperationsrate höher, allerdings viel einfachere Op)

• Leitlinie: Bandscheibenvorfälle, S2k v. 7/2020 (AWMF Registernummer 187-057)

Prog: Insg. gute Prog., 90 % der Pat. bessern sich durch die konservative Therapie.
Ist eine Op erforderlich, dann ebenfalls gute Prog. (80 % der Pat. werden beschwerdefrei, eine postoperative Reha ist für 6-12 Wo. indiziert), Rezidiv in 5-10 % d.F., die konservative Therapie führt häufiger zu Rezidiven.

Kompl: * **Wurzeltod** ⇨ Dem Pat. geht es plötzlich "besser", da die Schmerzen weg sind (allerdings treten auch gleichzeitig Sensibilitätsstörungen u. Paresen auf).

* Zervikale radikuläre Syndrome: Parese der Zwerchfellmuskulatur (C4) mögl.
* Konussyndrom (Syn: Conus-medullaris-Syndrom, betrifft unteren Teil des Myelons): Lähmung der Mm.glutei, Reithosenanästhesie, Blasen- und Mastdarmlähmung
* Kaudasyndrom (Syn: Cauda-equina-Syndrom, betrifft die Nervenfaserbündel gebildet von L2-S5): Schlaffe Parese und Sensibilitätsstörung der Beine (Kontrakturen, Dekubitus), Blasen- und Mastdarmlähmung (Harnweginfekte, Restharnbestimmung)

Op: * Duraverletzung, Liquorfistel, Verletzung im Bereich des Myelons oder der Spinalnerven, Blutung, Diszitis, Rezidiv

* **Postnukleotomiesyndrom** (Syn: Postdiskotomiesyndrom, engl. failed back surgery syndrome): meist diffuse und bilaterale radikuläre/pseudoradikuläre oder vertebragene Beschwerden (Ursachen: Arthrose der Wirbelgelenke, die durch die fehlende Bandscheibe und die damit verbundene Höhenminderung vermehrt belastet werden oder wegen Op. des falschen Segmentes oder wegen Reprolaps od. Prolaps in einem anderen Segment oder epiduralen Fibrosen / Vernarbungen), meist schlecht zu behandeln.

DD: – Zervikale radikuläre Syndrome:
Plexusläsion (obere = ERB-DUCHENNE-Lähmung ist DD zu C5 u. C6, untere = KLUMPKE-DÉJERINE-Lähmung DD zu C7 u. C8)
Periphere Nervenläsion (N.radialis ist DD zu C6, N.medianus - DD C7, N.ulnaris - DD C8)
Zervikale Myelopathie = chronische Schädigung des Myelons im HWS-Bereich (s.u.)
Syringomyelie

– Lumbosakrale radikuläre Syndrome:
Plexusläsion (Plexus lumbosacralis)
Periphere Nervenläsion (N.femoralis ist DD zu L4, N.peroneus - DD L5, N.tibialis - DD S1)
Spondylolisthesis (Wirbelgleiten, meist LWK 5)
Spinalkanalstenose (Syndrom des engen Spinalkanals mit Kaudasyndrom), ältere Pat.

– Sonstige DD oder Komorbiditäten: **Osteoporose**
  – Facettensyndrom: Schmerz ausgehend von den kleinen Wirbelgelenken ohne neurologische Ausfälle ⇨ diagnost./therap. Schmerzausschaltung durch gezielte Infiltration mögl.
  – Juxta-Facett-Zysten: Synovialzysten der Intervertebralgelenke od. Lig.flavum-Zysten
  – Entzündlich: Discitis intervertebralis, TBC, Abszesse, Neuroborreliose
  – Spinale Tumoren, **Metastasen**
  – Polyneuropathie, amyotrophische Lateralsklerose, funikuläre Myelose
  – Blutungen/Hämatome/Angiome im Spinalkanal, Aortenaneurysma, pAVK
  – Herniation des Rückenmarks durch einen Duradefekt, dysrhaphische Defekte
  – Polymyalgia rheumatica, Fibromyalgie
  – Psychogener Rückenschmerz

PERIPHERE NERVENLÄSIONEN

Syn: Verletzungen sind im ICD-10 je nach Lokalisation von S04 - S94 kodiert, Mononeuropathien, z.B. Engpasssyndrome an der oberen Extremität ICD-10: G56, an d. unteren Extremität G57

Anatomie: Ein Nerv besteht aus einem od. mehreren Bündeln von parallelverlaufenden Nervenfasern = **Axone** (diese sind bei markhaltigen Nerven von einer Myelinscheide umgeben). Die einzelne Nervenfaser wird von einem bindegewebigen **Endoneurium** umgeben. Die Nervenfasern sind zu Faszikeln zusammengefasst von dem bindegewebigen **Perineurium** und ggf. von einem **Epineurium** bei mehreren Nervenfaserbündeln umgeben.

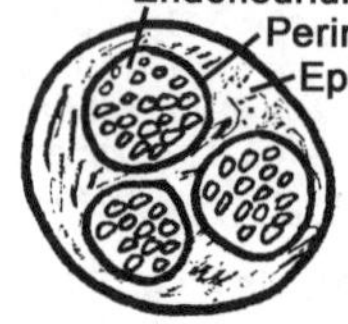

Ät:
- Äußere **Druckeinwirkung**, z.B. „Parkbanklähmung", in Narkose oder Koma, **Engpasssyndrome** (Thoracic outlet syndrome, Suprascapularis-, Karpaltunnel-, Supinator-, Sulcus-ulnaris-, GUYON-Logen-, Tarsaltunnel-Syndrom, s.u.), bestimmte Tätigkeiten (Berufs-/Beschäftigungslähmungen), Kallusbildung an Frakturen, Kompartmentsyndrom (= ischämische Muskelkontraktur), Hämatome
- Zug in axialer Richtung = Zerrung des Nerven, z.B. bei Gelenkluxationen, Frakturen mit starker Fehlstellung
- Heftige **Quetschung**, scharfe **Durchtrennung** (Stich- od. Schnittverletzung), vollständige Zerreißung/Zerstörung (Defekt**frakturen**, Schuss- od. Splitterverletzungen, Amputation)
- Lokale Infektion, Abszess
- Ischämische Schädigung (Ischämie der Vasa nervorum)
- Iatrogene Läsion: **Injektionen** („Spritzenlähmung", insb. N.ischiadicus), **operativ** (z.B. durch radikale Tumorchirurgie, Lymphknotenbiopsie am Hals), schlecht sitzender und zu eng anliegender **Gips**, Strahlenfibrose

Path: Einteilung nach SEDDON (1943), Kombinationen und Teilstörungen sind mögl.

Neurapraxie	= Funktionsstörung d. Nerven ohne Kontinuitätsverlust (z.B. durch Druckschädigung), gute Regeneration, Erholung im Regelfall in 1-4 Monaten
Axonotmesis	= Axone unterbrochen, Perineurium erhalten ⇨ WALLER-Axondegeneration Regeneration möglich (Erholungszeit: 4-18 Monate)
Neurotmesis	= Axone und Nervenhüllgewebe durchtrennt, häufig Neurombildung, ohne Op. keine Regeneration

Etlg: Nervenverletzung nach SUNDERLAND (1951)

Grad I:	Leitfähigkeitsverlust bei erhaltenem Axon, vollständig reversibel
Grad II:	Axon durchtrennt, distaler Anteil degeneriert, erhaltenes Endoneurium, vollständig reversibel
Grad III:	Axon unterbrochen und degeneriert + Endoneurium durchtrennt, nur langsame und unvollständige Erholung (typische Läsion bei Zug)
Grad IV:	Vollständige Zerstörung der internen Struktur des Nervs, nur Peri-/Epineurium ist erhalten. Indikation für chirurgische Versorgung (Nervennaht)
Grad V:	Kontinuitätsverlust des Nervs, Besserung nur mit chirurgischem Vorgehen (Nervennaht, autologe Nerventransplantation)

Epid: Häufigste periphere Nervenläsion in Friedenszeiten ist die Ulnarislähmung.

Klin: ⇒ **Schlaffe motorische Paresen** und/oder **sensible Ausfälle** (**scharf begrenzt** im Versorgungsgebiet des betroffenen Nerven)
⇒ Schmerzen, Parästhesien, Dysästhesien
⇒ Vegetative Störungen, z.B. aufgehobene Schweißsekretion, livide Hautfarbe

Diag: 1. Anamnese: Verletzungshergang, Lokalisation, Vorschäden (Diabetes mellitus, Alkoholabusus, Drogen, toxische Substanzen, Medikamente) und klinische Untersuchung: sensible Ausfälle, Haltungsbesonderheiten, motorische Paresen, muskuläre Atrophien, Muskeleigenreflex-Ausfall, vegetative Störungen ⇨ Schweißsekretionstest (Ninhydrin) Beweglichkeit aktiv u. passiv prüfen ⇨ aktive **Kraftgrade** (nach JANDA):

5 = normale Kraft (100 % Muskelkraft)
4 = Bewegung gegen leichten Widerstand möglich (75 %)
3 = Anheben gegen die Schwerkraft möglich (50 %)
2 = schwache Muskelbewegung nur unter Aufhebung der Schwerkraft (25 %)
1 = sichtbare Muskelkontraktionen aber kein Bewegungseffekt (10 %)
0 = keine Muskel-Kontraktion sichtbar, keine Muskelaktivität

2. Neurologisches Konsil mit EMG: akut keine Potentiale, **Denervierungspotentiale** (Fibrillationspotentiale = **pathologische Spontanaktivität** bei Kontinuitätsunterbrechung nach 1-2 Wo. durch Überempfindlichkeit der denervierten Muskelfasern auf Acetylcholin), Reinnervationspotentiale (sog. Riesenpotentiale bei Regeneration nach einigen Monaten). NLG: vermindert (Druckschädigung) bis aufgehoben (Kontinuitätsunterbrechung)
3. Bildgebung: Sonographie (als hochauflösender Nervenultraschall), MRT (als MR-Neurographie mit 3-Tesla-Gerät) zur Lokalisationsdiagnostik, Röntgen in 2 Standardebenen bei V. a. knöcherner Verletzung, Angio-MRT od CT-Angiographie Gefäßverletzung?

Ther:
- Konservativ: korrekte Lagerung, ggf. Schienen zur Ruhigstellung, Elektrostimulation (Reizstrom bei völlig denerviertem Muskel), **krankengymnastische Bewegungsübungen** sowie physikalische Therapie zur Vermeidung von Kontrakturen und Gelenkversteifungen; Hilfsmittel: z.B. spezielles Besteck, Greifwerkzeuge, Orthesen

  Med: Kausale Ther. nicht mögl., bei Parästhesien kann α-Liponsäure (Thioctacid®) oder Carbamazepin (Tegretal®) versucht werden. Vit.-B-Präparate sind nur bei tatsächlichem Vitaminmangel indiziert (werden jedoch häufig gegeben).
- Operativ: Ind: Grad IV + V, primäre Naht nur bei frischer sauberer Schnittverletzung sonst als sekundäre Naht/Transplantation nach ca. 4-8 Wochen (max. 6 Mon.) nach dem Trauma
  - Frische glatte Schnittverletzung: Mikrochirurgische Nervenadaptation (Koaptation) durch **spannungsfreie** End-zu-End-Adaptation von einzelnen Perineurium-Faszikelgruppen (Fadenstärke 8-0 bis 10-0) möglichst schnell (Std. bis wenige Tage)
  - Bei Defekten (oder nicht möglicher spannungsfreier End-zu-End-Adaptation): Überbrückung durch autologes Nerventransplantat (z.B. N.suralis, ca. 10 % länger als der Defekt nehmen) nach ca. 3 Wochen, bei kurzen Defekten (<3 cm) kann auch ein resorbierbares Nervenröhrchen od. eine Vene (als Leitschiene) implantiert werden.
  - Kann eine nervale Funktion nicht mehr hergestellt werden, ist eine Ersatzplastik-Op mögl. ⇨ Umlagerung mehrerer Sehnen od. gestielter/freier Muskeltransfer.
  - Engpasssyndrome (s.u.): Dekompression des Nerven, Neurolyse bei fibrotischem Gewebe um den Nerven
  - Postoperativ: Ergo- und Physiotherapie so früh als möglich beginnen
  - Überprüfung von NLG u. EMG zur Beurteilung d. Koaptationsergebnisses nach 6 Mon.
- Leitlinie: Periphere Nervenverletzungen, S3 v. 9/2023 (AWMF Registernummer 005-010)

Prog: Axonale Regeneration nach mikrochirurgischer Rekonstruktion ca. **1 mm/Tag** (⇨ Regeneration dauert Monate): HOFFMANN-TINEL-Zeichen = von distal nach proximal Beklopfen der Haut über dem Nervenverlauf ⇨ "Elektrisieren" über den frisch ausgesprossten marklosen Axonen zeigt Erfolg und Stand der Regeneration an.

Kompl:
* Ausbildung von Kontrakturen
* **Neurombildung**: ungeordnete Aussprossung der Nervenenden ⇨ Schmerzen, Ther: Neuromresektion, Pseudoneurom durch Vermehrung von endoneuralem Bindegewebe
* Phantomschmerz: nach Amputationen häufig (zentrales Engramm der Gliedmaße?), bei elektiver Amputation werden Lokalanästhetika zur Prophylaxe eingesetzt
* Kausalgie: entsteht durch Kurzschlüsse zwischen vegetativen und sensiblen Fasern bei unvollständiger Nervenläsion; Klin: intensiver Schmerz, durch äußere Reize provozierbar, Parästhesien, **vegetativ-trophische Störungen**; Ther: Haloperidol (Haldol), Akupunktur, Sympathikusblockade od. -resektion

Op: * Nach axonaler Regeneration können falsche Muskelgruppen vom Nerv angesprochen werden (**Synkinesen** = pathologische Mitbewegungen) ⇨ Bewegungen müssen neu gelernt und geübt werden (z.B. Fazialistraining).

DD: – Spinale Muskelatrophie, amyotrophische Lateralsklerose (ohne sensible Störungen), intraspinale Raumforderungen, Syringomyelie
- Radikuläre Beschwerden, Plexus-Verletzungen
- Polyneuropathie (mehrere Nerven betroffen)
- SUDECK-Syndrom (insb. am UA) = sympathische Reflexdystrophie
- Kompartmentsyndrom (insb. UA und US)
- Psychogene Lähmungen (konversionsneurotisch, dissoziative Bewegungsstörung)

KARPALTUNNELSYNDROM

Syn: **CTS** (engl. carpal-tunnel syndrome), Medianuskompressionssyndrom, Karpalkanalsyndrom, genuine Daumenballenatrophie, ICD-10: G56.0

Anatomie: Der Karpaltunnel (**Canalis carpi**) wird gebildet aus den Handwurzelknochen und dem darüber gespannten **Lig.carpi transversum** = Retinaculum flexorum (vom Os hamatum + Os pisiforme [= Eminentia carpi ulnaris] zum Os trapezium + Os scaphoideum [= Eminentia carpi radialis] ziehend) = osteofibröser Kanal. Er enthält alle Sehnen der langen Fingerbeuger (außer die des M.palmaris longus) und den **N.medianus**.

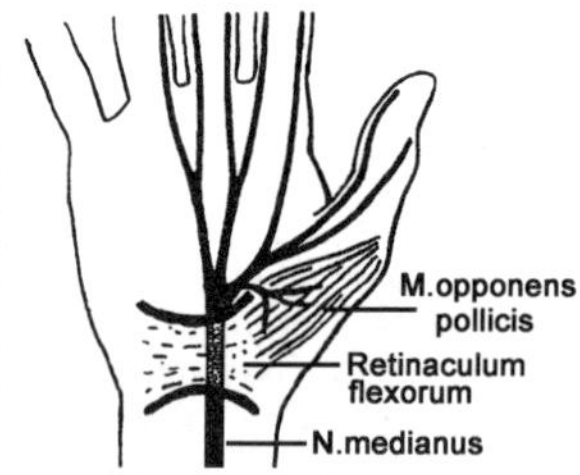

re. Hand von palmar

Ät: – **Familiäre Disposition**
- Entzündlich: Rheumatoide Arthritis, Tendosynovitis, Dermatomyositis, Sklerodermie
- Traumatisch: Hämatome, Schnitt-, Quetschverletzungen an der Beugeseite des Handgelenkes, Frakturen/Luxationen der Handwurzelknochen od. des distalen Radius, Hyperextensionstrauma im Handgelenk
- **Überbeanspruchung:** z.B. Gehen mit Armstützen, beruflich bedingt: z.B. Forstarbeiter, Bauarbeiter, Schneider, Tischler, Fließbandarbeit ⇨ Anerkennung als Berufskrankheit mögl.
- Tumoren im Karpaltunnel
- Abnorme Muskel- od. Sehnenverläufe
- Arthrose der Handwurzelknochen
- Endokrin-metabolisch: **Schwangerschaft** (Ödemneigung), hormonelle Umstellung (Klimakterium), hormonale Kontrazeptiva, Urämie, Hyperurikämie, Adipositas, Diabetes mellitus, Myxödem (Hypothyreose), Akromegalie, Amyloidosen, Paraproteinämie bei Myelom, Mukopolysaccharidosen, Alkohol ⇨ ödematöse Quellung des Karpaltunnelbinnenraumes
- Iatrogen: arteriovenöser Hämodialyse-Shunt (dilatierte Venen)

Path: ♦ **Kompression des N.medianus** im Karpaltunnel (Druckläsion, Engpasssyndrom), evtl. + Fibrose des Epineurium (umhüllendes Bindegewebe des Nerven ⇨ Einschnürung des N.medianus)

♦ Funktion des N.medianus-Endastes: motorisch an der Hand: M.abductor pollicis brevis, M.opponens pollicis ⇨ bei Läsion Daumenballenmuskelatrophie (Thenaratrophie),
sensibel: ventral Dig. I-III und radiale Seite des Dig. IV, dorsal Endglied Dig. II, III (s. Abb.)

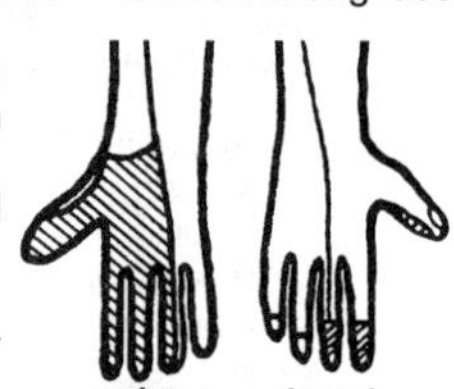

Epid: ◊ **Häufigstes Engpasssyndrom** der oberen Extremität, Prävalenz: ca. **10 %** aller Erwachsenen betroffen.

◊ Lok: **re.** > li. (dominante Hand) und auch beidseitig mögl.

◊ Inzidenz: ca. 345/100.000/Jahr, für Deutschland werden 1,5-7 Mio. Betroffene geschätzt.

◊ **W** > m (2:1), Prädisp.alter: 40.-60. Lj. u. während der Schwangerschaft (7-25 % der Schwangeren, insb. im 3. Trimenon)

Etlg: Klinische Einteilung nach GERL u. FUCHS (1980)

Stadium I:	Schmerzen u. Parästhesien
Stadium II:	Taubheitsgefühl
Stadium III:	Taubheitsgefühl + partielle Thenarmuskelatrophie
Stadium IV:	Komplette Plegie und Atrophie des M.abductor pollicis brevis

Klin: ⇒ **Schmerzen, Parästhesien** der Finger I-III, insb. **nachts** (mit Ausbreitung auf den Arm mögl., sog. *Brachialgia paraesthetica nocturna*), die Pat. versuchen häufig Linderung durch Ausschütteln der Hand zu erreichen.

⇒ **Hypästhesie** (Taubheitsgefühl) im sensiblen N.medianus-Versorgungsgebiet der Hand

⇒ Morgendliche Steifigkeit der Finger, evtl. Schwellung der Hand/Finger

⇒ Trophische Störungen (z.B. Hypohidrosis)

⇒ **Thenarmuskelatrophie** im fortgeschrittenen Stadium (keine Schwurhand!, da das Karpaltunnelsyndrom eine distale Medianusläsion ist, die Schwurhand tritt nur bei prox. Schädigung auf)

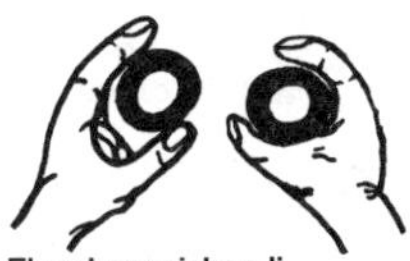
Flaschenzeichen li.

Diag: 1. Anamnese (nächtliche Schmerzen, Vorerkrankungen, Trauma, Stoffwechselstörungen?), ggf. mit Fragebogen
2. Klinische Untersuchung: **HOFFMANN-TINEL-Zeichen:** Beklopfen des Karpaltunnels führt zu Dysästhesien (elektrisierende Missempfindungen), PHALEN-Test: starke Extension od. Flexion im Handgelenk für 1 Min. kann ebenfalls Parästhesien auslösen.
   N.medianus motorische Prüfung: **Flaschenzeichen** (M.abductor-pollicis-brevis-Parese ⇨ Flasche kann nicht richtig umfasst werden, s. Abb.), **Opponieren** des Daumens mögl.? (s. Abb.), Thenaratrophie?
3. Röntgen: Ausschluss knöcherner Verletzung des Handgelenks
4. Labor: Ausschluss internistischer Erkrankungen (s.o., Ät.)
5. Neurologisches Konsil: **elektroneurographische Diag.** mit EMG, NLG (Verlängerung der sensiblen und motorischen Nervenleitgeschwindigkeit sowie Denervierungszeichen in der Thenarmuskulatur)
6. Hochauflösende Sonographie, MRT und CT: Vermessung des Karpaltunnels mögl.
7. Schweißsekretionstest (Ninhydrintest): im Innervationsgebiet an der Hand vermindert

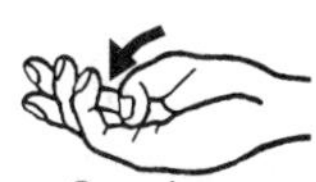
Opponieren des Daumens

Ther:
- Konservativ: **Nächtliche Ruhigstellung** mit einer dorsalen Unterarmschiene, Glukokortikoid-/Lokalanästhetikaeinspritzungen (Lok: radial der Palmarissehne, die oberflächlich liegt und gut sichtbar ist, da sie außerhalb des Retinaculum flexorum liegt, im Bereich der Handwurzel eingehen), orale Glukokortikoide, Antiphlogistika (z.B. Diclofenac, Voltaren®) Versucht wird auch eine Low-level-Lasertherapie gegen die Schmerzen.
- Operativ: Ind: möglichst frühzeitig (ab Stad. II), um bleibende Schäden (Muskelatrophien) zu verhindern
  - Op in i.v.-Regionalanästhesie od. Lokalanästhesie und Blutsperre, Zugang über eine 2 cm breite Längsinzision distal der Handgelenksquerfalte
  - **Spaltung** des Lig.carpi transversum (wird heute auch als endoskopische Op durchgeführt, bringt jedoch keine eindeutigen Vorteile und ist teurer)
  - Evtl. zusätzlich Neurolyse (Entfernung komprimierenden Gewebes zur Entlastung des N.medianus, z.B. bei Fibrose des Epineuriums)
- Leitlinie: Karpaltunnelsyndrom, S3 v. 1/2022 (AWMF Registernummer 005-003)

Prog: Gut bei frühzeitiger Therapie, Op-Erfolgsrate 92 %, Komplikationsrate 1 %.

Kompl: ∗ Muskelatrophie der Thenarmuskulatur

Op: ∗ Verletzung des N.medianus (höhere Rate bei endoskopischer Op.) od. von Beugesehnen, SUDECK-Syndrom, Rezidiv

DD:
- Durchblutungsstörungen (AVK, Ergotismus, RAYNAUD-Phänomen), Polyneuropathie
- Vertebragene Schmerzen (**C7-Syndrom**)
- Läsion des N.medianus an anderer Stelle: Pronator-teres-Syndrom (proximale Ulna), N.interosseus-ant.-Syndrom, kongenitale Thenaratrophie
- GUYON-Logensyndrom (Läsion des ***N.ulnaris*** im Handgelenksbereich, s.u.)

SUPINATORSYNDROM

Syn: Radialiskompressionssyndrom, engl. supinator tunnel syndrome, ICD-10: G56.3

Ät:
- Mechanische Dauerbeanspruchung (Pro- + Supination, z.B. Tennisspielen) ⇨ Hypertrophie des M.supinator
- Fibröse Bänder, verengter sehniger Rand am Eingang zum Supinatorkanal (Hiatus superior canalis supinatorii, FROHSE-Arkade)
- Entzündliche Prozesse, rheumatoide Arthritis
- Traumatisch: Frakturen, Radiusköpfchenluxation, Hämatom
- Tumoren: Neurinom, Lipom, Fibrom

Path: **Druckschädigung** (Engpasssyndrom) des **Ramus profundus** des **N.radialis** beim Durchtritt durch den M.supinator am Unterarm

Klin:
⇒ Zunehmend progrediente Kraftminderung bis **Lähmung der Extensoren** am Unterarm (meist an den ulnaren Fingern beginnend) ⇨ partielle Fallhand, bzw. Fallfinger (keine komplette Fallhand, da der M.extensor carpi radialis longus noch innerviert ist)
⇒ Keine Sensibilitätsstörungen (rein motorische Parese des Ramus profundus)

Diag:
1. Anamnese (repetitive Bewegungen?) und klinische Untersuchung: Fallhand/Extensorenschwäche, Druckschmerz prox. über dem M.supinator
2. Neurologisches Konsil: EMG, NLG (Verlängerung der Nervenleitgeschwindigkeit)
3. Röntgen: Ausschluss eines knöchernen Prozesses im Bereich der Kubitalregion

Ther:
- Konservativ: Ruhigstellung (OA-Gipsschiene), NSAR
- Operativ: Ind: Versagen der konservativen Therapie
  - Darstellung des N.radialis beim Durchtritt durch den M.supinator
  - Spaltung der Frohse-Arkade ⇨ **Dekompression** des R.prof.n.radialis, ggf. Neurolyse
  - Postoperativ: OA-Gips für 3 Tage

Prog: Gut

DD:
- **Radialislähmung/-verletzung** anderer Genese: Plexus-brachialis-Läsion, Krückenlähmung, Humerusschaftfraktur, Parkbanklähmung ("paralysie des ivrognes"), Blei-Intoxikation
- **C6**-Syndrom
- Epikondylitis, Muskel- und/oder Sehnenverletzungen (insb. M.extensor pollicis long. = "Trommlerlähmung")

N.ULNARIS-ENGPASSSYNDROME

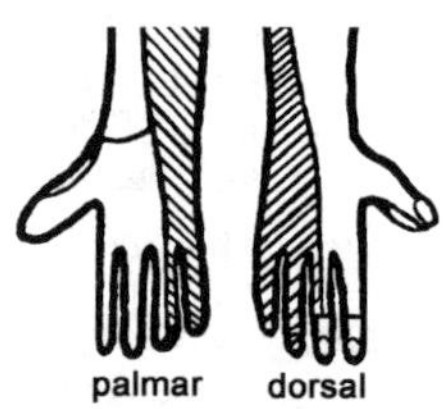

Syn: Ulnarislähmung, engl. paralysis of the ulnar nerve, ICD-10: G56.2

Anatomie: N.ulnaris (C8-Th1, Fasciculus medialis)
Motorisch: M.flexor carpi ulnaris, M.flexor prof. dig. IV u. V, Mm.interossei u. lumbricales (Streckung der Mittel- u. Endglieder der Finger), M.adductor pollicis, M.abductor u. M.opponens dig. V
Sensibel: Palmar: ulnare Hälfte Dig. IV und Dig. V, dorsal: Dig. IV u. V (s. Abb.)

Ät: – **Sulcus-ulnaris-Syndrom** (Syn: Ulnarisrinnensyndrom, Kubitaltunnelsyndrom): **Drucklähmung**, z.B. durch häufiges Aufstützen auf den Ellenbogen, Schlafen auf dem angewinkelten Ellenbogen, bettlägerige od. bewusstlose Patienten, ellenbogengelenknahe Frakturen, distale Humerusfraktur, Ellenbogenluxation, Arthrose im Ellenbogengelenk, Cubitus valgus od. Anomalien des Sulcus ulnaris (⇨ Luxation des N.ulnaris aus dem Sulcus ulnaris)

– **GUYON-Logensyndrom** (die Loge de GUYON liegt zwischen Os pisiforme und dem Hamulus ossis hamati): Kompression im Canalis nervus ulnaris am Handgelenk bei Hyperextension, z.B. **Radfahrerlähmung**

– Kompression des Nerven durch Tumoren (Lipom, Ganglien, Knochen- od. Weichteiltumor)

– Schnitt- od. Stichverletzungen am ulnaren Teil des Handgelenkes od. im Nervenverlauf

Epid: Häufigste periphere Nervenläsion an der oberen Extremität

Klin: ⇒ **Krallenhand** (überstreckte Grundphalangen, leichte Beugung der Mittel- und Endphalangen, insb. an Dig. IV u. V mit Abduktionsstellung) und sichtbare Muskelatrophien an den Spatia interossea und dem Hypothenar (Dig. V)

⇒ Parästhesien Dig. IV ulnar u. V sowie an der Handkante, nächtliche Schmerzen im Handgelenk

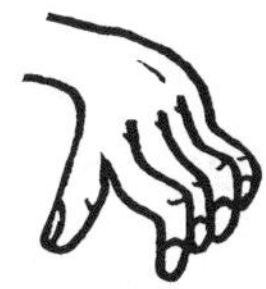

Krallenhand

Diag: 1. Anamnese: Ellenbogenbeschwerden, Handgelenksbelastung?

2. Neurologische Untersuchung: HOFFMANN-TINEL-Zeichen pos. über der jeweiligen Läsionsstelle bei GUYON-Tunnel- od. Ulnarisrinnensyndrom. Fingerspreizung (bei aktiv od. passiv gestreckten Fingern) nicht mögl.
   Froment-Zeichen (s. Abb.): Festhalten eines Papierblattes ist erschwert durch M.adductor-pollicis-Schwäche, Daumenendglied wird ersatzweise max. gebeugt durch M.flexor pollicis long. des N.medianus.

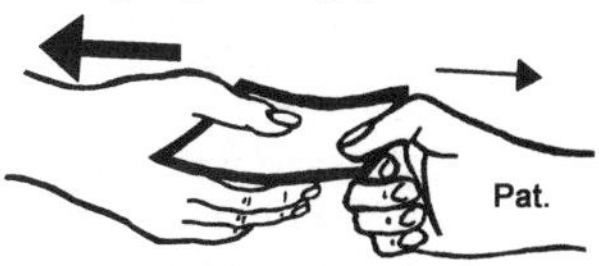

pos. Froment-Zeichen der Patientenhand

3. NLG: verzögerte Nervenleitgeschwindigkeit
4. Röntgen: Ellenbogen u. Handgelenk in 2 Ebenen, Tangentialaufnahme des Sulcus ulnaris
5. Hochauflösende Sonographie und MRT: Beurteilung des Kubitaltunnels mögl.

Ther:
- Konservativ: Physiotherapie, Polsterung des Sulcus ulnaris zur Nacht, lokale Injektion von Glukokortikoiden
- Operativ: Neurolyse (Dekompression), bei Sulcus-ulnaris-Syndrom evtl. auch endoskopische Op. und ggf. Verlagerung des Nerven aus dem Sulcus ulnaris nach ventral in die Ellenbeuge (hat aber höhere Kompl.-Rate als die alleinige Dekompression)

Prog: Druckläsionen haben eine gute Rückbildungstendenz.

DD: – **C8-Syndrom** (zusätzlich M.triceps-brachii-Parese), Plexus-brachialis-Verletzung

– Anatomische Anomalie am Oberarm: Processus supracondyloideus (Knochensporn oberhalb des med. Epicondylus, STRUTHER-Ligament), der ebenfalls zu Nervenreizung führen kann.

TARSALTUNNELSYNDROM

Syn: Hinteres Tarsaltunnelsyndrom, engl. tarsal tunnel syndrome, ICD-10: G57.5

Anatomie: N.tibialis (aus N.ischiadicus) zieht mit seinen beiden Endästen Nn.plantares med. u. lat. hinter/unter dem Malleolus med. unter dem **Retinaculum musculorum flexorum** (Lig.laciniatum) im Tarsaltunnel zum Fuß

Ät: – Meist **posttraumatisch** (Sprunggelenkfraktur, OSG-Distorsion mit Innenbandverletzung, Talus-Luxationsfraktur)

- Raumforderungen: abnormer Gefäßverlauf (A.tibialis post.), Gefäßkonvolute, rheumatische Ödeme, Schwannom des N.tibialis, Ganglien, hypertrophierte Muskeln od. Sehnen
- Als Überlastungsfolge bei Marathonläufern
- Idiopathisch: ohne spezielle Ursache

Path: **Druckschädigung** (Engpasssyndrom) des **N.tibialis** unter d. Retinaculum musculorum flexorum (Lig.laciniatum)

Klin: ⇒ Schmerzen und Sensibilitätsstörung an **med. Fußrand** und Fußsohle, Verstärkung meist beim Gehen

⇒ Diskrete Kraftminderung bis Parese der Fußsohlenmuskulatur (beginnend mit der Zehenspreizung, dann die kurzen Zehenbeuger), Senkung des Fußgewölbes, Krallenstellung der Zehen

⇒ Spätsymptom sind verminderte Schweißsekretion und trophische Störungen.

Diag:
1. Anamnese (Trauma, Leistungssportler?) und klinische Untersuchung: Druckschmerz hinter dem Malleolus med. und im Verlauf des N.tibialis, pos. HOFFMANN-TINEL-Zeichen (elektrisierende Missempfindungen beim Beklopfen des Nervs)
2. Neurologisches Konsil: EMG, NLG (N.tibialis am med. Malleolus, M.abductor dig.min.: Reduzierung der Nervenleitgeschwindigkeit)
3. Schweißsekretionstest (Ninhydrin): verminderte od. fehlende plantare Schweißsekretion
4. Hochauflösende Sonographie und MRT: Beurteilung des Nervenverlaufes mögl.

Ther:
- Konservativ: Entlastung des med. Fußgewölbes durch Einlagen, therapeutische Leitungsblockade mit Lokalanästhesie (Bupivacain, Carbostesin®) im Bereich des Malleolus medialis
- Operativ: Ind: Versagen der konservativen Therapie
  - **Spaltung des Retinaculum musculorum flexorum**, ggf. Neurolyse
  - Postoperativ: einige Tage elastischer Kompressionsverband, Hochlagerung des Fußes

DD:
- Tibialislähmung anderer Genese: lumbosakrales radikuläres **S1**-Syndrom (z.B. Bandscheibenvorfall), proximale N.ischiadicus-Läsion, Tibiafraktur, Kompartmentsyndrom
- Reizung des N.plantaris med. am medialen Fußrand (Jogger-Fuß)
- Posttraumatische **arthrotische Beschwerden**, Muskel- od. Sehnenverletzungen, Schmerzen bei Fußdeformitäten (z.B. Senkfuß), Fersensporn, Fersenschmerz (Tarsalgie)
- Vorderes Tarsaltunnelsyndrom: Kompression (z.B. durch zu enges Schuhwerk) des N.peroneus prof. am **Fußrücken** unter d. Retinaculum extensorum ⇨ Sensibilitätsstörung am Spatium interosseum Dig. I-II dorsal, Parese der Mm.extensor dig. brev.
- Kompression des N.peroneus supf. an der lateralen Unterschenkelfaszie ca. 10 cm prox. des Malleolus lat. (z.B. traumatisch od. durch Überlastung, Kompartmentsyndrom)
- Kompression des N.peroneus am Fibulaköpfchen ⇨ Fußheberschwäche (M.tibialis ant., Mm.extensores), Steppergang, Spitzfuß
- Metatarsalgie (Schmerzen im Bereich des Vorfußes) durch insuffiziente Fußstatik (z.B. bei Spreizfuß, Krallenzehen, Arthritis, Überlänge des Os metatarsale II)
- MORTON-Neuralgie: Verdickung/Fibrose (Neurom) im Bereich der Nn.digitales plantares communes unter dem Lig.metatarseum transversum profundum ⇨ Klin: elektrisierende Schmerzen an der Fußsohle am Vorfuß zwischen den Metatarsi (meist) III u. IV. Ther: entlastende Polsterung, Abrollballen am Schuh, Lokalanästhetika oder chirurgische Durchtrennung des Ligaments od. Resektion des Neuroms
- Aseptische Knochennekrose der distalen Metatarsaleköpfchen (KÖHLER-II-Krankheit)
- Parästhesien der Vorfüße (sind ein häufiges Symptom): Polyneuropathie, Durchblutungsstörungen, **S1**-Syndrom, Plexusläsionen, Syndrom des engen Spinalkanals

KINDERCHIRURGIE

ÖSOPHAGUSATRESIE

Def: Fehlen der Speiseröhre oder bindegewebiger Strang, in 90 % kombiniert mit einer ösophagotrachealen Fistel, ICD-10: Q39.-

Ät: Kongenitale Fehlbildung (Genese meist unklar, familiäre Häufung ist selten, Trisomien)

Path:
- Differenzierungsstörung in der 4.-6. Gestationswoche
- Häufig **kombiniert** (bis 50 % d.F.) mit Wirbelsäulen- (vertebral), gastrointestinalen (Duodenal- od. Analatresie), cardiovaskulären, tracheoesophageale, urologischen/renalen **Fehlbildungen** od. Extremitätenmissbildungen (limb), je nach Kombination VATER- od. VACTERL-Assoziation genannt. Gehäuft findet sich Frühgeburtlichkeit (in ca. 30 % d.F.)
- Lok: meist **Ösophagusatresie Typ III B** (90 % d.F.) mit Fistel zw. Trachea und Magen, der Ösophagus endet blind

Epid: Häufigkeit: ca. 3/10.000 Geburten

Etlg: Formen der Ösophagusatresie nach VOGT, 1922 (s. Abb.)
- # Typ I (selten) u. II (ca. 10 %): komplette Atresie des Ösophagus ohne Fistel
- # Typ III (80-90 % d.F.): **komplette Atresie des Ösophagus mit** verschiedenen **Fistel**möglichkeiten
- # H-Fistel (ca. 3 %): Fistel zwischen Ösophagus u. Trachea bei durchgängigem Ösophagus

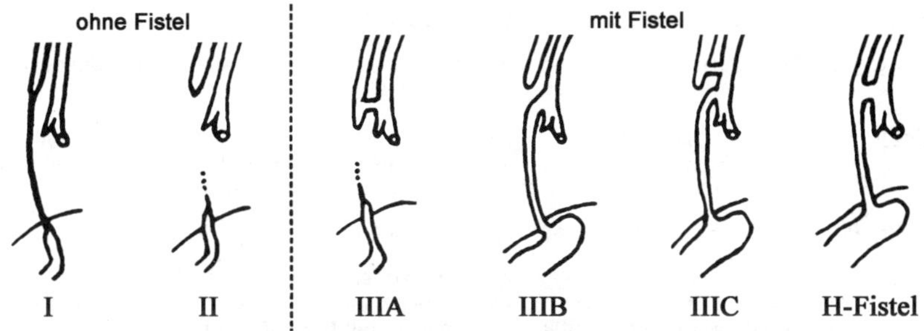

Klin:
- ⇒ Neugeborenes: **schaumig-blasiger Schleim vor dem Mund**, Hustenanfälle, Dyspnoe, vorgewölbtes Abdomen (durch Luftübertritt in den Magen bei gastro-trachealen Fisteln)
- ⇒ Mutter: Polyhydramnion (= vermehrtes Fruchtwasser [>2.000 ml], da der Fetus dieses nicht verschlucken kann) als Hinweis auf eine Ösophagusatresie

Diag:
1. Anamnese (in der pränatalen Sonographie Polyhydramnion und fehlende Magenblase) und klinische Untersuchung nach der Geburt: **Sondierung des Ösophagus** ⇨ Magen nicht sondierbar (federnder Widerstand), anale Inspektion (Zweitbefund?)
2. Bildgebung: Röntgen-Thorax/Abdomen a.p. in einem Bild, bei unklarem Befund Ösophagographie mit 1-2 ml wasserlöslichem isotonischen Kontrastmittel
3. Endoskopie: insb. zur Erkennung einer H-Fistel

Ther:
- Bei bereits pränatalem Verdacht: Geburt in einer Klinik mit kinderchirurgischem Zentrum
- Präoperativ: Bis zur Op halbsitzende Position des Kindes, nicht Stillen, kontinuierliches Absaugen von Speichel, parenterale Ernährung, bei Atemstörungen evtl. Frühintubation
- Operativ: Ind: grundsätzlich gegeben, Zugang: 4. ICR rechts od. thorakoskopische Op
  - Typ IIIB/C: möglichst spannungsfreie End-zu-End-Anastomose der beiden Ösopha-

gussegmente und Verschluss der trachealen Fistel
- Bei weit auseinanderliegenden Ösophagusenden (Typ I u. II): Anlage einer Gastrostomie zur Ernährung. Später Magenhochzug, Interposition eines Kolontransplantates od. Bougierung des oberen Blindsackes zur Ausdehnung und End-zu-End-Anastomose
- H-Fistel: Durchtrennung der Fistel u. Defektverschluss an Ösophagus und Trachea
- Postoperativ: Magensonde, Nahrungsaufbau ab dem 4. Tag, oral ab 10. postop. Tag

- Leitlinie: Ösophagusatresie, S2k v. 5/2019 (AWMF Registernummer 006-045)
- Selbsthilfegruppen: KEKS e.V., Sommerrainstr. 61, 70374 Stuttgart, Tel.: 0711 40099-40, Fax: -499, KEKS-Medizinteam Tel.: 0800 0310584, Internet: www.keks.org

Prog: Bei reifen Neugeborenen fast 100%ige Heilungschance, bei zusätzlichen Fehlbildungen, Lungenkomplikationen und Frühgeborenen liegt die Überlebensrate bei 50-82 %

Kompl: * **Aspirationspneumonie, Atelektasen**
* Peptische Läsionen im Respirationstrakt durch Magensekret bei gastro-trachealer Fistel

Op: * **Anastomoseninsuffizienz** (Nahtinsuffizienz), **Anastomosenstenose** ⇨ Bougierung
* Gastro-ösophagealer Reflux (bei nicht spannungsfreien Anastomosen)
* Ösophago-tracheale Rezidivfistel, Tracheomalazie

DD: – Kongenitale Ösophagusstenose, Megaösophagus, Mekoniumileus, Achalasie
– Kardiaanomalien (insb. Kardiainsuffizienz ⇨ gastroösophagealer Reflux)
– Doppelter Aortenbogen mit Kompression des Ösophagus, Ösophagusdivertikel

PYLORUSSTENOSE

Syn: Spastisch-hypertrophe Pylorusstenose, Magenpförtnerkrampf, ICD-10: Q40.0

Anatomie: Der Pylorus (Pförtner) ist der Schließer (M.sphincter pylori) des Magens und trennt diesen vom Duodenum ab.

Path: ♦ Spasmus u. Hypertrophie v. Ringmuskulatur des Pylorus u. pylorusnaher Magenanteile
♦ Enteraler Säureverlust durch das Erbrechen ⇨ **metabolische Alkalose** (hypochlorämisch) ⇨ verminderte Ventilation zum Kompensationsversuch

Epid: **M** >> w (4:1), Häufigkeit: 2-3 auf 1.000 Neugeborene

Klin: ⇒ Symptome ab ca. 3. Lebenswoche: **Erbrechen im Strahl** od. Bogen (nach den Mahlzeiten = spastisches Erbrechen). Das Erbrochene riecht stark sauer und ist nicht gallig.
⇒ **Sichtbare Magenperistaltik** im Oberbauch, **tastbarer Tumor**
⇒ Greisenhaftes Aussehen und Stirnrunzeln der Säuglinge
⇒ Geringe Stuhlfrequenz (Hungerstuhl, Pseudoobstipation), verminderte Urinproduktion
⇒ Zunehmende **Dehydratation**, Gewichtsverlust, Dystrophie, Exsikkose
⇒ Verminderte Atmung zur Kompensation der metabolischen Alkalose
⇒ Atemstörungen, Bewusstseinseintrübung, Muskelhypotonie (= Coma pyloricum)

Diag:
1. Anamnese und klinische Untersuchung: **tastbarer Tumor** im Oberbauch ("Olive"), insb. nach dem Stillen, Dehydratation (verminderter Hautturgor, eingefallene Fontanelle)
2. Labor: **metabolische hypochlorämische Alkalose** (pH >7,45, HCO_3 >28 mmol/l u. kompensatorischer CO_2-Anstieg), erhöhter Hkt, Hypokaliämie
3. **Sonographie:** fehlende/verzögerte Nahrungspassage, pathologisch ist eine Schichtdicke der (echoarmen) Tunica muscularis des Pylorus von >3 mm, Kokardenform der verdickten Ringmuskulatur, Gesamtlänge des Pylorus >14 mm
4. Bei unklarem Befund ggf. Röntgen mit KM-Gabe: verzögerter Übertritt in das Duodenum, feiner Pyloruskanal, Eindellung im Antrumbereich durch die Pylorushypertrophie

Ther: • Akut: Flüssigkeits- und Elektrolytsubstitution, Magensonde, Korrektur des Säure-Basen-Haushaltes zur Op-Vorbereitung

- Operativ: Ind: heute primär operative Ther., nach Stabilisierung des Säuglinges (Rehydratation, Ausgleich der Alkalose und Elektrolytkorrektur)
  - **Pyloromyotomie** nach WEBER u. RAMSTEDT: extramuköse (= unter Schonung der darunter liegenden Schleimhaut) Durchtrennung der Pylorusmuskulatur, heute auch als laparoskopische Op (bzw. halboffen über den Bauchnabel)
  - Postoperativ: Langsamer Nahrungsaufbau beginnend ab 2-4 Std. postop.
- Leitlinie: Hypertrophe Pylorusstenose, S1 v. 4/2020 (AWMF Registernummer 006-056)

Prog: Die operativer Therapie hat eine **sehr gute** Prognose, Letalität: <0,1 %

Kompl: **Coma pyloricum** durch metabolische Alkalose, Verlust von Chlor- und Kaliumionen, Exsikkose ⇨ Atemstörung, Bewusstseinseintrübung, Muskelhypotonie

DD:
- Hiatushernie, Kardiainsuffizienz, ROVIRALTA-Syndrom (= Kombination von Pylorushypertrophie und Hiatushernie/Kardiainsuffizienz), gastroösophagealer Reflux
- Duodenalatresie, Malrotation, Invagination
- AGS (adrenogenitales Syndrom): Auch Erbrechen, zus. Genitalveränderungen, Elektrolytverschiebungen (Hyperkaliämie)
- Habituelles Erbrechen (Fütterungsfehler), Infektionen des MDT, intestinale Allergien, Stoffwechselstörungen, zerebrales oder reflektorisches Erbrechen

DARMATRESIEN

Ät:
- Duodenalstenose: Atresie (= vollständiger angeborener Verschluss), Membran, Pankreas anulare
- Lokale Schädigungen (z.B. nekrotisierende Enterokolitis) ⇨ Vernarbungen
- Invagination (s.u.), Volvulus (= Verdrehung, meist des Dünndarmes), Thrombosen ⇨ durch Ischämie und Nekrose kann eine Dünndarmatresie entstehen

Epid:
◊ Duodenalatresie: 1:5.000 Geburten (gehäuft bei Trisomie 21)
◊ Dünndarmatresie: 1:7.000 Geburten
◊ Rektum-/Analatresie: 1:3.000 Geburten, m = w
◊ Häufig Kombination mit urogenitalen Missbildungen (bis 70 % d.F.)

Etlg:
Duodenalatresie, ICD-10: Q41.0
Jejunoileale Atresie (= Dünndarmatresie), ICD-10: Q41.1
Kolonatresie, ICD-10: Q42.9
Rektum- und Analatresie ohne und **mit** Fisteln, ICD-10: Q42.0 - Q42.3
- Hoher anorektaler Verschluss: oberhalb der Puborektalschlinge (40 %) ⇨ Fisteln zu Blase oder Scheide (meist keine äußere Fistel sichtbar)
- Tiefer anorektaler Verschluss: unterhalb der Puborektalschlinge (60 %) ⇨ Fisteln zum Damm oder Vestibulum

Klin:
⇒ Duodenalatresie: Polyhydramnion der Mutter
Erbrechen: **gallig** ⇨ Stenose distal der Papilla duodeni maj. VATERI, nicht gallig ⇨ proximal der Papille
geblähter Oberbauch bei gleichzeitig eingezogenem Unterbauch,
bei Pankreas anulare zusätzlich Ikterus, Pankreatitis mögl.
⇒ Dünndarmatresie: galliges Erbrechen, geblähtes Abdomen
⇒ Kolonatresie: galliges/mekoniumhaltiges Erbrechen, geblähtes Abdomen, kein Mekoniumabgang
⇒ Rektum-/Analatresie: kein Mekoniumabgang, Verschluss des Anus sichtbar od. Anus fehlt, bei Fisteln Stuhlabgang aus Harnröhre oder Vagina

Diag:
1. Anamnese und klinische Untersuchung: anale Inspektion, Fistelsuche, Sondierung des Ösophagus
2. **Bildgebung:** Röntgen-Abdomen und Thorax **in Kopfhängelage**

Duodenalatresie: **double bubble** (Doppelspiegel durch Darstellung v. Magen u. Duodenum, übriger Darm ist luftleer)
Ab Dünndarmatresie: multiple Darmspiegel
Rektum-/Analatresie: Abdomen seitlich n. WANGENSTEEN in Kopftieflage, Kontrastdarstellung durch Punktion des Rektums (⇨ wie weit liegt das Rektum im Verhältnis zum M.puborectalis entfernt?), Fisteldarstellung (falls Fistel vorhanden)
Selten bei unklarem Befund Röntgen Magen-Darm-Passage mit KM erforderlich.

Ther:
- Akut: Bei jedem Verschluss Legen einer Magensonde und kontinuierliche Absaugung zur Aspirationsprophylaxe, Ausgleich von Wasser- und Elektrolythaushalt
- Operativ: Ind: jede Atresie muss operativ beseitigt werden
  - Duodenalatresie: Duodeno-Duodenostomie (Seit-zu-Seit), bei Duodenalmembranen Duodenotomie und Exzision der Membran
  - Dünndarmatresie: Resektion des betroffenen Abschnittes und End-zu-End-Anastomose
  - Rektum-/Analatresie:
    - Bei Unreife oder zusätzlichen Fehlbildungen ⇨ zunächst Anus praeternaturalis, dann endgültige Op im Alter von 6-12 Monaten
    - Abdomino-perineale-Durchzugs-Op n. REHBEIN, abdomino-sacro-perinealer Durchzug bei den hohen Formen
    - Anoplastik bei den tiefen Formen und postoperative Langzeit-Bougierung

Prog: Anorektale Verschlüsse: Bei tiefer Form fast immer Kontinenzerhalt mögl., bei hoher Form in 50 % d.F., alle Atresieformen haben heute eine ca. 95%ige Überlebensrate

Kompl:
* Aspiration von Erbrochenem ⇨ Aspirationspneumonie
* Rektum-/Analatresie ⇨ tiefer Ileus (wenn keine Fistel vorhanden ist)

Op:
* Rektum-/Analatresie: Kontinenzverlust ⇨ Ther: evtl. Grazilisplastik

DD:
- Ileus (bei Appendizitis, Adhäsionen, Briden, Mesenterialzyste, MECKEL-Divertikel)
- Eingeklemmte Leistenhernie
- Ösophagusatresie, spastisch hypertrophe Pylorusstenose
- Malrotation (Ther: Umwandlung der Malrotation in eine Nonrotation = Op nach LADD mit Durchtrennung des LADD-Bandes, welches das Duodenum einengt)
- Volvulus (Darmverschlingung) ⇨ kann zur Nekrose des gesamten Dünndarmes führen
- Invagination, Darmduplikatur
- Mekoniumileus od. Mekoniumpfropfsyndrom (s.u.)
- Megakolon = Morbus HIRSCHSPRUNG, Mikrokolon (s.u.)
- Analstenose ⇨ Ther: Bougierung

INVAGINATION

Syn: Darmeinstülpung, engl. intussusception, ICD-10: K56.1

Ät:
- 90 % d.F. idiopathisch (funktionelle Störung?)
- Mögliche auslösende Ursachen: MECKEL-Divertikel, Darmpolypen, Darmduplikatur, Hämatome (Purpura SCHOENLEIN-HENOCH), vergrößerte mesenteriale Lk bei Virusinfektion (Noro-, Adeno-, Enteroviren), Adhäsionen, Tumoren, Lymphome, Mukoviszidose, erhöhtes Risiko bei Rotavirus-Impfung älterer Säuglinge (bei 1. Impfung >3-5 Mon.)

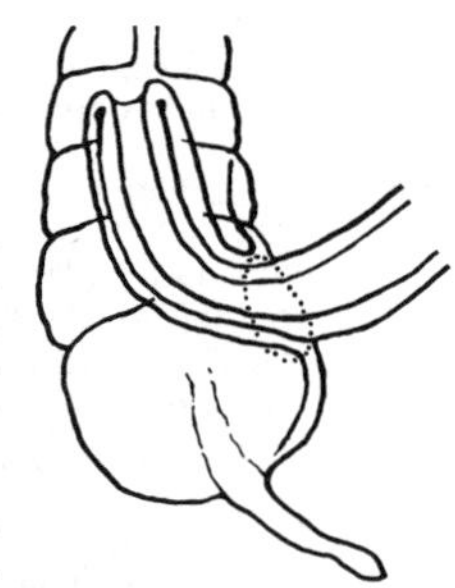

ileozäkale Invagination

Path:
- **Einstülpung** eines Darmteiles in den der Längsachse folgenden kaudalen Darmteil ⇨ Abschnürung der versorgenden Mesenterialgefäße mit Ödem, Stauungsblutung, Darmnekrose durch Ischämie mögl.
- Lok: am häufigsten **ileozäkale** Invagination (das terminale Ileum stülpt sich dabei in das Zäkum, s. Abb.), ileo-ileal und auch multiple Invaginationen mögl.

Epid: Prädisp.alter: 1.-2. Lj., 80 % zwischen **6. und 12. Lebensmonat**, m > w (3:2)

Klin: ⇒ 1.) Peritonealer Schock: **akute kolikartige Schmerzen und Erbrechen aus voller Gesundheit**, verfallener Gesichtsausdruck, schweißbedeckte Haut, angezogene Beine (Schonhaltung)
2.) Symptomfreies Intervall (je für 20-30 Min.)
3.) Mechanischer Ileus und rektaler Blutabgang (blutig-schleimiger Stuhl), aufgetriebener Bauch, Abwehrspannung, galliges Erbrechen
⇒ Tastbarer Invaginatstumor

Diag: 1. Anamnese und klinische Untersuchung: Palpation ⇨ tastbarer **walzenförmiger Tumor**
Rektale digitale Untersuchung ⇨ **blutiger Schleim** am tastenden Finger
2. **Sonographie:** **Kokarden**-Phänomen (Schießscheiben-Phänomen, target sign) = kleiner Ring in einem größeren Ring, Pendelperistaltik
3. Röntgen-Abdomen u. Kolon-KE (mit Gastrografin ⇨ Abbruch des Kontrastmittels) meist nicht erforderlich

Ther:
- Konservativ: Rektaler Einlauf von NaCl-Lösung über einen Katheter unter Ultraschallkontrolle ⇨ Flüssigkeitsübertritt an der Bauhin-Klappe in das Ileus (oder Kolon-KE als therapeutische (und diagnostische) Maßnahme)
- Operativ: Ind: bei Versagen der konservativen Therapie unverzügliche Op!
  - Operative Desinvagination (Reposition des prox. Darmabschnittes, HUTCHINSON-Handgriff)
  - Bei nicht reponierbarer Invagination oder Infarzierung/Darmnekrose: Resektion des betroffenen Darmabschnitts und End-zu-End-Anastomose
  - Bei rezidivierender Invagination Ileopexie (auch als laparoskopische Op)
  - Postoperativ: rascher Kostaufbau, ggf. Flüssigkeits- und Elektrolytsubstitution
- Leitlinie: Invagination, S1 v. 11/2021 (AWMF Registernummer 006-027)

Prog: Gut

Kompl:
* Abschnürung der Mesenterialgefäße ⇨ Ischämie des betroffenen Darmabschnittes ⇨ Darmnekrose
* Mechanischer Ileus, Peritonitis
* Rezidiv: meist innerhalb von 1-7 Tagen auftretend (insb. nach konservativer Ther.)

DD:
- Akutes Abdomen und Ileus anderer Genese, Volvulus, Appendizitis, MECKEL-Divertikel
- Akute Gastroenteritis, Toxikose, Enterokolitis, entzündliche Darmerkrankung
- Purpura SCHOENLEIN-HENOCH
- Tumoren, Lymphome

MEGAKOLON / MORBUS HIRSCHSPRUNG

Syn: Megacolon congenitum, HIRSCHSPRUNG-Krankheit, engl. HSCR, ICD-10: Q43.1

Path:
- Morbus HIRSCHSPRUNG: kurze oder langstreckige **Aganglionose** ⇨ funktionelle Stenose (**enges Segment**) durch Ruhehypertonus u. ungeordnete Peristaltik ⇨ proximal der Aganglionose Dilatation durch Kotaufstau (Megakolon, s. Abb.). Ät: familiäres Vorkommen bekannt (aut.-dom., Chrom. 10q11.2 [Mutation im RET-Protoonkogen] u. aut.-rez. Chrom. 13q22 [Mutation im EDNRB-Gen] erblich) od. sporadisch auftretend
- Lok: Morbus HIRSCHSPRUNG: 85 % Rektum u. Sigma, 15 % anorektal
  Idiopathisches Megakolon: Stenose kurz vor dem Anus
  ZUELZER-WILSON-Syndrom: totale Aganglionose des gesamten Kolons / Darmes

Epid:
◊ Morbus HIRSCHSPRUNG: 1:2.000-1:5.000 Geburten, **m** >> w (= ca. 4:1), klinische Manifestation meist bereits im Neugeborenenalter
◊ Idiopathisches Megakolon: Kleinkindesalter

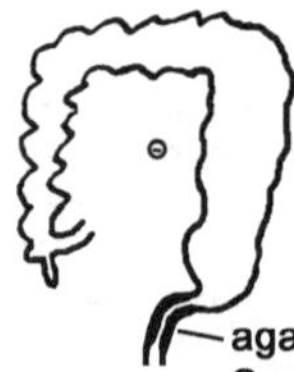

Etlg: # **Fehlen von Ganglienzellen**
- **Morbus HIRSCHSPRUNG** (angeborene Aganglionose)
- Neuronale Kolondysplasie

Megakolon mit Ganglienzellveränderungen
- CHAGAS-Krankheit (Trypanosomiasis): Ganglienzellverlust durch die Parasiten
- Degenerative Veränderungen

Megakolon ohne Ganglienzellveränderungen
- Sekundäres/**symptomatisches Megakolon** bei Rektumatresie, Stenosen, Analstrikturen, anorektalem Verschluss, angeborener Rotationsanomalie, Tumoren, zerebralen Schäden, neuromuskulären Schäden, Hypothyreose
- **Idiopathisches Megakolon** (Kollagenmangel der Darmmuskulatur), Kollagendysplasie (EHLERS-DANLOS-Syndrom), segmentale Kolondilatation

Klin: ⇒ Morbus HIRSCHSPRUNG: chronische Obstipation, chronischer tiefer Ileus, Blähungen
Neugeborene: Mekoniumverhalt, Erbrechen, Auftreibung des Leibes, sichtbare Peristaltik
Paradoxe Diarrhoe (explosionsartige Durchfälle) durch bakterielle Zersetzung und Verflüssigung des Stuhles

⇒ Idiopathisches Megakolon: Kleinkinder haben meist nur wenig Beschwerden, Obstipation mit unwillentlichem Stuhlabgang (Überlaufinkontinenz)

Diag:
1. Anamnese u. klinische Untersuchung: Rektal-digital ⇨ M. HIRSCHSPRUNG: enger Analkanal, kein Stuhl enthalten. Idiopathisches Megakolon: mit Stuhl prall gefüllte Ampulla recti
2. Sonographie: Dilatation des prox. Segmentes durch den aufgestauten Stuhl (echoreich, ohne Schallschatten) und trichterförmiger Übergang in das distale enge Segment
3. Bildgebung: Röntgen-Abdomen, **Kolon-KE** ⇨ **enges Segment** und trichterförmiger Übergang in den dilatierten Megakolonanteil
4. Koloskopie und Biopsie ⇨ Histologie ist beweisend (Ganglienzelldefekt, **gesteigerte Acetylcholinesteraseaktivität** in der Enzymhistochemie)
5. **Anorektale Manometrie** ⇨ fehlende propulsive Wellen im verengten Darmabschnitt und fehlende Internusrelaxation
6. Labor: genetische Untersuchung auf Mutation im RET-Protoonkogen

Ther:
- Konservativ: bei sek. Formen Therapieversuch mit Einläufen (Cave! Perforationsgefahr), Bougierung akut (Ileus) u. evtl. auch Langzeitbougierung
- Operativ: Ind: Heilung bei Morbus HIRSCHSPRUNG nur durch Op mögl., endgültige Op im Alter von 2-3 Monaten
  - Morbus HIRSCHSPRUNG: Resektion des aganglionären Darmabschnittes und tiefe kolorektale End-zu-End-Anastomose (REHBEIN-Op) oder Durchzugsoperation (auch als laparoskopsiche Op mögl.)
  - Ileus: akut Kolostomie zur Entlastung und später Resektion (= zweizeitige Op)
  - Partielle Sphinktermyektomie (bei sehr kurzem anorektalem Befund)
  - Postoperativ: Regelmäßige Nachkontrollen
- Leitlinie: Aganglionose, S1 v. 4/2021 (AWMF Registernummer 006-001)

Prog: Bei frühzeitiger Diagnose und Therapie im Allgemeinen gut. Op-Letalität: ca. 2 %

Kompl:
* Hämorrhagische, nekrotisierende **Enterokolitis, Darmperforation** durch Kotsteine
* Bakterielle Zersetzung des aufgestauten Stuhles ⇨ **profuse Durchfälle**
* Begleitmissbildungen der Harnorgane in 10-15 % d.F.

Op:
* Anastomoseninsuffizienz, rezidivierender Subileus, Enterokolitiden
* Inkontinenz oder Obstipation

DD:
- Mekoniumileus, Mekoniumpropfsyndrom bei Mukoviszidose
- Frühgeborene: nekrotisierende Enterokolitis ⇨ sekundäre Aganglionose
- Toxisches Megakolon bei chron. entzündlicher Darmerkrankung (Morbus CROHN, Colitis ulcerosa)
- MEN II b Syndrom (ebenfalls Mutation im RET-Protoonkogen)

MEKONIUMILEUS

Syn: engl. meconium ileus, ICD-10: P75* (E84.1+)

Anatomie: Das Mekonium (sog. Kindspech) ist der **erste Stuhlgang des Neugeborenen**. Er setzt sich aus intrauterin gebildetem Stuhl zusammen und ist aufgrund des hohen Biliverdingehalts schwärzlich-grün gefärbt.

Ät:
- Früheste Manifestation einer **Mukoviszidose** (Syn: zystische Fibrose, aut.-rez. vererbt, Defekt auf Chrom. 7), häufigste Ursache für einen Mekoniumileus
- Darmatresien, Volvulus, nekrotisierende Enterokolitis

Path:
- ♦ Mukoviszidose: erhöhte Viskosität des mukösen Drüsensekrets und verminderte Resorption intestinaler Sekrete durch Fehlen der Pankreasenzyme ⇨ zähklebriges Mekonium
- ♦ Lok: Verschluss im **terminalen Ileum**, Dilatation der proximalen Dünndarmabschnitte

Epid: Mukoviszidose: 1:2.000 Kinder betroffen, bis 20 % entwickeln einen Mekoniumileus als Neugeborene

Klin:
- ⇒ In der pränatale Sonographie: aufgetriebener Bauch, hyperechogener Darm
- ⇒ Neugeborenenileus: **fehlender Mekoniumabgang**, aufgetriebenes Abdomen in den ersten Lebenstagen, galliges-, evtl. fäkulentes Erbrechen

Diag:
1. Anamnese und klinische Untersuchung: tastbare Mekoniummassen im Abdomen
   Rektal-digital: normaler Anus, aber fehlender Stuhl im Enddarm
2. Bildgebung: Röntgen-Abdomenübersicht ⇨ geblähtes Jejunum, fleckige Verschattungen mit Luftbläschen (meist keine Spiegel),
   Kolon-KE zur Diag. u. Ther., das Kolon ist insg. eher klein = Mikrokolon
3. Bei V.a. Mukoviszidose: **Schweißtest** ⇨ erhöhter NaCl-Gehalt im Schweiß ist beweisend
   Bei der **U2** (3.-10. Tag, Neugeborenenbasisuntersuchung) wird seit 2016 in Deutschland der IRT-Test (= immunreaktives Trypsin im Blut) durchgeführt ⇨ Ausschluss bzw. frühere Diagnose einer Mukoviszidose (bei erhöhter Konzentration erfolgt eine weitere Diagnostik mit Schweißtest und molekulargenetischer Untersuchung)

Ther:
- Konservativ: beim unkomplizierten Mekoniumileus od. Mekoniumpfropfsyndrom indiziert: orale Kontrastmittelgabe (2-5 ml), dann Einlauf mit Gastrografin ggf. mit N-Acetylcystein oder auch nur mit NaCl-Lösung zur (Diagnostik u.) Therapie
- Operativ: Ind: Versagen des konservativen Therapieversuches
  - Laparotomie, Resektion des veränderten Ileumabschnitts und Anlage einer Ileostomie n. BISHOP-KOOP (Ausleiten des aboralen Schenkels und End-zu-Seit-Anastomose des oralen Schenkels)
  - evtl. postoperativ Spülung des aboralen Schenkels
  - ggf. auch Anlage einer doppelläufigen Enterostomie bei Komplikationen (damit ist der aborale Schenkel funktionell ausgeschaltet), Rückverlegung nach 6-12 Wochen
- Behandlung der Grundkrankheit Mukoviszidose: Prophylaxe pulmonaler Komplikationen (Bronchiektasen), Substitution von Pankreasenzymen usw.
  Leitlinie: Mukoviszidose, S3 v. 9/2019 (AWMF Registernummer 026-024)

Prog: Heute besser, 80-90 % der Kinder überleben das erste postoperative Jahr.

Kompl:
- ∗ Wandnekrose ⇨ Überdehnungs**perforation** ⇨ **Peritonitis**
- ∗ Mekoniumvolvulus
- ∗ Sekundäre Atresien durch Nekrose der Darmwand
- ∗ Einlauf: Gefahr der Perforation, Kreislaufzentralisation

DD:
- **Mekoniumpfropfsyndrom** (verzögerte Passage u. Mekoniumverhärtung unklarer Genese) ⇨ Ther: N-Acetylcystein-Einlauf
- Andere intestinale Ileusursachen (z.B. Dünndarmatresie s.o., kongenitales Megakolon s.o., Darmlageanomalien)

OMPHALOZELE

Syn: Nabelschnurbruch, Exomphalos, Hernia funiculi umbilicalis, engl. omphalocele, congenital umbilical hernia, ICD-10: Q79.2

Def: Kongenitale Hemmungsmissbildung der Bauchdecke, bei der die Baucheingeweide eine extraperitoneale Lage beibehalten (meist Dünn- u. Dickdarm, Teile der Leber). Sie liegen im Nabelschnuransatz in einem von Amnion überzogenen Bruchsack, der innen mit Peritoneum ausgekleidet ist.

Zusätzliche intestinale Missbildungen sind häufig (Rotationsstörung des Darmes, Darmatresein, Pylorusstenose, MECKEL-Divertikel), Trisomien (13, 18, 21), Herzfehler

Epid: Häufigkeit: 2-4/10.000 Geburten

Diag: Der Bauchwanddefekt wird heute meist bereits **pränatal** (bei den Schwangerschaftsvorsorgeuntersuchungen) in der **Sonographie** entdeckt ⇨ weitere Betreuung in einem Perinatalzentrum und Verlegung der Schwangeren zur Geburt in ein Zentrum mit kinderchirurgischer Abteilung.

Ther:
- Bei pränatal bekanntem Defekt Entbindung mittels **Sektio** in der 35.-37. SSW
  Bauch des Neugeborenen nach der Geburt sofort steril abdecken, dann Übergabe an den Kinderchirurgen
- Operativ: Ind: alle größeren Omphalozelen, Op zum **frühest** möglichen Zeitpunkt
  - Eröffnung und Resektion des Omphalozelensacks, Erweiterung des Defektes und Mobilisierung der Bauchdecken, Reposition des Darmes in den Bauchraum, dann Primärverschluss der Bruchpforten durch Naht der muskuloaponeurotischen Bauchdecken
  - Bei großen Omphalozelen/Gastroschisis kann ein Primärverschluss unmöglich sein, da dann der erhöhte Bauchinnendruck die abdominelle Perfusion und die Atmung beeinträchtigen würde ⇨ in der ersten Op werden Darmanteile in einen Kunststoffsack (Silo) verbracht oder mit einem Kunststoffnetz überspannt und eine Reduktion abgewartet bzw. tägliche vorgenommen. Nach Wochen bis Monaten dann Verschluss der Bauchdecke bzw. Bauchhöhlenerweiterungsplastik.
- Leitlinie: Bauchwanddefekte, S1 v. 7/2020 (AWMF Registernummer 006-042)

Prog: Letalität 3-10 % (erhöht bei zusätzlichen Fehlbildungen)

Kompl:
* Ligatur von vorliegendem Darm beim Abnabeln
* Ruptur der Omphalozele ⇨ Infektion
* Peritonitisgefahr bei der Mumifikation des Nabelschnurrests
* Zusätzliche Darmfehlbildungen, z.B. Dünndarmatresie

Op:
* Ileus, Volvulus,
* Darmperforation, Darmnekrose, Darmfistel, Peritonitis, Sepsis
* Längere intestinale Dysfunktion (für einige Wochen ist daher meist eine parenterale Ernährung erforderlich)
* Wundrandinfektion
* Narbenhernie

DD:
- **Gastroschisis** (Syn: Laparoschisis, Bauchspalte): Prolaps von Darmanteilen durch eine Lücke (meist rechtsseitig) neben dem Nabel, Häufigkeit: 1/10.000 Geburten, häufig bei Frühgeborenen, Ther: wie bei der Omphalozele
- Urachusfistel (Syn: Vesikoumbilikalfistel, persistierender Urachus): Involutionsfehlbildung des Urachus, der als embryonaler Allantoisgang von dem Blasenscheitel zum Nabel zieht, Klin: nässender Nabel, Granulombildung am Nabelgrund
  Ther: Exzision des Ganges
- Nabelfisteln: Involutionsfehlbildung des Duct.omphaloentericus (s. Kap. Dünndarm)
- Nabelhernie (Nabelbruch, bei Geburt physiologisch und bis zum 2. Lj. ohne Krankheitswert)

LIPPEN-KIEFER-GAUMENSPALTEN

Ät: – **Multifaktorielle Genese** aus erblicher Disposition (Wiederholungsrisiko bei betroffenen Verwandten 1. Grades: 4 %, Gendefekt auf Chrom. 8) und Umweltfaktoren
– Embryopathie, Virusinfektion, Intoxikationen, Hypoxie, Medikamente (Zytostatika, Phenytoin, Glukokortikoide), Nikotin, Vitaminmangel, Überdosen von Vit. A u. E, ionisierende Strahlung
– Amniotische Membranen/Stränge (entstehen durch Ruptur des Amnions, selten: 1:10.000 Schwangerschaften), die mit dem Fetus verwachsen und durch Traktion zu Lippen-Kiefer-Gaumenspalten oder Enzephalozelen führen
– Risikozunahme beim ungeborenen Kind bei höherem Lebensalter von Mutter od./und Vater

Path: ♦ **Ein- oder beidseitige Hemmungsfehlbildung** seitlich der Mittellinie bei der Verschmelzung der Gesichtsfortsätze in der 5.-8. Embryonalwoche. Die linke Seite ist dabei häufiger befallen als die rechte Seite.
♦ Häufig in **Kombination mit anderen Fehlbildungssyndromen**: Robin-Syndrom/Sequenz (Mikrogenie, Glossoptose und Gaumenspalte), Zungenbändchen, Retroposition der Mandibula, Mittelohrzysten
♦ Kiefer- und Gaumenspalten haben Verbindung zum Nasenraum ⇨ Phonationsstörungen

Epid: ◊ Häufigkeit: 0,8 % (Gaumenspalten) bis 3 % (Lippenspalten) aller Neugeborenen
◊ m > w (3:2), in Deutschland ca. 1.400 Fälle/Jahr (1:500 Geburten)
◊ Häufigste angeborene Fehlbildung des Kopfes und des Halses, zweithäufigste angeborene Anomalie des Körpers (nach den Gliedmaßenfehlbildungen)

Etlg: # **Lippenspalte** (Syn: Cheiloschisis, Labium fissum, Labium leporinum, "Hasenscharte"): Nichtverwachsensein der O-Lippe, meist seitl. der Mittellinie, ICD-10: Q36.-
Kieferspalte (Syn: Gnathoschisis)
Lippen-Kieferspalte (Syn: Cheilognathoschisis, ICD-10: Q37.-)
Gaumenspalte (Syn: Palatoschisis, Uranoschisis, Uranokoloboma, Palatum fissum, engl. cleft palate, ICD-10: Q35.-): Spalte des hinteren embryonalen Gaumens
  – Nur weicher Gaumen betroffen (Velumspalte)
  – Weicher und harter Gaumen betroffen (typische Gaumenspalte)
Lippen-Kiefer-Gaumenspalte (Syn: LKG-Spalte, Cheilognathopalatoschisis, "Wolfsrachen", ICD-10: Q37.4): Spalte des vorderen und hinteren embryonalen Gaumens
Zur klinischen Klassifizierung wird der LAHS-Kode benutzt: **L** = Lippenspalte, **A** = Kieferspalte (Alveolus), **H** = Hartgaumenspalte, **S** = Segelspalte. Nicht betroffene Teile haben ein Minuszeichen, der li. Teil des Kodes bezeichnet die re. Gesichtshälfte u. umgekehrt. Beispiele: isolierte Lippenspalte rechts L - - - - - -, Spalte des harten u. weichen Gaumens mit beidseitiger Lippen-Kieferspalte L A H S H A L, Abb.-Bsp.: einseitige Lippen-Kiefer-Gaumenspalte links

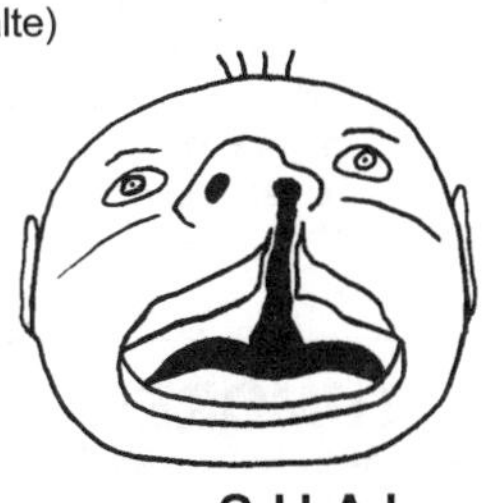

Gesichtsspalten (selten, 0,5/10.000 Geburten):
  – Schräge Gesichtsspalte (Syn: Meloschisis): Wangenspalte (zw. O-Lippe und Auge)
  – Quere Gesichtsspalte (Syn: Makrostoma): Vergrößerung (meist einseitig) der Mundspalte zwischen Ober- und Unterkieferfortsatz

Diag: 1. Typisches klinisches Bild
2. **Vorgeburtliche** Diagnostik heute mit Ultraschallfeindiagnostik (**3D-Ultraschall**) mögl.
3. Präoperative Mindestforderung: Körpergewicht >4,5 kg, Alter >10. Wo., Hb >10,0 g/dl

Ther: • Operativ:
  – Lippenplastik (Op ab 3. Lebensmonat): Z-, W- oder O-förmige Schnittführung um den Defekt herum, exakte Ausrichtung, Zusammenführung und Naht des Lippenrots
  – Op bei Gaumenspalte nur am weichen Gaumen mit Veloplastik im ersten Lebensjahr
  – LKG-Spalten: beim Neugeborenen Einlage eines Obturators (Kunststoff-Gaumenplatte,

damit Trinken mögl. ist), dann Lippenplastik + Verschluss des weichen Gaumens mit 3-4 Monaten, dann je nach Befund Urano-/Pharyngoplastik (Op am harten Gaumen/Kiefer im 2.-4. Lj. oder auch im 8.-10. Lj. vor Durchbruch der Eckzähne) mit **Osteoplastik** (= Verschluss der Spalte unter Verwendung eines Knochentransplantates aus autologer Beckenkammspongiosa).

- **Logopädische Übungsbehandlung** zur Sprachförderung ab 3 J.
- **Kieferorthopädische Korrekturen**/Operationen der meistens vorhandenen Kieferanomalien im Jugendalter (nach Abschluss der Dentition der bleibenden Zähne, ca. 11. Lj.)
- Kosmetische Operationen und prothetischer Zahnersatz ist noch im Jugend- und Erwachsenenalter je nach Befund notwendig.
- Leitlinie: Lippen-Kiefer-Gaumenspalten, S3 für 2024 (AWMF Registernr. 007-038)
- Selbsthilfegruppen: Selbsthilfevereinigung für Lippen-Gaumen-Fehlbildungen e.V., Hauser Gasse 16, 35578 Wetzlar, Tel.: 06441 8973285, Internet: www.lkg-selbsthilfe.de

Prog: Abhängig von der Güte und dem richtigen Zeitpunkt der Operationen meist gut.

Kompl:
* Erhebliche **Ernährungsschwierigkeiten** des Neugeborenen, insb. bei nicht intaktem Gaumen (kein Saugen mögl.)
* **Infektanfälligkeit** des Respirations- und Verdauungstraktes
* Bei Gaumenspalten häufig Mittelohrerkrankungen wegen der **gestörten Tubenfunktion** ⇨ **Hörminderung**, Sero-/Mukotympanon, Otitis media, Adhäsionen, Retraktionen, Cholesteatom ⇨ Ther: Paukenröhrchen zur Belüftung, regelmäßige HNO-Kontrollen
* **Sprechstörungen** (Rhinophonia aperta, Palatolalie)
* Defekte in der Zahnreihe/Zahnbogen und Zahnentwicklung, Dysgnathie

Op: * Deformitäten, Wachstumsstörungen

Proph: ♥ Eine prophylaktische Gabe von Vit. B_1 (Thiamin) und Folsäure (400 µg/Tag) in den ersten 2 Schwangerschaftsmonaten soll die Inzidenz von Spaltenbildungen senken. Außerdem Vermeidung von Alkohol, Nikotin, Drogen und Medikamenten.

DD:
- Lippen- / Kieferkerbe (Mikro-Form, keine Spaltbildung)
- Mediane (falsche) Oberlippenspalte
- Gesichtsspalte ohne topographische Zuordnung zu einer Hemmungsfehlbildung der Fortsatzverschmelzung, z.B. mittlere Unterlippen- oder Nasenspalte
- PIERRE-ROBIN-Syndrom: embryonales Fehlbildungssyndrom mit Mikrogenie, großer nach hinten fallender Zunge u. Gaumenspalte

TUMOREN IM KINDESALTER

Ät:
- Idiopathisch = keine direkte Ursache zu finden
- Endogene Faktoren: chromosomale Erkrankungen, Immundefekte, Fehlbildungen
- Exogene Faktoren: chemische Kanzerogene, onkogene Viren, Medikamente, Strahlung

Path:
- ♦ 1/3 der Tumoren im Neugeborenen- und Kindesalter sind embryonalen Ursprungs
- ♦ Karzinome sind im Gegensatz zu Erwachsenen eine Rarität

Epid:
- ◊ Inzidenz: **selten**, alle malignen Erkrankungen im Kindesalter (bis zum 15. Lj.) zusammen 14/100.000 Kinder/Jahr (⇨ **2.200 Neuerkrankungen/Jahr** in Deutschland), die kumulative Inzidenz (von 0-15 J. zusammengefasst) beträgt **0,2 % aller Kinder**. Trotzdem auch heute noch **zweithäufigste Todesursache** bei Kindern nach der Neugeborenenperiode.
- ◊ Insg. etwas mehr Jungen als Mädchen betroffen (1,2:1)
- ◊ Statistische Zentrale für Deutschland: Deutsches Kinderkrebsregister am IMBEI, Universitätsmedizin der Johannes-Gutenberg-Universität Mainz, Obere Zahlbacher Str. 69, 55131 Mainz, Tel.: 06131 17-3252, Internet: www.kinderkrebsregister.de

Etlg: Verteilung der Tumoren: (Daten des Deutschen Kinderkrebsregisters, 2019)

30 % **Leukämien** (insb. **akute** Formen = **ALL**, AML)
24 % **ZNS-Tumoren**, häufige Hirntumoren beim Kind: Medulloblastom (embryonal), Astrozytom, Ependymom, Kraniopharyngeom
15 % **Maligne Lymphome** (HODGKIN-Lymphome und Non-HODGKIN-Lymphome)
6 % **Weichteiltumoren** (z.B. Rhabdomyosarkom, Fibrosarkom, Synovialsarkom usw.)
6 % **Neuroblastom** (Tumoren des sympathischen Nervensystems)
5 % **Nephroblastom** = WILMS-Tumor (Niere)
5 % **Knochentumoren** (insb. Osteosarkom u. EWING-Sarkom)
4 % Keimzelltumoren
2 % Retinoblastome (embryonal, spontan od. aut.-rez. erblich)
Rest (3,5 %): Histiozytosen, Hepatoblastom, Pankreatoblastom, epitheliale Tumoren (= Karzinome, 3 % ⇨ beim Erwachsenen ist dies die häufigste Tumorentität)

Prog: Die **Heilungschancen** maligner Erkrankungen sind im Kindesalter heute **sehr gut** (je nach Tumor 30- bis 95%ige Heilungswahrscheinlichkeit). In der westlichen Welt gibt es durch Therapiefortschritte mittlerweile **82 %** Langzeitüberlebende (= überleben mindestens 15 Jahre nach Erkrankung, Kinderkrebsregister 2018). Die 5-JÜR aller Tumoren bei Kindern u. Jugendlichen bis 15 J. liegt bei 83 % (RKI, 2010). 80-90 % sind bei uns in **Therapieoptimierungsstudien** eingeschlossen und werden in **kinderonkologischen Zentren** betreut.

Risiko durch die Chemo- u./od. Radiotherapie: für spätere **Sekundärneoplasien** und bei genetischer Disposition zu Mehrfachmalignomen liegt nach 35 Jahren bei 8,2 % und damit 6-7fach höher als in der Allgemeinbevölkerung, am höchsten bei der Ther. einer ALL. Nach Chemotherapie sind dies insb. Leukämien, nach Radiatio solide Tumoren.

Weitere Spätfolgen: **Kardiomyopathie** (insb. Anthrazykline), Herzklappenfehler, Lungenfunktionsstörungen, **Hörminderung** (Platinpräparate), Nierenfunktionsstörungen, Schilddrüsenfunktionsstörungen (Tyrosinkinase-Inhibitoren), Sub-/**Infertilität** (in 25-35 % d.F., ggf. Spermien/Hodengewebe bzw. Eizellen/Ovarialgewebe vor Ther. kryokonservieren), Polyneuropathie, metabolisches Syndrom, Fatigue-Syndrom, Insomnie, Osteoporose und **neurokognitive Beeinträchtigungen** ⇨ Daher sollten die Kinder nach erfolgreich abgeschlossener, onkologischer Therapie eine Langzeittumornachsorge erhalten (derzeit sind dies ca. 30.000 Kinder/Erwachsene in Deutschland). Die 10-Jahresmortalität dieser Betroffenen ist durch die Spätfolgen ca. 3fach erhöht gegenüber der Normalbevölkerung. 2/3 der Pat. haben oder entwickeln innerhalb von 30 Jahren Spätfolgen (CCS-Studie in den USA).

Allgemein: Altersphänomene (wie z.B. ergrauen der Haare usw.) treten 5-10 J. früher ein.

Leitlinie: Langzeit-Nachsorge krebskranker Kinder, S1 v. 4/2021 (AWMF Register. 025-003)

Selbsthilfegruppen: Deutsche Kinderkrebsstiftung e.V., Adenauerallee 134, 53113 Bonn, Tel.: 0228 68846-0, Fax: -44, Internet: www.kinderkrebsstiftung.de
Studien-Portal bei Kinderkrebsinfo der Charité, Berlin, Internet: www.kinderkrebsinfo.de
Internetseiten für Kinder: www.activeoncokids.de

WILMS-TUMOR

Syn: **Nephroblastom**, ICD-10: C64

Path:
- Embryonales Adenosarkom (bösartiger **Mischtumor**) mit rhabdomyoblastischen und heteroblastischen und auch verschieden differenzierten Anteilen von **Nierengewebe**
- Lok: meist **einseitig**, beidseitiger Befall in 5-10 % d.F.
- Hämatogene Metastasen: **Lunge**, Leber, Gehirn, Knochen
- Spontane od. familiär erbliche Mutation (WT1-Genmutation, aut.-dom., Chrom. 11_{p13} od. $11_{p15.5}$) auch **Kombination mit angeborenen Missbildungen** mögl. (**Aniridie**, Hemihypertrophie, Viszeromegalie, EMG-Syndrom [= Exomphalos-Makroglossie-Gigantismus-Syndrom = WIEDEMANN-BECKWITH-Syndrom], Neurofibromatose, große Naevi, Anomalien der Geschlechtsorgane und Harnwege (WAGR-Syndrom: Wilms-Tumor, Aniridie, Gonadoblastom, urogenitale Fehlbildung, psychomotorische Retardierung)

Etlg: SIOP-Klassifikation (Société Internationale D'Oncologie Pédiatrique, 2001) in Anlehnung an die NWTS-Studie (National Wilms Tumor Study der USA)

Stad. I	Tumor auf eine Niere beschränkt, intakte Kapsel
Stad. II	Tumor überschreitet die Nierenkapsel, infiltriert in Fettgewebe oder Blutgefäße, Tumor ist aber chirurgisch vollständig entfernbar (Pseudokapsel)
Stad. III	Peritoneale Metastasierung, Tumor ist wegen Befall lebenswichtiger Organe nicht mehr komplett resektabel
Stad. IV	Hämatogene Fernmetastasen (Lunge, Leber, Knochen, Gehirn u.a.)
Stad. V	Beidseitiger Nierenbefall (simultan od. metachron)

Epid: ◊ Inzidenz: insg. **selten**, 1/10.000 Kinder, ca. 100 Erkrankungsfälle/Jahr in Deutschland
◊ Häufigster Nierentumor im Kindesalter, 6-8 % der Tumoren im Kindesalter
◊ Häufigkeitsgipfel: **2.-5. Lj.** (nach dem 10. Lj. sehr selten), m = w

Klin: ⇒ **Sichtbare abdominelle Schwellung** (ohne Beschwerden)
⇒ Evtl. abdominale Schmerzen, Hämaturie (**Makrohämaturie**), Obstipation, Durchfall, Erbrechen, Hypertonie, Harnweginfekte, Gewichtsabnahme, Fieber, Blässe, Paraplegie

Diag:
1. Anamnese und klinische Untersuchung: halbseitig lokalisierter Bauchtumor, sehr schnelles Wachstum (innerhalb von Wochen), die Mittellinie wird meist nicht überschritten
   Cave: vorsichtige Palpation wegen **Rupturgefahr!**
2. Labor: Mikrohämaturie (20 % d.F.), molekulargenetische Untersuchung
3. Sonographie: solider Tumor oder Zysten?, Abgrenzung von den Nachbarorganen, Kontrolle der Gegenseite inkl. farbkodierte Duplexsonographie der Nierengefäße
4. Bildgebung: **MRT**-Abdomen mit KM (Tumorausdehnung), bei V.a. V.cava-Thrombus auch zusätzlich Echokardiographie
   Röntgen-Thorax und CT-Thorax ⇨ Ausschluss pulmonaler Metastasierung
   Ggf. Skelettszintigraphie bei V.a. Skelett-, MRT-Schädel bei V.a. Hirn-Metastase

Ther:
- Heute kombinierte konservativ-operative Ther.: Festlegung im **Tumorboard**
  - Stad. I: präoperative (neoadjuvante) tumorreduzierende Chemotherapie + Nephrektomie (+ postoperative (adjuvante) Chemotherapie bei intermediärer Malignität)
  - Stad. II: präoperative tumorreduzierende Chemotherapie + Nephrektomie + postoperative lokoregionäre Radiatio + Chemotherapie
  - Stad. III-V: präoperative tumorreduzierende Chemotherapie + Radiatio (zur Erreichung der Operabilität, sog. Down-Staging), dann Nephrektomie + postoperative Radiatio + Chemotherapie
  - Chemotherapie: mit Vincristin + Actinomycin D (+ Doxorubicin, Etoposid, Ifosfamid, Cyclophosphamid, Carboplatin je nach Stadium, Metastasierung od. Rezidiv) präoperativ (4-8 Wo.) und über einen Zeitraum von 1-10 Monaten postop.
  - Op: transabdomineller Zugang (Mittelschnitt), **Nephrektomie** + Entfernung paraaortaler und parakavaler Lk, Entfernung intraabdominelle Metastasen u. von Tumorthromben
    Bei bilateralem Nephroblastom wird der größere Nierentumor durch Nephrektomie entfernt, die andere Niere wird organerhaltend operiert und der Tumor dort enukleiert.
- Leitlinie: Nephroblastom, S1 v. 6/20161 (AWMF Registernummer 025-004)

Prog: Over-all-Prognose **gut**, **75 % Heilungsrate** (Stad. I 98 %, Stad. II 90 %, 80 % bei Stad. III-IV), 5-JÜR aller Nephroblastome **85 %**.

Kompl: ∗ V.cava-Tumorthrombus (über die Nierenvene in 5 % d.F.)
∗ Chemotherapie: Übelkeit, Erbrechen, Enteritiden, Haarausfall, Schleimhautulzera, Infektanfälligkeit durch Knochenmarkdepression
∗ Radiatio: Beckendeformitäten, WS-Skoliose, Lungenfibrose, Myokardschäden
Op: ∗ Cave: Tumorruptur (u. abdominelle Aussaat bei der Op)

DD:
- Gutartige Nierentumoren: Fibrome, Angiomyolipom, mesoblastisches Nephrom
- Maligne Raumforderungen: hellzelliges Nierenkarzinom, **Neuroblastom**, Lymphome, **embryonales Rhabdomyosarkom**, Hepatoblastom, Pankreatoblastom, Gonadentumor, Metastasen anderer Tumoren
- Sonstiges: **Hydronephrose**, Nierendysplasie, Nierenvenenthrombose, Nierenabszess

NEUROBLASTOM

Syn: Sympathoblastom, Sympathikoblastom, engl. neuroblastoma, ICD-10: C47.9

Path:
- Ausgehend von Sympathikusganglienzellen (**Grenzstrang**) oder sympathischen Neuroblasten des **Nebennierenmarkes**. Tumor embryonalen Ursprungs.
  Oft Sekretion von Katecholaminen.
- Lok: **Nebennieren**, Halsbereich, Brustkorb, **abdominal-paravertebral** (60 % d.F.) vom **Retroperitonealraum** ausgehend, Becken
- Metastasierung: **frühzeitig** in Leber (Typ PEPPER), Knochenmark u. Knochen (Typ HUTCHINSON), Lymphknoten, Haut
  Bei Diagnosestellung haben bereits 50 % d.F. Metastasen (= Stadium IV)!
- 20 % aller Neuroblastome entstehen aus einer Keimbahnmutation mit aut.-dom. Vererbung (Chrom. 1p36) u. Assoziationen mit anderen Erkrankungen beschrieben (V.RECKLINGHAUSEN-Krankheit, BECKWITH-WIEDEMANN-Syndrom)

Etlg: # Internationale Stadieneinteilung des Neuroblastoms (INSS, 1993, modifiziert nach der ursprünglichen Einteilung von EVANS, 1971): Ausbreitung des Tumorbefalles

Stad. I:	Tumor auf Struktur des Ursprungs beschränkt, komplette Entfernung
Stad. IIa:	Unilateraler Tumor, keine Lk-Metastasen, inkomplette Entfernung
Stad. IIb:	Unilateraler Tumor, ipsilaterale Lk-Metastasen, inkomplette Entfernung
Stad. III:	Tumor überschreitet Mittellinie mit oder ohne kontra- od. bilateralen Lk-Metastasen, nicht resektabel
Stad. IV:	Fernmetastasen (weit entfernte Lk, Knochen, Knochenmark, Leber usw.)
Stad. IV-S:	Tumor Stad. I od. II im 1. Lj., aber Metastasen in Haut, Leber und/oder Knochenmark, aber nicht im Knochen (S = sine Knochen)

Histologische Klassifizierung (des International Neuroblastoma Pathology Committee, 1999, basierend auf der SHIMADA-Klassifikation, 1984)
- Neuroblastome: wenig SCHWANN-Zellen, differenzierte (⇨ gute Prog. wenn Kind <5 J.) od. undifferenzierte (⇨ schlechte Prog.) Ganglienzellen
- Ganglioneuroblastome: viele SCHWANN-Zellen (>50 %) ⇨ gute Prog.
- Ganglioneurome: überwiegend SCHWANN-Zellen, gut differenziert ⇨ gute Prog.
- noduläres Ganglioneuroblastom (selten) ⇨ eher schlechte Prog.

Epid:
◊ Vierthäufigste Tumorentität im Kindesalter
◊ Prädisp.alter: **1.-4. Lj.** (90 % d.F. bis zum 6. Lj.), m = w
◊ Inzidenz (kumuliert bis zum 15. Lj.): 1,6/100.000 Kinder/Jahr, 130-180 Fälle pro Jahr in Deutschland

Klin:
⇒ Allgemein: Schwächegefühl, Inappetenz, Gewichtsverlust, Erbrechen, Durchfall oder Obstipation
⇒ Bei abdominalem Tumor: tastbarer, höckeriger, derber **Bauchtumor**
⇒ Weichteilschwellungen, Knochenschwellungen, Fieber, Anämie, **Knochenschmerzen**, Hepatomegalie, Harnabflussbehinderung ⇨ Zeichen einer Metastasierung
Haut: multiple subkutane bläuliche Knoten
⇒ Evtl. Blutdruckkrisen (Hormonproduktion), Flush-Symptomatik
⇒ Bei zervikalem Tumor: HORNER-Syndrom (Ptosis, Miosis, Enophthalmus) od. Rekurrensparese mögl.
⇒ Bei thorakalem/zervikalem Tumor: Tracheal- oder Bronchuskompression, respiratorische Symptome wie Dyspnoe oder Dysphagie oder obere Einflussstauung mögl.
⇒ Bei paravertebralen Tumoren vom Grenzstrang ausgehend: selten Querschnittsymptomatik (bei Einwachsen in den Wirbelkanal über die Foramina intervertebralia = sog. Sanduhrtumor), Rückenschmerzen, Stuhl- u. Harnretention

⇒ Bei retroorbitaler Metastasierung: Exophthalmus, periorbitale Hämatome ("Brillenhämatom", Ekchymosen), Lidödem

⇒ Opsomyoklonisches Syndrom (Syn: „dancing eye syndrome", KINSBOURNE-Syndrom, paraneoplastisch bedingt) mit kurzen, schnellen u. unregelmäßigen Augenbewegungen, zerebellarer Ataxie, Myoklonien, psychomotorischer Entwicklungsverzögerung

Diag: 1. Anamnese und klinische Untersuchung: anfangs nur unspezifische Symptomatik, manchmal auch nur Zufallsbefund (z.B. bei Sono-Abdomen aus anderem Grund)

2. Labor: evtl. Anämie, im 24-Std.-**Urin** erhöhte Metabolitenwerte der **Katecholamine** (Vanillinmandelsäure und Homovanillinsäure)
Als Tumormarker zur Verlaufsbestimmung: **NSE** (neuronspezifische Enolase) im Serum, LDH-Erhöhung, Ferritinerhöhung, Katecholamine im Serum

3. Bildgebung: **Sonographie** von Abdomen und Hals, Rö-Thorax (charakteristische feine schollige Verkalkungen in Höhe der 10./11. Rippe)
MRT der betroffenen Region u. bei Tumornachweis auch MRT-Schädel
^{123}I-MIBG-SPECT zur Metastasensuche (Anreicherung im betroffenen Gebiet), bei Knochenbefall auch ^{99m}Tc-Skelettszintigraphie

4. **Knochenmarkpunktion** (an mehreren Stellen ⇨ Metastasen, Tumorzellnester?)

5. Tumorbiopsie und Histologie (Differenzierungsgrad des Tumorgewebes, Mitosis-Karyorrhexis-Index, typische rosettenartige Tumorzellnester im Knochenmarkausstrich) u. Molekulargenetik (eine **N-myc-Protoonkogen**-Amplifikation zeigt schlechte Prog. an)

Ther:
- Diag. u. Ther. in einem spezialisierten pädiatrisch-onkologischem **Zentrum** durchführen
- Operativ: Ind: Versuch der Resektion des Haupttumors ist in allen Stadien indiziert.
  - Stad. I: Tumorexstirpation
  - Stad. II: Tumorexstirpation bzw. -biopsie (wenn nicht risikolos zu entfernen) + Chemotherapie (z.B. Kombinationen mit Doxorubicin, Vincristin, Cyclophosphamid)
  - Stad. III und IV: präoperative Chemotherapie (ggf. + Dinutuximab) + Radiatio (40 Gy), dann Tumorexstirpation/-biopsie + Chemotherapie über 1½ Jahre (meist 4 Blöcke)
    Stad. IV (jenseits des 1. Lj.): evtl. zusätzlich auch supraletale Radiochemotherapie und anschließende Knochenmarktransplantation (autologe Stammzellen)
    Bei erneutem Rezidiv nach max. Therapie kann der monoklonale Ak Dinutuximab (Unituxin®) + Interleukin-2 + Isotretinoin (führt zur Ausdifferenzierung verbliebener Tumorzellen) + GM-CSF (stimuliert Granulozyten + Makrophagen) gegeben werden.
- Leitlinie: Neuroblastom, S1 v. 6/2019 (AWMF Registernummer 025-008)

Prog: Insg. **schlecht**, da Diagnosestellung meist erst spät (50 % sind bereits im Stad. IV bei Diagnosestellung), im Säuglingsalter (Stad. IV-S) insg. günstiger als im Kleinkindesalter. Im Stadium IV-S werden darüber hinaus **spontane Remissionen** beobachtet (daher ist in diesem Stadium eine abwartende Haltung mit Kontrollen möglich).

5-JÜR aller Neuroblastome **79 %** (bei N-myc-Amplifikation nur halb so gut), Stad. I-II u. IV-S ca. 90%ige Heilungsrate, Stad. IV nur 10-20%ige Heilungsrate (5-JÜR 30-40 %)

Kompl:
* Tumorrezidiv nach Primärbehandlung (dann schlechte Prog.)
* Mediastinale Tumoren ⇨ respiratorische Insuffizienz
* Querschnittlähmung bei Einwachsen in den Wirbelkanal
* Zerebellare Enzephalopathie
* Nierenarterienverletzung bei Op

Proph: Das in Studien getestete Neuroblastom-Screening mit einem Filterpapierteststreifen für Harn auf Katecholamine (wurde mit der U6 im 10.-14. Lebensmonat von den Kinderärzten ausgegeben und dann auf Vanillinmandel- und Homovanillinsäure untersucht) hat keinen bzw. einen negativen Früherkennungserfolg (zu häufig "Überdiagnosen" und Todesfälle durch die dann begonnene (unnötige) Therapie) gebracht und wird daher seit 2002 nicht mehr durchgeführt.

DD:
- WILMS-Tumor (Nephroblastom), Hepatoblastom, Lymphome, benignes Ganglioneurom
- Nebennierenadenom, Nebennierenblutung
- Rhabdomyosarkom, Leiomyom, Schwannom, malignes Schwannom
- Tuberkulose, rheumatisches Fieber

BEGUTACHTUNG

Gliederung eines Gutachtens:

- **Vorgeschichte**: Frühere Erkrankungen, Krankheits-/Unfallgeschehen, bisheriger Heilungsverlauf
- **Klagen**: Unterscheiden nach spontan geäußerten Symptomen und solchen auf Nachfragen
- **Befund**: Klinische Untersuchung, Angabe der Bewegungsmaße nach der Neutral-Null-Methode + erforderliche Diagnostik, z.B. Röntgen
  Ggf. Zusatzgutachten (z.B. neurologische Begutachtung)
- **Beurteilung**: Diagnose, ursächlicher Zusammenhang zw. Unfallereignis u. Körperschaden, MdE und voraussichtliche Dauer, ggf. Erforderlichkeit weiterer ärztlicher Maßnahmen

Gesetzliche Unfallversicherung: (Sozialversicherungsrecht, besteht seit dem Jahr 1884): wird von den Arbeitgebern durch Beiträge an die **Berufsgenossenschaften** finanziert (jeder Beschäftigte in Deutschland ist durch den Arbeitgeber pflichtversichert). Sie umfasst Arbeitsunfälle, Wegeunfälle zur Arbeit und Berufskrankheiten.

BG(=Berufsgenossenschaft)-Verfahren: Ein **Arbeitsunfall** liegt vor, wenn die versicherte Person bei der versicherten Tätigkeit einen Unfall (zeitlich begrenztes, plötzlich von außen einwirkendes Ereignis) mit einem Körperschaden erleidet. ⇨ Vorstellung beim D-(= Durchgangs)-Arzt, der einen D-Arzt-Bericht erstellt und über die Weiterbehandlung entscheidet (durch Hausarzt oder besondere Heilbehandlung durch D-Arzt oder bei bestimmten Verletzungen durch für das Verletzungsartenverfahren zugelassene Kliniken [sog. §6-Verfahren]).

Es gilt die Lehre von der **wesentlichen Bedingung** (Kausalität) des Unfallereignisses für den Gesundheitsschaden (eine sog. Gelegenheitsursache bei relevanter Vorerkrankung reicht nicht aus). Verschlimmerung: vorübergehend, dauernd od. richtunggebend ⇨ neues Gutachten erforderlich.

Die **Minderung der Erwerbsfähigkeit (MdE)** bezieht sich auf den **allgemeinen Arbeitsmarkt** (nicht auf den speziellen Beruf des Patienten, dies ist die "Berufsunfähigkeit") = abstrakte Schadensberechnung. Liegen mehrere Gesundheitsschäden vor, werden die MdE-Werte nicht addiert, sondern in der Gesamtheit mit der Bildung einer **Gesamt-MdE** bewertet.

Eine MdE <10 % gilt als nicht relevant. Die MdE muss noch mind. 20 % für eine Teil-/Rentenleistung betragen (13 Wochen nach dem Arbeitsunfall). Eine Dauerrente bei Erwerbsunfähigkeit (= **volle Erwerbsminderung**) beginnt frühestens ab dem 2. J., bis dahin erfolgt zuerst das Krankengeld bei **Arbeitsunfähigkeit** durch die **gesetzliche Krankenversicherung** und dann eine Übergangsrente. Volle Erwerbsminderung liegt vor, wenn d. Pat. nur noch <3 Std./Tag erwerbsfähig sein kann. Dies gilt auch in der **gesetzlichen Rentenversicherung** für Erwerbsminderungsrenten („Frührentner") wegen einer Erkrankung (z.B. bei Krebs).

Schwerbehindertenrecht: es wird ein kausaler Grad der Schädigungsfolge (**GdS**) und kumulativ ein Grad der Behinderung (**GdB**) unter Berücksichtigung der gesamten Lebensumstände durch das Landrats-/Versorgungsamt ermittelt, eine Schwerbehinderung liegt ab GdS/GdB von 50 vor.

Private Unfall- / Haftpflicht- / Berufsunfähigkeitsversicherung:

Umfasst Arbeitsunfälle und Freizeitunfälle im privaten Bereich.

Es reicht die **hinreichende Wahrscheinlichkeit** des Unfalles für den Gesundheitsschaden.

Der **Invaliditätsgrad** (= Beeinträchtigung der **Arbeitsfähigkeit**) richtet sich nach dem Grad der Behinderung in dem speziellen Beruf des Patienten. Die Entschädigungssätze für Verlust oder Minderung der Gebrauchsunfähigkeit von Gliedmaßen und Sinnesorganen werden als sog. **Gliedertaxe** bezeichnet (mit besonderen Steigerungssätzen für bestimmte Berufsgruppen, z.B. Ärzte).

Zivilrechtlich wird meist auch ein Schmerzensgeld/Schadensersatz ausgehandelt, die Höhe einer Entschädigung wird vom ärztlichen Gutachter aber nicht vorgeschlagen.

Literaturverzeichnis: Bundesanstalt für Straßenwesen (BASt): Begutachtungsleitlinien zur Kraftfahreignung. Heft M 115. Bergisch Gladbach, Stand: 7/2022, online als kostenloser Download: www.bast.de

Bundesministerium für Arbeit und Soziales (Hrsg.): Versorgungsmedizin-Verordnung -VersMedV- Versorgungsmedizinische Grundsätze, Stand: 5/2020, online als kostenloser Download mit Aktualisierungen: www.bmas.de

Deutsche Rentenversicherung Bund (Hrsg.): Sozialmedizinische Begutachtung für die gesetzliche Rentenversicherung. Hinweise zur Begutachtung (Stand: 9/2018) und aktualisierte Leitlinien zu einzelnen Erkrankungen online als kostenloser Download: www.deutsche-rentenversicherung.de

AWMF: Leitlinie Allgemeine Grundlagen der medizinischen Begutachtung, S2k v. 1/2019 (AWMF Registernr. 094-001)

Brettel H., Vogt H.: Ärztliche Begutachtung im Sozialrecht. 3. Auflage, Ecomed, Landsberg, 2018

Fritze J., Mehrhoff F. (Hrsg.): Die ärztliche Begutachtung. 8. Auflage. Springer, Berlin, 2012

Mehrhoff F., Ekkernkamp A., Wich M.: Unfallbegutachtung. 14. Auflage. de Gruyter, Berlin, 2019

Mehrtens G., Valentin H., Schönberger A.: Arbeitsunfall und Berufskrankheit. 10. Auflage. Schmidt, Berlin, 2024

BLUT- UND LABORPARAMETER

Präoperatives Routinelabor

Blutbild (Hb, Hkt, Leukozytenzahl, Thrombozytenzahl), BSG, Elektrolyte (Na, K, Ca), Blutgerinnung (Quick [Norm: 70 – 130 %] bzw. INR [= international normalized ratio: 1,15-0,9], PTT), Leber-/Pankreaswerte (GOT/AST, GPT/ALT, GGT, AP, Lipase, Amylase, Bilirubin), Nierenretentionswerte (Kreatinin, Harnstoff, Harnsäure), Gesamteiweiß, Blutzucker, Urin-Status, HIV-Test, Blutgruppe (Kreuzproben für Blutkonserven bei größeren Eingriffen, siehe Kap. Operationsvorbereitungen) Aufklärung über HIV-Test und Möglichkeit der Eigenblutspende! Bei V.a. malignen Tumor präoperativ die entsprechenden Tumormarker bestimmen.

Postoperative Diagnostik: Blutbild und je nach Eingriff zusätzlich:

Schilddrüse: Kalzium
Leber/Pankreas: Leber- und Pankreasenzyme
Tumoren: Tumormarker (s.u.)
Lunge: Blutgasanalyse
Infusionstherapie: Elektrolyte

CHECKLISTE NACH INDIKATIONEN

Akutes Abdomen

Blutbild, Gerinnung, Elektrolyte, CRP, Leber-/Pankreaswerte, Nierenretentionswerte, Gesamteiweiß, Blutzucker, Urin-Status, Blutgruppe und Konserven kreuzen

Leber

GOT/AST, GPT/ALT, GLDH, Gamma-GT, AP, Cholinesterase, Gesamteiweiß, Quick (od. INR), Hepatoquick, übrige Gerinnung und AT-III, Bilirubin (direkt + indirekt)

Pankreas

Lipase, Amylase i. S, Amylase i. U., Bilirubin, Leberenzyme, LDH, Blutzucker, Blutgase
Prognoseparameter für den Verlauf einer Pankreatitis: Ca, CRP, LDH, α_2-Makroglobulin u. α_1-Antitrypsin

Niere

Kreatinin, Harnsäure, Harnstoff, Kalium
Urinstatus: Bakterien, Leukozyten, Blut/Erythrozyten, Nitrit, Eiweiß, pH, Glukose, Ketonkörper

Lunge

Blutgasanalyse (arterieller pO_2, pCO_2, pH, Standardbikarbonat, Base excess, O_2-Sättigung)
V.a. Lungenembolie/Thrombose: D-Dimere

Myokardinfarkt

CK, CK_{MB}, Troponin T, GOT/AST, LDH (bei älterem Infarkt) und HBDH, Myoglobin (quantitativ)

Endokrinologie

Schilddrüse: fT_3, fT_4, TSH

Nebenschilddrüse: Kalzium, Phosphat, Parathormon (u. Calcitonin)

Nebenniere: Kalium, Cortisol, Adrenalin, Vanillinmandelsäure im Urin

Infektionen

Septischer Schock: Blutbild (insb. auf Leukozyten- u. Thrombozytenabfall achten), Blutgasanalyse, Na, K, Gerinnungsstatus (mit AT-III, Fibrinogen, Fibrinmonomeren, Fibrinsplits), Procalcitonin, Blutkulturen auf Erreger und Resistenz

Meningitis (Liquorpunktion)

	ASPEKT	ZELLART	GLUKOSE	LAKTAT
bakteriell	trüb	v.a. Granulozyten (> 1.000/3)	erniedrigt	> 3.5
abakteriell	klar	v.a. Lymphozyten	normal	< 3.5

Alkoholintoxikation

Alkoholspiegel: Ab 5 Promille muss mit einem Atemstillstand gerechnet werden. Blutbild, Leber- und Pankreaswerte, Gerinnung, als Langzeitparameter CDT (= carbohydrate deficient transferrin)

Tumormarker

Bronchialkarzinom: SCA, CEA, CYFRA 21-1, TPA, NSE (beim Kleinzeller)
Neuroendokrine Tumoren, Karzinoide: NSE, Chromogranin A, Serotonin, HCG
Magenkarzinom: CA 19-9, CA 72-4, CEA
Kolorektale-Karzinome: CEA, CA 19-9, CA 50
Lebermalignome: AFP, CEA, CA 19-9
Pankreaskarzinom: CA 19-9, CEA, CA 50
Keimzelltumoren: AFP, HCG, LDH, PLAP
Ovarialkarzinom: CA 125, CA 72-4, CASA
Prostatakarzinom: PAP, PSA, fPSA
Mammakarzinom: CEA, MCA, CA 15-3, CA 19-9, CA 549, Prolaktin, Rezeptorstatus d. Tumors
Schilddrüsenmalignome: Thyreoglobulin, CEA
C-Zell-Karzinom (medul. SD-Ca): Calcitonin, CEA

Erklärung (Normwerte in Klammern):
AFP = α-1-Fetoprotein (< 6 ng/ml od. <9 U/ml)
CA = Kohlenhydrat-Antigen (CA 125 <35 U/ml, CA 15-3 <30 U/ml, CA 19-9 <37 U/ml, CA 50 <25 U/ml, CA 72-4 <6 U/ml, CA 549 <12,6 U/ml)
CASA = Cancer Associated Serum Antigen (<6 U/ml)
CEA = Karzinoembryonales Antigen (<5 ng/ml)
CYFRA 21-1 = Cytokeratin filament 21-1 (<3,5 ng/ml)
HCG = humanes Choriongonadotropin (<5 mU/ml)
LDH = Laktatdehydrogenase (<250 U/l)
MCA = Mucin like Carcinoma Antigen (<11 U/ml)
NSE = neuronspezifische Enolase (<12,5 µg/l)
PAP = Saure Prostata-Phosphatase (<3 ng/ml)
PLAP = plazentare alkal. Phosphatase (<100 U/l)
PSA = Prostata-spezifisches Antigen (<4 ng/ml)
SCA = Plattenepithel-Ca.-assoziiertes Ag. (<2 ng/ml)
TPA = Tissue Polypeptide Antigen (<110 U/l)

Anmerkung: Die Tumormarker werden als **Verlaufs-, Kontroll-** und **Rezidivparameter** in der Tumordiagnostik benutzt (Kontrolle präoperativ erhöhter Werte). Mit den Tumormarkern ist allgemein **kein Routinescreening möglich** (Sensitivität und Spezifität ist zu gering) und sie sind damit zur Frühdiagnose maligner Tumoren nicht geeignet. Die Normwerte variieren stark abhängig von der Methode, daher immer die laborspezifische Normwerte vergleichen.

ZVD (zentraler Venendruck): 8-12 cm H_2O, am liegenden Pat. in 3/5 sagittaler Thoraxhöhe gemessen

BLUT- UND SPEZIALKONSERVEN

Erythrozytenkonzentrat (EK): Transfusion eines **EK** führt zur Erhöhung des Hb um ca. 1 g/dl.
Ind: Die Indikation zur Bluttransfusion wird heute **sehr restriktiv** gesehen. Sie ist erst ab einem **Hb ≤6 g/dl** indiziert (bei kardialen Vorerkrankungen bei ≤8 g/dl), Zielwert ist ein Hb von 7-9 g/dl. Ein Vorteil ergibt sich aus der Verwendung von leukozytenarmen Erythrozytenkonzentraten.

Vollblut: Frischblut, das max. 72 Std. alt ist. Ind: Massivtransfusion, Austauschtransfusion

Gewaschene Erythrozyten: sehr wenig Plasmabestandteile, wird für Pat. mit bekannten allergischen Transfusionsreaktionen verwendet.

Thrombozytenkonzentrate (TK) und Thrombozytenhochkonzentrate (Thrombozytapherese-TK):
Zu Petechien u. Mukosablutung kommt es ab einer Thrombozytenzahl von <10.000/µl od. einer Blutungszeit von >15 Min. Bei Pat. mit multiplen Infektionen, Sepsis, intrakraniellen Tumoren, Tumorzerfall, Urämie oder zusätzlichen Gerinnungsstörungen u. anhaltendem Erbrechen können diese Symptome bereits bei einer Zahl von <30.000/µl einsetzen.
Ind: Op-Fähigkeit ist ab 50.000/µl (Neurochirurgie ab 100.000/µl) gegeben, bei klinischer Blutung Substitution bei <20.000/µl. Ein TK führt zur Erhöhung der Thrombozytenzahl um ca. 5.000/µl.

Fresh-frozen-Plasma (Syn: **FFP**, gefrorenes Frischplasma):
Ind: Massentransfusion von EK (>10 EK/24 Std.), DIC, bei längerer Verweildauer am Cellsaver (intraoperative Autotransfusion), notfallmäßiges Anheben des Quick bei Marcumar-Pat. präop.

Eigenblutspende
Max. 2 Liter mögl., Vorgehen: 4 Wo., 3 Wo., 2 Wo. und 1 Wo. vor dem geplanten Eingriff jeweils 500 ml Blutspende (Konserven sind max. 7 Wo. lagerungsfähig, <5 Tage vor dem Eingriff keine Spende mehr, damit dem Körper Zeit zur Regeneration bleibt), ab 1. Spende Substitution von Eisen (z.B. Eryfer®100). Über die Möglichkeit der Eigenblutspende **muss** aufgeklärt werden.

ICD-10

Die **ICD-10-GM** (German Modification, Version 2024, herausgegeben vom BfArM = Bundesinstitut für Arzneimittel und Medizinprodukte, Bonn) gilt für den ambulanten u. stationären Bereich. Die Verschlüsselung hat mindestens vierstellig zu erfolgen. Online als kostenloser Download bei: **www.bfarm.de**

Zusätzlich kann zu jeder Ziffer kodiert werden: R = rechts; L = links; B = beidseitig
im ambulanten Bereich auch: V = Verdacht auf; Z = Zustand nach; A = Ausschluss; G = Gesichert

".-" od. "-" bedeutet, dass an dieser (4. od. 5.) Stelle eine Zahl eingefügt werden muss, die meist die Lokalisation od. Komplikationen kodiert. "+*" = Kreuz-Stern-System bedeutet, dass hier immer zwei ICD-Codes erforderlich sind (weiteres s. ICD-Handbücher).

Angeborene Fehlbildungen ... Q00 - Q99
Bösartige Tumoren ... C00 - C97
Gefäßerkrankungen ... I00 - I99
Gutartige Tumoren ... D00 - D48
Infektiöse Erkrankungen ... A00 - B99
Neurologische Erkrankungen G00-G99
Psychiatrische Erkrankungen F00-F99
Verletzungen ... S00 - S99

A

Abdominalschmerz ... R10.4
Abszess ... L02.9
Achalasie ... K22.0
Achillessehnenruptur ... S86.0
Adduktorenverletzung Hüfte ... S76.2
Adipositas ... E66.9-
Adrenogenitales Syndrom ... E25.-
Afferent-loop-Syndrom ... K91.1
AIDS ... B20 - B24
Akromioklavikulargelenkluxation . S43.1
Akute Pankreatitis ... K85
Akutes Abdomen ... R10.0
Allgemeinuntersuchung ... Z00.0
Analabszesse und Analfisteln ... K61
Analfissur ... K60
Analkarzinom ... C21
Analprolaps ... K62.2
Aneurysmen, arterielle ... I71-I72
Aortenklappeninsuffizienz ... I06.1/I35.2
Aortenklappenstenose ... I06.0/I35.0
Aortenstenose, angeb. ... Q23.0
Appendizitis ... K35
ARDS ... J80
Arteriovenöse Fistel/angeb ... I77.0/Q27.3
Asthma bronchiale ... J45
Astrozytom ... C71
Atherom ... D23
Außenbandruptur ... S93.2
Außenknöchelfraktur ... S82.6
AVK der Nierenarterien ... I70.1
AVK der unteren Extremität ... I70.2
Azetabulumfraktur ... S32.4

B

Baker-Zyste ... M71.2
Bandscheibenvorfall ... M50 - M51
Bauchtrauma ... S36
Beckenverletzung ... S32
Bisswunde ... T14.1
Bizepssehnenruptur ... S46.1/S46.2
Blind-loop-Syndrom ... K91.1
Bridenileus ... K56.5
Bronchialkarzinom ... C34
Bronchiektasen ... J47
Bronchitis, akute ... J20.9
Bursitis ... M71.9

C

Cholangitis ... K83.0
Choledocholithiasis ... K80.5
Cholelithiasis ... K80.2
Cholezystitis ... K81
Chronische Pankreatitis ... K86
Chylothorax ... J94.0
Colitis ulcerosa ... K51
Colles-Fraktur ... S52.5
Commotio cerebri ... S06.0
Compressio cerebri ... S06.2
Contusio cerebri ... S06.3
Cushing-Syndrom I ... E24
C-Zell-Karzinom ... C73

D

Darmatresien ... Q41.- bis Q42.-
Dekubitus ... L89.9-
Diabetes mellitus Typ I ... E10.-
Diabetes mellitus Typ II ... E11.-
Diakondyl. Oberschenkelfraktur... S72.41
Diarrhoe ... A09
DIC ... D65.-
Dickdarmatresie ... Q42.8
Distale Oberarmfraktur ... S42.4-
Distale Radiusfraktur ... S52.5
Divertikulose / Divertikulitis ... K57.-
Ductus arteriosus Botalli ... Q25.0
Dünndarmatresie ... Q41.8
Dünndarmverletzung ... S36.4-
Dupuytren-Kontraktur ... M72.0

E

Ebstein-Anomalie ... Q22.5
Ellenbogenluxation ... S53.1-
Endokarditis ... I38
Ependymom, ben./malg. ... D43.2/C71.9
Epicondylitis ... M77.-
Epiduralblutung ... I62.1
Epigastrische Hernie ... K43.99
Erbrechen ... R11
Erfrierung ... T35.7

F

Fallot-Tetralogie ... Q21.3
Femurschaftfraktur ... S72.3
Fibroadenom der Mamma ... D24
Fieber, allg. ... R50.9
Fraktur, nicht näher bezeichnet ... T14.2
Frostbeulen ... T69.1
Frühdumping-Syndrom ... K91.1
Fußwurzelfraktur ... S92.28
Fußwurzelluxation ... S93.31

G

Gallengangkarzinom ... C22.1
Gallensteine ... K80.-
Ganglion ... M67.4-
Gasbrand ... A48.0
Gastritis ... K29.7
Gastroenteritis ... A09
Gelenkinfektion ... M00.- bis M01.-*
Gesichtsschädelfrakturen ... S02.9
GI-Blutung, obere ... K92.2
GI-Blutung, untere ... K62.5
Glioblastom ... C71.-
Glukagonom ... D13.7
Gonarthrose ... M17.9
Grippaler Infekt ... J06.9
Gynäkomastie ... N62

H

Hämatom ... T14.0
Hämatothorax ... S27.1
Hämorrhoiden ... K64.0-.4
Hand-Sehnenverletzung ... S63.4
Harnweginfektion ... N39.0
Hepatitis-B-Infektion ... B16.9
Hepatitis-C-Infektion ... B17.1
Hernia inguinalis ... K40.-
Hernia ischiadica ... K45.-
Hernia obturatoria ... K45.-
Hernia perinealis ... K45.-
Herzbeuteltamponade ... I31.9
Herzinfarkt ... I21.-
Herzinsuffizienz ... I50.9
Herz-Kreislaufversagen ... I46.-
Hiatushernie ... K44.-
Hirndruck, Hirnödem ... G93.6
Hirninfarkt ... I63.-
Hirntumoren ... C71.-
HIV-Infektion, asymptomatisch ... Z21
Hüftgelenkluxation ... S73.0-
Hüftkopffraktur ... S72.08
Humeruskopffraktur ... S42.2-
HWS-Distorsion ... S13.4
Hydrozephalus/angeboren ... G91.-/Q03.-
Hyperaldosteronismus ... E26.-
Hypercholesterinämie ... E78.0
Hyperparathyreoidismus ... E21.-
Hyperthyreose ... E05.-
Hypertonie, arterielle ... I10.9
Hypertriglyceridämie ... E78.1
Hypotonie, arterielle ... I95.9

I, J

Ileus ... K56.-
Inguinalhernie ... K40.-
Innenknöchelfraktur ... S82.5
Insulinom ... D13.7
Intrazerebrale Blutung ... I61.-
Ischialgie ... M54.3

K

Kalkaneusfraktur ... S92.0
Kardiomyopathie ... I42.9
Karpaltunnelsyndrom ... G56.0
KHK ... I25.9
Klavikulafraktur ... S42.0-
Knie-Bandverletzung ... S83.4-
Kniegelenkluxation ... S83.1-
Knie-Knorpelschaden ... M24.1
Knochentumoren ... C40 - C41
Kollaps ... R55
Kolon-Karzinom ... C18.-
Kolonpolypen ... D12.6
Kompartmentsyndrom ... T79.6
Kopfschmerzen ... R51
Koronare Herzkrankheit ... I25.9
Koxarthrose ... M16.-

Kraniopharyngeom D44.4
Kraniosynostosen Q75.0
Krankheit, allg. R69
Kreuzbandläsion Knie S83.5
Kreuzschmerzen M54.5
Kropf E04.9

L
Leberabszesse K75.0
Leberverletzung S36.1-
Leberzelladenom D13.4
Leberzellkarzinom C22.0
Leistenhernie K40.-
Lendenwirbelfraktur S32.0
Lipom D17.-
Lippen-Kiefer-Gaumenspalte .. Q35-Q37
Lumbago M54.5
Lumbalhernie K45.-
Lungenabszess J85.-
Lungenembolie I26.-
Lungenemphysem J43.-
Lymphadenopathie I88.-/R59.9
Lymphangitis I89.1
Lymphödem I89.0

M
Magen operiert, Krankheiten K91.1
Magenkarzinom C16.-
Mamma-Karzinom C50.-
Mamma-Tumoren, gutartig N60.9
Marisken K64.4
Mastitis N61
Mastopathie N60.-
Mechanischer Ileus K56.6
Meckel-Divertikel Q43.0
Mediastinalemphysem J98.2
Mediastinitis J98.5
Medulloblastom C71.-
Megakolon/Morbus Hirschsprung .. Q43.1
Mekoniumileus P75*
MEN D44.8
Ménétrier-Faltenhyperplasie K29.6
Meningeom C70.-
Meniskusläsion S83.2
Milzverletzung S36.0-
Mitralinsuffizienz I05.1/I34.0
Mitralklappenprolaps I34.1
Mitralstenose I05.0/I34.2
Mittelfußfraktur S92.3
Mittelhandfraktur .... S62.2- bis S62.4
Morbus Crohn K50.-
Muskelfaserriss OS/US S76/S86
Myokardinfarkt I21.-
Myokarditis I51.4
Myositis ossificans M61.-

N
Nabelhernie K42.-
Nahtmaterialentfernung Z48.0
Nekrotisierende Fasziitis M72.6
Neuroblastom C47.9
Nierenanomalien Q63.9
Nierensteine N20.-
Nierentumoren, benigne D30.0
Nierentumoren, maligne C64-C65
Nierenverletzung S37.0-
Nikotinabusus F17.1
Nucleus-pulposus-Prolaps .... M50 - M51

O
Oberarmschaftfraktur S42.3
Obere GI-Blutung K92.2
Obstipation K590
Ohne Befund (o.B.) Z03.9
Olekranonfraktur S52.01
Oligodendrogliom C71.-
Omphalozele Q79.2
Orthostatische Dysregulation I95.1
Os-lunatum-Luxation S63.0-
Os-scaphoideum-Fraktur S62.0
OSG-Distorsion S93.40
Ösophagusatresie Q39.-
Ösophagusdivertikel K22.5/Q39.6
Ösophaguskarzinom C15.-
Ösophagusperforation K22.3
Ösophagusvarizenblutung I85.0
Ösophagusverätzung T28.6
Osteomyelitis M86.-

P
Panaritium L03.0-
Pankreaskarzinom C25.-
Pankreasverletzung S36.2-
Pankreatitis, akute K85.-
Pankreatitis, chronische K86.-
Paralytischer Ileus K56.0
Paratenonitis crepitans M70.-
Patellafraktur S82.0
Patellaluxation S83.0
Perianale Thrombose K64.5
Perikarditis akut/chronisch I30.-/I31.-
Peritonitis K65.-
Phalangenfraktur .... S62.5- bis S62.7
Phalangenluxation S63.1-
Phäochromozytom E27.5/D35.0
Phlebothrombose I80.2
Pilonidalsinus L05.-
Pilon-tibiale-Fraktur S82.38
Platzwunde T14.0
Pleuraempyem J86.-
Pleura-Erguss J90
Pleuramesotheliom C45.0
Plexuspapillom D33.-
Pneumonie J18.9
Pneumothorax J93.-
Polypen des Kolons D12.6
Polytrauma T06.8
Portale Hypertonie K76.6
Postcholezystektomiesyndrom K91.5
Postoperative Krankheit .... R65.-!
Prellung, oberflächlich T14.0
Proc.coronoideus-Fraktur S52.02
Proktalgie K59.4
Proktitis K62.8
Pulmonalstenose, angeb. Q22.1
Pylorusstenose Q40.0

Q
Quetschwunde T14.0

R
Radiusfraktur, distale S52.5-
Radiusköpfchenfraktur S52.1-
Refluxösophagitis K21.0
Rektumkarzinom C19
Rektumprolaps K62.3
Rektusdiastase M62.08
Retropatellare Chondropathie M22.4
Retroperitoneale Blutung S36.83
Retroperitoneale Fibrose D48.3
Rippenfraktur S22.3-
Rippenserienfraktur S22.4-
Rotatorenmanschettenruptur S46.0
Rückenschmerzen M54.-

S
Schädelbasisfraktur S02.1
Schädel-Hirn-Trauma S06.-
Schenkelhalsfraktur S72.00
Schenkelhernie K41.-
Schilddrüsenmalignome C73
Schmerz, allg. R52.9
Schnittwunde T14.1
Schock R57.9
Schultergelenkluxation S43.0-
Schürfwunde T14.0
Seitenbandruptur-Hand S63.4
Skapulafraktur S42.1-
Smith-Fraktur S52.5
Spätdumping-Syndrom K91.1
Sprunggelenkdistorsion S93.40
Sprunggelenkfraktur S82.5-S82.6
Status asthmaticus J46
Sternoklavikulargelenkluxation S43.2
Stichwunde T14.1
Stomaversorgung Z43.-
Streckapparatverletzung S76.1
Struma E01.-
Stuhlinkontinenz R15
Subarachnoidalblutung I60.-
Subclavian-steal-Syndrom G45.8-
Subduralblutung I62.0-
Sudeck-Syndrom M89.0-
Supinatortunnelsyndrom G56.3
Suprakond. Oberschenkelfraktur.. S72.41
Synkope R55

T
Talusfraktur S92.1
Talusluxation S93.3-
Tarsaltunnel-Syndrom G57.5
Tendopathie M65.-
Tendovaginitis stenosans M65.4
Tetanus A35
TIA G45.9
Thoraxtrauma .... S20 - S29
Thrombophlebitis I80.-
Thrombose, tiefe I82.9
Thyreoiditis E06.-
Thyreotoxische Krise E05.5
Tibiakopffraktur S82.18
Tod, allg. R99
Tollwut A82.-
Transposition großer Arterien Q20.3
Trikuspidalatresie Q22.4
Tuberkulose A16.9
Tumornachsorge Z08.-

U
Übelkeit R11
Ulcus cruris I83.0/L97
Ulcus duodeni K26.-
Ulcus ventriculi K25.-
Unguis incarnatus L60.0
Unterarmfraktur S52.9
Untere GI-Blutung K62.5
Unterkühlung T68
Unterschenkelfraktur S82
Untersuchung, allg. Z00.0
Urosepsis N39.0

V
V.a., ohne Befund Z03.9
Varikosis I83.9
Ventrikelseptumdefekt Q21.0
Verbandswechsel Z48.0
Verbrauchskoagulopathie D65.-
Verbrennung T30.0
Verdacht auf, o.B. Z03.9
Verner-Morrison-Syndrom D13.7
Verzögerte Frakturheilung M84.2
Viszeralgefäßverschluss K55.0
Vorhofseptumdefekt Q21.1
Vorsorgeuntersuchung Z00.0

W
Weichteiltumoren D21.-/C49.-
Wilms-Tumor C64
Wirbelsäulenfraktur T08.-
Wunde T14.1
Wundkontrolle Z48.0
Wurzelkompressionssyndrom . M50 - 51

X, Y, Z
Zehenfraktur I/II-V S92.4/S92.5
Zehenluxation S93.10
Zerebrovaskuläre Insuffizienz I63-I67
Zwerchfellhernien K44.-
Zwerchfellruptur S27.81

GEGENSTANDSKATALOG 2

IMPP-Gk 2 für den Zweiten Abschnitt der Ärztlichen Prüfung v. 10/2021

Wegen der Corona-Pandemie wurde der ursprünglich geplante Start von 2021 auf das Frühjahr 2022 verschoben.

Die Prüfungsaufgaben sollen unter Aspekten der allgemeinen ärztlichen Tätigkeit auf die wichtigsten Krankheitsbilder und Gesundheitsstörungen abgestellt sein. Dies sind insbesondere solche, die sich durch ihre Verbreitung, ihre Folgen für den Einzelnen oder die Gesellschaft auszeichnen. Hierzu zählen:

- Krankheiten des Blutes, der blutbildenden Organe, des Kreislaufsystems, der Atmungsorgane, der Verdauungsorgane, der Drüsen mit innerer Sekretion, des Stoffwechsels und der Nieren. Immunologische und allergische Krankheiten, Krankheiten des rheumatischen Formenkreises, Infektionskrankheiten, Geschwulstkrankheiten.
- Krankheiten des zentralen Nervensystems, der peripheren Nerven und der Muskulatur. Hirnorganische, endogene, psychotische und persönlichkeitsbedingte reaktive Störungen. Neurosen. Süchte. Suizidalität. Sexuelle Verhaltens- und Erlebnisstörungen. Psychosomatische Krankheiten und funktionelle Störungen. Störungen der Kommunikation.
- Krankheiten der perinatalen Periode, des Kindes- und Jugendalters, Verhaltens- und Entwicklungsstörungen sowie Behinderungen bei Kindern und Jugendlichen.
- Krankheiten der Haut, ihrer Anhangsgebilde und der Schleimhäute der äußeren Körperhöhlen. Geschlechtskrankheiten.
- Wundbehandlung. Asepsis, Antisepsis, Fehlbildungen, Krankheiten und Verletzungen von Kopf, Hals, Wirbelsäule, Thorax, Abdomen, Extremitäten, Herz, Gefäßen, Nieren, ableitenden Harnwegen, äußeren und inneren Genitalorganen, des zentralen und peripheren Nervensystems sowie der Sinnesorgane. Unfälle und Vergiftungen.
- Störungen der Geschlechtsentwicklung und der Fertilität. Familienplanung. Schwangerschaft, Beratung und Beurteilung in Konfliktsituationen, insbesondere medizinische, rechtliche und ethische Aspekte des Schwangerschaftsabbruchs, Risikoschwangerschaft, Beratung und Vorsorge in der Schwangerschaft. Geburt und Risikogeburt. Krankheiten des Wochenbetts. Entzündungen und Geschwülste der weiblichen Genitalorgane. Körperliche, geistige und psychische Entwicklung und ihre Varianten, altersspezifische Aspekte von Gesundheitsstörungen, ihrer Diagnostik und Behandlung, klinische Genetik einschließlich humangenetischer Beratung.

Die Prüfungsaufgaben sollen einen oder mehrere der folgenden Aspekte berücksichtigen:

- Ätiologie, Pathogenese, spezielle Pathologie, Pathophysiologie.
- Symptomatologie, Diagnostik, Differentialdiagnose, Durchführung und Bewertung körperlicher, labormedizinischer und technischer Untersuchungen, Indikationen, Kontraindikationen.
- Anwendung konservativer, operativer und physikalischer Behandlungsverfahren einschließlich Strahlenbehandlung, Grundprinzipien operativer Techniken, Grundprinzipien der Vor- und Nachbehandlung, klinische Pharmakologie und Pharmakotherapie, spezielle therapeutische Verfahren, Indikationen, Kontraindikationen, Prognose, Rehabilitation, Gesundheitsberatung, Behandlung von Langzeitkranken, unheilbar Kranken und Sterbenden, Schmerzbehandlung und Palliativmedizin.
- Erkennung und Behandlung akut lebensbedrohender Zustände, Notfall- und Katastrophenmedizin.
- Grundzüge der Allgemein-, Krankenhaus- und Seuchenhygiene.
- Individuelle, epidemiologische und sozialmedizinische Aspekte der Krankheitsentstehung und -verhütung, Öffentliche Gesundheitspflege/Public Health.
- Arbeitsmedizinische Untersuchungen. Analyse von Arbeitsplatz- und Berufsbelastung. Berufskrankheiten.
- Medizinische Begutachtung. Rechtsfragen der ärztlichen Berufsausübung.

Teil A - Absolventenprofil

1. Rollen und Bilder von Ärztinnen und Ärzten
2. Anvertraubare professionelle Aktivitäten

Teil B - Konsultationsanlässe (chirurgisch relevante Themen)

1) Akuter (plötzlicher) Schmerz
2) Änderung der Harnfarbe bzw. -beschaffenheit
3) Angst und Ängstlichkeit
4) Anhaltende Beschwerden (ohne bisher klare Ursache)
5) Appetitlosigkeit und abnormes Essverhalten
6) Atemnot und Kurzatmigkeit
8) Auffällige Familiengeschichte
9) Auffällige Fontanelle
15) Ausfluss aus den Ohren
16) Ausfluss aus der Harnröhre oder aus Geschlechtsorganen
17) Ausfluss aus der Nase
18) Austrocknung (Exsikkose)
19) Bauchschmerzen
20) Begleitung chronisch erkrankter Patienten/innen
22) Behinderung der Atemwege durch Aspiration
24) Beratung zum Thema Organspende
25) Beschwerden beim Wasserlassen
26) Betreuung unheilbar Kranker und Sterbender
28) Bewusstseinsverlust oder -störung
30) Blähungen bzw. Blähbauch (Meteorismus)
31) Blauverfärbung von Haut und Schleimhaut (Zyanose)
32) Blasenbildung
33) Blässe
34) Blutung aus dem Darm und Teerstuhl
35) Blutungsneigung
36) Chronischer Schmerz
40) Erhöhter Blutdruck
41) Essattacken bzw. übermäßige Nahrungsaufnahme
42) Fehlbildungen
44) Fieber
45) Flankenschmerzen
46) Flecken der Haut
48) Früherkennung / Vorsorgeuntersuchung
51) Gehstörungen und Sturzneigung

52) Gelbsucht
53) Gelenkschwellung
54) Generalisierter Schmerz / an verschiedenen Lokalisationen
56) Gewalterfahrung und Missbrauch
57) Gewichtsabnahme
58) Gewichtszunahme
59) Gleichzeitig mehrere Erkrankungen (Multimorbidität)
60) Halsschmerzen
61) Hervortreten des Augapfels (Exophthalmus)
62) Herzklopfen
65) Husten
66) Impfungen und Impfberatung
68) Juckreiz
71) Kleinwuchs
72) Knoten in der Brust
73) Kollaps
74) Kopfschmerzen
77) Kreislaufstillstand (beobachtet)
79) Lähmungen
80) Leistenschmerzen
81) Lymphknotenvergrößerung
82) Müdigkeit, Erschöpfung und allgemeine Schwäche
83) Muskelkrämpfe
84) Muskelschwäche
86) Nachtschweiß
87) Nackenschmerzen
88) Nackensteifigkeit (z.B. Meningismus)
94) Patient mit Fremd- oder Selbstgefährdung
96) Pflegebedürftigkeit, Gebrechlichkeit (Frailty), Bettlägerigkeit
99) Pupillenstörung
100) Rehabilitation und Nachsorge
102) Rückenschmerzen
103) Schaufensterkrankheit (Claudicatio intermittens)
104) Schlafstörungen
105) Schluckbeschwerden
106) Schmerzen beim Stuhlgang
107) Schmerzen im Bereich Arme / Beine, inkl. Gelenke
109) Schmerzen im Bereich des Brustkorbs
112) Schnarchen
113) Schockzeichen
117) Schwellung am Hals
118) Schwellung des Bauches
120) Schwellung in der Leiste
121) Schwellungen von Armen / Beinen (lokalisiert / diffus)
122) Schwellungen bzw. Flüssigkeitseinlagerungen (Ödeme)
125) Sodbrennen
135) Störung des Herzrhythmus
138) Taubheitsgefühl und Kribbeln bzw. Parästhesien
140) Übelkeit und Erbrechen
141) Übergewicht
142) Unter-, Fehl- und Mangelernährung
143) Unterkühlung
145) Unwillkürlicher Stuhlabgang
149) Veränderung und Beschwerden des Stuhlgangs
150) Verbrennungen, Verbrühungen, Verätzungen
151) Verdickungen bzw. Knoten im Bauchbereich
152) Verdickungen der Haut, z.B. Schwellungen und Knoten
153) Vergiftung
154) Vergrößerung der Brustdrüse beim Mann
157) Vermehrter Durst
158) Verminderte oder fehlende Urinausscheidung
159) Versorgung vor und nach einer Op, Operationsfähigkeit
160) Verstärkung der Atmung (Hyperventilation)
161) Verstärktes Schwitzen
165) Wunden und Geschwüre der Haut und Schleimhäute
166) Wundschmerz
167) Zufallsbefunde

Teil C - Krankheitsbilder

Dieser Teil bildet im Wesentlichen die Klassifikation der Krankheiten nach dem ICD-10 ab.

Teil D - Übergeordnete Kompetenzen

D1 Medizinisch-wissenschaftliches Denken und Handeln
D2 Ärztliche Kommunikation
D3 Interprofessionelle Kommunikation und Zusammenarbeit
D4 Gesundheitsberatung, -förderung und Prävention
D5 Führung und Management
D6 Professionelles Handeln

Anhang - Arzneistoffliste

Die Liste umfasst ca. 300 Arzneistoffe. Sie ist in übergeordnete Systeme und Arzneistoffgruppen gegliedert. Bei der Auswahl wurden wichtige Wirkprinzipien, die Häufigkeit der Verschreibung in Deutschland, die Evidenz der Wirksamkeit, therapeutische Leitlinien, besondere Gefährlichkeit und die WHO-Liste essentieller Arzneistoffe berücksichtigt.

Übergeordnete Systeme:

Adrenerges System
Antibakterielle Wirkung
Antimykotische Wirkung
Antiparasitäre Wirkung
Antivirale Wirkung
Blutgerinnung
Calcium- und Knochenstoffwechsel
Cholinerges System
Dopaminerges System
Eicosanoidsystem
Endocannabinoidsystem
GABAerges System
Glukosestoffwechsel
Glutanerges System
Histaminerges System
Immunsystem
Ionenkanäle
Klassische Zytostase
Lipidstoffwechsel
Membranstabilisatoren
mGPCR-Antagonisierung
Norepinephrin/5-HT-Verstärkung
NO/cGMP-System
Peptiderge Systeme
Physikalische Wirkprinzipien
Purinstoffwechsel
RAA-System
Schilddrüse
Serotinerges System
Sexualhormone
Unbekannt
Wachstumsfaktoren
Wasser- und Elektrolythaushalt
Zielgerichtete Tumorbeeinflussung
Zyklische Nukleotide

Literatur: Den vollständigen Gegenstandskatalog gibt es als kostenlosen Download im Internet: www.impp.de unter /Prüfungen /Allgemein /Gegenstandskataloge (gk2-2021-Auflage05_1.pdf für die Examen seit dem Frühjahr 2022).

BEWEGUNGSMAẞE

Die klinische Bestimmung der Bewegungsmaße erfolgt nach der **NEUTRAL-NULL-METHODE**, engl. neutral position method. 0° entspricht dabei einer normalen Ausgangslage im Gelenk.

Pathologische Veränderungen der Bewegungsmaße:

Ist z.B. wegen Kontrakturen ein physiologisches Bewegungsmaß nicht möglich, so steht 0° am Anfang, bzw. am Ende der Zahlenreihe, Beispiele: Streckhemmung im Ellenbogengelenk bei 20° ⇨ 0-20-150°, unbewegliche Kontraktur im Ellenbogengelenk bei 40° ⇨ 0-40-40°.

Bei Kindern und Jugendlichen und hypermobilen Patienten können die Bewegungsmaße ohne pathologische Bedeutung erheblich überschritten werden.

⇨ Wichtig: Bewegungsmaße immer im **Seitenvergleich** bestimmen sowie **Verlaufskontrolle**!

HWS

Inklination/Reklination:	40-0-40°
Rotation (links-rechts):	70-0-70°
Seitwärtsneigung:	45-0-45°

BWS + LWS (im Sitzen)

Ante-/Retroflexion:	90-0-30°
Rotation (links-rechts):	40-0-40°
Seitwärtsneigung:	40-0-40°

Schultergelenk

Ante-/Retroversion:	170-0-40°
Ab-/Adduktion:	160-0-45°
in Außenrotationsstellung	190-0-45°
Innen-/Außenrotation:	70-0-70°

Ellenbogengelenk

Extension/Flexion:	5-0-150°
Unterarm Pro-/Supination	90-0-90°

Handgelenk

Dorsalextension/Palmarflexion:	60-0-60°
Radial-/Ulnarabduktion:	25-0-40°

Daumengelenke

Im Sattelgelenk Ab-/Adduktion:	40-0-30°
Ext./Flexion im Grundgelenk	0-0-50°
Ext./Flexion d. Interphal.gelenks	20-0-80°

Fingergelenke

Im MCP Ab-/Adduktion je:	30-0-0°
Extension/Flexion von MCP,PIP,DIP jeweils:	0-0-90°

OTT-Zeichen (für BWS)

2 Punkte markieren: C7 (Vertebra prominens) + 30 cm darunter

⇨ bei max. Flexion 33 cm Abstand

SCHOBER-Zeichen (für LWS)

2 Punkte: S1 + 10 cm darüber markieren

⇨ bei max. Flexion 15 cm Abstand

Hüftgelenk

Extension/Flexion:	20-0-130°
Ab-/Adduktion:	40-0-30°
Innen-/Außenrotation:	50-0-40°

Kniegelenk

Extension/Flexion:	5-0-140°
Innen-/Außenrotation:	10-0-40°

Sprunggelenk (OSG + USG)

Dorsalextension/Plantarflexion:	25-0-50°
Pro-/Supination:	20-0-35°

Großzehengelenk

Ab-/Adduktion: (>15° ⇨ Hallux valgus)	0-0-15°
Metatarso-phal.gelenk-Extension/Flexion:	45-0-70°
Interphalangealgelenk:	0-0-90°

Zehengelenke

Extension/Flexion gesamt:	20-0-80°

INTERNET-ADRESSEN

Medizinische Selbsthilfegruppen, Informations- und Kontaktstellen

AIDS	www.aidshilfe.de
Akustikusneurinom	www.akustikus.de
Amputation (Arm, Beine)	www.bmab.de
Anonyme Alkoholiker	www.anonyme-alkoholiker.de
Arterielle Verschlusskrankheit	www.deutsche-gefaessliga.de u. www.avk-bundesverband.de
Cancer Institute (USA), Cancernet	www.cancer.gov, www.cancer.net
Colitis ulcerosa	www.dccv.de, www.kompetenznetz-ced.de
Dialysepatienten	www.ddnae.de
Epilepsie	www.epilepsie.sh, www.izepilepsie.de, www.epilepsie-netz.de
Gefäßerkrankungen	www.deutsche-gefaessliga.de
Herzfehler	www.herzstiftung.de u. www.herzkind.de
Herzklappen	www.die-herzklappe.de
Herz-Kreislauf-Versagen, Reanimation	www.einlebenretten.de, www.grc-org.de
Herztransplantation	www.herztransplantation.de u. www.kinderherzliga.de
Hirnaneurysma-Erkrankte	www.hirn-aneurysma.de
Hirntumoren	www.hirntumorhilfe.de
Hydrocephalus	www.asbh.de
Hypophysenerkrankungen	www.glandula-online.de
Inkontinenz	www.kontinenz-gesellschaft.de
Körperbehinderte - Bundesverband	www.bsk-ev.org
Krebs (allgemein)	www.krebshilfe.de, www.krebsgesellschaft.de
Krebs bei Kindern	www.kinderkrebsstiftung.de
Krebsinformationsdienst (Krebsforschungszentrum Heidelberg)	www.krebsinformationsdienst.de, www.dkfz.de
Lebererkrankungen	www.leberhilfe.org
Lebertransplantation	www.lebertransplantation.eu
Lippen-Kiefer-Gaumenspalten	www.lkg-selbsthilfe.de
Lungenerkrankungen	www.lungenstiftung.de
Morbus Crohn	www.dccv.de, www.kompetenznetz-ced.de
Multiple Sklerose	www.dmsg.de
Muskelkranke	www.dgm.org
Nebennierenerkrankungen	www.glandula-online.de
Neuroendokrine Tumoren, Karzinoide	www.netzwerk-net.de
Nierentransplantation	www.bundesverband-niere.de
Ösophagusatresie	www.keks.org
Osteoporose	www.osteoporose-deutschland.de und www.osteoporose.org
Pankreaserkrankungen	www.bauchspeicheldruese-pankreas-selbsthilfe.de
Schädel-Hirn-Patienten	www.schaedel-hirnpatienten.de
Schilddrüsenerkrankungen	www.schilddruesenliga.de
Schilddrüsenkrebs	www.schilddruesenliga.de, www.sd-krebs.de, www.c-zell-karzinom-online.info
Schlaganfall	www.schlaganfall-hilfe.de
Schmerzen (Kopf-, Rückenschmerzen, Tumorschmerzen)	www.schmerzliga.de
Selbsthilfegruppen – Kontaktstellen, Organisationen	www.nakos.de und www.dag-selbsthilfegruppen.de
Spina bifida	www.asbh.de
Stomaselbsthilfevereinigung	www.ilco.de
Suchterkrankungen, Fachverband und Suchttherapie (stationäre)	www.sucht.de, www.suchthilfe.de, www.drugcom.de
Transplantationen	www.eurotransplant.org, www.dso.de, www.bdo-ev.de, www.a-g-o.de
Verbrennungen (Brandverletzte) und brandverletzte Kinder	www.brandverletzte-leben.de und www.paulinchen.de

Sonstige medizinische Adressen und Auskunftsdienste

American Medical Association	www.ama-assn.org
Apotheken-Notdienst	www.aponet.de/notdienst u. www.apothekenfinder.mobi
BfArM/DIMDI (Kodiersysteme, Arzneimittel, Medizinprodukte)	www.bfarm.de
Bundesärztekammer	www.baek.de
Bundesministerium für Gesundheit	www.bundesgesundheitsministerium.de
Bundeszentrale für gesundheitliche Aufklärung	www.bzga.de
CNN Health (Nachrichtendienst)	www.cnn.com/health
Cochrane Zentrum Deutschland	www.cochrane.de
Deutsche Zentralbibliothek für Medizin	www.zbmed.de
Die Deutsche Bibliothek	www.dnb.de
Kassenärztliche Bundesvereinigung	www.kbv.de
Kongresse, medizinische	www.my-medical-education.com
Leitlinien, medizinische (AWMF)	www.awmf.org
Medikamente – Gelbe Liste, Rote Liste	www.gelbe-liste.de, www.rote-liste.de
Medizin Forum – allgemeine Gesundheitsaspekte	www.medizin-forum.de
National Library of Medicine (USA), PubMed/MEDLINE	www.nlm.nih.gov, www.pubmed.gov
Public Health	www.deutsche-gesellschaft-public-health.de
Robert Koch-Institut	www.rki.de
Verzeichnis lieferbarer Bücher	www.buchhandel.de
World Health Organisation	www.who.int
Zeitschriften, medizinische (freier Zugang)	www.freemedicaljournals.com

Bei der Deutschen Gesellschaft für Chirurgie haben Studenten die Möglichkeit, sich kostenlos anzumelden und mehr als 400 Lernvideos über verschiedenste Operationen anzusehen. Internet: www.mediathek-dgch.de

STICHWORTVERZEICHNIS

A

E

F

G

H

I

J

L

M

N

Q

R

S

T